Matthias Schuler (Hrsg.)

Schmerztherapie beim älteren Patienten

Matthias Schuler (Hrsg.)

Schmerztherapie beim älteren Patienten

DE GRUYTER

Herausgeber

Priv.-Doz. Dr. med. Matthias Schuler
Chefarzt der Klinik für Geriatrie
Diakonissenkrankenhaus Mannheim GmbH
Speyerer Straße 91–93, 68163 Mannheim
E-Mail: matthias.schuler@diakonissen.de

Das Buch enthält 79 Abbildungen und 69 Tabellen.

ISBN: 978-3-11-040367-1
e-ISBN (PDF): 978-3-11-040465-4
e-ISBN (EPUB): 978-3-11-040472-2

Library of Congress Cataloging-in-Publication data
A CIP catalog record for this book has been applied for at the Library of Congress.

Bibliografische Information der Deutschen Nationalbibliothek
Die Deutsche Nationalbibliothek verzeichnet diese Publikation in der Deutschen Nationalbibliographie; detaillierte bibliografische Daten sind im Internet über http://dnb.d-nb.de abrufbar.

Einbandabbildung: Adam Gault/Corbis Images
Datenkonvertierung/Satz: Satzstudio Borngräber, Dessau-Roßlau
Druck und Bindung: CPI books GmbH, Leck
♾ Gedruckt auf säurefreiem Papier
Printed in Germany

www.degruyter.com

Meinen Eltern und meiner Familie

Meinen Lehrern Prof. Fritsch, Prof. Martin, Prof. Schlierf und Prof. Oster

Geleitwort

Nach wie vor werden Schmerzpatienten in Deutschland eher schlecht diagnostiziert und eher unterbehandelt, eine formale Aus- und Weiterbildung fehlt weitgehend. Dies trifft in besonderem Masse für ältere Menschen zu, die grösste und immer noch zunehmende Schmerzpatientengruppe.

Die Diagnostik ist erschwert durch die vielfältigen Ursachen und Symptome, wie aus den zahlreichen Buchkapiteln ersichtlich wird; teilweise sind kriminalistische Fähigkeiten bei der Diagnostik erforderlich, genannt sei nur die verwirrende Präsentation bei Patienten mit Demenz.

Auch die Therapie ist im Alter erschwert, insbesondere wegen pharmakodynamischer und pharmakokinetischer Besonderheiten, verschärft durch die stets gefährliche Multimedikation bei vielen alten und sehr alten Patienten. Wieder neue Gesichtspunkte ergeben sich in der palliativmedizinischen Versorgung und der Medikamentenverordnung am Lebensende.

Es ist nahezu unmöglich, eine verbindliche Leitlinie zur Schmerztherapie im Alter zu formulieren, zumal es kaum Studien für alte und sehr alte Patienten gibt. Eine individuelle Vorgehensweise ist sinnvoll und begründbar, als ob die Schmerztherapie eine Wiege der personalisierten Medizin wäre.

So ist es verdienstvoll, die vielen Facetten von Schmerz und Alter unter aktuellen Aspekten zu beleuchten, dem Koordinator Matthias Schuler und dem Verlag de Gruyter ist dafür zu danken.

Heidelberg im Januar 2016 Prof. Dr. Peter Oster

Vorwort

Das Alter wird meist durch drei Kategorien bzw. durch eine Kombination daraus definiert: 1. kalendarisch, 2. soziale Rolle und 3. Fähigkeiten. Die Weltgesundheitsorganisation meint, dass die meisten entwickelten Länder den Älteren (elderly) oder älteren Menschen (older person) durch das chronologische Alter ab dem 65. Lebensjahr definieren, was auch heute noch dem ungefähren Rentenalter in vielen Ländern entspricht. Sie sieht aber auch, dass dies nicht die Situation beispielsweise vieler afrikanischer Länder widerspiegelt (Kasten 1, Weltgesundheitsorganisation 2016[1]). In diesen Ländern entspricht häufig das „kalendarische" Alter nicht dem „biologischen" Alter (Fähigkeiten) – biologisch älter als kalendarisch. In den entwickelten Ländern ist eine entgegengesetzte Entwicklung zu beobachten – kalendarisch älter als biologisch. Die Vereinten Nationen legen häufig 60+ Jahre für die ältere Bevölkerungsgruppe fest. Noch vor ungefähr 130 Jahren erklärte die „Friendly Societies Act (1875)" von Britannien alle Menschen ab dem 50. Lebensjahr für alt[2]. Nach aktueller Ansicht von Älteren selbst ist das Alter stark verknüpft mit der eigenen Gesundheit, eine Auffassung, die sich seit mehr als 40 Jahren wissenschaftlich belegen lässt[3, 4, 5].

Kasten 1:
Alterskategorien nach Weltgesundheitsorganisation
- 60 bis 75 Lebensjahre: älterer Mensch
- 76 bis 90 Lebensjahre: alter Mensch
- 91 bis 100 Lebensjahre: sehr alter oder hochbetagter Mensch
- über 100 Lebensjahre: langlebiger Mensch

Verschiedene Definitionen von Hochaltrigkeit[6]
- älter als 80 Jahre
- 90+ Lebensjahre
- Lebensalter, zu dem 50 % der Angehörige eines Geburtsjahrgangs verstorben sind (Beispiel: im Jahr 1997/99 erreichte die Hälfte der Frauen das 84. Lebensjahr, die Hälfte der Männer das 78. Lebensjahr)
- „inaktive" Lebensphase (im Gegensatz zu jenem Anteil an der Lebenserwartung, der mit einer hohen Selbstständigkeit in den Aktivitäten des Alltagslebens verbracht wird)

Funktionelle Einteilung des Seniums
- unabhängig lebende Senioren: „go goes"
- hilfsbedürftige Senioren: „slow goes"
- pflegebedürftige Senioren: „no goes"

---

1 Weltgesundheitsorganisation (WHO) http://www.who.int/healthinfo/survey/ageingdefnolder/en/

2 Roebuck J (1979) When does old age begin?: the evolution of the English definition. J Soc History 12(3): 416–428.

3 Brubaker TH, Powers EA (1976) The stereotype of "old". A review and alternative approach. J Gerontol 31(4): 441–447.

4 Freund AM, Smith J (1997) Self-definition in old age. Z f Sozialpsychol 28; 44: 59–64.

5 Johnson M (1976) Is 65+ old? Soc Policy 9–12.

6 Vierter Bericht zur Lage der älteren Generation in der Bundesrepublik Deutschland: Risiken, Lebensqualität und Versorgung Hochaltriger – unter besonderer Berücksichtigung demenzieller Erkrankungen und Stellungnahme der Bundesregierung. Definition des Begriffs „Hochaltrigkeit" S 53 http://www.bmfsfj.de/BMFSFJ/Service/volltextsuche,did=5362.html

So haben viele in der Medizin schon lange das kalendarische Alter als wichtiges Kriterium zur Modifizierung der Diagnostik und Behandlung von Patienten verlassen. Der geriatrische Patient (Kasten 2) rückt an diese Stelle, der in Abhängigkeit der mit zunehmendem Alter sehr unterschiedlich ausfallenden Abnahme seiner kognitiven, physischen und emotionalen Funktionsreserven durch Stressoren wie Krankheit, Veränderung des sozialen Milieus etc. seine Selbstständigkeit verlieren kann bzw. bereits in Abhängigkeit lebt. Manchmal wird der Begriff Gebrechlichkeit („frailty") mit der abgenommenen Funktionsreserve bei Älteren gleichgesetzt. Neuere Befunde weisen darauf hin, dass das Gebrechlichkeitsstadium nicht unumkehrbar erscheint[7]. Klinisch manifestiert sich das Gebrechlichkeitssyndrom zunächst in allgemeiner Schwäche, gefolgt von geringerer physischer Aktivität, Erschöpfung und Gewichtsverlust. Auch die physiologische Abnahme der Funktionskapazität lässt sich zumindest teilweise durch Übung (physisch, kognitiv) verlangsamen; dies wirkt häufig auch präventiv in Bezug auf Erkrankungen und deren Schwere.

Kasten 2:
Definition des Geriatrischen Patienten nach Deutsche Gesellschaft für Geriatrie[9]

1. geriatrietypische Multimorbidität
2. höheres Lebensalter (meist über 70 Jahre); die geriatrietypische Multimorbidität ist hierbei vorrangig vor dem kalendarischen Alter zu sehen

oder

1. Alter über 80 Jahre, wegen der alterstypisch erhöhten Vulnerabilität, z.B. wegen des Auftretens von Komplikationen und Folgeerkrankungen
2. der Gefahr der Chronifizierung
3. des erhöhten Risikos eines Verlustes der Autonomie mit Verschlechterung des Selbsthilfestatus

Da die Funktionsreserven nicht einfach und die Fähigkeiten durch ein aufwändiges Instrumentarium (geriatrisches Assessment) zu bestimmen sind, wird der geriatrische Patient vor allem über seine geriatrietypische Multimorbidität (Kasten 3) definiert. Deshalb hat sich die geriatrische Medizin zunächst fast zwangsläufig im stationären Bereich als eine medizinische Spezialdisziplin, für manche eher Supra- als Subdisziplin[8], entwickelt, die sich mit den körperlichen, geistigen, funktionellen und sozialen Aspekten in der Versorgung von akuten und chronischen Krankheiten, der Rehabilitation und Prävention alter Patientinnen und Patienten sowie deren spezieller Situation am Lebensende befasst. Demnach begegnet man in der Geriatrie Fragestellungen aus nahezu allen medizinischen Gebieten (Kasten 4). Eine wichtige Rolle spielt dabei die sinnvolle Zusammenarbeit mit den Organspezialisten der Medizin (Deutsche Gesellschaft für Geriatrie[9]). Es ist erfreulicherweise festzustellen, dass die Bemühungen der letzten Jahre in die Richtung gehen, die Erkenntnisse der stationären

---

7 Qian-Li Xue (2011) The Frailty Syndrome: Definition and Natural History. Clin Geriatr Med 27(1): 1–15.
8 Sieber C, Trögner J, Penz M et al (2008) Quality assurance in geriatrics–opportunities and risks involved in the current health care reform in Germany. Rehab (Stuttg) 47(3): 180–183.
9 Deutsche Gesellschaft für Geriatrie: http://www.dggeriatrie.de/

Geriatrie in die ambulante Versorgung zu integrieren. Hierbei wird das Ziel verfolgt, Zuspitzungen und Probleme früh zu erkennen. Dann können Prävention und Intervention deutlich früher beginnen und möglicherweise auch kosteneffektiver eingesetzt werden.

Kasten 3:
Geriatrische Syndrome häufig gleich gesetzt mit geriatrietypischer Multimorbidität
- herabgesetzte körperliche Belastbarkeit
- Sturzneigung
- Immobilität
- Decubitus
- Kognitive Defizite
- Störungen des Flüssigkeits- und Elektrolythaushalts
- Fehl- und Mangelernährung
- Depression
- Angststörung
- Chronische Schmerzen
- Sensibilitätsstörungen
- starke Sehbehinderung
- ausgeprägte Schwerhörigkeit
- Mehrfachmedikation
- herabgesetzte Medikamententoleranz
- häufige Krankenhausbehandlungen (Drehtüreffekt)

Kasten 4:
Zentrale Aufgaben in der Geriatrie (Deutsche Gesellschaft für Geriatrie[9])
Geriatrie ist ein sehr lebendiges und vielfältiges, dynamisches Gebiet. Zu den zentralen Aufgaben der Geriatrie gehört auch die empfindsame und umsichtige Begleitung vor dem Sterben. Spezielle Merkmale der Geriatrie beinhalten folgende Punkte:
- In der Geriatrie begegnet man Fragestellungen aus nahezu allen medizinischen Gebieten. Eine wichtige Rolle spielt dabei die sinnvolle Zusammenarbeit mit den Organspezialisten.
- In der Geriatrie müssen besondere integrative Sicht- und Verhaltensweisen entwickelt werden, etwa im Hinblick auf körperliche und psychische Multimorbidität sowie hinsichlich psychosomatischer Zusammenhänge. Gute emotionale Führung und Anregung der alten Patientinnen und Patienten stellt die Grundlage nahezu jedes erfolgreichen Heilungsprozesses dar.
- In der Geriatrie tätig zu sein, bedeutet mehr als in den meisten übrigen Medizingebieten, mit Angehörigen der Patienten zu kommunizieren und andere helfende Berufe kennenzulernen. Hohe kommunikative Kompetenz ist dabei unerlässlich.
- In der Geriatrie stellen sich – angestoßen durch die zentralen Themen Alter und Lebensende – besondere ethische, philosophische, psychologische, religiöse und sozialwissenschaftliche Fragen.

Bei der großen Variabilität des Alters oder vielleicht besser des „älter Werdens“ von extremer Gebrechlichkeit bis sehr „rüstigen“ Hochbetagten ist auch beim Schmerzmanagement ein äußerst individualisiertes Vorgehen angezeigt. Die Beiträge dieses Buchs sind überwiegend aus der Perspektive des „Geriatrischen Patienten“ geschrieben, da bei ihnen die Diagnostik und Behandlung von unserem gewohnten Vorgehen, das in Leitlinien beschrieben wird und auf Befunden des mittleren Lebensalters beruhen, aus guten Gründen abweichen müssen.

Der Schmerz und insbesondere der chronische Schmerz haben bereits im mittleren Lebensalter einen erheblichen Einfluss auf die Funktionalität und Lebensqualität. So entsprechen Menschen im mittleren Lebensalter (50–59 Jahre) mit chronischen Schmerzen in ihrer Funktionalität und Abhängigkeit älteren Menschen (80–89 Jahre) ohne chronische Schmerzen[10]. Man könnte also davon sprechen, dass chronischer Schmerz bereits im mittleren Lebensalter als „Katalysator" hin zum geriatrischen Patienten wirkt.

Das erste Kapitel von Herrn Kohlmann und Mitarbeiterinnen (Greifswald) diskutiert u.a. die Dimension des Problems bezogen auf Deutschland. Hier wird auch versucht, die ökonomische Perspektive des (chronischen) Schmerzes für die ältere Bevölkerung – soweit es die aktuellen Erkenntnisse zulassen – aufzuzeigen.

Dass die Erkenntnislage gerade in den letzten 15 Jahren bei den altersabhängigen Veränderungen der Schmerzverarbeitung deutlich gewachsen ist, zeigt Herr Lautenbach (Bamberg).

Wie deutlich Schmerzwahrnehmung auch von Komorbiditäten beeinflusst wird, wird von Frau Kunz (Bamberg) in ihrem Beitrag am Beispiel der Demenz belegt. Auch deshalb ist es notwendig, bei Arbeit mit älteren Schmerzpatienten unterschiedliche Schmerzerfassungsinstrumente zur Verfügung zu haben (Herr Lukas, Bonn). Herr Wolter (Hederslev) und Frau Hummel (Mannheim) erweitern dieses Thema um andere psychiatrische Erkrankungen und insbesondere die Depression.

Bekannte Risikofaktoren für Chronifizierung werden von Herrn Mattenklodt (Erlangen) auf Ältere übertragen und die bisher spärliche Evidenz für diese wachsende Gruppe aufgezeigt. Meine Kapitel zur Arthrose und zum neuropathischen Schmerz sind Beispiele, wie sich ein zunächst akuter nozizeptiver bzw. neuropathischer Schmerz zur chronischen Schmerzkrankheit entwickeln kann. Die Besonderheiten der Tumor- und palliativen Schmerztherapie bei Älteren fasst Herr Radbruch (Bonn) zusammen. Es folgen die Beiträge von Herrn Burkhardt (Mannheim) und mir, die vor allem auf die Grenzen der Analgetika bei geriatrischen Patienten aufmerksam machen und natürlich auch Hinweise geben, wie man mit diesem Dilemma umgeht. Neben der zielgerichteten und individualisierten Analgetika Therapie sind nicht-medikamentöse Therapien von herausragender Bedeutung, was die Frauen Laekemann (Witten-Herdecke) und Kuss (Marburg) ausführlich und praxisorientiert erläutern. Auch die Schmerzpsychotherapie (Mattenklodt, Erlangen) hat hier ihren Platz, die inzwischen bei Älteren vielfach als wirksam geprüft worden ist. Wie aufwändig und dadurch begrenzt eine invasive perioperative Schmerztherapie bei geriatrischen Patienten ist, vermittelt das Kapitel von Herrn Frietsch (Mannheim) und mir. Schließlich zeigt aber gerade Herr Wirz (Bad Honnef), wie nebenwirkungsarm minimal invasive Verfahren in geübter Hand sein können, auch wenn anatomische Strukturen bei Älteren sich verändert haben.

Die chronische Schmerzkrankheit führt eher schleichend zur Hilfsbedürftigkeit ähnlich wie die Entwicklung eines dementiellen Syndroms. Allerdings ist der chronische Schmerz wesentlich erfolgversprechender zu behandeln. Die beste Prävention scheint dabei die gute Behandlung des akuten Schmerzes. So wünsche ich mir, dass dieses Buch den Leserinnen

---

10 Covinsky K, Lindquist K, Dunlop D et al (2009) Pain, Functional Limitations and Ageing. J Am Geriatr Soc 57: 1556–1561.

und Lesern hilft, Schmerzen älterer Menschen zu erkennen, die häufig schwierige Abwägung der Behandlungsoptionen zu erleichtern und die individualisierte Behandlung besser und sicherer zu machen.

Mannheim, Januar 2016 Matthias Schuler

Inhaltsverzeichnis

Verzeichnis der Abkürzungen

1GAP	Antipsychotika der ersten Generation
1RM	ein Repititionsmaximum
2GAP	Antipsychotika der zweiten Generation („atypische“ Neuroleptika)
ACR	American College of Rheumatology
ACT	Acceptance and Commitment Therapy
ADH	Antidiuretisches Hormon
ADRB	aberrant drug related behaviours
AMIKA	Ältere Menschen in körperlicher Aktion
AMPA	Amino-3-hydroxy-5-methyl-4-Isoxazol-Propionat
AP	1. Antipsychotika; 2. Activity Pacing
APM	Association for Palliative Medicine of Great Britain and Ireland
ASS	Acetylsalicylsäure
AUC	Area under the curve, Integral zur Darstellung der Arzneimittelkonzentration im Blut und der Halbwertszeit bzw. der biologischen Halbwertszeit
BGS	Bundesgesundheitssurvey
BZD	Benzodiazepine
CDC	Centers for Disease Control and Prevention
CK	Creatininkinase
CNTS	chronische Nicht-Tumor-Schmerzen
CPPN	Center for Professional Practice of Nursing
CWP	chronic widespread pain
DEGS	Studie zur Gesundheit Erwachsener in Deutschland
DL	Deutschland
DSMS	deszendierendes schmerzmodulierendes System
EHWZ	Eliminationshalbwertszeit
EKG	Elektrokardiographie
EPS	extrapyramidalmotorische Symptome
EU	Europa
FAB	Fear Avoidance-Beliefs (Angst-Vermeidungs-Überzeugungen)
FMS	Fibromyalgiesyndrom
GABA	γ-Aminobuttersäure
GAS	American Geriatrics Society
GFR	Glomeruläre Filtrationsrate
GPT	Glutamat-Pyruvat-Transaminase
IASP	International Association for the Study of Pain
J	Jahre
KI	95% Konfidenzintervall
Ki	kontraindiziert
KORA- Studie	Kooperative Gesundheitsforschung in der Region Augsburg
KVT	Kognitive Verhaltenstherapie
M	Männer
MBSR	Mindfulness-Based Stress Reduction, achtsamkeitsbasierte Stressreduktion
MMST	Mini-Mental-Status-Test
MNS	malignes neuroleptisches Syndrom (MNS)
MOA	Malmö Osteoarthritis (MOA) Study
MONICA- Studie	Monitoring Cardiovascular disease
MPSS	Mainzer Stadienmodell der Schmerzchronifizierung
MS	Multiple Sklerose
N	Anzahl

N	Nervus
NDS	Neuropathy Disability Score
NHANES	The National Health and Nutrition Examination Survey
NHATS	The National Health and Aging Trends Study
NMDA	N-Methyl-D-Aspartat
NNH	Number Needed to Harm
NNT	Number Needed to Treat
NRS	Numerische Ratingskala
NSAR	Nichtsteroidale Antirheumatika
NSS	Neuropathy Symptom Score
NVL	Nationale Versorgungsleitlinie
OA	Opioidanalgetika
OAK	orale Antikoagulantien
OIH	opioidinduzierte Hyperalgesie
OR	Odds Ratio
OSiA-Studie	Optimiertes Schmerzmanagement in Altenpflegeheimen
PAINAD	Pain Assessment in Advanced Dementia
PCA	patientenkontrollierte Analgesie
PHN	Postherpetische Neuralgie
PK	Parkinson-Krankheit
PMR	Progressive Muskelrelaxation
PNP	Polyneuropathie
PTBS	posttraumatische Belastungsstörung
PZN	Postzosterneuralgie
PZN	Postzosterneuralgie
RA	Rheumatoide Arthritis
RCT	randomized controlled trials, randomisierte kontrollierte Studie
RR	1. relatives Risiko; 2. Blutdruck
SHELTER-Studie	Schmerzen und Schmerzkontrolle in europäischen Pflegeheimen
SNRI	Serotonin-Noradrenalin-Wiederaufnahmehemmer
SSRI	selektive Serotonin-Wiederaufnahmehemmer
TILDA	The Irish LongituDinal Study on Aging
TK	Techniker-Krankenkasse
TRPV	transient receptor potential channels: Vanilloid-Rezeptor-Unterfamilie
TZA	Trizyklische Antidepressiva
UAW	unerwünschte Arzneimittelwirkung
VRS	Verbale Ratingskala
VT	Verhaltenstherapie
WHO	World Health Organisation
YLD	Years Lived with Disability
ZAS	zentral anticholinerges Syndrom
ZNS	Zentrales Nervensystem

Gender-Hinweis
Für alle Personen- und Funktionsbezeichnungen wird generell das generische (geschlechtsneutrale) Maskulinum verwendet, das die weibliche Form einschließt.

Merke: Wichtige Hinweise sind gekennzeichnet durch einen hellgrau hinterlegten Kasten.

Infokasten: Informationen und Empfehlungen sind gekennzeichnet durch einen hellgrün hinterlegten Kasten.

Verzeichnis der Autoren

Kapitel 1: Epidemiologie des Schmerzes im Alter, häufige Schmerzerkrankungen
Prof. Dr. Thomas Kohlmann
Universitätsmedizin Greifswald
Institut für Community Medicine, Abteilung Methoden der Community Medicine, Walther-Rathenau-Str. 48, 17475 Greifswald, E-Mail: thomas.kohlmann@uni-greifswald.de.

Dr. Ines Buchholz, Dipl.-Psych.
Universitätsmedizin Greifswald
Institut für Community Medicine, Abteilung Methoden der Community Medicine
Walther-Rathenau-Str. 48, 17475 Greifswald, E-Mail: Ines.Buchholz@uni-greifswald.de.

You-Shan Feng, Ph. D.
Universitätsmedizin Greifswald
Institut für Community Medicine, Abteilung Methoden der Community Medicine
Walther-Rathenau-Str. 48, 17475 Greifswald, E-Mail: you-shan.feng@uni-greifswald.de.

Kapitel 2: Physiologische Veränderungen der Schmerzwahrnehmung
Prof. Dr. Stefan Lautenbacher
Otto-Friedrich-Universität Bamberg, Physiologische Psychologie, Markusplatz 3, 96045 Bamberg, E-Mail: stefan.lautenbacher@uni-bamberg.de.

Priv.-Doz. Dr. Miriam Kunz, Dipl.-Psych.
Otto-Friedrich-Universität Bamberg, Physiologische Psychologie, Markusplatz 3, 96045 Bamberg, E-Mail: miriam.kunz@uni-bamberg.de.

Kapitel 3: Schmerz und Demenz
Prof. Dr. Stefan Lautenbacher
Otto-Friedrich-Universität Bamberg, Physiologische Psychologie, Markusplatz 3, 96045 Bamberg, E-Mail: stefan.lautenbacher@uni-bamberg.de.

Priv.-Doz. Dr. Miriam Kunz, Dipl.-Psych.
Otto-Friedrich-Universität Bamberg, Physiologische Psychologie, Markusplatz 3, 96045 Bamberg, E-Mail: miriam.kunz@uni-bamberg.de.

Kapitel 4: Schmerzassessment bei kognitiv unauffälligen und beeinträchtigten älteren Patienten
Priv.-Doz. Dr. Albert Lukas
Chefarzt, Zentrum für Altersmedizin, Von-Hompesch-Straße 1, 53123 Bonn, E-mail: Albert.Lukas@malteser.org

Kapitel 5: Schmerzchronifizierung
Dipl.-Psych. Peter Mattenklodt
Universitätsklinikum Erlangen, Schmerzzentrum, Krankenhausstr. 12, 91054 Erlangen, E-Mail: Peter.Mattenklodt@uk-erlangen.de.

Kapitel 6: Muskuloskelettale Schmerzen, inklusive klinische Präsentation
Priv.-Doz. Dr. Matthias Schuler
Klinik für Geriatrie, Diakonissenkrankenhaus Mannheim, Speyerer Straße 91–93, 68163 Mannheim, E-Mail: matthias.schuler@diakonissen.de.

Kapitel 7: Schmerzhafte Neuropathie
Priv.-Doz. Dr. Matthias Schuler
Klinik für Geriatrie, Diakonissenkrankenhaus Mannheim, Speyerer Straße 91–93, 68163 Mannheim, E-Mail: matthias.schuler@diakonissen.de.

Kapitel 8: Schmerz im Alter aus gerontopsychiatrischer Sicht
Dr. Dirk K. Wolter
Specialeansvarlig overlæge, Gerontopsykiatrisk afdeling, Kresten Philipsens Vej 15B
DK-6200 Aabenraa, E-Mail: dirk.wolter@rsyd.dk.

Kapitel 9: Depression und Schmerz
Dr. Jana Hummel
Rheingoldstraße 41a, 68199 Mannheim, E-Mail: praxis@geriatrie-rheinneckar.de.

Kapitel 10: Tumor und palliative Schmerztherapie, inklusive der klinischen Präsentation
Prof. Dr. Lukas Radbruch
Universitätsklinikum Bonn, Klinik und Poliklinik für Palliativmedizin, Sigmund-Freud-Straße 25
53127 Bonn, E-Mail: Lukas.Radbruch@malteser.org.
und
Zentrum für Palliativversorgung, Malteser Krankenhaus Seliger Gerhard Bonn/Rhein-Sieg
Von-Hompesch-Straße 1, 53123 Bonn

Dr. Martin Mücke
Universitätsklinikum Bonn, Klinik und Poliklinik für Palliativmedizin, Sigmund-Freud-Straße 25
53127 Bonn, E-Mail: martin.muecke@ukb.uni-bonn.de.

Kapitel 11: Non-Opioide und Adjuvantiva zur Schmerzbehandlung bei älteren Patienten
Priv.-Doz. Heinrich Burkhardt
Theodor-Kutzer-Ufer 1–3, 68167 Mannheim, E-Mail: Heinrich.Burkhardt@umm.de.

Kapitel 12: Opioide
Priv.-Doz. Dr. Matthias Schuler
Klinik für Geriatrie, Diakonissenkrankenhaus Mannheim, Speyerer Straße 91–93, 68163 Mannheim, E-Mail: matthias.schuler@diakonissen.de.

Kapitel 13: Physiotherapie, Physikalische Therapie und Trainingstherapie bei älteren Patienten mit Schmerz
Katrin Kuss, MSc Phys
Abteilung für Allgemeinmedizin, Präventive und Rehabilitative Medizin Philipps-Universität Marburg
Karl-von-Frisch-Straße 4, 35032 Marburg, E-Mail: kuss@staff.uni-marburg.de.

Marjan Laekeman, MScPhys
Zillertalstraße 120, 44807 Bochum, E-Mail: marjan.laekeman@t-online.de.

Kapitel 14: Schmerzpsychotherapie
Dipl.-Psych. Peter Mattenklodt
Universitätsklinikum Erlangen, Schmerzzentrum, Krankenhausstr. 12, 91054 Erlangen, E-Mail: Peter.Mattenklodt@uk-erlangen.de.

Kapitel 15: Perioperatives Schmerzmanangement im Alter

Prof. Dr. Thomas Frietsch
Speyererstr. 91–93, 68163 Mannheim, E-Mail: Thomas.frietsch@diakonissen.de.

Priv.-Doz. Dr. Matthias Schuler
Klinik für Geriatrie, Diakonissenkrankenhaus Mannheim, Speyerer Straße 91–93, 68163 Mannheim,
E-Mail: matthias.schuler@diakonissen.de.

Kapitel 16: Minimal-invasive Verfahren: Nutzen und Grenzen

Priv.-Doz. Dr. med. Stefan Wirz
Chefarzt der Abteilung für Anästhesie, Interdisziplinäre Intensivmedizin, Schmerzmedizin/Palliativmedizin
CURA – katholisches Krankenhaus im Siebengebirge, Schülgenstr. 15, 53604 Bad Honnef,
E-Mail: stefan.wirz@cura.org; anaesthesie@cura.org.

Ines Buchholz, You-Shan Feng und Thomas Kohlmann

1 Epidemiologie des Schmerzes im Alter

Aufgrund der demographischen Entwicklung gewinnt das Thema „Schmerz im Alter“ zunehmend an Bedeutung. Die Bevölkerung Deutschlands setzt sich gegenwärtig noch aus wenigen Personen der jüngeren und älteren Generation zusammen. Mit dem Altern der geburtenstarken mittleren Jahrgänge wird in den nächsten Jahren eine gravierende Verschiebung der Altersstruktur erwartet. Besonders deutlich wird sich dies den Schätzungen der 13. koordinierten Bevölkerungsvorausberechnung zufolge an der starken Zunahme der über 79-jährigen Bundesbürger zeigen (Abb. 1.1): Danach wird sich ihre Zahl von 4,4 Mio. im Jahr 2013 (5,4 %) auf etwa 8,8 Mio. (13 %) im Jahr 2060 in etwa verdoppeln. Wenn sich diese Schätzungen bewahrheiten, wird 2060 fast jeder fünfte Bundesbürger (13,5 Mio.) zwischen 65 und 80 Jahren und jeder achte Bundesbürger (8,8 Mio.) 80 Jahre und älter sein und es werden fast doppelt so viele 70-Jährige leben, wie Kinder geboren werden (Statistisches Bundesamt 2015).

Mit der Alterung der Bevölkerung rücken aus bevölkerungsepidemiologischer Sicht Gesundheitsprobleme in den Vordergrund, die bei alten, älteren und hochbetagten Menschen nachhaltig die Lebensqualität beeinträchtigen. Dabei gehören anhaltende und wiederkehrende Schmerzen zu den häufigsten Gesundheitsbeeinträchtigungen, mit denen sich Erwachsene im fortgeschrittenen Lebensalter konfrontiert sehen. Das vorliegende Buchkapitel gibt auf der Grundlage überwiegend nationaler epidemiologischer Daten einen Überblick zu häufigen Schmerzerkrankungen im höheren Lebensalter. Wie sich dabei noch herausstellen wird, ist die empirische Datenlage im Allgemeinen, insbesondere für Deutschland, noch sehr dünn. Vor allem Daten zu Schmerzen bei älteren, in der eigenen Häuslichkeit lebenden Menschen werden dringend benötigt.

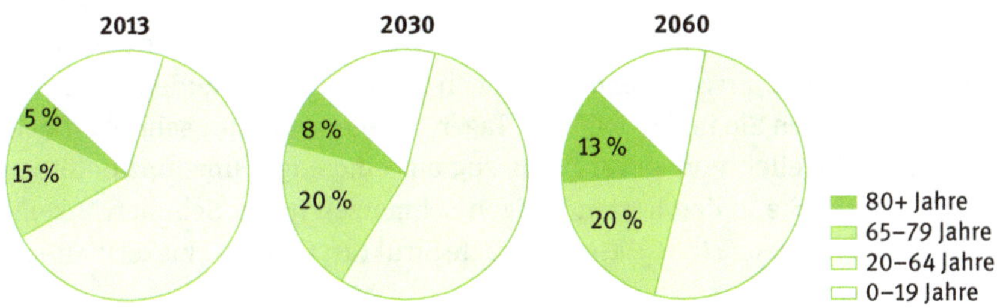

Abb. 1.1: Altersstruktur der deutschen Bevölkerung 2013, 2030 und 2060 (Statistisches Bundesamt 2015).

1.1 Gegenstand der Schmerzepidemiologie

Schmerzen stellen eines der häufigsten und für die Gesundheitssysteme der industrialisierten Länder kostenintensivsten Probleme dar (Queiroz 2013). Zur Abschätzung der durch Schmerzerkrankungen und Schmerzen verursachten Krankheitslast, des dadurch entstehenden Versorgungsbedarfs und der auf das Gesundheitssystem zukommenden Kosten, sind sie seit mehreren Jahrzehnten Gegenstand epidemiologischer Forschung.

Die International Association for the Study of Pain (IASP) definiert Schmerz als „... an unpleasant sensory and emotional experience associated with actual or potential tissue damage, or described in terms of such damage“, wobei gewöhnlich zwischen akuten, also im Zusammenhang mit einer Erkrankung oder einer Verletzung auftretenden und dauerhaft bestehenden, sog. chronischen Schmerzen unterschieden wird. Über die zeitliche Dauer hinaus werden Schmerzen meist zusätzlich anhand ihrer Intensität und ihrer Qualität charakterisiert. Da sich diese einer objektiven Einschätzung weitgehend entziehen, sind Selbstangaben nach wie vor der Goldstandard bei der Schmerzerfassung. Weil diese beim Befragten jedoch ein Mindestmaß an kognitiven Fähigkeiten voraussetzen, sind sie gerade für Personen mit einem nicht intakten Erinnerungsvermögen weniger gut bis gar nicht geeignet. Dies stellt die Schmerzepidemiologie in der Altenbevölkerung häufig vor das Problem, behelfsweise auf Fremdeinschätzungen (sog. Proxy) zurückgreifen zu müssen. Aufgrund der zu erwartenden Validitätseinbußen werden daher anstelle der sonst weit verbreiteten Schmerzthermometer, numerischen (NRS), verbalen (VRS) und Gesichter-Ratingskalen bei Personen mit kognitiven Einschränkungen stellvertretend Beurteilungen von Angehörigen oder anderen Bezugspersonen wie z.B. dem Pflegepersonal vorgenommen, welche das Vorhandensein von Schmerzen anhand von definierten Verhaltensindikatoren und Verhaltensänderungen wahrnehmen und bewerten können (s. Kap. 4).

Um die Häufigkeit von Schmerzen und Schmerzerkrankungen abschätzen zu können, stellt die Epidemiologie unterschiedliche Maßzahlen bereit: Zu unterscheiden sind die Punktprävalenz, die die Häufigkeit eines Gesundheitsproblems zu einem bestimmten *Zeitpunkt* angibt, von der Periodenprävalenz, die das Auftreten des Problems in einem definierten *Zeitraum* (z.B. im letzten Monat (Monatsprävalenz), im letzten Jahr (12-Monatsprävalenz) oder irgendwann im Leben (Lebenszeitprävalenz)) beschreibt. Neben der zeitlichen Dauer eines Schmerzproblems sind bei epidemiologischen Vergleichen auch unterschiedliche Schmerzdefinitionen zu berücksichtigen. Für chronische Schmerzen wird beispielsweise oft eine zeitliche Ausdehnung des aktuellen Schmerzsyndroms von mindestens drei oder 6 Monaten herangezogen. Erschwerend muss auch berücksichtigt werden, dass Antworten auf Fragen wie „Hatten Sie in den letzten 7 Tagen Schmerzen?“ nur sehr oberflächliche Informationen bereitstellen und selbst bei Bezug auf eine enger umgrenzte Körperregion (z.B. „Wie oft hatten Sie in den letzten 7 Tagen Schmerzen in der Schulter?“) keine Aussagen über die Schmerzursache (z.B. die geschädigte Struktur: Gelenk, Muskel, Sehnen, Bänder) erlauben.

1.2 Schmerzen in der Allgemeinbevölkerung

Schmerzen sind zweifellos ein wichtigstes Anzeichen einer beeinträchtigten Gesundheit und häufig entscheidender Anlass für das Aufsuchen medizinischer Hilfe (Willweber-Strumpf 2000). Im Rahmen des Bundes-Gesundheitssurveys (BGS) 1998 gaben lediglich 9% der 18–80-jährigen deutschen Erwachsenenbevölkerung (12% der Männer und 6% der Frauen) an, im vergangenen Jahr keine Schmerzen gehabt zu haben (Bellach 2000). Insgesamt berichteten 41% der Männer und 55% der Frauen über mittlere bis starke, 8% der Männer und 14% der Frauen sogar über starke bis unerträgliche Schmerzerfahrungen in den letzten sieben Tagen. Frauen waren in allen Altersgruppen häufiger von Schmerzen betroffen, Ältere im Allgemeinen häufiger als Jüngere.

In einer repräsentativen Befragung der über 39-jährigen Herner Allgemeinbevölkerung beklagte mehr als jeder Zweite aktuelle Schmerzen gleich welcher Lokalisation und Dauer (Punktprävalenz, Abb. 1.2), die Monatsprävalenz erreichte fast 75% (Thiem 2013). Mit Ausnahme der Altersgruppe der 40–44-Jährigen, in der mehr Männer als Frauen Schmerzen berichteten, waren Frauen in allen Alterssegmenten häufiger von Schmerzen betroffen. Während Schmerzen bei Frauen dieses Befragungskollektives über die gesamte Lebensspanne stetig zunahmen, um in den Altersgruppen der 70–75-Jährigen und der über 84-Jährigen ihren Häufigkeitsgipfel zu erreichen, war dieser Verlauf bei den Männern deutlich schwächer ausgeprägt und zeigte für die über 79-Jährigen einen gegenläufigen Trend mit einem merklichen Rückgang für die Gruppe der über 84-Jährigen.

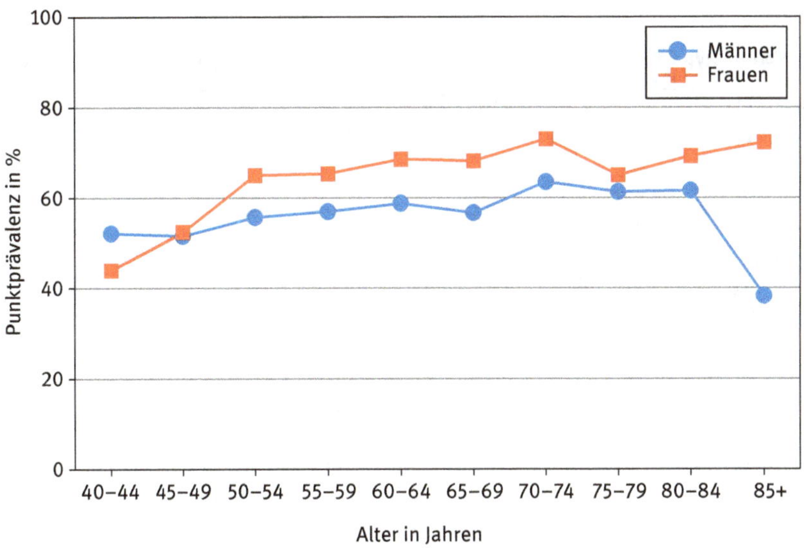

Abb. 1.2: Aktuelle Schmerzen jeglicher Art in der standardisierten Herner Bevölkerung (Thiem 2013).

Schmerzen stellen damit für Menschen aller Altersgruppen ein relevantes Problem dar. Besonders häufig kommen sie in der deutschen Allgemeinbevölkerung im Kopf, im Rücken, in der Schulter und im Nacken vor (Abb. 1.3). Von nahezu allen in schmerzepidemiologischen Bevölkerungsstudien erfassten Schmerzarten sind Frauen häufiger betroffen. Für die altersspezifischen Prävalenzen sind je nach Schmerzlokalisation typische Alterswendigkeiten zu beobachten. So nehmen nach den Ergebnissen des für West- und Ostdeutschland bevölkerungsrepräsentativen Bundes-Gesundheitssurveys aus dem Jahr 1998 Kopfschmerzen (Verlaufstyp A), die bei Frauen bis zum 40. Lebensjahr die vorherrschende Schmerzart sind, bei beiden Geschlechtern mit zunehmendem Alter deutlich ab. Sie zählen zu den wenigen Schmerzarten, von denen vor allem Menschen jüngeren Lebensalters betroffen sind und die über die Lebensspanne in ihrer Häufigkeit sichtbar abnehmen. Für die meisten Schmerzarten

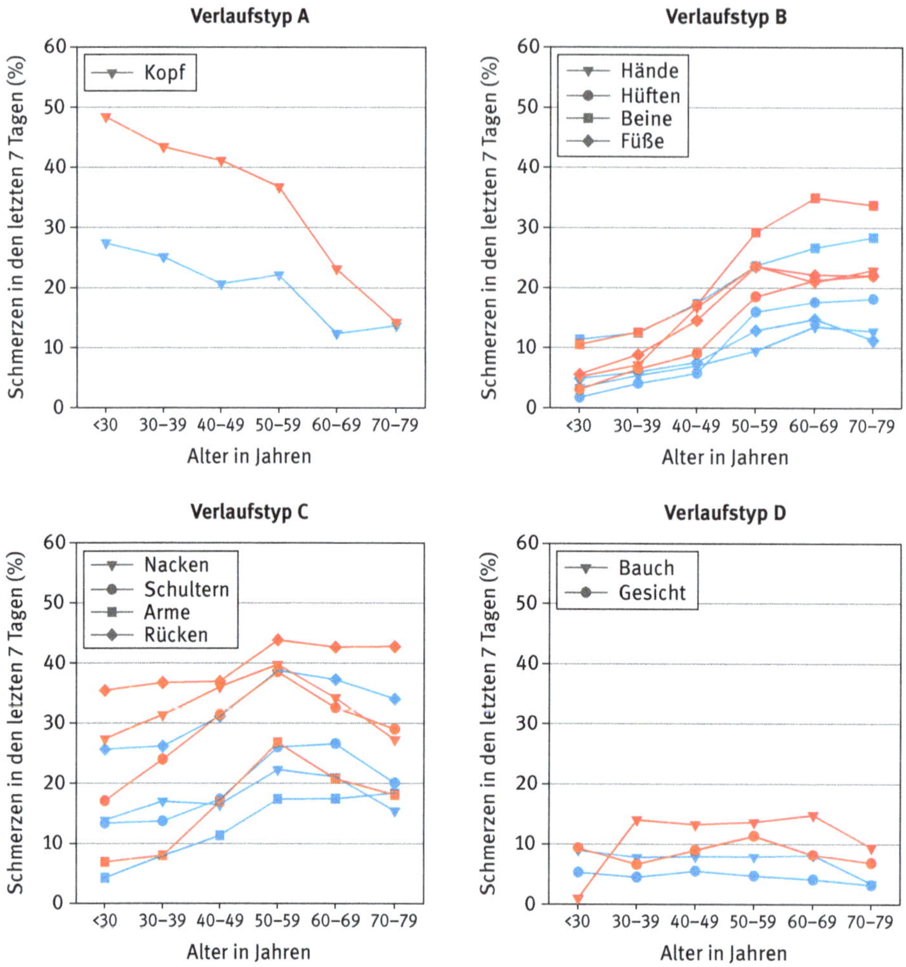

Abb. 1.3: 7-Tage-Schmerzprävalenz ausgewählter Schmerzregionen in der repräsentativen deutschen Erwachsenenbevölkerung getrennt für Männer (blau) und Frauen (rot). Erstellt auf der Grundlage der epidemiologischen Daten des Bundes-Gesundheitssurveys von 1998 (Bellach 2000) Verlaufstyp A: Prävalenzabnahme mit dem Alter, Verlaufstyp B: Prävalenzanstieg mit dem Alter, Verlauf C: Prävalenzgipfel im mittleren Erwachsenenalter, Verlaufstyp D: altersunabhängig annähernd gleich häufiges Auftreten.

können über das Altersspektrum hingegen steigende Prävalenzen beobachtet werden. Ein solcher Verlauf zeigt sich besonders deutlich für Schmerzen in den Händen und in den unteren Extremitäten (Verlaufstyp B), wohingegen Schmerzen im Nacken, im Rücken und in den oberen Extremitäten (z.B. Schultern, Arme, Ellenbogen) im mittleren Erwachsenenalter ihren Häufigkeitsgipfel erreichen (Verlaufstyp C). Daneben gibt es Schmerzarten, die mit einer geringen Altersvariabilität auf niedrigem Niveau vorkommen. Beispiele dafür sind Bauch- und Gesichtsschmerzen (Verlaufstyp D).

Damit zeigen sich für die bundesdeutschen Repräsentativdaten je nach Körperregion unterschiedliche Prävalenzverläufe, die sich auf der Grundlage der aktuell verfügbaren Datenlage allerdings nur bis zum achten Lebensjahrzehnt nachzeichnen lassen. Epidemiologische Untersuchungen aus anderen Ländern, die auch für die höheren Alterssegmente stratifizierte Daten bereitstellen, deuten für die Gruppe der über 65-Jährigen auf eine geringere Dynamik in den Häufigkeitsverläufen hin. In der US-amerikanischen National Health and Aging Trends Study (NHATS) aus dem Jahr 2011 berichteten 52,9 % der 65-Jährigen und älteren Befragten, in den letzten 4 Wochen Schmerzen gehabt zu haben. Bei einer nach Schmerzregion differenzierten Betrachtung konnte – abgesehen von Knie- und Schulterschmerzen, die jenseits des 80. Lebensjahres leicht anstiegen – keine große Variabilität in den Schmerzprävalenzen festgestellt werden (Patel 2013, Abb. 1.4). Dieses Muster blieb auch dann bestehen, wenn kognitive Beeinträchtigungen, Demenz, die Wohnsituation und Proxy-Antworten, die bei 7,8 % der Studienteilnehmer herangezogen wurden, berücksichtigt wurden.

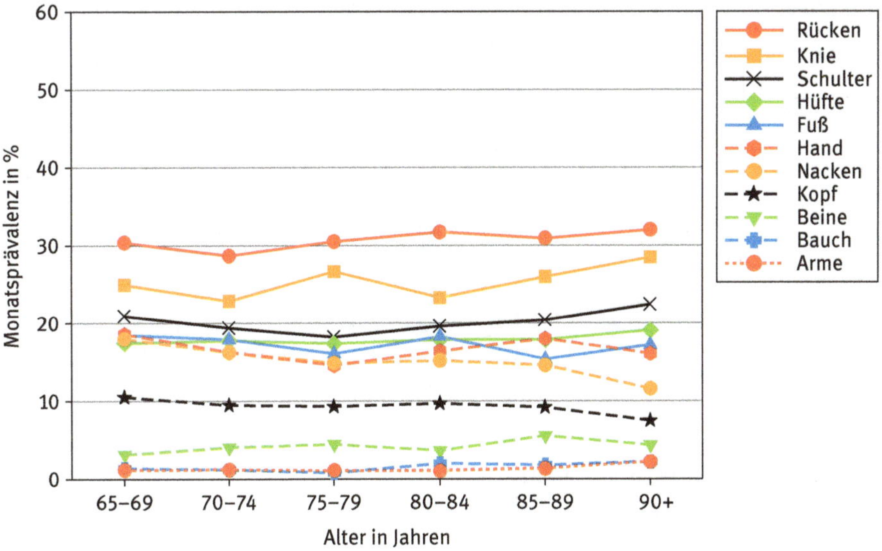

Abb. 1.4: Monatsschmerzprävalenz in der älteren US-amerikanischen Bevölkerung nach Alter und Körperregion (Patel 2013).

Während Schmerzen im jüngeren Alter meist von geringerer Intensität und Dauer sind, nehmen gerade schwergradige und lang andauernde Schmerzen mit dem Lebensalter zu. Belastbare Daten zur Abschätzung der Prävalenz von sog. chronischen Schmerzen, die nach der international gebräuchlichen Definition der IASP dann vorliegen, wenn sie über einen Zeitraum von mindestens drei Monaten persistieren, gibt es für Deutschland bislang kaum. Wolff (2011) schätzten die Prävalenz chronischer Schmerzen auf der Grundlage 47 identifizierter Studien zu nichttumorbedingten chronischen Schmerzen in der deutschen Erwachsenenbevölkerung auf 15 % bis 20 % (Wolff 2011). Diese Schätzung wird durch europäische

Untersuchungen (Breivik 2006; Reid 2011; van Hecke 2013; Harker 2012) bestätigt. In einer repräsentativen Stichprobe der deutschen Gesamtbevölkerung, in der das Vorliegen eines beeinträchtigenden Schmerzes mit dem Chronic Pain Grade Questionnaire (CPGQ) erfasst und die IASP-Schmerzdefinition zugrunde gelegt wurde, konnten chronische, nichttumorbedingte Schmerzen bei 26,9 % der Befragten, chronische, beeinträchtigende, nichttumorbedingte Schmerzen bei 7,4 % der Befragten festgestellt werden. In diesem Studienkollektiv konnte unabhängig vom Schmerzgrad ein altersassoziierter Anstieg der Prävalenzraten beobachtet werden (Abb. 1.5): Chronische Schmerzen jedweder Schwere traten bei weniger als 10 % der Befragten der jüngsten Altersgruppe, aber bei fast der Hälfte der 65-Jährigen und Älteren auf. Bei diesen erfüllten zudem 14 % die Kriterien einer beeinträchtigenden (Grad III und IV) und 5 % die Kriterien einer schwergradigen (Grad IV) chronischen Schmerzerkrankung, was einer Verdoppelung der Zahl der Betroffenen zur nächst jüngeren Altersgruppe (45–64 Jahre) entspricht (Häuser 2014).

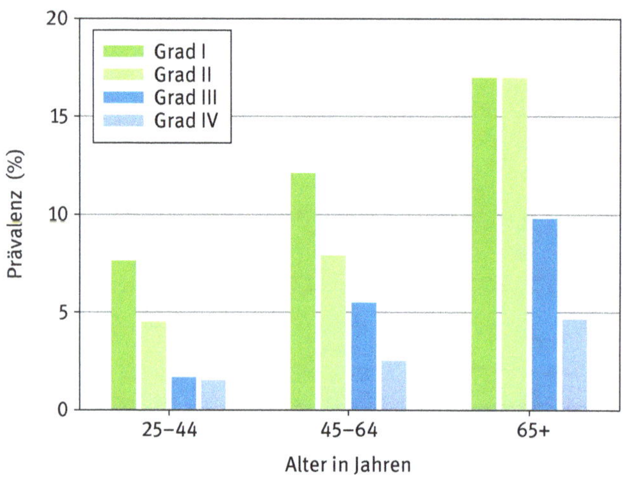

Abb. 1.5: Chronische, nichttumorbedingte Schmerzen nach den Schweregraden des CPGQ und getrennt nach Altersgruppen (modifiziert nach: Häuser 2014).

Viele mit chronischen Schmerzen verbundene Erkrankungen sind bei älteren Menschen überproportional häufig anzutreffen. Hierzu zählen vor allem Erkrankungen des Bewegungsapparates wie chronische Polyarthritis, Arthrosen der Gelenke, Osteoporose und Frakturen, bei denen Schmerzen oftmals ein Leitsymptom darstellen (Patel 2013). Bei multimorbiden Patienten, die 62 % der über 64-jährigen Allgemeinbevölkerung ausmachen, gehören chronische Rückenschmerzen und Arthrosen zu den höchstprävalenten Schmerzerkrankungen (van den Bussche 2012). Auf die Epidemiologie solcher muskuloskelettalen Schmerzen soll im Folgenden eingegangen werden.

1.3 Epidemiologie muskuloskelettaler Schmerzen

Insgesamt betrachtet stellen muskuloskelettale Schmerzen in der deutschen Allgemeinbevölkerung die häufigste Gruppe unter den Schmerzstörungen dar (Kohlmann 2003). Mit der steigenden Lebenserwartung kommt hierbei der im hohen Alter häufig auftretenden Arthrose, von der in Deutschland schätzungsweise jeder Fünfte betroffen ist, eine besondere Bedeutung zu (Thiem 2008; Woolf 2003). Weiterhin gewinnen die in allen Bevölkerungsgruppen weit verbreiteten Rückenschmerzen an Bedeutung. Die im Bundes-Gesundheitssurvey 1998 ermittelte 7-Tages-Prävalenz betrug 43% bei den deutschen Frauen und 34% bei den deutschen Männern (Bellach 2000). In der älteren Bevölkerung wurden Prävalenzen von 38% (60–69 Jahre) und 34% (70–79 Jahre) gefunden. Vor dem Hintergrund der demografischen Entwicklungen und der sich daraus ergebenden bevölkerungsepidemiologischen und sozialmedizinischen Relevanz muskuloskelettaler Schmerzen wird im Folgenden ausführlicher auf Schmerzen aufgrund von Rücken-, Knochen- und Gelenkerkrankungen eingegangen.

1.3.1 Rückenschmerzen

Mehr als jeder fünfte deutsche Bundesbürger leidet im Laufe seines Lebens an chronischen Rückenschmerzen (Kohler 2004). Von Rückenschmerzen jeglicher Dauer und Stärke sind sogar mehr als 8 von 10 Deutschen betroffen (Schmidt 2007). Rückenschmerzen stellen damit die mit Abstand am häufigsten genannten Schmerzen in der deutschen Allgemeinbevölkerung dar (Bellach 2000; Gunzelmann 2002). In der Global Burden of Disease Study 2013 wurden sie als weltweit führende Ursache für „years lived with disability" (YLD) ermittelt (Global Burden of Disease Study 2013 Collaborators, 2015). Die in bundesrepräsentativen Studien bestimmte 12-Monatsprävalenz wird für Rückenschmerzen mit zwischen 62% und 76% (Abb. 1.6, (Kohler 2004; Schmidt 2007; Neuhauser 2005)), die von chronischen Rückenschmerzen mit zwischen 18% und 19% (Neuhauser 2005; Gerhardt 2014) angegeben. Während Rückenschmerzen weitgehend altersunabhängig auftreten und im sechsten Lebensjahrzehnt ihren Häufigkeitsgipfel erreichen, nehmen chronische Rückenschmerzen sichtbar mit dem Alter zu.

Im Telefonischen Gesundheitssurvey berichteten zwei Drittel der Frauen und fast 60% der Männer jenseits des 60. Lebensjahres in den letzten 12 Monaten von Rückenschmerzen betroffen gewesen zu sein; 29% der über 59-jährigen Frauen und 20–23% der über 59-jährigen Männer waren in den letzten drei Monaten sogar täglich oder fast täglich durch Rückenschmerzen beeinträchtigt. Wie bei anderen Schmerzerkrankungen klagen Frauen generell häufiger über Rückenschmerzen und Schmerzen im Bereich der unteren Wirbelsäule (Ochsmann 2009; Schneider 2006).

Bei der Mehrzahl der Patienten mit Rückenbeschwerden – etwa 90% der Fälle – lassen sich keine eindeutigen körperlichen Ursachen finden (Koes 2006). Noch ist weitestgehend unklar, wie solche sog. unspezifischen Rückenschmerzen entstehen und sich in chronischen Leiden manifestieren. Im Zusammenhang mit der Entstehung und Chronifizierung von Rückenschmerzen werden in der Literatur vor allem psychosoziale Belastungsfaktoren wie eine geringere Arbeitszufriedenheit, ein niedriger sozialer Status, chronischer Stress, man-

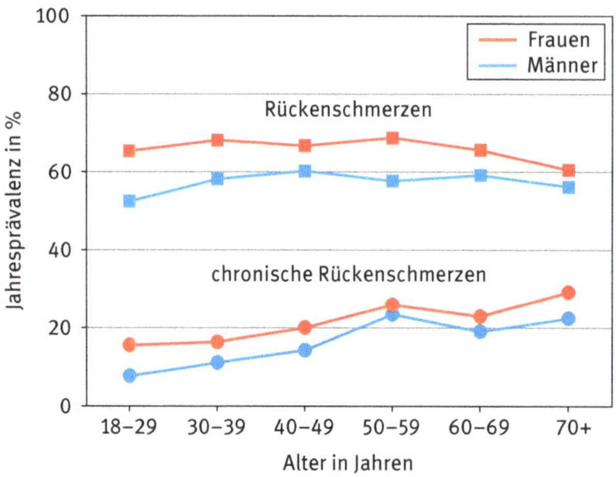

Abb. 1.6: 12-Monatsprävalenz von Rückenschmerzen jeder Dauer und Stärke und chronischer Rückenschmerzen (CRS) bei erwachsenen deutschen Männern (blau) und Frauen (rot) nach Altersgruppen (Gerhardt 2014).

gelnde Selbstregulationsfähigkeiten, dysfunktionale Copingstrategien und dysfunktionale schmerzbezogene Kognitionen (wie z.B. Katastrophisieren, Vermeidungsverhalten, Bagatellisieren), Depressivität und Somatisierungen (Nicholas 2011; Pincus 2002) diskutiert, denen mittlerweile eine wichtige Bedeutung in ärztlichen Leitlinien zur Behandlung von Rückenschmerzen zukommt (Werber 2012) (s. auch Kap. 5).

1.3.2 Schmerzen bei entzündlichen und degenerativen Gelenkerkrankungen

Systemisch-entzündliche (wie die rheumatoide Arthritis, RA) und degenerative Erkrankungen (wie die symptomatische Osteoporose oder die Arthrose) des Bewegungsapparates gehören zu den häufigsten chronischen Schmerzerkrankungen. Sie betreffen einen Großteil der alten und älteren Bevölkerung und zählen mit einer Lebenszeitprävalenz von 2,5% bis 3,4% (RA), 8,5% (Osteoporose) bzw. 20,2% (Arthrose) zu den weltweit führenden Ursachen chronischer Schmerzen, körperlicher Funktionseinschränkungen und verminderter Lebensqualität (Abb. 1.7, (Fuchs 2013; Schneider 2006)).

Als Reaktion auf die sich von 2000 bis 2020 schätzungsweise verdoppelnde Zahl der von Knochen- und Gelenkerkrankungen betroffenen Personen appellierte die WHO mit der „Bone and Joint Decade 2000–2010“ zur weltweiten Verbesserung der Forschungs- und Versorgungssituation (WHO 2003). Dennoch erlauben die gegenwärtig für Deutschland verfügbaren Daten geschlechtsstratifizierte Prävalenzabschätzungen lediglich bis zur Altersgruppe der 70–79-Jährigen (Fuchs 2013) bzw. zusammengefasst für die über 64-Jährigen (RKI 2014). Bis auch für Deutschland altersstratifizierte Daten für die oberen Alterssegmente vorliegen, sind differenzierte Betrachtungen nur auf der Grundlage von Daten aus europäischen und US-amerikanischen Bevölkerungs- und Kohortenstudien möglich. Die Ergebnisse solcher

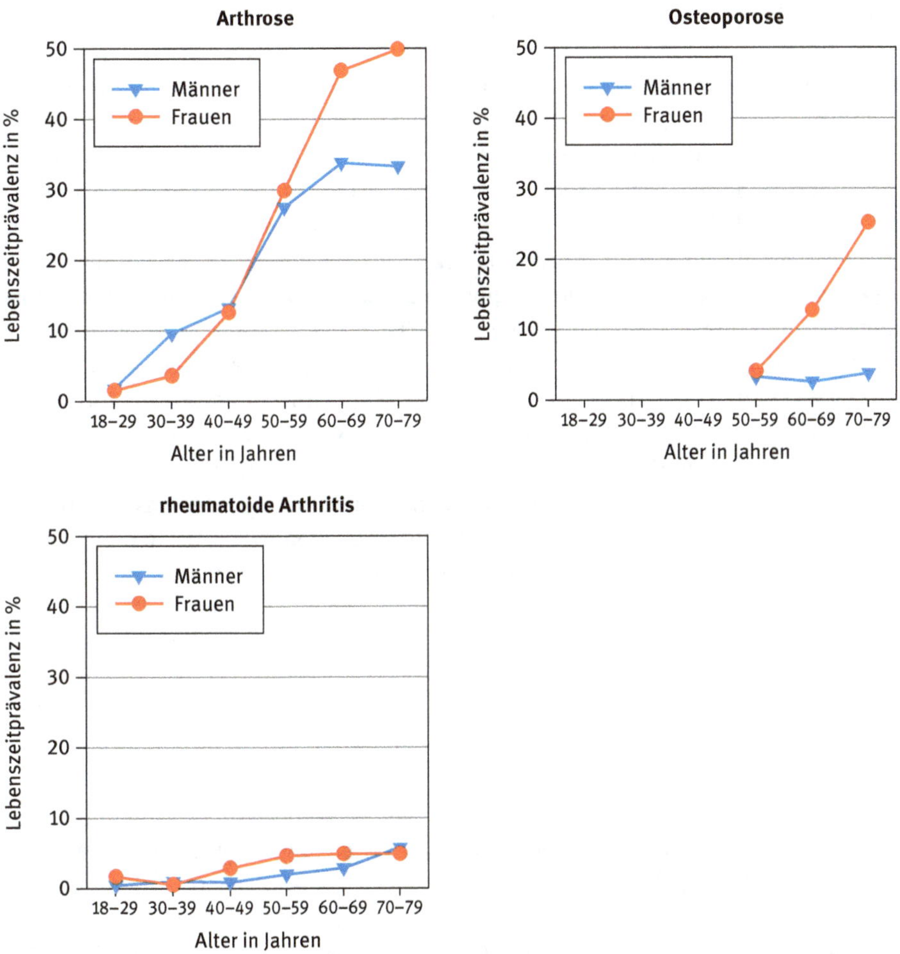

Abb. 1.7: Lebenszeitprävalenz entzündlicher und degenerativer Gelenkerkrankungen nach Altersgruppe modifiziert nach: Fuchs 2013.

Studien lassen mit fortschreitendem Alter eine weitere Zunahme der von chronisch-entzündlichen und degenerativen Gelenkerkrankungen Betroffenen vermuten. Im National Health and Nutrition Examination Survey (NHANES) 2005–2010 verdoppelten sich die Osteoporoseprävalenzen der US-amerikanischen Männer von 5% bei den 70–79-Jährigen auf 10,9% bei den über 79-Jährigen (Wright 2014). Bei den Frauen, von denen bereits jede Vierte (25,7%) 70–79-Jährige betroffen war, erhöhte sich die Prävalenz um fast 10% auf 34,9% bei den über 79-Jährigen (Wright 2014). Ähnliche Altersverläufe können für die Arthrose und – wenn auch bei deutlich niedrigeren Prävalenzraten – für die Arthritis beobachtet werden. Verschiedene Studien belegen zudem, dass nicht alle Patienten mit radiologisch diagnostizierter Arthrose Schmerzen beklagen. Umgekehrt lassen sich nicht bei allen Patienten mit Schmerzen radiographisch nachweisbare Anzeichen einer Arthrose finden (Gibson 2005; Turkiewicz 2015) (s. Kap. 6).

In der 2008 bis 2011 vom Robert-Koch-Institut durchgeführten „Studie zur Gesundheit Erwachsener in Deutschland“ (DEGS) gaben mehr als jeder dritte Mann und etwa jede zweite Frau im Alter zwischen 50 und 79 Jahren an, an mindestens einer der drei Erkrankungen – Arthritis, Osteoporose oder Arthrose – zu leiden (Fuchs 2013). Alle drei Erkrankungsbilder weisen einen klaren geschlechtsspezifischen Altersgradienten auf: Die Prävalenz der RA ist für Frauen, über 50-Jährige, Gewohnheitsraucher und Personen mit geringerem Sozialstatus signifikant höher (Schneider 2006). Osteoporose tritt überwiegend jenseits des sechsten Lebensjahrzehntes auf. Nur 5% der unter 30-Jährigen, aber 50% der über 60-jährigen Deutschen weisen an mindestens einer Gelenkregion eine ärztlich diagnostizierte Osteoarthrose auf (Schneider 2005). Frauen, von denen etwa 20–30% der über 60-Jährigen an einer verminderten Bruchfestigkeit des Knochens leiden und die schätzungsweise 80% aller Osteoporoseerkrankten stellen, sind die Hauptbetroffenen. Abnutzungs- und verschleißbedingte chronische Schmerzen können in allen Gelenken des Bewegungsapparates vorkommen. Besonders häufig sind sie in den Hüft- (26–57%), Knie- (45–53%) und Fingergelenken (26–45%), wobei Frauen mehr als doppelt so oft über Schmerzen in den Fingergelenken berichten (Fuchs 2013; Schneider 2005). Von den 10% bis 20% der 50–59-Jährigen, bei denen im Röntgenbild Zeichen einer Knie- oder Hüftgelenkarthrose gefunden wurden, berichtete etwa jeder Zweite, unter Schmerzen zu leiden.

1.3.3 Schmerzen aufgrund von Knochenbrüchen und Fragilitätsfrakturen (osteoporotischen Frakturen)

Während Osteoporose selbst muskuloskelettale Schmerzen verursacht, sind die mit Osteoporose verbundenen Schmerzen, Behinderungen und Verletzungen häufig die Folge Osteoporose-bedingter Frakturen. Häussler (2007) schätzten für die über 50-jährige deutsche Bevölkerung anhand von Versichertendaten eine Prävalenz von 26%, wobei Frauen mit 39% viermal häufiger als Männer (9,7%) von einer Osteoporose betroffen waren (Häussler 2007). Die Prävalenz stieg mit dem Alter bis auf 37% bei den über 74-Jährigen an. 4,3% der Osteoporosepatienten erlitten im Jahr der Studie mindestens eine Fraktur. Frakturen der Hüfte, des Handgelenks oder der Wirbelkörper traten am häufigsten auf.

Die prognostizierte 12-Monatsprävalenz osteoporotischer Hüftfrakturen zeigt für Deutschland einen klaren Altersgradienten. Während im Alter von 60 bis 64 Jahren nur 10 bzw. 14 von 10.000 Männern und Frauen betroffen sind, steigt die Inzidenz bei den 75- bis 79-Jährigen bereits auf 37 bzw. 82 je 10.000 Männer und Frauen und liegt bei den über 85-Jährigen bei 110 bzw. 351 je 10.000 Männer und Frauen (Bundes-Gesundheitssurvey 1998). Ein ähnliches Muster wurde für 14 andere europäische Länder beobachtet. Die prognostizierte 12-Monatsprävalenz von osteoporotischen Wirbelfrakturen ist in Deutschland im Allgemeinen sehr viel höher, nimmt aber ebenfalls mit dem Alter zu. Sie liegt für die 50- bis 54-jährigen Männer und Frauen bei 1.130 bzw. 1.010/10.000, bei den 70- bis 74-jährigen Männern und Frauen bei 1.650 bzw. 2.070/10.000 und bei den über 84-jährigen Männern und Frauen bei 2.200 bzw. 4.540/10.000 und ist damit ähnlich hoch wie die anderer europäischer Länder.

Eine Analyse der Krankenkassendaten der größten bayrischen Krankenversicherung, in der zwischen 2004 und 2009 10.170 Hüftfrakturen bei 751.101 Frauen und 491.098 Männern festgestellt wurden, ergab Inzidenzraten von 0,54 (Frauen) bzw. 0,38 (Männer) pro 1.000 Personenjahre (Benzinger 2013). Bei über 89-jährigen Personen waren die gefundenen Inzidenzen um ein Vielfaches erhöht (Frauen: 9,35, Männer 4,45 pro 1.000 Personenjahre). Pflegeheimbewohner und Personen in häuslicher Pflege hatten eine bedeutend höhere Inzidenz als nicht-pflegebedürftige Ältere.

Nicht nur Osteoporose sondern auch Stürze stellen ein mit dem Alter zunehmendes Risiko für Knochenbrüche dar (Karlsson 2013). Die Ergebnisse aus 21 in einem Übersichtsartikel zusammengefassten Studien weisen darauf hin, dass chronische (OR = 1,80), nicht chronische (OR = 1,61), Hüft- (OR = 1,36) und Fußschmerzen (OR = 2,38) mit Stürzen bei älteren Menschen assoziiert zu sein scheinen. Mit Ausnahme von Fußschmerzen, die am häufigsten übereinstimmend mit einem erhöhten Sturzrisiko in Verbindung gebracht werden, konnten jedoch keine konsistenten Befunde zwischen der Schmerzregion und dem Sturzereignis festgestellt werden (Stubbs 2014). Das in deutschen Studien für die Population älterer Menschen ausgewiesene Sturzrisiko liegt zwischen unter 30 % und bis zu 60 % (Blazer 2015; Ganz 2007; Schumacher 2014) und steigt sowohl mit dem Alter als auch mit der Hilfebedürftigkeit älterer Menschen (Blazer 2012): Insgesamt stürzten fast jeder Fünfte der über 64-jährigen und mehr als jeder Dritte der über 84-jährigen Erwachsenen mindestens einmal jährlich, wobei 6,3 % der älteren und 14,7 % der ältesten Alten in dieser Zeit zwei- oder mehrmals fielen. Dabei scheinen Frauen einem höheren Sturzrisiko als Männer ausgesetzt zu sein (Schumacher 2014). Jeder fünfte bis zehnte Sturz führt zu folgeschweren Verletzungen wie Frakturen (5 %) und hüftnahen Oberschenkelhalsfrakturen (1–2 %), an denen 14–34 % der Betroffenen innerhalb eines Jahres versterben (RKI 2002).

1.4 Epidemiologie neuropathischer Schmerzen

Neuropathische Schmerzen sind Syndrome, die als unmittelbare Folge einer Verletzung oder Erkrankung somatosensorischer Nervenstrukturen des peripheren oder zentralen Nervensystems entstehen (Treede 2008). Sie können als Leit- oder Begleitsymptom zahlreicher Erkrankungen wie Rückenschmerzen, Diabetes mellitus, Krebs, Multipler Sklerose oder der Gürtelrose auftreten (Baron 2006; Heitmann 2015). Typische Beispiele für neuropathische Schmerzen sind die Post-Zoster-Neuralgie, Schmerzen bei Polyneuropathien, Schmerzen nach mechanischen Nervenläsionen (posttraumatische Neuropathie), Schmerzen nach Amputationen (Phantom- und Stumpfschmerzen), Trigeminusneuralgie und zentrale Schmerzsyndrome (z. B. nach Hirninfarkten oder Rückenmarksverletzungen) (Baron 2013).

Bislang liegen nur wenige epidemiologische Daten zu neuropathischen Schmerzen vor (Dorner 2009). Ein höheres Alter ist ein wesentlicher Risikofaktor für viele Erkrankungen, die neuropathische Schmerzen verursachen können (Schmader 2010). Erwachsene über 65 Jahre sind daher besonders häufig von chronischen neuropathischen Schmerzen betroffen. Die Prävalenz aller neuropathischen Schmerzen wird im Alter auf 8–9 % geschätzt (Bouhassira 2008; Ohayon 2010). In Pflegeeinrichtungen können schmerzhafte Neuropathien mit über 10 % noch häufiger auftreten (van Kollenburg 2012).

Im Folgenden soll ein Überblick über zwei im Alter häufig vorkommende Arten von neuropathischen Schmerzen gegeben werden: die diabetische Neuropathie und die Post-Zoster-Neuralgie.

1.4.1 Diabetische Neuropathie

Diabetes ist die bei weitem häufigste Ursache für eine Neuropathie (Johannsen 2001). In einer US-amerikanischen Studie wurde bei Diabetikern eine Prävalenz von etwa 30% bestimmt; bis zu 50% der Diabetiker entwickeln im Laufe ihrer Erkrankung eine diabetische Neuropathie (Maser 1989).

Unter dem Begriff der diabetischen Neuropathie werden heterogene subklinische oder manifeste Erkrankungen, die verschiedene Regionen des peripheren und des autonomen Nervensystems betreffen können und infolge Diabetes mellitus ohne andere Ursachen auftreten, zusammengefasst (BÄK 2011).

Zur Epidemiologie der diabetischen Neuropathie liegen bislang kaum bevölkerungsbasierte epidemiologische Studien vor. Die aus zumeist klinik- und zentrumsbasierten Daten bei recht unterschiedlichen Populationen und mit zum Teil verschiedenen Diagnosekriterien und Untersuchungsmethoden gewonnenen wenig übereinstimmenden Prävalenzangaben betragen 8–54% bei Typ-1-Diabetes und 13–46% bei Typ-2-Diabetes (Haslbeck 2004). Bei gezielter Nachfrage finden sich bei 20%–30% aller Diabetiker typische Symptome einer Polyneuropathie wie Schmerzen, Parästhesien, Dysästhesien und Taubheitsgefühle (Ziegler 1993; Young 1993; Ziegler 1994; Waldhäusl 2004; Ziegler 2009). Von neuropathischen Schmerzen sind wiederum etwa 20–50% der Diabetiker betroffen (Abbott 2011). Erste Anzeichen einer diabetischen Neuropathie können bereits bei Patienten mit beeinträchtigter Glukosetoleranz (engl. impaired glucose tolerance) gefunden werden. In der MONICA/KORA-Studie wurde eine Prävalenz von 28% bei Diabetikern, 13% bei Personen mit einer gestörten Glukosetoleranz und 11,3% bei Personen mit gestörter Nüchternglukose ermittelt. Eine schmerzhafte diabetische Neuropathie lag bei 13,3% der Diabetiker und 8,7% derjenigen mit gestörter Glukosetoleranz vor. In deutschen Allgemeinarztpraxen wurden für die über 17- bzw. die über 39-jährige deutsche Allgemeinbevölkerung hingegen deutlich geringere Prävalenzen von 7,3% (Berger 2009) bzw. 5,7% (Kostev 2014) berichtet. Ähnliche Ergebnisse wie die MONICA/KORA-Studie fanden hingegen Daousi (2004) für eine städtische amerikanische bevölkerungsbezogene Stichprobe: Diabetespatienten waren dort mit einer Prävalenz von 16,2% etwa drei- bis viermal häufiger von einer chronischen schmerzhaften Neuropathie (CPPN, chronic painful peripheral neuropathy) als alters- und geschlechtsgleiche Kontrollen (4,9%, 95%-KI: 2,6–7,2%) betroffen. Von den Diabetespatienten mit CPPN hatten 12,5% nie ihrem behandelnden Arzt von ihren Symptomen berichtet und 39,3% nie eine Behandlung für ihre schmerzhaften Symptome erhalten.

Das Lebensalter der Patienten wurde in verschiedenen Studien als ein Risikofaktor für diabetische Neuropathien identifiziert (Ziegler 2009; Kostev 2014; Lechleitner 2012). Weitere Korrelate zeigten sich mit der Diabetesdauer, der glykämischen Kontrolle, dem Nikotinkonsum, Übergewicht sowie dem Auftreten mikroangiopathischer Spätkomplikationen (Maser 1989; Ziegler 1994; van de Poll-Franse 2002; Tesfaye 2012; Salvotelli 2015; Schmader 2002). Salvotelli (2015) ermittelten bei Diabetes-Typ-2-Teilnehmern eines Diabetischen Fußscreening-Programms Prävalenzen von 2,2% bei Männern bzw. 5,5% bei Frauen, wenn sie das Michigan Neuropathy Screening verwendeten und Prävalenzen von 30,5% (Männer) bzw. 30,8% (Frauen), wenn sie ein klinisches Assessment heranzogen. Auch hier zeigt sich wieder die schon eingangs erwähnte Komplexität der assessment- und populationsabhängigen Variabilität in den ermittelten Prävalenzen.

1.4.2 Post-Zoster-Neuralgie (PZN)

Etwa 30% der Bevölkerung leiden im Laufe ihres Lebens an einer Gürtelrose bzw. Herpes Zoster. Medizinisch betrachtet stellt Herpes Zoster eine Reaktivierung einer latenten Infektion mit dem Varizella-Zoster-Virus dar. Männer und Frauen sind davon gleichermaßen betroffen, ältere häufiger als jüngere (Matt 2013). Im klinischen Erscheinungsbild äußert sich die Erkrankung in einem meist auf ein Hautareal begrenzten und innerhalb von zwei Wochen abheilenden einseitigen bläschenförmigen Hautausschlag. Bestehen die Schmerzen über drei Monate oder treten nach einem schmerzfreien Intervall auf, liegt eine Post-Zoster-Neuralgie vor.

Die gewöhnlich nur sehr schwer therapiebare PZN tritt im höheren Alter deutlich häufiger auf (Damm 2014; Hillebrand 2015; Pinchinat 2013; Schiffner-Rohe 2010; Ultsch 2013; Weinke 2010; Weinke 2014). Typische Beschwerden sind ein ausgeprägtes schmerzhaftes Brennen, Parästhesien, Dysästesien; zusätzlich treten teils stich- oder stromstoßartige Schmerzen auf (Göbel 2007; Goßrau 2014; van Seventer 2006). Für die Betroffenen selbst sind die Schmerzen mit erheblichen Lebensqualitätseinbußen wie Schlafstörungen, Depressionen, Appetitlosigkeit, Müdigkeit und kognitiven Funktionseinschränkungen verbunden (Schmader 2002; Pickering 2011). In Interviewbefragungen äußern sowohl die Betroffenen selbst als auch pflegende Angehörige Gefühle von Hilflosigkeit, Frustration und Wut. Im Gegensatz zu Familienmitgliedern, die ihr Leben durch ihre pflegerische Tätigkeit als stressiger und belastender erleben, schildern PZN-Patienten häufig das Gefühl, ihr Leben sei nicht mehr lebenswert (Weinke 2014).

Die Inzidenz des Herpes Zoster beträgt in der deutschen Allgemeinbevölkerung 1,5–6 Fälle pro 1.000 Personenjahre (Matt 2013; Ultsch 2011) und ist damit ähnlich hoch wie in anderen europäischen Ländern (Pinchinat 2013). Ältere und immunsupprimierte Patienten haben das höchste Erkrankungsrisiko. Ab dem 50. Lebensjahr kann ein deutlicher Anstieg der Inzidenzraten von 1–4 je 1.000 Personenjahre mit 40–50 Jahren auf 10 je 1.000 Personenjahre mit über 79 Jahren beobachtet werden (Damm 2014; Pinchinat 2013). Mehr als die Hälfte der Betroffenen sind über 60 Jahre alt (Matt 2013). Frauen sind mit steigendem Alter zunehmend häufiger betroffen (Pinchinat 2013). Für Nordamerika, Europa und den asiatisch-pazifischen Raum wurden Herpes Zoster-Inzidenzen zwischen drei und fünf Fällen je 1.000 Personenjahre ermittelt (Kawai 2014). Das Risiko, eine Post-Zoster-Neuralgie zu entwickeln, variierte je nach Studiendesign, Altersverteilung der Studienpopulation und Definition zwischen 5% und 30% (Kawai 2014) bzw. 25% und 50% (Schmader 2002). Mehr als 30% der Zosterpatienten litt mehr als ein Jahr an persistierenden Schmerzen (Kawai 2014).

Von der postherpetischen Neuralgie sind 4,5% bis 32,1% aller Zosterpatienten betroffen (Damm 2014; Hillebrand 2015; Schiffner-Rohe 2010; Ultsch 2013; Weinke 2010; Weinke

2014). Die Inzidenz wird in deutschen Studien mit 0,43 bis 7,8 Fällen je 1.000 Personenjahren angegeben (Hillebrand 2015; Ultsch 2011). Ältere Menschen und Frauen sind deutlich häufiger betroffen. Größere Schmerzen und schwerere Hautausschläge, ein größeres Ausmaß an sensorischen Beeinträchtigungen und psychologischer Stress stellen Risikofaktoren für eine PZN dar (Schmader 2002).

1.5 Epidemiologie von Tumorschmerzen

Krebs ist eine Erkrankung des höheren Lebensalters. In den westlichen Industrienationen sind schätzungsweise 60% bis 70% der über 65-jährigen Erwachsenenbevölkerung an Krebs erkrankt (Parpa 2015; Popat 2013); 78% derjenigen, die eine neue Krebsdiagnose erhalten, sind älter als 55 Jahre. Das National Cancer Institut schätzt die Lebenszeitprävalenz von Krebserkrankungen auf 41%.

In der deutschen Bevölkerung werden bösartige Neubildungen am häufigsten im Darm (Männer: 13,4%, Frauen: 12,7%), der Lunge (Männer: 13,9%, Frauen: 7,6%), der weiblichen Brustdrüse (31,3%) und der Prostata (26,1%) festgestellt (RKI 2013). Prognosen zur absoluten Häufigkeit von Krebserkrankungen gehen aufgrund der demografischen Entwicklungen davon aus, dass sich die Zahl der jährlichen Neuerkrankungen bis zum Jahr 2020 bei den über 65-jährigen Männern um mindestens 50%, bei den über 65-jährigen Frauen um mindestens 25% erhöhen wird (RKI 2006). Das mittlere Erkrankungsalter für alle Krebsarten liegt für beide Geschlechter bei etwa 68 Jahren (GEKID, RKI 2006). Neben einem altersbezogenen Anstieg der Inzidenzen von 1.852 bzw. 2.913/100.000 bei den über 84-jährigen Frauen bzw. 80- bis 84-jährigen Männern (alle Altersgruppen: 331 vs. 445/100.000, altersstandardisiert) zeigen sich ab dem 60. Lebensjahr für die Männer mit dem (Zigaretten-) Rauchen in Verbindung gebrachte erhöhte Erkrankungsraten.

Wegen des hohen Erkrankungsalters sind krebsassoziierte Schmerzen, Schmerzen im Alter. Studien, die die Häufigkeit von Tumorschmerzen nicht für die Gesamtpopulation der Krebserkrankten, sondern getrennt für die höheren Alterssegmente untersuchten, gibt es daher kaum.

Mehr als die Hälfte aller Krebspatienten erlebt regelmäßig Schmerzen (van den Beuken-van Everdingen 2007). Die meisten von ihnen (68%) infolge der Erkrankung selbst, weitere 18% aufgrund der Krebsbehandlung und 16% wegen anderer, nicht mit der Erkrankung in Zusammenhang stehender Gesundheitsbedingungen (Gutgsell 2003). Die Häufigkeit von behandlungsbedürftigen Schmerzen hängt von der Pathophysiologie des Tumors ab. Tumoren mit häufiger Metastasierung in das Skelettsystem verursachen bei bis zu 85% der Patienten Schmerzen, während Lymphome und Leukämien nur bei 25–45% zu Schmerzen führen. Moderate bis starke behandlungsbedürftige Schmerzen kommen bei der Mehrzahl der Tumorpatienten (73%) im Erkrankungsverlauf vor; bei fast jedem Zweiten (47%) sind sie permanent vorhanden.

Schmerzen gehören bei mehr als jedem zweiten Krebserkrankten zum klinischen Erscheinungsbild und sind insgesamt betrachtet eines der häufigsten Tumorsymptome (van den Beuken-van Everdingen 2007). Die in einer neueren systematischen Übersichtsarbeit zusammengetragenen Prävalenzangaben variieren mit Werten zwischen 20% und 90%

(Van 2014) erheblich. Tumorschmerzen stellen danach mit einer gepoolten Prävalenz von 66,3% zwar ein sehr häufiges, allerdings weniger verbreitetes Symptom als z. B. Müdigkeit, exkretorische Symptome, Harninkontinenz oder Asthenie dar. Bei älteren krebserkrankten Pflegeheimbewohnern wurden etwas geringere Schmerzprävalenzen von 37–60% gefunden (Drageset 2014). Durchbruchschmerzen treten bei rund der Hälfte aller Krebspatienten auf (Deandrea 2014). Bei Krebspatienten, die unter Schmerzen leiden, sind sie in etwa bei 40% (ambulante Kliniken) bis 81% (Hospiz) der Betroffenen vorhanden (Davies 2013; Mishra 2009) und zumeist mäßig bis stark mit physischen (Gehfähigkeit, allgemeine Tätigkeit, normale Arbeit), sozialen (Beziehung zu anderen Menschen) und emotionalen (Lebensfreude, Stimmung, Schlaf) Funktionseinschränkungen verbunden. In einer Übersicht aus verschiedenen epidemiologischen Studien litten 20–50% der Patienten bereits zum Zeitpunkt der Diagnosestellung unter Schmerzen (Bonica 1985). Bei einigen Patienten sind Schmerzen das erste Symptom, das sie zum Aufsuchen eines Arztes führt, der u.a. eine Tumorsuche einleitet und die Diagnose stellt. Überlebende, kurativ therapierte Krebskranke sind seltener von Schmerzen betroffen als Patienten, die gerade den Therapieprozess durchlaufen oder metastasierten/fortgeschrittenen Krebs bzw. Krebs im Endstadium haben (Abb. 1.8).

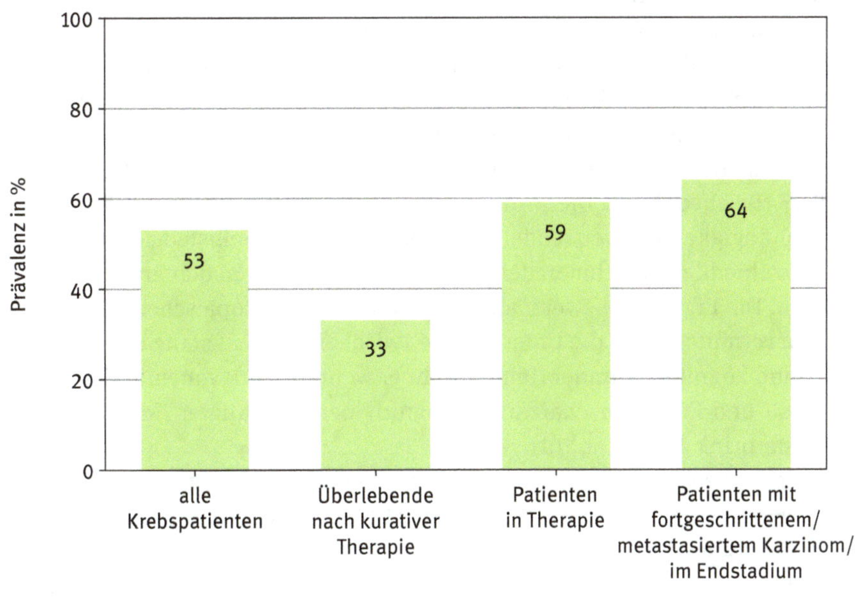

Abb. 1.8: Häufigkeit von Tumorschmerzen für verschiedene Patientengruppen (van den Beuken-van Everdingen 2007).

1.6 Epidemiologie von Schmerzen bei kognitiven Beeinträchtigungen

Mit der Zunahme der Lebenserwartung werden auch Krankheiten häufiger, die mit kognitiven Beeinträchtigungen verbunden sind (Bickel 2001; Bickel 2006). Eine von ihnen ist die Demenz, deren Erkrankungshäufigkeit ab dem 65. Lebensjahr progredient zunimmt und etwa 30% der über 90-jährigen Bevölkerung betrifft (Ziegler 2009). Bei der Demenz werden verschiedene Erkrankungsformen unterschieden, von denen die Alzheimer'sche Erkrankung mit etwa 60% am häufigsten vertreten ist, gefolgt von der vaskulären Demenz, Mischformen und der Lewy-Körper-Demenz, die jeweils etwa 10% der Fälle ausmachen sowie potentiell reversiblen und frontotemporalen Demenzen, die ungefähr 9% bzw. 1% der Demenzerkrankungen darstellen.

Die Zahl der Menschen mit Demenz in Deutschland wird heute auf mehr als 1 Mio. geschätzt und sich bis zum Jahr 2050 mehr als verdoppeln. Die WHO rechnet aufgrund der steigenden Lebenserwartung mit einer drastischen Zunahme altersassoziierter kognitiver Erkrankungen und geht davon aus, dass etwa 25–30% der Weltbevölkerung im Alter von 85 und mehr Jahren zu einem gewissen Grad von einem kognitiven Verfall betroffen sein werden.

Etwa die Hälfte der an Demenz erkrankten Menschen erlebt regelmäßig Schmerzen (Corbett 2012; Lukas 2015). Bei bestimmten Erkrankungen, die zur Demenz führen können, wie zum Beispiel Parkinson und Multipler Sklerose, stellen Schmerzen eines der wichtigsten klinischen Symptome dar (Scherder 2005a; Scherder 2005b). Da Selbsteinschätzungen mit nachlassenden kognitiven und verbalen Fähigkeiten zunehmend weniger geeignet sind, um die Subjektivität im Erleben von Schmerzen hinreichend valide abzubilden (AGS Panel 2002), stellt die Erfassung von Schmerzen stellt bei kognitiv beeinträchtigten Personen eine besondere Herausforderung dar (Scherder 2009; Shega 2007; Lukas 2012; Husebeo 2012). Die in der Literatur berichteten Schmerzprävalenzen schwanken in Abhängigkeit der verwendeten Assessments (z. B. Selbsteinschätzung vs. Proxy), der unterschiedlichen Schmerzdefinitionen und der untersuchten Population zum Teil erheblich. Die Ergebnisse zweier aktueller Studien bei europäischen Altenheimbewohnern lassen vermuten, dass die Unterschiede zwischen den Selbstangaben kognitiv beeinträchtigter und kognitiv gesunder Heimbewohner weniger stark voneinander abweichen als die Selbst- und Fremdeinschätzungen kognitiv beeinträchtigter Heimbewohner (Schreier 2015; Osterbrink 2012) (Tab. 1.1):

In der österreichischen OSiA-Studie wurden bei kognitiv beeinträchtigten über 59-jährigen Altenheimbewohnern (Mini-Mental State Test nach Folstein ≤ 18) etwas höhere Schmerzprävalenzen (starke Ruhe-, Belastungs- und Maximalschmerzen: 13,8%, 19,8%, 22,4%) als bei kognitiv weniger beeinträchtigten Altenheimbewohnern (MMST > 18; 8,8%, 13,4%, 16,2%) gefunden (Schreier 2015). Werden verschiedene Fremdeinschätzungen (z. B. die deutsche Übersetzung des Pain Assessment in Advanced Dementia (PAINAD), die Beurteilung von Schmerzen bei Demenz, BESD) zur Ermittlung der Schmerzprävalenz herangezogen, so finden sich bei den zur Selbstauskunft fähigen kognitiv beeinträchtigten Heimbewohnern geringere Schmerzprävalenzen (37,9–69%) als bei kognitiv beeinträchtigten, nicht zur Selbstauskunft fähigen Heimbewohnern, deren Schmerzen im Fremdurteil erfasst wurden (63,6–80,3%). Dies könnte auf eine Unterschätzung der Schmerzprävalenz in der Population der kognitiv beeinträchtigten Heimbewohner hindeuten.

In einer deutschen Studie, in der ebenfalls MMST-Scores zur Gruppierung weniger (mittlerer MMST=23,9) und stärker (mittlerer MMST=14,0) kognitiv beeinträchtigter Altenheimbewohner herangezogen wurden, konnten kaum Unterschiede in der Häufigkeit von Ruhe- und Belastungsschmerzen festgestellt werden (Osterbrink 2012). Auch die Anzahl der Schmerzlokationen, die berichtete Schmerzdauer und die erfassten schmerzassoziierten Situationen waren für beide Gruppen in etwa vergleichbar. In der Gruppe der kognitiv beeinträchtigten Personen sind allerdings sowohl Selbst- als auch Fremdassessments eingesetzt worden, was die Vergleichbarkeit der beiden Studienbefunde einschränkt.

In der internationalen Literatur werden für Pflegeheimbewohner Schmerzprävalenzen zwischen 40% und 80% angegeben (Ferrell 1995; Monroe 2014; Husebo 2010; Takai 2010). Für zu Hause lebende ältere Menschen zeigt sich mit Prävalenzen zwischen 32–57% (Selbstassessment) und 52–71% (Proxy) eine uneinheitliche Studienlage (Barry 2015a; Barry 2015b; Shega 2004; Reyes-Gibby 2002). Während im Rahmen der NHATS 2011 bei über 64-Jährigen höhere Prävalenzen für Studienteilnehmer mit Demenz gefunden wurden, die bei Heranziehung von Proxies nochmals etwas höher ausfielen (Hunt 2015), kamen andere Studien zu dem Ergebnis, dass Menschen mit Demenz weniger Schmerzen als nicht demente Personen erleben (Mäntyselkä 2004). Studien wie die von Sengupta (Sengupta 2010), die bei der Untersuchung der Schmerzprävalenz neben dem kognitiven zusätzlich den sozioökonomischen Status oder die ethnische Zugehörigkeit der Personen berücksichtigen, gehören bislang zu den Ausnahmen, stellen aber wichtige Informationen z.B. zur Abschätzung des Problems (der Unterschätzung der Schmerzhäufigkeit bei kognitiv beeinträchtigten Personen und damit der Unterversorgung dieser speziellen Gruppe Älterer) bereit.

In der OSiA-Studie äußerten 68% der kognitiv leistungsfähigen Altenpflegeheimbewohner, dass für sie Schmerzen im Alter „einfach dazugehören". Über 40% gaben sogar an, Schmerzen schon einmal aus verschiedenen Gründen (z.B. 64% nicht der Pflegekraft zur Last fallen, 27% Bedenken vor Nebenwirkungen, 18% fehlende Bezugspflegekraft, 16% Bedenken wegen Medikamentenabhängigkeit) verschwiegen zu haben (Schreier 2015). Es ist daher anzunehmen, dass mit zunehmenden kognitiven Einschränkungen auch die Zahl der unerkannt an Schmerzen leidenden Menschen mit Demenz noch höher ist. Dabei erhalten der SHELTER-Studie zufolge ⅓ der deutschen und ¼ der europäischen Pflegeheimbewohner mit mittelstarken bis starken Schmerzen keine oder nur eine Bedarfsmedikation (Lukas 2015).

Tab. 1.1: Schmerzhäufigkeit bei Alten- und Pflegeheimbewohnern.

Quelle	Stichprobe	Ruheschmerz	Belastungsschmerz	Maximalschmerz
Schreier 2015	kognitiv leistungsfähige (KL, N=243) und kognitiv beeinträchtigte Altenpflegeheimbewohner (KB, N=182) (Österreich)	KL: 47,7%, KB: 49,1% davon stark oder unerträglich: 11,7% (KL), 20,7% (KB)	KL: 62,8%, KB: 56,0% davon stark oder unerträglich: 18% (KL), 25% (KB)	KL: 66,4%, KB: 68,1% davon stark oder unerträglich: 22,4% (KL), 31% (KB)
Osterbrink 2012	N=436 Altenpflegeheimbewohner, UG1 (N=225): MMST 24±3,7, Selbstrating, UG2 (N=61): MMST 14±2,3, Selbst- und Fremdrating	UG1: 48%, UG2: 33% davon stark oder unerträglich: 10,7% (UG1), 8,3% (UG2)	UG1: 65%, UG2: 45% davon stark oder unerträglich: 20,1% (UG1), 11,7% (UG2)	
Lukas 2015	N=3.926 europäische Pflegeheimbewohner; EU: 83,9J, 75,6% Frauen, DL: 85,2J, 82,4% Frauen	Schmerzprävalenz: 48,4% (EU), DL 51,9% (DL) tägliche Schmerzen in den letzten 3 Tagen: 27,4% (EU), 23,7% (DL) tägliche mindestens mittelstarke Schmerzen: 10% (EU) bzw. 8,1% (DL)		

1.7 Gesundheitsökonomische Bedeutung von Schmerzen

In ihrer Antwort auf eine parlamentarische Anfrage beziffert die Bundesregierung die jährlich in Deutschland durch chronische Schmerzen verursachten Gesamtkosten auf einen Betrag zwischen etwa 20 und knapp 29 Mrd. Euro (Deutscher Bundestag 2013). Eingeschlossen in diese Beträge sind je etwa zur Hälfte die direkten Kosten für die medizinische Behandlung sowie die indirekten, durch Produktivitätsausfälle (Arbeitsunfähigkeit, vorzeitige Berentung) verursachten Kosten. Eine Aufschlüsselung der Kosten für unterschiedliche Altersgruppen, insbesondere für Menschen im höheren Lebensalter, ist schwierig, da für die oberen Alterssegmente kaum zuverlässige Ergebnisse zur altersspezifischen Schmerzprävalenz und den damit assoziierten Kosten verfügbar sind. Angaben zu den durch Schmerzen im höheren Lebensalter verursachten Kosten sind deshalb nur als grobe Schätzungen zu verstehen.

In einer auf einer großen Datengrundlage basierenden US-amerikanischen Studie wurden die durch Schmerzen verursachten durchschnittlichen inkrementellen Kosten in der Bevölkerung im Alter von 18 Jahren und mehr berechnet (IOF 2011). Es ergab sich dabei, dass bei Personen mit mittelgradigen Schmerzen im Vergleich zu Personen ohne Schmerzen inkrementelle Kosten von jährlich rund 4.500 US-Dollar entstehen. Bezogen auf Personen mit schwergradigen Schmerzen erhöht sich dieser Betrag um weitere 3.200 US-Dollar. Eine deutliche Altersabhängigkeit zeigte sich sowohl für die Wahrscheinlichkeit, dass überhaupt schmerzbedingte Kosten auftreten, als auch für die Höhe dieser Kosten. In der Gruppe der 65–74-Jährigen bzw. der über 74-Jährigen waren die erfassten Kosten für ambulante und stationäre Behandlung, Arzneimittel, Hilfsmittel und Leistungen für häusliche Pflege im Vergleich zu den jüngeren Altersjahrgängen um 50% bzw. 68% erhöht. Die Chancen, dass überhaupt schmerzbedingte Kosten auftreten, waren in diesen beiden Altersgruppen um das 2,4-Fache (65–74 Jahre) bzw. das 4,4-Fache (über 74 Jahre) höher als in der jüngsten Altersgruppe (14–44 Jahre). Aus diesen Ergebnissen lässt sich zumindest für die Verhältnisse in den USA schließen, dass die durch Schmerzen verursachten Kosten pro Fall mit dem Alter monoton ansteigen und in der höchsten Altersgruppe einen Maximalwert erreichen.

Dass die durch Schmerzen verursachten Kosten auch im höheren Lebensalter in erheblichem Umfang vom Schweregrad der Schmerzen abhängig sind, konnte in einer schwedischen Studie in einer Stichprobe von 6.611 über 64-jährigen Einwohnern der Region Östergötland gezeigt werden (Bernfort 2015). In dieser Studie lagen die berechneten jährlichen Durchschnittskosten für ambulante und stationäre Behandlung, Arzneimittel, professionelle Pflege und Pflege durch Angehörige bei den Personen ohne Schmerzen oder mit leichtgradigen chronischen Schmerzen (77% der Gesamtstichprobe) bei 4.510 Euro. In der Gruppe mit mittelgradigen chronischen Schmerzen (19% der Gesamtstichprobe) betrugen diese Kosten bereits 6.250 Euro und in der Gruppe mit schwergradigen chronischen Schmerzen (4% der Gesamtstichprobe) 10.200 Euro. Auch in dieser Studie war ein bedeutsamer Anstieg der Krankheitskosten bei schwergradigen chronischen Schmerzen besonders in den oberen Altersgruppen (75 Jahre und älter) zu verzeichnen.

Wie diese Ergebnisse zeigen, ist bei den durch chronische Schmerzen in der Bevölkerung verursachten Kosten ein doppelter Anstieg zu beobachten: Die Kosten steigen mit zunehmendem Alter und zudem in den höheren Altersgruppen verstärkt mit höherem Schweregrad der Schmerzen an. Es ist demnach davon auszugehen, dass auf die Bevölkerungsgruppe der Menschen im Alter von 65 Jahren und älter ein substanziell höherer Anteil an den volkswirtschaftlichen Kosten des Schmerzes entfällt, als es ihrem Anteil an der Bevölkerung von etwa 20% entspricht. Legt man bei vorsichtiger Schätzung den unteren von der Bundesregierung in ihrer Stellungnahme genannten Gesamtbetrag von 20 Mrd. Euro jährlichen Kosten durch chronische Schmerzen zugrunde, so würde auf die Altersgruppe ab 65 Jahre ein anteiliger Betrag von nicht „nur“ 4 Mrd. Euro, sondern von eher 5 oder 6 Mrd. Euro entfallen.

1.8 Fazit für die Praxis

1. Mit fortschreitendem Lebensalter nehmen Gesundheitsprobleme in ihrer Anzahl (Multimorbidität) und Komplexität deutlich zu. Für ältere Menschen sind sie häufig mit Schmerzen, Lebensqualitätseinbußen und Pflegebedürftigkeit verbunden. Vor allem das gleichzeitige Auftreten verschiedener chronischer Erkrankungen stellt oftmals eine Hausforderung für eine verlässliche Schmerzdiagnostik und -behandlung dar.
2. Die meisten Schmerzen sind während des späten mittleren Erwachsenenalters (55–65 Jahre) am häufigsten und setzen sich bei etwa gleicher Prävalenz bis ins höhere Erwachsenenalter (65+) fort. Dies gilt unabhängig von der anatomischen Region und der Ursache des Schmerzes. Eine Ausnahme scheinen durch degenerative Gelenkerkrankungen (wie z.B. Arthrose) bedingte Schmerzen zu sein, für die mindestens bis zum 90. Lebensjahr ein exponentieller Anstieg erkennbar ist.

3. Das schmerzbezogene Morbiditätsspektrum im Alter wird insbesondere durch Krankheiten des Bewegungsapparates dominiert. Hierzu zählen v.a. muskuloskelettale und degenerative Erkrankungen wie Rücken- und Gelenkschmerzen (Arthrose, Arthritis), Osteoporose, Frakturen und sturzbedingte Verletzungen:
   a. Rückenschmerzen stellen altersunabhängig die häufigste Schmerzart dar. Sie erreichen zwischen dem fünften und sechsten Lebensjahrzehnt ihren Häufigkeitsgipfel. Jenseits des 60. Lebensjahres sind 29% der Frauen und 20–23% der Männer von chronischen Rückenschmerzen betroffen.
   b. Schmerzhafte, chronische abnutzungs- und verschleißbedingte Schädigungen der Gelenke (Arthrosen) treten vor allem im Knie (Gonarthrose), der Hüfte (Coxarthrose), den Hand- und Fingergelenken auf. Etwa die Hälfte derjenigen, bei denen im klinischen Röntgenbild Anzeichen einer Knie- oder Hüftgelenkarthrose gefunden werden, leiden an Schmerzen.
   c. Die überwiegend jenseits des 60. Lebensjahres und in etwa 80% der Fälle bei Frauen auftretende Osteoporose ist in der Regel mit chronischen Schmerzen und wiederholten Krankenhausaufenthalten verbunden.
   d. Fast ein Drittel der über 64-Jährigen und die Hälfte der über 79-Jährigen stürzt mindestens einmal jährlich, wobei jeder fünfte Sturz zu Verletzungen und damit verbundenen Schmerzen führt.
4. Von allen neu diagnostizierten Krebserkrankungen entfallen knapp zwei Drittel auf die Population der über 64-Jährigen. Behandlungsbedürftige Schmerzen kommen bei der Mehrzahl der Krebserkrankten vor.
5. Demenz ist eine Erkrankung des höheren Lebensalters, von der schätzungsweise 1,1 Mio. Deutsche betroffen sind. Das Erkennen von Schmerzen bei Menschen mit veränderten Kommunikations- und Gedächtnisfunktionen stellt ein Hauptproblem der Schmerzdiagnostik dar. Die Studienlage zur Schmerzprävalenz von kognitiv beeinträchtigten und kognitiv gesunden Personen ist uneinheitlich, deutet aber darauf hin, dass Selbstauskünfte von Menschen mit Demenz mit intakten Kommunikationsfähigkeiten ähnlich valide wie die kognitiv gesunder Personen sind und, dass Fremdratings zu höheren Prävalenzschätzungen als Selbstratings führen.
6. Schmerzen verursachen im Alter mehr Kosten, insbesondere deshalb, weil die kostenintensiveren schwergradigen Schmerzen in den höheren Altersgruppen überproportional häufig vorkommen. Von den jährlich 20 Mrd. wegen Schmerzen anfallenden Krankheitskosten entfallen schätzungsweise 5 bis 6 Mrd. Euro auf die Altersgruppe der über 65-Jährigen.
7. Da die epidemiologische Befundlage zu Schmerzen im Alter sowohl international, als auch besonders für Deutschland noch sehr lückenhaft ist, werden dringend Studien zur Abschätzung dieses gesamtgesellschaftlichen Gesundheitsproblems benötigt.

1.9 Literatur

Abbott CA, Malik RA, van Ross ERE, Kulkarni J, Boulton AJM. Prevalence and Characteristics of Painful Diabetic Neuropathy in a Large Community-Based Diabetic Population in the UK. *Diabetes Care* 2011; **34:** 2220–4.

AGS Panel on Persistent Pain in Older Persons. The management of persistent pain in older persons. *J Am Geriatr Soc.* 2002; **50:** S205–S224.

Baron R. Diagnostik und Therapie neuropathischer Schmerzen. *cme.aerzteblatt.de/kompakt* 9 A.D.; **11:** 32 a–33.

Baron R. Praktische Schmerzmedizin – Kapitel Neuropathischer Schmerz. *Springer Reference Medizin* 2013.

Barry HE, Parsons C, Passmore AP, Hughes CM. Exploring the prevalence of and factors associated with pain: a cross-sectional study of community-dwelling people with dementia. *Health Soc Care Community* 2016; **24:** 270–82.

Barry HE, Parsons C, Passmore AP, Hughes CM. Pain in care home residents with dementia: an exploration of frequency, prescribing and relatives' perspectives. *Int J Geriatr Psychiatry* 2015; **30:** 55–63.

Bellach BM, Ellert U, Radoschewski M. Epidemiologie des Schmerzes–Ergebnisse des Bundes-Gesundheitssurveys 1998. *Bundesgesundheitsblatt – Gesundheitsforschung – Gesundheitsschutz* 2000; **43:** 424–31.

Benzinger P, Becker C, Kerse N *et al.* Pelvic Fracture Rates in Community-Living People With and Without Disability and in Residents of Nursing Homes. *Journal of the American Medical Directors Association* 2013; **14:** 673–8.

Berger A, Toelle T, Sadosky A, Dukes E, Edelsberg J, Oster G. Clinical and Economic Characteristics of Patients with Painful Neuropathic Disorders in Germany. *Pain Practice* 2009; **9:** 8–17.

Bernfort L, Gerdle B, Rahmqvist M, Husberg M, Levin LA. Severity of chronic pain in an elderly population in Sweden–impact on costs and quality of life. *Pain* 2015; **156:** 521–7.

Bickel H, Mosch E, Seigerschmidt E, Siemen M, Forstl H. Prevalence and persistence of mild cognitive impairment among elderly patients in general hospitals. *Dementia and Geriatric Cognitive Disorders.* 2006; **21:** 242–50.

Bickel H. Demenz im höheren Lebensalter: Schätzungen des Vorkommens und der Versorgungskosten. *Zeitschrift für Gerontologie und Geraitrie.* 2001; **34:** 108–15.

Blazer DG, van Nieuwenhuizen AO. Evidence for the diagnostic criteria of delirium: an update. *Curr.Opin. Psychiatry* 2012; **25:** 239–43.

Blazer DG, Yaffe K, Karlawish J. Cognitive Aging A Report From the Institute of Medicine. *Jama-Journal of the American Medical Association* 2015; **313:** 2121–2.

Bonica JJ. Treatment of cancer pain: current status and future needs. In: FHLDRC F, ed. *Advances in Pain Research and Therapy.* New York, NY: 1985; 589–616.

Bouhassira D, Lantéri-Minet M, Attal N, Laurent B, Touboul C. Prevalence of chronic pain with neuropathic characteristics in the general population. *Pain* 2008; **136:** 380–7.

Breivik H, Collett B, Ventafridda V, Cohen R, Gallacher D. Survey of chronic pain in Europe: prevalence, impact on daily life, and treatment. *European Journal of Pain* 2006; **10:** 287–333.

Bundesärztekammer (BÄK), Kassenärztliche Bundesvereinigung KBV Arbeitsgemeinschaft der Wissenschaftlichen Medizinischen Fachgesellschaften AWMF. Nationale VersorgungsLeitlinie Neuropathie bei Diabetes im Erwachsenenalter – Langfassung. Version 1.2. 1–229. 28-11-2011.

Corbett A, Husebo B, Malcangio M *et al.* Assessment and treatment of pain in people with dementia. *Nature Reviews Neurology.* 2012; **8:** 264–74.

Damm O, Horn J, Schmidt T *et al.* Epidemiology and Costs of Varicella and Herpes Zoster in Germany. *Value in Health* 2014; **17:** A670.

Daousi C, MacFarlane IA, Woodward A, Nurmikko TJ, Bundred PE, Benbow SJ. Chronic painful peripheral neuropathy in an urban community: a controlled comparison of people with and without diabetes. *Diabetic Medicine* 2004; **21:** 976–82.

Davies A, Buchanan A, Zeppetella G *et al.* Breakthrough cancer pain: an observational study of 1000 European oncology patients. *Journal of Pain and Symptom Management.* 2013; **46:** 619–28.

Deandrea S, Corli O, Consonni D, Villani W, Greco MT, Apolone G. Prevalence of breakthrough cancer pain: a systematic review and a pooled analysis of published literature. *Journal of Pain and Symptom Management.* 2014; **47:** 57–76.
Deutscher Bundestag 17. Wahlperiode. Versorgungslage chronisch schmerzkranker Menschen – Antwort der Bundesregierung auf die Kleine Anfrage der Abgeordneten Bärbel Bas, Elke Ferner, Petra Ernstberger, weiterer Abgeordneter und der Fraktion der SPD. 1–24. 26-8-2013. Ref Type: Statute.
Dorner T, Gustorff B, Likar R, Lawrence K, Schwarz F, Rieder A. Neuropathischer Schmerz im stationären Bereich. Analyse der Österreichischen Krankenhausentlassungsdaten. *Schmerz.* 2009; **23:** 59–64.
Drageset J, Corbett A, Selbaek G, Husebo BS. Cancer-Related Pain and Symptoms Among Nursing Home Residents: A Systematic Review. *Journal of Pain and Symptom Management* 2014; **48:** 699–710.el.
van den Beuken-van Everdingen MHJ, Everdingen MHJ de Rijke JM, Kessels AG, Schouten HC, van Kleef M, Patijn J. Prevalence of pain in patients with cancer: a systematic review of the past 40 years. *Annals of Oncology* 2007; **18:** 1437–49.
Ferrell BA, Ferrell BR, Rivera L. Pain in cognitively impaired nursing home patients. *Journal of Pain and Symptom Management.* 1995; **10:** 591–8.
Fuchs J, Rabenberg M, Scheidt-Nave C. Prävalenz ausgewählter muskuloskelettaler Erkrankungen – Ergebnisse der Studie zur Gesundheit Erwachsener in Deutschland (DEGS1). *Bundesgesundheitsblatt – Gesundheitsforschung – Gesundheitsschutz* 2013; **56:** 678–86.
Ganz DA, Bao Y, Shekelle PG, Rubenstein LZ. Will my patient fall? *Jama-Journal of the American Medical Association* 2007; **297:** 77–86.
Gerhardt A, Hartmann M, Blumenstiel K, Tesarz J, Eich W. The Prevalence Rate and the Role of the Spatial Extent of Pain in Nonspecific Chronic Back Pain-A Population-Based Study in the South-West of Germany. *Pain Medicine* 2014; **15:** 1200–10.
Gibson SJ, Lussier D. Prevalence and Relevance of Pain in Older Persons. *Pain Medicine* 2012; **13 Suppl 2** S23–S26.
Global Burden of Disease Study 2013 Collaborators. Global, regional, and national incidence, prevalence, and years lived with disability for 301 acute and chronic diseases and injuries in 188 countries, 1990–2013: a systematic analysis for the Global Burden of Disease Study 2013. *The Lancet* 2015; **386:** 743–800.
Göbel H, Heinze A. Kopf- und Gesichtsschmerz im Alter. *Schmerz* 2007; **21:** 561–9.
Goßrau G. Postzosterneuralgie. *Hausarzt.* 2014; **65:** 461–72.
Gunzelmann T, Schumacher J, Brähler E. Prävalenz von Schmerzen im Alter: Ergebnisse repräsentativer Befragungen der deutschen Altenbevölkerung mit dem Gießener Beschwerdebogen. *Schmerz.* 2002; **16:** 249–54.
Gutgsell T, Walsh D, Zhukovsky DS, Gonzales F, Lagman R. A prospective study of the pathophysiology and clinical characteristics of pain in a palliative medicine population. *American Journal of Hospital Palliative Care* 2003; **20:** 140–8.
Harker J, Reid KJ, Bekkering GE *et al.* Epidemiology of chronic pain in denmark and sweden. *Pain Res.Treat.* 2012; **2012:** 371248.
Haslbeck M. Evidenzbasierte Leitlinie der Deutschen Diabetes-Gesellschaft. *Deutschen Diabetes-Gesellschaft (DDG) und der Deutschen Gesellschaft für Geriatrie (DGG)* 2004.
Häuser W, Schmutzer G, Henningsen P, Brähler E. Chronische Schmerzen, Schmerzkrankheit und Zufriedenheit der Betroffenen mit der Schmerzbehandlung in Deutschland. Ergebnisse einer repräsentativen Bevölkerungsbefragung. *Schmerz* 2014; **28:** 483–492.
Häussler B, Gothe H, Göl D, Glaeske G, Pientka L, Felsenberg D. Epidemiology, treatment and costs of osteoporosis in Germany–the BoneEVA Study. *Osteoporos.Int.* 2007; **18:** 77–84.
Heitmann H, Biberacher V, Tiemann L *et al.* Prevalence of neuropathic pain in early multiple sclerosis. *Multiple Sclerosis Journal* 15 A.D.; 1–7.
Hillebrand K, Bricout H, Schulze-Rath R, Schink T, Garbe E. Incidence of herpes zoster and its complications in Germany, 2005–2009. *Journal of Infection.* 2015; **70:** 178–86.
Hunt LJ, Covinsky KE, Yaffe K *et al.* Pain in Community-Dwelling Older Adults with Dementia: Results from the National Health and Aging Trends Study. *J Am Geriatr Soc.* 2015; **63:** 1503–11.

Husebo B, Achterberg WP, Lobbezoo F *et al.* Pain in patients with dementia: A review of pain assessment and treatment challenges. *Norsk Epidemiologi* 2012; **22:** 243–51.

Husebo BS, Strand LI, Moe-Nilssen R, Husebo SB, Ljunggren AE. Pain in older persons with severe dementia. Psychometric properties of the Mobilization-Observation-Behaviour-Intensity-Dementia (MOBID-2) Pain Scale in a clinical setting. *Scand J Caring Sci.* 2010; **24:** 380–91.

Institute of Medicine (US) Committee on Advancing Pain Research, Care and Education. Relieving Pain in America: A Blueprint for Transforming Prevention, Care, Education, and Research. 2011. Ref Type: Statute

Johannsen L, Smith T, Havsager A-M, Madsen C, *et al.* Evaluation of Patients With Symptoms Suggestive of Chronic Polyneuropathy. *Journal of Clinical Neuromuscular Disease* 2001; **3:** 47–52.

Karlsson MK, Vonschewelov T, Karlsson C, Cöster M, Rosengen BE. Prevention of falls in the elderly: A review. *Scandinavian Journal of Public Health* 2013; **41:** 442–54.

Kawai K, Gebremeskel BG, Acosta CJ. Systematic review of incidence and complications of herpes zoster: towards a global perspective. *BMJ Open.* 2014; **4:** e004833.

Koes BW, van Tulder MW, Thomas S. Diagnosis and treatment of low back pain. *British Medical Journal* 2006; **332:** 1430–1434.

Kohler M, Ziese T. Telefonischer Gesundheitssurvey zu chronischen Krankheiten und ihren Bedingungen. Deskriptiver Ergebnisbericht. *Der Schmerz* 2004; 5–55.

Kohlmann T. Muskuloskelettale Schmerzen in der Bevölkerung. *Schmerz* 2003; **17:** 405–11.

Kostev K, Jockwig A, Hallwachs A, Rathmann W. Prevalence and risk factors of neuropathy in newly diagnosed type 2 diabetes in primary care practices: A retrospective database analysis in Germany and UK. *Primary Care Diabetes* 2014; **8:** 250–5.

Kostev K, Rex J, Engelhard J, Altmann V, Jockwig A. Prevalence of Chronic Diseases Among Older Patients (>65 Years) in German General Practitioner Practices. *Value in Health* 2014; **17:** A505.

GEKID, RKI. Krebs in Deutschland. Häufigkeiten und Trends. Saarbrücken: 2006.

Lechleitner M, Abrahamian H, Francesconi M. Die diabetische Neuropathie. *Wiener Klinische Wochenschrift* 2012; **124:** 33–8.

Lukas A, Mayer B, Onder G, Bernabei R, Denkinger MD. Schmerztherapie in deutschen Pflegeeinrichtungen im europäischen Vergleich. Ergebnisse der SHELTER-Studie. *Schmerz.* 2015; **29:** 411–21.

Lukas A, Schuler M, Fischer TW *et al.* Pain and dementia: a diagnostic challenge. *Z Gerontol Geriatr.* 2012; **45:** 45–9.

Mäntyselkä P, Hartikainen S, Louhivuori-Laako K, Sulkava R. Effects of dementia on perceived daily pain in home-dwelling elderly people: a population-based study. *Age Ageing* 2004; **33:** 496–9.

Maser RE, Steenkiste AR, Dorman JS *et al.* Epidemiological Correlates of Diabetic Neuropathy–Report from Pittsburgh Epidemiology of Diabetes Complications Study. *Diabetes* 1989; **38:** 1456–61.

Matt U, Rampini S. Herpes zoster. *Praxis* 2013; **102:** 185–94.

Mishra S, Bhatnagar S, Chaudhary P, Rana SP. Breakthrough cancer pain: review of prevalence, characteristics and management. *Indian Journal of Palliative Care* 2009; **15:** 14–8.

Monroe TB, Misra SK, Habermann RC, Dietrich MS, Cowan RL, Simmons SF. Pain reports and pain medication treatment in nursing home residents with and without dementia. *Geriatr Gerontol Int.* 2014; **14:** 541–8.

Neuhauser H, Ellert U, Ziese T. Chronische Rückenschmerzen in der Allgemeinbevölkerung in Deutschland 2002/2003: Prävalenz und besonders betroffene Bevölkerungsgruppen. *Gesundheitswesen* 2005; **67:** 685–93.

Nicholas MK, Linton SJ, Watson PJ, Main CJ. Early Identification and Management of Psychological Risk Factors ("Yellow Flags") in Patients With Low Back Pain: A Reappraisal. *Physical Therapy* 2011; **91:** 737–53.

Ochsmann E, Rüger H, Kraus T, Drexler H, Letzel S, Münster E. Geschlechtsspezifische Risikofaktoren akuter Rückenschmerzen. Ansatzpunkte für eine Zielgruppenspezifische Prävention. *Schmerz* 2009; **23:** 377–84.

Ohayon MM, Schatzberg AF. Chronic pain and major depressive disorder in the general population. *Journal of Psychiatric Research.* 2010; **44:** 454–61.

Osterbrink J, Hufnagel M, Kutschar P *et al.* Die Schmerzsituation von Bewohnern in der stationären Altenhilfe. Ergebnisse einer Studie in Münster. *Schmerz.* 2012; **26:** 27–35.

Parpa E, Tsilika E, Gennimata V, Mystakidou K. Elderly cancer patients' psychopathology: A systematic review Aging and mental health. *Archives of Gerontology and Geriatrics* 2015; **60:** 9–15.

Patel KV, Guralnik JM, Dansie EJ, Turk DC. Prevalence and impact of pain among older adults in the United States: Findings from the 2011 National Health and Aging Trends Study. *Pain* 2013; **154:** 2649–57.

Pickering G, Leplege A. Herpes zoster pain, postherpetic neuralgia, and quality of life in the elderly. *Pain Practice.* 2011; **11:** 397–402.

Pinchinat S, Cebrián-Cuenca AM, Bricout H, Johnson RW. Similar herpes zoster incidence across Europe: results from a systematic literature review. *BMC Infectious Diseases.* 2013; **13:** 170.

Pincus T, Burton AK, Vogel S, Field AP. A systematic review of psychological factors as predictors of chronicity/disability in prospective cohorts of low back pain. *Spine* 2002; **27:** E109–E120.

Popat K, McQueen K, Feeley TW. The global burden of cancer. *Best Practice Research Clinical Anaesthesiology.* 2013; **27:** 399–408.

Queiroz LP. Worldwide Epidemiology of Fibromyalgia. *Current Pain and Headache Reports* 2013; **17:356.**

Reid KJ, Harker J, Bala MM *et al.* Epidemiology of chronic non-cancer pain in Europe: narrative review of prevalence, pain treatments and pain impact. *Current Medical Research and Opinion* 2011; **27:** 449–62.

Reyes-Gibby CC, Aday L, Cleeland C. Impact of pain on self-rated health in the community-dwelling older adults. *Pain* 2002; **95:** 75–82.

Robert Koch Institut. Gesundheit im Alter – Heft 10. *Gesundheitsberichterstattung des Bundes* 2002.

Robert Koch-Institut. Gesundheit in Deutschland- Gesundheitsberichterstattung des Bundes. *RKI* 2006.

Robert Koch-Institut, Gesellschaft der epidemiologischen Krebsregister in Deutschland e.V.(GEKID). *Krebs in Deutschland 2009/2010.* 9. Ausgabe edn. Berlin: 2013.

Robert Koch-Institut. GEDA 2012, Daten und Fakten: Ergebnisse der Studie »Gesundheit in Deutschland aktuell 2012«. *RKI* 2014.

Salvotelli L, Stoico V, Perrone F *et al.* Prevalence of neuropathy in type 2 diabetic patients and its association with other diabetes complications: The Verona Diabetic Foot Screening Program. *Journal of Diabetes and its Complications* 2015; **29:** 1066–70.

Scherder E, Herr K, Pickering G, Gibson S, Benedetti F, Lautenbacher S. Pain in dementia. *Pain* 2009; **145:** 276–8.

Scherder E, Wolters E, Polman C, Sergeant J, Swaab D. Pain in Parkinson's disease and multiple sclerosis: its relation to the medial and lateral pain systems. *Neuroscience and Biobehavioral Reviews.* 2005; **29:** 1047–56.

Scherder EJ, Oosterman JM, Ooms ME, Ribbe MW, Swaab DF. Chronic pain in dementia and in disorders with a high risk for congnitive impairment. *Tijdschr Gerontol Geriatr.* 2005; **36:** 116–21.

Schiffner-Rohe J, Jow S, Lilie HM, Köster I, Schubert I. (Herpes zoster in Germany. A retrospective analyse of SHL data). *MMW Fortschritte der Medizin.* 2010; **151 Suppl 4:** 193–7.

Schmader KE, Baron R, Haanpää ML *et al.* Treatment Considerations for Elderly and Frail Patients With Neuropathic Pain. *Mayo Clinic Proceedings* 2010; **85:** S26–S32.

Schmader KE. Epidemiology and impact on quality of life of postherpetic neuralgia and painful diabetic neuropathy. *Clinical Journal of Pain* 2002; **18:** 350–4.

Schmidt CO, Raspe H, Pfingsten M *et al.* Back pain in the German adult population–Prevalence, severity, and sociodemographic correlates in a multiregional survey. *Spine* 2007; **32:** 2005–11.

Schneider S, Randoll D, Buchner M. Why do women have back pain more than men?–A representative prevalence study in the Federal Republic of Germany. *Clinical Journal of Pain* 2006; **22:** 738–47.

Schneider S, Schmitt G, Mau H, Schmitt H, Sabo D, Richter W. Prävalenz und Korrelate der Osteoarthrose in der BRD. *Orthopäde* 2005; **34:** 782–90.

Schneider S, Schmitt G, Richter W. Prevalence and correlates of inflammatory arthritis in Germany: data from the First National Health Survey. *Rheumatology International* 2006; **27:** 29–38.

Schreier MM, Stering U, Pitzer S, Iglseder B, Osterbrink J. Schmerz und Schmerzerfassung in Altenpflegeheimen. Ergebnisse der OSiA-Studie. *Schmerz.* 2015; **29:** 203–10.

Schumacher J, Pientka L, Trampisch U, Moschny A, Hinrichs T, Thiem U. Prävalenz von Stürzen bei Erwachsenen im Alter von 40 Jahren oder älter in einer deutschen städtischen Population. Ergebnisse einer telefonischen Befragung. *Zeitschrift für Gerontologie und Geriatrie* 2014; **47:** 141–6.

Sengupta M, Bercovitz A, Harris-Kojetin LD. Prevalence and management of pain, by race and dementia among nursing home residents: United States, 2004. *NCHS Data Brief.* 2010; 1–8.

Shega J, Emanuel L, Vargish L *et al.* Pain in Persons With Dementia: Complex, Common, and Challenging. *Journal of Pain* 2007; **8:** 373–8.

Shega JW, Hougham GW, Stocking CB, Cox-Hayley D, Sachs GA. Pain in Community-Dwelling Persons with Dementia: Frequency, Intensity, and Congruence Between Patient and Caregiver Report. *Journal of Pain and Symptom Management.* 2004; **28:** 585–92.

Statistisches Bundesamt. Bevölkerung Deutschlands bis 2060. 13. koordinierte Bevölkerungsvorausberechnung. *Destatis* 2015; **66:** 1–66.

Stubbs B, Binnekade T, Eggermont L, Sepehry AA, Patchay S, Schofield P. Pain and the Risk for Falls in Community-Dwelling Older Adults: Systematic Review and Meta-Analysis. *Archives of Physical Medicine and Rehabilitation* 2014; **95:** 175–87.

Takai Y, Yamamoto-Mitani N, Okamoto Y, Koyama K, Honda A. Literature review of pain prevalence among older residents of nursing homes. *Pain Manag Nurs.* 2010; **11:** 209–23.

Tesfaye S, Selvarajah D. Advances in the epidemiology, pathogenesis and management of diabetic peripheral neuropathy. *Diabetes Metab Res Rev* 2012; **28 Suppl 1:** 8–14.

Thiem U, Lamsfuß R, Günther S *et al.* Prevalence of Self-Reported Pain, Joint Complaints and Knee or Hip Complaints in Adults Aged ≥ 40 Years: A Cross- Sectional Survey in Herne, Germany. *PLoS ONE* 2013; **8:** e60753.

Thiem U, Schumacher J, Zacher J, Burmester GR, Pientka L. Prävalenz von muskuloskelettalen Beschwerden und selbstberichteter Gelenkarthrose in der Herner Bevölkerung. *Zeitschrift fur Rheumatologie* 2008; **67:** 432–9.

Treede RD, Jensen TS, Campbell JN *et al.* Neuropathic pain: redefinition and a grading system for clinical and research purposes. *Neurology* 2008; **70:** 1630–5.

Turkiewicz A, Gerhardsson de Verdier M, Engström G *et al.* Prevalence of knee pain and knee OA in southern Sweden and the proportion that seeks medical care. *Rheumatology.(Oxford)* 2015; **54:** 827–35.

Ultsch B, Köster I, Reinhold T *et al.* Epidemiology and cost of herpes zoster and postherpetic neuralgia in Germany. *European Journal of Health Economics.* 2013; **14:** 1015–26.

Ultsch B, Siedler A, Rieck T, Reinhold T, Krause G, Wichmann O. Herpes zoster in Germany: quantifying the burden of disease. *BMC Infectious Disesases.* 2011; **11:** 173.

van de Poll-Franse LV, Valk GD, Renders CM, Heine RJ, van Eijk JT. Longitudinal assessment of the development of diabetic polyneuropathy and associated risk factors. *Diabetic Medicine.* 2002; **19:** 771–6.

van den Bussche, H., Schäfer I, Koller D. Multimorbidität in der älteren Bevölkerung – Teil 1: Prävalenz in der vertragsärztlichen Versorgung. Eine Analyse auf der Basis von Abrechnungsdaten der Gesetzlichen Krankenversicherung. *ZFA* 2012; **88:** 365–71.

van Hecke O, Torrance N, Smith BH. Chronic pain epidemiology and its clinical relevance. *British Journal of Anaesthesia* 2013; **111:** 13–8.

van Kollenburg EGP, Lavrijsen JCM, Verhagen SC, Zuidema SU, Schalkwijk A, Vissers KCP. Prevalence, Causes, and Treatment of Neuropathic Pain in Dutch Nursing Home Residents: A Retrospective Chart Review. *Journal of the American Geriatrics Society* 2012; **60:** 1418–25.

Van Lancker A, Velghe A, Van HA *et al.* Prevalence of symptoms in older cancer patients receiving palliative care: a systematic review and meta-analysis. *Journal of Pain and Symptom Management.* 2014; **47:** 90–104.

van Seventer R, Sadosky A, Lucero M, Dukes E. A cross-sectional survey of health state impairment and treatment patterns in patients with postherpetic neuralgia. *Age Ageing* 2006; **35:** 132–37.

Waldhäusl W-K, Gries FA, Scherbaum WA. Diabetes in der Praxis. *Diabetes in der Praxis* 2004.

Weinke T, Edte A, Schmitt S, Lukas K. Impact of herpes zoster and post-herpetic neuralgia on patients' quality of life: a patient-reported outcomes survey. *Journal of Public Health.* 2010; **18:** 367–74.

Weinke T, Glogger A, Bertrand I, Lukas K. The Societal Impact of Herpes Zoster and Postherpetic Neuralgia on Patients, Life Partners, and Children of Patients in Germany. *Scientific World Journal.* 2014; **2014:** 749698.

Werber A, Schiltenwolf M. Chronische Rückenschmerzen. *Nervenarzt* 2012; **83:** 243–57.

WHO Scientific Group. The Burden of Musculoskeletal Conditions at the Start of the New Millennium. *Int J Epidemiol.* 2003; **34:** 228–9.

Willweber-Strumpf A, Zenz M, Bartz D. Epidemiologie chronischer Schmerzen – Eine Befragung in 5 Facharztpraxen in Bochum. *Schmerz.* 2000; **14:** 84–91.

Wolff R, Clar C, Lerch C, Kleijnen J Epidemiologie von nichttumorbedingten chronischen Schmerzen in Deutschland. *Schmerz* 2011; **25:** 26–44.

Woolf AD, Pfleger B. Burden of major musculoskeletal conditions. *Bulletin of the World Health Organization* 2003; **81:** 646–56.

Wright NC, Looker AC, Saag KG *et al.* The Recent Prevalence of Osteoporosis and Low Bone Mass in the United States Based on Bone Mineral Density at the Femoral Neck or Lumbar Spine. *Journal of Bone and Mineral Research* 2014; **29:** 2520–6.

Young MJ, Boulton AJM, Macleod AF, Williams DRR, Sonksen PH. A Multicenter Study of the Prevalence of Diabetic Peripheral Neuropathy in the United-Kingdom Hospital Clinic Population. *Diabetologia* 1993; **36:** 150–4.

Ziegler D, Gries FA, Spüler M *et al.* The Epidemiology of Diabetic Neuropathy. *Diabetic Medicine* 1993; **10:** S82–S86.

Ziegler D, Rathmann W, Dickhaus T, Meisinger C, Mielck A. Neuropathic Pain in Diabetes, Prediabetes and Normal Glucose Tolerance: The MONICA/KORA Augsburg Surveys S2 and S3. *Pain Medicine* 2009; **10:** 393–400.

Ziegler D. Diagnosis, Staging and Epidemiology of Diabetic Peripheral Neuropathy. *Diabetes Nutrition u. Metabolism* 1994; **7:** 342–8.

Ziegler U, Doblhammer G. Prävalenz und Inzidenz von Demenz in Deutschland – Eine Studie auf Basis von Daten der gesetzlichen Krankenversicherung von 2002. *Gesundheitswesen* 2009; **71:** 281–90.

Stefan Lautenbacher und Miriam Kunz

2 Physiologische Veränderungen der Schmerzwahrnehmung

2.1 Einführung

Experimentelle Ansätze zur Untersuchung der Schmerzverarbeitung sollten in der Lage sein, zwei auf den ersten Blick widersprüchliche Perspektiven auf die Alterung des Schmerzsystems trennen zu können. Zum einen kann Schmerz sicherlich als sensorisch-perzeptive Modalität angesehen werden, die das Individuum vor körperlichen Bedrohungen warnt. Es gibt wenig gute Gründe anzunehmen, dass sich diese spezifische nozizeptive Sinnesmodalität dem allgemeinen Trend einer Verschlechterung von Sinnesleistungen mit dem Alter entziehen kann. Somit wäre es in der Tat überraschend, wenn es keinen „Presbyalgos“ geben würde, wie es eine „Presbyopia“ und „Presbyacusis“ gibt. Solch ein Verlust an exterozeptiver Schmerzempfindlichkeit könnte auch von großer klinischer Relevanz sein, weil er die älteren Menschen anfälliger für Unfälle und Verletzungen machen könnte, die dann leichter ohne entsprechende sensorische Warnungen passieren könnten. Jedoch kann die Zunahme von größtenteils chronischen Schmerzen mit dem Alter kaum auf ein derart verursachtes erhöhtes Risiko für körperliche Schädigungen zurückgeführt werden (Harkins 1996).

Es scheint hingegen so zu sein, dass entweder der gealterte Körper mehr oder stärkere Noxen produziert oder dass gleich intensive Noxen interozeptiv weniger gut gefiltert oder gar sensorisch-perzeptiv amplifiziert werden. Auf beiden Weisen könnte die zunehmende Prävalenz von Schmerzbeschwerden mit dem Alter erklärt werden. Die potentielle Veränderung von Filter- und Verarbeitungsmechanismen mit dem Alter ist für das vorliegende Kapitel von besonderem Interesse, das die sinnesphysiologischen und wahrnehmungspsychologischen Befunde zu diesem Thema zusammenfasst.

Vor einem Problem bei diesen Untersuchungen zur Schmerzverarbeitung bei älteren Menschen sei eingangs schon gewarnt. Die Teilnehmer an diesen Studien sind selten über 80 Jahre. Somit wissen wir kaum etwas darüber, wie die „ältesten Alten“ (über 85 Jahre; Baltes 2003) Schmerzen verarbeiten. Diese Altersgruppe zu vernachlässigen, die zu dem relativ am schnellsten wachsenden Bevölkerungsteil in den entwickelten Ländern gehört, stellt sicherlich einen starken Mangel der Schmerzforschung an alten Menschen dar. In der Regel werden Personen zwischen 60 und 80 Jahren untersucht, die noch zu den „jungen“ oder „alten Alten“ gehören (Ferrell 1996). Alle verfügbaren Daten stammen zudem aus Querschnittdesigns, mit denen echte Alterseffekte schlecht von Kohorteneffekten getrennt werden können. Diesen Einschränkungen eingedenk werden jetzt die entsprechenden experimentellen Befunde als Übersicht präsentiert.

2.2 Altersveränderungen in der Schmerz- und Toleranzschwelle

Es gibt eine Vielzahl von Übersichtsarbeiten zu den Altersveränderungen der Schmerzschwelle (Gibson 2003; Gibson 2004; Helme 2001; Lautenbacher 2012), aber nur wenige Versuche die verfügbare Literatur meta-analytisch aufzuarbeiten. Ein neuerer Versuch aus der eigenen Arbeitsgruppe sei daher zur Orientierung präsentiert (Schwarz-Ganzera 2008). Es konnten nach sorgfältiger Auswahl methodisch erstklassiger Studien 25 Untersuchungen für die Frage nach Alterseffekten auf die Schmerzschwelle und 7 Untersuchungen für die die Frage nach Alterseffekten auf die Toleranzschwelle genutzt werden (siehe Tab. 2.1).

Bei den **Schmerzschwellen** waren alle Effektgrößen positiv, was bedeutet, dass eine mehr oder weniger große Zunahme der Schwellen mit dem Alter die Regel war (siehe Tab. 2.2). Der Anstieg der Schmerzschwellen war besonders stark, wenn Strahlungshitze zur Schmerzinduktion verwendet wurde. Diese Methode verursachte jedoch auch die größte Variabilität zwischen den Studien und wird mittlerweile kaum noch verwendet. Heutzutage wird in der experimentellen Schmerzforschung überwiegend Kontakthitze zur Schmerzinduktion verwendet. Mit dieser Induktionsmethode fallen die Effektstärken viel geringer aus und belegen nur noch leichte Zunahmen der Schmerzschwelle mit dem Alter. Vergleichbare Effektgrößen werden aus Studien berichtet, in denen elektrische oder mechanische Schmerzreize verwendet wurden. Laserstimulation und die Stimulation viszeraler Organe wird zu selten verwendet, um meta-analytisch ganz zuverlässige Aussagen machen zu können. Die Zunahme der Schmerzschwelle mit dem Alter scheint bei Frauen etwas stärker auszufallen als bei Männern. Es ist nicht überraschend, dass die Alterseffekte stärker werden, wenn die chronologischen Unterschiede zwischen „jungen" und „alten" Versuchsteilnehmern größer werden.

Betrachtet man die Alterseffekte auf die Toleranzschwellen, zeigt sich ein scheinbar ganz anderes Ergebnismuster (siehe Tab. 2.2). Es finden sich entweder keine alterskorrelierten Veränderungen (bei thermischen oder elektrischen Toleranzschwellen) oder sogar Abnahmen (bei mechanischen Toleranzschwellen). Diese Abnahme der Toleranzschwelle mit dem Alter scheint bei beiden Geschlechtern ähnlich zu verlaufen.

Unsere Meta-Analyse, in der sehr strikte Kriterien für die Aufnahme einer Studie verwendet wurden, bestätigt größtenteils die Meta-Analyse von Gibson (2003) mit liberaleren Kriterien. Beide Analysen und frühere narrative Übersichtarbeiten legen die Annahme einer leichten Zunahme der Schmerzschwelle mit dem Alter nahe, wobei nur die exterozeptive und nicht die interozeptive Schmerzsensibilität systematisch getestet wurde. Die Toleranzschwelle scheint hingegen sogar mit dem Alter abzunehmen. Nimmt man die Befunde zu den Schmerz- und Toleranzschwellen zusammen, lässt sich eine Beobachtung von Harkins (1986) zu bestätigen, dass alte Menschen schwache Schmerzreize unterschätzen und starke überschätzen. Neuere, noch nicht publizierte meta-analytische Berechnungen aus unseren eigen Arbeitsgruppe zeigen jedoch, dass die Annahme der Abnahme der Toleranzschwelle mit dem Alter hauptsächlich auf einer Studie (Woodrow 1972; siehe Tab. 2.1) basiert, der aufgrund der relativ sehr großen Fallzahl (> 10.000) extrem großes Gewicht eingeräumt werden muss. Ohne diese Studie hätte die Annahme der Abnahme der Toleranzschwelle mit dem Alter wenig Substanz.

Tab. 2.1: Primärstudien mit Aufnahme in die Metaanalyse zu den Veränderungen der Schmerz- und Toleranzschwellen mit dem Alter (Lautenbacher 2012; Schwarz-Ganzera 2008).

Autoren	Art der Schwelle	Art der Schmerzinduktion	Anzahl der Probanden
Bek 2002	Schmerz, Toleranz	Druck	100
Chakour 1996	Schmerz	Laser	30
Chapman 1944	Schmerz	Strahlung	200
Clark 1971	Schmerz	Strahlung	64
Edwards 2001	Schmerz, Toleranz	Kontakthitze	68
Edwards u. Fillingim 2001	Schmerz, Toleranz	Kontakthitze	68
Edwards 2003	Schmerz, Toleranz	Kontakthitze	93
Harkins 1976	Schmerz	Elektrische Reize	20
Harkins 1977	Schmerz	Elektrische Reize	20
Helme 2004	Schmerz	Elektrische Reize, Kontakthitze	30
Jensen 1992	Schmerz	Druck	322
Kenshalo 1986	Schmerz	Kontakthitze	48
Lagier 1999	Schmerz	Rektale Dehnung	24
Lasch 1997	Schmerz	Ösophagale Dehnung	27
Lautenbacher 1991	Schmerz	Kontakthitze	64
Lautenbacher 2005	Schmerz	Kontakthitze, Druck	40
Liou 1999	Schmerz	Kontakthitze	54
Neri u. Agazzani 1984	Schmerz, Toleranz	Kontakthitze	100
Pickering 2002	Schmerz, Toleranz	Kontakthitze, Druck	48
Procacci 1970	Schmerz	Strahlung	525
Sherman 1960	Schmerz	Strahlung	120
Sherman 1964	Schmerz	Strahlung	30
Washington 2000	Schmerz	Laser, elektrische Reize	30
Woodrow 1972	Toleranz	Druck	11435
Zheng 2000	Schmerz	Druck	20

Erhöhung der Schmerzschwelle und Verringerung der Toleranzschwelle mit dem Alter würden zusammengenommen auch einen Verringerung der Schmerzspanne nahelegen, also eine Reduktion des Bereichs von den ersten leichten bis zu den stärkst vorstellbaren Schmerzen. Solch eine Hypothese basiert jedoch auf einer rein eindimensionalen Vorstellung von Schmerz, bei der die Schwellen diese die Dimension begrenzende Funktionen hätten. Man kann jedoch alternativ vermuten, dass sich die sensorische Komponente des Schmerzes, angezeigt durch die Schmerzschwelle, mit Alter abschwächt und dass sich die emotional-motivationale Komponente, angezeigt durch die Toleranzschwelle mit Alter verstärkt. Eine dritte mögliche Interpretation ist, dass die meist zur Auslösung der Toleranzschwelle notwendige prolongierte (tonische) Stimulation zunehmend ein exzitatorisches Übergewicht auslöst, weil die gegensteuernde Schmerzinhibition mit dem Alter abnimmt. Die Plausibilität dieser Vermutungen wird in den nächsten Abschnitten noch genauer diskutiert.

Tab. 2.2: Ergebnisse der Metaanalyse (Lautenbacher 2012; Schwarz-Ganzera 2008): Mittelwert, Standardabweichung (SA) und Konfidenzinterval (95 % KI) der Präzisionsgewichteten Effektgrößen.

Parameter	Mittelwert	SA	95 % KI		
Schmerzschwelle					
Strahlung	3,14	0,75	1,44	bis	4,83
Kontakhitze	0,23	0,10	0,04	bis	0,42
Elektrische Reize	0,45	0,13	0,20	bis	0,71
Druck	0,33	0,15	0,04	bis	0,62
Laser	1,20	0,29	0,64	bis	1,76
Viszerale Dehnung	2,17	0,37	1,43	bis	2,90
Frauen	0,31	0,20	−0,09	bis	0,71
Männer	0,19	0,19	−0,18	bis	0,56
Altersunterschiede klein*	0,28	0,09	0,01	bis	0,46
Altersunterschiede groß*	0,49	0,11	0,27	bis	0,71
Toleranzschwelle					
Kontakthitze	0,13	0,15	−0,15	bis	0,41
Elektrische Reize	0,08	0,14	−0,20	bis	0,36
Druck	−0,42	0,14	−0,69	bis	−0,15
Frauen	−0,60	0,03	−0,67	bis	−0,54
Männer	−0,53	0,20	−0,9	bis	0,13

*Die Studien wurden mittels Mediansplit unterteilt in solche mit kleinen und großen Altersunterschieden.

2.3 Altersveränderungen in der endogenen Schmerzhemmung

Die endogene Schmerzhemmung lässt sich mittlerweile sehr gut psychophysikalisch untersuchen. Mit dem sogenannten Conditioned Pain Modulation (CPM)-Paradigma lässt sich vor allem der Mechanismus gut abbilden, der dem Phänomen „Schmerz unterdrückt Schmerz" zugrunde liegt. Dieser Mechanismus scheint auf den Diffuse Noxious Inhibitory Controls (DNIC) zu basieren, die eine bis in den Hirnstamm aufsteigende und dann wieder absteigende Inhibitionsschleife bilden und besonders durch schmerzhafte Reize aktiviert werden können. Es gibt bislang nur wenige Untersuchungen zur Veränderung der CPM-Schmerzhemmung mit dem Alter (siehe Tab. 2.3), die jedoch alle dieselbe Schlussfolgerung erlauben. Diese Form der endogenen Schmerzhemmung funktioniert bei alten Menschen nicht nur deutlich schlechter, es kann sogar passieren, dass sich zwei Schmerzreize nicht mehr wechselseitig sensorisch-perzeptiv hemmen, sondern sogar verstärken. Das hieße, die Schmerzinhibition schlägt in eine Schmerzfazilitation um. Larivière (2007) konnten zeigen, dass solche Veränderungen bereits im mittleren Lebensalter beginnen, also zu Zeiten, in denen die Prävalenz des chronischen Schmerzes erste Gipfel erreicht. Diese zeitliche Konvergenz zwischen Abnahme der endogenen Schmerzhemmung und der Zunahme chronischer Schmerzbeschwerden macht die mit dem CPM-Paradigma testbare endogene Schmerzhemmung zu einem besonders interessanten Kandidaten unter den potentiellen Chronifizierungfaktoren akuter Schmerzen. Leider wurde zur Auslösung der Schmerzhemmung bislang nur der Eiswassertest verwendet, der neben der DNIC vermittelten Hemmung auch Blutdruck- und Stressvermittelte Formen der Schmerzinhibition auslöst (Streff 2011), also wenig spezifisch ist.

Tab. 2.3: Zusammenfassung der Studien zu Altersveränderungen in der Schmerzinhibition bestimmt mit Hilfe des Conditioned Pain Modulation (CPM)-Paradigmas.

Autoren	Conditioned Stimulus; Test Stimulus	Effekt
Edwards 2003	Eiswasser; Kontakthitze (gleichzeitige Applikation)	bei älteren Probanden keine Hemmung, sondern Fazilitation
Larivière 2007	Eiswasser; Kontakthitze (gleichzeitige Applikation)	bei älteren Probanden reduzierte Hemmung
Riley 2010	Eiswasser; Kontakthitze (gleichzeitige Applikation)	bei älteren Probanden keine Hemmung, sondern Fazilitation
Washington 2000	Eiswasser; elektrische Reize oder Laser (Applikation in enger Abfolge)	bei älteren Probanden reduzierte Hemmung

2.4 Altersveränderungen in der zeitlichen Schmerzsummation

Die Nachweise altersbedingter Veränderungen, die experimentell für die zeitliche Summation von Schmerzreizen erbracht werden konnten, sind nicht eindeutig (siehe Tab. 2.4). Es gibt Anlass, zu vermuten, dass die zeitliche Schmerzsummation mit dem Alter zunimmt, wenn dieser Mechanismus mit Hitzereizen an nicht zu distalen Orten getestet wird, die nicht bereits von distal betonten Axonopathien betroffen sind. Des Weiteren senkt sich die kritische Frequenz zur Auslösung der zeitlichen Schmerzsummation mit dem Alter offenbar unter die bei jungen Erwachsenen notwendige Frequenz von 0.33 Hz (Price 1977) ab, was ermöglichen würde, dass Schmerzreize mit recht geringer Wiederholungsfrequenz das Schmerzsystem schon sensitivieren könnten. Eine US-amerikanische Studie lässt zudem vermuten, dass ältere Mensch in Abhängigkeit ihrer ethnischen Zugehörigkeit mehr oder weniger Zunahme an Schmerzsummation mit dem Alter zeigen (nicht-hispanische Weiße < nicht-hispanische Schwarze).

Tab. 2.4: Zusammenfassung der Studien zu den Altersveränderungen in der zeitlichen Schmerzsummation.

Autoren	Auslösung der zeitlichen Summation	Ergebnis
Edwards 2001	Serien von Hitzereizen mit 47 °C, 50 °C oder 53 °C; Wiederholungsfrequenz: 0,4 Hz	zeitliche Summation erhöht bei älteren Probanden; Ausmaß abhängig von der Reiztemperatur
Farrell 2007	Serien von elektrischen Reizen; Wiederholungsfrequenz: 0,2 bis 2,0 Hz	zeitliche Summation bei älteren Probanden auch bei den ganz niedrigen Frequenzen
Harkins 1996	Serien von Hitzereizen von 51 °C; Wiederholungsfrequenz: 0,4 Hz	zeitliche Summation bei beiden Altersgruppen ähnlich am Unterarm und fehlend bei älteren Probanden am Bein
Lautenbacher 2005	Serien von Hitze- und Druckreizen oberhalb der Schmerzschwelle; Wiederholungsfrequenz: 0,16 bis 0,42 Hz	zeitliche Summation verstärkt bei älteren Probanden bei Hitze-, nicht bei Druckreizen
Riley 2014	Serien von Hitzereizen mit 44 °C, 46 °C und 48 °C; Wiederholungsfrequenz: 0,4 Hz	stärkere zeitlich Summation bei älteren nicht-hispanischen Schwarzen, kein Altersunterschied bei nicht-hispanischen Weißen

2.5 Weitere Altersveränderungen im Schmerzsystem

Ein elektrophysiologischer Parameter, dem zugetraut wird, objektiver Indikator der Schmerzwahrnehmung zu sein und frühe nozizeptive Prozesse auf spinaler Ebene widerzuspiegeln, ist der **nozifensive RIII-Reflex (auch nozizeptiver Flexionsreflex = NFR)**. In den bisherigen Untersuchungen zu Altersveränderungen konnten keine Auffälligkeiten nachgewiesen werden (Farrell 2007; Mylius 2008). Der Reflex wird afferent über A-delta-Fasern ausgelöst, die somit offenbar wenig alterungssensitiv sind. Diese Annahme widerspricht nicht unbedingt der Beobachtung, dass A-delta-Fasern offenbar etwas früher altern als C-Fasern (Chakour 1996; Harkins 1996). Passend dazu sind auch die Schmerzschwellen bei elektrischer Stimulation nur geringfügig erhöht. Die zur Reflexauslösung notwendigen kurzen Elektropulse aktivieren offenbar zentrale Verarbeitungsmechanismen, für die Altersveränderungen nachgewiesen wurden, nicht nachhaltig.

Bildgebungsbefunde zu dieser Thematik sind bislang selten geblieben. In einer Studie zu den Altersveränderungen **nozizeptiver fMRI-Reaktionen** auf Hitzereize zeigte sich, dass bei leicht abnehmendem Schmerzempfinden der mediale insuläre Kortex und der primär somatosensorisch Kortex als die Hirnareale identifiziert werden konnten, die die Alterseffekte mediierten (Tseng 2013). Eine altersabhängige Volumenminderung dieser Kortexareale konnte jedoch nicht nachgewiesen werden.

Ein Verhaltensparameter von großer klinischer Relevanz für die Feststellung von Schmerzen ist der **mimische Schmerzausdruck**. Bei Menschen mit Demenz ohne ausreichende Kommunikationsfähigkeiten ist dieser Parameter gar unverzichtbar. Daher ist auch das Wissen um nicht-pathologische Veränderungen der Schmerzmimik mit dem Alter essentiell. Es wird allgemein vermutet, dass ältere Menschen in ihrem Ausdruck des Schmerzes stoischer werden. Diese Annahme teilen sogar die älteren Menschen selbst (Yong 2003). Daher sollte man vermuten können, dass der mimische Schmerzausdruck mit dem Alter abnimmt. Die experimentelle Analyse der Schmerzmimik zeigte jedoch keine Altersveränderungen an, obwohl mit dem *Facial Action Coding System* ein ganz objektiver Parameter zur Quantifizierung der Schmerzmimik eingesetzt wurde (Kunz 2008, 2009). Auch beim Ausdruck anderer Emotionen sind echte Altersveränderungen selten. Daher konnte bislang eine generelle Abnahme der mimischen Expressivität bei Emotionen und Schmerz mit dem Alter nicht festgestellt werden.

2.6 Ein Modell zur Integration der Altersveränderungen im Schmerzsystem

Berichtet wurde über klare Befunde, die eine Verschlechterung der Schmerzinhibition mit dem Alter belegen, und über Tendenzbefunde, die eine verstärkte zeitliche Schmerzsummation vermuten lassen. Die Balance zwischen exzitatorischen und inhibitorischen Prozessen scheint sich also zuungunsten der Inhibition und zugunsten Erregung zu verschieben. Da die Schmerzschwellen zunehmen, muss man zwar annehmen, dass auch die exzitatorischen nozizeptiven Funktionen unter dem Alter leiden, aber wahrscheinlich nicht in dem gleichen Umfang wie die inhibitorischen Funktionen. Dies postuliert zumindest das hier vorgestellte Modell zu den Veränderungen exzitatorischer und inhibitorischer nozizeptiver Funktionen, das in Abbildung 2.1 veranschaulicht wird. Bei Überschreiten der Aktvierungsschwellen werden exzitatorische beziehungsweise inhibitorische nozizeptive Prozesse ausgelöst. Die relativ stärkere Zunahme der inhibitorischen nozizeptiven Schwellen mit dem Alter führt zu einem immer stärker werdenden Ungleichgewicht zugunsten der erregenden Prozesse.

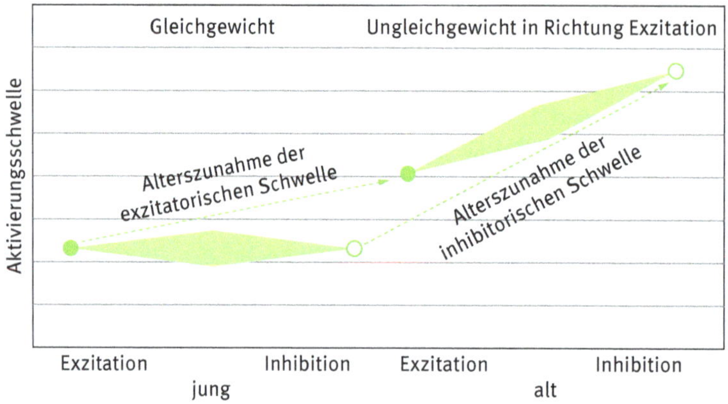

Abb. 2.1: Modell der altersabhängigen Veränderungen exzitatorischer und inhibitorischer nozizeptiver Prozesse.

Nach dieser Modellvorstellung lässt sich das Schmerzsystem älterer Menschen zunächst etwas schwerer aktivieren (die bekannten Zeichen der Schmerzunempfindlichkeit, die als höhere Schmerzschwelle aufscheinen), aber bei Anhalten der Schmerzstimulation führt das relative Fehlen inhibitorischen Gegensteuerns zur Schmerzeskalation; häufigere und intensivere Schmerzprobleme mit dem Alter könnten die Folge sein. Eine für das Modell notwendige und sehr plausible zweite Annahme, um die Übereinstimmung des Modells mit den experimentellen Befunden zu gewährleisten, bezieht sich auf die Widerspiegelungseigenschaften der psychophysikalischen Parameter für die postulierten exzitatorischen und inhibitorischen nozizeptiven Prozesse: Singuläre pulsartige Stimulation, wie sie bei vielen Prozeduren zur Messung von Schmerzschwellen zu Anwendung kommen, bilden überwiegend exzitatorische Funktionen ab. Demgegenüber zeigen Tests mit langanhaltender oder häufig wiederholter Stimulation – wie sie bei Toleranzschwellen-, CPM- und Summationsparadigmen zur Anwendung kommen – die Leistungsfähigkeit inhibitorischer Prozesse an.

Dieses Modell erlaubt auch zu verstehen, dass das Ansteigen der Schmerzschwelle kein unbedingter Widerspruch zu den vielen Schmerzbeschwerden im Alter darstellt, die sich nämlich aus dem relativen Nachlassen inhibitorischer Prozesse erklären lassen. Ein alterskorreliertes Nachlassen inhibitorischen Gegensteuerns lassen auch Ergebnisse von Cole (2010) vermuten, die in einer fMRI-Studie eine Abnahme der nozizeptiven Aktivierung in frontostriatalen Bahnsystemen beobachteten, die für ihre inhibitorischen Funktionen bekannt sind. Es ist zwar klar, Hemmmechanismen, die über die Basalganglien laufen, und solche, die sich die DNIC zunutze machen, unterschiedliche physiologische Mechanismen repräsentieren; diese Ergebnisse verdeutlichen jedoch, dass möglicherweise sogar mehrere inhibitorische Bremsfunktionen des nozizeptiven Systems mit dem Alter nachlassen und daher der Eskalation von Schmerzen schlechter Einhalt geboten werden kann.

2.7 Fazit für die Praxis

Die dargestellten Ergebnisse lassen vermuten, dass das Alter auch den Schmerzsinn schwächt, wobei es offenbar keine dramatischen Veränderungen gibt. Das Aufreten eines Presbyalgos scheint also zumindest für die exterozeptive Schmerzverarbeitung, die Schutz vor schädlichen Reizen von außen bieten soll, gesichert zu sein. Solche Reizen können daher erst später sowie schlechter entdeckt werden und Senioren könnten daher einem größeren Risiko ausgesetzt sein, sich zu verletzten.

Die psychophysikalischen Daten zur Schmerzinhibition und -summation lassen im Gegensatz dazu ein zunehmendes Überwiegen exzitatorischer Prozesse vor allem bei andauernder noxischer Stimulation erkennen, die durch ein relatives Nachlassen inhibitorischer Prozesse zustande kommt. Die inhibitorische Aktivierungsschwelle scheint mit dem Alter besonders stark zuzunehmen. Konsequenz dieser Veränderungen, die vor allem die interozeptiven Schmerzfunktionen zu betreffen scheinen, könnte die beobachtete Zunahme von Schmerzbeschwerden mit dem Alter sein. Obwohl diese Modellannahmen zur Erklärung von klinischen Altersbefunden theoretisch attraktiv sein mögen, muss vor allzu vorschnellen Schlussfolgerungen gewarnt werden, weil die meisten psychophysikalischen Studien an schmerzfreien Personen durchgeführt wurden.

Die weiterhin vorgeschlagene Unterscheidung von extero- und interozeptiven Schmerzfunktionen könnte einen hilfreichen Rahmen zum integrativen Verständnis der Altersveränderungen liefern. Der exterozeptive Schmerzsinn zum Schutze vor physischen Gefahren lässt mit dem Alter offenbar nach, so aber auch die interozeptive Schmerzhemmung, die das Aufschaukeln von Schmerzbeschwerden verhindern sollte. Es müsste unter diese Perspektive möglich sein, dass bei ein- und demselben älteren Menschen sowohl der exterozeptive Schmerzsinn als auch die interozeptive Schmerzhemmung nachlassen und scheinbar gegenläufige funktionelle Konsequenzen auslösen.

Trotz der erwiesenermaßen großen Nützlichkeit psychophysikalischer Ansätze müssten in Zukunft noch mehr EEG-Methoden und die funktionelle Bildgebung zur Untersuchung von Altersveränderungen in der zentralen Nozizeption und der Schmerzwahrnehmung eingesetzt werden. Zudem müssten individuelle Faktoren wie das Geschlecht stärker berücksichtigt werden. Es ist beispielsweise sehr unwahrscheinlich, dass die bekannten Geschlechtsunterschiede in der Schmerzwahrnehmung altersstabil sind. Ein ganz wesentlicher weiterer Schritt muss die Einbeziehung der ältesten Alten (über 85 Jahre) in die Analyse von Altersveränderung sein, da diese Personen zu dem relativ am schnellsten wachsenden Anteil der Bevölkerung in den entwickelten Ländern gehören und somit ein wesentlicher demographischer Anreiz für intensivierte Forschungsbemühungen besteht.

2.8 Literatur

Baltes PB, Smith J. New frontiers in the future of aging: from successful aging of the young old to the dilemmas of the fourth age. Gerontology 2003; 49: 123–135.

Bek N, Uygur F, Bayar B, Armutulu K. Analysis of age and gender related differences in pressure pain threshold and pressure pain tolerance levels. Pain Clinic 2002; 14: 309–314.

Chakour M, Gibson SJ, Bradbeer M, Helme RD. The effect of age on A delta- and C-fibre thermal pain perception. Pain 1996; 64: 143–152.

Chapman W, Jones C. Variations in cutaneous and visceral pain sensitivity in normal subjects. J Clin Invest 1944; 23: 81–91.

Clark W, Mehl L. Thermal pain: a sensory decision theory analysis of the effect of age and sex on d‘, various response criteria, and 50 per cent pain threshold. J Abnorm Psychol 1971; 78: 202–212.

Cole LJ, Farrell MJ, Gibson SJ, Egan GF. Age-related differences in pain sensitivity and regional brain activity evoked by noxious pressure. Neurobiol Aging 2010; 31: 494–503.

Edwards RR, Fillingim RB. Age-associated differences in responses to noxious stimuli. J Gerontol A Biol Sci Med Sci 2001; 56: M180–185.

Edwards RR, Fillingim RB. Effects of age on temporal summation and habituation of thermal pain: clinical relevance in healthy older and younger adults. J Pain 2001; 2: 307–317.

Edwards CL, Fillingim RB, Keefe F. Race, ethnicity and pain. Pain 2001; 94: 133–137.

Edwards RR, Fillingim RB, Ness TJ. Age-related differences in endogenous pain modulation: a comparison of diffuse noxious inhibitory controls in healthy older ans younger adults. Pain 2003; 101: 155–165.

Farrell M, Gibson S. Age interacts with stimulus frequency in the temporal summation of pain. Pain Med 2007; 8: 514–520.

Ferrell BA. Overview of aging and pain. In: Ferrell BR, Ferrell BA, eds. Pain in the Elderly. Seattle: IASP Press, 1996: 1–10.

Gibson SJ. Pain and aging: the pain experience over the adult life span. In: Dostrovsky JO, Carr DB, Koltzenburg M, eds. Proceedings of the 10th World Congress on Pain. Seattle: IASP Press, 2003: 767–790.

Gibson SJ, Farrell M. A review of age differences in the neurophysiology of nociception and the perceptual experience of pain. Clin J Pain 2004; 20: 227–239.

Harkins SW, Chapman CR. Detection and decision factors in pain perception in young and elderly men. Pain 1976; 2: 253–264.

Harkins SW, Chapman CR. The perception of induced dental pain in young and elderly women. J Gerontol 1977; 32: 428–435.

Harkins SW, Davis MD, Bush FM, Kasberger J. Suppression of first pain and slow temporal summation of second pain in relation to age. J Gerontol A Biol Sci Med Sci 1996; 51: M260–265.

Harkins SW, Price DD, Martelli M. Effects of age on pain perception: thermonociception. J Gerontol 1986; 41: 58–63.

Harkins SW, Scott RB. Pain and presbyalgos. In: Birren JE, ed. Encyclopedia of Gerontology: Age, Aging, and the Aged. San Diego: Academic Press, 1996: 247–260.

Helme RD, Gibson SJ. The epidemiology of pain in elderly people. Clin Geriatr Med 2001; 17: 417–431.

Helme RD, Meliala A, Gibson SJ. Methodologic factors which contribute to variations in experimental pain threshold reported for older people. Neurosci Lett 2004; 361: 144–146.

Jensen R, Rasmussen BK, Pedersen B, Lous I, Olesen J. Cephalic muscle tenderness and pressure pain threshold in a general population. Pain 1992; 48: 197–203.

Kenshalo DR. Somesthetic sensitivity in young and elderly humans. J Gerontol 1986; 41: 732–742

Kunz M, Mylius V, Schepelmann K, Lautenbacher S. Impact of age on the facial expression of pain. J Psychosom Res 2008; 64: 311–318.

Kunz M, Mylius V, Schepelmann K, Lautenbacher S. Effects of age and mild cognitive impairment on the pain response system. Gerontology 2009; 55: 674–682.

Lagier E, Delvaux M, Vellas B, Fioramonti J, Bueno L, Albarede JL, Frexinos J. Influence of age on rectal tone and sensitivity to distension in healthy subjects. Neurogastroenterol Motil 1999; 11: 101–107.

Larivière M, Goffaux P, Marchand S, Julien N. Changes in pain perception and descending inhibitory controls start at middle age in healthy adults. Clin J Pain 2007; 23: 506–510.

Lasch H, Castell DO, Castell JA. Evidence for diminished visceral pain with aging: studies using graded intraesophageal balloon distension. Am J Physiol 1997; 272: G1–G3.

Lautenbacher S. Experimental approaches in the study of pain in the elderly. Pain Med. 2012; 13 Suppl 2: S44–50.

Lautenbacher S, Kunz M, Strate P, Nielsen J, Arendt-Nielsen L. Age effects on pain thresholds, temporal summation and spatial summation of heat and pressure pain. Pain 2005; 115: 410–418.

Lautenbacher S, Strian F. Similarities in age differences in heat pain perception and thermal sensitivity. Funct Neurol 1991; 6: 129–135.

Liou JT, Lui PW, Lo YL, Liou L, Wang SS, Yuan HB, Chan KH, Lee TY. Normative data of quantitative thermal and vibratory thresholds in normal subjects in Taiwan: gender and age effect. Zhonghua Yi Xue Za Zhi 1999; 62: 431–437.

Mylius V, Kunz M, Henninghausen E, Lautenbacher S, Schepelmann K. Effects of ageing on spinal motor and autonomic pain responses. Neurosci Lett 2008; 446:129–132.

Neri M, Agazzani E. Aging and right-left asymmetry in experimental pain measurement. Pain 1984;19:43–48.

Pickering G, Jourdan D, Eschalier A, Dubray C. Impact of age, gender and cognitive functioning on pain perception. Gerontol 2002; 48: 112–118.

Price DD, Hu JW, Dubner R, Gracely RH. Peripheral suppression of first pain and central summation of second pain evoked by noxious heat pulses. Pain 1977; 3:57–68.

Procacci P, Bozza G, Buzzelli G, Della Corte M. The cutaneous pricking pain threshold in old age. Gerontol 1970; 12: 213–218.

Riley JL 3rd, Cruz-Almeida Y, Glover TL, King CD, Goodin BR, Sibille KT, Bartley EJ, Herbert MS, Sotolongo A, Fessler BJ, Redden DT, Staud R, Bradley LA, Fillingim RB. Age and race effects on pain sensitivity and modulation among middle-aged and older adults. J Pain 2014; 15: 272–282.

Riley JL 3rd, King CD, Wong F, Fillingim RB, Mauderli AP. Lack of endogenous modulation and reduced decay of prolonged heat pain in older adults. Pain 2010; 150: 153–160.

Schwarz-Ganzera H. Unterschiede in der Schmerzwahrnehmung. Diploma-Thesis. Bamberg; 2008.

Sherman E, Robillard E. Sensitivity to Pain in the Aged. Can Med Assoc J 1960; 83: 944–947.

Sherman E, Robillard E. Sensivity to pain in relationship to age. J Am Geriatr Soc 1964; 12: 1037–1044.

Streff A, Michaux G, Anton F. Internal validity of inter-digital web pinching as a model for perceptual diffuse noxious inhibitory controls-induced hypoalgesia in healthy humans. Eur J Pain 2011; 15: 45–52.

Tseng MT, Chiang MC, Yazhuo K, Chao CC, Tseng WY, Hsieh ST. Effect of aging on the cerebral processing of thermal pain in the human brain. Pain 2013; 154: 2120–2129.

Washington LL, Gibson SJ, Helme RD.. Age-related differences in the endogenous analgesic response to repeated cold water immersion in human volunteers. Pain 2000; 89: 89–96.

Woodrow K, Friedman G, Siegelaub A, Collen M. Pain tolerance: differences according to age, sex, race. Psychosomatic Med 1972; 34: 548–556.

Zheng Z, Gibson SJ, Khalil Z, Helme RD, McMeeken JM. Age-related differences in the time course of capsaicin-induced hyperalgesia. Pain 2000; 85: 51–58.

Yong HH, Bell R, Workman B, Gibson SJ. Psychometric properties of the pain attitudes questionnaire (revised) in adult patients with chronic pain. Pain 2003; 104: 673–681.

Miriam Kunz und Stefan Lautenbacher

3 Schmerz und Demenz

3.1 Einführung

Im hohen Alter steigt neben der Prävalenz von chronischen Schmerzen auch die Prävalenz von Demenzerkrankungen deutlich an, so dass die Kombination dieser beiden Probleme mit hohem Alter sehr häufig wird.

Es wird angenommen, dass weltweit etwa 44 Millionen Menschen von einer Demenzerkrankung betroffen sind (laut Weltgesundheitsorganisation und Alzheimer's Disease International). Allein in Deutschland wird die Zahl an Menschen mit Demenz auf etwa 1,5 Millionen geschätzt (Deutsche Alzheimer Gesellschaft). Demenzerkrankungen umfassen eine Vielzahl neurodegenerativer Erkrankungen, die alle mit einer erworbenen Beeinträchtigung der geistigen Leistungsfähigkeit einhergehen und sowohl das Gedächtnis, die Sprache, das Orientierungsvermögen und das Urteilsvermögen betreffen können. Diese kognitiven Beeinträchtigungen sind zudem von affektiven Veränderungen (z.B. Ängste, Depressionen) und Verhaltensänderungen (z.B. Agitiertheit, Schlafstörungen) begleitet und nehmen im Verlaufe der Demenzerkrankung zu. Im fortgeschrittenen Stadium der Demenz sind die Betroffenen nicht mehr zu einer selbstständigen Lebensführung in der Lage. Die häufigste Demenzerkrankung ist die Alzheimer-Demenz (etwa zwei Drittel der Demenzerkrankungen), gefolgt von der vaskulären Demenz, Frontotemporalen Demenz und der Lewy-Körper-Demenz. Oft treten aber auch Mischformen auf. Für die nächsten Jahrzehnte wird mit einem drastischen Anstieg der Demenzzahlen gerechnet, da die Demenz deutlich altersassoziiert ist und aufgrund der höheren Lebenserwartungen die Zahl älterer Menschen sehr zunehmen wird. Die Versorgung dieser steigenden Anzahl von Demenzpatienten gilt als eine der Herausforderungen des 21. Jahrhunderts (Deutsche Alzheimer Gesellschaft).

Die gesundheitliche Versorgung von Demenzpatienten schließt auch eine adäquate Schmerzversorgung mit ein, die sich jedoch bislang recht schwierig gestaltet. So wird angenommen, dass von den ca. 1,5 Millionen Patienten mit Demenz in Deutschland etwa mehr als die Hälfte einer ständigen Schmerzversorgung bedürften. Eine Vielzahl von klinischen Studien belegt jedoch, dass ältere Menschen, die an einer Demenzerkrankung leiden, im Vergleich zu kognitiv gesunden Personen des gleichen Alters deutlich seltener Analgetika verschrieben bekommen bzw. deutlich weniger Schmerzmittel einnehmen. So konnte unabhängig von der Art des Analgetikums (NSAID [nonsteroidal anti-inflammatory drugs], Opioide, etc.) anhand unterschiedlicher Populationen (Heimbewohner, Geriatrische Patienten, usw.) gezeigt werden, dass Menschen mit Demenz signifikant seltener Schmerzmittel in signifikant geringerer Dosierung verschrieben bekommen als nicht-demente ältere Personen (Closs 2004, Horgas 1998). Hauptgrund für die verminderte Analgetikaversorgung scheint der Abbau sprachlicher Fertigkeiten im Rahmen der Demenzerkrankung zu sein, der dazu führt, dass die Patienten oftmals nicht mehr in der Lage sind, über ihre Schmerzen zu berichten und diese daher oft unbemerkt bleiben. So konnte gezeigt werden, dass im Verlaufe der Demenzerkrankung die Fähigkeit, Schmerzen über Selbstauskünfte zu kommunizieren, deutlich abnimmt. Etwa ein Viertel der Demenzpatienten können trotz gezielter Fragen keine eindeutigen Aussagen über ihre Schmerzen machen (Kaasalainen 2004). Diese eingeschränkte Fähigkeit zur sprachlichen Schmerzkommunikation führt dazu, dass Schmerzen bei Demenzpatienten leicht übersehen werden können und diese Patienten unbehandelt „im Stillen“ leiden (Scherder 2009).

Lange Zeit wurde das Thema „Schmerz und Demenz“ einfach übersehen, aber in den letzten zwei Jahrzehnten hat das Interesse an diesem Thema deutlich zugenommen. Unzureichend behandelte Schmerzen können zu einem Abbau funktionaler und kognitiver Ressourcen führen (Moriatry 2011), die Lebensqualität (Cipher 2004), soziale Beziehungen (Lin 2011), Appetit (Bosley 2004) und den Schlaf (Giron 2002) beeinträchtigen und Ängste, Depressionen und Agitiertheit begünstigen (Husebo 2011). Aufgrund dieser schwerwiegenden Konsequenzen ist es unbedingt notwendig, besser zu verstehen, inwieweit die Demenz die Schmerzverarbeitung, das Schmerzerleben und die Schmerzkommunikation beeinflusst und wie die Schmerzerfassung und die Schmerzversorgung bei Demenzpatienten verbessert werden kann.

3.2 Befunde aus experimentellen Studien

Bei den ersten Forschungsarbeiten zum Thema „Schmerz und Demenz“ gingen einige Wissenschaftler davon aus, dass Demenzpatienten weniger Schmerzmittel erhalten und weniger über Schmerzen berichten, weil sie weniger Schmerz empfinden würde. Ursache für das verminderte Schmerzempfinden sei die neuronale Degeneration, die auch schmerzrelevante Hirnstrukturen betrifft und somit zu einer verminderten zerebralen Schmerzverarbeitung führen könnte (Frampton 2003; Scherder 2003). Andere Autoren wiederum argumentierten schon früh, dass die Demenz nicht die Schmerzverarbeitung verändert, sondern die Patienten bei unverändertem Schmerzerleben nur nicht mehr in der Lage sind, den Zustand „Schmerz“ verbal zu kommunizieren (Parmelee 1996; Lane 2004).

Welche dieser Erklärungsmöglichkeiten trifft nun zu? Für die Beantwortung dieser Frage reichen klinische Studien alleine nicht aus. Es müssen experimentelle Studien herangezogen werden, da es nur mittels experimenteller Methoden möglich ist, sowohl Schmerzreaktion als auch Schmerzauslöser (Noxe) zu quantifizieren und damit deren Zusammenhang genau zu bestimmen. Ermöglicht wird dies dadurch, dass physikalisch definierte und exakt kontrollierte Reize zur Schmerzinduktion verabreicht und diese dann in Beziehung zur Stärke der subjektiven Schmerzreaktion gesetzt werden. Erst hierdurch kann die Schmerzreagibilität verschiedener Gruppen (Demenzpatienten vs. kognitiv unbeeinträchtigte Personen) verglichen werden.

3.2.1 Befunde basierend auf subjektiven Schmerzangaben

Bislang gibt es nur relativ wenige experimentelle Schmerzstudien bei Demenzpatienten. Die Mehrzahl der Studien wurde mit Alzheimer-Patienten durchgeführt. Nur eine Studie liegt bislang vor, die Patienten mit einer Frontotemporalen Demenz untersucht haben. Die Ergebnisse dieser Studien sind in Tabelle 3.1 zusammengefasst. In der Mehrzahl der experimentellen Untersuchungen zu Veränderungen des Schmerzerlebens bei Alzheimer-Patienten wurden Schmerz- und Toleranzschwellen als Messparameter eingesetzt. Mit Hilfe dieser lassen sich die minimalen Reizstärken erfassen, die gerade eben schmerzhaft (Schmerzschwelle) bzw. gerade noch tolerabel (Toleranzschwelle) sind. Insbesondere die **Schmerzschwelle** ist vermutlich ein geeigneter Messparameter für die Untersuchung von Menschen mit Demenz, stellt er doch nur relativ geringe kognitive Anforderungen an den Probanden (es ist nur die Unterscheidung zwischen schmerzhaft und nicht schmerzhaft zu treffen). Wie aus Tabelle 3.1 ersichtlich wird, weisen die meisten Studien darauf hin, dass die Schmerzschwelle bei Menschen mit Demenz unverändert ist. So zeigte sich die Schmerzschwelle in 7 Untersuchungen unverändert und nur in 3 Untersuchungen wurden erhöhte Schmerzschwellen bei Menschen mit Demenz gefunden. Hier scheint es jedoch wichtig zu sein, zwischen unterschiedlichen Demenzarten zu unterscheiden. Leider liegt bislang nur eine Studie vor, die Schmerzschwellen bei Nicht-Alzheimer-Patienten untersucht haben und hier fanden die Autoren eine erhöhte Schmerzschwellen bei Patienten mit Fronto-temporaler Demenz (siehe Tab. 3.1). Es scheint also, dass Patienten mit Fronto-temporaler Demenz weniger sensitiv auf Schmerzreize zu reagieren scheinen. Im Gegensatz dazu scheint die Schwelle, von der ab Reize als schmerzhaft bewertet werden, bei Patienten mit Alzheimer-Erkrankung unverändert zu sein. Dieser Befund ist umso überzeugender, da er mit ganz unterschiedlichen Schmerzinduktionsmethoden (elektrische, thermische, mechanische Reize) erhoben wurde. Auch die Befunde zu den **subjektiven Schmerzratings** von Menschen mit Demenz weisen auf keine Unterschiede im Vergleich zu kognitive unbeeinträchtigten Personen hin (siehe Tab. 3.1). So setzten die Autoren einiger Studien Einschätzskalen ein, mittels derer die subjektive Schmerzbewertung erfasst werden kann. Hier fand die Mehrzahl der Studien, dass Menschen mit Demenz (mit Alzheimer-Erkrankung oder gemischten Demenzformen) Schmerzreize mit geringer bis mittlerer Intensität (eher im Schmerzschwellenbereich liegend) als ähnlich schmerzhaft einschätzten. Zudem konnte keine Korrelation zwischen dem Grad der kognitiven Beeinträchtigung und der Schmerzbewertung gefunden werden (Porter 1996).

Bezüglich der **Toleranzschwelle** sehen die Befunde hingegen deutlich heterogener aus (siehe Tab. 3.1). Hier ergaben sich sowohl Hinweise für erhöhte, erniedrigte und unveränderte Toleranzschwellen bei Patienten mit Alzheimer-Erkrankung. Die eine Studie an Patienten mit Fronto-temporaler Demenz zeigte, dass die Toleranzschwelle (ebenso wie die Schmerzschwelle) erhöht war.

Zusammenfassend weisen die Befunde aus psychophysikalischen Studien momentan darauf hin, dass Patienten mit Alzheimer-Erkrankung, noxische Reize (zumindest von niedriger Schmerzintensität) als ähnlich schmerzhaft bewerten wie kognitiv unbeeinträchtigte Personen. Inwieweit sich dieser Befund auch auf andere Demenzformen übertragen lässt, ist sehr fraglich. So weisen erste Ergebnisse bei Patienten mit Fronto-temporaler Demenz darauf hin, dass es im Rahmen dieser Demenzerkrankung tatsächlich zu einer verminderten Schmerzsensitivität zu kommen scheint. Hier sind weitere Studien unbedingt notwendig, um mögliche Unterschiede zwischen den Demenzformen aufzudecken. Zudem sind alle der in Tabelle 3.1 aufgelisteten Studien an Patienten mit leichter (bis maximal mittelgradiger) Demenz durchgeführt worden, die noch in der Lage waren, subjektive Schmerzangaben zu machen. Somit ist es auch fraglich, inwieweit diese Befunde auf Menschen mit Demenz mit mittelgradiger bis schwerer Demenzerkrankung zu übertragen sind. Bei der Untersuchung von Patienten im fortgeschrittenen Stadium der Demenz stellt sich jedoch das Problem, dass hier der subjektive Schmerzbericht nicht mehr zu erheben ist. Deshalb ist es notwendig, bei der Untersuchung von Menschen mit Demenz immer auch zusätzlich auf Schmerzmessmethoden zurückzugreifen, die unabhängig davon sind, ob ein Patient subjektive Schmerzangaben machen kann oder nicht. Zu diesen non-verbalen Methoden gehört die Erhebung von vegetativen Reaktionen, von Mimikreaktionen, von Schmerzreflexen und der Gehirnaktivität.

Tab. 3.1: Übersicht über die Anzahl der Studien, die erhöhte, verminderte oder unveränderte Schmerzreaktionen bei Menschen mit Demenz gefunden haben.

	basierend auf subjektiven Schmerzangaben			**non-verbale Schmerzreaktionen**			
	Schmerz-schwelle	Toleranz-schwelle	Schmerz-ratings	Gehirn-aktivität	Mimik	Schmerz-reflex	Vegetative Reaktion
erhöht	3 (+Carolino 2010, Cole 2006, 2011)	2 (+Carolino 2010, Benedetti 1999)		2 (Cole 2006, 2011)	4 (Beach 2016, Hadjistrav-ropoulos 2000, Kunz 2007, 2009)	1 (*Kunz 2009)	
vermindert		1 (Jensen-Dahm 2014)	1 (Rainero 2000)	1 (*Yamamoto 1996)			3 (*Kunz 2009, Rainero 2000)
keine Veränderung	7 (ref. Benedetti 2004,1999, Gibson 2001, Jensen-Dahm 2014, Lints-Martindale 2007)	1 (Jensen-Dahm 2014)	3 (Cole 2006, Jensen-Dahm 2014,*Kunz 2009)	1 (Gibson 2001)	1 (Lints-Martindale 2007)		

Unmarkierte Referenzen beziehen sich auf die Untersuchung von Alzheimer-Patienten.
* In diesen Studien wurden Patienten mit Alzheimer oder gemischter Demenz untersucht.
+ In dieser Studie wurden Patienten mit fontotemporaler Demenz untersucht.

3.2.2 Befunde basierend auf vegetative Schmerzreaktionen

Veränderungen des Blutdrucks und der Herzrate sind ein fester, wenn auch wenig spezifischer Bestandteil der Schmerzreaktion, da ähnliche vegetative Reaktionsmuster auch bei anderen Defensivreaktionen (z.B. Schreckreflex) beobachtet werden. Es sind derzeit drei Studien veröffentlicht, die sich mit Veränderungen von vegetativen Schmerzreaktionen bei Alzheimer-Patienten und bei Patienten mit gemischter Demenzform nach Schmerzstimulation beschäftigen (Rainero 2000, Kunz 2009, Porter 1996). In allen drei Studien wurde die Herzfrequenz erfasst. Zudem wurde in einer der Studien der systolische Blutdruck erfasst (Rainero 2000), in einer anderen die sympathische Hautreaktion (Kunz 2009). Hier ergab sich über die Studien als auch über die verschiedenen vegativen Reaktionen hinweg ein sehr homogenes Bild. Die vegetativen Schmerzreaktionen war bei den Menschen mit Demenz im Vergleich zur kognitiv unbeeinträchtigten Kontrollgruppe durchgehend vermindert. Sowohl der Anstieg der Herzfrequenz, als auch der Anstieg des Blutdrucks und der sympathichen Hautreaktion nach Schmerzstimulation fiel bei den Menschen mit Demenz geringer aus. Wie sind diese Befunde zu interpretieren? Könnten Sie darauf hindeuten, dass Menschen mit Demenz vielleicht weniger unter der Schmerzstimulation leiden? Dies scheint eher unwahrscheinlich. Vielmehr scheint es im Rahmen von Demenzerkrankungen zu einer generellen Abhnahme vegetativer Erregbarkeit zu kommen (Femminella 2014). Folglich stellen vegetative Reaktionen wahrscheinlich keine validen spezifischen Schmerzindikatoren mehr bei Menschen mit Demenz dar.

3.2.3 Befunde basierend auf der Gehirnaktivität während Schmerzstimulation

Erste Studienergebnisse zur zerebralen Schmerzverarbeitung von Menschen mit Demenz (Alzheimererkrankung) konnten unter Zuhilfenahme funktioneller Magnetresonanztomografie (fMRT) nachweisen, dass die Gehirnaktivität bei Menschen mit Demenz während Schmerzstimulation nicht vermindert, sondern sogar gesteigert war im Vergleich zu kognitiv unbeeinträchtigten Personen (Cole 2006). Interessanterweise zeigte sich bei den Patienten auch eine erhöhte Aktivität in frontalen Arealen, was darauf hinweisen könnte, dass die kognitive Bewertung oder Einordnung der Schmerzreize durch die Demenzerkrankung verändert ist. In zwei Studien wurden schmerzevozierte Potentiale mittels EEG bei Menschen mit Demenz erhoben. Die Mehrzahl der Menschen mit Demenz zeigte kein verändertes schmerzevoziertes Potential (Gibson 2001, Yamamoto 1996). Allerdings, gab es in der Studie von Yamamoto (1996) eine Subgruppe von Patienten, bei denen keine schmerzevozierten Potentiale ableitbar waren. Dies waren Patienten im fortgeschrittenen Stadium der Demenzerkrankung. Basierend auf diesen wenigen Ergebnissen, könnte es sein, dass die zerebrale Schmerzverarbeitung in frühen und mittleren Stadien der Demenz unverändert oder sogar leicht erhöht ist, es jedoch in späteren Stadien zu einer verminderten Gehirnaktivität bei Schmerz kommen könnte. Hier sind aber weitere Studien notwendig, um tatsächlich diese Schlussfolgerung machen zu können. So konnten neuere, noch unveröffentlichte Daten aus Dänemark (Jensen-Dahm) zeigen, dass auch bei einem erheblichen Anteil kognitiv gesunder Personen höheren Alters, keine schmerzevozierten Potentiale ableitbar waren. Somit gilt es zu klären, ob evozierte Potentiale auch bei hochbetagten Personen noch valide spezifische Schmerzindikatoren sind.

3.2.4 Befunde basierend auf der nozifensiven Reflexantwort

Schmerzinduktion ist auch häufig von motorischen Reaktionen begleitet, wie z.B. den nozifensiven Flexor-Reflexen (NFR). Diese nozifensiven Flexor-Reflexe werden auch als Flucht- oder Schutzreflexe bezeichnet und haben die Funktion, eine Extremität von einem schädigenden Reiz zurückzuziehen. Die an solchen Reflexen beteiligten zentralen Neurone liegen im Rückenmark. Im experimentellen Setting wird der nozizeptive Flexor-Reflex zumeist durch elektrische Stimulation des Nervus suralis ausgelöst. Dieser Flexor-Reflex wird auch als RIII-Reflex bezeichnet (RIII ist das Zeitfenster von 90 ms bis 250 ms, in dem die nozifensive Flexion des Biceps femoris auftitt). Die Schwelle des Reflexes (geringste elektrische Reizintensität, die nötig ist, um eine RIII-Reflexantwort auszulösen) korreliert interessanterweise mit der subjektiven Schmerzschwelle (Willer 1977). Folglich kann über die Erhebung der RIII-Reflexschwelle auch bei Menschen mit Demenz mit erheblichen Einbußen in der sprachlichen Kommunikation ein Indikator für die nozizeptive Sensibilität ermittelt werden. Dieser RIII-Reflex wurde bislang nur in einer Studie an Menschen mit Demenz (mit leichter bis mittelgradiger Alzheimererkrankung oder gemischter Demenz) erhoben (Kunz 2009) und es wurde eine verminderte Reflexschwelle festgestellt. Somit weisen die Befunde auf eine erhöhte Schmerzsensibilität bei Menschen mit Demenz hin.

3.2.5 Befunde basierend auf der mimischen Schmerzreaktion

Die Mimik gilt – neben dem subjektiven Schmerzbericht – als bester Schmerzindikator. Eine Vielzahl an Studien hat sich mittlerweile mit der Analyse von mimischen Schmerzreaktionen bei gesunden, kognitiv unbeeinträchtigten Personen beschäftigt. Hier konnte gezeigt werden, dass es spezifische Muster an Mimikreaktionen gibt, die bei Schmerzen auftreten (Kunz 2014). Zu diesen Mimikreaktionen gehören vor allem das Zusammenziehen der Augenbrauen (Musculus corrugator supercilii), die Kontraktion der Muskulatur um die Augen herum (Musculus orbicularis oculi), das Anheben der Oberlippe (Musculus levator labii superioris) und Öffnen des Mundes (Musculus orbicularis oris) (siehe Abb. 3.1). Die wichtigste bzw. die deutlich dominierende Schmerzreaktion ist hierbei die M. orbicularis oculi Aktivität (Kontraktion der Muskulatur um die Augen herum). Bislang wurde in vier Studien die Mimik von Menschen mit Demenz auf experimentell induzierte Schmerzreize erfasst und mit Hilfe des Facial Action Coding Systems (FACS; Ekman 1978) analysiert. Die untersuchten Personen litten entweder unter einer Alzheimererkrankung oder an gemischter Demenzform. Über die Studien hinweg zeigte sich ein recht homogenes Bild. So berichten alle Studien davon, dass die Menschen mit Demenz mimisch deutlich stärker als die kognitiv unbeeinträchtigten Probanden auf die Schmerzreize reagierten (Kunz 2007, 2009; Hadjistavropoulos 2000; Lautenbacher 2015, Lints-Matisdale 2007). Sowohl die Auftrittshäufigkeit als auch die Intensität der Mimikreaktionen waren während der Schmerzstimulation erhöht. Hierbei ist es wichtig, dass es sich nicht um einen unspezifischen Anstieg aller mimischen Akte handelt, sondern allein die schmerzspezifischen Mimikreaktionen (siehe Abb. 3.1) waren bei Menschen mit Demenz erhöht. Selbst Menschen mit Demenz, die nicht mehr in der Lage waren, über ihren Schmerz zu berichten, konnten den Zustand

„Schmerz“ über die mimische Schmerzreaktion kommunizieren. Dementsprechend scheint die Mimikreaktion bei Demenzpatienten als Kommunikationskanal weitaus länger als die sprachlichen Fertigkeiten erhalten zu bleiben. Dies lässt hoffen, dass die mimische Schmerzreaktion eine zuverlässige und informative Alternative zur eingeschränkten verbalen Schmerzkommunikation der Menschen mit Demenz darstellt.

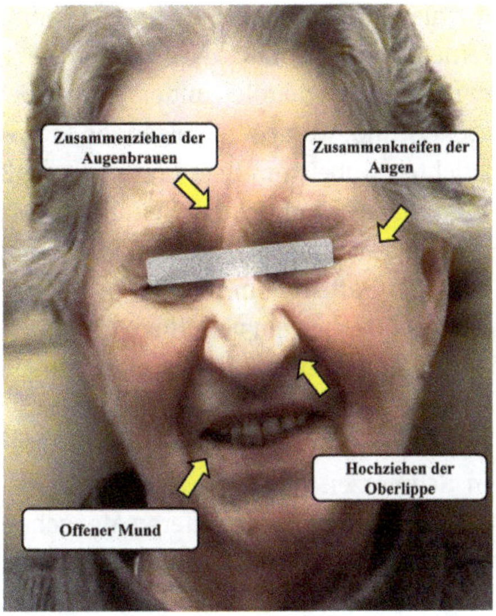

Abb. 3.1: Beispiel einer mimischen Schmerzreaktion mit allen wichtigen schmerz-indikativen Bestandteilen.

Zusammenfassend weist die Mehrzahl der experimentellen Befunde darauf hin, dass die Schmerzverarbeitung bei Menschen mit Demenz mit leichter bis mittelgradiger Demenz unverändert oder sogar leicht gesteigert ist. Hinweise auf ein vermindertes Schmerzerleben lassen sich hingegen kaum finden. Der verminderte klinische Schmerzbericht und die geringere Versorgung mit Analgetika scheint folglich nicht auf einer reduzierten Schmerzverarbeitung zu basieren, sondern ist vermutlich Folge der eingeschränkten sprachlichen Fähigkeiten. Allerdings muss berücksichtigt werden, dass diese Schlussfolgerung sich allein auf Patienten mit leichter bis mittelgradiger Demenzschwere (primär vom Alzheimertyp) bezieht und es bislang unklar ist, ob und in welche Richtung sich die Schmerzverarbeitung bei anderen Demenzformen oder im fortgeschrittenem Demenzstadium verändert. Aufgrund ethischer Bedenken ist es jedoch schwierig, experimentelle Schmerzreize bei fortgeschrittener Demenz zu verabreichen.

3.3 Befunde aus klinischen Studien

3.3.1 Schmerzprävalenz

Aufgrund ihres hohen Alters sind Menschen mit Demenz häufig multimorbide; Schmerzen wären normalerweise daher ein sehr häufiges Symptom. Die genaue Schmerzprävalenz ist jedoch schwer zu bestimmen, da die Patienten oftmals nicht mehr dazu in der Lage sind, valide Schmerzangaben zu machen. Es gibt jedoch keine Hinweise darauf, dass die Prävalenz schmerzverursachender Erkrankungen bei Menschen mit Demenz deutlich anders ist, als bei kognitiv gesunden Personen gleichen Alters. Aus diesem Grund, werden im Folgenden Prävalenzangaben zu Schmerzen bei älteren Menschen berichtet, wobei vor allem Prävalenzangaben aus Alters- und Pflegeheimen zurückgegriffen wird, da ein Großteil der Heimbewohner (ca. 40–70%) unter kognitivem Abbau oder einer Demenzerkrankung leidet (Kaeser 2012).

Es wird angenommen, dass zwischen 45% bis 83% der Patienten in Alters- und Pflegeheimen unter akuten oder chronischen Schmerzen leiden. Die meisten von ihnen (ca. 94%) leiden unter anhaltenden Schmerzen (>3–6 Monate (Miro 2007)), die häufig den Bewegungsapparat betreffen (Grimby 1999). Schmerzen des Bewegungsapparates führen oftmals zur eingeschränkten Mobilität, Behinderung und Muskelschwäche und reduzieren die gesundheitsbezogene Lebensqualität (Woolf 2004). Neben Schmerzen des Bewegungsapparates treten auch häufig viszerale Schmerzen im Alter auf, so bei etwa 40% der älteren Menschen (Husebo 2008). In Pflegeheimen spielen auch Schmerzen verursacht durch einen Dekubitus eine wichtige Rolle; etwa 50–55% der älteren Menschen in Pflegeheimen haben ein erhöhtes Dekubitusrisiko (Horn 2002). Auch Schmerzzustände im Zusammenhang mit Harnweginfektionen werden oft bei älteren Patienten beschrieben. Katheter-assoziierte Harnwegsinfektionen sind hier eine der häufigsten Ursachen (Tambyah 2000). Darüber hinaus treten mit dem Alter auch gehäuft orofaziale Schmerzen auf (Lobbezoo 2011). So gibt es Angaben, dass etwa 30% der Patienten in Alters- und Pflegeheimen an akuten Zahnschmerzen leidet (Gluhak 2010).

Zusammenfassend lässt sich sagen, dass die Schmerzprävalenzraten bei älteren Menschen in Alters- und Pflegeheimen relativ hoch ist. Da es keinen Grund gibt, zu glauben, dass diese Prävalenzraten sich im Wesentlichen zwischen älteren Menschen mit und ohne Demenz unterscheiden, kann also auch bei Menschen mit Demenz von einer hohen Schmerzprävalenz ausgegangen werden.

3.3.2 Schmerzerfassung

Angesichts der hohen Schmerzprävalenz in Alters- und Pflegeheimen, ist es wichtig, dass diese Schmerzen von Angehörigen und Fachkräften erkannt werden, damit eine adäquate Schmerzbehandlung eingeleitet werden kann. Schmerzen bei Menschen mit Demenz richtig zu erkennen, ist eine Herausforderung, da Schmerz eine sehr persönliche, private und subjektive Erfahrung ist, die sich nur schwer von Außenstehenden beurteilen lässt. Insbesondere dann, wenn die sprachlichen Fähigkeiten sehr eingeschränkt sind, wie es im fortgeschrittenen Stadium der Demenz der Fall ist, gestaltet sich die Schmerzerfassung schwierig.

3.3.2.1 Subjektiver Schmerzbericht

Wie bereits erwähnt, ist es fragwürdig, inwieweit Menschen mit Demenz valide Schmerzangaben machen können, da die Sprachkompetenz im Verlauf der Demenzerkrankung deutlich abnimmt. Jedoch bedeutet das nicht, dass gänzlich auf die Erfassung subjektiver Schmerzangaben bei Menschen mit Demenz verzichtet werden sollte. Da die Fähigkeit zum Schmerzbericht in engem Zusammenhang mit dem Grad der kognitiven Einbußen steht, muss zwischen den unterschiedlichen Schweregraden der Demenz differenziert werden. So scheinen Patienten zu Beginn der Erkrankung durchaus in der Lage zu sein, ihre Schmerzen auf gängigen Schmerzskalen zu bewerten. In der Literatur (Chibnall 2001) wird als Richtwert für einen noch zuverlässigen Schmerzbericht eine Punktzahl von 18 oder mehr Punkten im Mini-Mental-Status-Test (MMSE (Folstein 1975)) angeben. Hier ist wichtig, dass bereits im Frühstadium der Demenz möglichst einfache Schmerzskalen verwendet werden sollten. Empfohlen werden Kategorialskalen (hier werden Schmerzen anhand von Kategorien wie „Kein Schmerz", „Leichter Schmerz", „Mäßiger Schmerz", usw. bewertet) oder numerische Ratingskalen (hier wird die Intensität von Schmerzen anhand Zahlen z.B. zwischen 0–10 eingeschätzt), da diese relativ geringe kognitive Anforderungen an den Patienten stellen. Auf den Einsatz visueller Analogskalen (VAS) sollte hingegen verzichtet werden. Mit zunehmendem Schweregrad der Demenzerkrankung jedoch wird der Schmerzbericht deutlich invalider, so dass nur noch einfache Ja/Nein-Fragen angemessen sind. Ab einem MMSE-Wert von 12 Punkten scheinen keine validen Schmerzangaben mehr möglich zu sein (Chibnall 2001). Dies bedeutet vor allen Dingen, dass das Ausbleiben von subjektiv berichteten Schmerzen bei Menschen mit Demenz im mittlerem bis fortgeschrittenen Erkrankungsstadium nicht bedeutet, dass der Patient wirklich schmerzfrei ist! Der Patient berichtet vielleicht nicht mehr über Schmerzen, weil er/sie die Fähigkeit verloren hat, subjektive Schmerzangaben zu machen.

3.3.2.2 Fremdbeurteilungsskalen

Wenn die kognitiven Einbußen soweit fortgeschritten sind, dass es nicht mehr möglich ist, Schmerzen über Selbstauskünfte des Patienten valide zu erfassen, stellt sich die Frage nach alternativen Schmerzerfassungsmethoden. Daher ist in den letzten 10 Jahren eine Vielzahl von Fremdbeurteilungs-Skalen für die Erfassung von Schmerzen bei Menschen mit Demenz entwickelt worden (Zwakhalen 2006). In diesen Skalen gibt es einen hohen Konsens, dass Mimikreaktionen, nicht-sprachliche Lautäußerungen und Körperhaltung zur Erfassung von Schmerzen hergenommen werden können (siehe Abb. 3.2). Keinen Konsens gibt es jedoch hinsichtlich der Frage, welche Art von Mimikreaktionen, Lautäußerungen und Körperhaltungen nun genau schmerzindikativ sind. Dieser fehlende Konsens lässt sich gut anhand der einzelnen Items erkennen, die in den verschiedenen Fremdbeurteilungsskalen zur Erfassung von Schmerzmimik bei Menschen mit Demenz verwendet werden (Corbett 2014). So werden bei den Mimikreaktionen „ein leerer Blick", ein „ängstlicher Gesichtsausdruck", „ein starres Gesicht" bis hin zu „Grimassieren" aufgeführt, die auf Schmerzen hindeuten. Ähnliche Variabilität findet sich hinsichtlich von Lautäußerungen und Körperhaltungen. Es ist zu hoffen, dass diese Variabilität in den nächsten Jahren abnehmen wird, wenn systematische Validierungsstudien zu den Fremdbeurteilungs-Skalen durchgeführt werden. Bislang fehlen solche Validierungsstudien leider. Positiv ist hier hervorzuheben, dass es eine von der EU geförderte

Initiative gibt (COST Action TD1005), die unter zur Hilfenahme internationaler und interdisziplinären Kooperationen versucht, eine reliable und valide Beobachtungsskale für die Schmerzerfassung bei Menschen mit Demenz zu entwickeln. Hierbei werden die Einzelitems von bereits vorhandenen Fremdbeurteilungsskalen herangezogen und in einer Vielzahl klinischer und experimenteller Studien in unterschiedlichen Ländern untersucht, welche dieser Items tatsächlich valide Schmerzindikatoren sind (Corbett 2014).

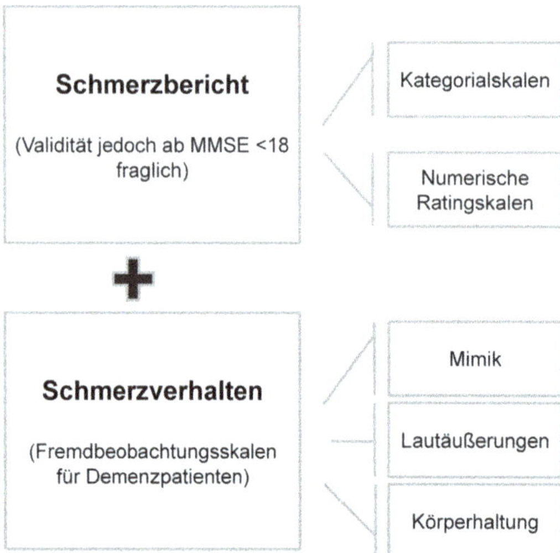

Abb. 3.2: Die Schmerzerfassung bei Menschen mit Demenz sollte auf der Erfassung des Selbstberichts als auch auf Fremdbeurteilung basieren.

Üblicherweise wird empfohlen, vor dem Ausfüllen dieser Fremdbeurteilungsskalen den Patienten für mehrere Minuten zu beobachten. Diese Beobachtungszeiträume können sich auf Ruhesituationen beschränken (z.B. während der Patient im Bett liegt) oder der Patient wird während alltäglichen Aktivitäten (z.B. beim Anziehen, Essen) beobachtet. Neuere Erkenntnisse deuten jedoch darauf hin, dass die Beobachtung während Ruhesituationen weniger gut geeignet ist, da chronische Schmerzzustände hier kaum mit charakteristischen und beobachtbaren Verhaltenszeichen verbunden sind. Auf Grund dieser Erkenntnis empfehlen einige Autoren ausdrücklich, den Patienten zudem während geführter Bewegungsabläufe (z.B. Arm nach oben heben) zu beobachten (Husebø 2010). Die meisten der momentan verfügbaren Fremdbeurteilungsskalen sind einfach aufgebaut und bestehen nur aus wenigen Items, so dass sie ohne großen Zeitaufwand in den klinischen Alltag mit aufgenommen werden könnten. Jedoch besteht bei dem Pflegepersonal oft Unklarheit darüber, wie die einzelnen Items zu verstehen sind (z.B. „Was genau ist grimassieren?") und welcher Skalenwert nun ein eindeutiger Indikator für Schmerz sei (Villanueva 2003). Die Mehrzahl der Fremdbeurteilungsskalen addieren die Anzahl der beobachteten Verhaltensweisen einfach zu einem Summenscore auf. Dies bedeutet, dass eine hohe Anzahl von gezeigten Verhaltensweisen auf starken Schmerz hindeuten würde. Ob diese Logik immer gültig ist, lässt sich bezweifeln. So werden bei Patienten mit einer Parkinson-Erkrankung die Summenscores eher niedrig ausfallen, da diese Patientengruppe aufgrund der Parkinson-bedingten Bewegungseinschränkungen nicht in der Lage ist, genügend Schmerzverhalten zu zeigen. Andere Patientengruppen mit pathologisch verstärkter Motorik, wie z.B. Patienten mit Huntington-Chorea erzielen eventuelle sehr hohe Summenscores, obwohl sie keinerlei Schmerzen haben. Aus diesem Grund versucht die oben genannte europäische COST Initiative (TD1005) nicht nur ein allgemein gültiges Beobachtungsverfahren zu entwickeln, sondern vielmehr Unterskalen zu entwickeln, die auf unterschiedliche Patientengruppen (z.B. Alzheimerdemenz, Fronto-temporale Demenz) und für die Entdeckung unterschiedlicher Schmerzarten (z.B. Zahnschmerz, Rückenschmerz) zugeschnitten sind. Ohne große Überzeugung sei hier der Chronistenpflicht genüge getan und erwähnt, dass die Deutsche Schmerzgesellschaft als Instrument „die Beurteilung von Schmerzen bei Demenz" (BESD) empfiehlt.

Zusammenfassend lässt sich sagen, dass in den letzten Jahren viele Fremdbeurteilungsskalen zur Schmerzerkennung bei Menschen mit Demenz entwickelt wurden. Jedoch hat der Validierungsprozess dieser Skalen gerade erst begonnen. Obwohl die ersten Ergebnisse vielversprechend sind, sind weitere Studien erforderlich, um die Items zu finden, die wirklich valide für Schmerz sind und Schmerz von anderen Affektzuständen zu unterscheiden helfen.

3.3.2.3 Automatische Schmerzerkennung

Pflegende haben oft nicht die Zeit, ständig auf die Anzeichen von Schmerzen zu achten und sie von anderen Quellen des Leidens zu unterscheiden. So ist es im Pflegealltag oft schwierig, das Gesicht des Patienten, die Körperhaltung oder Lautäußerungen während der Pflegetätigkeiten (z.B. Anziehen, Umbetten) kontinuierlich zu überwachen. Ein kontinuierliches Monitoring des Patienten kann nur von automatisierten Video-Monitoring-Systemen geleistet werden. Hier wurde in den letzten Jahren insbesondere versucht, Verfahren zu entwickeln, die anhand der Mimik eine automatisierte Schmerzerkennung gewährleisten können. Es gibt mittlerweile eine Vielzahl vielversprechender Ansätze, die versuchen mithilfe von neueren Bildverarbeitungsverfahren („Computersehen") eine automatische Schmerz-Mimik-Erkennung zu realisieren (Bartlett 2014, Hammal 2012). Es ist zu hoffen, dass diese Verfahren in den nächsten Jahren so weit entwickelt sind, dass diese im klinischen Alltag, speziell in der Intensiv- und Palliativpflege zur Schmerzerfassung einsetzbar sind.

3.3.3 Schmerzbehandlung

Die pharmakologische Schmerztherapie bei älteren Menschen kann eine Herausforderung darstellen. Zwar gehen neuere Leitlinien sehr genau darauf ein, wie eine sichere Schmerzbehandlung (mit Opioiden) bei älteren Patienten gewährleistet werden kann, jedoch basieren diese Leitlinienempfehlungen allein auf älteren kognitiv gesunden Personen, da Menschen mit Demenz zumeist aus randomisierten klinischen Studien ausgeschlossen werden (Corbett 2012).

Es gibt mittlerweile einige Studien, die den Schmerzmittelverbrauch von Menschen mit Demenz mit dem Verbrauch von kognitiv gesunden Personen gleichen Alters verglichen haben. In einer Studie mit 551 Pflegeheimbewohnern in North Carolina, erhielten nur etwa 50% der Patienten mit schweren kognitiven Beeinträchtigungen Schmerzmittel, wohingegen 80% der kognitiv gesunden Personen Schmerzmittel erhielten (Richards 2002). Zudem war die Schmerzmedikation bei den kognitiv beeinträchtigten Personen oftmals nur als Bedarfsmedikation angesetzt, während die kognitiv gesunden Personen die Schmerzmittel als regelmäßige Medikation verschrieben bekommen hatten. Bedarfsmedikation ist jedoch insbesondere bei kognitiv beeinträchtigten Personen ungeeignet, da diese Patienten aufgrund ihrer kognitiven Einbußen ihren möglichen Bedarf nicht valide kommunizieren können.

Beunruhigend sind in diesem Zusammenhang auch Befunde zur Placebo-Wirkung von Schmerzmitteln bei Menschen mit Demenz. Während bei kognitiv gesunden Personen die Wirkung eines Schmerzmittels durch erlernte Erwartungseffekte erheblich gesteigert werden kann (Placebo-Effekt), fällt dieser Placebo-Effekt bei Menschen mit Demenz weg (Benedetti 2006). Der Verlust des Placebo-Effekts könnte bedeuten, dass Menschen mit Demenz eine höhere Dosierung von analgetischen Medikamenten brauchen, um die gleiche Schmerzlinderung wie kognitiv Gesunde zu erfahren (Benedetti 2006).

Erfreulich ist jedoch zu erwähnen, dass die Zeiten der Schmerzmittelunterversorgung sich zu ändern scheinen. In einer Studie aus Schweden aus dem Jahre 2011 (Haasum 2011) wurde der Einsatz von Schmerzmitteln und Psychopharmaka bei 2610 Teilnehmern im Alter > 65 Jahre untersucht. Die Autoren fanden heraus, dass 46% der Patienten mit Demenz mindestens ein Analgetikum verschrieben bekommen hatten, verglichen mit 25% der Patienten ohne Demenz. Diese Ergebnisse sind einerseits vielversprechend; da sie zeigen, dass die Forschungsergebnisse der letzten Jahrzehnte – die eine Schmerzmittelunterversorgung bei Demenz berichteten – bereits die klinische Praxis beeinflusst zu haben scheint. Andererseits könnten diese neueren Ergebnisse auch auf eine diagnostisch nicht geführte und daher unsystematische Schmerzmittelüberversorgung hindeuten, was natürlich auch vermieden werden muss. Wie positiv sich eine sorgfältig geführte Schmerzbehandlung auf die Symptomatik der Demenz auswirken kann, konnte Husebo (2011) kürzlich zeigen. So verwendeten die Autoren in einer randomisierten Studie ein stufenweises Protokoll zur Schmerzbehandlung. Dies bedeutet, dass die Menschen mit Demenz in Abhängigkeit von der laufenden Medikation entweder Paracetamol, Morphin oder Pregabalin erhielten. Nach 8-wöchiger Behandlung zeigte sich, dass die Menschen mit Demenz, die diese standardisierte Schmerztherapie erhielten, deutlich weniger Agitiertheit zeigten im Vergleich zu der Kontrollgruppe. Somit weist die Studie darauf hin, dass eine systematisch durchgeführte Schmerztherapie die neuropsychiatrische Gesamtsymptomatik signifikant vermindert.

Abschließend lässt sich sagen, dass nach vielen Jahrzehnten der Schmerzmittelunterversorgung bei Menschen mit Demenz eine Sensibilisierung der Öffentlichkeit und des klinische Fachpersonals für dieses Thema stattgefunden hat. Leider ist es schwierig, evidenzbasierte Behandlungsempfehlungen für die Schmerztherapie bei Menschen mit Demenz zu geben, da Menschen mit Demenz zumeist aus hochwertigen, randomisiert-kontrollierten analgetischen Studien ausgeschlossen werden.

3.4 Fazit für die Praxis

Die Prävalenzen von chronischem Schmerz und Demenz nehmen mit dem Alter deutlich zu, so dass die Kombination beider Probleme bei älteren Menschen sehr häufig geworden ist. Die kognitiven Störungen der Demenz erschweren eine valide und reliable Schmerzdiagnostik und -messung, die wiederum die Voraussetzung einer erfolgreichen Schmerzbehandlung sind. Es überrascht daher nicht, dass viele Studien eine analgetische Unterversorgung bei Menschen mit Demenz belegen. Schmerzen, die unbemerkt bleiben, können Verhaltensstörungen (Agitation, Aggression) bei Menschen mit Demenz auslösen oder verstärken und die Lebensqualität der Patienten deutlich mindern. Um Schmerzen bei Menschen mit Demenz erfassen zu können, sollte sowohl der subjektive Schmerzbericht erfasst werden, als auch eine systematische Fremdeinschätzung durchgeführt werden. Hierbei sollte je nach Schweregrad der Demenz der subjektive Schmerzbericht kritisch hinterfragt werden, vor allen Dingen dahingehend, dass das Ausbleiben von Schmerzauskünften nicht bedeutet, dass keine Schmerzen vorhanden sind. Die systematische Fremdeinschätzung sollte wenn möglich nicht auf einer einmaligen Beobachtung des Patienten basieren, sondern auf Beobachtung des Patienten über unterschiedliche Situationen hinweg. Die Mimik gilt hier als bester Schmerzindikator.

3.5 Literatur

Alzheimer's Disease International. „World Alzheimer Report 2009".

Bartlett, M. S., Littlewort, G. C., Frank, M. G., u. Lee, K. (2014). Automatic decoding of facial movements reveals deceptive pain expressions. Current Biology, 24(7), 738–743.

Beach, P. A., Huck, J. T., Miranda, M. M., Foley, K. T., und Bozoki, A. C. (2016). Effect of Alzheimer's disease on the facial expression of pain. The Clinical Journal of Pain, in press.

Benedetti, F., Arduino, C., Costa, S., et al. (2006) Loss of expectation-related mechanisms in Alzheimer's disease makes analgesic therapies less effective. Pain, 121, 133–144.

Benedetti, F., Arduino, C., Vighetti, S., et al. (2004) Pain reactivity in Alzheimer patients with different degrees of cognitive impairment and brain electrical activity deterioration. Pain, 111, 22–29.

Benedetti, F., Vighetti, S., Ricco, C., et al. (1999) Pain threshold and tolerance in Alzheimer's disease. Pain, 80, 377–382.

Bosley, B.N., Weiner, D.K., Rudy, T.E., and Granieri, E. (2004) Is chronic nonmalignant pain associated with decreased appetite in older adults? Preliminary evidence. Journal of the American Geriatric Society, 52, 247–251.

Carlino E, Benedetti F, Rainero I, Asteggiano G, Cappa G, Tarenzi L, Vighetti S, Pollo A. Pain perception and tolerance in patients with frontotemporal dementia. Pain 2010; 151: 783–9.

Chibnall, J. T., u. Tait, R. C. (2001). Pain assessment in cognitively impaired and unimpaired older adults: a comparison of four scales. Pain, 92(1), 173–186.

Cipher, D.J., and Clifford, R.A. (2004) Dementia, pain, depression, behavioral disturbances, and ADLs: toward a comprehensive conceptualization of quality of life in long-term care. International Journal of Geriatric Psychiatry, 19, 741–748.

Closs, S. J., Barr, B., u. Briggs, M. (2004). Cognitive status and analgesic provision in nursing home residents. British Journal of Genetic Practice, 54, 919–921.

Cole LJ, Farrell MJ, Duff EP, Barber JB, Egan GF, Gibson SJ. Pain sensitivity and Fmri pain-related brain activity in Alzheimer's disease. Brain 2006, 129: 2957–2965.

Cole LJ, Gavrilescu M, Johnston LA, Gibson SJ, Farrell MJ, Egan GF. The impact of Alzheimer's disease on the functional connectivity between brain regions underlying pain perception. Eur J Pain 2011; 15: 568–11.

Corbett, A., Achterberg, W., Husebo, B., Lobbezoo, F., de Vet, H., Kunz, M., ... u. Lautenbacher, S. (2014). An international road map to improve pain assessment in people with impaired cognition: the development of the Pain Assessment in Impaired Cognition (PAIC) meta-tool. BMC Neurology, 14(1), 229.

Corbett, A., Husebo, B.S., Malcangio, M., et al. (2012) Assessment and treatment of pain in people with dementia Assessment, diagnosis and treatment of pain in people with dementia. Nature Reviews Neurology, 8, 264–274.

Deutsche Alzheimer Gesellschaft (Hrsg.). „Das Wichtigste 1: Die Epidemiologie der Demenz“. 2014.
Ekman, P., and Friesen, W. V. (1978) Facial action coding system: Investigator’s guide. Palo Alto, Calif.: Consulting Psychologists Press.
Femminella GD, Rengo G, Komici K, Iacotucci P, Petraglia L, Pagano G, Ferrara N. Autonomic Dysfunction in Alzheimer’s Disease: Tools for Assessment and Review of the Literature. J Alzheimer’s Disease 2014; 42: 369–377.
Folstein MF, Folstein SE, Mchugh PR. Mini mental state: a practical method for grading the cognitive state of patients for the clinician. J Psychiatr Res 1975 ; 12(3): 189–98.
Frampton M. Experience assessment and management of pain in people with dementia. Age Ageing 2003; 32: 248–51.
Gibson SJ, Voukelatos X, Ames D, et al. (2001) An examination of pain perception and cerebral event-related potentials following carbon dioxide laser stimulation in patients with Alzheimer’s disease and age-matched control volunteers. Pain Research and Management, 6, 126–132.
Giron, M.S.T., Forsell, Y., Bernsten, C., et al. (2002) Sleep problems in a very old population: Drug use and clinical correlates. Journals of Gerontology A-Biological Science and Medical Science, 57, 236–240.
Gluhak, C., Arnetzl, G.V., Kirmeier, R., et al. (2010) Oral status among seniors in nine nursing homes in Styria, Austria. Gerontology, 27, 47–52.
Grimby, C., Fastbom, J., Forsell, Y., et al. (1999) Musculoskeletal pain and analgesic therapy in a very old population. Archives of Gerontology and Geriatrics, 29, 29–43.
Haasum, Y., Fastbom, J., Fratiglioni, L., et al. (2011) Pain Treatment in Elderly Persons With and Without Dementia A Population-Based Study of Institutionalized and Home-Dwelling Elderly. Drugs and Aging, 28, 283–293.
Hadjistavropoulos T, LaChapele DL, MacLeod FK, Snider B, Craig KD. Measuring movement-exacerbated pain in cognitively impaired frail elders. Clin J Pain 2000; 16: 54–63.
Hammal, Z., u. Kunz, M. (2012). Pain monitoring: A dynamic and context-sensitive system. Pattern Recognition, 45(4), 1265–1280.
Horgas, A. L., u. Tsai, P. F. (1998). Analgesic drug prescription and use in cognitively impaired nursing home residents. Nursing Research, 47(4), 235–242.
Horn, S.D., Bender, S.A., Bergstrom, N., et al. (2002) Description of the National Pressure Ulcer Long-Term Care Study. Journal of the American Geriatric Society, 50, 1816–1825.
Husebo, B.S., Ballard, C., Sandvik, R., et al. (2011) Efficacy of treating pain to reduce behavioural disturbances in residents of nursing homes with dementia: cluster randomised clinical trial. British Medical Journal, 343, 1–10.
Husebo, B.S., Strand, L.I., Moe-Nilssen, R., et al. (2008) Who suffers most? Dementia and pain in nursing home patients: A cross-sectional study. Journal of the American Directors Association, 9, 427–433.
Husebo, B.S., Strand, L.I., Moe-Nilssen, R., et al. (2010) Pain in older persons with severe dementia. Psychometric properties of the Mobilization-Observation-Behaviour-Intensity-Dementia (MOBID-2) Pain Scale in a clinical setting. Scandinavian Journal of Caring Sciences, 24, 380–391.
Jensen-Dahm, C., Werner, M.U., Dahl, J.B., et al. (2014) Quantitative sensory testing and pain tolerance in patients with mild to moderate Alzheimer’s disease compared to healthy control. Pain, 155, 1439–1445.
Kaasalainen, S. and Crook, J. (2004) An exploration of seniors’ ability to report pain. Clinical Nursing Research, 13, 199–215.
Kaeser, M. (2012). Gesundheit von Betagten in Alters-und Pflegeheimen. Erhebung zum Gesundheitszustand von betagten Personen in Institutionen (2008/09). Neuchâtel, BFS.
Kunz, M., Mylius, V., Scharmann, S., et al. (2009) Influence of dementia on multiple components of pain. European Journal of Pain, 13, 317–325.
Kunz, M., Scharmann, S., Hemmeter, U., et al. (2007) The facial expression of pain in patients with dementia. Pain, 133, 221–228.
Kunz, M., u. Lautenbacher, S. (2014). The faces of pain: a cluster analysis of individual differences in facial activity patterns of pain. European Journal of Pain, 18(6), 813–823.
Lane, P. (2004). Assessing pain in patients with advanced dementia. Nursing2014, 34(8), 17.

Lautenbacher S, Kunz M (2015). Facial pain expression in dementia: a review of the experimental and clinical evidence. Current Alzheimer Research, in press.

Lin, P.C., Lin, L.C., Shyu, Y.I.L. and Hua, M.S. (2011) Predictors of pain in nursing home residents with dementia: a cross-sectional study. Journal of Clinical Nursing, 20, 1849–57.

Lints-Martindale, A., Hadjistavropoulos, T., Barber, B. and Gibson, S. (2007) A psychophysical investigation of the facial action coding system as an index of pain variability among older adults with and without Alzheimer's disease. Pain Medicine, 8, 678–689.

Lobbezoo, F., Weijenberg, R.A.F. and Scherder, E.J.A. (2011) Topical Review: Orofacial Pain in Dementia Patients. A Diagnostic Challenge. Journal of Orofacial Pain, 25, 6–14.

Miro, J., Paredes, S., Rull, M., et al. (2007) Pain in older adults: A prevalence study in the Mediterranean region of Catalonia. European Journal of Pain, 11, 83–92.

Moriarty, O.M., McGuire, B.E. and Finn, D.P. (2011) The effect of pain on cognitive function: A review of clinical and preclinical research. Progress in Neurobiology, 93, 385–404.

Parmelee PA (1996) Pain in cognitively impaired older persons. Clin Geriatr Med 12: 473–487.

Porter, F. L., Malhotra, K. M., Wolf, C. M., Morris, J. C., Miller, J. P., u. Smith, M. C. (1996). Dementia and response to pain in the elderly. Pain, 68(2), 413–421.

Rainero, I., Vighetti, S., Bergamasco, B., et al. (2000) Autonomic responses and pain perception in Alzheimers's disease. European Journal of Pain, 4, 267–274.

Richards, S. C.M. and Scott, D.L. (2002) Prescribed exercise in people with fibromyalgia: parallel group randomised controlled trial. British Medical Journal, 325, 185–187.

Scherder EJ, Sergeant JA, Swaab DF . Pain processing in dementia and its relation to neuropathology. Lancet Neurol 2003; 2: 677–86.

Scherder, E., Herr, K., Pickering, G., et al. (2009) Pain in dementia. Pain, 145, 276–768.

Tambyah, P.A. and Maki, D.G. (2000) Catheter-associated urinary tract infection is rarely symptomatic – A prospective study of 1497 catheterized patients. Archives of Internal Medicine, 160, 678–682.

Villanueva, M.R. (2003) Pain assessment for the dementing elderly (PADE): Reliability and validity of a new measure. Journal of the American Medical Directors Association, 4, 1–8.

Willer JC. Comparative study of perceived pain and nociceptive flexion reflex in man. Pain. 1977; 3: 69–80.

Woolf, A.D., Zeidler, H., Haglund, U., et al. (2004) Musculoskeletal pain in Europe: its impact and a comparison of population and medical perceptions of treatment in eight European countries. Annals of the Rheumatic Diseases, 63, 342–347.

Yamamoto M, Kachi T, Igata A. Pain related somatosensory evoked potentials in dementia. J Neurol Scienc 1996; 137: 117–19.

Zwakhalen, S.M., Hamers, J.P., Abu-Saad, H.H. and Berger, M.P. (2006) Pain in elderly people with severe dementia: a systematic review of behavioural pain assessment tools. BMC Geriatrics, 6: 3.

Albert Lukas

4 Schmerzassessment bei kognitiv unauffälligen und beeinträchtigten älteren Patienten

4.1 Schmerz im Alter

Schmerz ist ein häufiges Problem im Alter und führt zu erheblicher Morbidität und funktioneller Einschränkung bei Betroffenen. Bis zu 45% der zu Hause lebenden und bis zu 80% der in einem Pflegeheim lebenden älteren Menschen leiden unter chronischen Schmerzen (Ferrell 2004). Viele von ihnen (bis zu 26%) leiden davon sogar unter täglichen Schmerzen (Cervo 2007). Die schmerztherapeutische Versorgung Betroffener ist nicht immer adäquat. Die Gründe hierfür sind vielschichtig. Schmerzen werden oft übersehen, unterschätzt und missachtet, besonders bei Menschen mit gleichzeitiger Demenz (AGS 2002).

Aufgrund der demographischen Entwicklung gewinnt das Thema „Schmerz und Alter" zunehmende Bedeutung. Prognosen der WHO zufolge wird die Zahl der über 60-Jährigen von rund 600 Millionen im Jahr 2000 auf 1,2 Milliarden bis ins Jahr 2025 ansteigen und bis zum Jahr 2050 die 2-Milliarden-Grenze erreichen. Die Gruppe der über 80-Jährigen entspricht dabei der am schnellsten wachsenden Bevölkerungsgruppe (WHO 2014).

Mit dem Alter steigt auch das Risiko dementieller Erkrankungen. Aktuell geht man in Deutschland von etwa 1,5 Millionen Menschen mit Demenz aus. Jahr für Jahr treten etwa 300.000 Neuerkrankungen auf, wobei das Alter den wichtigsten Risikofaktor darstellt. Während in der Gruppe der 65-Jährigen der Anteil der Menschen mit Demenz bei 5% liegt, steigt er bei den über 90-jährigen Menschen auf bis zu 50% an. Es wird erwartet, dass sich die Zahl der Menschen mit Demenz bis zum Jahr 2050 auf 3 Millionen verdoppeln wird (Bickel 2014). Die Koexistenz von Demenzerkrankungen und Schmerzen bei älteren Menschen wird mit bis zu 50% angegeben (Corbett 2012; Tosato 2012). Zahlreiche Studien belegen, dass demente Patienten bei gleichen schmerzhaften Erkrankungen und Verletzungen weniger Analgetika verordnet bekommen als nicht demente Betroffene (Morrison 2000; Pickering 2006). Gründe hierfür liegen vor allem in der deutlich schwierigeren Schmerzerkennung und Einschätzung bei dieser Personengruppe. So konnte wiederholt gezeigt werden, dass Pflegekräfte und Ärzte Schmerzen älterer Patienten fehleinschätzen, Analgetika nicht ausreichend verschreiben und unterbehandeln (Martin 2005; Horgas 2007; Kaasalainen 2007; Schofield 2013). Dies gilt generell für ältere Menschen, besonders aber für solche mit kognitiven Einschränkungen.

Angesichts einer alternden Gesellschaft werden Bemühungen die gesundheitliche Versorgung älterer Menschen sicherzustellen immer dringlicher. Dies gilt im Besonderen für das Schmerzmanagement – kann Schmerzreduktion oder sogar Schmerzfreiheit doch erheblich zu einer guten Lebensqualität, auch im fortgeschrittenen Alter, beitragen.

4.2 Definition des Schmerzes

Schmerz ist definiert als multidimensionale, subjektive Empfindung mit sensorischen, kognitiven und emotionalen Dimensionen (Melzack 1968; AGS 2002).

Für die klinische Praxis ist Schmerz „...wie auch immer eine Person ihn definiert und liegt vor, wann immer eine Person sagt, dass er auftritt“ (McCaffery and Pasero 1999). Beide Definitionen unterstreichen, dass Schmerz in hohem Maße *subjektiv* empfunden wird und Selbstberichte Betroffener daher wichtig sind für das Verständnis, wie Schmerz erfahren wird. Es wird aber auch deutlich, dass Schmerz eine Reihe unterschiedlicher Aspekte umfasst, wie Schwere und Qualität des Schmerzes, Interpretation der Bedeutung des Schmerzes, Coping-Strategien und funktionelle Auswirkungen des Schmerzes (Epker 2013).

4.3 Schmerz und seine Folgen

Schmerz kann zu erheblichen Konsequenzen bei Betroffenen führen. Häufig findet sich eine Assoziation mit einem eingeschränkteren Gesundheitszustand. Menschen mit Schmerzen zeigen oftmals größere funktionelle Einschränkungen (Immobilität), Depressionen, verminderten Appetit, klagen häufiger über Schlafstörungen und soziale Isolation, verglichen mit Patienten ohne Schmerzen (AGS 2002; Weiner 2003; Bosley 2004). Sie stürzen dreimal so häufig wie Menschen ohne Schmerzen (Stubbs 2014). Ältere Menschen mit chronischen Schmerzen scheinen so weniger aktiv als solche ohne Schmerzen (Stubbs 2013; Covinsky 2009). Sie sind infolge ihrer Schmerzen davon bedroht, ihre soziale Unabhängigkeit und Selbständigkeit einzubüßen. Der multidimensionale Einfluss von Schmerzen scheint ältere Menschen anfälliger gegenüber physiologischen Stressoren zu machen. Ihre Antwortmöglichkeiten hierauf scheinen weniger effektiv, was letztlich auch zur Entwicklung von Gebrechlichkeit (Frailty) beitragen kann (Shega 2012). Bei älteren Menschen steht deshalb, anders als bei jüngeren, der Erhalt bzw. die Wiedererlangung von Aktivität und Teilhabe im Vordergrund (Basler 2004). Zu beachten ist dabei, dass sich Schmerzen im höheren Lebensalter, wegen häufiger zugrundeliegender degenerativer Veränderungen, oftmals nicht ursächlich behandeln lassen. Oftmals kann nur eine Schmerzreduktion erreicht werden (Basler 2005).

4.4 Grundsätzliches zum Schmerzassessment im Alter

Als kritischer erster Schritt für ein effektives Schmerzmanagement gilt generell ein adäquates Schmerzassessment einschließlich Assessment der kognitiven Funktion, der sensorischen Einschränkungen (Malec 2015) sowie der funktionellen Auswirkungen. Die Amerikanische Schmerzgesellschaft bezeichnete den Schmerz einmal als „fünftes Vitalzeichen“, um deutlich zu machen, dass regelmäßiges Assessment und Monitoring von Schmerzen vergleichbar wichtig ist wie die Dokumentation beispielsweise von Blutdruck oder Puls (AGS 2002). Dabei basiert Schmerzassessment aufgrund der Subjektivität in erster Linie auf einer Selbstbewertung und setzt damit ein ausreichendes Verständnis des Konstruktes Schmerz und eine hinreichende verbale Kommunikationsfähigkeit voraus. Das hat dazu geführt, dass die Selbsteinschätzung gemeinhin als „*Goldstandard*“ zur Schmerzerkennung, Intensitätsbestimmung und Dauer von Schmerzen gewertet wird (AGS 2002; Herr 2011). Zu bedenken ist aber, dass eine solche Selbstbewertung zahlreichen individuellen Einflüssen, wie Aggravation oder Dissimilation durch den Patienten, unterworfen ist. Daher bewerten einzelne Autoren den Goldstandard Selbsteinschätzung kritisch (Schiavenato 2010). Zahlreiche Variablen, wie z.B. das Altern, frühere Erfahrungen, Einstellungen, Überzeugungen, Erwartungen, Erinnerungen, aber auch Angst oder der soziale Kontext können nämlich die Schmerzempfindung erheblich beeinflussen (Hadjistavropoulos 2007).

4.5 Barrieren eines angemessenen Schmerzassessments im Alter

In der Literatur werden zahlreiche Barrieren, die einer angemessenen Schmerzerkennung im Alter entgegenstehen, diskutiert. Tabelle 4.1 zeigt eine Zusammenstellung dieser möglichen Barrieren, basierend auf den Veröffentlichungen von Malec und Shega (2015) sowie Nikolaus und Schuler (2000):

Tab. 4.1: Barrieren einer adäquaten Schmerzerkennung.

Patientenfaktoren, die zu einer Unterbehandlung von Schmerzen beitragen können: – Schmerz als natürliche Konsequenz des Alterns – Schmerz als Metapher für eine schwere Erkrankung oder den bevorstehenden Tod – Angst vor invasiver Diagnostik und Therapie – Angst vor Kontrollverlust über eigene Gesundheitsentscheidungen – Angst vor Nebenwirkungen einer (Opioid-)Therapie – Angst vor Abhängigkeit – Angst vor einem Wirkungsverlust eingesetzter Analgetika und mangelnder Effektivität, falls der Schmerz sich verschlimmert – Angst, als klagende, schwache oder schwierige Person zu gelten – kulturelle und/oder religiöse Überzeugungen (Schmerz als Sühne für vergangene Taten)
Arzt-/Pflegefaktoren, die zu einer Unterbehandlung von Schmerzen beitragen können: – Schmerz als natürliche Konsequenz des Alterns – Mangel an Übung/Erfahrung im Schmerzassessment und/oder -management – Missachtung von Schmerzberichten – Furcht vor Überprüfungen der Verschreibungspraxis durch offizielle Stellen – Furcht vor Analgetika -Missbrauch – Angst vor Opioid-bedingten Nebenwirkungen (z.B. Sturz- und Delir-Risiko) – Furcht vor rechtlichen Auseinandersetzungen im Zusammenhang mit Opioiden

Viele dieser vor allem patientenbezogenen Barrieren führen zum sogenannten „Underreporting of Pain“. Schmerz wird von Betroffenen als „normale“ Alterserscheinung angesehen, die nicht berichtenswert erscheint und einfach ertragen werden muss. Die Folge ist eine Unterschätzung von Schmerzen und damit inadäquater Analgetikatherapie (Mrozek 2001). Abhilfe kann hier nur durch explizites Nachfragen nach Schmerzen bei den Betroffenen erreicht werden.

Ein anderer wichtiger Hinderungsgrund einer adäquaten Schmerztherapie stellen kognitive Einschränkungen Betroffener dar mit der Unfähigkeit Schmerzen richtig zu kommunizieren. So konnte nachgewiesen werden, dass Menschen mit Demenz aufgrund ihrer Kommunikationseinschränkungen dazu neigen schmerztherapeutisch unterversorgt zu sein (Morrison 2000; Pickering 2006). Mit zunehmender kognitiver Einschränkung wird die Schmerzerkennung immer schwieriger. Das liegt vor allem an der zunehmenden Einschränkung zur „Selbstauskunft". Schmerzassessment sollte daher immer systematisch erfolgen. Aktives Erfragen von Schmerzen sowie das Nutzen adäquater, validierter Assessmentinstrumente, auch bei Betroffenen mit kognitiven Einschränkungen, scheint dabei der beste Weg, die Herausforderung „Schmerzerkennung und -einschätzung" zu bewältigen.

4.6 Praktisches Vorgehen beim Schmerzassessment

Wenn möglich sollten zur Schmerzbeschreibung die eigenen Worte des Patienten verwendet werden (Schofield 2013). Aufgrund des sog. „Underreporting of Pain" (s. o.) empfiehlt es sich explizit nach Schmerzen zu fragen. Dabei hat sich gezeigt, dass möglichst einfache Fragen, ggf. auch unter Verwendung von Synonymen, wie beispielsweise „tut es weh", „wo tut es weh", gerade bei älteren Menschen häufig zum Ziel führen (Hadjistavropoulos 2010). Spontane Schmerzberichte abzuwarten reicht oftmals nicht aus. Ergänzend sollten eine ausführliche Anamnese und gründliche körperliche Untersuchung, einschließlich Erhebung des neurologischen und orthopädischen Befundes sowie eine gründliche Untersuchung der schmerzhaften Region erfolgen. Familienangehörige und Pflegende sollten hinsichtlich ergänzender schmerzbedingter Aspekte befragt werden (Schofield 2013). Weiterhin gehören zur Anamnese Fragen nach Schmerzdauer und Schmerzcharakter.

Zur Bestimmung der Schmerzintensität sollten standardisierte Selbsteinschätzungsskalen genutzt werden. Das gilt generell, besonders aber für Einrichtungen wie Pflegeheime oder Kliniken, in denen sich unterschiedliche Teammitglieder hinsichtlich des Schmerzes über Bewohner oder Patienten austauschen. Diese Instrumente sind hilfreich in der Schmerzerkennung, der Einschätzung der Schmerzstärke, aber auch zur Bestimmung der Effektivität einer eingeleiteten Analgetikatherapie (Hadjistavropoulos 2010). Da ältere Menschen häufig visuelle oder akustische Einschränkungen aufweisen, sollte auf adäquate Seh- und Hörhilfen geachtet werden (Schofield 2013). Assessments in Papierform sollten möglichst groß dargestellt werden.

Da Schmerz ein multidimensionales Phänomen ist, müssen unterschiedliche Dimensionen, die zum Konstrukt Schmerz beitragen, adäquat erfasst werden. Die Mehrzahl üblicher Assessments beschränkt sich auf die Bestimmung spezifischer Teilaspekte wie Schmerzstärke oder Funktion. Nur wenige Assessments umfassen tatsächlich die Multidimensionalität von Schmerzen. Das „strukturierte geriatrische Schmerzassessment" ist hierfür ein Beispiel und gilt hier als Ausnahme im deutschsprachigen Raum (Basler 2001).

4.6.1 Das strukturierte Schmerzinterview für geriatrische Patienten

Bei dem von Basler (2001) entwickelten Schmerzinterview für geriatrische Patienten handelt es sich um ein strukturiertes, multidimensionales und umfängliches Schmerzassessment, das neben dem Vorhandensein von Schmerzen und der Schmerzintensität weitere entscheidende Schmerzgrößen wie Schmerzlokalisation, Dauer des Schmerzes, Schmerzverstärkung und -linderung, schmerzbedingte Behinderung, Depressivität und Selbsteffizienz umfasst. Damit zählt das strukturierte Schmerzinterview von Basler zu den umfangreichsten Schmerzassessments im deutschsprachigen Raum. Laut Anleitung ist es für geriatrische Schmerzpatienten ab 75 Jahre – mit und ohne kognitive Beeinträchtigungen (operationalisiert durch die *Mini-Mental State Examination*, MMSE) – erprobt worden. Für die Bereiche leichte bis mittlere kognitive Beeinträchtigung liefert es gut verwertbare Resultate. Bei einem MMSE < 10 sind die Angaben nicht mehr ausreichend reliabel, da viele der Fragen dann nicht mehr verstanden werden. Das Interview sollte daher bei schweren kognitiven Einschränkungen nicht mehr angewendet werden. Innerhalb des Interviews erfolgt ein kognitives Screening. Ist der Patient nicht in der Lage, drei Begriffe bei mehrfachem Vorsprechen zu wiederholen, kann dies ein Hinweis auf eine starke kognitive Beeinträchtigung sein. In diesem Fall sollte, laut Empfehlung der Autoren, der MMSE zusätzlich durchgeführt werden. Darüber hinaus umfasst das Interview als Anlage auch eine ausführliche Fremdanamnese über aktuelle Schmerzmedikation, bisherige Therapiemaßnahmen, sowie die aktuelle Versorgungssituation des Betroffenen.

4.6.2 Grundsätzliches zur Bestimmung der Schmerzintensität im Alter

Bisherige Erfahrungen zeigen, dass abhängig von der Kommunikationsfähigkeit, ein graduelles System unterschiedlicher Schmerzassessmentinstrumente, beginnend mit einem Instrument zur Selbstauskunft und endend mit einem Fremdbeobachtungsassessment, wahrscheinlich der beste Weg einer erfolgreichen und angemessenen Schmerzerkennung und Intensitätsbestimmung darstellt (Lukas 2013). Zahlreiche Reviews unterstützen die Reliabilität und Validität solcher Selbstbewertungsinstrumente. Wann immer möglich, sollten sie im Schmerzassessment die erste Wahl darstellen (Closs 2004; Pautex 2005; Pesonen, Kauppila 2009). Wenn die Kommunikation schwieriger wird, wie z. B. im Rahmen einer fortschreitenden Demenz, werden Selbstbewertungsinstrumente immer weniger zuverlässig und sollten schließlich durch Beobachtungsinstrumente ersetzt werden (Herr 2011; Lukas 2012). Zusätzlich zu dem Rückgang der Kommunikationsfähigkeit sind Menschen mit Demenz im fortgeschrittenen Stadium immer weniger in der Lage die Bedeutung von Schmerzen zu verstehen (McAuliffe 2012). Bei diesen Betroffenen ist eine Selbsteinschätzung des Schmerzes nicht mehr möglich und sollte durch eine Fremdbeobachtung, in der Regel durch eine Person, die den Patienten gut kennt, ersetzt werden. Dabei gilt die Beobachtung und Aufdeckung von schmerzassoziiertem Verhalten als recht zuverlässige Methode zur Schmerzerkennung bei Demenz. Grundsätzlich gilt aber die Regel, dass immer erst eine Selbsteinschätzung versucht werden sollte, bevor auf ein Fremdeinschätzungsinstrument zurückgegriffen wird (Achterberg 2013). Es sollte darüber hinaus darauf geachtet werden, möglichst ein einfaches Messinstrument zu wählen, mit dem der

Patient gut zurechtkommt. Da die Schmerzinstrumente untereinander nicht austauschbar sind, sollte für die Verlaufsbeobachtung immer das gleiche Instrument verwendet werden.

4.6.2.1 Selbsteinschätzungsinstrumente

Zahlreiche Selbsteinschätzungsinstrumente können unterschieden werden. Die meisten von ihnen sind validiert und in verschiedenen Studien miteinander verglichen worden (Gagliese 2005; Pautex 2005; Lukas 2013).

Eines dieser häufig angewendeten Selbsteinschätzungsinstrumente ist die Visuelle Analog-Skala (VAS) (Huskisson 1983), eine 10-cm-Linie mit den beiden Extremen: „kein Schmerz" und „schlimmster möglicher Schmerz". Bei Anwendung dieses Schmerzerfassungsinstrumentes wird der Patient gebeten seine Schmerzstärke durch eine Markierung auf der Linie festzulegen. Untersuchungen an geriatrischen Patienten zeigen allerdings, dass die VAS als eher schwierig und wenig genau in ihrer Anwendung bei älteren Menschen, besonders aber wenn eine kognitive Einschränkung hinzutritt, angesehen wird (Hadjistavropoulos 2007). Dies wird insbesondere bei wiederholter Anwendung dieser abstrakten Schmerzskala deutlich.

Günstiger erscheint da die Numerische Rating-Skala (NRS) , siehe Abbildung 4.1. Hierbei handelt es sich um eine 11-stufige Skala mit Messwerten zwischen 0 = kein Schmerz bis 10 = schlimmster vorstellbarer Schmerz. Der Betroffene wird aufgefordert nach verbaler Erläuterung seinen aktuellen Schmerz einzuschätzen. Hilfreich kann hier die zusätzliche Präsentation der Messskala in schriftlicher Form sein.

kein Schmerz — stärkster vorstellbarer Schmerz

0 1 2 3 4 5 6 7 8 9 10

Abb. 4.1: Numerische Rating Skala (NRS).

Als drittes Erfassungsinstrument ist die Verbale Rating-Skala (VRS) zu nennen (Abb. 4.2). Hierbei handelt es sich um eine Likert-Intensitäts-Skala mit den Stufen: „kein-leicht-moderat-starker Schmerz" bei der 4-stufigen bzw. zusätzlich „sehr starker Schmerz" bei der 5-stufigen Skala. Dabei werden die Betroffenen befragt, welches Adjektiv am besten ihre aktuelle Schmerzintensität beschreibt.

- ☐ kein Schmerz
- ☐ leichter Schmerz
- ☐ mittelstarker Schmerz
- ☐ starker Schmerz
- ☐ unerträglicher Schmerz

Abb. 4.2: Verbale Rating Skala (VRS-5).

In einer eigenen, umfangreichen Untersuchung an Patienten mit geriatrietypischer Multimorbidität und unterschiedlichen kognitiven Einschränkungen konnte gezeigt werden, dass die NRS bereits bei leichten kognitiven Einschränkungen von 25% der Betroffenen nicht mehr ausreichend sicher benutzt werden konnte (Lukas 2013). Bei Menschen mit mittelschwerer kognitiver Einschränkung waren sogar 42,5% nicht mehr in der Lage zuverlässig die NRS zu nutzen. Im Gegensatz dazu zeigte die Anwendung der VRS – unabhängig ob vier- oder fünfstufig – eine erfreulich stabile Anwendbarkeit bei 90%, selbst bis zur einem *Minimental State Examination* (MMSE) von 10. Diese Ergebnisse zeigen, dass selbst mittelgradig eingeschränkte Menschen mit Demenz in vielen Fällen noch zu einer Selbstauskunft in der Lage sind, es muss dann allerdings auf die Anwendung eines für diese Gruppe adäquaten Schmerzassessments geachtet werden. Die Studie konnte weiterhin zeigen, dass bei konsequenter Anwendung eines Algorithmus, ohne vorherige Kenntnis der kognitiven Leistungsfähigkeit, zuverlässig zwischen möglicher Selbst- und notwendiger Fremdeinschätzung unterschieden werden kann (Lukas 2013).

Neben den bisher genannten Skalen ist auch noch die *Faces Pain Scale* (FPS) zu nennen. Während man anfangs gerade diesen Skalentyp für Menschen mit beginnender dementieller Entwicklung propagierte, haben Studien zeigen können, dass Betroffene, selbst in frühen Stadien ihrer Demenzerkrankung, bereits Schwierigkeiten haben mit diesem Instrument zurechtzukommen (Scherder 2000). Zu beachten ist auch, dass Menschen mit einer Demenz gegenüber Gesunden oftmals auf Schmerzreize eine enthemmte und damit gesteigerte Gesichtsmimik aufweisen, was eine Interpretation von schmerzassoziiertem Verhalten erschweren kann oder erst möglich macht (Kunz 2009).

4.6.2.2 Fremdbewertungsinstrumente

Die Schmerzerkennung bei Menschen mit einer kognitiven Einschränkung gilt als besondere Herausforderung und sollte immer zunächst einen Versuch zur Selbsteinschätzung umfassen. Darüber hinaus sollte immer auch aktiv nach schmerzhaften Zuständen gefragt werden, einschließlich einer sorgfältigen Beurteilung möglichen Schmerzverhaltens. Die körperliche Untersuchung zielt darauf ab, mögliche Schmerzursachen (z.B. muskuloskelletal) zu erkennen. Informationen von Pflegenden sollten ebenso gesammelt und in die Gesamtbeurteilung einfließen wie die Reaktionen auf eine probatorische Analgetikatherapie (Herr 2006). Ein Therapieversuch kann zur Differenzierung tatsächlicher Schmerzpatienten und solcher ohne Schmerzen hilfreich sein. Darüber hinaus gelingt so auch eine Einschätzung, inwieweit hiervon funktionelle Einschränkungen bedingt sind (Malec 2015).

In den letzten 15 Jahren sind mehr als 20 Fremdbeobachtungsinstrumente für Erwachsene mit deutlichen Kommunikationsstörungen, hier insbesondere für Menschen mit einer fortgeschrittenen Demenz, entwickelt worden (Herr 2006; Zwakhalen 2006). Die überwiegende Zahl dieser Erfassungsinstrumente basiert auf Verhaltensauffälligkeiten, die häufig im Zusammenhang mit Schmerzen beobachtet werden. Eine Expertengruppe hat 2002 erstmals solche häufig mit Schmerzen in Verbindung gebrachte Auffälligkeiten zusammengefasst (siehe Tab. 4.2) (AGS 2002).

Insbesondere der Gesichtsausdruck Betroffener gilt als besonders hilfreich um Unbehagen im Rahmen einer Alzheimerdemenz zu erkennen (Kunz 2007). Sensorische und affektive Komponenten von Schmerz können im Gesichtsausdruck differenziert werden, sensorische Aspekte durch Muskelbewegungen um die Augen, affektive Aspekte durch Bewegungen der Augenbrauen und der Oberlippe. Allerdings bedarf der Einsatz eines solchen

Tab. 4.2: Typisches schmerzassoziiertes Verhalten bei kognitiv eingeschränkten älteren Menschen, nach dem „AGS Panel on persitent pain in older persons" (AGS 2002).

Gesichtsausdruck	eingefrorener Gesichtsausdruck, trauriger, erschrockener Gesichtsausdruck, Grimassieren, Stirnrunzeln, Augen geschlossen oder zusammengekniffen, jeder angespannte Gesichtsausdruck, schnelles Blinzeln
Verbalisierung, Vokalisation	Seufzen, Ächzen, Stöhnen, Rufen, lautstarkes Atmen, Hilfe einfordern, verbal aggressives Verhalten
Körperbewegungen	Steife, angespannte Körperhaltung, Schonhaltung, herumzappeln, gesteigertes Umherlaufen, Unruhe, Veränderungen des Ganges oder der Mobilität
Veränderungen der interpersonellen Interaktion	Aggression, streitlustig, Abwehr von Pflegemaßnahmen, geringere soziale Interaktion, unangemessenes Verhalten, störend, Rückzugstendenz
Veränderungen in den Aktivitäten oder Routinen	Essverweigerung, Veränderungen des Appetits, vermehrte Ruhephasen und Schlaf, verändertes Schlafmuster, plötzliche Verhaltensveränderungen, vermehrte Weglauftendenz
Veränderungen des mentalen Status	schreien und weinen, verstärkte Verwirrtheit, Reizbarkeit oder Sorge

Facial Action Coding Systems ein umfangreiches Training, was den Einsatz im klinischen Alltag deutlich limitiert (Kunz 2012; Lautenbacher 2013).

All die von der AGS beschriebenen Auffälligkeiten werden in unterschiedlicher Zusammensetzung in den aktuellen Fremdbeobachtungsinstrumenten beachtet. Keines der Instrumente umfasst allerdings alle relevanten Indikatoren. Fremdbewertungsinstrumente werden wiederholt in Übersichtsarbeiten kritisch hinsichtlich ihrer psychometrischen Qualität beurteilt (Herr 2006; Zwakhalen 2006; Aubin 2007; Herr 2010; Lichtner 2014). In einer aktuellen Übersichtsarbeit werden weitere Überprüfungen der Validität und der klinischen Anwendbarkeit gefordert. Keines dieser Instrumente zeigte eine eindeutig bessere Reliabilität oder Validität gegenüber anderen Assessmentinstrumenten. Vergleichbare Ergebnisse fanden sich auch hinsichtlich Anwendbarkeit und dem klinischem Nutzen (Lichtner 2014). Hinsichtlich ihrer Spezifität (zur Unterscheidung Schmerz von anderen Stressoren) finden sich in der Literatur bisher nur geringe Hinweise (Fuchs-Lacelle 2004). Dabei ist gerade die Spezifität solcher Instrumente ein häufiger Kritikpunkt, der auch in der täglichen Anwendung immer wieder zu Diskussionen führt. Ist beispielsweise das beobachtbare Verhalten, z.B. Aggression, auf einen insuffizient behandelten Schmerz zurückzuführen oder gibt es eine andere Erklärung?

Trotz der recht großen Anzahl von Fremdbeobachtungsinstrumenten und der beschriebenen psychometrischen Einschränkungen zeigen einige der Assessmentinstrumente vielversprechende Ergebnisse und können daher zum jetzigen Zeitpunkt empfohlen werden. Zu diesen Instrumenten mit recht guten Ergebnissen in den Vergleichsdarstellungen zählt die PAINAD-Skala (*Pain Assessment in Advanced Dementia*, PAINAD (Warden 2003), die DOLOPLUS2-Skala, die *Pain Assessment Checklist for Seniors with Limited Ability to Communicate*, PACSLAC) (Fuchs-Lacelle and Hadjistavropoulos 2004) sowie die *Abbey Pain Scale* (Abbey) (Abbey 2004).

Eine besondere Bedeutung bei der Anwendung solcher Fremdbewertungsinstrumente wird der aktiven Mobilisation von Patienten beigemessen. Während in Ruhe viele der Beobachtungsinstrumente kaum auffälliges „Schmerzverhalten“ zeigen, werden unter geführten Bewegungen der oberen und unteren Extremitäten Schmerzen oftmals sichtbar. Die Mobilisierung demaskiert den Schmerz. Nicht selten verneinen Menschen mit Demenz Schmerzen auf Anfrage, „erinnern“ sich dann aber unter Mobilisation durch Demonstration eines schmerzassoziierten Verhaltens (Husebo 2010).

Fremdeinschätzungsinstrumente können nur als Hilfsmittel dienen, sie ersetzen nicht die Fachlichkeit. Die Aufmerksamkeit für Schmerzen wird geschärft. Gleichzeitig erfordert der Einsatz von Beobachtungsinstrumenten eine kritische Reflexion und Interpretation des Gesehenen. Schmerzen müssen sich nicht immer in beobachtbarem Verhalten widerspiegeln. Auffälliges Verhalten kann immer auch eine andere Ursache als Schmerz haben (z.B. demenztypisches Verhalten). Da Schmerz eine der häufigsten Ursachen für scheinbar unbegründetes Verhalten darstellt, sollte im Zweifelsfall immer ein analgetischer Therapieversuch unternommen werden, dessen Ergebnis wiederum in die Gesamtinterpretation einfließen sollte. Wenn eine üblicherweise schmerzhafte Erkrankung, Verletzung oder ein ebensolcher Eingriff vorliegt, sollte allerdings immer davon ausgegangen werden, dass der Betroffenen Schmerzen hat (Herr 2006).

4.7 Fremdbewertungsinstrumente im deutschsprachigen Raum

Die deutschsprachige Übersetzung der PAINAD ist die BESD-Skala (Beurteilung des Schmerzes bei Demenz) (Basler 2006; Schuler 2007). Auch für die DOLOPLUS2 und die PACSLAC existieren deutschsprachige Übersetzungen. Die PACSLAC ist aufgrund ihres Umfangs zeitaufwendig und deshalb im Alltag deutscher Pflegeheime oder Kliniken seltener eingesetzt wird. Von der australischen *Abbey Pain Scale* existiert bisher keine deutsche Übersetzung.

Ein in deutschen Pflegeheimen weit verbreitetes Fremdassessmentinstrument ist der BISAD (Beobachtungsinstrument für das Schmerzassessment bei alten Menschen mit schwerer Demenz), eine deutsche Übersetzung des französischen Messinstrumentes ECPA (Fischer 2012).

Daneben ist noch als weiteres deutschsprachiges Fremdassessment das Zuricher Observation Pain Assessment (ZOPA®) zu nennen (Handel 2010). Es erfasst Schmerzen bei Betroffenen durch vier Verhaltenskategorien: Lautäußerung, Gesichtsausdruck, Körpersprache und physiologische Indikatoren. Die vier Kategorien beinhalten 13 Verhaltensmerkmale, die genau definiert sind. Eine Gewichtung der Merkmale erfolgt nicht. Damit ist auch keine Aussage zur Schmerzintensität möglich. Bisher liegen in erster Linie Anwendungserfahrungen im Bereich der Intensivmedizin vor. Im Unterschied zu allen übrigen hier erwähnten Assessmentinstrumenten zeigen viele der im Rahmen der ZOPA-Studie eingeschlossenen Patienten erhebliche Bewusstseinsbeeinträchtigungen (= teilweise beatmet auf der Intensivstation). Das ZOPA® kann damit eine Lücke in der Schmerzerfassung akutkranker Patienten mit kognitiven- und/oder Bewusstseinsbeeinträchtigungen schließen. Der Einsatz des Assessmentinstrumentes ist bisher allerdings noch lokal begrenzt.

Im deutschsprachigen Raum werden vor allem die drei Fremdbeobachtungsinstrumente BESD, BISAD und DOLOPLUS2 als Schmerzassessmentinstrumente bei schwerer Demenz eingesetzt. Sie sollen nachfolgend etwas näher erläutert werden:

BESD
BEurteilung von Schmerzen bei Demenz

Beobachten Sie den Patienten/die Patientin zunächst zwei Minuten lang. Dann kreuzen Sie die beobachteten Verhaltensweisen an. Im Zweifelsfall entscheiden Sie sich für das vermeintlich beobachtete Verhalten. Setzen Sie die Kreuze in die vorgesehen Kästchen. Mehrere positive Antworten (außer bei Trost) sind möglich. Addieren Sie nur den jeweils höchsten Punktwert (maximal 2) der fünf Kategorien.

Name des/der Beobachteten: ……………………………..

Ruhe
Mobilisation und zwar durch folgender Tätigkeit: ……………………………

Beobachter/in: ………………………………………………………………

1. Atmung (unabhängig von Lautäußerung)	**nein**	**ja**	**Punktwert**
• normal	☐	☐	0
• gelegentlich angestrengt atmen	☐	☐	1
• kurze Phasen von Hyperventilation (schnelle und tiefe Atemzüge)	☐	☐	
• lautstark angestrengt atmen	☐	☐	2
• lange Phasen von Hyperventilation (schnelle und tiefe Atemzüge)	☐	☐	
• Cheyne Stoke Atmung (tiefer werdende und wieder abflachende Atemzüge mit Atempausen)	☐	☐	
2. Negative Lautäußerung			
• keine	☐	☐	0
• gelegentlich stöhnen oder ächzen	☐	☐	1
• sich leise negativ oder missbilligend äußern	☐	☐	
• wiederholt beunruhigt rufen	☐	☐	2
• laut stöhnen oder ächzen	☐	☐	
• weinen	☐	☐	
Zwischensumme 1			

1

Name des/der Beobachteten: ....

3. Gesichtsausdruck	**nein**	**ja**	**Punktwert**
• lächelnd oder nichts sagend	☐	☐	0
• trauriger Gesichtsausdruck	☐	☐	1
• ängstlicher Gesichtsausdruck	☐	☐	
• sorgenvoller Blick	☐	☐	
• grimassieren	☐	☐	2
4. Körpersprache			
• entspannt	☐	☐	0
• angespannte Körperhaltung	☐	☐	1
• nervös hin und her gehen	☐	☐	
• nesteln	☐	☐	
• Körpersprache starr	☐	☐	2
• geballte Fäuste	☐	☐	
• angezogene Knie	☐	☐	
• sich entziehen oder wegstoßen	☐	☐	
• schlagen	☐	☐	
5. Trost			
• trösten nicht notwendig	☐	☐	0
• Ist bei oben genanntem Verhalten ablenken oder beruhigen durch Stimme oder Berührung möglich?	☐	☐	1
• Ist bei oben genanntem Verhalten trösten, ablenken, beruhigen nicht möglich?	☐	☐	2
Zwischensumme 2			
Zwischensumme 1			
Gesamtsumme von maximal 10 möglichen Punkten			___/10

Andere Auffälligkeiten:

....

....

....

....

2

Abb. 4.3: BESD-Skala (BESD, BEurteilung von Schmerzen bei Demenz).
Quelle: Pain Assessment in Advanced Dementia (PAINAD) Scale Warden 2003 © 2007 der deutschen Version Matthias Schuler.

4.7.1 BESD

Die BESD-Skala (Abb. 4.3) gehört zu den deutschsprachigen Fremdbeobachtungsinstrumenten mit dem international besten Empfehlungsgrad (Hadjistavropoulos 2014). Von den Erstautoren des Originalinstrumentes wurde eine mäßige, aber dennoch ausreichende innere Konsistenz berichtet (Warden 2003). Die Interrater-Reliabilität wurde als gut eingestuft. Angaben zur Re-Test-Reliabilität fehlten.

Eine Studie mit der ins deutsch übersetzten Skala zeigte recht gute Ergebnisse hinsichtlich der internen Konsistenz (Cronbach's $\alpha = .85$), der Interrater- ($r = .80$) und Re-Test-Reliabilität ($r = .90$) (Schuler 2007). Die Validität – tatsächlich zu messen was die Skala vorgibt (= Schmerzverhalten) – muss allerdings noch als unzureichend geprüft angesehen werden. Erste Hinweise ergaben sich aus der Beobachtung, dass Fremdrating des Schmerzes mittels Verbaler Rating Skala und BESD-Werte miteinander korrelierten (Schuler 2007).

Die BESD-Skala umfasst fünf Beobachtungskategorien: Atmung, negative Lautäußerung, Gesichtsausdruck, Körpersprache und Reaktion auf Trost (Abb. 4.4). Sie wurde bei Menschen mit mittelschwerer und schwerer Demenz im Pflegeheim und im Krankenhaus (geriatrische Abteilung) mit guten psychometrischen Ergebnissen getestet, die eine erhebliche Beeinträchtigung ihrer verbalen Auskunftsfähigkeit zeigten (Schuler 2007; Schuler 2013). Die Schmerzbeobachtung erfolgt im Rahmen der Routinepflege. Hierzu genügt eine etwa zweiminütige Beobachtungsphase, jeweils in Ruhe und bei Bewegung. Dabei ist es nicht zwingend erforderlich, dass der Beobachtete den Betroffenen und sein übliches Verhalten kennt. Je nach Beobachtung können 0 Punkte, bei Normalbefund, 1 oder 2 Punkte bei Auffälligkeiten vergeben werden. Maximal können 10 Punkte vergeben werden. Punktwerte der BESD dürfen dabei keinesfalls mit Punktwerten eines Selbstauskunftsinstrumentes, etwa der NRS, gleichgesetzt werden. Ein Grenzwert für das Vorhandensein von Schmerzen bzw. die Behandlungsnotwendigkeit kann bisher noch nicht ausreichend zuverlässig angegeben werden. Zwakhalen (Zwakhalen 2012) kommt in ihrer Studie zu dem Ergebnis, dass bei BESD-Werten von zwei oder mehr von Schmerzen ausgegangen werden sollte. In einer eigenen Studie wurde ein Grenzwert von 4 ermittelt, ab dem man von Schmerzen ausgehen sollte (Lukas 2013). Es muss aber gesagt werden, dass grundsätzlich selbst ein Wert von 0 Punkten in der BESD-Skala Schmerzen nicht sicher ausschließt, da Betroffene trotz Schmerzen auch keine Anzeichen von Schmerz zeigen können. Für die Praxis gilt:

- Ein Wert von 0 bedeutet, dass kein Schmerzverhalten erkennbar ist, damit Schmerzen aber nicht ausgeschlossen sind.
- Ein Wert von 1 sollte zu einer erhöhten Aufmerksamkeit für mögliche Schmerzursachen und weitere Schmerzzeichen Anlass geben.
- Ab einem Wert von 2 Punkten ist Schmerz wahrscheinlich, wenn zusätzliche Hinweise, wie das Vorliegen einer typischerweise schmerzassozierten Erkrankung hinzutreten.
- Schmerz ist außerdem wahrscheinlich, wenn der gemessene Punktwert der BESD bei Aktivität höher ist als in einer Ruhesituation und außerdem eine Schmerzbehandlung zu einer Reduktion des Verhaltens nach BESD führt (Schuler 2013; Schuler 2014).

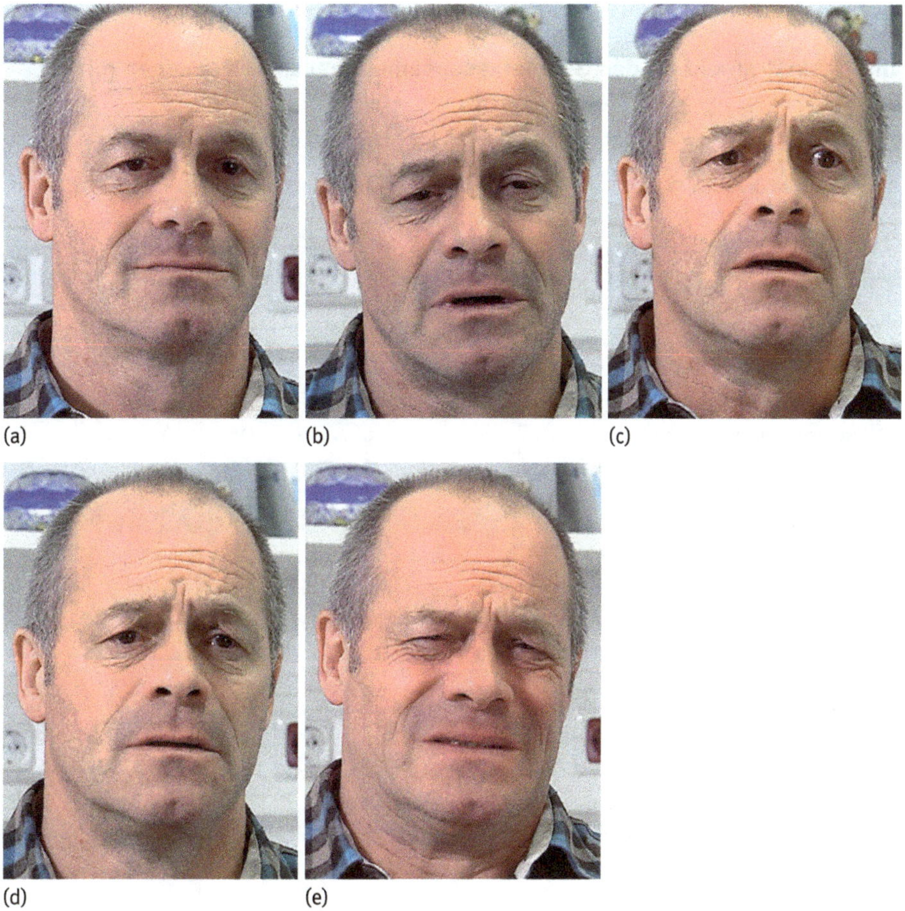

Abb. 4.4: BESD: (a) Lächelnder oder nichtssagender Gesichtsausdruck, (b) trauriger Gesichtsausdruck, (c) ängstlicher Gesichtsausdruck, (d) sorgenvoller Blick, (e) Grimassieren.

Auf der Hompage der deutschen Schmerzgesellschaft können Schulungsmaterialien in Form von Videos der einzelnen Verhaltensausprägungen eingesehen werden.

4.7.2 BISAD

Auch die BISAD (Abb. 4.5) wurde ausschließlich für die Anwendung bei Menschen mit schwerer Demenz, die sich verbal nicht mehr äußern können, entwickelt und getestet (Fischer 2012). Testungen erfolgten bisher nur in Pflegeheimen. Die Skala ist im ambulanten Setting oder im Krankenhaus nicht getestet. Im Unterschied zur BESD-Skala, die ja keine Vorkenntnis des Betroffenen voraussetzt, muss der Rater bei der BISAD das übliche Verhalten des Betroffenen kennen. Die Pflegeperson muss also einschätzen können, ob sich das Verhalten

BISAD

Beobachtungsinstrument für das Schmerzassessment bei alten Menschen mit Demenz

Bitte zutreffende Aussage auswählen, Punktzahl eintragen und anschließend umseitig alle Punkte addieren.

I Beobachtung vor der Mobilisation

Ermittelten Wert hier eintragen

1. **Gesichtsausdruck: Blick und Mimik**
   - Entspanntes Gesicht .... (0)
   - Sorgenvolles Gesicht .... (1)
   - Die Person verzieht von Zeit zu Zeit das Gesicht .... (2)
   - Ängstlicher Blick und / oder verkrampftes Gesicht .... (3)
   - Vollkommen erstarrter Ausdruck .... (4) ______

2. **Spontane Ruhehaltung** (Suche nach einer schmerzfreien Schonhaltung)
   - Keine Schonhaltung .... (0)
   - Die Person vermeidet eine bestimmte Position .... (1)
   - Die Person nimmt eine schmerzfreie Schonhaltung ein .... (2)
   - Die Person sucht ohne Erfolg nach einer schmerzfreien Schonhaltung .... (3)
   - Die Person bleibt unbeweglich, wie von Schmerzen gelähmt .... (4) ______

3. **Bewegung (oder Mobilität) der Person (innerhalb und / oder außerhalb des Bettes)**
   - Die Person bewegt sich (bzw. bewegt sich nicht) wie gewohnt* .... (0)
   - Die Person bewegt sich wie gewohnt*, vermeidet aber bestimmte Bewegungen ... (1)
   - Langsamkeit, Seltenheit der Bewegungen im Gegensatz zur Gewohnheit* .... (2)
   - Immobilität im Gegensatz zur Gewohnheit* .... (3)
   - Reglosigkeit ** oder starke Unruhe im Gegensatz zur Gewohnheit* .... (4) ______

   * bezieht sich auf den / die vorangegangenen Tag(e)
   ** oder völlige Unbeweglichkeit
   N.B. Patienten im Wachkoma können mittels dieses Bogens nicht eingeschätzt werden

4. **Über die Beziehung zu Anderen**
   (Gemeint sind Beziehungen jeglicher Art, mittels Blicken, Gesten oder verbalem Ausdruck)
   - Gleiche Art des Kontakts wie gewohnt* .... (0)
   - Kontakt ist schwerer herzustellen als gewohnt* .... (1)
   - Vermeidet die Beziehung, im Gegensatz zur Gewohnheit* .... (2)
   - Fehlen jeglichen Kontakts, im Gegensatz zur Gewohnheit* .... (3)
   - Totale Teilnahmslosigkeit, im Gegensatz zur Gewohnheit* .... (4) ______

   * bezieht sich auf den / die vorangegangenen Tag(e)

Zwischensumme: ______

Fortsetzung umseitig

Echelle comportementale de la douleur pour personnes âgées non communicantes (ECPA), Morello, Jean, Alix et al. 2007

II Beobachtung während der Mobilisation

Ermittelten Wert hier eintragen

5. Ängstliche Erwartung bei der Pflege

- Die Person zeigt keine Angst .... (0)
- Ängstlicher Blick, ängstlicher Eindruck .... (1)
- Die Person ist unruhig .... (2)
- Die Person ist aggressiv .... (3)
- Schreie, Seufzer, Stöhnen .... (4)

_____

6. Reaktionen während der Mobilisation

- Die Person lässt sich mobilisieren oder bewegt sich selbst ohne dem besondere Aufmerksamkeit zu schenken .... (0)
- Die Person blickt angespannt und scheint die Mobilisation und Pflege zu fürchten. (1)
- Die Person hält sich mit den Händen fest oder führt die Hände der Pflegeperson während der Mobilisation oder Pflege .... (2)
- Die Person nimmt während der Mobilisation oder Pflege eine schmerzfreie Schonhaltung ein .... (3)
- Die Person wehrt sich gegen die Mobilisation oder Pflege .... (4)

_____

7. Reaktionen während der Pflege der schmerzenden Bereiche

- Keinerlei Reaktion während der Pflege .... (0)
- Reaktion während der Pflege, nicht darüber hinausgehend .... (1)
- Reaktion auf Anfassen der schmerzenden Bereiche .... (2)
- Reaktion auf leichte Berührung der schmerzenden Bereiche .... (3)
- Annährung an die schmerzenden Bereiche ist unmöglich .... (4)

_____

8. Während der Pflege vorgebrachte Klagen

- Die Person klagt nicht .... (0)
- Die Person klagt, sobald die Pflegekraft sich ihr zuwendet .... (1)
- Die Person fängt an zu klagen, sobald eine Pflegekraft anwesend ist .... (2)
- Die Person stöhnt oder weint leise und spontan .... (3)
- Die Person schreit oder klagt heftig und spontan .... (4)

_____

Zwischensumme _____

Übertrag erste Seite _____

Gesamtpunktzahl _____

Echelle comportemental de la douleur pour personnes âgées non communicantes (ECPA), Morello, 2007

Tel. 0351 / 46902 77, Thomas.Fischer@ehs-dresden.de

Abb. 4.5: BISAD-Skala.

des Betroffenen in den letzten Tagen verändert hat (Fischer 2013). Die Anwendung der BISAD sollte in drei Schritten erfolgen:

1. Reine Beobachtung und Dokumentation des Verhaltens, wobei Gründe für das Verhalten hier keine Rolle spielen.
2. Bewertung des Verhaltens im Gesamtkontext auf Grundlage einer umfassenden pflegerischen Diagnostik (Berücksichtigen von möglichen Gründen für Schmerzverhalten, demenztypisches Verhalten oder andere Bedürfnisse des Betroffenen).
3. Fallbesprechung im Team bei Unsicherheit.

Die Skala teilt sich in zwei Abschnitte: Bewertung in Ruhe und in einer Bewegungssituation (z.B. Aufstehen aus dem Sitzen, Transfer oder Umlagerung im Bett). Für jede Beobachtungssituation sollte sich der Beobachter etwa 1–2 Minuten Zeit lassen. Insgesamt werden acht Kategorien bewertet: In Ruhe (Mimik, Körperhaltung, Reaktion auf spontane Bewegungen, Beziehungen zu anderen); bei Mobilisation (Angst, Reaktion auf Mobilisation, Reaktion bei Versorgung schmerzhafter Regionen, Klagen). Es können null bis vier Punkte vergeben werden. Es wird die Antwortmöglichkeit gewählt, die auf den Bewohner am besten passt. Treffen mehrere Antworten zu, zählt die mit der höchsten Punktzahl. Bisher gibt es keinen festen Beobachtungswert, ab dem man sicher das Vorliegen von Schmerzen annehmen kann. Wie bei der BESD-Skala erfolgt die Bewertung individuell für jeden einzelnen Patienten, z.B. durch Beobachtung der Entwicklung im Verlauf oder den Erfolg einer Therapie. Es muss auf das Vorliegen einer schmerzverursachenden Erkrankung geachtet werden. Auch hier gilt, dass ein Wert von 0, Schmerzen nicht absolut ausschließt (Fischer 2013). Die Ergebnisse der Validitätsprüfung unterstützen die These, dass die BISAD-Skala eine Konstruktvalidität besitzt. Die relativ schwache interne Konsistenz zeigt aber, das weitere Modifikationen an der Skalenstruktur erforderlich sind (Fischer 2012).

4.8 DOLOPLUS-2

Die Doloplus-Skala wurde erstmals 1992 veröffentlicht und seither mehrfach modifiziert (Lefebvre-Chapiro 2001). Auch dieses Instrument beruht auf Beobachtung, wobei in der Langversion insgesamt 10 Parameter aus somatischen Schmerzreaktionen, psychomotorischen und psychosozialen Reaktionen Berücksichtigung finden und mit maximal 30 Punkten bewertet werden können. Zu den Beurteilungskriterien zählt verbale Schmerzäußerung, Schonhaltung in Ruhe, Schutz von schmerzhaften Körperzonen, Mimik, Schlaf, Waschen/Ankleiden, Bewegung/Mobilität, Kommunikation, soziale Aktivität und Verhaltensstörungen.

Die fünf Kategorien umfassende Kurzversion (Doloshort-Skala) (Pautex, Herrmann 2009; Likar, Pipam 2015) beschränkt sich dagegen auf die Prüfung von verbalem Schmerzausdruck, Schonhaltung in Ruhe, Schutz von schmerzhaften Körperzonen, soziale Aktivität und Verhaltensstörungen. Die minimale Punktzahl ist 0, die maximale 15. Jedes Kriterium kann mit 0–3 Punkten bewertet werden.

Der Nutzen der Skalen wird, von wenigen Ausnahmen abgesehen, in der Fachwelt positiv bewertet (Zwakhalen 2006; Holen 2007; Pautex 2007; Likar 2015). In einer aktuellen Veröffentlichung zur Doloshort-Skala kommen die Autoren zu dem Schluss, dass die Skala sich zur Schmerzerfassung bei Demenz eignet, anwenderfreundlich und leicht erlernbar ist. Es zeigt sich eine hohe Inter- und Intrareliabilität (0,949 bzw. 0,970) sowie hochsignifikante Korrelation zwischen Doloshort-Scores und der Selbsteinschätzung (gemessen mit der VAS). Bisher existiert noch kein Cut-off-Wert als Hilfestellung für die Analgetikaverordnung (Likar 2015).

Die Doloplus-2-Skala ist erhältlich unter: http://www.doloplus.com/versiongb.

4.9 Intensitätsmessungen bei Demenz

Eine Grundvoraussetzung für eine intensitätsgeleitete Schmerztherapie ist eine zuverlässige Einschätzung der Schmerzintensität beim jeweiligen Patienten. Was bei der Selbsteinschätzung grundsätzlich zur Schmerzerhebung gehört, nämlich die Intensitätsbestimmung, ist bei der Anwendung von Fremdbeobachtungsinstrumenten kaum möglich. Zwar suggerieren einige der Beobachtungsinstrumente, wie etwa die BESD-Skala, eine Intensitätsabstufung (wenig Mimik wird geringer bewertet als deutliches Grimassieren), aber eine wirkliche Intensitätsableitung ist individuell nicht möglich. Vergleichsuntersuchungen an Patientengruppen unterschiedlicher Demenzschweregrade mit noch möglicher Eigeneinschätzung geben zwar Hinweise auf eine „gewisse“ Intensitätseinstufung mit korrekter Zuordnung von Selbst- und Fremdeinschätzung über den Zufall hinaus (Lukas 2013), hierbei handelt es sich aber um Gruppeneffekte. Im Einzelfall kann es sehr schwierig sein, über ein bestimmtes Verhalten eine Aussage über die Schmerzintensität zu machen. Deutlich wird das Problem besonders an dem Kriterium „Mimik“. So wissen wir, dass dementielle Erkrankungen zu einer Enthemmung mimischer Reaktionen führen können. Selbst verhältnismäßig geringe Schmerzintensitäten können so zu einer erheblichen mimischen Mitreaktion führen, was wiederum zu einer Fehlbeurteilung der Schmerzstärke führen kann.

4.10 Einfluss des Settings auf die Assessmentwahl

Je nach Anwendungssettings, ob nun Pflegeheim, Hausarztpraxis oder Klinik, können bestimmte Schmerzassessments bevorzugt eingesetzt werden. Während die Selbsteinschätzungsinstrumente (VRS oder NRS) weitgehend problemlos in allen Settings angewendet werden können, eignen sich bestimmte Fremdbeobachtungsinstrumente nur bedingt für den Klinikbereich. Die BISAD-Skala benötigt beispielsweise eine Aussage zu Verhaltensänderungen im Verlauf und ist dadurch in einer Akutklinik, in der der behandelnde Arzt nur bedingt Vorinformationen hat, eher weniger geeignet. Sie sollte in Pflegeeinrichtungen eingesetzt werden, in denen ein längerer Verlauf beobachtet werden kann. Die BESD-Skala kann dagegen sowohl in einer Akutklinik als auch in einem Pflegeheim angewandt werden.

4.11 Funktionelles und kognitives Assessments

4.11.1 Funktionelle Auswirkungen von Schmerzen und deren Beurteilung

Schmerzbedingte Behinderungen und damit verbundene Änderungen der Aktivitäten des täglichen Lebens (ADL, activity of daily living) können durch den Pain-Disability-Index (PDI) bestimmt werden (Dillmann 1994). Auf einer 10-Punkteskala gehen hierbei schmerzbedingte Behinderungen aus 7 Lebensbereichen wie z.B. familiäre und häusliche Verpflichtungen, Erholung, soziale Aktivität und Selbstversorgung ein. Auch in der SF36 (short form 36), einem Instrument zur Beurteilung der gesundheitsbezogenen Lebensqualität umfasst neben weiteren Domänen wie Schmerz, Gesundheitswahrnehmung und psychischem Wohlbefinden auch die körperliche Funktionsfähigkeit (Gunzelmann 2006). Einschränkend muss aber erwähnt werden, dass vorangestellte Assessments bei kognitiv oder sensorisch deutlich eingeschränkten älteren Menschen nur bedingt einsetzbar sind (Basler 2004).

Zur Bestimmung der Auswirkungen von Schmerzen auf Aktivität und Partizipation können darüber hinaus in der Geriatrie übliche standardisierte Messinstrumente (= geriatrisches Assessment) verwendet werden. Sie wurden zwar nicht explizit für Schmerzpatienten entwickelt, sind aber nach bisheriger klinischer Erfahrung für diese Patientengruppe zur Dokumentation des Ist-Zustandes und zur Therapiekontrolle gut anwendbar (Basler 2004).

Hierzu zählt beispielsweise der „Timed up and go“ oder die „maximale Gehgeschwindigkeit“, die zur Einschätzung des Schmerzes auf die Mobilität eingesetzt werden kann (Basler 2004). Beim „Timed up and go“ wird der Patient aufgefordert, von einem Stuhl aufzustehen, 3 m zu laufen, sich umzudrehen und zum Stuhl zurückzukehren und hinzusetzen. Dabei wird die Zeit vom Aufstehen bis zum wiederhinsetzen gestoppt. Eine Zeit <12 s gilt dabei als „in der Alltagsmobilität nicht eingeschränkt“. Bei der „maximalen Gehgeschwindigkeit“ wird die Zeit gestoppt, die ein Proband für eine Strecke von 3 (–10) m benötigt.

Hilfreich bei in der Mobilität deutlich eingeschränkten Menschen, beispielsweise im Pflegeheim, kann die „Esslinger Transferskala“ sein (Runge 2001).

Zudem kann die „Basale Alltagskompetenz nach Barthel“ bestimmt werden. Der Barthel Index gilt als Goldstandard grundlegender Aktivitäten des täglichen Lebens. Er dokumentiert, was zu tun der Patient tatsächlich noch in der Lage ist. Geprüft wird unter anderem das Aufstehen und Gehen, Treppensteigen, An- und Auskleiden sowie Waschen (Mahoney 1965).

Hilfreich im Sinne einer Gesamtbewertung kann auch die aus dem angloamerikanischen Jargon entlehnte, in der klinischen Geriatrie und vor allem geriatrischen Onkologie gebräuchliche Einteilung älterer Patienten hinsichtlich des allgemeinen Funktionszustandes sein (Balducci 2000):

- „Go-Go“: guter funktioneller Status
- (Lebenserwartung > 5–10 Jahre, funktionell unabhängig, geringe Co-Morbidität)
- „Slow-Go“: eingeschränkter funktioneller Status
- (Lebenserwartung < 5–10 Jahre, abhängig in ein oder zwei IADL's und/oder eine oder zwei Co-Morbiditäten, mäßig bis hohe Morbidität)
- „No-Go“: extrem eingeschränkter funktioneller Status
- (Lebenserwartung < 2 Jahre oder mittel bis schwer dement, gebrechlich/fragil)

Durch Verwendung dieser drei „Prototypen“ kann sehr transparent das Ziel im Hinblick auf mögliche funktionelle Auswirkungen, eines adäquaten Schmerzmanagements beschrieben werden.

4.11.2 Kognitive Auswirkungen auf das Schmerzassessment und Methoden der Beurteilung

Das Schmerzassessment ist in erheblichem Ausmaß von der kognitiven Leistungsfähigkeit der Betroffenen abhängig. Eine Selbstauskunft erfordert ein Verständnis des Betroffenen für das Konstrukt und die Bedeutung von „Schmerz“. Das wird besonders deutlich, wenn man Patienten nach der Stärke ihrer Schmerzen fragt. Eigene Untersuchungen konnten zeigen, dass bei Anwendung eines strikten Algorithmus, sehr gut zwischen einer möglichen Selbstauskunft und einer notwendigen Fremdbeurteilung unterscheiden werden konnte – auch ohne vorherige Bestimmung der kognitiven Leistungsfähigkeit (Lukas 2013). Insofern ist es nicht in jedem Fall erforderlich, vorab die kognitive Leistungsfähigkeit zu prüfen. Sie wird quasi durch die Anwendung der verschieden schweren Schmerzassessments indirekt mitbestimmt.

In Fällen, in denen eine solche strikte Vorgehensweise nicht erfolgt, kann das Wissen um eine dementielle Erkrankung mit entsprechenden Einschränkungen aber hilfreich sein. Hier hat sich, vor allem wegen seiner einfachen Anwendbarkeit und weiten Verbreitung, der Mini Mental State Examination (MMSE) bewährt (Folstein 1975). Er misst die kognitive Leistungsfähigkeit u. a. in Bezug auf Orientierung, Gedächtnis, Verständnis und Sprachfähigkeit. Es können Punktwerte zwischen 30 und 0 vergeben werden. Je höher der MMSE-Wert, umso besser die kognitive Leistungsfähigkeit. Ein MMSE-Wert > 24 deutet im Regelfall auf kein bedeutsame kognitive Einschränkung hin. MMSE-Werte unterhalb dieses Grenzwertes geben dagegen starke Hinweise für das Vorliegen einer dementiellen Erkrankung. Zu beachten ist, dass auch andere Erkrankungen, wie z.B. eine Depression oder ein Delir zu niedrigen MMSE-Werten führen kann. Unterhalb eines MMSE-Wertes von 10 geht man mittlerweile davon aus, dass eine adäquate Selbstbewertung von Schmerzen nicht mehr möglich ist und ein Fremdbewertungsinstrument genutzt werden sollte (Basler 2001; Lukas 2013).

4.12 Fazit für die Praxis

Schmerzassessment bei älteren Menschen ist eine Herausforderung, besonders, wenn Betroffene gleichzeitig unter einer Demenz leiden (Lukas 2012). Es sollte generell zunächst immer eine Selbsteinschätzung und erst bei „Nicht-Durchführbarkeit“ eine Fremdeinschätzung erfolgen. Die VRS kann wegen ihrer Zuverlässigkeit auch bei beginnenden bis moderaten kognitiven Einschränkungen empfohlen werden. Bei kognitiv weitgehend unbeeinträchtigten Senioren kann auch die NRS angewendet werden (Achterberg 2013; Lukas 2013). Erst wenn Selbsteinschätzungsinstrumente nicht verstanden werden, sollte auf ein Fremdbewertungsinstrument gewechselt werden. Generell gilt, wann immer ein Patient über Schmerzen klagt, unabhängig vom Vorliegen einer eventuellen kognitiven Einschränkung, sollte dieser ernst genommen werden (Hadjistavropoulos 2007). Dies gilt auch, wenn sich in Beobachtungsmessungen kein Anhalt für Schmerzen zeigt. Berichte von Menschen mit Demenz gelten, im Vergleich zu solchen von kognitiv intakten Menschen, nicht als weniger valide. Im Alltag einer Klinik oder eines Pflegeheims erschwert das simultane Auftreten von Demenz und Schmerzen die Schmerzerkennung jedoch erheblich. Gerade die oftmals hilflose Gruppe der Menschen mit Demenz sollte aber nicht zusätzlich leiden. Das erfordert ein konsequentes und adäquates Schmerzassessment entsprechend der kognitiven Leistungsfähigkeit (Lukas 2012). Neben der Selbsteinschätzung gilt es, die Sinne zu schärfen für eventuell schmerzassoziiertes, beobachtbares Verhalten und die Auswirkungen einer, ggf. auch probatorischen, Therapie richtig zu deuten.

Der Arbeitskreis „Schmerz und Alter" der Deutschen Schmerzgesellschaft in Kooperation mit dem Deutschen Zentrum für Neurodegenerative Erkrankungen entwickelt aktuell eine interdisziplinäre S3-Leitlinie zum „Schmerzassessment in der vollstationären Altenhilfe" (Sirsch 2012). Hierdurch wird erstmals alle verfügbare Evidenz zu den Themen: Screening, Assessment und Verlaufskontrolle bei Pflegeheimbewohnern zusammengestellt. Ziel ist es, durch die Leitlinie einen wesentlichen Beitrag zur Verbesserung des Schmerzmanagements im Alter zu bewirken.

4.13 Literatur

Hompage der Deutschen Schmerzgesellschaft, Video-Beurteilung von Schmerzen bei Demenz (BESD) http://www.dgss.org/home/. Retrieved 18.07.2015.

Abbey, J., N. Piller, et al. (2004). The Abbey pain scale: a 1-minute numerical indicator for people with end-stage dementia. Int J Palliat Nurs 10(1): 6–13.

Achterberg, W. P., M. J. Pieper, et al. (2013). Pain management in patients with dementia. Clin Interv Aging 8: 1471–1482.

AGS (2002). The management of persistent pain in older persons. J Am Geriatr Soc 50(6 Suppl): S205–224.

Aubin, M., A. Giguere, et al. (2007). The systematic evaluation of instruments designed to assess pain in persons with limited ability to communicate. Pain Res Manag 12(3): 195–203.

Balducci, L. and M. Extermann (2000). Management of cancer in the older person: a practical approach. Oncologist 5(3): 224–237.

Basler, H. D., R. Bloem, et al. (2001). Ein struturiertes Schmerzinterview für geriatrische Patienten. Schmerz 15: 164–171.

Basler, H. D., N. Griessinger, et al. (2005). Pain assessment and pain treatment in the geriatric patient. Part II: pain treatment. Schmerz 19(1): 65–73.

Basler, H. D., S. Hesselbarth, et al. (2004). Pain assessment in the geriatric patient. Part I: pain diagnostics. Schmerz 18(4): 317–326.

Basler, H. D., D. Hueger, et al. (2006). Assessment of pain in advanced dementia. Construct validity of the German PAINAD. Schmerz 20(0932–433X (Print)): 519–526.

Bickel, H. (2014). www.deutsche-alzheimer.de/unserservice/informationsblaetter-downloads.html Das Wichtigste 1: Die Häufigkeit von Demenzerkrankungen. Informationsblätter Retrieved 01.07.2015, 2015.

Bosley, B. N., D. K. Weiner, et al. (2004). Is chronic nonmalignant pain associated with decreased appetite in older adults? Preliminary evidence. J Am Geriatr Soc 52(2): 247–251.

Cervo, F. A., R. P. Raggi, et al. (2007). Use of the certified nursing assistant pain assessment tool (CPAT) in nursing home residents with dementia. Am J Alzheimers Dis Other Demen 22(2): 112–119.

Closs, S., B. Barr, et al. (2004). A comparison of five pain assessment scales for nursing home residents with varying degrees of cognitive impairment. J Pain Symptom Manage 27(3): 196–205.

Covinsky,KE; Lindquist, K; Dunlop,DD; Yelin E Pain, Functional Limitations, and Ageing JAGS 2009 57: 1556–1561.

Corbett, A., B. Husebo, et al. (2012). Assessment and treatment of pain in people with dementia. Nat Rev Neurol 8(5): 264–274.

Dillmann, U., P. Nilges, et al. (1994). (Assessing disability in chronic pain patients.). Schmerz 8(2): 100–110.

Epker, J. (2013). Psychometric methods for measuring pain. Clin Neuropsychol 27(1): 30–48.

Ferrell, B. A. (2004). The management of pain in long-term care. Clin J Pain 20(4): 240–243.

Fischer, T. (2012). Schmerzeinschätzung bei Menschen mit schwerer Demenz. Das Beobachtungsinstrument für das Schmerzassessment bei alten Menschen mit schwerer Demenz (BISAD). Bern, Verlag Hans Huber, Hogrefe AG.

Fischer, T. (2013). Hinweise zur Verwendung der BISAD; http://www.dgss.org/die-gesellschaft/arbeitskreise/schmerz-und-alter/downloads/. Retrieved 18.07.2015.

Folstein, M. F., S. E. Folstein, et al. (1975). Mini-mental state. A practical method for grading the cognitive state of patients for the clinician. J Psychiatr Res 12(3): 189–198.

Fuchs-Lacelle, S. and T. Hadjistavropoulos (2004). Development and preliminary validation of the pain assessment checklist for seniors with limited ability to communicate (PACSLAC). Pain Manag Nurs 5(1): 37–49.

Gagliese, L., N. Weizblit, et al. (2005). The measurement of postoperative pain: a comparison of intensity scales in younger and older surgical patients. Pain 117(3): 412–420.

Gunzelmann, T., C. Albani, et al. (2006). (Subjective health of older people in view of the SF-36: Values from a large community-based sample). Z Gerontol Geriatr 39(2): 109–119.

Hadjistavropoulos, T., T. D. Fitzgerald, et al. (2010). Practice guidelines for assessing pain in older persons with dementia residing in long-term care facilities. Physiother Can 62(2): 104–113.

Hadjistavropoulos, T., K. Herr, et al. (2014). Pain assessment in elderly adults with dementia. The Lancet Neurology 13(12): 1216–1227.

Hadjistavropoulos, T. P., K. P. Herr, et al. (2007). An Interdisciplinary Expert Consensus Statement on Assessment of Pain in Older Persons. Clin J Pain 23 Supplement(1): S1–S43.

Handel, E., I. Gnass, et al. (2010). Schmerzeinschätzung bei Patienten mit kognitiven und/oder Bewusstseinsbeeinträchtigungen. Bern, Verlag Hans Huber.

Herr, K. (2011). Pain Assessment Strategies in Older Patients. J Pain 12(3, Supplement 1): S3–S13.

Herr, K., K. Bjoro, et al. (2006). Tools for assessment of pain in nonverbal older adults with dementia: a state-of-the-science review. J Pain Symptom Manage 31(2): 170–192.

Herr, K., H. Bursch, et al. (2010). Use of pain-behavioral assessment tools in the nursing home: expert consensus recommendations for practice. J Gerontol Nurs 36(3): 18–29; quiz 30–11.

Herr, K., P. Coyne, et al. (2006). Pain Assessment in the Nonverbal Patient: Position Statement with Clinical Practice Recommendations. Pain Management Nursing 7(2): 44–52.

Holen, J. C., I. Saltvedt, et al. (2007). Doloplus-2, a valid tool for behavioural pain assessment? BMC Geriatr 7: 29.

Horgas, A. L., A. L. Nichols, et al. (2007). Assessing pain in persons with dementia: relationships among the non-communicative patient's pain assessment instrument, self-report, and behavioral observations. Pain Manag Nurs 8(2): 77–85.

Husebo, B. S., L. I. Strand, et al. (2010). Pain in older persons with severe dementia. Psychometric properties of the Mobilization-Observation-Behaviour-Intensity-Dementia (MOBID-2) Pain Scale in a clinical setting. Scand J Caring Sci 24(2): 380–391.

Huskisson, E. C. (1983). Visual analogue scale. Pain measurement and assessment. R. Melzack. New York, Raven Press: 33–37.

Kaasalainen, S., A. DiCenso, et al. (2007). Optimizing the role of the nurse practitioner to improve pain management in long-term care. Can J Nurs Res 39(2): 14–31.

Kunz, M., S. Lautenbacher, et al. (2012). Are both the sensory and the affective dimensions of pain encoded in the face? Pain 153(2): 350–358.

Kunz, M., V. Mylius, et al. (2009). Influence of dementia on multiple components of pain. Eur J Pain 13(3): 317–325.

Kunz, M., S. Scharmann, et al. (2007). The facial expression of pain in patients with dementia. Pain 133(1–3): 221–228.

Lautenbacher, S., B. G. Niewelt, et al. (2013). Decoding pain from the facial display of patients with dementia: a comparison of professional and nonprofessional observers. Pain Med 14(4): 469–477.

Lefebvre-Chapiro, S. (2001). The Doloplus-2 scale–evaluating pain in the elderly. Eur J Palliat Care 8(5): 191–194.

Lichtner, V., D. Dowding, et al. (2014). Pain assessment for people with dementia: a systematic review of systematic reviews of pain assessment tools. BMC Geriatr 14: 138.

Likar, R., W. Pipam, et al. (2015). (Pain measurement in cognitively impaired patients with the Doloshort scale). Schmerz.

Lukas, A., J. B. Barber, et al. (2013). Observer-rated pain assessment instruments improve both the detection of pain and the evaluation of pain intensity in people with dementia. Eur J Pain 17(10): 1558–1568.

Lukas, A., T. Niederecker, et al. (2013). Self- and proxy report for the assessment of pain in patients with and without cognitive impairment: experiences gained in a geriatric hospital. Z Gerontol Geriatr 46(3): 214–221.

Lukas, A., M. Schuler, et al. (2012). Pain and dementia: a diagnostic challenge. Z Gerontol Geriatr 45(1): 45–49.

Mahoney, F. I. and D. Barthel (1965). Functional evaluation: the Barthel Index. Md Med J 14: 56–61.

Malec, M. and J. W. Shega (2015). Pain management in the elderly. Med Clin North Am 99(2): 337–350.

Martin, R., J. Williams, et al. (2005). A qualitative investigation of seniors' and caregivers' views on pain assessment and management. Can J Nurs Res 37(2): 142–164.

McAuliffe, L., D. Brown, et al. (2012). Pain and dementia: an overview of the literature. Int J Older People Nurs 7(3): 219–226.

McCaffery, M. and C. Pasero (1999). Pain: Clinical Manual. St. Louis, Mosby, C.V.

Melzack, R. and K. L. Casey (1968). Sensory, motivational, and central control determinants of pain – a new conceptual model. Springfield, Illinois, U.S.A., Thomas, C.C.

Morrison, R. S. and A. L. Siu (2000). A comparison of pain and its treatment in advanced dementia and cognitively intact patients with hip fracture. J Pain Symptom Manage 19(4): 240–248.

Mrozek, J. E. and J. S. Werner (2001). Nurses' attitudes toward pain, pain assessment, and pain management practices in long-term care facilities. Pain Manag Nurs 2(4): 154–162.

Nikolaus, T. and M. S. Schuler (2000). Chronischer Schmerz. Klinische Geriatrie. T. Nikolaus. Berlin, Springer Verlag: 376–383.

Pautex, S., F. Herrmann, et al. (2005). Feasibility and reliability of four pain self-assessment scales and correlation with an observational rating scale in hospitalized elderly demented patients. J Gerontol A Biol Sci Med Sci 60(4): 524–529.

Pautex, S., F. R. Herrmann, et al. (2009). Improving pain management in elderly patients with dementia: validation of the Doloshort observational pain assessment scale. Age Ageing 38(6): 754–757.

Pautex, S., F. R. Herrmann, et al. (2007). Psychometric properties of the Doloplus-2 observational pain assessment scale and comparison to self-assessment in hospitalized elderly. Clin J Pain 23(9): 774–779.

Pesonen, A., T. Kauppila, et al. (2009). Evaluation of easily applicable pain measurement tools for the assessment of pain in demented patients. Acta Anaesthesiol Scand 53(5): 657–664.

Pickering, G., D. Jourdan, et al. (2006). Acute versus chronic pain treatment in Alzheimer's disease. Eur J Pain 10(4): 379–384.

Runge, M. and G. Rehdeld (2001). Geriatrische Rehabilitation im therapeutischen Team. Stuttgart, Thieme Georg Verlag.

Scherder, E. J. and A. Bouma (2000). Visual analogue scales for pain assessment in Alzheimer's disease. Gerontology 46(1): 47–53.

Schiavenato, M. and K. D. Craig (2010). Pain assessment as a social transaction: beyond the gold standard. Clin J Pain 26(8): 667–676.
Schofield, P. (2013). Pain management in older adults. Medicine 41(1): 34–38.
Schuler, M. (2013). Hinweise zur Verwendung von BESD (Beurteilung von Schmerzen bei Demenz); http://www.dgss.org/die-gesellschaft/arbeitskreise/schmerz-und-alter/downloads/. Retrieved 18.07.2015.
Schuler, M. (2014). Supplement: Perspektiven der Schmerztherapie. Kognitive Defizite: Wie man Schmerzen auch bei Demenz erkennen kann. Dtsch Aerztebl 111(41): 4–7.
Schuler, M. S., S. Becker, et al. (2007). Psychometric properties of the German Pain Assessment in Advanced Dementia Scale (PAINAD-G) in nursing home residents. J Am Med Dir Assoc 8(6): 388–395.
Shega, J. W., W. Dale, et al. (2012). Persistent pain and frailty: a case for homeostenosis. J Am Geriatr Soc 60(1): 113–117.
Sirsch, E., M. Schuler, et al. (2012). (Pain assessment in elderly nursing home residents: methods paper for the S3–guideline development). Schmerz 26(4): 410–415, 418.
Stubbs, B., T. T. Binnekade, et al. (2013). Are older adults with chronic musculoskeletal pain less active than older adults without pain? A systematic review and meta-analysis. Pain Med 14(9): 1316–1331.
Stubbs, B., P. Schofield, et al. (2014). Pain is associated with recurrent falls in community-dwelling older adults: evidence from a systematic review and meta-analysis. Pain Med 15(7): 1115–1128.
Tosato, M., A. Lukas, et al. (2012). Association of pain with behavioral and psychiatric symptoms among nursing home residents with cognitive impairment: results from the SHELTER study. Pain 153(2): 305–310.
Warden, V., A. C. Hurley, et al. (2003). Development and psychometric evaluation of the Pain Assessment in Advanced Dementia (PAINAD) scale. J Am Med Dir Assoc 4(1): 9–15.
Weiner, D. K., C. L. Haggerty, et al. (2003). How does low back pain impact physical function in independent, well-functioning older adults? Evidence from the Health ABC Cohort and implications for the future. Pain Med 4(4): 311–320.
WHO. (2014). Facts about ageing; http://www.who.int/ageing/about/facts/en/. Retrieved 18.07.2015.
Zwakhalen, S. M., J. P. Hamers, et al. (2006). Pain in elderly people with severe dementia: a systematic review of behavioural pain assessment tools. BMC Geriatr 6: 3.
Zwakhalen, S. M., J. T. van der Steen, et al. (2012). Which score most likely represents pain on the observational PAINAD pain scale for patients with dementia? J Am Med Dir Assoc 13(4): 384–389.

Peter Mattenklodt

5 Schmerzchronifizierung

5.1 Einleitung

Viele Erkenntnisse über chronische Schmerzen im Alter konnten in den letzten 20 Jahren gewonnen werden: Wir wissen, dass chronische Schmerzen mit dem Lebensalter zunehmen (Gunzelmann 2002, Ahacic 2010, Erikson 2003, Gibson 2003), dass die Beeinträchtigung des Alltagslebens durch chronische Schmerzen bei Älteren stärker ausgeprägt ist (Thomas 2004), und dass es im Alter zu Veränderungen der zentralnervösen Verarbeitung von Schmerzen kommt (s. Kap. 2 und 3). Das Wissen über Chronifizierungsprozesse von Schmerzen im Alter ist jedoch noch immer unvollständig. Nach wie vor sind ältere Menschen in der Literatur zu Rückenschmerzen unterrepräsentiert (Meucci 2015).

Sind im höheren Lebensalter die gleichen Prozesse an der Chronifizierung von Schmerzen beteiligt wie im jüngeren Alter? Sind die überwiegend bei jüngeren Patienten mit Rückenschmerzen gewonnenen Erkenntnisse über die Chronifizierung von Schmerzen auf andere, im Alter häufigere Schmerzsyndrome übertragbar (degenerative Gelenkserkrankungen, diabetische Polyneuropathie, Postzosterneuralgie)? Diese zentralen Fragen zur Schmerzchronifizierung im Alter (Basler 2007) lassen sich nach wie vor nicht beantworten.

Im vorliegenden Kapitel werden daher die aus der Schmerzforschung bekannten Faktoren der Schmerzchronifizierung, die überwiegend an Rückenschmerzpatienten im mittleren Lebensalter untersucht worden sind, vorgestellt und hinsichtlich ihrer Bedeutung für ältere Menschen mit chronischen Schmerzen diskutiert.

5.2 Epidemiologie

Die Schmerzchronifizierung scheint mit dem Lebensalter zuzunehmen. Macfarlane und Kollegen (Macfarlane 2012) fanden in einer großen schottischen Querschnittsstudie (N = 4.187) einen Anstieg des Schmerzschweregrades mit dem Lebensalter. Während nur etwa 5% der befragten unter 40-Jährigen den beiden höchsten Chronifizierungsstufen 3 und 4 der Schmerzgraduierung nach von Korff (von Korff 1999) zugeordnet wurden, waren es in der Altersgruppe der über 80-Jährigen 10%. Michalski und Hinz ordneten 679 ambulante Rückenschmerzpatienten zwischen 18 und 79 Jahren, die an einer medizinischen Trainingstherapie an einem auf Rückenschmerzen spezialisierten Institut teilnahmen, dem Mainzer Stadienmodell der Schmerzchronifizierung (MPSS) zu. Dabei stieg sowohl bei Männern als auch bei Frauen der Anteil des höchsten Chronifizierungsstadium (III) mit dem Lebensalter signifikant an (Michalski 2006). Die Schmerzchronifizierung ist dabei vermutlich bei Schmerzsyndromen, die im Alter verstärkt auftreten (wirbelsäulenbedingte Schmerzen, muskuloskelettale Schmerzen, neuropathische Schmerzen), sowie bei Patienten mit mehreren Schmerzlokalisationen stärker ausgeprägt (Hüppe 2001). Einschränkend muss dazu erwähnt werden, dass in die Berechnung des Chronifizierungsstadiums nach Gerbershagen (MPSS) Informationen zur Patientenkarriere einfließen, die sich auf die gesamte Lebenszeit beziehen (z.B. Arztwechsel, Kur- und Reha-Aufenthalte). Dies führt bei älteren Menschen möglicherweise zu höheren Ergebnissen.

5.3 Neuro- und psychobiologische Faktoren der Chronifizierung

In den letzten Jahrzehnten ist ein fundiertes Verständnis der an der Schmerzchronifizierung beteiligten neurophysiologischen Prozesse gewachsen. Insbesondere mit Hilfe bildgebender Verfahren lassen sich bei chronischen Schmerzen (anders als bei akuten Schmerzen) überdauernde, maladaptive neuroplastische Veränderungen und zentralnervöse Sensitivierungsprozesse auf spinaler und supraspinaler Ebene nachweisen. Eine ausführliche Darstellung dieser Prozesse findet sich bei Flor (Flor 2011).

Bei wiederholter Darbietung schmerzhafter Reize kann es zu einer peripheren Sensibilisierung am Nozizeptor, einer gesteigerten zentralen Erregbarkeit spinaler Hinterhornneurone sowie einer Vergrößerung oder Verschiebung der rezeptiven Felder im primären somatosensorischen, limbischen und motorischen Cortex (im Sinne einer kortikalen Reorganisation) kommen. Eine solche Sensitivierung konnte sowohl bei chronischen Rückenschmerzen und Fibromyalgie (Flor 2011), als auch bei peripheren Neuropathien (Baron 2000) gezeigt werden, während es bei Gesunden zu einer Habituation an schmerzhafte Reize über die Dauer der Schmerzreizung kommt. Zusätzlich können auf zentralnervöser Ebene efferente faszilitierende und hemmende Bahnen die Weiterleitung von Schmerzreizen aus der Peripherie verstärken oder hemmen. Eine Reduzierung der deszendierenden Schmerzhemmung bei unterschiedlichen chronischen Schmerzsyndromen konnte in zahlreichen Studien nachgewiesen werden (Lewis 2012) und scheint insbesondere bei Fibromyalgie, temperomandibulärer Dysfunktion und anderen funktionellen Schmerzsyndromen bedeutsam zu sein (Yarnitzky 2010).

Diese funktionellen und strukturellen Veränderungen der schmerzverarbeitenden Strukturen, die als „somatosensorisches Schmerzgedächtnis" oder „Schmerzmatrix" (s. auch Kap. 4) bezeichnet werden (Kleinböhl 2005), sind durch Lernprozesse beeinflusst. Durch positive und negative Verstärkung von Schmerzverhalten (Eintritt positiver Konsequenzen bzw. Wegnahme negativer Konsequenzen bei Schmerzverhalten) oder „Löschung" (mangelnder Verstärkung) gesunden Verhaltens (z.B. durch das Verhalten von Bezugspersonen) sind nicht nur das Schmerzverhalten, sondern auch die subjektive Schmerzwahrnehmung und physiologische Prozesse der Schmerzverarbeitung operant konditionierbar (Flor 2011). Zudem können ursprünglich neutrale Reize (Umgebungsreize wie z.B. der Arbeitsplatz oder Bewegungen wie Bücken und Heben) durch wiederholte Koppelung mit Schmerzen selbst zu einem schmerzauslösenden Reiz werden (respondentes Lernen) (Klinger 2010). Die Bedeutung sozialer Lernprozesse (Lernen am Modell) konnte bei Kindern gezeigt werden (Hoftun 2013), ist bei Erwachsenen bisher jedoch noch kaum untersucht. Maladaptive Kognitionen (z.B. katastrophisierendes Denken) begünstigen die neurophysiologische Chronifizierungsprozesse ebenso wie Depression und Angst (Simons 2014).

Die meisten der genannten Chronifizierungsprozesse sind bei älteren Menschen nicht untersucht. Lautenbacher (Lautenbacher 2012) fasst den derzeitigen Kenntnisstand so zusammen, dass eine Zunahme der Schmerzschwellen im Alter klar belegt ist (s. Kap. 2).

Gleichzeitig kommt es möglicherweise zu einer Absenkung der Schmerztoleranzschwellen. Zusammengenommen würde dies bedeuten, das Ältere akute Schmerzen erst bei höherer Reizintensität wahrnehmen, diese aber früher als unerträglich erleben. Klar belegt ist, dass die endogene Schmerzhemmung im Alter abnimmt – in einer Lebensphase, in der gleichzeitig chronische Schmerzbeschwerden zunehmen. Außerdem gibt es Anzeichen dafür, dass bei Älteren schon Schmerzreize mit recht geringer Wiederholungsfrequenz eine Sensitivierung des Schmerzsystems auslösen können. Die Balance aus Schmerzhemmung und Schmerzverstärkung scheint sich im Alter also ungünstig zu verändern (für eine ausführliche Darstellung vgl. Kap. 2).

Eine häufig übersehene Ursache chronischer Schmerzen stellt die Chronifizierung postoperativer Schmerzen dar: Je nach Art der Operation entwickeln 10–50 % der operierten Patienten postoperativ persistierende Schmerzen. In 2–10 % dieser Fälle stellt dieser Schmerz ein erhebliches Problem dar (Kehlet 2006). Da die Erkrankungshäufigkeit mit dem Alter zunimmt, kommt es im höheren Lebensalter häufiger zu Operationen. So wurden 2014 über 50 % der Operationen an über 60-jährigen Patienten durchgeführt (Statistisches Bundesamt 2015). Ob die höhere Operationshäufigkeit im Alter auch mit einer erhöhten Prävalenz postoperativer Schmerzen im Alter verbunden ist, ist unklar. Aasvang und Kehlet (Aasvang 2005) fanden in ihrem Review zu Studien über postoperative Schmerzen nach Leistenbruch-Operation eine geringere Chronifizierungsrate bei älteren Patienten: Während 39–58 % der unter 40-jährigen Patienten 6 Monate nach dem Eingriff noch unter Schmerzen litten, war dies nur bei 14–17 % der über 65-Jährigen der Fall. Allerdings wurde in diesen Studien die körperliche Aktivität nicht erfasst, so dass die niedrigere Prävalenz in der Gruppe der Älteren auch durch Aktivitätsvermeidung mitbedingt sein kann.

5.4 Psychosoziale Faktoren der Chronifizierung

Psychosozialen Faktoren kommt bei der Schmerzchronifizierung eine zentrale Bedeutung zu. Die Nationale Versorgungsleitlinie Rückenschmerz (Bundesärztekammer 2013) fasst die Ergebnisse verschiedener systematischer Reviews und prospektiver Längsschnittstudien zusammen und benennt die psychosozialen Risikofaktoren für die Chronifizierung unspezifischer Rückenschmerzen („yellow flags", vgl. Tab. 5.1). Linton (Linton 2000) kommt in seinem systematischen Review, der 37 prospektive Studien einschließt, zu dem Schluss, dass den psychosozialen Faktoren eine größere Bedeutung für die Entwicklung von Schmerz und Behinderung zukommt als den meisten biomedizinischen oder biomechanischen Parametern. Alle genannten Untersuchungen wurden ganz überwiegend an Rückenschmerzpatienten im mittleren Lebensalter durchgeführt. Nur wenige Studien schlossen überhaupt ältere Menschen ein, in keiner Untersuchung wurde diese Gruppe getrennt ausgewertet.

Tab. 5.1: Psychosoziale Risikofaktoren für die Chronifizierung nichtspezifischer Rückenschmerzen (Bundesärztekammer 2013).

psychosozial	beruflich
Depressivität	überwiegend körperliche Schwerarbeit
Distress (vor allem berufsbezogen)	überwiegend monotone Körperhaltung
Katastrophisieren	überwiegend Vibrationsexposition
Fear-Avoidance-Beliefs	geringe berufliche Qualifikation
passives Schmerzverhalten	berufliche Unzufriedenheit
überaktives Schmerzverhalten	Verlust des Arbeitsplatzes
suppressives Schmerzverhalten	Kränkungserlebnisse am Arbeitsplatz, chronischer
Neigung zur Somatisierung	Arbeitsplatzkonflikt (Mobbing)

Im Folgenden werden die o. g. psychosozialen Risikofaktoren vorgestellt und in ihrer Bedeutung für ältere Menschen mit chronischen Schmerzen diskutiert.

5.4.1 Depressivität und Angst

Anhand einer aktuellen depressiven Stimmungslage konnte in prospektiven Untersuchungen sowohl das erstmalige Auftreten von Rückenschmerzen innerhalb von drei Jahren als auch der Übergang von einem akuten unspezifischen zu einem chronischen Rückenschmerz vorhergesagt werden. Dabei scheinen vor allem milde Formen erhöhter Depressivität bedeutsam zu sein, nicht jedoch psychiatrisch relevante Depressionen (Pfingsten 2011). Auch Ängste stellen offenbar einen Chronifizierungsfaktor dar: Das aktuelle Erleben von Angst vor einer Bandscheiben-Operation kann einen ungünstigen Verlauf prognostizieren (den Boer 2006). Ob diese Erkenntnisse auch für ältere Menschen gelten, ist nicht untersucht.

Ein aktuelles systematisches Review mit Metaanalyse über 18 Studien an Menschen mit Demenz fand nur schwache Zusammenhänge zwischen Schmerzstärke und körperlicher Funktionsfähigkeit, aber deutliche Zusammenhänge zwischen Schmerzstärke und Depressivität sowie neuropsychiatrischen Symptomen (van Dalen-Kok 2015). Negative Emotionen nehmen bei Älteren möglicherweise eine Mediatorrolle zwischen Schmerzen und Alltagsbeeinträchtigungen ein: In einer pfadanalytischen Untersuchung an 243 Pflegeheimbewohnern in Texas (Cipher 2004) standen höhere Schmerzen in keinem direkten Zusammenhang mit erhöhten Alltagsbeeinträchtigungen. Sie gingen jedoch mit erhöhter Depressivität und vermehrten Verhaltensstörungen einher, die wiederum mit Funktionsbeeinträchtigungen im Alltag korrelierten. Das deckt sich mit Befunden von Schuler et al. (Schuler 2004). In einer großen prospektiven Studie (N = 91.347 selbständig lebende Menschen über 64 Jahren) fanden Meyer et al. (Meyer 2007) bei zwei Messungen im Abstand von zwei Jahren einen bidirektionalen Zusammenhang zwischen erhöhter Depressivität und beeinträchtigenden Rückenschmerzen – unabhängig von soziodemographischen Variablen und dem medizinischen oder funktionellen Status zu Beginn: Eine erhöhte Depressivität bei der ersten Messung ging mit stärkeren schmerzbedingten Funktionsbeeinträchtigungen nach zwei Jahren einher und umgekehrt.

Das höhere Lebensalter ist eine Lebensphase, die von wesentlichen Veränderungen und Einschnitten geprägt ist: Das Berufsleben endet, gesundheitlich kommt es zu vermehrten Einschränkungen und zunehmend müssen Verluste von nahestehenden Menschen bewältigt werden. Zudem kommt es im Alter vermehrt zu Erkrankungen, die mit einem erhöhten Risiko für eine depressive Störung verbunden sind (z.B. Demenzen, Parkinson, Diabetes) (Reinders 2008, Byers 2011). Tatsächlich sind Depressionen die häufigste psychische Störung im höheren Lebensalter. Sie treten jedoch deutlich seltener auf als bei Menschen im mittleren Alter. Der Erkrankungsgipfel von Depressionen liegt bei 50–59 Jahren (RKI 2011). Leichtere, subklinische depressive Störungen, die für die Chronifizierung von Schmerzen besonders bedeutsam sind, sind im Alter jedoch deutlich häufiger als voll ausgebildete depressive Erkrankungen (Hautzinger 2000). Im höheren Lebensalter nehmen Depressionen eher einen chronischen Verlauf, insbesondere bei Menschen mit stärkeren depressiven Symptomen und mehr chronischen körperlichen Erkrankungen (Comijs 2015).

Doch nicht nur depressive Störungen sind im Alter seltener. Auch schmerzbedingte negative Emotionen sind im Alter schwächer ausgeprägt: Riley und Kollegen (Riley 2000) zeigten in ihrer Untersuchung an 1.585 Menschen mit chronischen Schmerzen, dass schmerzbedingte Ängste, Ärger und Depressivität in der ältesten Alterskohorte (65–85 Jahre) gegenüber den beiden jüngeren Kohorten (18–44, 45–65 Jahren) schwächer ausgeprägt sind. Möglicherweise haben Menschen im höheren Lebensalter bereits mehr Erfahrung im Umgang mit chronischen körperlichen Beschwerden als Jüngere und können Schmerzen eher akzeptieren. Eventuell trägt auch die verbreitete Einstellung, dass Schmerzen im Alter normal und „legitim“ sind (die ein Hindernis für die Inanspruchnahme einer adäquaten Schmerztherapie darstellen kann; vgl. Kap. 5.6), zu einer höheren Schmerzakzeptanz und einer verringerten schmerzbedingten psychischen Belastung bei.

5.4.2 Chronische Stressbelastung

Anhaltende chronische Stressbelastungen stellen einen weiteren Chronifizierungsfaktor dar. Insbesondere berufliche Belastungen wurden hierbei vielfach untersucht: hohe psychische Beanspruchung, ein geringer eigener Kontroll- und Entscheidungsspielraum, mangelnde soziale Unterstützung am Arbeitsplatz und eine geringe Arbeitszufriedenheit scheinen hierbei bedeutsam zu sein (Pfingsten 2011).

Mit dem Eintritt in das Rentenalter ändert sich die psychosoziale Belastung grundlegend: berufliche Belastungen fallen weg, oft verringert sich mit dem Ende der Berufstätigkeit auch die körperliche Belastung und es entstehen mehr Möglichkeiten, körperlich belastende Tätigkeiten zu dosieren oder zu delegieren. Auch in der Wahl der sozialen Kontakte, die im beruflichen Bereich oft vorgegeben sind, entstehen neue Freiheiten. All dies erklärt vielleicht auch die ab dem Rentenalter leicht sinkende Prävalenz von Rückenschmerzen (Meucci 2015, Macfarlane 2012). Zu berücksichtigen ist, dass die Entlastung durch die Berentung bei Männern, die in der heutigen Seniorengeneration oft nur wenig Verantwortung für die Haushaltsführung übernehmen, stärker ausgeprägt ist als bei Frauen, denen die Verantwortung für den Haushalt auch im Rentenalter meist erhalten bleibt („Eine Hausfrau geht nie in Rente.“). So arbeiten in der Gruppe der über 60-jährigen Menschen im Ruhestand Frauen ca. 30% mehr in Haushalt und Familie als Männer (Bundesministerium für Familie, Senioren, Frauen und Jugend 2003).

Während berufliche Belastungen an Bedeutung verlieren, gewinnt das Thema der sozialen Integration im Alter an Bedeutung. Peat und Kollegen (Peat 2004) konnten in einer britischen bevölkerungsbasierten Fragebogenstudie an 5.215 über 50-jährigen Menschen mit Schmerzen zeigen, dass sich die sozialen Bindungen im Alter verringern. Je geringer die sozialen Bindungen ausgeprägt waren, umso höher war das Risiko der Beeinträchtigung durch Schmerzen im Alltag. So wiesen Menschen, die verwitwet waren, keine engen Verwandten oder regelmäßigen Kontakt zu engen Freunden hatten, in dieser Untersuchung ein doppelt so hohes Risiko auf, durch Schmerzen im Alltag beeinträchtigt zu sein (bei gleicher Schmerzstärke). Dieser Effekt scheint teilweise durch eine erhöhte Depressivität vermittelt zu sein (Peat 2004). Es ist bekannt, dass der Verlust sozialer Rollen die Depressivität fördert (Harris 2005). Zusätzlich scheint bei Menschen, die verwitwet oder geschieden sind, auch die Prävalenz von Schmerzen erhöht zu sein (Eriksen 2003, Schneider 2005).

5.4.3 Schmerzbezogene Kognitionen

Eine zentrale Rolle bei der Chronifizierung von Schmerzen spielen schmerzbezogene Kognitionen: Insbesondere zu Beginn des Chronifizierungsprozesses scheint ein als „Katastrophisieren“ bezeichneter Denkstil (bedrohliches Überbewerten der Schmerzwahrnehmung) die Chronifizierung zu fördern. Mit diesem Denkstil eng verbunden sind „Fear Avoidance Beliefs“ (FAB; deutsch: Angst-Vermeidungsüberzeugungen). Darunter werden negative Einstellungen zum Schmerz und/oder katastrophisierende Gedanken über schlimmstmögliche Auswirkungen des Schmerzes und dessen ungünstigen Verlauf verstanden. Bei FAB können emotionale (Angst vor Schmerz oder Schädigung) und kognitive Prozesse (fehlerhafte oder mangelnde Krankheitsinformationen) im Vordergrund stehen. Man nimmt an, dass FAB Angst vor Bewegung auslösen und durch Konditionierungsprozesse zu einer dauerhaften Vermeidung von Aktivitäten oder bestimmten Bewegungen führen können. Dadurch kommt es in der Folge zu einer körperlichen Entübung und psychischem Distress, was das Auftreten von Schmerzen und negativen Bewertungen des Schmerzes im Sinne eines Teufelskreises weiter begünstigt (Vlayen 2000, Linton 2011). Bei Patienten mit subakuten Rückenschmerzen (bis zu 6 Monaten) sind FAB mit einem schlechteren Behandlungsergebnis bezüglich Schmerzstärke, schmerzbedingter Beeinträchtigung und Rückkehr an den Arbeitsplatz verbunden (Wertli 2014). Auch bei chronischen Rückenschmerzen besteht ein deutlicher Zusammenhang zwischen erhöhten FAB einerseits und stärkeren schmerzbedingten Beeinträchtigungen, geringerer körperlicher Aktivität und geringerer Wahrscheinlichkeit der Rückkehr an den Arbeitsplatz andererseits (Rainville 2011). Patienten mit erhöhten FAB scheinen mehr von Therapieansätzen zu profitieren, die FAB gezielt in die Behandlung einbeziehen (Wertli 2014, Rainville 2011).

Die Rolle von Angst-Vermeidungsüberzeugungen bei älteren Schmerzpatienten ist bisher wenig untersucht. Cook und Kollegen (Cook 2006) konnten bei einer Untersuchung an drei verschiedenen Altersgruppen zeigen, dass Ältere (55 bis 82 Jahre) geringere Bewegungsängste aufweisen. Die Mediatorrolle der Bewegungsangst zwischen Katastrophisieren einerseits und wahrgenommener Beeinträchtigung, Depressivität und Schmerz andererseits war jedoch bei dieser Altersgruppe besonders deutlich ausgeprägt.

Wie bei Jüngeren gehen Angst-Vermeidungsüberzeugungen offenbar auch bei älteren chronischen Schmerzpatienten Menschen mit einer geringeren körperlichen Funktionskapazität einher (Basler 2008) und scheinen mit einer geringeren Ganggeschwindigkeit und ausgeprägteren körperlichen Einschränkungen (Camacho-Sato 2012, Sions 2011) sowie einer schlechteren allgemeinen Gesundheit (Sions 2011) verbunden zu sein. Liegen initial erhöhte FAB vor, nimmt bei älteren Rückenschmerzpatienten nach Abschluss einer Physiotherapie-Behandlung die Funktionskapazität besonders stark wieder ab (Basler 2003). In einer Untersuchung an spanischen Altenheimbewohnern hingegen konnte kein Einfluss von Angst-Vermeidungsüberzeugungen auf die Funktionsfähigkeit (gemessen mit dem Roland Morris Questionnaire) oder die emotionale Lebensqualität (gemessen mit dem SF-12) gezeigt werden (Kovacs 2007). Allerdings wurde auch in dieser Studie der FABQ (*fear avoidance beliefs quenstionnaire*) zur Erfassung der FAB eingesetzt, dessen prognostische Qualität speziell für ältere Schmerzpatienten auch aufgrund der hohen Anzahl arbeitsbezogener Items kritisch zu bewerten ist. Möglicherweise tragen bei multimorbiden Älteren mit chronischen Schmerzen auch die Ausprägung schmerzspezifischer Parameter weniger und die zunehmende Morbidität und ein schlechtes emotionales Wohlbefinden mehr zur Beeinträchtigung der Funktionsfähigkeit bei.

In der Women's Health and Aging Study I, einer prospektiven Beobachtungsstudie über drei Jahre, an der 1002 funktional eingeschränkte Frauen über 65 Jahren teilnahmen, zeigte sich, dass Ängstlichkeit allgemein ein zentrales Hindernis für die Aufrechterhaltung von Alltagsaktivitäten darstellt (Brenes 2005). Bei Menschen mit Demenz kann schon die Angst der Betreuungspersonen vor Schmerz oder Stürzen eine Bewegungsvermeidung begünstigen (Fitzgerald 2009).

Möglicherweise ist bei älteren Menschen mit chronischen Schmerzen die Sturzangst jedoch bedeutsamer für die Reduzierung körperlicher Aktivität als die FAB. In einer Längsschnittstudie an selbständig lebenden über 69-jährigen Menschen konnten weder die zukünftige Schmerzintensität noch die zukünftige Vermeidung körperlicher Aktivitäten durch Schmerzangst erklärt werden. Sturzangst hingegen erwies sich als Prädiktor sowohl für zukünftige Stürze als auch für zukünftige Aktivitätsvermeidung (Hadjistavropoulos 2007). Möglicherweise beruht der Zusammenhang zwischen Sturzängsten und Stürzen neben einer körperlichen Entübung auch auf einer direkten Beeinflussung der Gleichgewichtsleistung durch eine erhöhte Ängstlichkeit, vermuten die Autoren. Jedenfalls ist bei älteren Menschen eine Vermeidung körperlicher Aktivität nicht immer auf erhöhte Schmerzangst zurückzuführen, wie es das Fear-Avoidance-Modell postuliert. Die Annahmen von Hadjistavropoulos und Kollegen zu den Besonderheiten der Zusammenhänge zwischen Schmerzangst, Sturzangst und Aktivitätsvermeidung veranschaulichen Leonhardt und Laekeman (Leonhardt 2010) wie in Abbildung 5.1 dargestellt.

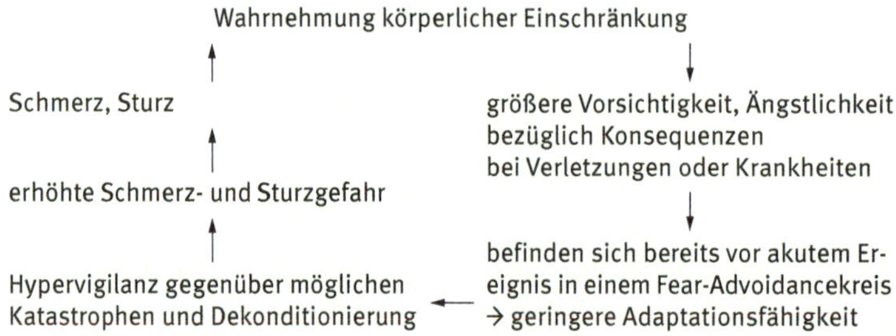

Abb. 5.1: Übertragung des Fear-Avoidance-Modells auf Senioren (Leonhardt 2010; in Anlehnung an Hadjistavropoulos 2007).

5.4.4 Passives Schmerzverhalten

Passives Vermeidungsverhalten im Umgang mit Schmerzen (Vermeidung körperlicher Aktivitäten, sozialer Rückzug, vermehrte Medikamenteneinnahme, hohe Inanspruchnahme von Behandlungen, Arbeitsunfähigkeit) stellt einen ausgeprägten Risikofaktor für die Chronifizierung von Schmerzen dar (Pfingsten 2011). Kurzfristig führt dieses Verhalten meist zu positiven Konsequenzen wie Schmerzreduktion, vermehrter Zuwendung des sozialen Umfelds oder Vermeiden unangenehmer Tätigkeiten, was die Auftretenswahrscheinlichkeit des Vermeidungsverhaltens im Sinne der positiven Verstärkung erhöht. Langfristig überwiegen in der Regel jedoch die dysfunktionalen emotionalen, kognitiven und körperlichen Folgen wie beispielsweise der Verlust positiver Erlebnisse („Verstärkerverlust"), depressive Verstimmungen, Entübung und körperliche Dekonditionierung sowie die Zunahme katastrophisierender Gedanken.

Trotz des zahlreicher positiver Effekte körperlicher Aktivität weisen ältere Menschen oft ein reduziertes Aktivitätsverhalten auf. Als Grund hierfür geben ältere Patienten in Befragungen oft altersspezifische Einstellungen an (Kuss 2015b): So betrachten ältere Menschen Schmerzen eher als normal und legitim und sehen in der Aktivitätsreduktion einen Selbstschutz vor einer weiteren Verschlechterung und Schmerzverschlimmerung. Macfarlane und Kollegen (Macfarlane 2012) konnten in einer großen schottischen Querschnittsstudie (N = 4.187) zeigen, dass ältere Menschen mit Rückenschmerzen (mindestens ein ganzer Tag Schmerzen im vergangenen Monat) weniger Sinn in Sport und Bewegung sehen: Während in der Altersgruppe der 50- bis 60-Jährigen noch ca. 35% einer Trainingstherapie „höchst positiv" gegenüber stehen, sind es in der Gruppe der über 70-Jährigen nur noch 17% (Abb. 5.2).

Auch Schmerz- und Sturzängste erhöhen das Risiko eines passiven Schmerzverhaltens (vgl. Kapitel 4.3).

In einer qualitativen Untersuchung, für die 72 über 65-jährige, selbständig lebende Menschen mit chronischen Schmerzen interviewt wurden, bevorzugten die Teilnehmer vor allem Coping-Strategien, die selbstanwendbar und leicht verfügbar sind sowie wenig Verhaltensänderung erfordern. Die meisten Teilnehmer griffen bevorzugt auf „Hausmittel" und Anwendungen zurück (z.B. Einreibungen, TENS). Zusätzlich hatte die Mehrzahl der Teilnehmer auch ohne formales Training selbst psychologische Selbsthilfestrategien entdeckt

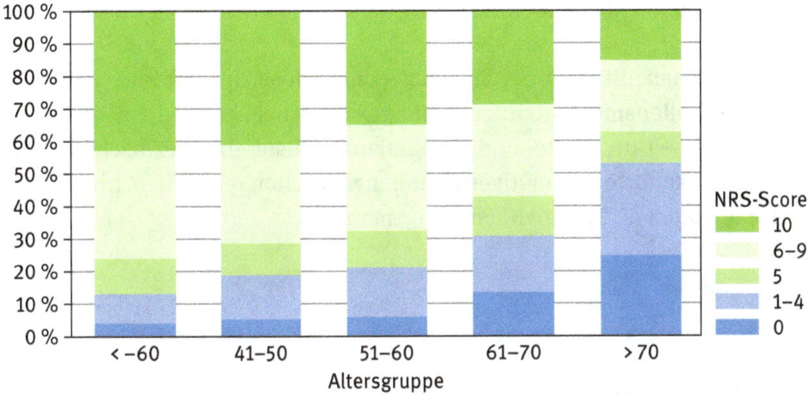

Abb. 5.2: Einstellung von Menschen verschiedener Altersstufen mit Rückenschmerzen zu einer Trainingstherapie („How positive would you be about receiving exercise therapy?“, 10 = positiv, 0 = negativ N = 4.187) (Macfarlane 2012).

(z.B. Entspannung, Ablenkung). Ältere Menschen wollten aktiv in die Schmerztherapie und die dabei zu treffenden Entscheidungen einbezogen werden und zeigten sich offen für das Erproben neuer Methoden. Eher unbeliebt waren medikamentöse Therapien (oft aus Angst vor Abhängigkeit und Nebenwirkungen), Trainings- und Physiotherapie (oft aus Schuldgefühlen gegenüber den Therapeuten wegen ausbleibender Erfolge) oder regelmäßige körperliche Aktivität. Auch finanzielle Gründe und mangelnde Informationen hielten die Teilnehmer vom Wahrnehmen therapeutischer Angebote ab. (Lansbury 2000).

Auch körperliche oder kognitive Einschränkungen aufgrund bestehender Komorbiditäten und die häufig dadurch bedingte Polymedikation können einer aktiven Schmerzbewältigung im Wege stehen. Mit der Zahl der Wirkstoffe steigt das Risiko für Schwindel, Sturzgefahr und kognitive Beeinträchtigung (Basler 2003).

Nicht selten unterstützen auch Angehörige (oft unwillentlich) passives Schmerzverhalten und Aktivitätsvermeidung älterer Menschen mit Schmerzen, wenn sie ihrerseits in körperlicher Schonung einen Schutz vor weiterer Verschlechterung sehen. Und auch Behandler stellen desbezüglich einen wichtigen Einflussfaktor dar: Therapeuten, die selbst eine stark biomedizinische Orientierung und erhöhte Angst-Vermeidungsüberzeugungen (FAB) haben, empfehlen häufiger Aktivitätslimitierungen (Darlow 2012).

5.4.5 Überaktives Schmerzverhalten

Neben dem Vermeidungsverhalten erhöht auch ein überaktives Schmerzverhalten das Chronifizierungsrisiko. Bei diesem Verhalten, das häufig mit Durchhaltestrategien und dem bewussten Ignorieren von Schmerzen (Gedankenunterdrückung; z.B. „Reiß dich zusammen!“) verbunden ist, werden trotz starker Schmerzen anstehende Aktivitäten um jeden Preis aufrechterhalten und begonnene Arbeiten unbedingt beendet. Meist geht damit die

Unfähigkeit oder mangelnde Bereitschaft einher, Tätigkeiten durch Pausen zu unterbrechen (Hasenbring 2014).

Auch bei älteren Menschen mit chronischen Schmerzen findet sich der klinischen Beobachtung nach dieses Verhaltensmuster. Untersuchungen hierzu liegen jedoch nicht vor. Möglicherweise sind für diese Durchhalte- und Überaktivitätsmuster die spezifische biografische Prägungen der Alterskohorte der heutigen Seniorengeneration relevant (s. hierzu Kap. Schmerzpsychotherapie, Kap. 14.3.2 „Aktivitätsmanagement").

5.4.6 Schmerzakzeptanz

Eine hohe Schmerzakzeptanz wird als Schutzfaktor bezüglich der Chronifizierung von Schmerzen diskutiert (Pfingsten 2011). In einer prospektiven Studie an Patienten mit ausgeprägten und beeinträchtigenden chronischen Schmerzen war eine hohe Schmerzakzeptanz zum ersten Untersuchungszeitpunkt mit geringerer Schmerzintensität, geringerer Beeinträchtigung, geringeren schmerzbezogenen Ängsten und Vermeidungsverhalten sowie besserer Stimmung beim zweiten Untersuchungszeitpunkt (durchschnittlich nach 18,5 Wochen) verbunden (McCracken 2008). Auch ein günstiger Effekt der Schmerzakzeptanz auf die Medikamenteneinnahme und den Arbeitsstatus konnte gezeigt werden (McCracken 2005).

Da gerade ältere Menschen in besonderer Weise im Prozess des Älterwerdens mit der Unvermeidbarkeit unangenehmer Erfahrungen und Veränderungen konfrontiert sind, könnte die Bereitschaft zur Akzeptanz von Schmerzen und anderen unangenehmen Erfahrungen für sie besonders relevant sein. Tatsächlich zeigte eine Fragebogenuntersuchung an 187 Älteren (Durchschnittsalter 78 Jahre), dass eine höhere Ausprägung allgemeiner Akzeptanz mit einer höheren Lebensqualität in den Bereichen Gesundheit, sozialer Teilhabe und emotionalem Wohlbefinden verbunden war (Butler 2007). Das Akzeptieren unangenehmer Erlebnisse wird hier als sinnvolle „Anpassung an das Altern" betrachtet.

Im Bereich der Schmerztherapie hingegen wird eine erhöhte Schmerzakzeptanz bei Älteren oft eher als Chronifizierungsfaktor gesehen (Kuss 2015b). Dahinter steht die Beobachtung, dass Ältere ihre Schmerzen oft als naturgegebenes, altersnormiertes Ereignis hinnehmen, die vorhandenen Möglichkeiten der Schmerztherapie daher ungenutzt lassen und so mehr als nötig unter ihren Schmerzen leiden. Dieses (voreilige) Akzeptieren von Schmerzen wird in Zusammenhang gebracht mit der Neigung, Schmerzen gegenüber dem Umfeld und den Behandlern zurückhaltender zu kommunizieren („underreporting").

Brandtstädter (Brandtstädter 1992) geht in seinem Zwei-Prozess-Modell der Entwicklungsregulation davon aus, dass Menschen prinzipiell zwei Bewältigungsformen zur Verfügung stehen, wenn das Erreichen persönlicher Ziele bedroht ist: Assimilation (Verändern der Situation entsprechend den eigenen Zielen und Ansprüchen) und Akkommodation (Anpassung der eigenen Ziele/Ansprüche an die Situation). Auf die Schmerztherapie übertragen, umfasst die assimilative Bewältigung das Bemühen um eine aktive Beeinflussung der Schmerzen (z.B. Arztbesuch, Einnahme eines Medikaments, Durchführen von Gymnastikübungen, Verwenden von Hilfsmitteln). Diese Möglichkeiten der eigenen Beeinflussung der Schmerzen sind bei chronischen Schmerzen jedoch in der Regel begrenzt. An dieser Stelle werden akkommodative Bewältigungsformen bedeutsam (Schmerzakzeptanz), die in der

Anpassung der persönlichen Ansprüche und Handlungsziele an die vorhandenen Möglichkeiten bestehen (z.B. durch bewusstes Akzeptieren eigener Grenzen, das Ersetzen derzeit nicht erreichbarer durch neue, machbare Ziele) (Nilges 2007). Im Umgang mit chronischen Schmerzen ist vermutlich ein flexibles Wechselspiel zwischen beiden Bewältigungsformen sinnvoll: Während ein übermäßiges Bemühen um Beeinflussung der Schmerzen (Assimilation) zu einer Einengung des Lebens auf den Schmerz und die Schmerztherapie führen kann, birgt ein „Zuviel" an Schmerzakzeptanz (Akkommodation) die Gefahr, Schmerzen unnötigerweise zu ertragen und vorhandene Möglichkeiten der Schmerzreduktion ungenutzt zu lassen. Im Übermaß praktiziert, könnten demnach beide Bewältigungsformen das Risiko der Schmerzchronifizierung erhöhen. Im flexiblen Wechselspiel können beide Bewältigungsformen gemeinsam dem Ziel dienen, eine realistische Zielperspektive und eine aktive Lebensgestaltung zu fördern und so der Chronifizierung von Schmerzen entgegenzuwirken.

5.5 Iatrogene Faktoren der Chronifizierung

Nicht nur das Verhalten des Patienten und seine physiologischen Reaktionen entscheiden darüber, ob ein Schmerz chronisch wird. Auch das Verhalten der Behandler und Einflüsse des Gesundheitssystems können zum Chronifizierungsrisiko beitragen. Pfingsten und Kollegen (Pfingsten 2011) nennen insbesondere vier iatrogene Faktoren der Schmerzchronifizierung (Tab 5.2).

Tab. 5.2: Iatrogene Risikofaktoren für die Chronifizierung nichtspezifischer Rückenschmerzen (Bundesärztekammer 2013).

Iatrogene Risikofaktoren
– mangelhafte Respektierung der multikausalen Genese – Überbewertung somatischer/radiologischer Befunde bei nichtspezifischen Schmerzen – lange, schwer begründbare Krankschreibung – Förderung passiver Therapiekonzepte – übertriebener Einsatz diagnostischer Maßnahmen

5.5.1 Überdiagnostik

Durch falsch positive Befunde in der Bildgebung besteht die Gefahr einer fortgesetzten einseitig somatischen Betrachtungsweise des Schmerzproblems durch Behandler und Patient. Hierdurch werden unter Umständen andere, möglicherweise relevantere psychosoziale Aspekte vernachlässigt, was es dem Patienten erschwert, sich auf funktionale Weise mit einer Bewältigung seiner Schmerzbeschwerden auseinanderzusetzen (vgl. Kapitel 5.4).

Nach der Nationalen Versorgungsleitlinie Kreuzschmerz gilt ein höheres Lebensalter als „red flag", also „als Warnsignal für eine spezifische Ursache mit dringendem Handlungsbedarf", das eine unmittelbare bildgebende Diagnostik rechtfertigen kann (Bundesärztekammer 2013). Entsprechend wird bei dieser Patientengruppe häufig unmittelbar eine bildgebende Diagnostik empfohlen. Es ist jedoch denkbar, dass die negativen Effekte einer bildgebenden Diagnostik bei älteren Schmerzpatienten stärker ausgeprägt sind als bei jüngeren, da die Wahrscheinlichkeit von Zufallsbefunden (falsch positiven Befunde) mit dem Alter ansteigt (Jarvik 2011). Damit besteht bei älteren Menschen potentiell eine erhöhte Gefahr, dass eine frühzeitige bildgebende Diagnostik eine Behandlungskaskade in Gang setzt, die dem Patienten keinen Nutzen bringt, jedoch mit körperlichen Risiken und Nebenwirkungen verbunden ist. Zudem kann die Identifizierung somatischer (Zufalls-) Befunde die Aufmerksamkeitsfokussierung auf den Schmerz steigern und bei Behandlern und Patienten gleichermaßen eine einseitig biomedizinische Sicht des Schmerzproblems verstärken. Eine solche Sicht des Schmerzproblems ist wiederum oft mit einem passiven Schmerzverhalten verbunden (Darlow 2012), die das Chronifizierungsrisiko ebenfalls erhöht. Auf diesem Wege kann eine frühzeitige bildgebende Diagnostik zu erhöhten und länger anhaltenden Beeinträchtigungen führen, wie es bei jüngeren Rückenschmerzpatienten gezeigt worden ist (Webster 2013).

In einer prospektiven Kohortenstudie an über 64-jährigen Patienten, die sich wegen Rückenschmerzen neu bei ihrem Hausarzt vorstellten (N = 5.239), wies die Patientengruppe, die eine frühzeitige bildgebende Diagnostik erhalten hatten, einen signifikant höheren Ressourcenverbrauch sowohl bezüglich allgemeiner als auch wirbelsäulenspezifischer Behandlungskosten auf (Jarvik 2015). Die frühe Bildgebung (< 6 Wochen nach Erstvorstellung) führte jedoch zu keinem statistisch oder klinisch signifikant besserem Therapieergebnis nach einem Jahr. Anders als von den Autoren aus o. g. Gründen erwartet worden war, war die frühe Bildgebung jedoch nicht mit einer höheren Beeinträchtigung im Verlauf verbunden.

Insgesamt sprechen diese Ergebnisse nicht dafür, bei älteren Menschen mit Rückenschmerzen alleine aufgrund des Alters von den Empfehlungen der Nationalen Versorgungsleitlinie Kreuzschmerz abzuweichen und routinemäßig eine frühe bildgebende Diagnostik zu empfehlen.

5.5.2 Informationsmängel

Neben unsachgemäßen Bemerkungen oder Verhaltensempfehlungen, die den Patienten ängstigen oder verunsichern („Da können Sie im Rollstuhl landen.“), gehört hierzu auch die Verordnung ungeeigneter Behandlungsmethoden (z. B. Bettruhe bei unspezifischen Rückenschmerzen).

Bei der Behandlung älterer Menschen mit Schmerzen scheint das Verordnungsverhalten besonders passiv ausgerichtet zu sein: In einer bevölkerungsbasierten Querschnittstudie an über 15.000 Personen stieg der Anteil der Menschen mit Rückenschmerzen, die ausschließlich Schmerzmedikamente erhielten, mit dem Lebensalter an. Der Anteil der Patienten, denen Physiotherapie oder Bewegung empfohlen wurde, sank hingegen mit dem Alter (Macfarlane 2012, siehe auch Tabelle 5.3. In der SHELTER-Studie) einer Untersuchung an 4.156 Pflegeheimbewohnern in 7 europäischen Ländern, erhielten sowohl in der deutschen als auch in der europäischen Untersuchungsgruppe nur 5 % aller Teilnehmer krankengymnastische und/oder ergotherapeutische Maßnahmen in der empfohlenen Trainingsintensität von ≥ 180 min pro Woche (Lukas 2015). Neben der mit dem Alter zunehmenden Prävalenz von

Komorbiditäten spielen hier möglicherweise auch Altersstereotype eine Rolle (z.B. Betrachten von Schmerzen oder geringer körperlicher Aktivität bei Älteren als natürlich und unvermeidlich, geringes Vertrauen in ältere Patienten bezüglich der Durchführung aktiver Therapien). Die Wahrscheinlichkeit negativer Einstellungen gegenüber älteren Patienten ist offenbar geringer ausgeprägt, wenn Ärzte selbst ein höheres Lebensalter, Berufserfahrung in oder Interesse an der Altersmedizin oder regelmäßigen sozialen Kontakt mit gesunden älteren Menschen haben (Leung 2011). Kuss und Laekeman (Kuss 2015b) fordern in diesem Zusammenhang, dass neben Informationen zum Schmerzmanagement auch geriatrisches Fachwissen stärker als bisher in den Curricula der Ärzte und Physiotherapeuten verankert werden müsste: „Es muss stark bezweifelt werden, ob Umfänge von 20h in der physiotherapeutischen Ausbildung zu Schmerz wie auch zu geriatrischen Problemen der Komplexität der Problematik gerecht werden."

Tab. 5.3: Interventionen bei Menschen mit Rückenschmerzen in der hausärztlichen Versorgung (Macfarlane 2012).

Intervention	Altersgruppe	Prozent der Patienten der Altersgruppe, die Therapie erhalten haben
ausschließliche Verordnung von Schmerzmedikamenten	40 oder jünger	26%
	41–50	30%
	51–60	29%
	61–70	32%
	71 und älter	37%
Empfehlung von Physiotherapie oder anderen Formen von Bewegung	40 oder jünger	33%
	41–50	36%
	51–60	33%
	61–70	28%
	71 und älter	24%

Für die Behandlungsentscheidungen sind zudem die Einstellungen und Überzeugungen der Therapeuten bezüglich der Schmerzen des Patienten von wesentlicher Bedeutung. In einer Analyse von 20 Studien mit fünf unterschiedlichen therapeutischen Berufsgruppen (verschiedene Arztdisziplinen, Physiotherapeuten, Chiropraktiker) kamen Darlow et al. (Darlow 2012) zu dem Ergebnis, dass Behandler mit eigenen Angst-Vermeidungsüberzeugungen oder stark biomedizinischer Orientierung ihren Patienten häufiger Aktivitätslimitierungen empfehlen und sich weniger an Empfehlungen der Leitlinien zum Rückenschmerz orientieren. Ein aktueller Überblick über die Untersuchungen zu diesem Thema findet sich bei Laekeman und Leonhardt (Laekeman 2015).

5.5.3 Fehler bei der Medikation

Der gleichzeitige Einsatz verschiedener Medikamente (möglicherweise noch durch verschiedene Behandler) erhöht das Risiko unerwünschter Medikamentenwirkungen. Kuss und Laekeman (Kuss 2015b) weisen darauf hin, dass ältere Menschen häufig sensitiver auf medikamentöse Nebenwirkungen reagieren und bei der Einnahme von mehr als 5 Wirkstoffen nicht mehr vorhersehbar ist, welche Wirkungen, Interaktionen oder unerwünschte Medikamentenwirkungen sich entfalten. Bei älteren Menschen stellen bezüglich einer weiteren Chronifizierung insbesondere Medikamente oder Medikamentenkombinationen einen Risikofaktor dar, die eine Erhöhung der Sturzgefahr oder eine Einschränkung der Mobilität bedingen (Leonhardt 2010). In diesem Zusammenhang muss nicht nur der Einsatz von Opioiden (Schuler 2015) kritisch geprüft werden (s. Kap. 12). Auch unter der Gabe von Nichtopioiden können unerwünschte zentralnervöse Effekte oder Blutdruckschwankungen auftreten (siehe Kapitel 11) (Burkhardt 2015).

Neben der Gabe zu vieler oder inadäquater Medikamente stellt andererseits jedoch auch eine schmerzmedikamentöse Unterversorgung einen Chronifizierungsfaktor dar. Dies scheint nach wie vor auch in Deutschland eine Herausforderung darzustellen. Schuler und Grießinger (Schuler 2015) stellen in ihrer Überblicksarbeit dar, dass bei älteren Menschen insbesondere in Pflegeheimen bis heute oft keine ausreichende medikamentöse Schmerztherapie gewährt wird: Bis zu 25% der Pflegeheimbewohner mit relevanten Schmerzen erhielten keinerlei Schmerztherapie. In einer multizentrischen US-amerikanischen Studie (N = 6.948) erhielten ältere Patienten signifikant seltener Analgetika als jüngere – bei vergleichbar starken akuten Schmerzen (Hwang 2014). Die SHELTER-Studie zeigte, dass ein Drittel der deutschen und ein Viertel der europäischen Pflegeheimbewohner mit mittelstarken bis starken Schmerzen keine oder nur eine Bedarfsmedikation erhalten. Nur etwa 5% aller Bewohner erreichten in dieser Untersuchung die empfohlenen Therapieintensität (Lukas 2015).

Eine adäquate medikamentöse Schmerztherapie kann jedoch das Chronifizierungsrisiko verringern, indem sie das Auftreten von Schmerzen reduziert und die Immobilisierung durch Schmerzen vermeidet. Auch das Sturzrisiko lässt sich durch sinnvolle Schmerztherapie verringern (Mamun 2009).

Wie bei jüngeren Menschen mit chronischen Schmerzen auch, gilt die schmerzkontingente Einnahme von Analgetika als Chronifizierungsrisiko, da sie lernpsychologisch gesehen das Schmerzverhalten negativ verstärkt und ein stark schwankender Wirkstoffspiegel in der Regel zudem die schlechtere Analgesie bietet (Flor 2011).

Einen Überblick über die medikamentöse Schmerztherapie bei Älteren mit Opioiden und Nicht-Opioiden geben Schuler und Grießinger (Schuler 2015) und Burkhardt und Wehling (Burkhardt 2015).

5.5.4 Vernachlässigung psychosozialer Faktoren

Es existieren kaum Untersuchungen zur Berücksichtigung psychosozialer Faktoren in der Therapie älterer Schmerzpatienten. Es ist jedoch zu vermuten, dass die Unterschiede zu jüngeren Patienten in dieser Hinsicht gering sind.

Pfingsten (Pfingsten 2011) sieht die Hauptursachen für die häufige Vernachlässigung psychosozialer Faktoren bei chronischen Schmerzen in der Behinderung des Arztes durch Fachspezialisierung, ökonomische Zwänge und Zeitmangel. Da psychosomatische Ansätze in der Ausbildung von Medizinern und Physiotherapeuten deutlich im Hintergrund stehen, verfügen zudem nicht alle Therapeuten über ein ausreichend tiefes Verständnis bio-psycho-sozialer Wechselwirkungen. Schmerzen bei nichtvorhandenen eindeutigen körperlichen Ursachen und Vorliegen psychosozialer Einflussfaktoren führen bei Ärzten und Physiotherapeuten noch immer eher zu der Annahme, der Patient wolle sie täuschen, sowie zu einer niedrigeren Einstufung der Schmerzen, der Beeinträchtigung, des Sympathieempfindens und ihrer eigenen Selbstwirksamkeit (De Ruddere 2014). Vor diesem Hintergrund ist es wenig überraschend, dass viele Patienten „oft jede Andeutung psychosomatischer Zusammenhänge bereits als Bedrohung der »Legitimität« ihrer Erkrankung“ betrachten (Pfingsten 2011).

Dazu kommt, dass der Stellenwert kommunikativer und sozialer Kompetenzen in der medizinischen Ausbildung erst in den letzten Jahren verstärkt erkannt wird. Die Ausbildung bereitet daher weder Ärzte noch Physiotherapeuten ausreichend darauf vor, gemeinsam mit dem Patienten ein differenziertes bio-psycho-soziales Erklärungsmodell zu erarbeiten und daraus sinnvolle Therapieansätze abzuleiten.

So dominieren in der Schmerztherapie oft sowohl beim Behandler als auch beim Patienten eindimensionale, weitgehend somatische Ursache-Wirkungsmodelle. Werden psychologische Faktoren von Behandlerseite jedoch nur als potentielle „Schmerzursache“ bedacht („Vielleicht ist das bei Ihnen psychisch.“), löst dies meist Widerstand beim Patienten aus. Ein eindimensionales Erklärungsmodell des Behandlers (somatisch oder psychologisch) und die Angst des Patienten vor einer „Psychopathologisierung“ seiner Schmerzen können so dazu führen, dass der Patient auf einer rein somatischen Sichtweise beharrt. Chronische Schmerzen sind jedoch meist nur als Wechselspiel zwischen physiologischen, psychologischen und sozialen Faktoren zu verstehen. Die daran beteiligten psychologischen Faktoren (z.B. Aufmerksamkeitslenkung auf den Schmerz, Schmerzvermeidung) sind dabei meist für sich genommen nicht pathologisch oder „gestört“, sondern als normalpsychologische (wenn auch möglicherweise dysfunktionale) Reaktionen auf eine chronische Belastungssituation zu verstehen (Eccleston 2010) (vgl. Kap. 14.2 „Patientenedukation“).

Das subjektive Erklärungsmodell des Patienten wird stark von den Einstellungen des Behandlers geprägt (Darlow 2012). Diese Wirkung ist mitunter noch nach mehreren Jahren nachweisbar, weswegen Rückenschmerzen kombiniert mit der aus Interaktionen mit Behandlern entstandenen Fehlinformationen und maladaptiven Einstellungen auch als „iatrogene Störung“ bezeichnet werden (Laekeman 2015).

Der Mangel an einem adäquaten bio-psycho-sozialen Verständnis der Schmerzen wird möglicherweise noch dadurch begünstigt, dass gerade ältere Schmerzpatienten ihrem stark beschäftigten Arzt oft nicht mit Fragen zur Last zu fallen wollen und sich dadurch oft mit unvollständigen Informationen und mangelhaftem Krankheitsverständnis zufrieden geben (Lansbury 2000).

5.6 Fazit für die Praxis

Maßnahmen zur Prävention einer Chronifizierung von Schmerzen sollten sich an dem individuellen Chronifizierungsrisiko orientieren. Für jüngere Rückenschmerzpatienten existieren hierzu im deutschsprachigen Raum zwei Fragebogen-Instrumente: Das Risikoscreening zur Schmerzchronifizierung bei Rückenschmerzen (RISC-R; 36 Items (Hasenbring 1999)) und der Heidelberger Kurzfragebogen Rückenschmerz (HKF-R10; 27 Items (Neubauer 2006)). Keines der Instrumente ist jedoch an älteren Schmerzpatienten validiert. Der RISC-R hat den Vorteil, dass er sowohl in Papierform als auch als digitale Version vorliegt und eine hohe prognostische Validität aufweist (Pfingsten 2011). Beide Instrumente erlauben eine Vorhersage des Chronifizierungsrisikos nur bei akuten Schmerzen. Darüber hinaus besteht die Möglichkeit, das Chronifizierungsrisiko eines Patienten aufgrund der eigenen klinischen Erfahrung und unter Berücksichtigung der bekannten Risikofaktoren (Tab 5.1) abzuschätzen.

Auch wenn das Chronifizierungsrisiko eher gering eingeschätzt wird, ist es sinnvoll, wenn sich die Behandlung eines älteren Menschen mit Schmerzen an den in Tabelle 5.4 dargestellten allgemeinen Prinzipien ausrichtet.

Tab. 5.4: Behandlungsprinzipien für die ältere Menschen mit Schmerzen (modifiziert nach Pfingsten (2011): Behandlungsprinzipien für Akutschmerzpatienten.

Prinzip	Beschreibung
Schmerzen und Beeinträchtigungen aktiv erfragen	Ältere Menschen berichten oft nur zurückhaltend über ihre Schmerzbeschwerden. Schmerzskalen einsetzen.
frühzeitige Intervention	Behandlung möglichst vor der Veränderung der Lebensgewohnheiten, keine frühe bildgebende Diagnostik bei Rückenschmerzen allein aufgrund des höheren Alters
suffiziente Therapie akuter und postoperativer Schmerzen	adäquate medikamentöse Schmerztherapie unter Berücksichtigung der individuellen, altersspezifischen Risiken und Wechselwirkungen, bewusster Einsatz aktiver Therapieverfahren wie Physiotherapie und Bewegung und nicht-medikamentöser Therapien
Patient ist Partner	Schmerztherapie erfordert aktive Mitarbeit des Patienten. Verstehen und Akzeptanz (auf Seiten des Therapeuten!) schaffen die Basis dafür. Auch ältere Patienten wollen meist aktiv in die Therapie und in Entscheidungen einbezogen werden.
klare therapeutische Ziele	Die eindeutige Definition der fokussierten Verhaltensänderungen einschließlich deren Überprüfung erleichtert die Kommunikation.
praktischen Unterstützungsbedarf klären	Aufgrund der erhöhten Vulnerabilität im höheren Lebensalter können Schmerzen die selbständige Bewältigung des Alltags gefährden. Viele Ältere versuchen dies zu verbergen. Alltagsbewältigung konkret erfragen und bei Bedarf Unterstützungsmöglichkeiten anbieten!

Tab. 5.4: (fortgesetzt)

Prinzip	Beschreibung
vergangene Stürze sowie Sturz- und Bewegungsängste erfassen	Stürze sowie Sturz- und Bewegungsängste führen bei Älteren oft zu einer Aktivitätsminderung und erhöhen so das Risiko für weitere Stürze und Schmerzen.
negative Emotionen entschärfen	Angst, Ärger, Trauer, Schuld, Frustration, aber auch Einsamkeit können den Gesundungsprozess stark behindern und müssen frühzeitig identifiziert und bearbeitet werden. Auch eine subklinische erhöhte Depressivität und mögliche Einschränkungen der sozialen Integration sollten beachtet werden.
Bewältigungsstrategien vermitteln	Dysfunktionale Überzeugungen sind wichtige negative Merkmale des Chronifizierungsprozesses, Behandlungsziel ist die Stärkung der Selbsteffizienz und des Kontrollerlebens.
Nutzung von Verstärkungsmechanismen	Positive Verstärkung (z.B. durch Aufmerksamkeitszuwendung, positive Kommunikation) gesunden Verhaltens (z.B. Beibehaltung der Aktivität), negative Verstärkung oder Löschung des Krankheitsverhaltens (Medikamente, Schonverhalten).
Koordination	medizinisches Versorgungssystem (andere Behandler, Pfleger, Kostenträger) sind zusammen in den Krankheitsprozess involviert und stellen wichtige Einflussfaktoren für das Schmerzverhalten dar, gegenseitige Information und Abstimmung (z.B. Ziele)
Konstanz der Betreuung	Verhaltensänderungen können sich im Alltag schnell relativieren und zurückbilden, längere Betreuungskonstanz und regelmäßige Überprüfung des Effekts.
Einbeziehung Angehöriger erwägen	Angehörige sind eine wichtige Verstärkerquelle für das Schmerzverhalten eines Patienten. Gerade bei älteren Menschen ist eine Verhaltensveränderung oft von der Akzeptanz der Angehörigen abhängig.
eigene Einstellungen und Überzeugungen überprüfen	Die Einstellungen und Überzeugungen des Behandlers prägen die Sichtweise und das Bewältigungsverhalten des Patienten. Eigene Schmerz- und Sturzängste und mögliche eindimensionale Krankheitsmodelle prüfen!

Die medikamentöse Schmerztherapie sollte sich an den aktuellen Leitlinien und Empfehlungen orientieren (Schuler 2015, Burkhardt 2015). Die Therapie älterer Menschen mit Schmerzen sollte sich jedoch nicht auf eine medikamentöse Therapie beschränken, sondern auch in dieser Altersgruppe aktive Therapien und körperliche Bewegung in das Therapiekonzept zu integrieren. Die Empfehlungen und Verschreibungen bezüglich Physiotherapie und körperlichem Training können sich dabei an den individuellen Vorlieben des Patienten und den vor Ort verfügbaren Möglichkeiten orientieren. Während es zahlreiche Untersuchungen zu Trainingstherapie-Programmen für Schmerzpatienten im erwerbstätigen Alter gibt, sind solche Studien für ältere Menschen mit chronischen Schmerzen rar. Ein aktueller Review zu diesem Thema konnte neun Studien einschließen und dabei keine Überlegenheit eines bestimmten trainingstherapeutischen Ansatzes identifizieren (Kuss 2015a, siehe auch Kapitel 13).

Bei älteren Menschen mit Schmerzen ist besonders auch auf das seelische Wohlbefinden zu achten. Eine Verbesserung der Stimmung ist oft mit einer Reduzierung von Schmerzen und einer Steigerung der körperlichen Funktionsfähigkeit verbunden, gerade auch bei Menschen mit Demenz. Die Depressivität sollte daher bei älteren Menschen mit Schmerzen routinemäßig mit altersangemessenen Instrumenten gemessen und zielgerichtet behandelt werden (Carley 2015). Wird eine Depression diagnostiziert, sollte auch auf weitere psychische Störungen gescreent werde, da Depressionen bei älteren Menschen häufiger mit anderen psychischen Störungen wie zum Beispiel Angststörungen vergesellschaftet sind (Gum 2008).

Zur Erfassung von „Angst-Vermeidungs-Überzeugungen“ (FAB) bei älteren Patienten mit chronischem Rückenschmerz existiert mit der KVS-D-65+ (Katastrophisierungs-Vermeidungsskala) ein ökonomisches, altersangepasstes Instrument (Quint 2011). Darüber hinaus können auch Bemerkungen und Fragen des Patienten im Rahmen des Behandlungskontakts Hinweise auf erhöhte FAB liefern (z. B. Vermeidung bestimmter Aktivitäten, Fragen bezüglich der möglichen Schädlichkeit bestimmter Aktivitäten).

Zur Behandlung klinisch relevanter Angst-Vermeidungs-Überzeugungen oder Bewegungsvermeidungen liegt mit der AMIKA („Ältere Menschen in körperlicher Aktion“) ein altersspezifisches, fotobasiertes Instrument vor (Quint 2007). Die Bildbasierung des Instrumentes und die einfache Instruktion sind auch für geriatrische Patienten geeignet. AMIKA lässt sich sowohl zum Ermitteln von Bewegungs- als auch Sturzängsten nutzen. Eine ausführliche Beschreibung findet sich im Kapitel 14. Dieses Verfahren ist vermutlich vor allem bei Patienten wirksam, bei denen ausgeprägte Ängste und negative Gedanken bezüglich bestimmter körperlicher Aktivitäten vorliegen. Beruhen die erhöhten FAB hingegen hauptsächlich auf Fehlinformationen, so lassen sich diese oft auch schon durch eine entängstigende Beratung reduzieren, in der die Gutartigkeit unspezifischer Rückenschmerzen, die Ungefährlichkeit körperlicher Aktivität und die Harmlosigkeit degenerativer Veränderungen („normale Alterserscheinung“) betont wird (Rainville 2011).

Sinnvollerweise sollte sich die Schmerztherapie an den Wünschen und Bedürfnissen der älteren Patienten bezüglich ihrer Behandlung orientieren, da dies die Wahrscheinlichkeit erhöht, dass die vereinbarte Therapie auch vom Patienten im Alltag durchgeführt wird. Da professionelle Therapien oft mit Hindernissen verbunden sind (Erreichbarkeit, Zeitaufwand, Kosten), bevorzugen ältere Menschen mit Schmerzen oft Selbstmanagementstrategien (Lansbury 2000). Dies können Anwendungen (z. B. Salben, gymnastische Eigenübungen, Hilfsmittel wie TENS oder Wärmflasche) genauso sein wie einfache psychologische Techniken (z. B. Ablenkungsstrategien oder Entspannung).

Partner und Angehörige nehmen beim Umgang mit Schmerzen meist eine wichtige Funktion für den Patienten ein und sollten in die Therapie einbezogen werden, sofern der Patient hiermit einverstanden ist (Kuss 2015b). So kann sichergestellt werden, dass die Bezugspersonen den Patienten unterstützen und nicht (ohne sich dessen bewusst zu sein) zur Chronifizierung beitragen, indem sie beispielsweise eine Aktivitätsvermeidung begünstigen.

Bei stärker ausgeprägtem Chronifizierungsrisiko sollte auch bei älteren Schmerzpatienten auf die Möglichkeiten einer psychologischen oder multimodalen Schmerztherapie zurückgegriffen werden (vgl. Kap. 14).

Nicht zuletzt sollte sich gerade bei der Therapie älterer Schmerzpatienten jeder Behandler bewusst sein, dass seine eigenen Einstellungen und Überzeugungen zum Alter (Altersstereotype) und zum Schmerz (z.B. rein biomedizinisches Krankheitsverständnis, eigene (Sturz)-ängste) das Schmerzverhalten des Patienten und damit vermutlich auch die weitere Chronifizierung beeinflussen.

5.7 Literatur

Ahacic K, Karoholt I. (2010) Prevalence of musculoskeletal pain in the general Swedish population from 1968 to 2002: Age, period, and cohort patterns. Pain 151, 206–14.

Aasvang E, Kehlet H. (2005) Chronic postoperative pain: the case of inguinal herniorrhaphy. Brit J Anaesth 95 (1): 69–76.

Baron R. (2000) Peripheral neuropathic pain: from mechanisms to symptoms. Clin J Pain 16(2): S12–S20.

den Boer J, Oostendorp R, Beems T, Munneke M, Oerlemans M, Evers A. (2006) A systematic review of biopsychosocial risk factors for an unfavourable outcome after lumbar disc surgery. Eur Spine J 15/S: 527–36.

Basler HD, Hesselbarth S, Kaluza G, Schuler M, Sohn W, Nikolaus T. (2003) Komorbidität, Multimedikation und Befinden bei älteren Patienten mit chronischen Schmerzen. Schmerz 17: 252–60.

Basler HD, Quint S, Wolf U. (2006) Fear Avoidance Beliefs und Funktion bei älteren Personen mit chronischem Rückenschmerz. Schmerz 20(3): 189–197.

Basler HD. (2007) Zwischenbericht des AK „Schmerz und Alter" 1998–2008. Available from: http://www.dgss.org/fileadmin/pdf/Forschungsfragen_zu_Schmerz_und_Alter_Stand_Ende_2007.pdf; (cited: 3.11.2015).

Basler HD, Luckmann J, Wolf U, Quint S (2008) Fear-avoidance beliefs, physical activity, and disability in elderly individuals with chronic low back pain and healthy controls. Clin J Pain 24: 604–10.

Brandstädter J, Grewe W. (1992) Das Selbst im Alter: Adaptive und protektive Mechanismen. Zeitschrift für Entwicklungspsychologie und Pädagogische Psychologie, 24: 269–97.

Brenes GA, Guralnik JM, Williamson JD, Fried LP, Simpson C, Simonsick EM, Penninx BW. The influence of anxiety on the progression of disability. J Am Geriatr Soc 2005, 53, 34–39.

Butler J, Ciarrochi J. (2007) Psychological acceptance and quality of life in the elderly. Qual Life Res. 16(4): 607–15.

Bundesärztekammer (BÄK), Kassenärztliche Bundesvereinigung (KBV), Arbeitsgemeinschaft der Wissenschaftlichen Medizinischen Fachgesellschaften (AWMF). Nationale Versorgungsleitlinie Kreuzschmerz – Langfassung. Version 4. 2010, zuletzt verändert: August 2013. Available from: http://www.kreuzschmerz.versorgungsleitlinien.de; (cited: 22.10.2015); DOI: 10.6101/AZQ/000149.

Bundesministerium für Familie, Senioren, Frauen und Jugend (2003) Wo bleibt die Zeit? Die Zeitverwendung der Bevölkerung in Deutschland 2001/02. http://www.bmfsfj.de/BMFSFJ/Service/publikationen,did=12818.html; (cited am 26.10.2015).

Byers A, Yaffe K. (2011) Depression and risk of developing dementia. Nat Rev Neurol 7(6): 323–31.

Camacho-Soto A, Sowa GA, Perera S, Weiner DK. Fear avoidance beliefs predict disability in older adults with chronic low back pain. PMu.R 2012, 4, 7, 493–7.

Carley JA, Karp JF, Gentili A, Marcum Z, Reid M, Rodriguez E, Rossi MI, Shega J, Thielke S, Weiner DK. (2015) Deconstructing chronic low back pain in the older adult: step by step evidence and expert-based recommendations for evaluation and treatment: Part IV: Depression. Pain Med. 2015 Nov 5. doi: 10.1111/pme.12935. (Epub ahead of print).

Cipher DJ, u. Clifford DA. (2004) Dementia, pain, depression, behavioral disturbances, and ADLs: toward a comprehensive conceptualization of quality of life in long-term care. Int J Geriatr Psychiatry 2004; 19: 741–748.

Comijs HC, Nieuwesteeg J, Kok R, van Marwijk H, van der Mast R, Naarding P, Oude Voshaar R, Verhaak P, de Waal M, Stek M. (2015) The two-year course of late-life depression; results from the Netherlands study of depression in older persons. BMC Psychiatry 15: 20.

Cook AJ, Brawer PA, Vowles KE (2006) The fear-avoidance model of chronic pain: validation and age analysis using structural equation modeling. Pain 121(3): 195–206.

van Dalen-Kok A, Pieper MCP, de Waal M, Lukas A, Husebo BS, Achterberg WP. (2015) Association between pain, neuropsychiatric symptoms, and physical function in dementia: a systematic review and meta-analysis. BMC Geriatrics (2015) 15: 49. Published online 2015 Apr 19. doi: 10.1186/s12877-015-0048-6.

Darlow B, Fullen B, Dean S , Hurley DA, Baxter GD, Dowell A. (2012) The association between health care professional attitudes and beliefs and the attitudes and beliefs, clinical management, and outcomes of patients with low back pain: a systematic review. Eur J Pain 16(1): 3–17.

De Ruddere L, Goubert L, Stevens MA, Deveugele M, Craig KD, Crombez G. (2014) Health care professionals' reactions to patient pain: impact of knowledge about medical evidence and psychosocial influences. J Pain 15(3): 262–70.

Eccleston C. (2010). Psychology of chronic pain and evidence based psychological interventions. In C.F. Stannard, E. Kalso u. J. Ballantyne (Eds.) Evidence based chronic pain management (pp. 59–67). Oxford: BMJ Books.

Eriksen J, Jensen MK, Sjøgrena P, Ekholm O, Rasmussen NK. (2003) Epidemiology of chronic non-malignant pain in Denmark. Pain 106, 221–8.

Flor H. Neurobiologische und psychobiologische Faktoren der Chronifizierung und Plastizität. In: Kröner-Herwig B, Frettlöh J, Klinger R, Nilges P., eds. Schmerzpsychotherapie, 7th ed. Berlin, Springer, 2011, 89–104.

Fitzgerald TG, Hadjistavropoulos T, MAcNab YC. Caregiver fear of falling and functional ability among seniors residing in long-term care facilities. Gerontology 2009, 55(4), 460–7.

Gibson, SJ. (2003) Pain and aging: the pain experience over the adult life span. In: Dostrovsky, J.O., Carr, D.B., Koltzenburg, M. (Eds.), Progress in Pain Research and Management, vol. 24. IASP Press, Seattle, pp. 767–90.

Gum AM, Cheavens JS. (2008) Psychiatric comorbidity and depression in older adults. Curr Psychiatry Rep 10(1): 23–9.

Gunzelmann T, Schumacher J, Brahler E. (2002).The prevalence of pain in the elderly German population: results of population-based studies with the Giessen Subjective Complaints List (Giessener Beschwerdebogen GBB). Schmerz 16, 249–54.

Hadjistavropoulos T, Martin RR, Sharpe D, Lints AC, McCreary DR, Asmundson GJ. A longitudinal investigation of fear of falling, fear of pain, and activity avoidance in community-dwelling older adults. J Aging Health 2007, 19, 6, 965–84.

Harris S, Morley S, Barton S. (2003) Role loss and emotional adjustment in chronic pain. Pain 105: 363–70.

Hasenbring M, Hallner D. (1999) Telemedizinisches Patienten-Diagnose-System (TPDS). Selbsterklärende PC-Lösung zur Analyse von Risikofaktoren der Chronifizierung von Rückenschmerzen. Deutsches Ärzteblatt 6: 49–50.

Hasenbring M, Chehadi O, Titze C, Kreddig N. (2014) Fear and anxiety in the transition from acute to chronic pain: there is evidence for endurance besides avoidance. Pain Manag 4(5): 363–74.

Hautzinger M. (2000) Depression im Alter, Weinheim, Beltz-Verlag.

Hoftun GB, Romundstad PR, Rygg M. (2013) Association of parental chronic pain with chronic pain in the adolescent and young adult: family linkage data from the HUNT Study. JAMA Pediatr 167: 61–9.

Hwang U, Belland L, Handel D, Yadav K, Heard K, Rivera-Reyes L, Eisenberg A, Noble M, Mekala S, Valley M, Winkel G, Todd K, Morrison RS. (2014) Is all pain is treated equally? A multicenter evaluation of acute pain care by age. Pain 155: 2568–74.

Jarvik JJ, HollingworthW, Heagerty P, Haynor DR, Deyo RA. (2001) The longitudinal assessment of imaging and disability of the back (LAIDBack) Study. Spine (Phila Pa 1976) 26(10): 1158–66.

Jarvik JG, Gold LS, Comstock BA, Heagerty PJ, Rundell SD, Turner JA, Avins AL, Bauer Z, Bresnahan BW, Friedly JL, James K, Kessler L, Nedeljkovic SS, Nerenz DR, Shi X, Sullivan SD, Chan L, Schwalb JM, Deyo RA. (2015) Association of early imaging for back pain with clinical outcomes in older adults. JAMA. 313(11): 1143–53.

Kehlet H, Jensen TS, Woolf CJ. (2006) Persistent postsurgical pain: risk factors and prevention. Lancet 367(9522): 1618–25.

Kleinböhl D, Baus D, Hornberger U, Hölzl R. (2005) Schmerzgedächtnis und Sensibilisierung. psychoneuro 31(2): 84–91.

Klinger R, Matter M, Kothe R, Dahme B, Hofmann UB, Krug F. (2010) Unconditioned and conditioned muscular responses in patients with chronic back pain and chronic tension-type headaches and in healthy controls. Pain 150: 66–74.

von Korff M, Dworkin SF, LeResche L. (1990) Graded chronic pain status: an epidemiological evaluation. Pain 40: 279–91.

Kovacs F, Abraira V, Cano A, Royuela A, Gil del Real MT, Gestoso M, Mufraggi N, Muriel A, Zamora J. (2007) Fear avoidance beliefs do not influence disability and quality of life in Spanish elderly subjects with low back pain. Spine 32(19): 2133–8.

Kuss K, Becker A, Quint S, Leonhardt C. (2015a): Activating therapy modalities in older individuals with chronic non-specific low back pain: a systematic review. Physiotherapy. doi: 10.1016/j.physio.2015.04.009. (Epub ahead of print)

Kuss K, Laekeman M (2015b) Aktivierende Physiotherapie bei chronischen Schmerzen älterer Patienten. Empfehlungen, Barrieren, Ressourcen. Schmerz 29: 402–10.

Lansbury G. (2000) Chronic pain management: a qualitative study of elderly people's preferred coping strategies and barriers to management. Disability and rehabilitation 22(1/2): 2–14.

Lautenbacher S, Kunz M, Strate P, Nielsen J, Arendt-Nielsen L. (2005) Age effects on pain thresholds, temporal summation and spatial summation of heat and pressure pain. Pain 115(3): 410–8.

Lautenbacher S. (2012) Experimental approaches in the study of pain in the elderly. Pain Medicine 13:S44–S50.

Leonhardt C, Laekeman M. (2010) Schmerz und Bewegungsangst im Alter. Notwendigkeit zur interdisziplinären Herangehensweise. Schmerz 24: 561–8.

Leung S, LoGiudice D, Schwarz J, Brand C. (2011) Hospital doctors' attitudes towards older people. Internal Medicine Journal 41(4): 308–14.

Lewis GN, Rice DA, McNair PJ. (2012) Conditioned pain modulation in populations with chronic pain: a systematic review and meta-analysis 13 (10), 936–44.

Linton S. (2000) A review of psychological risk factors in back and neck pain. Spine 25(9): 1148–56.

Linton SJ, Shaw WS. (2011) Impact of psychological factors in the experience of pain. Phys Ther 91: 700–11.

Lukas A, Mayer B, Onder G, Bernabei G, Denkinger MD. (2015) Schmerztherapie in deutschen Pflegeeinrichtungen im europäischen Vergleich. Ergebnisse der SHELTER-Studie. Schmerz 29: 411–421.

Macfarlane G, Beasley M, Jones E, Prescott G, Docking R, Keeley P, McBeth J, Jones G, on behalf of the MUSICIAN study. (2012) The prevalence and management of low back pain across adulthood: Results from a population-based cross-sectional study (the MUSICIAN study). Pain 153: 27–32.

Mamun K, Lim J. (2009) Association between falls and high-risk medication use in hospitalized Asian elderly patients. Geriatr Gerontol Int 9: 276–81.

McCracken L, Eccleston C. (2005) A prospective study of acceptance of pain and patient functioning with chronic pain. Pain 118(1-2): 164–9.

McCracken L, Vowles K. (2008) A prospective analysis of acceptance of pain and values-based action in patients with chronic pain. Health Psychology 27(2): 215–20.

Meucci RD, Fassa AG, Faria NM. (2015) Prevalence of chronic low back pain: systematic review. Rev Saude Publica 49: 1–10.

Meyer T, Cooper J, Raspe H. (2007) Disabling low back pain and depressive symptoms in the community-dwelling elderly: A prospective study. Spine 32(21): 2380–6.

Michalski D, Hinz A. (2006) Schmerzchronifizierung bei ambulanten Rückenschmerzpatienten. Anwendung des Mainzer Stadienmodells der Schmerzchronifizierung. Der Schmerz 20 (3), 198–209.

Neubauer E, Junge A, Pirron P, Seemann H, Schiltenwolf M. (2006) HKF-R 10–screening for predicting chronicity in acute low back pain (LBP): a prospective clinical trial. Eur J Pain. 10(6): 559–66.

Nilges P, Köster B, Schmidt CO. (2007) Schmerzakzeptanz – Konzept und Überprüfung einer deutschen Fassung des Chronic Pain Acceptance Questionnaire. Schmerz 21: 57–67.

Peat G, Thomas E, Handy J, Croft P. (2004) Social networks and pain interference with daily activities in middle and old age. Pain 112: 397–405.

Pfingsten M, Korb J, Hasenbring M. Psychologische Mechanismen der Chronifizierung – Konsequenzen für die Praxis. In: Kröner-Herwig B, Frettlöh J, Klinger R, Nilges P., eds. Schmerzpsychotherapie, 7th ed. Berlin, Springer, 2011, 89–104.

Rainville J, Smeets R, Bendix T, Tveito T, Poiraudeau S, Indahl A. (2011) Fear-avoidance beliefs and pain avoidance in low back pain – translating research into clinical practice. The Spine Journal 11: 895–903.

Reijnders JS, Ehrt U, Weber WE, Aarsland D, Leentjens AF. (2008) A systematic review of prevalence studies of depression in Parkinson's disease. Mov Disord. 23(2): 183–9,

Riley J, Wade J, Robinson M, Price D. (2000) The stages of pain processing across the adult lifespan. J Pain 1(2): 162–70.

Robert Koch-Institut (Hrsg) (2011) Gesundheit in Deutschland. Gesundheitsberichterstattung des Bundes. RKI, Berlin.

Schneider S, Schiltenwolf M, Zoller S, Schmitt H. (2005) The association between social factors, employment status and self-reported pain–a representative prevalence study on the German gerneral population. J Public Health 13: 30–9.

Schuler M, Basler HD, Hesselbarth S, Kaluza G, Sohn W, Nikolaus T. (2004) Einfluss von Schmerzwahrnehmung, Morbidität und aktueller Stimmung auf funktionelle Beeinträchtigung Älterer mit chronischen Schmerzen. Z Gerontol Geriat 37: 257–64.

Schuler M, Grießinger N. (2015) Opioide bei Nichttumorschmerz im höheren Lebensalter. Schmerz 29(4): 380–401.

Simons L, Elman I, Borsook D. (2014) Psychological processing in chronic pain: a neural systems approach. Neurosci Biobehav Rev 39: 61–78.

Statistisches Bundesamt (2015) Pressemitteilung Nr. 357 vom 28.09.2015. Available from: https://www.destatis.de/DE/PresseService/Presse/Pressemitteilungen/2015/09/PD15_357_231.html (cited: 5.11.2015).

Thomas E, Peat G, Harris L, Wilkie R, Croft PR. (2004). The prevalence of pain and pain interference in a general population of older adults: cross-sectional findings from the North Staffordshire Osteoarthritis Project (NorStOP). Pain 110, 361–8.

Vlaeyen JW, Linton SJ. Fear-avoidance and its consequences in chronic musculoskeletal pain: a state of the art. Pain 2000, 85, 317–32.

Webster BS, Bauer AZ, Choi Y, Cifuentes M, Pransky GS. (2013) Iatrogenic consequences of early magnetic resonance imaging in acute, work-related, disabling low back pain. Spine (Phila Pa 1976) 38(22): 1939–46.

Yarnitzky D. (2010) Conditioned pain modulation (the diffuse noxious inhibitory control-like effect): its relevance for acute and chronic pain states. Current Opinion in Anaesthesiology 23 (5): 611–5.

Matthias Schuler

6 Arthrose im Alter

6.1 Ätiologie

Neben Übergewicht, Achsenabweichungen, weiblichen Geschlecht, Gelenkdysplasien und einer familiären Häufung ist das zunehmende Alter der wichtigste Risikofaktor für die primären Arthrosen (s. Infokasten 6.1). Die sekundäre Arthrose entsteht beispielsweise durch Infektion oder Trauma. Die Gewebestrukturen der Gelenke werden mit zunehmendem Alter geschwächt. Dadurch kommt es leichter zu mechanischen Verletzungen, die zu Gewebeverletzungen insbesondere der Knorpelstrukturen führen, die Synovialmembran reagiert mit einer zunächst leichten Entzündungsreaktion. In der Folge reagiert der subchondrale Knochen mit einem Ödem. Die letzten beiden Reaktionen sind schmerzauslösend. In der Folge entstehen subchondrale Sklerosierung und zunehmende Gelenkinstabilität.

Infokasten 6.1: Risikofaktoren nach (Johnson 2014).

Veränderbare lokale Risikofaktoren für Arthrose
- Muskelkraft (besonders Musculus-quadriceps-Schwäche)
- Aktivität und berufliche Belastung (schwere Lasten tragen oder heben)
- Gelenkverletzung
- Beinlängendifferenz
- Gelenkstatik

Veränderbare systemische Risikofaktoren für Arthrose
- Adipositas (Body-Mass-Index >30)
- Ernährungsgewohnheiten (niedriger Vitamin-D-, Vitamin-C- und Vitamin-K-Plasmaspiegel)
- Knochenmetabolismus

Nicht-veränderbare systemische Risikofaktoren
- Alter
- Geschlecht
- Genetik
- Ethnische Zugehörigkeit

6.2 Prävalenz

Arthrosen sind die häufigsten Gelenkerkrankungen. Aus populationsbasierten Untersuchungen der USA sind radiologische Zeichen der Gonarthrose schon bei 14,1% der 26- bis 44-jährigen Männer und 13,7% der Frauen zu sehen. Die Prävalenz steigt bei den über 60-Jährigen auf 31,2% bzw. 42,1% (Lawrence 2008). Die symptomatische Arthrose mit entsprechenden radiologischen Zeichen (Gelenkspaltverschmälerung, Osteophyten, subchondrale Sklerosierung und Zysten) liegt bei 10,0% bei den über 60-jährigen Männern und 13,6% bei Frauen. Ähnliche Häufigkeiten liegen für die Hüftarthrose vor. Bei den über 85-Jährigen sind Prävalenzen zwischen 24,2 und 57,1% abhängig auch von den Definitionskriterien der Arthrose bekannt (Dunlop 2001). In Newcastle lag die lebenslange Prävalenz der über 85-Jährigen (inklusive Pflegeheimbewohner) von symptomatischen Arthritiden nach hausärztlicher Dokumentation bei 65,4%. Die degenerativen Arthrosen von Knie (30,6%) und Hüfte (17,5%) wurden gefolgt von zervikalen (19,0%), lumbalen (16,9%) Spondylosen, von Arthrosen der Hände (7,4%) und mit Befall vieler Gelenke durch eine rheumatoide Arthritis (3,5%). Alle anderen Ursachen einer Arthritis langen jeweils unter 1% (Duncan 2005). Eine Deutschland weite, repräsentative Befragung nach „vom Arzt diagnostizierter Arthrose" erbrachte Prävalenzen von 1,7% bei den 18- bis 29-Jährigen, 6,7% (30–39), 12,9% (40–49), 28,7% (50–59), 40,4% (60–69) und 42,4% (70–79) (Fuchs 2013).

Die Beeinträchtigung der Kompetenz und Lebensqualität durch Arthrosen kann beträchtlich sein. So wird in Abhängigkeit von ethnischer Zugehörigkeit bei 29–37% der Menschen mit Arthrose ohne weitere Komorbidität von einer Beeinträchtigung der Alltagskompetenz berichtet (Dunlop 2001). Dramatischer zeigt sich das Bild, wenn zusätzlich andere chronische Erkrankungen dazukommen (48–57%).

Da die Arthrosen der großen Gelenke der unteren Extremitäten am häufigsten sind, diese Mobilität und Lebensqualität Älterer in besonderem Maße beeinträchtigen können und mit Abstand die meisten Erkenntnisse zur Cox- und Gonarthrose vorliegen, wird schwerpunktmäßig im Folgenden auf diese beiden Gelenke eingegangen. Die Übertragbarkeit auf andere Lokalisationen und Ätiologien ist vielfach nur eingeschränkt möglich aber aufgrund mangelnder Evidenz aktuell häufig notwendig.

6.3 Schmerz

Der Schmerz ist das führende Symptom der Arthrose. Es handelt sich typischerweise um einen belastungsabhängigen Schmerz, der bei den großen, gewichtstragenden Gelenken betont beim Anlaufen und dann wieder als Ermüdungsschmerz am Ende der Gehstrecke auftritt. Die Morgensteifigkeit hält im Gegensatz zur rheumatoiden Arthritis nur für wenige Minuten an. Schmerzhaft können nur Gewebe mit Schmerzrezeptoren sein: Knochen (Ödem), Gelenkkapsel (Spannungsschmerz bei Erguss) oder der äußere Meniskus (Risse). Knorpel und zweidrittel des inneren Meniskus sind ohne Schmerzrezeptoren. Die Gelenkinstabilität führt häufig ebenfalls zu Schmerzen der Bänder, Sehnen(ansätze), Schleimbeutel und der angrenzenden Muskulatur. Der Schmerz tritt phasisch verstärkt auf insbesondere in den Anfangsstadien der Arthrose und wechselt mit schmerzarmen oder – freien Phasen.

6.4 Diagnostik

Neben der Schmerzanamnese wie oben beschrieben (Lokalisation, Qualität, Quantität, zeitlicher Verlauf, Beeinflussbarkeit und Begleitphänomene) ist die klinische Untersuchung (Inspektion: Schwellung, Konturvergröberung, Achsenabweichung; Palpation: Überwärmung, Erguss, Druckdolenz; Funktion: Instabilität, eingeschränkter Bewegungsumfang, Krepitation, Kompressions- und Aufklappschmerz) entscheidend für die Diagnosestellung.

Die primäre Arthrose befällt klassischerweise die Hüfte und das Knie, die kleinen Gelenke der proximalen und distalen Interphalangealgelenke der Hände, Großzehengrundgelenke und Daumensattelgelenke sowie die Facettengelenke der zervikalen und lumbalen Wirbelsäule.

Bildgebende Verfahren und Labor sind nur für die Differentialdiagnose zwischen primärer und sekundärer Arthrose wichtig. Röntgen und Ultraschall genügen bei Älteren häufig. Magnetresonanztomographie im höheren Lebensalter ist speziellen Fragestellungen mit entsprechenden therapeutischen Konsequenzen vorbehalten, wobei die Beurteilung der Strukturen gerade im Alter nicht unproblematisch ist.

6.5 Nicht medikamentöse Schmerztherapie

Die wissenschaftlichen Erkenntnisse über die nicht medikamentöse Schmerztherapie bei Älteren mit chronischen Schmerzen inklusiv der Gelenkschmerzen sind immer noch ungenügend. So konnten nur 18 randomisierte, kontrollierte Interventionsstudien zur physikalischen Therapie und zehn zur psychosozialen Unterstützung in einer breit angelegten Literatursuche gefunden werden, die ein mittleres Lebensalter von 65 Jahren und älter aufwiesen (Park 2012). Studien mit ausschließlich Hochbetagten zu diesem Thema sind dem Autor nicht bekannt. So werden in der Folge auch auf Erkenntnis bei Jüngeren Bezug genommen, deren Ergebnisse für Ältere von Bedeutung erscheinen ohne zu ignorieren, dass Extrapolationen von Jüngeren auf Ältere häufig schwierig und manchmal unzulässig sind.

6.5.1 Edukation und Gewichtsreduktion

Obgleich Edukation bisher kaum messbare Effekte auf Schmerzen und Funktion bis zu einem Jahr Nachbeobachtung zeigte (Zhang 2010), gelten mündliche und schriftliche Informationsweitergabe an die Betroffenen als Basis der Therapie. Sie sollte auf die Bedeutung des Körpergewichts und der moderaten körperlichen Aktivität eingehen, da diese zur Behandlung der beteiligten Strukturen essentiell sind. Die Edukation sollte auch motivationale Probleme, die die Therapieadhärenz gefährden können, mit dem Betroffenen offen ansprechen und für Lösungsvorschläge sorgen. Die Gewichtsreduktion von durchschnittlich 6,1 kg ist nur für die Kniearthrose als wirksam bezüglich Schmerz und Funktion belegt. Eine Steigerung des Body Mass Index von je 5 Punkten erhöht das Risiko einer symptomatischen Arthrose jeweils um 35% (Johnson 2014). Bei der Gonarthrose ist der Effekt der Gewichtsreduktion wissenschaftlich nicht ausreichend belegt (Zhang 2010).

6.5.2 Training

Die Trainingstherapie gilt bei der konservativen Therapie als unverzichtbar, sofern diese durchgeführt werden kann. Die Wirksamkeit verschiedener Übungsformen wird aktuell etwas unterschiedlich bewertet. Hauptsächlich beruhen Empfehlungen auf Studien bei Gon- und Coxarthrose. Nach einer Metaanalyse sind bei der Gonarthrose aerobes Training, Krafttraining, und Wassergymnastik effektiv bezüglich Schmerzreduktion und Funktionsverbesserung (Wang 2012). Nach der Empfehlung der amerikanischen Rheumaliga sind Krafttraining und aerobes Training bisher nur als effektiv bezüglich Schmerzen bei Gon- und Coxarthrose belegt, und nur für die Wassergymnastik liegen positive Belege für beide wichtigen Ziele vor. Hierbei sind Angebote in der Gruppe kostengünstiger als Einzeltherapien.

Ein älteres Cochrane review kommt zu dem Schluss, dass die Durchführung der Wassergymnastik (Aquajogging) noch zu wenig standardisiert sei und die Effekte eher gering sind. Die Schmerzreduktion wird mit 1 Punkt angegeben auf einer Skala von 0–20. Die Funktion wird um 3 Punkte auf einer Skala von 0–68 verbessert (Bartels 2009). Bei geriatrischen Patienten ist die Kontinenz häufig ein Problem, was die Patienten von dieser Behandlungsform abhält. Bessere Ergebnisse auf einer deutlich breiteren Evidenz zeigen die erwähnten, landgestützten Übungsprogramme. Aus gepoolten Daten von 44 RCT mit überwiegend guter Qualität konnte gegenüber Plazebo eine 12 Punkte Schmerzreduktion auf der 0–100-Skala, eine Verbesserung der Funktionalität um 10 und der Lebensqualität um 4 Punkte unmittelbar nach Interventionsende errechnet werden. Im Verlauf von 2 bis 6 Monaten nach Ende der Behandlung reduzieren sich diese Effekte wieder (Schmerz um 6, Funktionalität um 3 Punkte gegenüber der Kontrollgruppe). Diese Befunde sind vergleichbar zu den Wirkungen von NSAR (s. Abb. 6.1) (Fransen 2015).

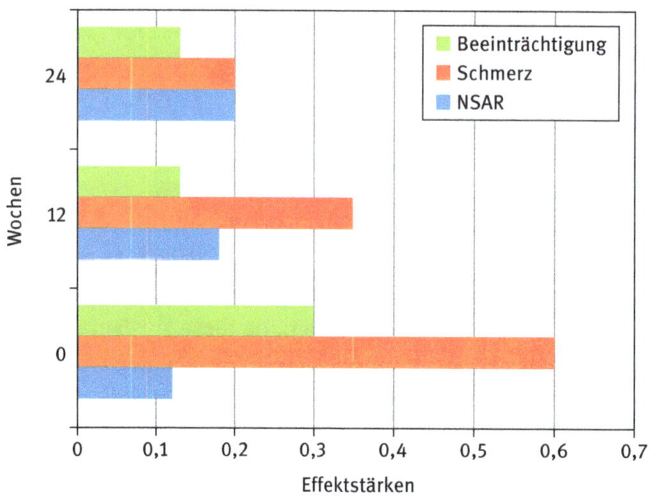

Abb. 6.1: Abnahme der Effekte(stärken) auf Schmerz und Beeinträchtigung nach Beendigung (0 Woche) eines 12 wöchigen Trainingsprogramms ohne fortgesetztes Erhaltungstrainings im Vergleich zu NSAR nach 12 und 24 Wochen bei Gon- und Coxarthrose (Benell 2011).

Ein Beispiel eines offenen, supervidierten Gruppen-Übungsprogramms mit Elementen des Kraft- und aeroben Trainings zeigt der Infokasten 6.2, wie es kürzlich erfolgreich gegenüber einer Kontrollgruppe geprüft wurde (Henriksen 2014).

Die Adhärenz an das Übungsprogramm wird als der wichtigste Faktor für eine erfolgreiche Therapie angesehen (Iwamoto 2011). Eine gute Adhärenz kann durch anfänglich regelmäßige, mehrmals wöchentliche, supervidierte Übungseinheiten mit anschließender häuslicher Eigenbehandlung erreicht werden. Auch die Kombination von einmal wöchentlicher, supervidierter Übungseinheit und häuslichen Übungen innerhalb einer Woche kann erfolgreich sein. Eine professionelle Anleitung und Überwachung ist bei relevanter Arthrose auch bei Älteren unentbehrlich. So konnte gezeigt werden, dass ein nicht-supervidiertes Training zuhause keinen Nutzen hat (Ravaud 2004). Um die Adhärenz hoch zu halten bzw. zu verbessern, sind in Tabelle 6.1 etliche Anregungen zusammengefasst (Benell 2014). Krafttraining mit moderater Intensität (Tab. 6.2) scheint bei Älteren insbesondere bei schwerer Gonarthrose besser toleriert zu werden als höhere Intensitäten. Auch die Effektivität mit hoher Intensität ist nicht unbedingt besser als mit moderater Intensität (Iwamoto 2011). Gleiches gilt für das aerobe Training. Auch wenn die Evidenz noch nicht ausreichend erscheint, werden isometrische und isotonische als praktikabler angesehen als isokinetische, konzentrische, exzentrische oder dynamische Kräftigung. Das Alter, das Geschlecht, das Körpergewicht, die Muskelkraft oder die schwere der Arthrose zu Beginn der Behandlung scheinen den Erfolg der Behandlung nicht negativ zu beeinflussen. Die optimale Frequenz, Belastung und Dauer des Übungsprogramms lassen sich aus den bisher verfügbaren Daten nicht sicher belegen. Die meisten, erfolgreichen Programme werden über (6–)8 Wochen, dreimal in der Woche, mit jeweils 60–90 Minuten Dauer als Gruppenangebot durchgeführt (Henriksen 2014, Park 2012) (Tab. 6.2). Anschließend wird über längere Zeit eine Übungseinheit in der Woche durchgeführt. Die verfügbare Literatur weist auf folgende Faktoren für ein erfolgreiches Trainingsprogramm hin: Professionelle Supervision von mindestens 12 Einheiten, individualisierte Steigerung, Trainingszeit 150 Minuten/Woche mit moderater Belastung im Bereich des aeroben Trainings. Eine Steigerung auf 300 Minuten/ Woche steigert die Wirksamkeit und sollte vor allem bei Adipösen durchgeführt werden (Benell 2014). Wie bei den bekannten Sturzpräventionsprogrammen kehren die Menschen nach dem Ende eines Trainingsprogramms nach ungefähr 6 Monaten auf ihr ursprüngliches Funktionsniveau zurück, sofern keine „Erhaltungstherapie“ unternommen wurde (Abb. 6.1). Der Langzeiteffekt von Übungsprogrammen bezüglich Prävention bzw. Progression von Hüft- und Kniearthrose ist bisher nicht ausreichend untersucht. Man geht davon aus, dass die Progression der Arthrose verzögert werden kann.

Tab. 6.1: Strategien, um die Adhärenz an Trainingsprogramme zu fördern.

Problem	stationär	ambulant
keine Zeit	verlässliche Zeiten (Beginn und Ende) ohne konkurrierende Termine	– verlässliche Termine bei professioneller Anleitung – zeitlicher Aufwand zum Therapeut/ Gruppe bedenken – individuelle Identifikation von freien Zeiträumen bei Eigentherapie, Ziel: ≥3×30 Minuten/Woche – Ermutigung, Übungen ins tägliche Leben zu integrieren (Treppe statt Aufzug nach oben; Übungen beim Fernsehen)

Tab. 6.1: (fortgesetzt)

<table>
<tr><th>Problem</th><th>stationär</th><th>ambulant</th></tr>
<tr><td rowspan="3">fehlende Motivation</td><td colspan="2">– Übungszeit ohne konkurrierende Termine
– eindeutiger Trainingsplan mit erreichbaren und überprüfbaren Zielen (Feedback)
– schriftlicher Wochenplaner
– Information über Nutzen
– Information der Angehörigen über Bedeutung
– Abwägen zwischen Gruppen- und Einzelangeboten
– ansprechende Übungsräume</td></tr>
<tr><td>angemessene Trainingsgeräte (Gewichte)</td><td>eher keine zusätzlichen Geräte, die anzulegen sind etc. (Gewichte)</td></tr>
<tr><td></td><td>Motivation von Angehörigen/Familie, am Training mitzumachen</td></tr>
<tr><td rowspan="2">Zugang zur Therapie</td><td>– Therapieraum eindeutig kennzeichnen
– Hilfestellung für Transport dorthin</td><td>– Transport organisieren (Straßenbahn, Taxi)
– Hilfestellung für Transport durch Angehörige
– Selbsttraining zuhause
– Hausbesuch der Therapeuten
– Informationen (schriftlich) zu wohnortnahen Angeboten</td></tr>
<tr><td colspan="2">adäquate Hilfsmittel</td></tr>
<tr><td>Wetter</td><td></td><td>– Übungen, die unabhängig vom Wetter (Standfahrrad, Treppe etc.) durchgeführt werden können</td></tr>
<tr><td>Wahrnehmung, dass Training ineffektiv ist oder Arthrose verschlechtert</td><td colspan="2">– verständliche Edukation über bisherige Erfahrungen (z.B. einprägsame Studie)
– schriftliche Information über Nutzen in zeitlichem Zusammenhang
– individualisiertes Training, kein „Einheitstraining"
– verstärkte professionelle Unterstützung</td></tr>
<tr><td>kein Vergnügen</td><td colspan="2">– nur vom Betroffenen bevorzugte Übungen benutzen
– Wechsel der Übungen, um Langeweile zu vermeiden
– Ziele verdeutlichen, verschriftlichen</td></tr>
<tr><td rowspan="2">andere Gesundheitsprobleme</td><td>professionelle Anleitung</td><td>professionelle Übungsleitung besser als Selbsttraining</td></tr>
<tr><td colspan="2">– Überwachung festlegen (regelmäßiges Wiegen, Blutdruckmessung ...)
– Information über Nutzen/Risiken des Trainings auch für andere Gesundheitsprobleme
– individuelles Trainingsprogramm
– ärztliche Überwachung intensivieren</td></tr>
<tr><td>Vergessen</td><td colspan="2">– Kalender
– wöchentlich gleiche Zeiten
– Erinnerungen durch Angehörige und andere
– Übungsdokumentation an sichtbarem Platz</td></tr>
</table>

Tab. 6.1: (fortgesetzt)

Problem	stationär	ambulant
wenig Energie, Müdigkeit	Informationen zu: – regelmäßige Übung wird auf lange Sicht die Energie bessern – eventuell vorhandene Schlafprobleme werden ebenfalls gebessert – Teufelskreis: wenig Energie führt zu weniger Aktivität, führt zu weniger Kraft und Ausdauer, zu mehr Schmerzen und weniger Energie	
Training verursacht Schmerzen	– Umfassendes Assessment: Identifikation von Aktivitäten, die tatsächlich Schmerzen verursachen, und Bewegungen, die weniger schmerzhaft sind. Diese Informationen sollten in das Trainingsprogramm Einfluss nehmen (= Teil des individualisierten Übungsprogramms). – supervidiertes Trainingsprogramm insbesondere am Anfang (mindestens 12 Sitzungen, s. Text) – Information an den Patienten, dass Schmerzen auch während der Übungen auftreten können und dass dies normal ist. Dies schadet nicht den Gelenken. Dies wird über die Zeit besser. – Die Dosis der Übungen sollte rechtzeitig so modifiziert werden, dass extreme Schmerzen nicht auftreten (geringere Dauer, höhere Frequenz)	
wenig Vertrauen in die positiven Effekte der Übungen	– professionelle Supervision mit Korrekturen und Feedback während der Übungen – erhöhte Aufmerksamkeit, wenn Dosis verändert wird – Mitpatienten in einer offenen Gruppe können über ihre Erfahrungen berichten – schriftliche Informationen oder Videos über Ablauf und Effekte des Programms	

Tab. 6.2: Generelle Trainingsempfehlungen für Menschen mit Knie- und Hüftarthrose, bedingt übertragbar auch für Handarthrosen (American Geriatrics Society 2001).

Art der Übungen	Intensität	Dauer	optimale Frequenz
statisches Dehnen zu Beginn	Dehnen bis zu subjektiven Beschwerden oder Widerstand	1 Dehnung/Muskelgruppe für die Dauer von 5 sec.	einmal täglich
statisches Dehnen im Verlauf	Dehnen bis zum vollen Bewegungsumfang	3–5 Dehnungen/Muskelgruppe, Dauer 20–30 sec	3–5×/Woche
isometrische Kräftigung	gering bis moderat = 40–60% der maximalen Kontraktion	1–10 Kontraktionen/ Muskelgruppe, Dauer 1–6 sec	täglich
isotonische Kräftigung	niedrig = 40% 1RM moderat = 40–60% 1 RM hoch = > 60% 1 RM	10–15 Wiederholungen 8–10 Wiederholungen 6–8 Wiederholungen	2–3×/Woche
aerobes Training	niedrig bis moderat: 40–60% der VO_2 max./ Herzfrequenzmaximum	12–14 Wiederholungen Ziel: 20–30 Minuten	2–5×/Woche

1RM = ein Wiederholungsmaximum

Eine häufig geübte Praxis bei Gelenkschmerzen einmal wöchentlich Physiotherapie über einen begrenzten Zeitraum zu verordnen, bewirkt keine nachhaltige Verbesserung. So konnte in den Niederlanden mit einem randomisierten und kontrollierten Design gezeigt werden, dass sich Patienten (n = 203; ≥ 45 Jahre) mit neu aufgetretenen Hüftschmerzen auf dem Boden einer Arthrose durch einmal wöchentliche Übungsbehandlung über maximal 3 Monate nur am Ende der Behandlung im Schmerz und in der Funktion besserten. Dieser Effekt hielt aber bei der Nachuntersuchung trotz dreier Booster Einheiten nach einem Jahr nicht an (Teirlinck 2015).

6.5.3 Manuelle Therapie

Etliche Leitlinien erwähnen die Notwendigkeit und den Nutzen von manueller Behandlung nicht explizit, sondern sehen diese unter physiotherapeutischer Behandlung oder vorbereitender Behandlung der Trainingstherapie. Andere weisen darauf hin, dass manuelle Mobilisation unter Traktion der Gelenke dann sinnvoll ist, wenn die Beweglichkeit der Gelenke eingeschränkt ist und dadurch das Ausmaß der Bewegungsgrade erweitert werden kann. Es liegen etliche kontrollierte Untersuchungen vor, die einen Effekt bei Arthrose mit Bewegungseinschränkung belegen (Peter 2011).

6.5.4 Akupunktur

Akupunktur zeigte sich bezüglich Schmerzreduktion als effektiv, wobei der Therapieerfolg bereits nach 6 Monaten deutlich nachlässt und der Effekt in geblindeten Untersuchungen im Vergleich zur Scheinakupunktur geringer ausfällt (Zhang 2010) und gegenüber Wartelistenkontrollen größer ist (Manheimer 2012). Vier kontrollierte Studien bei Gonarthrose behandelten im Mittel über 65-Jährige drei bis 26 Wochen. Die Sitzungen wurden ein- bis zweimal in der Woche durchgeführt. Die Dauer der Akupunktursitzung wird häufig nicht angegeben, liegt in der Regel bei 30–60 Minuten (Park 2012). Ein Beispiel eines erfolgreichen Akupunkturprogramms in einer dreiarmigen Studie im Vergleich mit Scheinakupunktur und Edukation ist im Infokasten 6.3 dargestellt. Insgesamt wird der Effekt auf Schmerz und Funktion bei Knie- und Hüftarthrose auf der Datenbasis bis April 2008 als gering eingestuft (Manheimer 2010). So errechnet sich auf einer Skala von 0–20 nach 8 Wochen eine Verbesserung um 4 Punkte für echte Akupunktur und unter Scheinakupunktur von 3 Punkten. Diese geringe Verbesserung zeigt sich ebenfalls in der Funktion und nimmt nach 26 Wochen nochmals ab.

Infokasten 6.2: Beispiel eines Übungsprogramms „schmerzhafte Gonarthrose“ (nach Henriksen 2014, Uthman 2013).

- offenes Gruppenangebot unter Leitung eines erfahrenen Physiotherapeuten
- dreimal wöchentlich, ca. 1 Stunde, über 12 Wochen
- 10 Minuten Aufwärmphase mit Fahrradergometer mit moderater Intensität anschließend Zirkeltraining
- Ziele: Kräftigung und Koordination von Rumpf, Hüfte und Knie
- Hilfsmittel: freie Gewichte, elastische Bänder, Körpergewicht als Widerstand
- individualisierte Erhöhung des Widerstands und der Koordinationsschwierigkeiten
- Dokumentation des externen Gewichts, Anzahl der Wiederholungen und Dauer der Übungen für jede Übungseinheit
- Einschätzung der Knieschmerzen vor und nach der Übungsstunde mit der 11er numerischen Schätzskala (NRS)
- bei NRS > 5 zu Beginn „Erholungsprogramm“: aufwärmen, Rumpf und Hüftübungen mit nur zwei Wiederholungen
- Teilnahme von mindestens 24 der 36 möglichen Übungseinheiten wurden als erfolgreich angesehen.

Infokasten 6.3: Beispiel eines Akupunktur-Programms bei Gonarthrose (nach Berman 2004).

- Gesamtinterventionszeit 26 Wochen
- über 8 Wochen zweimal wöchentlich; anschließend über 2 Wochen einmal wöchentlich; für 4 Wochen einmal alle 2 Wochen, abschließend über 12 Wochen einmal monatlich
- Akupunkturpunkte Auswahl basierend auf der Meridian-Theorie der Traditionellen Chinesischen Medizin für Knieschmerzen = „Xi“-Syndrom
- 5 lokale Punkte: Yanglinquan (Gallenblasenmeridian 34), Yinlinquan (Milz 9), Zhusanli (Magen 36), Dubi (Magen 35), Extrapunkt Xiyan
- 4 distale Punkte: Kunlun (Blase 60), Xuanzhong (Gallenblase 39), Sanyinjiao (Milz 6), Taixi (Niere 3)
- Dieselben Punkte wurden für jedes betroffene Bein verwendet. Wenn beide Knie betroffen waren, wurden 9 Nadeln in jedes Bein gestochen.
- verwendete Nadeln: 1.5-inch für lokale Punkte und 1-inch für distale Punkte, 32-gauge (0.25-mm Diameter) Einmalakupunkturnadeln
- Eindringtiefe ca. 0.3 bis 1.0 inch in Abhängigkeit der Punktlokalisation und der „De-Qi“ Empfindung (Parästhesie, Schweregefühl, „wund“ während der Nadelung)
- zusätzliche elektrische Stimulation (Micro-850, Texas Medical, Waxahachie, Texas) am Xiyan mit niedriger Frequenz von 8 Hz mit biphasischem Rechteckimpuls, 0.5-ms Impulsbreite, für 20 Minuten

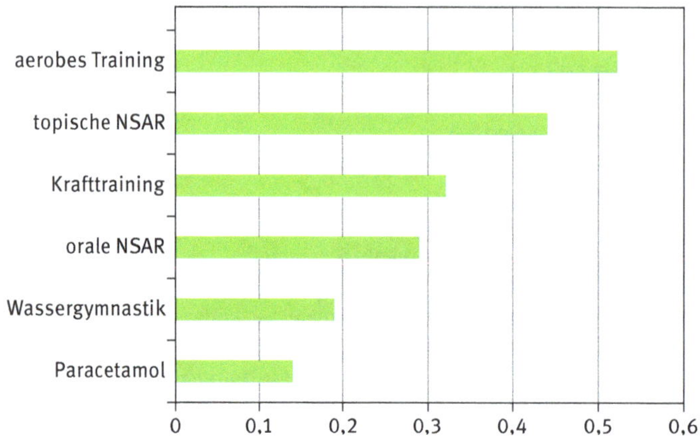

Abb. 6.2: Effektstärken einzelner Maßnahmen nach (Zhang 2010).

6.5.5 Orthesen und andere Hilfsmittel

Die Indikation und Art der Kniebandage sind sicherlich individuelle Entscheidungen. Die vorhandene Evidenz ist weder für die mediale noch laterale Kniearthrose so überzeugend, dass eine eindeutige Empfehlung ausgesprochen werden kann. Mehr als 1/3 brechen diese Therapie aufgrund ungenügender Wirksamkeit innerhalb eines Jahres ab. Ein Vergleich von Schuheinlagen mit Kniebandagen konnte in beiden Gruppen ohne Unterschied eine Verbesserung zeigen. Unterschiedliche Einlegesohlen zeigten im Schmerzverlauf bis zu 6 Monate keinen Unterschied. Unerwünschte Wirkungen und Auswirkungen auf die Lebensqualität wurden in den meisten Untersuchungen nicht berücksichtigt (Duivenvoorden 2014). Ergonomische Hilfsmittel wie Löffel, Messer, Gabel, Schuhlöffel oder Greifzage können den Alltag der Betroffenen erleichtern.

6.5.6 Andere nicht medikamentöse Therapieansätze

Elektrische Magnetfeldtherapie ist nach der Aktualisierung der Metaanalyse nicht mehr effektiv in Funktionsverbesserung und nur noch sehr wenig wirksam in Bezug auf Schmerzreduktion (Zhang 2010).

Der therapeutische Ultraschall wird häufig verwendet. Eine aktuelle Übersicht und eine Cochrane Analyse kommen zu dem Schluss, dass der therapeutische Ultraschall wahrscheinlich wirksam Schmerzen lindern und Funktion verbessern kann. Insbesondere Patienten mit Kniearthrose wurden in die Studien eingeschlossen. Dabei scheint die Anwendung mit gepulstem Ultraschall effektiver zu sein als mit kontinuierlichem Ultraschall. Die Schlussfolgerungen beruhen allerdings auf Studien mit geringer Qualität und kleinen Fallzahlen. Ein wesentlicher Vorteil ist, dass bisher über keine Nebenwirkungen berichtet wurde (Rutjes 2010, Zeng 2014).

6.6 Medikamentöse Schmerztherapie

6.6.1 Topische Analgetika

Topische Anwendungen erfreuen sich bei Älteren großer Beliebtheit. Zwei aktuelle Cochrane Übersichten belegen die Wirksamkeit von topischer Anwendung von nichtsteroidalen Antirheumatika bei akuten und chronischen muskuloskelettalen Schmerzen gegenüber Placebo (Derry 2012, Derry 2015).

Bei chronischen Schmerzzuständen ist dies vor allem bei der Gonarthrose belegt, für andere chronische Schmerzursachen ist die Datenlage nicht ausreichend (Derry 2012). Die beste Evidenz liegt dabei für Diclofenac vor (auch für Ibuprofen, Ketoprofen und Piroxicam vorhanden). Die NNT für eine 50 % Schmerzreduktion nach 8 bis 12 Wochen Behandlung liegt bei 6,4 für eine Lösung und 11,0 bei einem Gel. Die Zubereitung scheint also entscheidend für die Wirksamkeit zu sein. Dimethylsulfoxid als Lösungsmittel für Diclofenac ist wirksamer als ein Gel. Nebenwirkungen wie leichte, lokale Hautreaktionen können insbesondere bei der Altershaut auftreten (Number needed to harm 16). Bei langfristiger Applikation (Wochen bis Monate) und in Abhängigkeit von Intensität und Lokalisation wurden Hautatrophien, Striae distensae, Hypopigmentierungen, Teleangiektasien, Demodikosen und Infektionen durch Bakterien, Hefepilze sowie Herpesviren beobachtet. Nur Ketoprofen ist dafür bekannt, dass es – wenn auch selten – Kontakt- oder Photodermatitiden auslöst. Bei chronischen Schmerzen ist die lokale Anwendung gleichwirksam zur systemischen Gabe. Die UAW sind bei topischer Anwendung deutlich seltener als bei oraler Applikation, wahrscheinlich weil die Blutkonzentration bei topischer Anwendung nur 5 bis 15 % gegenüber oraler Anwendung beträgt. Die Effektstärke ist mit 0,44 bei der Gonarthrose recht hoch, was damit erklärt wird, dass die schmerzhaften Strukturen des Knies für die topische Anwendung gut erreichbar sind (Zhang 2010).

Für Behandlung von Akutschmerzen ist das Diclofenac als Gel in der 50 % Schmerzreduktion am wirksamsten (NNT 1,8), gefolgt von Ketoprofen Gel (NNT 2.5) und Ibuprofen Gel (3,9) (Derry 2015).

6.6.2 Systemische Analgetika

Paracetamol wird für geriatrische Patienten häufig als einzige mögliche Therapie empfohlen, da bei diesen Patienten das gastrointestinale und kardiovaskuläre Risiko sehr hoch ist (s. Tab. 6.3). Die Effektstärke wird nur mit 0,14 berechnet (Zhang 2010). Die klinische Erfahrung zeigt allerdings, dass bei geriatrischen Patienten eine relevante Schmerzreduktion mit Paracetamol möglich ist. Bei Paracetamol ist laut Fachinformation bei einer GFR < 10 ml/Minute das Dosisintervall deutlich zu verlängern (achtstündlich). Die Verordnung bei schwerer Niereninsuffizienz ist deshalb sicherlich sehr eng zu stellen (s. Kap. 10). Metamizol kann in manchen Ländern alternativ eingesetzt werden, wenn sich Paracetamol nicht ausreichend wirksam zeigt oder Kontraindikationen für Paracetamol bestehen. Auf die Problematik der UAW incl. der Agranulozytose wird im Kapitel 10 ausführlich eingegangen.

Bei unzureichender Schmerzbesserung wird für diese Patientengruppe die Kombination mit Opioiden empfohlen. Schwache Opioide sind etwas stärker wirksam, aber erst potente Opioide heben sich in der Schmerzreduktion deutlich von herkömmlichen Analgetika ab (Effektstärke 0,78) (Zhang 2010). Das Vorgehen und die potentiellen Probleme, die mit einer Opioidtherapie bei geriatrischen Patienten auftreten können, werden im Kapitel 11 diskutiert. Opioide sollten in der Arthrosetherapie möglichst nur eine begrenzte Zeit eingesetzt werden, z. B. zur Überbrückung bis zur Operation oder bis andere Therapien wirksam werden.

Die Tabelle 6.3 zeigt ein mögliches und praxistaugliches Vorgehen der Medikamentenauswahl zur Schmerztherapie bei Arthrose (modifiziert nach Chan 2006). Hier wird deutlich, dass Nichtsteroidale Antirheumatika (NSAR) bei multimorbiden Älteren keine sinnvolle Therapieoption darstellen. Neben den gastrointestinalen sind kardiovaskuläre Kontraindikationen wie Herzinsuffizienz, ischämische Herzerkrankung, periphere Arterienerkrankung oder zerebrovaskuläre Erkrankungen zu berücksichtigen. Bereits bei moderater Niereninsuffizienz (GFR < 60 ml/min) wird die Therapie mit systemischen NSAR nicht mehr empfohlen.

Tab. 6.3: Kriterien zur Auswahl der Analgetika (modifiziert nach (Chan 2006)).

		Gastrointestinales Risiko		
		gering	**moderat**	**hoch (geriatrischer Patient)**
kardiovaskuläres Risiko	gering	NSAR	Coxibe/ (NSAR + PPI)	Coxibe + PPI
	hoch (geriatrischer Patient)	Naproxen[1] + PPI + Acetylsalicylsäure	Naproxen[1] + PPI + Acetylsalicylsäure	Paracetamol + evtl. Opioid + Acetylsalicylsäure

[1] Naproxen sollte 2 h nach Acetylsalicylsäure 100 mg zur Sekundärprophylaxe eingenommen werden.
NSAR, Nichtsteroidale Antirheumatika; PPI, Protonenpumpeninhibitoren.

Eine Therapie mit Antidepressiva ist bei dem Bild der Chronifizierung von Arthroseschmerzen sinnvoll. Am besten ist die Datenlage für Serotonin-Noradrenalin-Wiederaufnahmehemmer wie Duloxetin (Chappell 2011). In der qualitativ guten Studie zeigte sich nach 13 Wochen in der Verum-Gruppe gegenüber Placebo Schmerz- und Funktionsassessments durchgängig bedeutend gebessert. Die Teilnehmer waren allerdings im Mittel 61–63 Jahre alt, weniger als die Hälfte nahmen zu Beginn keine NSAR als Schmerzmedikation und man kann aus den dürftig mitgeteilten Daten schließen, dass geriatrische und betagte Patienten nicht eingeschlossen wurden. Bei Ineffektivität nach 7 Wochen wurde Duloxetin von 60 mg auf 120 mg erhöht, eine Dosis, die bei geriatrischen Patienten eher gemieden werden sollte (s. Kap. 8). Selbst in dieser wenig morbiden Gruppe betrug die Abbruchrate überwiegend wegen UAWs 18,8 %. Etwa 50 % klagten zumindest über eine UAW (Placebo etwa 30 %). Über potentielle Interaktionen wurde nichts berichtet (s. u. a. Kap. 8). Eine andere RCT aus Ägypten randomisierte 65-Jährige und Ältere (im Mittel 68 Jahre) mit seit etwas mehr als fünf Jahren symptomatischer Gonarthrose und konnte nach 16 Wochen Behandlung mit 60 mg Duloxetin eine Besserung der Schmerzen und der Funktion zeigen. Trotz des höheren Lebensalters hatten weniger als 15% zwei und mehr Comorbiditäten (Abou-Raya 2012). Qualitativ schlechtere, aber ebenfalls positive Ergebnisse liegen auch für Venlafaxin bei Arthroseschmerzen vor (Sullivan 2009).

6.6.3 Kortikosteroide

Intraartikulär applizierbare Kortikosteroide werden seit Jahrzehnten eingesetzt. Die systemischen Nebenwirkungen gelten dabei oft als vernachlässigbar. Die Langzeitsicherheit bei wiederholten Gelenkinfiltrationen ist insbesondere bei Älteren weiterhin kritisch zu sehen, obgleich eine kleinere Studie (RCT, geblindet, n = 68) bei jüngeren Patienten mit Gonarthrose bei Knieinjektionen alle 3 Monate über 2 Jahre von 40 mg Triamcinolon keine vermehrte Arthroseprogression gegenüber Placebo fanden (Raynauld 2003). Allerdings reduziert sich bei mehreren, gleichzeitig betroffen Gelenken die Praktikabilität schnell wegen kumulativer Dosis und multiplen simultanen Gelenkpunktionen, mit denen das Risiko einer iatrogenen septischen Arthritis steigt. Kürzlich konnte in einer qualitativ hochwertigen Studie bei im Mittel 63 Jährigen gezeigt werden, dass auch eine einzige intraartikuläre Kortikosteroidgabe mit nach 14 Tagen anschließender Übungsbehandlung über 12 Wochen dreimal wöchentlich keinen Vorteil hatte. Dies steht im scheinbaren Widerspruch zu einer älteren Cochrane Übersicht aus dem Jahr 2006, die eine kurzfristige Therapie als nützlich erachtete. Die Autoren kritisierten damals allerdings die Qualität der Studien und fehlende Langzeitergebnisse (Bellamy 2006).

Insgesamt kann nach aktueller Datenlage keine Empfehlung bei geriatrischen Patienten für eine intraartikuläre Injektion von Kortikosteroiden gemacht werden. Gerade diese Patientengruppe wurde bei den Studien bewusst ausgeschlossen.

In diesem Zusammenhang stellt sich die Frage, ob eine systemische Kortikosteroidbehandlung nicht bevorzugt werden sollte. Die Datenlage ist spärlich. Im Bereich der Fingerpolyarthrose bei im Mittel 61 Jährigen zeigte eine kleine randomisierte Studie mit 5 mg Prednison über 4 Wochen keinen Nutzen gegenüber Placebo (Wenham 2012). Möglicherweise sind höhere Dosen und längere Behandlungsdauern, wie sie bei rheumatoiden Arthritiden eingesetzt werden, erfolgreicher, da bei diesen Patienten auch berichtet wird, dass die arthrotischen Gelenke gebessert werden.

6.6.4 Intraartikuläres, plättchenreiches Plasma

Das Therapieprinzip besteht darin, dass körpereigene, konzentrierte Blutplättchen und Plasma direkt intraartikulär verabreicht werden. Die von den Thrombozyten freigesetzten Transmitter und Enzyme sollen den durch Gelenkabrieb ausgelösten Entzündungsprozess positiv modulieren, die Chondrozyten zur Matrixsynthese anregen und Stammzellen rekrutieren. Der genaue Wirkmechanismus ist bisher noch unbekannt. Anscheinend überwiegen die anabolen antiinflammatorischen Eigenschaften den katabolen proinflammatorischen, die die Blutplättchen ebenfalls besitzen (Xie 2014).

Mehrere Übersichtsarbeiten kommen zu dem Schluss, dass intraartikuläre Thrombozytengaben wahrscheinlich effektiver sind als Hyaluronsäure bei einer Nachbeobachtung von maximal 12 Monaten. Allerdings sind die wissenschaftlichen Belege vom Studiendesign und der Zusammensetzung der Präparation noch zu uneinheitlich, um einen routinemäßigen Einsatz zu empfehlen (Andia 2013, Xie 2014, Pourcho 2014). Die Sicherheit dieser Therapieform gilt als ausgezeichnet. Die leukozytenreicheren Präparate führten allerdings vermehrt zu einem kurz dauernden und leicht zu beherrschenden postinterventionellen Reizzustand.

6.6.5 Intraartikuläres, konditioniertes Patientenserum

Als entzündungshemmende intraartikulär applizierte Alternative zu Kortikosteroiden wird Patientenserum propagiert, das durch einen Stimulations- und Inkubationsprozess konditioniert wurde. Die Datenlage ist aktuell noch spärlich und widersprüchlich. Dieses Patienteneigenblutprodukt war in zwei klinischen Studien bei sechs intraartikulären Applikationen im Wochenabstand geprüft. Die erste Studie wies bei den primären Endpunkten zwar eine Verbesserung auf, die jedoch nicht signifikant ausfiel. Auch wurde von zwei relevanten Komplikationen in der Verum Gruppe berichtet. Die Autoren schlussfolgerten, dass der Einsatz für die Arthrose nicht empfohlen werden könne (Auw Yang 2008). Die zweite, dreiarmige klinische Studie mit 376 Patienten zeigte eine statistisch und klinische überlegene Wirksamkeit in Bezug auf Schmerzen und Funktion nicht nur gegenüber Placebo, sondern auch gegenüber Hyaluronsäure während eines Beobachtungsintervalls von 26 Wochen und auch bei der Verlaufskontrolle nach zwei Jahren (Baltzer 2009).

6.6.6 Radiosynoviorthese

Eine lokale, länger wirkende antientzündliche Alternative zu Kortikosteroidapplikationen in hoher Frequenz ist in Einzelfällen die Radiosynoviorthese (Rau 2004). Anscheinend ist der Erfolg altersunabhängig, auch das Geschlecht hat keinen Einfluss (Rau 2004). Zu bedenken ist hier speziell, dass der in der Regel schon vorgeschädigte subchondrale Knochen empfindlich auf die Bestrahlung reagieren könnte. Eine Übersicht kommt trotzdem zu dem Schluss, dass die Evidenz ausreichend sei, warnt aber vor richtiger Anwendung (zwei Tage Immobilisation, Kortikosteroid-Begleittherapie) und postinterventionellen Osteonekrosen (Kampen 2007). Ob die Chondrozyten durch die Bestrahlung ebenfalls geschädigt werden und eine Radiosynoviorthese zum Zusammenbruch der Knorpelhomöostase führt, ist in der Literatur nicht beschrieben. Dieses potenzielle Risiko muss aber gegen den chondrolytischen Teufelskreis der chronischen Entzündung abgewogen werden.

6.6.7 Strahlentherapie

Energiereiche, ionisierende Strahlen werden nicht nur zur Behandlung von Krebserkrankungen eingesetzt, sie haben traditionell auch einen festen Platz in der Therapie gutartiger

Erkrankungen. Führt die Basistherapie nicht zum gewünschten Erfolg kann gerade bei geriatrischen Patienten mit Multimedikation die Strahlentherapie vor einer dauerhaften Eskalation der analgetischen Therapie mit dem Risiko der UAW oder der operativen Therapie mit hohem Risiko eine sinnvolle Option sein. Allerdings ist zu berücksichtigen, dass es nach den ersten Bestrahlungen zu einer vorübergehenden Verstärkung der Symptome kommen kann, was jedoch als günstiges Zeichen für ein später gutes Ansprechen gewertet werden darf. Der Erfolg einer Strahlentherapie ist frühestens nach 8–10 Wochen zu beurteilen. Eine erzielte Besserung hält meist lange an. Die zugrunde liegende Knorpelschädigung und Gelenkdeformität werden durch die Radiotherapie nicht beeinflusst, wohl aber die entzündungsbedingte Schmerzsymptomatik. Gut der Strahlentherapie zugängliche Arthrosen finden sich an den Kniegelenken, den Schultergelenken sowie den Finger- und Zehengrundgelenken. Auch therapierefraktäre, akute Entzündungsprozesse können erfolgreich mit niedrig dosierter Strahlentherapie behandelt werden. Eine Schmerzfreiheit wird bei der Coxarthrose mit 2–43% angegeben, eine Schmerzlinderung bei zusätzlich 20–50%. Bei der Gonarthrose liegt die Schmerzfreiheit infolge Strahlentherapie bei 10–63%, die Schmerzlinderung bei zusätzlichen 27–65% (Seegenschmiedt 2008).

6.6.8 Vitamin D

Der Vitamin-D-Mangel ist in Deutschland bei der alternden Bevölkerung endemisch, da die Fähigkeit, Vitamin D in der Haut zu synthetisieren, mit dem Alter abnimmt. Wie oben erwähnt gewinnt der subchondrale Knochen für die Entstehung der Arthrose und der Schmerzen an Bedeutung. Die mit Knorpelläsionen einhergehenden Knochenmarksläsionen sind mit Schmerzen und einer Progression der Arthrose assoziiert. Histologisch handelt es sich u. a. um Mikrofrakturen des trabekulären Knochens.

Diese hyperintensen Zonen entsprechen histologisch einem bunten Bild aus Mikrofrakturen, Hypervaskularisierung, Entzündung und Ödem (Wildi 2015). Es ist also naheliegend, dass ein Vitamin-D-Mangel im Sinne einer Osteomalazie solche Läsionen begünstigt und dass sich die Therapie dieses Mangels positiv auswirkt. Hinweise hierfür liefert eine aktuelle Studie, die gleichzeitig aber auch zeigt, dass ohne Mangel kein Nutzen zu erwarten ist (McAlindon 2013). Allerdings zeigte sich in dieser RCT gegenüber Placebo bei durchschnittlich 62,4 Jährigen mit schwerer Gonarthrose in den gewählten Zielparametern Schmerzintensität und Knorpelvolumen auch nach 2 Jahren kein signifikanter Unterschied. Der Plasma Spiegel von Vitamin D lag zu Anfang bei 22 ng/ml in beiden Gruppen. Bei 23/73 Patienten musste die Substitution von 2.000 IU im Verlauf bis zu 8.000 IU täglich erhöht werden, um den Zielbereich von >30 ng/ml zu erreichen. Im Mittel lag der Spiegel nach 24 Monaten bei 38,5 ng/ml. Es gibt allerdings klinische Berichte, die immer wieder ein hervorragendes Ansprechen der Belastungsschmerzen nach Substitution eines schweren bis mittelschweren Mangels beobachten. Bei leichtem Vitamin-D-Mangel bleibt ein klinisch fassbarer Nutzen oft aus. Erfahrungsgemäß führt eine zögerliche Substitution, mit welcher der Zielspiegel von meist 30–56 µg/l bzw. 75–140 nmol/l (Cave: laborabhängig) verfehlt wird, nicht zum Ziel und kann einen sekundären Hyperparathyreoidismus nicht zurückdrängen (Wildi 2015).

Patienten mit Arthrose sollte deshalb auf einen Mangel hin geprüft werden. Etliche Untersuchungen haben gezeigt, dass man bei Hochbetagten und geriatrischen Patienten von einem Mangel ausgehen kann. Nach der deutschen Leitlinie „Osteoporose" sollten täglich mindestens 1000 IE Vitamin D bei Nierengesunden gegeben werden. Bei der erwähnten Hochrisikogruppe für einen schweren Mangel werden initial häufig höhere Dosen appliziert. In der geriatrischen Medizin haben sich täglich 2000 IE bewährt.

6.6.9 Intraartikuläre Lokalanästhetika

Intraartikuläre Lokalanästhetika meist zusammen mit Kortikosteroiden werden gerne wegen ihres analgetischen Soforteffekts verabreicht. *In-vitro*-Studien und Tierexperimente haben aber eindeutig den zytotoxischen Effekt auf die Chondrozyten und einen linearer Zusammenhang zwischen Expositionszeit und Konzentration gezeigt (Baker 2012). Bisher gibt es keine klinischen Studien zu diesem Thema (Hepburn 2011). Deshalb ist in dieser Situation immer zwischen einem wenige Stunden dauernden Soforteffekt des Lokalanästhetikums und der potenziellen Progression des Knorpelverlusts abzuwägen (Hepburn 2011).

6.6.10 Andere medikamentöse Ansätze

In seltenen Fällen treten auch bei der Arthrose die Aktivierungsphasen in hoher Frequenz und polyartikulär auf. Sofern systemische Kortikosteroide nicht wirksam sind oder wegen der potentiellen UAW vermieden werden sollen, eignen sich Basistherapeutika wie Hydroxychloroquin, Methotrexat, die von der Behandlung der rheumatoiden Arthritis bekannt sind, als Off-label-Behandlungsversuch, die bisher nur in kleineren Studien und Fallserien geprüft wurden. Zu den Biologika gibt es sehr widersprüchliche Ergebnisse und sind sicherlich auch aus Kostengründen zu meiden.

Unter dem Begriff „Symptomatic slow-acting drugs for osteoarthritis" werden primär die Glykosaminoglykane zusammengefasst, die auch im menschlichen Knorpel vorkommen und zusammen mit weiteren Matrixkomponenten wie der Hyaluronsäure im alternden Knorpel nicht mehr in ausreichender Qualität und Quantität hergestellt werden.

Einige Glykosaminoglykane konnten bei Gonarthrose wiederholt eine nachhaltige Schmerzlinderung belegen (Rutjes 2012). Dabei wird der Knorpelabbau lediglich verlangsamt, ein Knorpelaufbau konnte nicht beobachtet werden. Die Datenlage bezüglich der Anwendung bei Arthrose anderer Gelenke ist spärlich. Am meisten dürften Patienten mit gesicherter, aber noch früher Form einer Arthrose profitieren (Wildi 2015). Allerdings ist die klinische Relevanz von Glykosaminoglykanen zusehends angezweifelt worden. Die neuesten Therapieempfehlungen wurden in diese Richtung angepasst (McAlindon 2014). Sicherlich werden zu dieser Therapie noch hochwertige Studien benötigt, um eine sichere Bewertung vornehmen zu können. Die nicht von den Arzneimittelbehörden kontrollierten, frei zugänglichen Präparate sollten überhaupt nicht eingesetzt werden.

Die Wirkung der Hyaloronsäure wird über den Einfluss auf die Synovialflüssigkeit erklärt. Die physiologischen Eigenschaften der Synovialflüssigkeit, die vorwiegend mithilfe der körpereigenen Hyaluronsäure bei langsamer Gelenkbewegung Scherkräfte vermindert und bei schneller Bewegung als Puffer wirkt, soll bei der Arthrose und mit zunehmendem Alter qualitativ minderwertig sein. Zudem soll sie durch Reizergüsse verdünnt ihre natürliche Eigenschaft verlieren (Balazs 1993). Die schmerzstillende Wirkung und Funktionsverbesserung durch intraartikulär verabreichte Viskosupplemente sollen primär über die Beeinflussung der viskösen Eigenschaften der Synovialflüssigkeit zustande kommen. Der Einsatz an weiteren Gelenken wurde nur begrenzt untersucht. Der Effekt beginnt etwas später im Vergleich zu intraartikulären Kortikosteroiden, dauert scheinbar weit über die im Gelenk nachweisbare Persistenz des Produkts an, was sich mit dem propagierten Effekt einer Verbesserung der Viskosität nur schwer erklären lässt. Ob die zugeführte Hyaluronsäure in den Knorpel eingebaut wird, ist noch nicht ausreichend untersucht (Wildi 2015). Die Häufigkeit der intraartikulären Applikation, die Dosis und die Dauer der Anwendung von Hyaluronsäure sind noch offen. Die Krankenkassen in Deutschland übernehmen in aller Regel die Kosten bisher nicht. Die Anwendung von Nichthyaluronsäurepräparaten stützt sich zurzeit noch auf eine sehr geringe Evidenz.

Allerdings ist die Gabe von Hyaluronsäure durch die gute Verträglichkeit möglicherweise gerade bei geriatrischen Patienten mit leichter bis mäßiger Gonarthrose eine Option, wenn konventionelle systemische Therapieformen z.B. wegen Multimedikation und aufgrund der Komorbidität nicht möglich erscheinen oder zu keiner Besserung geführt haben.

6.7 Operative Therapieverfahren

Arthroskopisches Débridement und die Teilmeniskektomie zeigten bezüglich der Therapie des arthrotischen Gelenks keine besseren Ergebnisse als Placebo (Zhang 2010). Solche Eingriffe sollten nicht mehr durchgeführt werden.

Dagegen kann eine Umstellungsosteotomie bei jüngeren Patienten die Gelenkprothese oft um mehrere Jahre hinauszögern. Allerdings ist die Evidenz momentan nicht ausreichend, um verschiedene Operationsverfahren zu vergleichen (Brouwer 2015).

Der Gelenkersatz ist dann indiziert, wenn es zur deutlichen Bewegungseinschränkung mit erheblicher Einschränkung der Gehstrecke, zu starken Schmerzen oder Dauerschmerzen gekommen ist, die mit einem hohen Leidensdruck und gravierender subjektiv empfundener Einschränkung der Lebensqualität verbunden sind trotz konsequent durchgeführter konservativer Therapie. Radiologische Kriterien sind für die Indikationsstellung nicht alleine ausschlaggebend, sondern müssen zusammen mit den genannten Beschwerden und dem klinischen Untersuchungsbefund bewertet werden.

Hohes Lebensalter ist nicht zwangsläufig eine Kontraindikation, allerdings sollten die Komorbiditäten so stabil sein, dass diese keine Kontraindikation für einen Gelenkersatz bedeuten (hohes Operationsrisiko/hohes Narkoserisiko). Ein möglicher Entscheidungsalgorhythmus bei Älteren zeigt Tabelle 6.4.

Auch ist zu bedenken, dass nach Gelenkersatz eine Rehabilitationsphase sich anschließen sollte. Hierfür ist die Motivation des Patienten notwendig und die Fähigkeit, Therapieanweisungen umzusetzen.

Zudem sollte von einer Operation Abstand genommen werden, wenn die Arthrose mit subchondralem Knochenverlust so weit vorangeschritten ist, dass der Halt der Prothese gefährdet erscheint. Chronische Infektionen im Operationsgebiet (Osteitis, Ulcus cruris), floride rheumatische Entzündung, akuter Gichtanfall, akute Bursitis sind ebenfalls Kontraindikationen für einen Gelenkersatz (Frosch 2009).

Im Folgenden werden weitere Faktoren diskutiert, die möglicherweise zu einem nicht befriedigenden postoperativen Ergebnis führen können.

6.7.1 Gewicht

Die Hälfte aller Patienten mit Hüftersatz und ¾ mit Knieersatz sind adipös. Zahlreiche große Studien konnten belegen, dass auch im postoperativen Langzeitverlauf (5 Jahre) Adipöse sehr viel häufiger als Normalgewichtige, Hilfsmittel zum Gehen benötigen, häufiger moderate bis starke Schmerzen haben und häufiger NSAR und Opioide einnehmen. Allerdings ist dieser Unterschied bereits präoperativ zu finden, sodass der Benefit durch die Operation in beiden Gruppen ähnlich ist (Nunez 2011, Rajgopal 2013). Zwischen 68–84 % der Patienten profitiert bezüglich Schmerzen und Funktion im 3-Jahres-Verlauf von einem Gelenkersatz. Bei den bisherigen Untersuchungen sind weder in der Gruppe der Normalgewichtigen noch der Adipösen multimorbide Patienten vertreten (Dowsey 2014). Während die Schmerzreduktion und Funktionsverbesserung durch Gewichtsreduktion in der konservativen Behandlungsphase gut belegt ist, sind die Auswirkungen einer präoperativen Gewichtsreduktion auf postoperative Komplikationen noch nicht gut untersucht (Dowsey 2014).

6.7.2 Psychologische Faktoren

Depression, Angststörung, Katastrophisieren, Neurotizismus, geringe Selbstachtung und Selbstwirksamkeit (s. Kap. 5) sind Risiken für postoperativ schlechteres funktionelles Ergebnis und stärkere Schmerzen im kurz- wie auch langfristigen Verlauf. Diese sind bedeutender bei Knieersatz wie beim Hüftersatz. So führt die Depression bei Kniegelenkersatz zu einem schlechteren funktionellen Ergebnis, beim Hüftersatz allerdings nicht. Auch bei schlechteren, präoperativen kognitiven Fähigkeiten zeigten sich gerade im längeren Verlauf schlechtere funktionelle Ergebnisse und stärkere Schmerzen.

Obgleich psychologische Faktoren einen erheblichen Einfluss auf das postoperative Ergebnis haben können, werden diese im präoperativen und konservativen Management wenig beachtet. Aktuell existieren keine Erkenntnisse darüber, wie sich präoperative, psychologische Interventionen auf das postoperative Ergebnis auswirken können (Dowsey 2014).

6.7.3 Erwartungen der Patienten

Ungefähr die Hälfte aller Patienten mit Gelenkersatz knüpfen höhere Erwartungen an die Operation als ihre Operateure. Die Unzufriedenheit mit dem Operationsergebnis ist in dieser

Gruppe mit 49% deutlich größer als in der Gruppe, in der die Erwartungen der Operateure und Patienten übereinstimmten (9%) (Bourne 2010). Andererseits korrelierte die Anzahl klar benennbarer Verbesserungswünsche an den Hüftgelenksersatz mit der objektiven Besserung postoperativ (Judge 2011). Deutlich unklarer sind die Zusammenhänge bei der Gonarthrose.

6.7.4 Radiologische Schwere

Die meisten Algorithmen für die Operationsentscheidung beziehen Funktion und Schmerz ein (Tab. 6.4) und nicht radiologische Schweregrade. Trotzdem korrelieren subjektive wie objektive Ergebnisse mit der radiologischen Schwere der Gon- und Coxarthrose, sodass sicherlich bei radiologisch nur wenig ausgeprägten Arthrosezeichen die konservative Therapie ganz im Vordergrund stehen sollte (Dowsey 2014).

Tab. 6.4: Szenarien, bei denen ein Gelenkersatz sinnvoll erscheint (modifiziert nach Quintana 2000).

<table>
<tr><th>Schmerz</th><th>Funktionseinschränkung</th><th>konservative Therapie</th><th>Operationsrisiko</th></tr>
<tr><td>leicht</td><td>ausgeprägt</td><td>korrekt durchgeführt</td><td>niedrig (eher keine geriatrischen Patienten)</td></tr>
<tr><td>mäßig</td><td>ausgeprägt</td><td>korrekt durchgeführt</td><td>niedrig (eher keine geriatrischen Patienten)</td></tr>
<tr><td>≥ stark</td><td>gering</td><td>korrekt durchgeführt</td><td rowspan="4">auch bei erhöhtem Operationsrisiko; allerdings Aufklärung der Patienten oder der Bevollmächtigten/Betreuers über erhöhtes Risiko notwendig</td></tr>
<tr><td>≥ stark</td><td>mäßig</td><td>korrekt durchgeführt</td></tr>
<tr><td>≥ stark</td><td>ausgeprägt</td><td>korrekt durchgeführt</td></tr>
<tr><td>≥ stark</td><td>ausgeprägt</td><td>inkorrekt umgesetzt oder nicht durchführbar</td></tr>
</table>

Definitionen: Schmerz
Leicht: geringer oder nur phasischer Einfluss auf die Alltagsaktivitäten. Schmerzkontrolle über nicht-Opioide gut möglich ohne nicht zu tolerierende UAW. Kein Ruheschmerz oder Beeinflussung des Schlafs
Mäßig: täglicher Schmerz bei Bewegung, der den Alltag beeinflusst. Ausgeprägtere Aktivitäten sind nicht möglich. Schmerzkontrolle über nicht-Opioide gut möglich ohne nicht zu tolerierende UAW. Kein Ruheschmerz oder Beeinflussung des Schlafs
≥Stark: überwiegend starker Schmerz, der den Alltag beeinträchtigt. Auch Ruheschmerzen, Schmerz stört den Schlaf. Selbst Opioide bringen keine zufriedenstellende Schmerzreduktion.

Funktionseinschränkung
Gering: normale Alltagsaktivitäten unbeeinträchtigt durchzuführen. Gehzeit mindestens 1 Stunde. Keine Hilfsmittel notwendig
Mäßig: Alltagsaktivitäten teilweise eingeschränkt. Gehzeit nur ca. 30 Minuten, Hilfsmittel wie Stock notwendig
Ausgeprägt: Alltagsaktivitäten überwiegend eingeschränkt. Gehzeit deutlich kürzer als 30 Minuten oder überhaupt nicht möglich. Hilfsmittel notwendig.

Konservative Therapie
- korrekte konservative Therapie: 6 Monate konsequente, nach Schmerzstärke titrierte Analgetika Therapie und Ernährungstherapie mit dem Ziel der Gewichtsreduktion und Trainingstherapie (s. in diesem Kapitel)
- inkorrekt: wenn keine „korrekte konservative Therapie“ umgesetzt wurde

6.8 Fazit für die Praxis aus Sicht des multimorbiden/ geriatrischen Patienten

6.8.1 Dringend empfehlenswert für alle Patienten mit Arthrose (besonders bei Gon- und Coxarthrose)

- Die Diagnose Arthrose und die Identifikation der Beschwerdequelle am arthrotischen Gelenk ist der Schlüssel für eine erfolgreiche Schmerz- und Funktionstherapie.
- Ein geeignetes Assessment bezüglich Schmerz und Funktion sollte zu Beginn und im Verlauf durchgeführt werden.
- Psychologische Faktoren wie Depression, Angststörung, Katastrophisieren, Neurotizismus, geringe Selbstachtung und Selbstwirksamkeit sollten erkannt und behandelt werden, auch wenn ihr Einfluss auf die Beschwerden und die Therapie noch unzureichend bekannt ist.
- Als Basis der Therapie gilt die Information an Betroffene, Bevollmächtigte und Betreuer über Genese der Beschwerden und deren Behandlungsmöglichkeiten in einer verständlichen Sprache. Allerdings konnte dies bisher in Studien nicht als effektiv belegt werden.
- Ein professionell geleitetes, individualisiertes, progressives Programm mit Elementen des aeroben Trainings und des Kraftaufbaus besonders der Muskulatur des betroffenen Gelenks ist als Gruppen-, Einzelangebot oder als Kombination aus beiden effektiv und durchzuführen. Die meisten Studien trainieren 6–8 Wochen, dreimal wöchentlich, 60–90 Minuten je Trainingseinheiten. Die Maladhärenz gilt als größter Risikofaktor für Erfolglosigkeit. Eine weniger intensive Erhaltungstherapie sollte sich anschließen.
- Das medikamentöse Management muss auf den Einzelfall abgestimmt werden. Zu berücksichtigen sind dabei die Schmerzstärke, die Funktion, die Schmerzquelle, die anderen therapeutischen Verfahren und die Komorbidität des Patienten.
- Topische NSAR zeigen eine sehr gute Effektivität bei begleitenden periartikulären Beschwerden. Selten vor allem bei längerer Anwendung sind lokale Hautreaktionen zu befürchten. Die topische Anwendung weist kein höheres Risiko als Placebo in Bezug auf Organtoxizität auf und kann deshalb auch bei geriatrischen Patienten eingesetzt werden, zumal diese Anwendung gut akzeptiert wird. Die Zubereitung der topischen Anwendung ist für den Erfolg entscheidend.
- Paracetamol (maximal 3–4 g) stellt aktuell das Mittel der ersten Wahl bei der systemischen Analgetikagabe dar. Paracetamol ist in seiner Wirksamkeit den systemischen NSAR unterlegen und bei UAW überlegen. Studien mit ausschließlich geriatrischen Patienten existieren nicht. Metamizol kann – sofern verfügbar – alternativ gegeben werden.
- Vitamin-D-Mangel trägt zum ossären Schmerz im subchondralen Knochen bei. Bei nachgewiesenem Mangel (<30 µg/l) sollte Vitamin D (z. B. 2.000 IE/Tag) suffizient substituiert werden, auch wenn die Datenlage noch unbefriedigend ist (Zielspiegel 30–56 µg/l oder 75–140 nmol/l). Bei Hochbetagten (> 80 Jahre) und bei geriatrischen Patienten ist von einem Mangel auszugehen und kann ohne Spiegelbestimmung gegeben werden.

- Adäquate Hilfsmittelversorgung gehört zur Basisbehandlung, um Verluste der Alltagsfähigkeiten zu kompensieren.

6.8.2 Weitere Therapieoptionen im Einzelfall

- Akupunktur lindert nachweislich Schmerz und verbessert Funktion, wobei der Effekt eher als schwach anzusehen ist und der zeitliche Aufwand erheblich.
- Der therapeutische, gepulste Ultraschall scheint Schmerzen zu lindern und Funktion zu verbessern, was bei insgesamt noch unbefriedigender Studienlage am besten bei der Gonarthrose belegt ist. Über unerwünschte Ereignisse wurde bisher nichts berichtet.
- Manuelle Therapie sollte bei eingeschränkter Gelenkmobilität eingesetzt werden. Manchmal ist erst danach ein aktives Training möglich.
- Orthesen sind individuell möglicherweise hilfreich. Die Adhärenz ist zu überwachen.
- Duloxetin ist bei Chronifizierung der Arthroseschmerzen mit depressiven Symptomen fähig, Schmerzen zu mindern und Funktion zu bessern. Auf Interaktionen ist zu achten.
- Opioide sollten nur vorübergehend eingesetzt werden, wenn topische NSAR, Paracetamol und ein adäquates Trainingsprogramm nicht erfolgreich sind oder nicht angewendet werden können.
- Die Strahlentherapie bei Erfolglosigkeit der oben erwähnten Möglichkeiten kann als Option insbesondere bei geriatrischen Patienten oder Kontraindikationen zum Gelenkersatz eingesetzt werden, wobei die Schmerzlinderung erst nach Wochen eintritt und anfänglich eher mit einer Schmerzverstärkung zu rechnen ist.
- Die Radiosynoviorthese kann bei hochentzündlicher Arthritis eine Alternative zur wiederholten intraartikulären oder systemischen Kortikosteroidgabe darstellen.
- Die systemische Kortikosteroidgabe bedarf meist einer Dosis um oder über der Cushingschwelle und ist sicherlich nur bei Therapieversagen anderer, weniger UAW trächtiger Verfahren indiziert.
- Basistherapeutika können eingesetzt werden, wenn polyartikulär entzündliche Reizzustände in hoher Frequenz auftreten und Kortikosteroidnebenwirkungen eingetreten oder Kortikosteroide kontraindiziert sind.
- Der Gelenkersatz bei Gon- und Coxarthrose kann nach erfolgloser aber konsequent durchgeführter konservativer Therapie eine Behandlungsoption darstellen, um substanziell Funktion und Schmerz zu verbessern. Die Selektionskriterien für die Patienten, die tatsächlich davon profitieren, sind wissenschaftlich noch nicht ausreichend abgesichert. Erwartungshaltung der Patienten und psychologische Faktoren spielen für den postoperativen Erfolg eine bedeutende Rolle.

6.8.3 Weniger empfehlenswert

- Die intraartikuläre Applikation von Kortikosteroiden sollte sehr zurückhalten eingesetzt werden, insbesondere sind kurzfristige Wiederholungen (maximal viermal jährlich in ein Gelenk) zu vermeiden. Es gibt einzelne Befunde, die keinen Effekt belegen, wenn unmittelbar danach ein adäquates Übungsprogramm umgesetzt wird.
- Die Unterstützung des Gewebeunterhalts mit enteral verabreichten Glykosaminoglykanen sowie die intraartikuläre Verabreichung von Hyaluronsäure können den Knorpelverlust verlangsamen und die Symptome lindern. Fortgeschritten veränderte Gelenke dürften nicht mehr profitieren. Die Kosten sind nicht unerheblich.

6.8.4 Nicht empfehlenswert

- Die arthroskopische Teilmeniskektomie und das arthroskopische Débridement sind beim arthrotischen Gelenk obsolet.
- Intraartikuläre Lokalanästhetika sollten nicht mehr zur Anwendung kommen, da dosisabhängig der Knorpel geschädigt werden kann und die Schmerzreduktion nur kurzfristig anhält.
- Intraartikulär appliziertes, plättchenreiches Plasma oder konditioniertes Patientenserum ist aufgrund uneinheitlicher Datenlagen aktuell nicht zu empfehlen.
- Orale NSAR sind wegen ihrer ausgeprägten UAW bei Hochbetagten und geriatrischen Patienten fast immer kontraindiziert.

6.9 Literatur

Abou-Raya S, Abou-Raya A, Helmii M (2012) Duloxetine for the management of pain in older adults with knee osteoarthritis: randomised placebo-controlled trial. Age Ageing 41(5): 646–652.

American Geriatrics Society Panel on Exercise and Osteoarthritis (2001) Exercise prescription for older adults with osteoarthritis pain: consensus practice recommendations. J Am Geriatr Soc 49: 808–823.

Andia I, Maffulli N (2013) Platelet-rich plasma for managing pain and inflammation in osteoarthritis. Nat Rev Rheumatol 9(12): 721–730.

Auw Yang K, Raijmakers N, van Arkel E et al (2008) Autologous interleukin-1 receptor antagonist improves function and symptoms in osteoarthritis when compared to placebo in a prospective randomized controlled trial. Osteoarthritis Cartilage 16(4): 498–505.

Baker J, Mulhall K (2012) Local anaesthetics and chondrotoxicty: What is the evidence? Knee Surg Sports Traumatol Arthrosc 20(11): 2294–2301.

Baltzer A, Moser C, Jansen S et al (2009) Autologous conditioned serum (Orthokine) is an effective treatment for knee osteoarthritis. Osteoarthritis Cartilage 17(2): 152–60.

Balazs E, Denlinger J (1993) Viscosupplementation: a new concept in the treatment of osteoarthritis. J Rheumatol Suppl; 39: 3–9.

Bartels E, Lund H, Hagen KB et al (2009) Aquatic exercise for the treatment of knee and hip osteoarthritis. The Cochrane Collaboration DOI: 10.1002/14651858.CD005523.pub2.

Bellamy N, Campbell J, Robinson V et al (2006) Intraarticular corticosteroid for treatment of osteoarthritis of the knee. Cochrane Database Syst Rev. 9; (2): CD005328.

Bennell K, Hinman R (2011) A review of the clinical evidence for exercise in osteoarthritis of the hip and knee. J Sci Med Sport 14: 4–9.

Bennell K, Dobson F, Hinman R (2014) Exercise in osteoarthritis: Moving from prescription to adherence. Best Prac Res Clin Rheumatol 28: 93–117.

Bourne R, Chesworth B, Davis A et al (2010) Patient satisfaction after total knee arthroplasty: who is satisfied and who is not? Clin Orthop Relat Res 468(1): 57–63.

Brouwer R, Huizinga M, Duivenvoorden T et al (2015) Osteotomy for treating knee osteoarthritis. Cochrane Musculoskeletal Group; Cochrane Database of Systematic Reviews DOI: 10.1002/14651858.CD004019.pub4 Last updated Mon Sep 28 2015.

Chan FK (2006) Primer: managing NSAID-induced ulcer complications--balancing gastrointestinal and cardiovascular risks. Nat Clin Pract Gastroenterol Hepatol 3(10): 563–573.

Chappell AS, Desaiah D, Liu-Seifert H et al (2011) A double-blind, randomized, placebo-controlled study of the efficacy and safety of duloxetine for the treatment of chronic pain due to osteoarthritis of the knee. Pain Pract 11(1): 33–41.

Derry S, Moore R, Rabbie R (2012) Topical NSAIDs for chronic musculoskeletal pain in adults. Editorial Group: Cochrane Pain, Palliative and Supportive Care Group. Assessed as up-to-date: 7 JUN 2012. DOI: 10.1002/14651858.CD007400.pub2.

Derry S, Moore R, Gaskell H et al (2015) Topical NSAIDs for acute musculoskeletal pain in adults. Editorial Group: Cochrane Pain, Palliative and Supportive Care Group. Published Online: 11 JUN 2015. DOI: 10.1002/14651858.CD007402.pub3.

Dowsey M, Gunn J, Choong P (2014) Selecting those to refer for joint replacement: Who will likely benefit and who will not? Best Prac Res Clin Rheumatol 28: 157–171.

Duivenvoorden T, Brouwer R, van Raaij T et al (2014) Braces and orthoses for treating osteoarthritis of the knee. Cochrane Musculoskeletal Group. Assessed as up-to-date: 1 March 2014 DOI: 10.1002/14651858.CD004020.pub3.

Dunlop D, Manheim L, Song J et al (2001) Arthritis prevalence and activity limitations in older adults. Arthritis Rheum 44(1): 212–221.

Duncan R, Francis R, Collerton J et al (2005) Prevalence of arthritis and joint pain in the oldest old: findings from the Newcastle 85+ study. Age Ageing 40(6): 752–755.

Fransen M, McConnell S, Harmer A et al (2015) Exercise for osteoarthritis of the knee. Cochrane Musculoskeletal Group DOI: 10.1002/14651858.CD004376.pub3.

Frosch KH, Wittner B (2009)AWMF Leitlinie: Endoprothese bei Gonarthrose. AWMF-Leitlinien-Register Nr. 012/008 Entwicklungsstufe: S1(aktuell in Überarbeitung).

Fuchs J, Rabenberg M, Scheidt-Nave C (2013) Prävalenz ausgewählter muskuloskelettaler Erkrankungen. Ergebnisse der Studie zur Gesundheit Erwachsener in Deutschland (DEGS1). Bundesgesundheitsbl 2013 (56): 678–686.

Henriksen M, Christensen R, Klokker L. et al (2015) Evaluation of the benefit of corticosteroid injection before exercise therapy in patients with osteoarthritis of the knee: a randomized clinical trial. JAMA Intern Med 175(6): 923–930.

Hepburn J, Walsh P, Mulhall KJ (2011) The chondrotoxicity of local anaesthetics: any clinical impact? Joint Bone Spine 78(5): 438–440.

Iwamoto J, Sato Y, Takeda T et al (2011) Effectiveness of exercise for osteoarthritis of the knee: a review of the literature. World j Orthop 2(5): 37–42.

Judge A, Cooper C, Arden N et al (2011) Pre-operative expectation predicts 12–month postoperative outcome among patients undergoing primary total hip replacement in European orthopaedic centres. Osteoarthr Cartil 19(6): 659–667.

Kampen W, Voth M, Pinkert J et al (2007) Therapeutic status of radiosynoviorthesis of the knee with yttrium (90Y) colloid in rheumatoid arthritis and related indications. Rheumatology (Oxford). 46(1): 16–24.

Lawrence R, Felson D, Helmick C et al (2008) National Arthritis Data Workgroup. Estimates of the prevalence of arthritis and other rheumatic conditions in the United States. Part II. Arthritis Rheum 58(1): 26–35.

Manheimer E, Cheng K, Linde K et al (2010) Acupuncture for peripheral joint osteoarthritis. Cochrane Musculoskeletal Group. Published Online: 20 JAN 2010 DOI: 10.1002/14651858.CD001977.pub2.

McAlindon T, LaValley M, Schneider E et al (2013) Effect Of Vitamin D Supplementation On Progression Of Knee Pain And Cartilage Volume Loss In Patients With Symptomatic Osteoarthritis. A Randomized Controlled Trial. JAMA. 309(2): 155–162.

McAlindon T, Bannuru R, Sullivan M et al (2014) OARSI guidelines for the non-surgical management of knee osteoarthritis. Osteoarthritis Cartilage 22(3): 363–388.

Nunez M, Lozano L, Nunez E et al (2011) Good quality of life in severely obese total knee replacement patients: a case-control study. Obes Surg 21(8): 1203–1208.

Park J, Hughes A (2012) Nonpharmacological Approaches to the Management of Chronic Pain in Community-Dwelling Older Adults: A review of Empirical Evidence. J Am Ger Societ 60: 555–568.

Peter W, Jansen M, Hurkmans E et al (2011) Physiotherapy in hip and knee osteoarthritis: development of a practice guideline concerning initial assessment, treatment and evaluation. Acta Reumatol Port 36(3): 268–281.

Pourcho A, Smith J, Wisniewski S et al (2014) Intraarticular platelet-rich plasma injection in the treatment of knee osteoarthritis: review and recommendations. Am J Phys Med Rehabil 93(11 Suppl 3): S 108–121.

Quintana J, Arostegui I, Azkarate J (2000) Evaluation of explicit criteria for total hip joint replacement. J Clin Epidemiol 53(12): 1200–1208.

Rajgopal R, Martin R, Howard JL et al (2013) Outcomes and complications of total hip replacement in super-obese patients. Bone Joint J 95-B(6): 758 –763.

Rau H, Lohmann K, Franke C et al (2004) Multicenter study of radiosynoviorthesis. Clinical outcome in osteoarthritis and other disorders with concomitant synovitis in comparison with rheumatoid arthritis. Nuklearmedizin 43(2): 57–62.

Ravaud P, Giraudeau B, Logeart I et al (2004) Management of osteoarthritis (OA) with an unsupervised home based exercise programme and/or patient administered assessment tools. A cluster randomized controlled trial with a 2x2 factorial design. Ann Rheum Dis 63: 703–708.

Raynauld J, Buckland-Wright C, Ward R et al (2003) Safety and efficacy of long-term intraarticular steroid injections in osteoarthritis of the knee: a randomized, double-blind, placebo-controlled trial. Arthritis Rheum 48(2): 370–377.

Rutjes A, Nüesch E, Sterchi R et al (2010) Therapeutic ultrasound for osteoarthritis of the knee or hip. Cochrane Database Syst Rev.:CD003132. doi: 10.1002/14651858.CD003132.pub2.

Rutjes A, Jüni P, da Costa B et al (2012) Viscosupplementation for osteoarthritis of the knee: a systematic review and meta-analysis. Ann Intern Med 157(3): 180–191.

Seegenschmiedt M, Makoski H, Trott K, Brady L (Eds.) Radiotherapy for non-malignant disorders. Springe, Berlin, Heidelberg, New York 2008.

Shih VC, Song J, Chang R et al (2005) Racial differences in activities of daily living limitation onset in older adults with arthritis: a national cohort study. Arch Phys Med Rehabil 86(8): 1521–1526.

Teirlinck C, Luijsterburg P, Dekker J et al (2015) Effectiveness of exercise therapy added to general practitioner care in patients with hip osteoarthritis: a pragmatic randomized controlled trial. Osteoarthritis Cartilage 5. pii: S1063-4584(15)01266-2.

Timothy McAlindon, DM, MPH,corresponding author Michael LaValley, PhD, Erica Schneider, PhD, Melynn Nuite, RN, BS, Ji Yeon Lee, MD, MSc, Lori Lyn Price, MAS, Grace Lo, MD, MSc, and Bess Dawson-Hughes, MD.

Uthman O, van der Windt D, Jordan J et al (2013) Exercise for lower limb osteoarthritis: systematic review incorporating trial sequential analysis and network meta-analysis. BMJ 2013; 347: 5555.

Wang SY, Olson-Kellogg B, Shamliyan T et al (2012) Physical therapy interventions for knee pain secondary to osteoarthritis: a systematic review. Ann Intern Med 157(9): 632–644.

Wenham C, Hensor E, Grainger A et al (2012) A randomized, double-blind, placebo-controlled trial of low-dose oral prednisolone for treating painful hand osteoarthritis. Rheumatology (Oxford) 51(12): 2286–2294.

Wildi L (2015) Arthrose. Was der Internist wissen sollte? Internist 5; 56: 527–543.

Xie X, Zhang C, Tuan RS (2014) Biology of platelet-rich plasma and its clinical application in cartilage repair. Arthritis Res Ther 16(1): 204–219.

Zeng C, Li H, Yang T et al (2014) Effectiveness of continuous and pulsed ultrasound for the management of knee osteoarthritis: a systematic review and network meta-analysis. Osteoarthritis Cartilage 22(8): 1090–1099.

Zhang W, Nuki G, Moskowitz R et al (2010) OARSI recommendations for the management of hip and knee osteoarthritis: part III: Changes in evidence following systematic cumulative update of research published through January 2009. Osteoarthritis Cartilage 18(4): 476–499.

6.9.1 Leitlinien zum Thema

- American College of Rheumatology (ACR) http://www.rheumatology.org/Practice/Clinical/Guidelines/Osteoarthritis/
- Osteoarthritis Research Society International (OARSI) http://www.oarsi.org/pdfs/part_III_changes in_evidence2010.pdf
- American Academy of Orthopaedic Surgeons http://www.aaos.org/research/guidelines/TreatmentofOsteoarthritisoftheKneeGuideline.pdf
- European League Against Rheumatism (EULAR) http://www.eular.org/
- Royal Australian College of General Practitioners (RACGP)/(NHMRC) http://www.racgp.org.au/yourpractice/guidelines/musculoskeletal/hipandkneeosteoarthritis/
- National Institute for Health u. Clinical Excellence (NICE) http://www.nice.org.uk/nicemedia/pdf/cg59niceguideline.pdf
- Royal Dutch Society for Physical Therapy http://nvl002.nivel.nl/postprint/pppp4491.pdf
- Deutsche Gesellschaft für Unfallchirurgie e.V. (DGU) http://www.awmf.org/leitlinien/detail/ll/012–006.html
- Deutsche Gesellschaft für Unfallchirurgie e.V. (DGU) http://www.awmf.org/leitlinien/detail/ll/012–008.html
- Deutsche Schmerzgesellschaft. Opioide, Langzeitanwendung zur Behandlung bei nicht tumorbedingten Schmerzen http://www.awmf.org/leitlinien/detail/ll/145–003.html
- Deutsche Gesellschaft für Orthopädie und Orthopädische Chirurgie e. V. (DGOOC) Gonarthrose (in Planung) http://www.awmf.org/leitlinien/detail/anmeldung/1/ll/033–004.html

Matthias Schuler

7 Schmerzhafte Neuropathie

Die Neuropathie ist ein Sammelbegriff für viele Erkrankungen des somatosensorischen Nervensystems (Jensen 2011). Im höheren Lebensalter treten Mononeuropathien wie Kompressionssyndrome, Gesichtsneuralgien und Radikulopathien typischerweise auf. Die Polyneuropathien nehmen an Häufigkeit mit dem Alter zu. Auch die Postzosterneuralgie tritt einseitig auf, kann aber mehrere Nervenwurzeln betreffen. Die Prävalenz aller neuropathischen Schmerzen im Alter wird mit 8–9% angegeben (Bouhassira 2008). In Pflegeeinrichtungen können schmerzhafte Neuropathien mit über 10% noch häufiger auftreten (van Kollenburg 2012).

Exemplarisch werden im Folgenden die Polyneuropathie (PNP), die Trigeminusneuralgie (TN) und die Postzoster-Neuralgie (PZN) ausführlich dargestellt. Hierbei wird hauptsächlich auf den Aspekt des Schmerzes eingegangen. Die Pathophysiologie des neuropathischen Schmerzes ist komplex. Ektope Aktivierung und periphere wie zentrale Sensibilisierung spielen dabei eine Rolle (Woolf 1998).

Die Diagnose wird in aller Regel durch die typische Symptomatik gestellt. Bei Menschen mit eingeschränkter Kommunikationsfähigkeit kann die Diagnosestellung deutlich erschwert sein. Auf eine Diskussion diagnostischer Verfahren und der Differentialdiagnosen wird im Folgenden weitgehend verzichtet.

7.1 Polyneuropathie

Die PNP wird als periphere, überwiegend symmetrische, sensomotorische Neuropathie beschrieben. Zur diabetischen PNP liegt die größte Evidenz vor. Therapieempfehlungen für die PNP anderer Ätiologie werden meist aus den Erkenntnissen zur diabetischen PNP abgeleitet.

Technische Untersuchungen werden nur dann empfohlen, wenn die Beschwerden atypisch präsentiert werden, rasch progredient sind, die motorischen Ausfälle dominieren oder eine asymmetrische Symptomatik vorliegt.

7.1.1 Ursache

Mit zunehmendem Alter ist der Diabetes mellitus die dominierende Erkrankung, die häufig mit einer Neuropathie assoziiert ist. Die Pathophysiologie der diabetischen Polyneuropathie ist nicht gänzlich geklärt. Ein toxischer Effekt der Hyperglykämie mit mikrovaskulären und metabolischen Veränderungen wird als hauptsächlicher Grund angenommen (Schreiber 2015). Als weitere häufige Noxen gelten der Alkohol und die Chemotherapeutika. Der Vitamin-B12-Mangel tritt ebenfalls mit zunehmendem Alter häufiger auf. Bei Vaskulitiden, der Amyloidose oder den Neoplasien können ebenfalls PNP auftreten.

7.1.2 Prävalenz

Zwischen 2–8% der Gesamtbevölkerung hat eine symptomatische Polyneuropathie. Da neben Noxen vor allem Erkrankungen ursächlich für eine PNP sind, steigt die Prävalenz mit zunehmendem Alter. Prävalenzuntersuchungen zeigen bei über 90% der Diabetiker eine Polyneuropathie, allerdings nur 10–26% berichten über Schmerzen (Tesfaye 2013). Populationsbasiert geht man von einer Inzidenz der schmerzhaften diabetischen Neuropathie von 15,3–72,3/100.000 Patientenjahren aus (van Hecke 2014). Nach einer großen Prävalenzstudie haben Frauen gegenüber Männern und Typ-2-Diabetiker gegenüber Typ-1-Diabetikern ein erhöhtes Risiko für eine schmerzhafte Neuropathie. Das zunehmende Alter korreliert nur schwach mit dem Auftreten einer schmerzhaften Neuropathie, wobei dies deutlicher bei Typ-1-Diabetiker zu sehen ist als beim Typ-2-Diabetiker (Abbott 2011).

7.1.3 Symptomatik

Der phasische oder dauerhafte Schmerz (brennend, lanzierend, einschießend) und die Allodynie (Schmerzempfinden bei üblicherweise nicht schmerzhaftem, kutanem Reiz meist auf Druck oder Temperatur (Kälte)) gehören zur sensiblen Plussymptomatik der PNP. Auf der anderen Seite kann eine PNP auch mit einer Hypalgesie (auch viszeral) und Hypästhesie (Temperatur, Druck) einhergehen (Minussymptomatk). Sind motorische Fasern betroffen, können Paresen und Muskelatrophien wie auch Faszikulationen und Krämpfe die Folge sein, die je nach Ausprägung die Patienten ebenfalls als schmerzhaft beschreiben können. Meist sind die Folgen wie Ulzerationen, trophische Störungen und Krallenzehen wenig oder überhaupt nicht schmerzhaft. Charakteristischerweise aggravieren Schmerzen in der Nacht und beeinträchtigen den Schlaf. Hiervon abzugrenzen ist das Restless-legs-Syndrom.

Bei Diabetikern mit schmerzhafter Polyneuropathie korreliert die Schwere des Schmerzes mit zunehmender körperlicher Beeinträchtigung, Angst, Depression und Schlafproblemen (Gore 2005).

7.1.4 Klinische Untersuchung

Ein fehlendes Vibrationsempfinden über Großzehen und Sprunggelenk und fehlender Achillessehenreflex sind bei über 60-Jährigen keine sicheren klinischen Befunde, die eine Neuropathie bestätigen, da sie bei bis zu 29% asymptomatischer, gesunder Personen zu finden sind – während gesunde Jüngere (< 60 Jahre) noch keine auffälligen Unterschungsbefunde aufweisen (Vrancken 2006).

7.1.5 Allgemeine Schmerztherapie

Die Prävention und Therapie der PNP besteht in der Therapie der möglichen Ursachen. Die Schmerztherapie ist immer eine symptomatische Behandlung. Sie ist demnach ausschließlich bei Schmerzen indiziert. Eine präventive Schmerztherapie über die Ursachenbehandlung (z.B. gute Blutzuckereinstellung, Alkoholkarenz) hinaus ist bisher nicht zu empfehlen. Die Schmerzen sollten nur dann behandelt werden, wenn sich der Patient in seinem täglichen Leben durch den Schmerz beeinträchtigt fühlt.

Eine Schmerzanalyse (s. Symptomatik) inclusive der Abgrenzung von schmerzhaften und nicht schmerzhaften, aber häufig ebenfalls sehr unangenehmen Beschwerden wie „Wattegefühl in den Beinen" ist die Voraussetzung für eine erfolgreiche individuelle Schmerztherapie. Da die Schmerztherapie nicht nur auf eine Schmerzlinderung abzielt, sollte auch die Schlafqualität, die Mobilität, die allgemeine Lebensqualität und die Partizipation vor Therapie und im Verlauf evaluiert werden.

Phenotypen wurden nach Symptomen und klinischem Bild gebildet. Diese konnten bisher allerdings nicht zur Verbesserung der Therapie beitragen. Ob die Quantitative Sensorische Testung (QST) die Therapieentscheidungen verbessern helfen, ist Gegenstand aktueller Forschung (Demant 2015).

7.1.6 Medikamentöse Schmerztherapie

Vor Einleitung einer medikamentösen Therapie ist eine umfängliche Medikamentenanamnese zu erheben. Nieren- und Leberfunktion sollten bekannt sein, ebenso ob bereits vor Therapiebeginn Beschwerden, die häufig unter einer neuropathischen Analgetika-Therapie auftreten, vorhanden sind. Gerade im Alter und bei Multimorbidität richtet sich die Wahl des Medikaments nach den potentiellen Risiken der Substanzen, der Komorbidität und Komedikation. Die erforderliche Dosis ist bei Beachtung der zugelassenen Höchstdosen individuell zu titrieren (Tab. 7.1). Die Wirksamkeit ist individuell zu erproben. Es ist die minimale, aber wirksame Dosis anzustreben. Die maximale Wirksamkeit einer Pharmakotherapie kann bei stabiler Dosis frühestens nach zwei Wochen beurteilt werden. Analgetisch unwirksame Medikamente sollten nicht weiter verschrieben werden. Die Quatitative Senorische Testung wie auch andere Versuche der Subgruppenbildung stellt für die Differenzierung der möglicherweise wirksamen Therapie momentan noch keine Hilfe dar (Jensen 2003, Demant 2015).

Gerade bei Älteren ist zunächst eine Monotherapie mit dem mutmaßlich am besten zu tolerierenden Substanz zu beginnen. Ist trotz Titration bis zur individuellen Verträglichkeitskeitsgrenze eine zufriedenstellende Schmerzreduktion für den Patienten nicht erreicht, ist bei Älteren zunächst ein Wechsel auf ein anderes Erstlinienpräparat anzuraten.

Die Empfehlungen verschiedener Leitlinien zur medikamentösen Therapie bei diabetischer PNP unterscheiden sich vor allem in ihrem gestuften Vorgehen und nicht in der Auswahl der Medikamente. Die *European Federation of Neurological Societies* schlägt trizyklische Antidepressiva, Duloxetin, Gabapentin und Pregabalin als gleichwertige Optionen vor. Die englische Leitlinie bevorzugt Duloxetin und als Alternative Amitryptilin und Pregabalin erst bei unzureichendem Therapieerfolg. Die Amerikaner sehen Pregabalin als einziges Medikament mit ausreichender Evidenz zur Wirksamkeit bei diabetischer Polyneuropathie an und kategorisieren Venlafaxin, Duloxetin, Amitriptylin, Gabapentin, Valproat, Opioide und Capsaicin nur als möglicherweise wirksam ein (Infokasten 7.1). Schließlich kommt ein internationaler Konsens zur Empfehlung, dass trizyklische Antidepressiva, Duloxetin,

Tab. 7.1: Die drei wichtigsten Medikamente bei (poly-)neuropathischen Schmerzen für geriatrische Patienten.

		Schmerzhafte (Poly-)neuropathie	
Erstlinien-Medikation	**Duloxetin (SNRI)**	**Pregabalin (GABA-Agonist)**	**Gabapentin (glutamaterg ↓, zentr. Ca-Kanäle ↓)**
Zulassung (evidenzbasiert ohne Zulassung)	PNP diab. + Depression + Angststörung	zentrale + peri. NP + Angststörung + Anfallsleiden (+ restless-legs)	PNP diab. + PZN + Anfallsleiden (+ restless legs)
häufige unerwünschte Arzneimittelwirkungen	– Somnolenz – Schwindel – Übelkeit	– Somnolenz – Schwindel – Periphere Ödeme – Gewichtszunahme	– Somnolenz – Schwindel – Periphere Ödeme – Gangstörung
Interaktionen	– Nikotin (CYP1A2 Ind.) Spiegel 50%↓ – +ASS/OAK:Blutung ↑ – Duloxetin Inhibitor CYP2D6: Metoprolol/ Risperidon/trizyklische Antidepressiva	keine relevanten + Alkohol = Sedation	– +Morphin/Alkohol erhöht Plasmaspiegel – aluminium- und magnesiumhaltige Antazida reduziert Bioverfügbarkeit
Aufdosierung	– initial 30 mg – nach 4 Wochen 60 mg steigern	– initial 1×25–50 mg – alle 2–3 Tage um 3×25 mg steigern	– initial 2–3×100 mg – alle 2–3 Tage um 3×100 mg steigern
Maximaldosierung/Tag (für jüngere Pat.)	60 mg (120 mg)	300 mg (600 mg)	1800 mg (3600 mg)
Maximaldosierung-abhängig von Eliminationsfunktion	Leberinsuffizienz ki. Kreatinin-Clearance – GFR 30–80: –60 mg – GFR < 30: ki.	Kreatinin-Clearance – GFR 30–60: –300 mg – GFR 15–29: –150 mg – GFR < 15: –75 mg	Kreatinin-Clearance – GFR 30–49: –900 mg – GFR 15–29: –600 mg – GFR < 15: –300 mg
Überwachung im Verlauf	– Symptome (Glaukom, Sturz ...) – EKG (VHFl.) – RR (↑) – (GFR), Na+, GPT	– Symptome (Visus ...) – EKG (PQ, QT), – RR – GFR, (CK, Amylase)	– Symptome (Visus, Sturz...) – Blutbild – GFR, (CK, Amylase, GPT)
Absetzen = langsam	≥ 2 Wochen	≥ 1 Woche	3–4 Wochen

ki, kontraindiziert; RR, Blutdruck; GFR, glomeruläre Filtrationsrate

Pregabalin und Gabapentin als Erstlinienmedikamente gleichwertig zu sehen sind (Finnerup 2015).

Da bei Älteren und insbesondere geriatrischen Patienten häufig Gründe gegen den Einsatz von trizyklischen Antidepressiva spechen (Holt 2010), wird in der Tabelle 7.1 nur auf die anderen drei Substanzen näher eingegangen.

Erst wenn diese Medikamente nicht ausreichend wirksam sind, können Opioide als Mono- oder Kombinationstherapie eingesetzt werden (s. Kap. 12).

7.1.6.1 Paractamol und Metamizol

Paracetamol (maximal 3 g/Tag) unter Beachtung der geringen therapeutischen Breite mit der Folge der Lebertoxizität und Metamizol (maximal 4 g; UAW Agranulozytose und Thrombozytopenie) werden bei leichten Schmerzen und als befristete Therapie empfohlen. Zu Beginn, nach 14 Tagen und dann monatlich sollten entsprechende Laborkontrollen von Leberwerten oder Blutbild kontrolliert werden (NVL 2015).

7.1.6.2 Duloxetin/Venlaflaxin

Duloxetin wird allgemein zur Behandlung einer schmerzhaften diabetischen Polyneuropathie in einer Tagesdosierung von bis zu 60 mg empfohlen. Unter Einbeziehung von unveröffentlichen Untersuchungen liegt die NNT bei 6,4 für eine 50%ige Schmerzreduktion (Tab. 7.2) (Finnerup 2015). Einmaldosierung und die zusätzliche Wirksamkeit bei Depression und Angststörung sind für Ältere vorteilhaft. Allerdings sind bei Multimedikation die Interaktionen zu bedenken.

Infokasten 7.1: Häufige unerwünschte Arzneimittelwirkungen (nach Gadient 2014, Gahimer 2007), % in Klammern.

- Duloxetin: Übelkeit (25), Kopfschmerzen (13), Xerostomie (12), Schlafstörung (10), Obstipation (10), Schwindel (10), Müdigkeit (10)
- Gabapentin: Somnolenz (16–20), Schwindel (16–20), Müdigkeit (11–15), Ataxie (11–15)
- Pregabalin: Schwindel (21), Somnolenz (12), periphere Ödeme (9), Xerostomie (8), Euphorie (2)
- Amitripylin: Müdigkeit, Verwirrtheit, Arrhythmie, Xerostomie, orthostatische Hypotension, Urinretention, Epilepsie
- Carbamazepin: Schwindel (44), Schläfrigkeit (32), Übelkeit (29), Kopfschmerzen (22), Erbrechen (18), Ataxie (15)
- Oxcarbazepin: Schwindel (30–50), Doppelbilder (30–50), Kopfschmerzen (26–30)
- Lamotrigin: Schwindel (38), Doppelbilder (26–30), Ataxie (21), verschwommen Sehen (16–20), Rhinitis (11–15)
- Topiramat: Schwindel, Doppelbilder, Sprachstörungen, Gewichtsverlust, Glaucom, Nierensteine
- Baclofen: Schläfrigkeit (10–63), Schwindel (5–15), Übelkeit (4–12), Verwirrtheit (1–11)

7.1.6.3 Gabapentin, Pregabalin

Gabapentin oder Pregabalin können zur Behandlung der schmerzhaften diabetischen Polyneuropathie bei mindestens mäßig starken Schmerzen eingesetzt werden. Bei beiden Substanzen sind UAW häufig und begrenzen dadurch manchen Therapieversuch (Infokasten 7.1). Die NNT beträgt für Gabapentin 7,2 und für Pregabalin 7,7 für eine mindestens 50% Schmerzreduktion (Tab. 7.2)(Finnerup 2015). Vorsichtiges Aufdosieren ist angezeigt. Auch Kontrollen unter Therapie und ein schrittweises Absetzen, um Absetzphänomene zu vermeiden, sind notwendig.

Üblicherweise wird die Aufdosierung von Gabapentin folgendermaßen empfohlen (Backonja 2003): 1 × 300 mg am 1. Tag, 2 × 300 mg am 2. Tag und 3 × 300 mg am 3. Tag. Sofern eine weitere Dosissteigerung notwendig ist und UAW zu tolerieren sind, sollte dies langsamer geschehen. Zunächst ist eine Dosis von 1800 mg/Tag erst nach 14 Tagen anzustreben. Auch wenn höhere Dosierungen (bis 3600 mg (Backonja 2003)) den Effekt bei weiterhin altersunabhängig guter Verträglichkeit noch steigern, erscheint die maximal tolierte, durschnittliche Dosierung evtl. sogar unter den 1800 mg/Tag zu liegen (Tab. 7.2). Es ist belegt, dass die Wirksamkeit innerhalb der ersten Wochen nach Therapiebeginn bei gleicher Dosierung zunimmt.

Tab. 7.2: NNT und NNH der Pharmakotherapie versus Placebo bei neuropathischen Schmerzen. (Finnerup 2015) schloss in die Metaanalyse alle publizierten und nicht publizierten placebo-kontrollierten Studien zu allen neuropathischen Schmerzen (überwiegend PNP, PZN) ein; Therapiedauer mindestens 3 Wochen. (Hempenstall 2005) schloss nur publizierte Studien zu PZN ein.

	Neuropathische Schmerzen allgemein (Finnerup 2015)			**nur PZN (Hempenstall 2005)**	
	Anzahl eingeschlossener Studien	NNT	NNH	NNT	NNH
Duloxetin/Venlafaxin	10+	6,4	11,8	keine Studien verfügbar	keine Studien verfügbar
Gabapentin	14+	7,2	25,6–31,9[1]	4,4	4,1[2] 17,3[3]
Pregabalin	25+	7,7	13,9	4,9	4,3[2] ?[4]
Capsaicin 8%, einmalig topisch	7+	10,6	ns	3,3	3,9[2] 4,7[3]
Capsaicin ≤ 0,075%, mehrfach täglich topisch	11	8,7	8,7		
Tramadol	7	4,7	12,6	4,8	7,2[2] 10,8[3]
Opioide	13	4,3	11,7	2,7	3,6[2] 6,3[3]
trizyklische Antidepressiva	15	3,6	13,4	2,6	5,7[2] 16,9[3]
Tapentadol	2	10,2	?[4]		
Lidocain 5%	1	?[4]	?[4]		
Botulinumtoxin A	5	1,9	ns		
Carbamazepin/ Oxcarbamazepin	5	5,7	5,5		

Tab. 7.2: (fortgesetzt)

	Neuropathische Schmerzen allgemein (Finnerup 2015)			**nur PZN (Hempenstall 2005)**	
	Anzahl eingeschlossener Studien	NNT	NNH	NNT	NNH
Topiramat	3	6,0	6,3		
Zonisamid	1	3,7	2,0		
Lamotrigin	10	17.8	17,3		
Dextromethorphan/ Memantine	12	5,0	9,4		
Lacosamid	4	ns	8,6		
Canabinoide	9	ns	12,1		
Levetiracetam	6	ns	11,0		
Mexiletin	8	ns	ns		
NSAR	0	keine Studien verfügbar	keine Studien verfügbar		
Paracetamol	0	keine Studien verfügbar	keine Studien verfügbar		

[+] hohe Qualität der eingeschlossenen Studien; [1] für redardiertes Gabapentin; [2] leichte UAW
[3] schwere UAW; [4] von vorhandenen Daten nicht errechenbar; ns nicht signifikant unterschiedlich

7.1.6.4 Opioide

Opioide sind erst dann indiziert, wenn die Therapie mit den oben beschriebenen Substanzen nicht erfolgreich ist. Sie sollten in Form von langwirksamen Präparaten (orale retardierte Formulierungen) eingesetzt werden. Alle Opioide können allerdings bei starken Schmerzen und definierten Konstellationen (z.B. Komorbidität wie Übergewicht oder Kontraindikation gegen trizyklische Antidepressiva oder Pregabalin) auch als Schmerzmittel der ersten Wahl gegeben werden. Besteht eine Indikation für den Einsatz von Opioiden, ist davon auszugehen, dass die analgetische Wirksamkeit verschiedener Opioide in äquipotenter Dosierung bei schmerzhafter diabetischer Polyneuropathie vergleichbar ist (Häuser 2015), s. Kapitel 12.

7.1.6.5 Direktvergleiche

Nur wenige Studien untersuchten bisher die medikamentösen Therapieoptionen im Direktvergleich. In zwei kleineren Studien bei Patienten mit diabetischer PNP zeigte sich Amitriptylin im Vergleich zu Pregabalin und zu Duloxetin ähnlich wirksam, wobei Pregabalin und Duloxetin wegen des vorteilhaften UAW Profils von vielen bevorzugt wurde (Bansal 2009, Kaur 2011). Wie bereits erwähnt, wird Amitryptilin deshalb für Ältere nicht empfohlen (Holt 2010).

Auch Metaanalysen (mittleres Alter der eingeschlossenen Studien 48–62,7 Jahre) weisen Amitryptilin, Duloxetin, Pregabalin und Gabapentin bei diabetischer PNP als gleich wirksam aus (Quilici 2009, Finnerup 2015), wobei Amitriptylin das ungünstigste UAW-Profil für Ältere zeigte.

7.1.6.6 Kombinationstherapie

Eine medikamentöse Monotherapie führt nur bei ca. 25–50 % der Patienten zu einer befriedigenden Schmerzeinstellung, wobei die Untersuchungen kaum Betagte oder geriatrische Patienten einschlossen (Attal 2010, Finnerup 2010). Analgetikakombinationen sind auf Dauer nur empfehlenswert, wenn sie individuell die Wirksamkeit verbessern und/oder das Risiko durch eine Dosisreduktion der Einzelkomponenten verringern (NVL 2015).

Kürzlich konnte bei im Mittel ca. 59-Jährigen gezeigt werden, dass die Kombination von Pregabalin und Imipramin zwar zu befriedigenderer Schmerzeinstellung führte als die Monotherapien, aber auch zu mehr UAW und häufigeren Therapieabbrüchen (Holbech 2015).

Die bisher größte multizentrische RCT bei diabetischer PNP behandelte durchschnittlich ungefähr 61-Jährige (≥ 65 Jahre: 36–39 %), die nach acht Wochen nicht auf eine Standarddosis mit Duloxetin (60 mg/Tag) oder Pregabalin (300 mg/Tag) ansprachen, entweder mit einer Verdoppelung der Standarddosierung oder mit einer Kombination der beiden Medikamente in der Standarddosierung. 65 % litten zusätzlich an einer art. Hypertonie, ca. 11 % an Arthrose. Angaben zur Comedikation wurden nicht gemacht. Es zeigten sich keine bedeutenden Unterschiede, auch wenn die Autoren eine Tendenz bei etlichen Zielparametern zugunsten der Kombinationstherapie beschreiben. Erstaunlicherweise wurden selbst unter Hochdosistherapie nur selten UAW berichtet, wobei alle, die die Monotherapie nicht vertragen hatten, für die zweite Behandlungsphase ausgeschlossen wurden (Tesfaye 2013).

In zwei kleineren Studien waren die Kombinationen von Nortriptylin und Gabapentin bzw. Gabapentin und Morphin effektiver allerdings mit häufigeren UAW (Gilron 2005, Gilron 2009).

7.1.6.7 Nur sehr eingeschränkt zu empfehlen

Die NVL empfiehlt trizyklische Antidepressiva unter Beachtung von Risiken, Kontraindikationen und UAW zur Behandlung einer schmerzhaften diabetischen Polyneuropathie (NVL 2015). Andere lehnen bei Älteren eine Therapie der ersten Wahl mit dieser Substanzgruppe aufgrund der häufigen anticholinergen UAW inkl. des erhöhten Sturzrisikos ab (Holt 2010, Tesfaye 2013).

Carbamazepin und Oxcarbazepin werden bei der diabetischen PNP aufgrund des unzureichenden Nachweises einer analgetischen Wirksamkeit und unter Berücksichtigung seiner potentiell gefährlichen UAW nicht empfohlen. Nur bei Nichtansprechen der oben genannten Substanzen oder bei früherem Ansprechen auf Carbamazepin kann ein Therapieversuch mit Carbamazepin unter Dosistitration und strikter Beachtung der Kontraindikationen unternommen werden (NVL 2015).

Die topische Anwendungen von Capsaicin-Salbe 0,025–0,1%, die einmalige Anwendung von Capsaicin 5% und Lidocain-Pflaster (5%) werden aktuell vor allem aufgrund der unzureichenden Studienqualität nicht empfohlen (Tab. 7.2) (NVL 2015, Derry 2014), obgleich diese Applikation von Älteren gerne angenommen wird. Ergebnisse von noch nicht abgeschlossenen, qualitativ hochwertigen Studien werden möglicherweise diese Empfehlung beeinflussen.

7.1.6.8 Nicht zu empfehlen

Alpha-Liponsäure, Vitamin B1, Benfotiamin und Cannabinoide werden zur Behandlung einer schmerzhaften diabetischen Polyneuropathie nicht empfohlen. Psychopharmaka ohne analgetische Potenz sind für die Schmerztherapie nicht indiziert. Kombinationspräparate mit Koffein, Benzodiazepinen oder Muskelrelaxantien bergen die Gefahr von Missbrauch und Abhängigkeit. Substanzen mit renalen und kardiovaskulären Langzeitrisiken wie NSAID oder Coxibe sind bei der Therapie neuropathischer Schmerzen zu vermeiden (NVL 2015).

Venlafaxin sollte zur Behandlung einer schmerzhaften diabetischen Polyneuropathie aufgrund des unzureichenden Nachweises seiner analgetischen Wirksamkeit und der Gefahr kardialer Nebenwirkungen nicht eingesetzt werden. Für selektive Serotonin-Wiederaufnahmehemmer (SSRI) (geprüft für Citalopram, Fluoxetin, Escitalopram und Paroxetin) gibt es keine ausreichende Evidenz bei neuropathischen Schmerzen.

Lacosamid, Lamotrigin, Topiramat und Zonisamid sind ebenfalls nicht zu empfehlen (Tab. 7.2). Auch Valproat soll aufgrund des unzureichenden Nachweises einer analgetischen Wirksamkeit und wegen möglicher schwerer UAW (z.B. Lebertoxizität) nicht eingesetzt werden (NVL 2015).

Chirurgische Nervendekompression soll außer bei nachgewiesenem Engpasssyndrom zur Behandlung der Polyneuropathie nicht eingesetzt werden.

7.2 Trigeminusneuralgie

Man unterscheidet zwischen der klassischen (früher idiopathischen) und der symptomatischen Trigeminusneuralgie.

7.2.1 Ursache

Klinische Beobachtungen und elektrophysiologische Untersuchungen weisen als Ursache der Trigeminusneuralgie auf eine Demyelinisierung und ephaptische Ausbreitung im Nervenverlauf und seltener im Bereich des Hirnstamms hin.

Bei der klassischen TN kann in der Regel ein pathologischer Gefäß-Nerven-Kontakt nachgewiesen werden. Symptomatische Trigeminusneuralgien treten bei Entmarkungskrankheiten wie der Multiplen Sklerose auf, aber auch als Symptom von Raumforderungen (Neurinome, Akustikusneurinome, Metastasen), umschriebenen Hirnstammischämien und Angiomen des Hirnstamms (Love 2001).

Wahrscheinlich kommt es durch adäquate Therapie zur Remyelinisierung.

7.2.2 Prävalenz

Die idiopathische TN beginnt in der Regel nach dem 40. Lebensjahr, wobei die Inzidenz von 4–5/100.000/Jahr auf jährlich 20/100.000 nach dem 60. Lebensjahr steigt und bei über 80 Jährigen mit 25,9/100000 angegeben wird (Katusic 1990, Manzoni 2005). Neuste Metaanalysen gehen bezogen auf die Gesamtbevölkerung von einer Inzidenz von 12.6–28.9/100000 Patientenjahren aus (van Hecke 2014). Frauen sind auf Grund ihrer höheren Lebenserwartung häufiger betroffen. Am häufigsten sind die Äste V2 (18%) und V3 (15%) entweder allein oder in Kombination (36–40%) betroffen. Der isolierte Befall von V1 kommt nur bei ca. 1–5% der Patienten vor. Bilaterale Neuralgien können in 3–5% auftreten. TN ist assoziiert mit der arteriellen Hypertonie, der Charcot-Marie-Tooth-Neuropathie, der glossopharyngealen Neuralgie und der Multiplen Sklerose (Förderreuther 2012).

7.2.3 Symptomatik

Die Trigeminusneuralgie wird als extrem heftiger, blitzartig einschießender, elektrisierender oder auch stechender, einseitiger Schmerz im Versorgungsgebiet eines oder mehrerer Trigeminusäste definiert. Die Attacken dauern typischerweise Sekunden, selten auch länger (< 2 Minuten) und treten sowohl spontan als auch durch Reize wie Berührung im N. trigeminus Versorgungsgebiet, Kauen, Sprechen, Schlucken oder Zähneputzen getriggert auf. Zwischen den Attacken besteht Beschwerdefreiheit. Multiple Attacken können täglich über Wochen bis Monate auftreten und in Anfangsstadien spontan über Wochen bis Monate sistieren. In der Regel ist der Verlauf progredient. 29% der Patienten haben nur eine Episode in ihrem Leben, 28% dagegen drei und mehr Episoden. In den ersten 5 Jahren treten jährlich bei 21% der Patienten erneute Attacken auf (Katusic 1991).

Bei der symptomatischen TN sind Patienten zwischen den Attacken meist nicht schmerzfrei und es besteht häufig, aber nicht regelhaft ein sensibles Defizit im betroffenen Trigeminusast.

7.2.4 Medikamentöse Therapie

Das Vorgehen ist primär konservativ. Jede medikamentöse Therapie ist auf Grund der kurzen Dauer der Attacken eine Prophylaxe.

Die Behandlung sollte nach Möglichkeit als Monotherapie, nur bei Therapieresistenz als Kombinationstherapie erfolgen, wobei Substanzen mit unterschiedlichen Wirkmechanismen kombiniert werden sollten (z.B. Carbamazepin und Baclofen). Pharmaka verhindern die Entstehung der ektopischen Aktionspotentiale. Sie verstärken die Hemmung und unterdrücken die Erregung im spinalen Trigeminuskerngebiet und verhindern außerdem die polysynaptische Übertragung im N. Trigeminus. Auch bei der Trigeminusneuralgie wird so lange die Dosis erhöht, bis Schmerzfreiheit oder die maximal empfohlene Dosierung erreicht sind, oder nicht zu tolerierende UAW auftreten. Die Geschwindigkeit der Eindosierung einer Substanz ist stets ein Kompromiss zwischen dem erforderlichen Wirkeintritt und den Nebenwirkungen. Bei häufigen Attacken werden UAW bei wirksamer Therapie in der Regel zunächst toleriert, wenn über die zu erwartende Abnahme der UAW im Verlauf aufgeklärt wird. Bei Nachlassen der Wirkung müssen Dosisanpassungen erfolgen. Da 29% nur eine Episode erleben, kann bei Erstmanifestation und nach 4–6-wöchiger Beschwerdefreiheit unter Therapie stufenweise die Dosis reduziert werden (Förderreuther 2012).

7.2.4.1 Carbamazepin

Carbamazepin blockiert die Natriumkanäle exzitatorischer Bahnen, damit die Entstehung von Aktionspotentialen und unterdrückt die synaptische exzitatorische Überleitung. Carbamazepin gilt unter den etablierten Antiepileptika als das wirksamste Präparat, vorzugsweise in retardierter Form (Wiffen 2000) und wird als Erstliniensubstanz empfohlen (Zakrzewska 2015), wobei die Qualität der Untersuchungen schlecht ist und bisher keine ausreichend kontrollierte Daten für längere Behandlung als 4 Wochen zur Verfügung stehen (Wiffen 2014). Die NNT beträgt bei Carbamazepin 1,7 (Sindrup 2002). In Fallserien sprechen 90% der Patienten initial mit einer mindestens 50%igen Schmerzreduktion an, langfristig noch 50% (Gronseth 2008).

100–200 mg Tagesdosis verteilt auf 2–3 Einzeldosen sind bei TN Patienten zu Beginn vertretbar. Um Müdigkeit, Ataxie und Schwindel zu vermeiden, sind vorsichtige tägliche Dosiserhöhungen um 50 mg vornehmen. Wegen der Enzymautoinduktion muss die Carbamazepindosis in den ersten Wochen je nach klinischer Wirkung weiter aufdosiert werden. Bei den meist älteren Patienten liegt die erforderliche Dosis etwa bei 600–1200 mg/Tag. In Langzeitbeobachtungen Älterer korreliert die Höhe des Plasmaspiegels nicht mit der Wirkung (Umino 1993).

Schwerwiegendere UAW sind die aus der Epilepsietherapie bekannten Exantheme, Thrombozyto- und Leukozytopenien, Leberfunktions-, Herzrhythmusstörungen und Hyponatriämie. Lebensbedrohliche Hautreaktionen bis zum Steven-Johnson-Syndrom sind beobachtet worden.

Ein wesentlicher Nachteil von Carbamazepin ist allerdings die insgesamt deutlich schlechtere Verträglichkeit gegenüber anderen antiepileptischen Medikamenten. So traten bei multimedizierten, durchschnittlich 72-Jährigen mit Epilepsie randomisiert in drei Gruppen (Lamotrigin 150 mg/Tag, Gabapentin 1500 mg/Tag, Carbamazepin 600 mg/Tag) während eines Jahres UAW, die eine weitere Therapie unmöglich machten, bei Carbamazepin mit 31% bedeutend häufiger auf als unter Gabapentin 21,6% und Lamotrigin 12,1% (Rowan 2005).

Allerdings ist allein Carbamazepin für die Indikation Trigeminusneuralgie zugelassen. So dürfen die im Folgenden besprochenen Substanzen formal nur bei Unwirksamkeit oder Kontraindikationen von Carbamazepin eingesetzt werden.

7.2.4.2 Oxcarbazepin

Bei insgesamt geringen Patientenzahlen der bisherigen Studien (mittleres Alter zwischen 61–69 Jahren) wirkt Oxcarbazepin wahrscheinlich bei der Trigeminusneuralgie mindestens ebenso gut wie Carbamazepin, ist aber nicht für diese Indikation zugelassen (Farago 1987,

Zakrzewska 1989, Zakrzewska 2015). Es wird rasch resorbiert mit einer maximalen Serumkonzentration nach einer Stunde.

Mit einer Dosis von 150 (–300) mg zweimal täglich sollte begonnen werden, um wöchentlich nach Wirkung und UAW um 300 mg/Tag zu steigern. Die Plasmaspiegel und Wirkdauer erhöhen sich bei einer Glomerulären Filtrationsrate unter 30 ml/h deutlich. Die erforderlichen Dosen liegen bei 900 bis 1800 mg/d oder 10–20 (–35) mg/kg Körpergewicht (Farago 1987, Zakrzewska 1989). Die Wirkung scheint nach ca. 1–2 Tagen einzusetzen.

Vorteile von Oxcarbazepin im Vergleich zu Carbamazepin sind das bessere kognitive Nebenwirkungsprofil (weniger Gangataxie und Schwindel) und die fehlende Autoinduktion bei sonst vergleichbaren UAW, lediglich die Inzidenz einer Hyponatriämie ist unter Oxcarbazepin wahrscheinlich höher (etwa 23%) als unter Carbamazepin (Kalis 2001), was wiederum den Einsatz bei geriatrischen Patienten einschränkt. Regelmäßige Na-Kontrollen und Überwachung der Nierenfunktion sind besonders bei geriatrischen Patienten und bei Benommenheit, Kopfschmerz, Müdigkeit oder Übelkeit unabdingbar.

Aus den genannten Gründen sollte bei geriatrischen Patienten mit TN die Therapie mit Oxcarbazepin sehr kritisch gesehen werden. Sie bietet kaum Vorteile gegenüber Carbamazepin.

7.2.4.3 Baclofen

Baclofen unterdrückt die synaptische exzitatorische Überleitung. Zu dem GABA-B Rezeptor Agonisten Baclofen liegen positive kleinere doppelblinde und offene prospektive Studien vor. In einer Dosis von 25–75 mg liegt die Ansprechrate bei maximal 74% (Fromm 1984). Aus den wenigen kleinen kontrollierten Untersuchungen wurde eine number needed to treat von 1,4 berechnet (Sindrup 2002). Die wichtigsten UAW sind Müdigkeit, Übelkeit, Mundtrockenheit, arterielle Hypotonie und Leberfunktionsstörungen. Abruptes Absetzen kann Halluzinationen und epileptische Anfälle auslösen. Aktuell wird es vor allem bei Multipler Sklerose mit TN empfohlen (Zakrzewska 2015).

7.2.4.4 Misoprostol

Misoprostol stellt eine mögliche Alternative ausschließlich zur Behandlung der TN bei Multipler Sklerose dar. Es ist ein Prostaglandin E Analogon, das zur Behandlung von medikamentenbedingter Gastritis sowie Magen-Darm-Ulzera zugelassen ist. Seine Wirksamkeit wurde in Dosierungen um 3 × 200 µg bislang nur in einer offenen Studie und Einzelfallbeobachtungen belegt (Reder 1995). Die wichtigsten UAW sind Magenschmerzen und weicher Stuhl bis zur Diarrhoe.

7.2.4.5 Phenytoin

Phenytoin blockiert ebenfalls die Natriumkanäle exzitatorischer Bahnen und damit die Entstehung von Aktionspotentialen und unterdrückt die synaptische exzitatorische Überleitung. Für Phenytoin liegen keine qualitativ ausreichenden Studien vor. Die Wirkung ist empirisch vor allem für die Akuttherapie gesichert. Der besondere Vorteil von Phenytoin liegt in der Möglichkeit der intravenösen Schnellaufsättigung (Phenytoin 250 mg, max. 25 mg/min) sowie der möglichen abendlichen Einmaldosierung aufgrund der langen Halbwertszeit (Cheshire 2001). Die weitere Aufsättigung kann bei Bedarf i. v. oder p.o. (3 mg/kg Körpergewicht) erfolgen.

Der wesentliche Nachteil liegt in der nichtlinearen Pharmakokinetik mit möglicher Serumspiegelentgleisung bei Dosen oberhalb von etwa 300 mg/Tag. Dosissteigerungen sollten daher ab 300 mg nur kleinschrittig von etwa 25 mg vorgenommen werden. Die wichtigsten UAW sind allergische Exantheme, Schwindel, Ataxie, Übelkeit, Müdigkeit, Leberenzymanstieg, Gingivahyperplasie und Hirsutismus (Förderreuther 2012).

7.2.4.6 Nicht zu empfehlen

Die Wirksamkeit von Gabapentin ist bei der idiopathischen und symptomatischen TN nur in Kasuistiken bzw. unkontrollierte Studien beschrieben (Zakrzewska 2015). Bei Lamotrigen, obgleich besser verträglich als Carbamazepin, konnte laut einer Cochrane Analyse bei neuropathischen Schmerzen unterschiedlichster Ätiologie (incl. einer Arbeit zur Trigeminusneuralgie) keine überzeugende Wirksamkeit belegt werden (Wiffen 2011). Topipramat scheint nach einer aktuellen Metaanalyse keine Vorteile in Wirksamkeit (mit Ausnahme nach 2 Monaten) und UAW gegenüber Carbamazepin aufzuweisen (Wang 2011). Valproinsäure ist nur bei der Hälfte der Patienten wirksam und seine maximale Wirkung tritt erst nach Wochen auf (Peiris 1980).

Tizanidin (Vilming 1986), Mexiletin (Pascual 1989) und Dextromethorphan sind bei TN nicht wirksam. Eine jüngste vergleichende Untersuchung von Tizanidin mit Carbamazepin allerdings von schlechter Qualität erbrachte keine Unterschiede in der Wirksamkeit (Zhang 2013). Pimozid (Neuroleptikum) war zwar im Vergleich zu Carbamazepin wirksamer, allerdings wurden bei der Untersuchung keine UAW angegeben (Zhang 2013). Bei anderen Untersuchungen traten unter Pimozid häufig Dyskinesien, anticholinerge und endokrine UAW auf (Lechin 1989), was den Einsatz insbesondere bei Älteren sehr problematisch macht. 0,5% Proparacain Hydrochlorid Augentropfen unterschieden sich zu Placebo in ihrer Wirksamkeit nicht. Opioide sind nur unzureichend untersucht und haben keinen Stellenwert in der Langzeitbehandlung der Trigeminusneuralgie.

Psychotherapeutische Verfahren sind wirkungslos. Unwirksam sind alle operativen Maßnahmen im Gesichtsschädelbereich wie Zahnextraktionen oder Kieferhöhlenoperationen. Ebenso liegen bisher keine ausreichenden Befunde mit guter Qualität vor, um die topische Anwendung von Lidocain zu empfehlen (Derry 2014).

Bei der klassischen Trigminusneuralgie existiert demnach bis heute außer den Antiepileptika (insbesondere Carbamazepin) keine wirksame medikamentöse Therapie (Zhang 2013).

7.2.5 Chirurgische Therapie

Bei Versagen der medikamentösen Prophylaxe oder bei nicht zu tolerierenden UAW kommen operative oder strahlentherapeutische Verfahren in Betracht. Man schätzt, dass ungefähr 50% einer chirurgischen Therapie bedürfen (Gadient 2014).
Grundsätzlich werden heute drei verschiedene invasive Behandlungen angeboten:
1. die perkutanen Verfahren im oder am Ganglion Gasseri,
2. die mikrovaskuläre Dekompression des N.trigeminus im Kleinhirnbrückenwinkel und
3. die radiochirurgische Behandlung mittels Gamma-Knife oder eines Linearbeschleunigers.

Für die symptomatische TN werden perkutane Verfahren bevorzugt, bei der klassischen TN die mikrovaskuläre Dekompression. Bei der Bildgebung zur besseren Planung des operativen Vorgehens werden aktuell etliche Neuentwicklungen geprüft, die hier im Detail nicht besprochen werden (Montano 2015).

7.2.5.1 Perkutane Verfahren

Bei Patienten, bei denen eine Operation in Intubationsnarkose und in der Nähe des Hirnstamms ein zu hohes Risiko darstellt, kommt am ehesten ein perkutanes Verfahren in Betracht. Durch alle perkutanen Verfahren wird der N.trigeminus im Ganglion Gasseri entweder thermisch (Thermokoagulation), chemisch (Glyzerinrhizolyse) oder mechanisch (Ballonkompression) geschädigt.

Die meisten und besten Erfahrungen liegen für die Thermokoagulation vor. Sie ist auch differenzierter steuerbar als Ballonkompression und Glyzerinrhizolyse. Üblicherweise in intravenöser Kurznarkose wird 2–3 cm seitlich des Mundwinkels punktiert und unter Durchleuchtungskontrolle eine spezielle Nadel in das Foramen ovale geführt.

Eine Übersichtsarbeit über Langzeitergebnisse von mehr als 500 Ballondilatationen zeigte, dass bis auf einen Patienten alle anderen eine unmittelbare Schmerzreduktion hatten, allerdings nur noch 80,0% nach einem Jahr und 68,1% nach 5 Jahren (Skirving 2001). Zehn Jahre nach Thermokoagulation oder Glyzerinrhizolyse liegt die Erfolgsrate mit etwa 80% der Patienten höher als nach Ballondilatation. Im Falle eines Rezidivs kann das perkutane Verfahren wiederholt werden. Am besten eignet sich dafür ebenfalls die Thermokoagulation.

Mehr als die Hälfte der Patienten hat nach dem Eingriff eine Hypästhesie im Gebiet eines Astes oder mehrerer Äste des N.trigeminus, 20–40% geben unangenehme bis schmerzhafte Dysästhesien an. Aseptische Meningitiden sind nach Glyzerinrhizolyse (0,6%) und Ballonkompression (5%) beschrieben. Eine Anaesthesia dolorosa kann nach allen drei perkutanen Verfahren auftreten, ähnlich häufig nach Thermokoagulation und Glyzerinrhizolyse (1,5 bzw. 1,8%), seltener nach Ballondilatation (0,1%).

7.2.5.2 Mikrovaskuläre Dekompression (nach Jannetta)

Wenn das Operationsrisiko nicht wesentlich erhöht ist, kommt am ehesten eine mikrovaskuläre Dekompression des N.trigeminus im Kleinhirnbrückenwinkel in Betracht. An der Eintrittszone des N.trigeminus in den Hirnstamm findet sich häufig ein Gefäß in Kontakt mit dem

Nerv, meist die A.cerebelli superior, aber auch Venen sind möglich. Ziel ist es, diesen Kontakt durch Einfügen eines kleinen Stücks alloplastischen Materials (z.B. Teflon) zu beseitigen, da in diesem Kontakt die Ursache für die klassische Trigeminusneuralgie vermutet wird.

Sie ist im Gegensatz zu den perkutanen Verfahren kein destruktiver, sondern ein den N.trigeminus erhaltender Eingriff, hat aber ein höheres Operationsrisiko als die perkutanen Verfahren. Operationsbedürftige Rezidive sind seltener als bei anderen Verfahren.

Dies ist ein Eingriff in der hinteren Schädelgrube über eine subokzipitale Kraniektomie. Die Operation wird in Intubationsnarkose durchgeführt. Die Patienten befinden sich in Rückenlage oder in halbsitzender Position.

In einer Metaanalyse von 2.747 operierten Patienten war nach diesem Eingriff die Erfolgsrate mit 82% schmerzfreien und 16% schmerzgelinderten Patienten hoch (Lovely 1997). Nach zehn Jahren betrug die Erfolgsrate noch 67% (53,5% schmerzfrei, 13,5% gebessert). Die Erfolgsquote nach Rezidiveingriffen ist geringer als nach der ersten Operation. Sie beträgt 5 Jahre nach dem Eingriff noch 51% (45% schmerzfrei, 6% gebessert). Vergleiche zwischen Jüngeren und Älteren belegen allerdings bei ausgewählten Patienten, dass das Ergebnis altersunabhängig ist. Nach 20 Monaten wiesen ca. 4 von 5 ein exzellentes Ergebnis auf (Sekula 2011).

Bei einer großen Kohortenstudie nahm die Krankenhausmortalität mit dem Alter zu (< 65 Jahre 0,13%, 65–74 0,68%, 75+ 1,16%). Hier konnte auch gezeigt werden, dass kardiale, thromboembolische und zerebrovaskuläre Komplikationen während des Krankhausaufenthaltes (65–74 7.4%, 75+ 10.0%) mit dem Alter häufiger auftraten und der Krankenhausaufhalt bei Älteren länger war (Rughani 2011). Als spezifische Komplikationen sind Hypästhesie im Trigeminusgebiet (3–29%), ipsilateraler Hörverlust (0–19%), Liquorfisteln, Schlaganfall und cerebelläres Hämatom zu nennen (Förderreuther 2012).

7.2.5.3 Radiochirurgische Behandlung

Bei der radiochirurgischen Behandlung mittels Gamma-Knife liegt der Anfangserfolg bei 85,6% und sinkt nach 33 Monaten auf 75,4%. Nach der Operation muss man mit einer Hypästhesie oder Dysästhesien in 10% der Fälle rechnen (Kondziolka 2002). Eine endgültige Bewertung der radiochirurgischen Behandlung ist derzeit verfrüht, da Langzeitergebnisse noch fehlen. Die Rezidivquote scheint jedoch bereits höher zu sein als nach den perkutanen Verfahren und der mikrovaskulären Dekompression des N.trigeminus.

In einer Fallserie von 95 Patienten mit einem längeren Nachbeobachtungszeit (im Median 5,6 Jahre, 64 Jährige) lag die Schmerzfreiheit unmittelbar postoperativ bei 85% und nach 1, 3, 5, and 7 Jahren bei 60, 41, 34, and 22% (Dhople 2009).

7.2.5.4 Neuere Therapieverfahren

Interessant erscheint die Lasertherapie wegen ihrer geringen Nebenwirkungen für Ältere. Mit geringer Intensität kann monochromatisches Licht Zellstoffwechsel und Gewebefunktion verändern. Die Ergebnisse sind allerdings uneinheitlich, sodass diese Therapie nur als individuelle Behandlungsoption bei hohem Risiko etablierter Behandlungen aktuell zu bewerten ist (Falaki 2014).

Botulinum-Toxin-Typ-A-Injektionen scheinen eine weitere Therapieoption zu sein, die ebenfalls ein eher geringes Nebenwirkungsprofil (am häufigesten Fazialisparese) zeigt. Hierbei werden meist intradermale oder subkutane Injektionstechniken verwendet. Zwei Placebo kontrollierte Doppelblindstudien konnten eine signifikante Besserung belegen (Guardiani 2014).

7.3 Herpes zoster und Postzoster-Neuralgie

Drei Phasen des Schmerzes werden unterschieden: 1. der akute Schmerz innerhalb von 30 Tagen nach Auftreten der Hautveränderungen durch Varizellen, 2. der subakute Schmerz zwischen 30 und 120 Tagen und 3. die Postzoster Neuralgie (PZN), die als Schmerz 120 Tagen nach Erstmanifestation definiert ist (Schmader 2008, Yawn 2013). Selten tritt auch eine PZN sine Herpes (ohne Hauteffloreszenz) auf. Hier helfen serologische Untersuchungen.

7.3.1 Ursache

Der akute Schmerz durch Varizellen-Zoster-Viren ist eine Kombination aus inflammatorisch nozizeptivem und neuropathischem Schmerz, der durch Gewebe- und Nervenschädigung entsteht. Spontane C-Faser-Aktivität, wie bei der schmerzhaften Polyneuropathie nachgewiesen, mag auch bei der akuten Varizellen Infektion für das Schmerzgeschehen ursächlich sein, obgleich mikroneurographische Studien weder bei akuter Infektion noch bei der PZN existieren. Pathologische Befunde legen nahe, dass es während der PZN zum neuronalen Verlust und zur Narbenbildung mit der Folge der Atrophie des Hinterhorns kommt. Auch durch Hautbiopsien konnte der Zusammenhang zwischen PZN und Schwere und Persistenz des Verlustes von nozizeptiven Axonen gefunden werden.

Die Ursachenklärung einzelner Phänome wie kurze einschießende Schmerzen, Juckreiz oder mechanische Allodynie, die bei PZN auftreten, ist Gegenstand der Forschung (Oaklander 2008).

7.3.2 Prävalenz

Die akute Zoster Infektion hat eine Inzidenz von 131/100 000/ Jahr. Ältere und immunsupprimierte Patienten haben das höchste Risiko. So steigt die Inzidenz von 18 % mit 50 Jahren auf 33 % im Alter von 80 Jahren an (Yawn 2013). Sofern der Trigeminus Nerv involviert ist, ist zu 80 % der erste Ast betroffen. Ungefähr 10 % entwickeln später eine PZN (Manzoni 2005). Die Inzidenz für die PZN wird auf 3,9–42,0/100000 Personenjahre geschätzt (van Hecke 2014). 10–25 % derer, die einen Monat nach Zoster Infektion Schmerzen hatten, haben unbehandelt noch nach einem Jahren Schmerzen. Das Risiko für die Entwicklung einer PZN steigt mit dem Alter, mit der akuten Schmerzintensität, der Ausprägung der Hauteffloreszenzen und der Schmerzen bereits im Prodromalstadium (Jung 2004).

7.3.3 Symptome

Die Klinik der akuten Infektion ist variabel. Meist folgen einem Prodromalstadium mit Schmerz oder Dysästhesie die typischen Effloreszenzen. Auch Allgemeinsymptome wie Müdigkeit, Kopf- und Gliederschmerzen können bereits im Prodomalstadium auftreten. Sieben bis zu 100 Tage nach dem Prodromalstadium treten die typischen Effloreszenzen auf (Schmader 2008). Es ist bisher nicht möglich, Patienten im Prodromalstadium selbst mittels Laboruntersuchungen sicher zu diagnostizieren (McKendrick 1999). Bläschen auf geröteter Haut werden von Pusteln und Krusten in den nächsten sieben bis zehn Tagen abgelöst. Die Hauteffloreszenzen folgen streng einem oder mehrerer Dermatome. Die Effloreszenzen klingen nach 2–4 Wochen meist ab. Thorakale Dermatome sind am häufigsten (ca. 50 % aller Patienten) betroffen. Tritt eine Herpes zoster Infektion in den Dermatomen auf, die auch durch Herpes simplex üblicherweise betroffen sind, kann die Diagnose schwierig werden. Ältere haben ein höheres Risiko für schwerere Verläufe. Viszerale Beteiligung kommt vor allem bei Immuninkompetenten vor. Sofern nicht schon im Prodromalstadium vorhanden, tritt der Schmerz evtl. mit Juckreiz und Par- bzw. Dysästhesien meist zusammen mit oder kurz nach den Hauteffloreszenzen auf. Dieser Schmerz wird in unterschiedlichen Qualitäten beschrieben: dauerhaft brennend, pulsierend oder pochen, oder intermittierend einschießend. Auch über Allodynie auf Berühen selbst von leichter Kleidung wird berichtet. Der akute Schmerz verschwindet üblicherweise mit dem Ausheilen der Hautveränderungen.

Ophtalmologische (Ptosis, Skleritis, Iridocyclitis, sekundäres Glaucom, Kataract und Keratitis), neurologische (granulomatöse Arteriitis, *Small-Vessel*-Enzepahlitis, Myelitis, auch motorische Neuropathie), kutane und viszerale Komplikationen in der Folge einer akuten Infektion sind bekannt. Die Postzoster Neuralgie ist allerdings mit Abstand die häufigste Komplikation einer Zoster Infektion. Das Ramsay-Hunt-Syndrom tritt bei der Infektion des Nervus fazialis auf mit Ohrschmerzen, Hörverlust, Schwindel und Fazialisparese. Auch hier sind Ältere besonders gefährdet.

Je stärker der akute Schmerzen, je ausgeprägter sind die Beeinträchtigung der basalen Alltagsaktivitäten und desto mehr Analgetika werden gebraucht. Auch für die Beeinträchtigung der Lebensqualität, des emotionalen Wohlbefindens und der Partizipation ist die Schmerzintensität bereits in den ersten Wochen entscheidend (Coplan 2004, Katz 2004). In der dritten und vierten Woche nach Auftreten der Hautveränderungen schätzen die Betroffenen ihre Lebensqualität bei der akuten Infektion am schlechtesten ein (Lydick 1995).

7.3.4 Prävention

Die Impfung von Immunkompetenten 60-Jährigen und Älteren reduziert effektiv die Inzidenz der Infektion um ca. 50 %, und der Postzosterneuralgie sowie die Schwere bei Erkrankung für mindestens 5 Jahre (Oxman 2005). Neuste Ergebnisse lassen vermuten, dass die Wirksamkeit acht bis zehn Jahre nach Impfung deutlich nachlässt (Morrison 2015).

Der Lebendimpfstoff ist bei Menschen mit Immunschwäche kontraindiziert.

Im Gegensatz zu früherer Meinung kommt ein aktuelles Cochrane Übersicht zu dem Schluss, dass die antivirale Therapie in der akuten Infektion mit Acyclovir die PZN nicht verhindert. Für diese Aussage gibt es ausreichende Evidenz mit guter Qualität. Ob andere Therapeutika wie Famciclovir eine präventive Wirkung für die PZN hat, ist aktuell wegen unzureichender Datenlage nicht zu entscheiden (Chen 2014).

7.3.5 Medikamentöse Schmerztherapie

Die analgetische Therapie in der akuten Phase der Zosterinfektion ist bisher erstaunlicherweise nicht gut untersucht. Allgemein wird empfohlen, die Therapie nach der Schmerzintensität, der Komorbidität und Wirksamkeit auszurichten. Leichte bis mäßig starke Schmerzen können unter Beachtung der UAW und Kontraindikation mit Paracetamol und NSAR behandelt werden. Bei stärkeren Schmerzen werden Opioide empfohlen. Sollte damit keine ausreichende Schmerzlinderung möglich sein, können bereits in der Akutphase Antiepileptika eingesetzt werden (Schmader 2008). Systemische Kortikosteroid-Therapie hat nach zwei RCT kaum Vorteile in dieser Phase der Erkankung und verhindert nicht das Auftreten einer PZN. Zudem sind systemische Kortikosteroide mit einem erheblichen Risiko verbunden und sollte deshalb nicht mehr eingesetzt werden (Whitley 1994, Wood 1996).

Trizyklische Antidepressiva (TZA) wie Amitriptylin, Nortriptylin und Desipramin gelten bei der PZN bei Jüngeren und wenig morbiden Menschen als Mittel der Wahl. Die Wirkung wird über Inhibition von Norepinephrin, Serotoninwiederaufnahme und lokalen Natrium Kanälen erklärt.

Gepoolte Daten von vier RCT (n = 248) zeigten eine NNT von 2,6 (KI 2,1–3,5) (Hempenstall 2005). Die gleiche Arbeit berichtet über eine NNH von 5,7 (3,3–18,6) und für schwerwiegendere UAW von 16,9 (8,9 –17,8). Da die PZN eine Erkrankung des höheren Lebensalters darstellt, sollten die möglichen anticholinergen UAW berücksichtigt werden. Manche lehnen den Einsatz von TZA bei geriatrischen Patienten gänzlich ab (Holt 2010). Andere empfehlen vor Therapiebeginn neben der gewissenhaften Anamnese von kardialen Erkrankungen, Glaukom und Prostataleiden zumindest ein EKG (QT Zeit, Zeichen der koronaren Herzerkrankung) durchzuführen. In einer vergleichenden crossover Studie von TZA und Opioiden sprachen manche Patienten nicht auf TZA an allerdings auf Opioide und umgekehrt (Raja 2002).

Neben den TZA haben sich erst in den letzten 10 Jahren weitere Substanzen in der Schmerzbehandlung als effektiv erwiesen (Wu 2008).

7.3.5.1 Gabapentin

Gabapentin mindert den Calcium Einstrom, was konsekutiv die Freisetzung von Neurotransmittern wie Glutamat aus dem primär afferenten Nerven auf spinaler Ebene herabsetzt. Einige RCTs und Metaanalysen haben die Wirksamkeit bei der PZN belegt. Die NNT von Gabapentin wird mit 4,4 (KI 3,3–6,1) angegeben (Hempenstall 2005). Die täglichen Dosen betrugen dabei zwischen 1.800 und 2.400 mg. Nach einer kleineren, indische Studie mit Älteren scheint Gabapentin in einer Dosierung von 600–900 mg besser wirksam ist als 300 mg täglich. Allerdings waren 900 mg nicht wirksamer als 600 mg (Kanodia 2012). Die häufige Empfehlung mit 300 mg/Tag zu beginnen und täglich um 300 mg zu steigern, sollte bei Älteren langsamer und mit niedrigeren Dosen erfolgen. So kann man mit 100 mg am Abend beginnen und um 100–200 mg alle 2–3 Tage steigern. Das vorsichtige Eindosieren gilt ebenso für Menschen mit Niereninsuffizienz. Auch wenn die ideale Dosis individuell zu titrieren ist, ist für gebrechliche Ältere wie bei der schmerzhaften Polyneuropathie eine Titration über 1800 mg wahrscheinlich nicht zu empfehlen. Auch bei der Behandlung der PZN mit Gabapentin sind Somnolenz, Schwindel, Gangstörung, periphere Ödeme und gehäufte Infekte zu beachten.

7.3.5.2 Pregabalin

Pregabalin entfaltet seine analgtische Wirksamkeit wahrscheinlich über ähnliche Mechanismen wie Gabapentin. Pregabalin mit einer Dosis von 150 bis 600 mg/d reduziert gegenüber Plazebo die Schmerzintensität und verbessert die schmerzinduzierte Schlafstörung in drei Doppelblindstudien mit 776 Patienten (Wu 2008). Übliche UAW sind Schwindel, Somnolenz und periphere Beinödeme. Auch bei Pregabalin und PZN ist die optimale Dosierung individuell zu titrieren. Die Wirkung kann bereits nach einem Behandlungstag eintreten. Für weniger schwere UAW beträgt die NNH für Pregabalin 4,1 (KI 3,2–5,7), für schwerwiegende UAW 17,3 (7,7–30,2) (Hempenstall 2005) (Tab. 7.2).

7.3.5.3 Tramadol

Der schwache µ-Agonismus und die Hemmung von Norepinephrin und Serotonin erklärt die Wirksamkeit von Tramadol. Retardiertes Tramadol war in einer RCT mit 127 Patienten in einer Dosis von 100–400 (über 75-Jährige nur bis 300) mg/Tag (durchschnittlich 275 mg) wirksamer als Plazebo in der Reduktion der Schmerzintensität gemessen mit der visuellen Analogskala. In der fünfstufigen verbalen Ratingskala und in der Lebensqualität gab es keinen Unterschied. Aus der Benutzung der VAS kann man schließen, dass Menschen selbst mit leichten kognitiven Einschränkungen in dieser Studie nicht randomisiert wurden (Boureau 2003), da diese in aller Regel die VAS nicht mehr valide beantworten können. Die NNT lag bei 4,8 (KI 3,5–6,0).

Die üblichen UAW sind Übelkeit, Erbrechen, Obstipation und Benommenheit, seltener tretem Pruritus, Somnolenz, Kopfschmerzen, Harnverhalt und Schwindel auf. Die NNH von Tramadol (vs placebo) wird mit 7,2 angegeben, für schwerwiegende UAW 10,8. Da ungefähr 7% der Bevökerung bezüglich des CYP2D6 Isoenzyms des Cytochroms P-450 zu den "poor metabolizern" gehören, ist bei diesen mit ungefähr 20% höheren Plasmakonzentrationen zu rechnen als bei den „extensive metabolizern“. Das Interaktionspotential ist bei Tramadol hoch. Substanzen, die ebenfalls in den Serotonin-Stoffwechsel eingreifen, erhöhen in Kombination mit Tramadol das Risiko eines Serotoninergen-Syndroms deutlich.

7.3.5.4 Opioide

Opioide sind für die Behandlung von nozeptiven Schmerzen und Tumorschmerzen unumstritten. Beim neuropathischen Schmerz gehören sie zur Therapie der zweiten Wahl, sofern o. g. Therapien nicht erfolgreich bzw. ausreichend sind. Sie sind dann zu überlegen, wenn der Schmerz mindestens als mäßig stark empfunden wird und die Lebensqualität unter den Schmerzen beeinträchtig ist. Auch als Kombinationspartner werden Opioide eingesetzt.

Eine Reihe von RCT konnte die Wirksamkeit von Opioiden beim PZN belegen (Wu 2008) und entspricht ungefähr der von TZA und Antiepileptika. Allerdings sollten Opioide wegen des Abhängigkeitspotentials und der möglichen Toleranz nicht primär eingesetzt werden, auch wenn dieses Problem bei überwiegend Älteren mit PZN wohl keine größere Rolle spielt. Wahrscheinlich sind bei neuropathischen Schmerzen (incl. PZN) auch höhere Dosen notwendig als bei nozeptiven Schmerzen (Benedetti 1998). Ergebnisse über längere Behandlungsdauern stehen bisher nicht zur Verfügung. Eine Dauertherpie mit lang wirksamen Opioiden ist einer Bedarfstherapie mit kurzwirksamen Opioiden vorzuziehen (Wu 2008). Für leichte UAW beträgt die NNH für Opioide 3,6 (KI 2,2–10,2), für schwerwiegende UAW 6,3 (4,2–12,8) (Hempenstall 2005) (Tab. 7.2). Näheres zur Anwendung ist dem Kapitel 11 zu entnehmen.

In der Akutbehandlung haben sich intravenös applizierte Opioide als wirksam erwiesen. In einer drei phasischen, randomisierten, doppelblinden, Plazebo kontrollierten Studie wurden jeweils einmalig intravenös appliziertes Morphin, Lidocain und Plazebo verglichen. Hier zeigte sich sowohl Morphin als auch Lidocain bereits unter laufender Infusionstherapie und 1 Stunde nach Infusionsende als effektiv. Bemerkenswert ist, dass 11 der 19 Patienten älter als 70 Jahre waren. Zieldosis waren für Morphin 0,3 mg/kg Körpergewicht bei einer maximalen Dosierung von 25 mg (applizierte Dosis durchschnittlich 19,2 mg) und einer Applikationszeit von 60 Minuten. Beim Lidocain war die Zieldosis 5mg/kg und maximal 450 mg (erreichte mittlere Dosis 316 mg) (Rowbotham 1991).

In einer anderen RCT war intravenöses Fentanyl bei PZN und anderen neuropathischen Schmerzen effektiver als Diazepam und Kochsalzlösung. Hier lag das Alter zwischen 32 und 91 Jahren (n = 53) (Rowbotham 2003).

7.3.5.5 Topisches Lidocain

Pflaster Anwendungen werden von Älteren bekannterweise sehr gut akzeptiert. Lidocain blockiert die Natriumkanäle am peripheren Nerven. 5%iges Lidocain Pflaster (700 mg) wurde in einem crossover Design von 32 Älteren mit PZN gegenüber Placebo besonders bevorzugt (78,1% vs. 9,4%) bei guter Verträglichkeit, die sich gegenüber Placebo nicht unterschied (Galer 1999). Das mittlere Alter der Teilnehmer betrug 77,4 Jahre (62–96) allerdings ohne Angaben zur Komedikation und Komorbidität.

Die Anwendung sollte über 12 Stunden auf intakter Haut erfolgen, gefolgt von einer 12-stündigen Pause. Die gleichzeitige Anzahl der Pflaster sollte drei nicht übersteigen. Die maximale Plasmakonzentration ist bei 3 Pflastern (2.100 mg) nach ca. 11 Stunden erreicht. Allerdings wird nur 3% systemisch aufgenommen (Comer 2000). Insgesamt ist die Datenlage mit hoher Qualität noch unbefriedigend. Die NNT für eine 50%ige Schmerzreduktion wird mit 4,4 angegeben (Meier 2003).

7.3.5.6 Topisches Capsaicin

Capsaicin wird aus der scharfen Pfefferschote gewonnen. Bei lokaler Anwendung kommt es zunächst zur Exzitation der nozizeptiven afferenten Fasern. Wiederholte Anwendungen führten zur Desensibilisierung unmyelisierter epidermaler Nerven und zur Hypalgesie.

Eine 6-wöchige, doppelt-verblindete Parallelgruppenuntersuchung mit zwei jähriger Nachbeobachtung erreichte mit täglicher Anwendung von 0,075% Capsaicin-Creme bei 64% eine effective Schmerzlinderung im Vergleich zu 25% unter Placebo (Watson 1993). Nach diesen Daten scheint der Effekt unter Therapie zumindest über die zwei offenen Beobachtungsjahre anzuhalten. 9% berichten während der Nachbeobachtung über brennende oder stechende Schmerzen im Anwendungsgebiet, das über die Zeit nachlassen kann. Die topische Anwendung sollte drei- bis viermal am Tag erfolgen. Die gepoolten Daten zu Capsaicin weisen eine NNT von 3,3 aus, eine NNH für leichtere UAW von 3,9 (KI 2,5–8,6) und für schwerere UAW von 4,7 (3,1–9,2) (Hempenstall 2005) (Tab. 7.2).

Kombinationstherapie

Zwar erscheinen manche Kombinationen sinnvoll wie orale und topische Anwendung, jedoch gibt es darüber nur wenige Erkenntnisse. Bei zwei kleineren kontrollierten Studien, die u. a. Patienten mit PZN einschlossen, konnte die bessere Wirksamkeit von Gabapentin in der Kombination mit Morphin oder Nortryptilin gezeigt werden, jedoch mit erhöhter Inzidenz von UAW (Gilron 2005, Gilron 2009).

Man geht davon aus, dass nur 50% mit einer oder in einer Kombination dieser Substanzen zufriedenstellend analgetisch therapiert werden (Dworkin 2014).

7.3.5.7 Andere Therapien ohne ausreichende Evidenz

Ein interessanter Therapieansatz für Ältere sind die NMDA (N-Methyl-D-Aspartat) Rezeptor Antagonisten wie beispielsweise intravenöses Ketamin oder orales Memantine, das für die Therapie der Alzheimer-Demenz zugelassen ist. Einzelne, meist retrospektive Untersuchungen weisen auf eine mögliche Wirksamkeit auf neuropathische Schmerzen hin, allerdings mit deutlich höheren Dosen als bei der Alzheimer-Demenz empfohlen. Andere kommen zum Ergebnis, dass eine Aussage zur Wirksamkeit bei unbefriedigender Anzahl und Qualität von Studien aktuell nicht zu treffen bzw. Memantine bei der PZN nicht wirksam ist (Collins 2010). Tierexperimentell konnte kürzlich eine präventive Wirksamkeit nach Ligatur von Spinalnerven von Memantine gezeigt werden (Morel 2013).

Der Effekt topischer Anwendung von NSAR oder trizyklischen Antidepressiva, Vincristin Iontophorese, Homöopathie oder Akupunktur ist nicht ausreichend belegt (Wu 2008).

7.3.6 Invasive Schmerztherapie

7.3.6.1 Sympathikusblockade

Obgleich der Wirkmechanismus der Sympathikusblockade nicht gut verstanden ist, wird diese in der Behandlung der akuten Zoster Schmerzen häufig eingesetzt. Kontrollierte Untersuchungen existieren nur vereinzelt mit kleinen Fallzahlen. Retrospektive Fallserien weisen allerdings auf eine schnelle Schmerzlinderung des akuten Zosterschmerzes hin. Sicherlich ist aber das potentielle Risiko gegenüber dem Nutzen bei relativ hoher spontaner Besserung innerhalb der ersten vier bis sechs Wochen abzuwägen. Die Inzidenz für schwerwiegende

Komplikationen ist sehr gering und ist abhängig von der Erfahrung des Arztes und von der Lokalisation der Nervenblockade. So werden Pneumothorax, Nervenverletzungen, Allergien und toxische Reaktionen auf das verwendete Lokalanästhetikum berichtet (Wu 2000). Da Schmerzintensität in der akuten Infektphase ein wesentlicher Risikofaktor für die Entwicklung der PZN darstellt, hat jede Schmerzlinderung das Potential, die PZN in der Häufigkeit und Schwere zu beeinflussen. Eine Übersicht aus dem Jahr 2000 konnte auf der damaligen Datenlage keinen eindeutigen Nutzen bezüglich der Prävention der PZN durch Sympathikusblockaden in der Akutphase feststellen (Wu 2000). Bis heute ist die Datenlage nicht wesentlich besser (Dworkin 2014). Die insgesamt festzustellende Verbesserung der Behandlung der Schmerzen und Reduktion der PZN scheint weniger auf den breiteren Einsatz von Sympathikusblockaden als auf die Einführung von wirksamen Substanzen wie Gabapentin zu beruhen (Malec-Milewska 2014).

Die Sympathikusblockaden haben einen deutlich geringeren Nutzen bei schmerzhafter PZN. Nur 14% der Patienten wurden im Verlauf schmerzfrei, wenn Sympathikusblockaden später als zwei Monate nach den ersten Hauteffloreszenzen angewendet wurden im Gegensatz zu 92% innerhalb der ersten zwei Monate (Winnie 1993).

7.3.6.2 Methylprednisolon epidural

Bisher wurde eine randomisierte, bezüglich der Intervention verblindete Studie mit Methylprednisolon und Lidocain, Lidocain alleine und einer Kontrolle ohne Injektionen publiziert. Eingeschlossen wurden Patienten mit mindestens einjähriger PZN und nicht zu tolerienden Schmerzen. Das durchschnittliche Alter der Patienten war mit 63–65 Jahren für diese Erkrankung relativ jung. Patienten mit Schmerzen entlang des N. Trigeminus, mit neurolytischer Vorbehandlung, mit PNP oder anderen neurologischen Erkrankungen wurden ausgeschlossen, ebenfalls Patienten, die mit nicht invasiver Behandlung befriedigend behandelt waren. Die zweijährige Beobachtungsphase konnte bei 270 von 277 inital eingeschlossenen Patienten vollständig durchgeführt werden. Wöchentlich wurden über 4 Wochen entweder Methylprednisolon und Lidocain (3 ml 3%iges Lidocain mit 60 mg Methylprednisolonacetat, n = 89), nur Lidocain (3 ml 3%iges Lidocain, n = 91) lumbal intrathekal injiziert. Nur beobachtet ohne jegliche Intervention wurden 90 Patienten. Die Lidocain-Gruppe und Beobachtungsgruppe unterschieden sich während und nach der Behandlung kaum. Nur in der Methylprednisolon Gruppe in Kombination mit Lidocain verringerte sich die Intensität der Schmerzen und der Verbrauch von Diclofenc bereits 4 Wochen nach Ende der Behandlung deutlich. Auch die Interleukin-8-Konzentration im Liquor nahm in dieser Gruppe ab. Dieser Effekt blieb auch nach 2 Jahren bestehen. So berichten 82/89 Patienten über einen guten bis exzellenten Effekt der Behandlung noch nach 2 Jahren, während dies nach Lidocain nur bei 6/91 und in der Beobachtunggruppe 3/90 waren (Kotani 2000).

Andere gaben nach einem Bolus von 5–7 ml Bupivacain 0,25% und 40 mg Methylprednisolon 2 ml/h Bupivacain 0,125% via Epiduralkatheter kontinuierlich über sieben Tage. Intermittierend konnte bei diesem Verfahren 5–7 ml Boli von 0,25% Bupivacain bei Schmerzspitzen gegeben werden (Hwang 1999, Ahn 2001). Auch hier lag das Alter der Patienten bei im Mittel 60,6 (26–86) bzw. 57,4 (16–83) Jahren nicht ausschließlich im hochaltrigen Bereich.

In der akuten Phase der Zosterinfektion ist der schmerzreduzierende Effekt der epiduralen Therapie mit Kortikosteroiden nur moderat und verhindert nicht das Auftreten einer PZN (van Wijck 2006).

Nachdem in Australien bei intrathekaler Injektion von Methylprednisolon, aber nicht bei epiduraler Anwendung über relevante Komplikationen berichtet wurde, wurde die Zulassung für beide Applikationen eingeschränkt. In der Hand von erfahrenen invasiven Schmerztherapeuten gilt die Applikation als sicher. Komplikationen treten vor allem durch die Applikationsart (nervale Verletzungen, Blutung, Infektion) und nicht durch das Medikament (sehr selten Cushing) auf (Jankovic 2008).

Andere invasive Verfahren wie *spinal cord stimulation*, kontinuierliche Gabe von Opioiden oder Lokalanästhetika via intrathekal Dauerkatheter, trigeminale oder spinale periphere Neurektomie oder tiefe Gehirnstimulation sind aufgrund ungenügender und qualitativ schlechter Evidenz insbesondere für Ältere nicht zu empfehlen.

7.3.7 Nicht-medikamentöse Therapie

7.3.7.1 Psychologische Therapie

Psychologische Schmerztherapie ist bei chronischen Schmerzen etabliert. Allerdings existiert kaum Evidenz für die Wirksamkeit bei PZN. Bei der PZN konnte allerdings gezeigt werden, dass sich Katastrophisieren und Depression auf das Schmerzniveau negativ auswirken (Haythornthwaite 2003). Es ist anzunehmen, dass dadurch die Lebensqualität, Partizipation und körperliche Funktionen beeinträchtigt werden. Gerade bei längeren und schweren Verläufen erscheinen deshalb schmerzpsychotherapeutische Verfahren auch bei Älteren sinnvoll.

Infokasten 7.2: Stufenplan der Zoster-Schmerztherapie für multimorbide Ältere modifiziert nach (Dworkin 2007, Dworkin 2014).

Prävention
- Impfung

Akutschmerz
1. Paracetamol
2. Sympathikusblockade
3. wie bei PZN

Postzosterneuralgie
1. Gabapentin oder Pregabalin oder topisch Capsaicin/(Lidocain)
2. Opioide, Tramadol
3. Kombination Gabapentin/Pregabalin mit topisch Lidocain, Opioid oder Tramadol
4. epidural Methylprednisolon in Kombination mit Lokalanästhetikum

Therapieversuch

Memantine (bei Alzheimer-Demenz und PZN, widersprüchliche Evidenz)

Nicht zu empfehlen
- trizyklische Antidepressiva (insbesondere wegen anticholinerger UAW bei geriatrischen Patienten)
- Akupunktur und Homöopathie (nicht belegt)

Allgemeine Maßnahmen wie Aufklärung des Patienten und der Angehörigen über Erkrankung und seinen Verlauf, soziale Unterstützung, sofern notwendig, und optimale Ernährung sind auch bei Patienten mit einer akuten Zoster Infektion sinnvoll.

7.4 Fazit für die Praxis

Neuralgien nehmen im Alter an Häufigkeit zu. Die schmerzhafte Polyneuropathie, die Trigeminusneuralgie und die Postzosterneuralgie sind häufige Schmerzerkrankungen im höheren Lebensalter.

Die Diagnose der schmerzhaften Neuropathie wird überwiegend klinisch gestellt, auch wenn die Anamneseerhebung mit zunehmendem Alter und Verschlechterung der kognitiven Fähigkeiten schwieriger wird.

Gabapentin, Pregabalin und Duloxetin sind die wichtigsten Analgetika für die Behandlung der schmerzhaften Polyneuropathie, die sich bezüglich unerwünschten Wirkungen, Einnahmehäufigkeit, Interaktionen (besonders Duloxetin) und Abbauweg (besonders Pregabalin) unterscheiden. Eine Kombinationstherapie sollte erst dann unternommen werden, wenn die verschiedenen Substanzen als Monotherapie mit der empfohlenen Dosis keine zufriedenstellende Schmerzlinderung erbrachten. Chirurgische Verfahren spielen keine Rolle. Trizyklische Antidepressiva haben zwar einen nachgewiesene sehr gute Wirksamkeit bei einem gerade für Ältere problematischen, unerwünschten, anticholinergen Wirkungen.

Als Therapie der ersten Wahl der Trigeminusneuralgie zählt immernoch, da als einziges für die Therapie zugelassen, Carbamazepin, wobei die Häufigkeit von unerwünschten Arzneimittelwirkungen bei multimorbiden Älteren eigentlich nicht zu akzeptieren ist. Misoprostol und Baclofen werden vor allem bei der symptomatischen TN auf dem Boden der Multiplen Sklerose empfohlen. Bei ca. 50 % der Patienten mit TN wird eine Operation notwendig, da diese auch mit einer Medikamentenkombination nicht ausreichend analgetisch behandelt werden können.

Bei der Zosterschmerztherapie bei multimorbiden Älteren empfiehlt sich ein gestuftes Vorgehen. Die Impfung reduziert vor allem die Erkrankungshäufigkeit und die Postzosterneuralgie über mindestens 5 Jahre. Der Akutschmerz bei Infektion hat eine gute Prognose und sollte zunächst mit Paracetamol (alternativ NSAR unter Beachtung der Kontraindikationen) behandelt und gegebenenfalls mit Sympathikusblockade ergänzt werden. Sollte mit dieser Therapie noch keine befriedigende Schmerzreduktion erreicht worden sein, empfiehlt sich, die Medikamente der Postzosterneuralgie wie Gabapentin, Pregabalin oder topisch Capsaicin/(Lidocain) und bei nicht ausreichender Wirksamkeit Tramadol oder Opioide. Schließlich kann eine Kombination von Gabapentin/Pregabalin mit topisch Lidocain, Opioid oder Tramadol erfolgreich sein. Epidural verabreichtes Methylprednisolon in Kombination mit einem Lokalanästhetikum hat auch nach längerer PZN das Potential, dauerhaft die Schmerzen zu nehmen.

7.5 Literatur

Abbott CA, Malik RA, van Ross ER, Kulkarni J, Boulton AJ (2011) Prevalence and characteristics of painful diabetic neuropathy in a large community-based diabetic population in the U.K. Diabetes Care 34: 2220–2224.

Ahn H, Lim H, Lee Y, Hwang S, Lee W, Ahn S, Choi E (2001) The effects of famciclovir and epidural block in the treatment of herpes zoster. J Dermatol 28: 208–216.

Attal N, Cruccu G, Baron R, Haanpää M, Hansson P, Jensen T, Numikko T (2010) European Federation of Neurological Societies. EFNS guidelines on the pharmacological treatment of neuropathic pain. Eur J Neurol 17: 1113–e88.

Backonja M, Glanzman R (2003) Gabapentin Dosing for Neuropathic Pain: Evidence from Randomized, Placebo-Controlled Clinical Trials. Clin Ther 25(1): 81–104.

Bansal D, Bhansali A, Hota D, Chakrabarti A, Dutta P (2009) Amitriptyline vs. pregabalin in painful diabetic neuropathy: a randomized double blind clinical trial. Diabet Med 26: 1019–1026.

Benedetti F, Vighetti S, Amanzio M, Casadio C, Oliaro A, Bergamasco B, Maggi G (1998) Dose-response relationship of opioids in nociceptive and neuropathic postoperative pain. Pain 74: 205–211.

Bouhassira D, Lanteri-Minet M, Attal N et al (2008) Prevalence of chronic pain with neuropathic characteristics in the general population. Pain 136: 380–387.

Boureau F, Legallicier P, Kabir-Ahmadi M (2003) Tramadol in post-herpetic neuralgia: A randomized, double-blind, placebo-controlled trial. Pain 104: 323–331.

Chen N, Li Q, Yang J, Zhou M, Zhou D, He L (2014) Antiviral treatment for preventing postherpetic neuralgia. Cochrane Database Syst Rev. 2014;2, CD006866, doi: 10.1002/14651858.CD006866.pub3.

Cheshire W (2001) Fosphenytoin: an intravenous option for the management of acute trigeminal neuralgia crisis. J Pain Symptom Manage 21(6): 506–510.

Collins S, Sigtermans M, Dahan A, Zuurmond W, Perez R (2010) NMDA receptor antagonists for the treatment of neuropathic pain. Pain Med 11(11): 1726–1742.

Comer A, Lamb H (2000) Lidocaine patch 5%. Drugs 59: 245–249.

Coplan P, Schmader K, Nikas A, Chan I, Choo P, Levin M, Johnson G, Bauer M, Williams H, Kaplan K, Guess H, Oxman M (2004): Development of a measure of the burden of pain due to herpes zoster and postherpetic neuralgia for prevention trials: Adaptation of the brief pain inventory. J Pain 5: 344–356.

Danilo Jankovic (2008) Regionalblockaden u. Infiltrationstherapie: Lehrbuch und Atlas. ABW Wissenschaftsverlag 4. Auflage S 566–569.

Demant D, Lund K, Finnerup N, Vollert J, Maier C, Segerdahl M, Jensen T, Sindrup S (2015) Pain relief with lidocaine 5% patch in localized peripheral neuropathic pain in relation to pain phenotype. Pain 18. (Epub ahead of print).

Derry S, Wiffen PJ, Moore RA, Quinlan J (2014) Topical lidocaine for neuropathic pain in adults. Cochrane Database Syst Rev. 2014 Jul 24;7:CD010958. doi: 0.1002/14651858.CD010958.pub2.

Dhople A, Adams J, Maggio W, Naqvi S, Regine W, Kwok Y (2009) Long-term outcomes of Gamma Knife radiosurgery for classic trigeminal neuralgia: implications of treatment and critical review of the literature. J Neurosurg 111(2): 351–358.

Dworkin R, O'Connor A, Backonja M, Farrar J, Finnerup N, Jensen T, Kalso E, Loeser J, Miaskowski C, Nurmikko T, Portenoy R, Rice A, Stacey B, Treede R, Turk D, Wallace M (2007) Pharmacologic management of neuropathic pain: Evidence-based recommendations. Pain 132: 237–251.

Dworkin R, O'Connor A, Kent J, Mackey S, Raja S, Stacey B, Levy R, Backonja M, Baron R, Harke H, Loeser J, Treede R, Turk D, Wells C; International Association for the Study of Pain Neuropathic Pain Special Interest Group (2013) Interventional management of neuropathic pain: NeuPSIG recommendations. Pain 154(11): 2249–2261.

Falaki F, Nejat A, Dalirsani Z (2014) The Effect of Low-level Laser Therapy on Trigeminal Neuralgia: A Review of Literature. J Dent Res Dent Clin Dent Prospects 8(1): 1–5.

Farago F (1987) Trigeminal neuralgia: its treatment with two new carbamazepine analogues. Eur Neurol 26(2): 73–83.

Finnerup N, Sindrup S, Jensen T (2010) The evidence for pharmacological treatment of neuropathic pain. Pain 150: 573–581.

Finnerup N, Attal N, Haroutounian S, McNicol E, Baron R, Dworkin R, Gilron I, Haanpää M, Hansson P, Jensen TS, Kamerman PR, Lund K, Moore A, Raja SN, Rice AS, Rowbotham M, Sena E, Siddall P, Smith BH, Wallace M (2015) Pharmacotherapy for neuropathic pain in adults: a systematic review and meta-analysis. Lancet Neurol 14(2): 162–173.

Fromm G, Terrence C, Chattha A (1984) Baclofen in the treatment of trigeminal neuralgia: double-blind study and long-term follow-up. Ann Neurol 15(3): 240–244.

Förderreuther S (2012) Leitlinie zur Trigeminusneuralgie S1, http://www.awmf.org/uploads/tx_szleitlinien/030–016l_S1_Trigeminusneuralgie_2012_1.pdf.

Gadient P, Smith J (2014) The neuralgias: diagnosis and management. Curr Neurol Neurosci Rep 14(7): 459–467.

Gahimer J, Wernicke J, Yalcin I, Ossanna M, Wulster-Radcliffe M, Viktrup L (2007) A retrospective pooled analysis of duloxetine safety in 23 983 subjects. Cur Med Res Opin 23: 175–184.

Galer BS, Rowbotham MC, Perander J, Friedman E (1999) Topical lidocaine patch relieves postherpetic neuralgia more effectively than a vehicle topical patch: Results of an enriched enrollment study. Pain 80: 533–538.

Gilron I, Bailey J, Tu D, Holden R, Weaver D, Houlden R (2005) Morphine, gabapentin, or their combination for neuropathic pain. N Engl J Med 352: 1324–1334.

Gilron I, Bailey J, Tu D, Holden R, Jackson A, Houlden R (2009) Nortriptyline and gabapentin, alone and in combination for neuropathic pain: a double-blind, randomised controlled crossover trial. Lancet 374: 1252–1261.

Gore M, Brandenburg NA, Dukes E, Hoffman DL, Tai KS, Stacey B (2005) Pain severity in diabetic peripheral neuropathy is associated with patient functioning, symptom levels of anxiety and depression, and sleep. J Pain Symptom Manage 30: 374–385.

Gronseth G, Cruccu G, Alksne J, et al (2008) Practice parameter: the diagnostic evaluation and treatment of trigeminal neuralgia (an evidencebased review): report of the Quality Standards Subcommittee of the American Academy of Neurology and the European Federation of Neurological Societies. Neurol 71: 1183–1190.

Guardiani E, Sadoughi B, Blitzer A, Sirois D (2014) A new treatment paradigm for trigeminal neuralgia using Botulinum toxin type A. Laryngoscope 124(2): 413–417.

Häuser W, Bock F, Engeser P, Hege-Scheuing G, Hüppe M, Lindena G, Maier C, Norda H, Radbruch L, Sabatowski R, Schäfer M, Schiltenwolf M, Schuler M, Sorgatz H, Tölle T, Willweber-Strumpf A, Petzke F (2015) Empfehlungen der aktualisierten Leitlinie LONTS Langzeitanwendung von Opioiden bei chronischen nicht-tumorbedingten Schmerzen. Schmerz 29(1): 109–130.

Haythornthwaite J, Clark M, Pappagallo M, Raja S (2003) Pain coping strategies play a role in the persistence of pain in post-herpetic neuralgia. Pain 106: 453–460.

Hempenstall K, Nurmikko TJ, Johnson R, A'Hern R,Rice A (2005) Analgesic therapy in postherpetic neuralgia: A quantitative systematic review. PLoS Med 2:e164.

Holbech J, Bach F, Finnerup N, Brøsen K, Jensen T, Sindrup S (2015) Imipramine and pregabalin combination for painful polyneuropathy: a randomized controlled trial. Pain 156: 958–966.

Holt S, Schmiedl S, Thürmann P (2010) Potenziell inadäquate Medikation für ältere Menschen: Die PRISCUS-Liste; http://priscus.net.

Hwang S, Kang Y, Lee Y, Yoon K, Ahn S, Choi E (1999) The effects of epidural blockade on the acute pain in herpes zoster. Arch Dermatol 135: 1359–1364.

Jensen T, Baron R (2003) Translation of symptoms and signs into mechanisms in neuropathic pain. Pain 102: 1–8.

Jensen T, Baron R, Haanpää M, Kalso E, Loeser J, Rice A, Treede R (2011) A new definition of neuropathic pain. Pain 152: 2204–2205.

Jung B, Johnson R, Griffin D, Dworkin R (2004) Risk factors for postherpetic neuralgia in patients with herpes zoster. Neurol 62: 1545–1551.

Kalis M, Huff N. (2001) Oxcarbazepine, an antiepileptic agent. Clin Ther 23(5): 680–700.
Katusic S, Beard CM, Bergstrahl E, et al (1990) Incidence and clinical features of trigeminal neuralgia, Rochester, Minnesota, 1945–1984. Ann Neurol 27: 89–95.
Katusic S, Williams D, Beard C, Bergstralh E, Kurland L (1991) Epidemiology and clinical features of idiopathic trigeminal neuralgia and glossopharyngeal neuralgia: similarities and differences, Rochester, Minnesota, 1945–1984. Neuroepidemiology 10(5–6): 276–281.
Katz J, Cooper E, Walther R, Sweeney E, Dworkin R (2004) Acute pain in herpes zoster and its impact on healthrelated quality of life. Clin Infect Dis 39: 342–348.
Kanodia S, Seth A, Dixit A (2012) Dose related efficacy of gabapentin in acute herpetic neuralgia among geriatric patients. Indian J Dermatol 57(5): 362–365.
Kaur H, Hota D, Bhansali A, Dutta P, Bansal D, Chakrabarti A (2011) A comparative evaluation of amitriptyline and duloxetine in painful diabetic neuropathy: a randomized, double-blind, cross-over clinical trial. Diabetes Care 34: 818–822.
Kondziolka D, Lunsford L, Flickinger J (2002) Stereotactic radiosurgery for the treatment of trigeminal neuralgia. Clin J Pain 18(1): 42–47.
Kotani N, Kushikata T, Hashimoto H, Kimura F, Muraoka M, Yodono M, Asai M, Matsuki A (2000) Intrathecal methylprednisolone for intractable postherpetic neuralgia. N Engl J Med 343: 1514–1519.
Lechin F, van der Dijs B, Lechin M, Amat J, Lechin A, Cabrera A, Gómez F, Acosta E, Arocha L, Villa S (1989) Pimozide therapy for trigeminal neuralgia. Arch Neurol 46(9): 960–963.
Love S, Coakham H (2001) Trigeminal neuralgia: pathology and pathogenesis. Brain 124(Pt 12): 2347–2360 Erratum in Brain 2002 125(Pt 3): 687.
Lovely T, Jannetta P (1997) Microvascular decompression for trigeminal neuralgia. Surgical technique and long-term results. Neurosurg Clin N Am 8(1): 11–29.
Lydick E, Epstein RS, Himmelberger D, White CJ (1995) Herpes zoster and quality of life: A self-limited disease with severe impact. Neurology 45: 52–53.
Malec-Milewska M, Sękowska A, Kolęda I, Horosz B, Guć M, Jastrzębski J (2014) Sympathetic nerve blocks for the management of postherpetic neuralgia–19 years of pain clinic experience. Anaesthesiol Intensive Ther 46(4): 255–261.
Manzoni G, Torelli P (2005) Epidemiology of typical and atypical craniofacial neuralgias. Neurol Sci 26: S65–S67.
McKendrick M, Care C, Kudesia G, Bates C, Oxley M, Eley A (1999) Is VZV reactivation a common cause of unexplained unilateral pain? Results of a prospective study of 57 patients. J Infect 39: 209–212.
Meier T, Wasner G, Faust M, Kuntzer T, Ochsner F, Hueppe M, Bogousslaversusky J, Baron R (2003) Efficacy of lidocaine patch 5% in the treatment of focal peripheral neuropathic pain syndromes: A randomized, double-blind, placebo-controlled study. Pain 106: 151–158.
Montano N, Conforti G, Di Bonaventura R, Meglio M, Fernandez E, Papacci F (2015) Advances in diagnosis and treatment of trigeminal neuralgia. Ther Clin Risk Manag 24;11: 289–299.
Morel V, Etienne M, Wattiez A, Dupuis A, Privat A, Chalus M, Eschalier A, Daulhac L, Pickering G (2013) Memantine, a promising drug for the prevention of neuropathic pain in rat. Eur J Pharmacol 5;721(1–3): 382–390
Morrison V, Johnson G, Schmader K, Levin M, Zhang J, Looney D, Betts R, Gelb L, Guatelli J, Harbecke R, Pachucki C, Keay S, Menzies B, Griffin M, Kauffman C, Marques A, Toney J, Boardman K, Su S, Li X, Chan I, Parrino J, Annunziato P, Oxman M; Shingles Prevention Study Group (2015). Long-term persistence of zoster vaccine efficacy. Clin Infect Dis. 60(6): 900–909
Nationale VersorgungsLeitlinie Neuropathie bei Diabetes im Erwachsenenalter 1. Auflage Version 2 April 2012, zuletzt geändert: Januar 2015 AWMF-Reg.-Nr.: nvl/001e; http://www.diabetes.versorgungs-leitlinien.de.
Oaklander A (2008) Mechanisms of Pain and Itch Caused by Herpes Zoster (Shingles. J Pain, 9, 1: Suppl: S10–S18.
Oxman MN, Levin MJ, Johnson GR, et al (2005) A vaccine to preventherpes zoster and postherpetic neuralgia in older adults. N Engl J Med 352: 2271–2284.

Pascual J, Berciano J (1989) Failure of mexiletine to control trigeminal neuralgia. Headache 29(8): 517–518.
Peiris J, Perera G, Devendra S, Lionel N (1980) Sodium valproate in trigeminal neuralgia. Med J Aust 2(5): 278.
Quilici S, Chancellor J, Löthgren M, Simon D, Said G, Le TK, Garcia-Cebrian A, Monz B (2009) Meta-analysis of duloxetine vs. pregabalin and gabapentin in the treatment of diabetic peripheral neuropathic pain. BMC Neurol 9: 6.
Raja S, Haythornthwaite J, Pappagallo M, Clark M, Travison T, Sabeen S, Royall R, Max M (2002) Opioids versus antidepressants in postherpetic neuralgia: A randomized, placebo-controlled trial. Neurology 59: 1015–1021.
Reder A, Arnason B (1995) Trigeminal neuralgia in multiple sclerosis relieved by a prostaglandin E analogue. Neurol 45(6): 1097–1100.
Rowan A, Ramsay R, Collins J, Pryor F, Boardman K, Uthman B, Spitz M, Frederick T, Towne A, Carter G, Marks W, Felicetta J, Tomyanovich ML; VA Cooperative Study 428 Group (2005) New onset geriatric epilepsy: a randomized study of gabapentin, lamotrigine, and carbamazepine. Neurology 64(11): 1868–1873.
Rowbotham M, Reisner-Keller LA, Fields HL (1991) Both intravenous lidocaine and morphine reduce the pain of postherpetic neuralgia. Neurology 41: 1024–1028.
Rowbotham M, Twilling L, Davies PS, Reisner L, Taylor K, Mohr D (2003) Oral opioid therapy for chronic peripheral and central neuropathic pain. N Engl J Med 348: 1223–1232..
Rughani A, Dumont T, Lin C, Tranmer B, Horgan M (2011) Safety of microvascular decompression for trigeminal neuralgia in the elderly. J Neurosurg 115(2): 202–209.
Schmader K, Dworkin R (2008) Natural History and Treatment of Herpes Zoster. J Pain 9 (1), Suppl: pp S3–S9.
Schreiber A, Nones C, Reis R, Chichorro J, Cunha J (2015) Diabetic neuropathic pain: Physiopathology and treatment. World J Diab 6(3): 432–444.
Sekula R, Frederickson A, Jannetta P, Quigley M, Aziz K, Arnone G (2011) Microvascular decompression for elderly patients with trigeminal neuralgia: a prospective study and systematic review with meta-analysis. J Neurosurg 114(1): 172–179.
Sindrup S, Jensen T (2002) Pharmacotherapy of trigeminal neuralgia. Clin J Pain. 18(1): 22–27.
Skirving D, Dan N (2001) A 20–year review of percutaneous balloon compression of the trigeminal ganglion. J Neurosurg 94(6): 913–917.
Tesfaye S, Wilhelm S, Lledo A, Schacht A, Tölle T, Bouhassira D, Cruccu G, Skljarevski V, Freynhagen R (2013) Duloxetine and pregabalin: High-dose monotherapy or their combination? The "COMBO-DN study"– a multinational, randomized, double-blind, parallel-group study in patients with diabetic peripheral neuropathic pain. PAIN 154: 2616–2625.
Tesfaye S, Boulton A, Dickenson A (2013) Mechanisms and Management of Diabetic Painful Distal Symmetrical Polyneuropathy. Diabetes Care 36: 2456–2465.
Umino M, Ohwatari T, Shimoyama K, Nagao M (1993) Long-term observation of the relation between pain intensity and serum carbamazepine concentration in elderly patients with trigeminal neuralgia. J Oral Maxillofac Surg 51(12): 1338–1344.
van Hecke O, Austin S, Khan R, Smith B, Torrance N (2014) Neuropathic pain in the general population: a systematic review of epidemiological studies. Pain 155(4): 654–662.
van Kollenburg E, Lavrijsen J, Verhagen S, Zuidema S, Schalkwijk A, Vissers K (2012) Prevalence, causes, and treatment of neuropathic pain in Dutch nursing home residents: a retrospective chart review. J Am Geriatr Soc 60(8): 1418–1425.
van Wijck A, Opstelten W, Moons K, van Essen G, Stolker R, Kalkman C, Verheij T (2006) The PINE study of epidural steroids and local anaesthetics to prevent postherpetic neuralgia: A randomised controlled trial. Lancet 367: 219–224.
Vilming S, Lyberg T, Lataste X (1986) Tizanidine in the management of trigeminal neuralgia. Cephalalgia 6(3): 181–182.
Vrancken AF, Kalmijn S, Brugman F, Rinkel GJ, Notermans NC (2006) The meaning of distal sensory loss and absent ankle reflexes in relation to age: a meta-analysis. J Neurol 253(5): 578–589.
Wang Q, Bai M (2011) Topiramate versus carbamazepine for the treatment of classical trigeminal neuralgia: a meta-analysis. CNS Drugs 25(10): 847–857.

Watson C, Tyler K, Bickers D, Millikan L, Smith S, Coleman E (1993) A randomized vehicle-controlled trial of topical capsaicin in the treatment of postherpetic neuralgia. Clin Ther 15: 510–526.

Whitley R, Weiss H, Gnann JW, Tyring S, Mertz G, Pappas P, Schleupner C, Hayden F, Wolf J, Soong SJ (1996) Acyclovir with and without prednisone for the treatment of herpes zoster: A randomized, placebo-controlled trial. Ann Intern Med 125: 376–383.

Wiffen P, Derry S, Moore R (2011) Lamotrigine for acute and chronic pain. Cochrane Database Syst Rev. 2011 Feb 16;(2):CD006044. doi: 10.1002/14651858.CD006044.pub3. Update in Lamotrigine for chronic neuropathic pain and fibromyalgia in adults. (Cochrane Database Syst Rev. 2013).

Wiffen P, Derry S, Moore R, Kalso E (2014) Carbamazepine for chronic neuropathic pain and fibromyalgia in adults. Cochrane Database Syst Rev. 2014 Apr 10;4:CD005451. doi: 10.1002/14651858.CD005451.pub3.

Winnie AP, Hartwell PW (1993) Relationship between time of treatment of acute herpes zoster with sympathetic blockade and prevention of post-herpetic neuralgia: Clinical support for a new theory of the mechanism by which sympathetic blockade provides therapeutic benefit. Reg Anesth 18: 277–282.

Wood M, Johnson R, McKendrick M, Taylor J, Mandal B, Crooks J (1994) A randomized trial of acyclovir for 7 days or 21 days with and without prednisolone for treatment of acute herpes zoster. N Engl J Med 330: 896–900.

Woolf C, Bennett G, Doherty M, Dubner R, Kidd B, Koltzenburg M, Lipton R, Loeser J, Payne R, Torebjork E (1998) Towards a mechanism-based classification of pain? Pain 77: 227–229.

Wu C, Marsh A, Dworkin R (2000) The role of sympathetic nerve blocks in herpes zoster and postherpetic neuralgia. Pain 87: 121–129.

Wu C, Raja S (2008) An update on the treatment of postherpetic neuralgia. J Pain 9: S19–S30.

Yawn BP, Gilden D (2013) The global epidemiology of herpes zoster. Neurol 81: 928–930.

Zakrzewska J, Patsalos P (1989) Oxcarbazepine: a new drug in the management of intractable trigeminal neuralgia. J Neurol Neurosurg Psychiatry 52(4): 472–6.

Zakrzewska J, Linskey M (2015) Trigeminal neuralgia. BMJ. 2015 Mar 12;350: h1238.

Zhang J, Yang M, Zhou M, He L, Chen N, Zakrzewska JM (2013) Non-antiepileptic drugs for trigeminal neuralgia. Cochrane Database Syst Rev. 2013 Dec 3;12:CD004029. doi: 10.1002/14651858.CD004029.pub4.

Dirk K. Wolter

8 Die gerontopsychiatrische Sicht

8.1 Vom Schmerzreiz zum Schmerzerleben

8.1.1 Neurobiologie

Das menschliche Gehirn empfängt nicht einfach in passiver Weise afferente Schmerzsignale aus dem gesamten Körper, es *ver*arbeitet sie, ja noch mehr: das Gehirn – oder besser: die Psyche – *be*arbeitet die eingehenden Schmerzsignale.

Dabei überlappen sich die Hirnregionen, die beim Schmerzerleben eine Rolle spielen, mit denen, die für Gefühle und Motivation wichtig sind (Insula, limbisches System, präfrontaler Kortex, Amygdala, mesolimbisches Belohnungssystem mit ventralem Tegmentum und Nucleus accumbens). Dadurch können kortikale wie subkortikale Strukturen die Schmerzwahrnehmung beeinflussen (Ossipov 2014).

Die Schmerzbearbeitung ist dabei nicht an einzelne dieser Hirnregionen gebunden, es gibt kein „Schmerzzentrum", vielmehr funktioniert die Gesamtheit dieser Strukturen als sog. „Schmerzmatrix". Eingehende Informationen werden kontinuierlich mit früheren Erfahrungen verglichen und eingeordnet; auf dieser Grundlage greift die Schmerzmatrix fortlaufend in das Schmerzerleben ein (Büchel 2014), indem ein von dieser Schmerzmatrix ausgehendes deszendierendes schmerzmodulierendes System (DSMS) die eingehenden Schmerzimpulse bzw. das Schmerzerleben sowohl abschwächen wie auch verstärken kann (Kwon 2013). Ob das DSMS das eine oder das andere tut, hängt wesentlich von den Prozessen ab, die sich innerhalb der Schmerzmatrix unter dem Einfluss von affektiven und kognitiven Faktoren abspielen (Ossipov 2012). Eine klassische, phylogenetisch alte Funktionsweise ist die Ausschaltung von Schmerzempfindungen in einer vital bedrohlichen Situation, wenn z.B. ein starker Schmerzreiz dazu führt, dass andere weniger relevante Schmerzreize ausgeblendet werden („Schmerz gegen Schmerz" – Sprenger 2010). Über diese Mechanismen entsteht auch die Placebo-Analgesie.

Die Aktivierung des DSMS stellt einen Schutzmechanismus gegen die Chronifizierung von Schmerzen dar (Ossipov 2014). Zur Schmerzchronifizierung trägt zunächst eine periphere Sensibilisierung durch anhaltende Aktivierung peripherer Nozizeptoren bei – die aber wiederum deszendierend von der Schmerzmatrix beeinflusst wird (Garland 2012). Die so intensivierte afferente Schmerzsignalübertragung triggert die zentrale Sensibilisierung; denselben Effekt hat aber auch eine verminderte Hemmung im DSMS, die ebenfalls durch psychische Vorgänge beeinflusst wird (Kwon 2013). Die zentrale Sensibilisierung wird durch spinal-supraspinale Regelkreise aufrechterhalten (Ossipov 2012). Der Übergang in ein chronisches Schmerzsyndrom ist mit verschiedenen intraneuronalen Veränderungen verbunden (Mehendale 2013, Treede 2013).

Moderne bildgebende Verfahren zeigen die Involvierung der Elemente der Schmerzmatrix und neuroplastische Veränderungen. Bei „psychogenen" Schmerzen ohne nozizeptiven Input wird die komplette Schmerzmatrix in gleicher Weise aktiviert wie bei Schmerzen mit nozizeptivem Input (Tracey 2008). Bei chronischen Schmerzsyndromen findet man Aktivitäts- und Volumenminderungen im Bereich des dorsolateralen präfrontalen Kortex, was darauf hindeutet, dass die Schmerzausblendungsfunktion („*keeping pain out of mind*") reduziert ist (Wiech 2008).

Die absteigende Schmerzhemmung nimmt im Alter ab (Grashorn 2013), was zu einer erhöhten Chronifizierungsneigung führen könnte (ausführlich in Wolter 2016 b).

Eine Übersicht über die schmerzverarbeitenden Systeme gibt Abbildung 8.1.

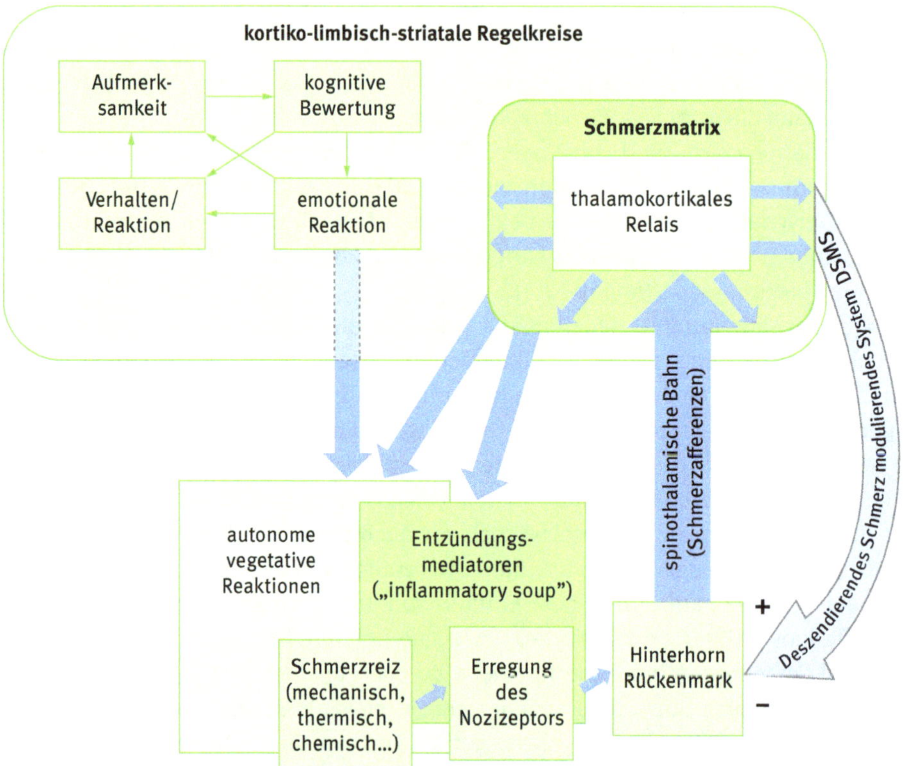

Abb. 8.1: Nozizeption, Bearbeitung des Schmerzerlebens, neuronale Reaktion und Verhalten, Nach Garland 2012, modifiziert. Aus: Wolter, Schmerzen und Schmerzmittelabhängigkeit im Alter – Die gerontopsychiatrische Perspektive. Stuttgart 2016; © W. Kohlhammer Verlag, mit freundlicher Genehmigung.

8.1.2 Psychologie

Die folgenden psychologischen Funktionen bzw. Phänomene besitzen besondere Bedeutung für die (dysfunktionale) Modulation des Schmerzerlebens:

- Aufmerksamkeit, das „Warten" auf das Auftreten von Schmerzen und das Ausblenden anderer Dinge (automatisierte selektive Voreinstellung der Aufmerksamkeit – *attention bias*) oder aber die Ablenkung durch andere Dinge,
- Depressivität und Angst bzw. allgemein negative Affekte und Traurigkeit,

- unzutreffende festgefügte Überzeugungen in Bezug auf die Entstehung von Schmerzen und die befürchteten ungünstigen Auswirkungen körperlicher Betätigung bzw. die „Unmöglichkeit" einer Genesung (*pain beliefs*),
- Katastrophenphantasien und daraus folgendes unangemessenes und übertriebenes Verhalten (*catastrophizing* – Katastrophisieren).

Insbesondere das Katastrophisieren hat sich als sehr ungünstig erwiesen, damit zusammenhängend das ständige Grübeln und der gleichzeitige Versuch, dieses Thema aus den bewussten Gedanken herauszuhalten („ich darf nicht ... ich will nicht") Das Durchhalten um jeden Preis kann sich genau so ungünstig auswirken wie das Vermeiden (Hasenbring 2014).

Akute Schmerzen sind selbstlimitierend (Mehendale 2013), Katastrophisieren fördert jedoch durch seinen redundanten Charakter die Konsolidierung des Schmerzgedächtnisses und damit die Chronifizierung (Treede 2013). Katastrophisieren ist ein Prädiktor für chronische Schmerzen und für schlechteres Ansprechen auf die Schmerzbehandlung (Flink 2010, Wertli 2014), aber auch Risikofaktor für Suizidgedanken im Zusammenhang mit chronischen Schmerzen (Edwards 2006).

Umgekehrt sind positive Merkmale wie Optimismus und Hoffnung mit weniger intensivem Schmerzerleben verbunden und hemmen das Katastophisieren (Finan 2015, Goesling 2013, Pulvers 2013).

Die beschriebenen psychischen Mechanismen münden in ein Vermeidungsverhalten (Angst-Vermeidungs- bzw. *Fear-avoidance*-Modell – Pfingsten 1997, Vlaeyen 2000), wodurch sie im Sinne einer Abwärtsspirale weiter verstärkt werden (Jurcik 2015). Die ungünstigen funktionellen Auswirkungen sind auch für ältere chronische Rückenschmerzpatienten belegt (Basler 2008).

Eine sehr instruktive Darstellung der neurobiologisch-psychologischen Zusammenhänge findet sich bei Butler und Moseley (2009).

8.1.3 Schmerzäußerung und Schmerzpräsentation

Schmerzen werden nicht nur verbal und rational geäußert, sondern auch paraverbal (Seufzen, Stöhnen, Jammern) und nonverbal (Mimik, Haltung, Gestik, Gang) mitgeteilt (Wörz 2004). Bei somatoformer (Schmerz-) Störung beinhaltet die Schmerzpräsentation oft eine sehr starke affektive Komponente (Gündel 2008). Ältere und jüngere Menschen unterscheiden sich nicht im mimischen Schmerzausdruck (Kunz 2008).

Überwiegend oder rein psychogene Schmerzerlebnisse findet man nur bei einem kleinen Teil der Schmerzpatienten. Die folgenden Punkte sprechen dafür, dass die Psychogenese eine wesentliche Rolle spielt (nach Wörz 2004):

1. unklare Beschreibung der Schmerzqualität
2. nicht passender Affekt
3. keine Linderung durch Willkürmotorik oder andere Faktoren
4. fehlende Periodizität, Schmerz immer vorhanden
5. vage Lokalisation, atypische Ausstrahlung
6. atypische Reaktion auf Medikamente

7. lange Dauer des Schmerzsyndroms
8. Schmerz mit anatomisch-physiologischen Grundlagen nicht vereinbar
9. auffälliges Sprachverhalten
10. Auslösung negativer Gefühle beim Arzt

Viele Menschen der heutigen Alten- und Hochaltrigengeneration haben ein entbehrungsreiches Leben hinter sich, in dem Not und Leiden normal waren, weshalb sie Schmerzen und andere Belastungssymptome oft kaum nach außen zeigen. (Tagay 2009)

8.2 Schmerzen im Kontext von psychischen Störungen und Problemfeldern

8.2.1 Körperliche Erkrankungen bei psychiatrischen Patienten

Durch die Veränderungen der psychiatrischen Versorgungsstrukturen und aufgrund der steigenden Lebenserwartung auch chronisch psychisch Kranker leben immer mehr alte Menschen mit schweren psychischen Erkrankungen in Altenhilfeeinrichtungen. Hausärzte und bei Klinikaufnahmen auch Geriater sind deshalb zunehmend mit diesen Patienten konfrontiert.

Auch wenn deren Lebenserwartung gestiegen ist, liegt sie immer noch deutlich unter der durchschnittlichen Lebenserwartung. Gründe für die höhere Mortalität sind Lebensstil und Akkumulation von Risikofaktoren (Rauchen bei chronisch Psychosekranken) und die erhöhte Suizidrate. Es spielt aber auch eine wichtige Rolle, dass körperliche Erkrankungen bei diesen Menschen oft erst sehr spät oder gar nicht diagnostiziert und entsprechend unzureichend behandelt werden (Hewer 2010). Dies liegt zu einem großen Teil daran, dass erkrankungsbedingt häufig sowohl die Mittteilungsfähigkeit wie auch die Compliance eingeschränkt sind. Außerdem kann krankheitsassoziiertes abweisendes Verhalten den Zugang erschweren; dies gilt nicht nur für produktiv psychotische und maniform-gereizte Zustandsbilder, sondern auch für die Selbstvernachlässigung bei gehemmter Depression oder eine ausgeprägte Residualsymptomatik bei chronischen Psychosen. Bei diesen Patienten muss gerade unklaren Symptomen und Schmerzen besonders sorgfältig nachgegangen werden (Hewer 2011).

Mund und Zähne sind ein besonderes Problem. Erkrankungen in diesem Bereich sind oft sehr schmerzhaft; sie können bei Menschen mit Demenz nicht-kognitive Symptome hervorrufen. Als dauerhafte Infektionsquelle sind sie ein Risiko für andere Erkrankungen (Strippel 2015, Zehnthöfer 2014).

8.2.2 Kognitive Beeinträchtigungen und Demenzen

Wie in Kapitel 3 ausführlich dargestellt, werden Schmerzen und schmerzauslösende Erkrankungen bei Menschen mit Demenz häufiger nicht erkannt. Vor diesem Hintergrund wird seit längerem eine unzureichende Schmerzbehandlung von Menschen mit Demenz beklagt (Tait 2008). Man wurde zunehmend darauf aufmerksam, dass nicht erkannte Schmerzen Ursache für nichtkognitive Symptome und herausforderndes Verhalten von Menschen mit Demenz sein können (Sampson 2015) und dass diese Symptome wie auch Depressivität durch analgetische Behandlung bei einem Teil der Erkrankten gebessert werden können (Husebø 2011, 2014).

Die Sensibilität für diese Problematik wuchs immer weiter, und in Verbindung mit der häufig vorgetragenen Kritik an einer übermäßigen Psychopharmakabehandlung von Menschen mit Demenz wurde das Konzept der *Serial Trial Intervention* formuliert, bei dem Psychopharmaka erst nach nichtmedikamentösen Interventionen und nach einem analgetischen Behandlungsversuch zum Einsatz kommen sollen (Fischer 2008). So werden immer häufiger Analgetika eingesetzt, möglicherweise liegt sogar eine Überreaktion vor, indem jetzt teilweise Menschen mit Demenz mehr Analgetika erhalten als Nicht-Demente (Haasum 2011). Auch Opioidanalgetika werden so immer häufiger eingesetzt, die sehr hohe Verordnungsrate (in Dänemark bei 41% der Altenheimbewohner und bei 27,5 % der in eigener Häuslichkeit lebenden Menschen mit Demenz) wird bereits kritisch diskutiert (Jensen-Dahm 2014).

Das Interesse an der Frage, wie Schmerzen bei in der Kommunikation eingeschränkten Menschen mit Demenz erkannt werden können, hat in den letzten Jahren in Wissenschaft und Praxis sprunghaft zugenommen. Gleichwohl gibt es nach wie vor zahllose ungeklärte Probleme, die mit der Heterogenität der Schmerzphänomene und der Heterogenität der unterschiedlichen Demenzformen zusammenhängen. Dazu gehört auch die Frage, wie sich die neuropathologischen Veränderungen von Demenzerkrankungen auf die Schmerzverarbeitung auswirken (Lautenbacher 2014).

Andererseits gibt es Hinweise auf ein *pain-related cognitive impairment*, d. h. eine abnorme vorzeitige Alterung der grauen Substanz bei chronischen Schmerzen (Moriarty u. Finn 2014). Auch scheint sich im Zuge der Alterungsprozsse im ZNS der Einfluss von Schmerzen auf Gedächtnis- und Exekutivfunktion zu verändern (Oosterman 2013).

Im Zusammenhang mit nichtkognitiven Symptomen von Menschen mit Demenz ist zu bedenken, dass zwar solche Symptome Folge von Schmerzen sein können, dass aber auch hochpotente Neuroleptika inkl. des in solchen Situationen typischerweise verwendeten Risperidon zu Unruhe führen können (Akathisie). Diese neuroleptikainduzierte Unruhe darf nicht als schmerzbedingtes Symptom fehlinterpretiert und mit einem Analgetikum bekämpft werden.

Für eine detaillierte Darstellung wird auf Kapitel 3 verwiesen.

8.2.3 Depressive Störungen

Schmerzen sind ein typisches Depressionssymptom (Wörz 2004), insbesondere wenn es sich um die Form von Depression handelt, die früher als endogen bzw. als Melancholie bezeichnet wurde („Depression mit somatischen Symptomen" in der ICD-10). Bei alten Menschen mit Depression sind hypochondrische Symptome häufiger als bei Jüngeren (Hegemann 2012), und Schmerzen werden doppelt so häufig beobachtet wie ohne Depression (Bonnewyn 2009). Die Zusammenhänge sind zirkulär-wechselseitig, die Frage nach Henne oder Ei (Gambassi 2009) ist kaum zu beantworten. Dabei korreliert die Intensität der Beschwerden: je schwerer die Depression umso stärker auch die Schmerzen, und umgekehrt (Bair 2003, Gambassi 2009, Kroenke 2011).

Schmerzen erschweren die Erkennung und Behandlung von Depressionen (Bair 2003). Je intensiver die Schmerzen, umso schlechter sprechen die Patienten auf die antidepressive Therapie an (DeVeaugh-Geiss 2010, Fishbain 2014), dies gilt auch im Alter (Thielke 2007). Schmerzen erhöhen das Risiko für eine depressive Ersterkrankung (Gerrits 2014) und einen chronischen Verlauf (Gerrits 2012). Eine Schmerzbehandlung kann die Stimmung von Menschen mit Demenz verbessern (Husebø 2014).

Verschiedene, häufig recht allgemein gehaltene Hypothesen über gemeinsame Pathophysiologie (inflammatorisch, Neurotransmitter, Endomorphine, Hypothalamus-Hypophysen-Nebennierenrinden-Achse, gestörte Neurogenese) sowie gemeinsame genetische und Umweltfaktoren werden diskutiert (Bair 2003, Gambassi 2009, Goesling 2013).

Katastrophisieren und Veränderungen der Affekt- bzw. Emotionsregulation mit daraus folgenden Auswirkungen auf die Copingstrategien spielen eine zentrale Rolle bei der Verbindung von Schmerz und Depression; gelingt ein suffizienter Umgang mit Stress, Schmerzen und negativen Gefühlen nicht, entsteht ein Teufelskreis (Linton 2011).

Bei Depressionen sind Haltung, Gang, Gestik und Mimik meist deutlich verändert („depressive Demutshaltung“) (Michalak 2009, Wörz 2004). Schmerzsyndrome des Bewegungsapparates können hierdurch hervorgerufen bzw. aufrechterhalten werden. Durch die gezielte therapeutische Veränderung dieser Körperhaltung (z. B. durch Biofeedback) können stimmungsabhängige kognitive Verzerrung günstig beeinflusst werden (Michalak 2015).

Für eine detaillierte Darstellung wird auf Kapitel 9 verwiesen.

8.2.4 Suizidalität

Es gibt enge Zusammenhänge zwischen chronischen Schmerzen und Suizidgedanken, Suizidversuchen und Suiziden. Bei chronischen Nicht-Tumor-Schmerzpatienten ist das Suizidrisiko deutlich erhöht, besondere Risikofaktoren sind dabei hohe Schmerzintensität und lange Schmerzdauer sowie komorbide Schlafstörungen (Ilgen 2013, Tang 2006). Auch bei Fibromyalgie-Patienten kommen Suizide und Suizidversuche gehäuft vor (Calandre 2011). Kein erhöhtes Risiko findet sich hingegen bei neuropathischen Schmerzen (Ilgen 2013, Tang 2006).

Eine besondere Rolle spielt (neben Depressivität) das Katastrophisieren (Edwards 2006) das auch bei tödlich ausgehenden Überdosierungen von Opioidanalgetika bedeutsam ist (Passik 2011).

8.2.5 Angst

Die Prävalenz von Angststörungen in der älteren Allgemeinbevölkerung liegt zwischen 1,2 und 15 %, von Angstsymptomen zwischen 15 % und 52,3 % mit einem deutlichen Überwiegen der Frauen. Am häufigsten ist die generalisierte Angststörung mit 3,4 bis 10,8 %; sie kommt bei Jüngeren deutlich seltener vor (Schneider 2012).

Chronische Schmerzen und Angststörungen korrelieren hoch (Asmundson 2009, Williams 2012). Beiden gemeinsam ist eine erhöhte Vulnerabilität und Angstsensibilität (*shared vulnerability model*) (Asmundson 2009).

Bei Angsterkrankungen findet man typischerweise Kopf- und Brustschmerzen, sowie Herzsensationen (Herzklopfen, -rasen und -stolpern), sowohl bei der generalisierten Angststörung, besonders aber bei Panikattacken.

Schmerzen sind mit erhöhtem Risiko sowohl für die Erstmanifestation (Gerrits 2014) wie für einen chronischen Verlauf (Gerrits 2012) von Angststörungen verbunden.

8.2.6 Schizophrene Erkrankungen

Bei schizophrenen Erkrankungen ist ein vermindertes Schmerzempfinden auch für extrem starke Schmerreize (z.B. Verletzungen des Peritoneums) seit über 150 Jahren aus zahlreichen eindrucksvollen Kasuistiken bekannt (Jakubaschk 1991, Murakami 2010). Im katatonen Stupor sind motorische Äußerungen nicht möglich; hinterher kann Schmerz jedoch erinnert und auch wieder geäußert werden. Ablenkung oder „Ausblendung“ durch intensives psychotisches Erleben kann eine Rolle spielen. Es wird vermutet, dass weniger das eigentliche Schmerzerleben als vielmehr die Mitteilung desselben verringert ist (Engels 2014). Neue Befunde sprechen dafür, dass die Hypoalgesie unabhängig von einer antipsychotischen Medikation vorhanden sein kann (Schmahl 2011), jedoch können Neuroleptika bzw. eine medikamentöse Sedierung das Schmerzerleben bzw. die Reaktionen weiter abschwächen (Jakubaschk 1991).

Die Hypalgesie findet sich nicht nur während akuter psychotischer Zustände, auch Patienten mit chronischen Schizophrenien sind häufig indolent. Dadurch kann die Erkennung lebensbedrohlicher Erkrankungen erschwert sein (Wörz 2004).

Andererseits leiden manche schizophrene Patienten unter eigentümlichen Schmerzempfindungen, die verschwommen, diffus, nicht festlegbar und bizarr geschildert werden. Das Spektrum reicht von uncharakteristischen Schmerzen bis hin zu „leiblichen Beeinflussungserlebnissen (...) mit dem ‚Kriterium des Gemachten‘“ (d. h., die Schmerzen werden als von fremden Menschen und Mächten gemacht erlebt). Typisch ist die Umschreibung: „als ob“ oder „wie wenn“ (Huber 1994, Wörz 2004). Es gibt „(...) mehr umschriebene Schmerzsensationen von bohrend reißendem, brennendem Charakter, die zu bestimmten Tageszeiten bald anfallartig, bald langsam an- und abfallend auftreten oder sich verstärken; unbestimmt ziehende, kreisende, steigende, oft als rheumatisch verkannte Wandersensationen, die sich zu qualvoller Unerträglichkeit steigern und den Patienten zum Suizid treiben können; Elektrisierungssensationen (...) thermische Sensationen (Hitze- und Kälteempfindungen) als diffuse, wellenförmig sich ausbreitende oder mehr umschriebene Missempfindungen; Bewegungs-, Zug- und Druckempfindungen im Körperinneren und an der Körperoberfläche in zahlreichen Variationen; schließlich Erlebnisse abnormer Schwere (...)“ (Huber 1957).

Diese Empfindungen werden als Zoenästhesien oder Leibhalluzinationen bezeichnet, wenn sie das klinische Bild prägen, wird von zoenäasthetischer Schizophrenie gesprochen. Schmerzen stehen bei dieser Form schizophrener Psychosen häufig am Anfang und dominieren das Erscheinungsbild, ohne dass klassische produktiv-psychotische Symptome wie akustische Halluzinationen vorliegen. Die Patienten gehen nicht zum Psychiater sondern zu anderen Ärzten (Bräunig 2000). Unter Belastung kann es zur akut-psychotischen Dekompensation kommen (Wörz 2004). Meist ist der Verlauf chronisch mit mehrjähriger Latenz zwischen Erkrankungsbeginn und Diagnose (Huber 1994).

Phänomenologisch entsprechen diese Zoenästhesien den zentralen neuropathischen Schmerzen, die bei verschiedenen ZNS-Erkrankungen auftreten können (M. Parkinson, Multiple Sklerose oder nach Schlaganfällen – s. u.); allerdings wird der Begriff Zoenästhesien gewöhnlich nur im Kontext schizophrener Erkrankungen verwendet.

Zoenästhesien spielen sicher auch in vielen Fällen von Dermatozoenwahn eine große Rolle; der Wahn stellt dann einen Erklärungsversuch für diese Sensationen dar (Huber 1994, Wörz 2004). Zoenästhesien können beim idiopathischen Gesichtsschmerz eine Differenzialdiagnose sein (Steiner 2007).

8.2.7 Folgen seelischer Traumatisierungen und Borderline-Persönlichkeitsstörung

Schwere seelische Traumatisierungen spielen bei der Entstehung verschiedener psychischer Störungen (Angst, Depression, Sucht) eine wichtige Rolle, besonders bei der Borderline-(Persönlichkeits-)Störung. Als spezifisch gilt das Krankheitsbild der posttraumatischen Belastungsstörung (PTBS) mit folgenden charakteristischen Symptomen: ungewolltes Wiedererleben der traumatischen Situation (Intrusionen); Vermeidungsverhalten; ständiges Bemühen, die belastenden Gedanken fernzuhalten, verbunden mit emotionaler Abstumpfung (*Numbing*); Übererregbarkeit (*Hyperarousal*). PTBS-Patienten zeichnen sich durch eine erhöhte Inanspruchnahme von Gesundheitseinrichtungen aus, auch im Alter (Glaesmer 2011, Heuft 2006, Maercker 2015).

Wichtig ist die Unterscheidung in einmalige und wiederholte, langfristige Traumata, wobei von Menschen verübte Traumatisierungen schwerwiegendere Folgen haben als Naturkatastrophen, insbesondere wiederholte kindliche Traumatisierungen über lange Zeit (Liedl 2008; Maercker 2015, Morina 2014). Als Folge können komplexe Traumafolgestörungen auftreten, die sich durch weitere psychische Symptome und Überschneidungen mit der Borderlinestörung auszeichnen (Sachsse 2011). Man weiß heute, dass PTBS auch erst mit einer Verzögerung von mehreren Jahren auftreten können und dass sie nicht selten chronifizieren (Chopra 2014, Glaesmer 2014, Kuwert 2011). Viele Angehörige der heutigen Alten- und v. a. Hochaltrigengeneration haben im Zusammenhang mit dem 2. Weltkrieg traumatische Erlebnisse durchgemacht, die bis heute nachwirken und sich in einer deutlich erhöhten PTBS-Prävalenz niederschlagen (Glaesmer 2014). Verschiedene Faktoren tragen dazu bei, dass die traumatischen Erlebnisse „wieder hochkommen" (Heuft 2006, Maercker 2015), wobei die Symptome dann nicht selten vom ursprünglichen Trauma abgekoppelt sind. Eine Traumareaktivierung kann durch Gerüche oder Geräusche oder durch als feindselig erlebte Pflegehandlungen erfolgen (Ziegler 2013).

Es findet sich eine ausgesprochen hohe Komorbidität zwischen chronischen Schmerzsyndromen und PTBS (Glaesmer 2014, Moeller-Bertram 2012, Liedl 2008, Häuser 2013). Das Schmerzerleben von PTBS-Patienten mit chronischen Rückenschmerzen ist verändert, die

Schmerzen haben eine größere räumliche Ausdehnung (Leisner 2014). Gewalt (körperlich, sexuell), frühe Vernachlässigung, Verlusterlebnisse (Totgeburt, Abort) und traumatisch erlebte Geburten sind Risikofaktoren für chronische Unterleibsschmerzen bei Frauen (Neises 2011).

Langfristig kommt zur Abstumpfung der Schmerzreaktion und der Emotionalität (*Numbing*) sowie einer Beeinträchtigungen der Adaptionsfähigkeit (Asmundson 2008).

Gesteigerte Angstsensitivität, Katastrophisieren und Vermeidungsverhalten, das Gefühl mangelnder Selbstwirksamkeit und Depressivität spielen eine wichtige Rolle bei der erhöhten Schmerzhäufigkeit bzw. -empfindlichkeit von PTBS-Patienten. Das *perpetual avoidance model* (Abb. 8.2) bildet diese Zusammenhänge ab, wobei ein Schmerz-Teufelskreis und ein PTBS-Teufelskreis sich über die gemeinsame Station von Vermeidung, Inaktivität und Depressivität wechselseitig anfachen (Liedl 2008). Die Notwendigkeit einer multimodalen Schmerzbehandlung wird dadruch offensichtlich (Gibson 2012).

Die Borderline-Störung weist enge Verbindungen mit PTBS auf, charakteristisch sind häufige Selbstverletzungen, die mit einer Hypoalgesie für akute Schmerzen verbunden sind. Gleichzeitig findet man eine erhöhte Sensitivität für chronische Schmerzen. Unter chronischen Schmerzpatienten findet man überproportional viele Borderline-Patienten (Ducasse 2014).

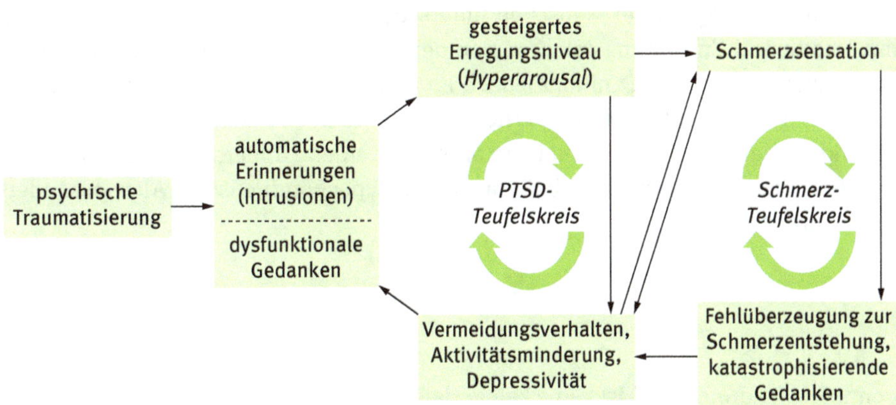

Abb. 8.2: *Perpetual Avoidance Model* zum Zusammenhang von Posttraumatischen Belastungsstörungen und Schmerzerleben. Nach Liedl 2008, modifiziert. Aus: Wolter, Schmerzen und Schmerzmittelabhängigkeit im Alter – Die gerontopsychiatrische Perspektive. Stuttgart 2016; © W. Kohlhammer Verlag, mit freundlicher Genehmigung.

8.2.8 Somatoforme Störungen

„Von somatoformen Störungen wird gesprochen, wenn sich körperliche Beschwerden entwickeln, die nicht oder nicht ausreichend durch bekannte medizinische Erkrankungen erklärt werden können“, d. h. dass das Beschwerdebild „vom untersuchenden Arzt nicht einer medizinischen Krankheit zugeordnet werden kann oder es hinsichtlich Stärke oder subjektiver Belastung weit über das hinausgeht, was bei der betreffenden Krankheit zu erwarten wäre“ (Hiller 2015). Eine objektivierbare somatische Erkrankung schließt eine somatoforme Störung also keineswegs aus. Im DSM-5 (APA 2013) wird in Form der neuen Kategorie somatische Belastungsstörung nicht mehr differenziert, ob eine somatische Erkrankung vorhanden ist oder nicht, obwohl dies für die Behandlung bedeutsam ist (primär bewältigungsorientiert bei somatischer Erkrankung, Auseinandersetzung mit psychologischen Faktoren bei somatoformer Störung). Somatoforme Störungen weisen meist vielfältige, wechselnde körperliche Beschwerden auf, es gibt jedoch auch monosymptomatische Formen, wozu die somatoforme Schmerzstörung zählt.

Somatoforme Störungen gehören zu den häufigsten psychischen Störungen; sie sind mit erheblicher Krankheitsbelastung verbunden und weisen große Überschneidungen mit Angst und Depression auf (Hiller 2015, Lieb 2007). Über den langfristigen Verlauf und prognostische Faktoren ist wenig bekannt (olde Hartman 2009).

Wenn die körperlichen Beschwerden als überwältigend empfunden werden, ist Vermeidungsverhalten eine typische Folge, Entlastung und Wegfall von Verpflichtungen können als positive Konsequenzen („Krankheitsgewinn“) verstärkend wirken. Verhält sich der Patient wie ein Schwerkranker, können die funktionellen und sozialen Auswirkungen im Extremfall größer sein als bei einer tatsächlich vorhandenen körperlichen Erkrankung (Hiller 2015).

Somatoforme Störungen alter Menschen unterscheiden sich nicht wesentlich hinsichtlich Symptomatik und Entstehungsfaktoren von denen Jüngerer, sie können auch im Alter erstmals auftreten. Die Prävalenz nimmt jedoch im Alter nicht zu, sondern einigen Studien zufolge sogar eher ab, vielleicht weil körperliche Beschwerden und Schmerzen im Alter häufiger sind und deshalb eher als „normal“ empfunden werden (Hilderink 2013, Hiller 2015, Schneider 2011) Das sehr hartnäckige Phänomen der Hypochondrie ist im Alter besonders häufig (olde Hartman 2009).

8.2.9 Fibromyalgiesyndrom

Das Fibromyalgiesyndrom (FMS) ist keine kategoriale Krankheitseinheit, sondern ein dimensionales Syndrom, das von verschiedenen medizinischen Fächern unterschiedlich eingeordnet wird – deshalb sollte nicht von (der) Fibromyalgie gesprochen, sondern die Bezeichnung FMS verwendet werden. Die Ätiologie ist bisher nicht geklärt, offenbar führen unterschiedliche pathogenetische Vorgänge zu einem relativ uniformen Phänotyp. FMS und *chronic widespread pain* (CWP) überlappen sich in großem Umfang, sind aber nicht identisch, auch zwischen FMS und somatoformer Schmerzstörung gibt es weitreichende Überschneidungen (Eich 2012). Wegen dieser vielfältigen Überlappungen das Konzept eines übergeordneten *central sensitivity syndrome* diskutiert (Yunus 2008).

Für die Diagnose sind Schmerzen in mehreren Körperregionen von mindestens drei Monaten Dauer sowie Schlafstörungen und Erschöpfungsneigung („Fatigue“) erforderlich; ferner galt lange Zeit eine erhöhte Schmerzempfindlichkeit bei Druck auf sog. *Tenderpoints* als obligatorisch, was jedoch jüngst durch eine Revision der Kriterien in Frage gestellt wird, so dass die Diagnosestellung nicht mehr Rheumatologen vorbehalten bleibt (Eich 2012,

Wolfe 2014). Die Bezeichnung Fibromyalgie wurde 1976 von amerikanischen Rheumatologen eingeführt, im deutschen Sprachraum wurde bis dahin der Begriff „generalisierte Tendomyopathie" verwendet (Egle 2011).

Aussagen zur Epidemiologie müssen vor dem Hintergrund der diagnostischen Probleme vorsichtig bewertet werden. In einer repräsentativen deutschen Stichprobe wurde ein positiver Altersgang festgestellt (bis 40 Jahre: 0,8%, 40–60 Jahre: 2,5%, über 60 Jahre: 3,0%) (Wolfe 2013).

Das FMS weist eine ausgeprägte psychiatrische Komorbidität auf, v. a. mit depressiven Störungen und Angststörungen, aber auch für Posttraumatische Belastungsstörungen; eine positive Familienanamnese für Angst und Depression ist ebenso bedeutsam wie frühe Traumaerfahrungen ohne Ausbildung einer PTBS (Arnold 2010, Cillien 2013).

Eine psychosomatische Sichtweise wird seit langem diskutiert, aus dieser Perspektive erscheint das FMS heute als Stressverarbeitungsstörung; nachdem bei gegebener Vulnerabilität dysfunktional verarbeitete biologische und/oder psychosoziale Stressoren die Symptome ausgelöst haben, kann es durch familiäre Faktoren, aber auch iatrogen zur Chronifizierung kommen (Arnold 2010, Egle 2011).

8.2.10 Schlafstörungen

Schmerzen und Schlafstörungen beeinflussen sich gegenseitig. Entgegen einer verbreiteten intuitiven Annahme haben jedoch Schlafstörungen eine größere Bedeutung für Erstauftreten und Exazerbation chronischer Schmerzen als umgekehrt. Guter Schlaf verbessert die Chancen für den Rückgang von Schmerzen (Finan 2013).

Schlafentzug und fragmentierter Schlaf erhöhen die Empfindlichkeit für alle Schmerzqualitäten. Die Wirkung auf das Schmerzerleben hängt dabei nicht mit den Auswirkungen auf die Affektivität zusammen: bei Gesunden ruft Schlafentzug Hyperalgesie und Stimmungsverschlechterung hervor, bei Depression führt Schlafentzug (Wachtherapie) zwar auch zu erhöhter Schmerzempfindlichkeit, gleichzeitig aber zu Stimmungsaufhellung (Karmann 2014).

Die Verbindung zwischen Schlaf(störungen) und Schmerz ist bei rheumatologischen Erkrankungen besonders eng. Wechselwirkungen zwischen Stress, gestörtem Schlaf-Wach-Rhythmus, Schmerzen des Bewegungsapparates und Fatigue könnten bei der Entstehung des FMS und verwandter Syndrome eine Rolle spielen (Moldofsky 2010).

Die meisten Kopfschmerzformen zeigen ein gehäuftes Auftreten bei Schlafstörungen, Schlafmangel erhöht das Risiko für die Ausbildung chronischer Kopfschmerzen (Rains u. Poceta 2012).

Katastrophisieren und Vermeidungsverhalten sind bei Schlafstörungen und chronischen Schmerzen gleichermaßen bedeutsam und finden sich besonders ausgeprägt, wenn beide zusammen vorhanden sind (MacDonald 2008).

8.2.11 Parkinson-Krankheit (PK)

Schmerzen sind ein „vergessenes Symptom“ der Parkinson-Krankheit (PK). Dabei leiden 30–80% der Patienten darunter. Verschiedene Studien sprechen für eine Hyperalgesie bei PK. Schmerzen können teilweise lange vor der Diagnosestellung bestehen. Die Behandlung sollte immer mit Bezug zur Pathogenese multiprofessionell und unter Nutzung nichtmedikamentöser Maßnahmen erfolgen, allen voran Physiotherapie.

Entstehungsmechanismen und klinische Charakteristika der Schmerzen bei PK sind unterschiedlich:
- muskuloskelettale Schmerzen durch anhaltend erhöhten Muskeltonus (Rigor) oder Dystonien,
- Schmerzen durch autonome Funktionsstörungen: Occipitale Kopf- und Nackenschmerzen („Kleiderbügelschmerz“) durch unzureichende Vasokonstruktion bei aufrechter Körperhaltung,
- viszerale Schmerzen durch autonome Funktionsstörungen: schmerzhafte Obstipation, anorektale Schmerzen durch unwillkürliche dystone Sphinkterkontraktionen (*anism*),
- periphere neuropathische (radikuläre) Schmerzen durch ventralseitige Überbelastung der Wirbelsäule durch Fehlhaltung,
- zentrale neuropathische Schmerzen ähneln den o. a. Zoenästhesien (s. Abschnitt 8.2.6 Schizophrene Erkrankungen),
- Schmerzen als Folge von Akathisie (Sitz- oder Laufunruhe) und Restless-Legs-Syndrom (RLS),
- bei komorbider Depression sind Schmerzen häufiger (Sophie 2012, Wasner 2012).

8.2.12 Multiple Sklerose (MS)

Auch bei der MS werden die Schmerzen unterschätzt, die Prävalenzangaben bewegen sich zwischen 29 und 86% (Brola 2014, O'Connor 2008). Mit zunehmendem Alter und Dauer der MS-Erkrankung sowie bei komorbider Depressivität sind sie häufiger. Die Schmerzen haben relevante funktionelle Auswirkungen und beeinträchtigen Lebensqualität.
Die Schmerzen sind von unterschiedlicher Art (Truini 2013, O'Connor 2008):
- anhaltende zentrale neuropathische Schmerzen, die Zoenästhesien (s. Abschnitt 8.2.6 Schizophrene Erkrankungen) ähneln, Missempfindungen und Dysästhesien,
- einschießende zentrale neuropathische Schmerzen (Trigemniusneuralgie, Lhermitte-Zeichen),
- nozizeptive Schmerzen in Zusammenhang mit Schädigungen des Sehnerven,
- muskuloskelettale Schmerzen bei Dystonien und Fehlhaltungen,
- Schmerzen bei Spastik, oft Kombination aus zentraler Schädigung (Demyelinisierung) und Reizung peripherer Nozizeptoren in den betroffenen Muskeln,
- Mischformen (neuropathisch und nicht-neuropathisch, z.B. Kopfschmerzen bei MS).
- Schmerzen durch Medikamentennebenwirkungen,

- eine somatoforme Komponente (*psychogenic pain*) kann im Lauf der Erkrankung dazu kommen, Katastrophisieren spielt eine wichtige Rolle.

Die neuropathischen Schmerzen hängen mit den Demyelinisierungsherden bzw. den regionalen inflammatorischen Veränderungen im ZNS zusammen, wobei die Lokalisation eine gute Übereinstimmung mit der klinischen Symptomatik aufweist (Brola 2014).

Die medikamentöse Schmerzbehandlung bei MS ist größtenteils empirisch fundiert. Gegen die zentral-neuropathischen Schmerzen können tryzklische Antidepressiva, Antikonvulsiva (Gabapentin, Pregabalin, auch Levetiracetam) sowie Cannabinoide versucht werden, antispastische Medikamente gegen Schmerzen in Verbindung mit Spastik (Baclofen, ggf. auch Benzodiazepine – BZD) (Solaro 2010, Truini 2013). Multimodale Schmerzbehandlung unter Einsatz nichtmedikamentöser Methoden ist auch bei der MS unabdingbar.

8.3 Sucht – Schmerz – Opioidanalgetika und Abhängigkeit

8.3.1 Suchterkrankungen und Schmerzen

Die neuronalen Systeme, die bei Suchterkrankungen von Bedeutung sind, weisen große Überlappungen mit den zentralen schmerzverarbeitenden Systemen auf. Negative Gefühlszustände verstärken die erlebte Schmerzintensität (s. o.) und spielen auch in der Dynamik von Suchterkankungen ein wichtige Rolle (Jurcik 2015, Shurman 2010).

Alkohol weist eine akute schmerzlindernde Wirkungen auf, wobei eher die Schmerztoleranz als die Schmerzschwelle beeinflusst wird (Perrino 2008, Wolff 1941); vermutet wird auch eine günstige Wirkung des allgemein entspannenden Effektes bei moderatem Alkoholkonsum (Zale 2015). Der Effekt ist ausgeprägter bei Alkoholabhängigen als bei nicht Abhängigen (Cutter 1976).

Suchterkrankungen führen meist zu vielfältigen Folgekrankheiten (Wolter 2011), von denen wiederum etliche mit chronischen Schmerzen einhergehen können. Andererseits findet man bei chronischen Schmerzpatienten eine Häufung von Erkrankungen bzw. Störungen aus dem Suchtspektrum (Højsted 2013).

Chronische schmerzhafte Erkrankungen sind bei Alkoholmissbrauch und Alkoholabhängigkeit häufiger als in der Durchschnittsbevölkerung. Sowohl akute wie chronische Schmerzen sind Auslöser für eine Zunahme des Alkoholkonsums. Komorbide Schmerzen verschlechtern die Prognose von Alkoholproblemen, umgekehrt führt Alkoholkonsum häufig zu Komplikationen in der Schmerzbehandlung (Zale 2015).

Raucher leiden häufiger unter Rückenschmerzen (Shiri 2010).

Im Rahmen von Entzugssyndromen (Alkohol, BZD, Opioide) findet man typischerweise neben einer allgemeinen Angespanntheit und Hypersensitivität auch eine Hyperalgesie (Jochum 2010, Wolter 2016a, Zale 2015, Zöllner 2010).

8.3.2 Epidemiologie der Verordnung von Opioidanalgetika

Die Verordnung von Opioidanalgetika (OA) hat weltweit in den letzten 25 Jahren erheblich zugenommen. In Deutschland verzeichnet die gesetzliche Krankenversicherung allein zwischen 2001 und 2010 eine Zunahme der Verordnung von starken Opioidanalgetika von ca. 50 Mio DDD auf ca. 139 Mio DDD (+ 178 %), wobei der weitaus größte Teil auf über 70Jährige entfällt (Hoffmann 2012). Wurde seinerzeit die Erleichterung der Betäubungsmittelverordnung mit dem Hinweis auf die analgetische Unterversorgung der Krebspatienten begründet, betrifft dieser Anstieg jedoch mindestens zur Hälfte Nicht-Tumorschmerzen. Drei Viertel der Verordnungen entfallen auf diese Gruppe. Die Verordnung starker Opioide hat sich in diesem Zeitraum vervierfacht, wobei der Anstieg bei den Nicht-Tumorpatienten besonders stark ausfiel (Schuberth 2014). Im gleichen Zeitraum ist in Großbritannien die Gesamtzahl der Patienten mit einer Opioidverordnung um 466 % angestiegen, wobei 87,8 % der Verordnungen auf Nicht-Tumorpatienten entfallen, die auch einen deutlich stärkeren Anstieg aufweisen (Zin 2014).

Dabei ist die Wirksamkeit von OA bei chronischen Nicht-Tumorschmerzen (CNTS) bekanntlich begrenzt (Reinecke 2015). Bei insgesamt dürftiger Datenlage zeichnen sich die Studien zur Wirksamkeit durch eine überwiegend kurze Dauer und hohe Abbrecherquoten aus. Von den verbleibenden Patienten profitieren nur ca. 25 % (Häuser 2014a). Das Ausmaß der Schmerzlinderung bei chronischen Rückenschmerzen beträgt nur ca. 30 %. (Deyo 2015) Der Verordnungsanstieg geht nicht mit einem entsprechenden Ausmaß an Funktionsverbesserung einher (Sites 2014)

8.3.3 Missbrauch und Abhängigkeit von Opioidanalgetika

Diagnosestellung nach den offiziellen Klassifikationssystemen

In den gängigen Klassifikationssystemen (ICD-9, ICD-10, DSM-III/III-R, DSM-IV, DSM-5) werden Missbrauch und Abhängigkeit von OA nicht getrennt von Heroinmissbrauch/-abhängigkeit behandelt, nach heutigem Stand wird auch die kommende ICD-11 (WHO: ICD-11) hier keine Unterscheidung einführen. Alle drei genannten ICD-Versionen differenzieren zwischen Missbrauch und Abhängigkeit (WHO: ICD-10 s. Infokasten 8.1), ebenso das DSM-IV, während das DSM-5 nur mehr eine *Opioid Use Disorder* kennt und lediglich nach Anzahl der vorliegenden Symptome zwischen leicht (2–3), moderat (4–5) sowie schwer (6 und mehr von 9 bzw. 11) unterscheidet (APA 2013) (Infokasten 8.2). Ausgehend von Opioidabhängigkeit als illegaler Drogenabhängigkeit enthalten ICD-9 und ICD-10 sowie DSM-IV-Toleranzentwicklung und Entzugssymptome als diagnostische Kriterien, die jedoch bei einer verordneten längerfristigen Einnahme von OA kaum anwendbar sind, weil sie meist zwangsläufig eintreten. Deshalb werden diese beiden Symptome im DSM-5 bei ärztlich verordneter Einnahme ausgeklammert, und ICD-11 wird nach heutigem Stand vollständig darauf verzichten.

Infokasten 8.1: ICD-10: Opioidabhängigkeit. Nach: The ICD-10 Classification of Mental and Behavioural Disorders. Clinical descriptions and diagnostic guidelines. World Health Organization o. J. ("Bluebook"). Link: www.who.int/classifications/icd/en/bluebook.pdf.

Mindestens 3 von 6 Kriterien gleichzeitig innerhalb des letzten Jahres:
- starkes Verlangen oder eine Art Zwang, die Substanz einzunehmen
- Schwierigkeiten, den Konsum zu kontrollieren
- körperliche Entzugssymptome:
  charakteristisches Opioidentzugssyndrom
  oder
  Opioidkonsum zur Vermeidung oder Linderung von Entzugssymptomen
- Toleranz, Verlangen nach Dosissteigerung zur Erzielung der ursprünglichen Wirkung
- zunehmende Vernachlässigung anderer Tätigkeiten und Interessen aufgrund des Substanzkonsums, erhöhter Zeitaufwand für Beschaffung, Konsum oder Erholung
- anhaltender Konsum trotz offensichtlicher nachteiliger Folgen

Infokasten 8.2: DSM-5: Opioidabhängigkeit; Nach: APA 2013.

Problematisches Konsummuster führt zu klinisch bedeutenden Beeinträchtigungen, im letzen Jahr **mindestens 2 von 11 bzw. 9* Kriterien:**
1. mehr oder länger als beabsichtigt
2. anhaltender Wunsch oder erfolglose Versuche aufzuhören
3. hoher Zeitaufwand für Beschaffung oder Erholung von den Wirkungen
4. Craving
5. wiederholtes Versagen bei der Erfüllung wichtiger Verpflichtungen durch den Konsum
6. fortgesetzter Konsum trotz sozialer oder zwischenmenschlicher Probleme durch den Konsum
7. Einschränkung wichtiger sozialer, beruflicher oder Freizeitaktivitäten aufgrund des Konsums
8. wiederholter Konsum in Situationen, in denen der Konsum zu körperlicher Gefährdung führt
9. fortgesetzter Konsum trotz Kenntnis anhaltender oder wiederkehrender körperlicher oder psychischer Probleme, die durch die Substanz hervorgerufen oder verstärkt werden
10. Toleranzentwicklung*:
    Verlangen nach ausgeprägter Dosissteigerung, um den gewünschten Effekt herbeizuführen
    oder
    deutlich verminderte Wirkung bei gleichbleibender Menge
11. Entzugssymptome*:
    charakteristisches Opioidentzugssyndrom
    oder
    Opioidkonsum zur Vermeidung oder Linderung vom Entzugssymptomen

2–3 Symptome: leicht; 4–5 Symptome: mittel; 6 + Symptome: schwer;
*nicht bei Konsum ausschließlich unter angemessener ärztlicher Aufsicht

Alternative diagnostische Kriterien

Schmerzmedizinern erscheinen diese suchtmedizinisch bzw. psychiatrisch dominierten Diagnosekriterien unbefriedigend, sie verweisen darauf, dass zwischen *addiction* (Sucht) und *dependence* (Abhängigkeit) unterschieden werden müsse, erstere verstanden als neurobiologisch-psychosoziale Erkrankung, letztere als physiologisches Phänomen (Ballantyne

2007, Ballantyne 2012). Daneben wird differenziert zwischen *misuse* (Fehlgebrauch) und *abuse* (Missbrauch, Abusus). Für beide Begriffe gibt es zahlreiche unterschiedliche Definitionen (Übersicht bei Smith 2013 und Wolter 2016b), wobei die Absicht, einen psychotropen Effekt zu erreichen, in den meisten Definitionen von *abuse* eine wichtige Rolle spielt.

Vor diesem Hintergrund wurde noch zu Zeiten von ICD-9 und DSM-III-R versucht, die dort vorgegebenen Kriterien auf den Kontext der OA-Behandlung herunter zu brechen und zu konkretisieren. Die so zusammengetragenen Verhaltensmerkmale wurden schließlich unter der Bezeichnung *aberrant drug related behaviours* (ADRB) zusammengefasst. Dabei sind zwei Meilensteine hervorzuheben: einerseits die Gegenüberstellung von positiven und negativen Kriterien (Savage 2002) (Tab. 8.1), andererseits eine Aufteilung in schwache Indizien (z. B. eigenmächtige Dosissteigerung) vs. starke Indizien (z. B. Rezeptfälschung) (Kirsh 2002).

Ein Konsens über die diagnostischen Kriterien konnte bisher nicht erzielt werden. Die Diskussion wird von grundsätzlichen Haltungen wesentlich beeinflusst, etwa wenn es um die Problematik von Abhängigkeit vs. Pseudoabhängigkeit geht.

Tab. 8.1: Suchtmittelassoziierte Verhaltensauffälligkeiten (ADRB, *aberrant drug-related behaviors*) zur Erfassung von Suchtproblemen im Rahmen einer Behandlung mit Opioidanalgetika. Nach Savage 2002 (modifiziert). Aus: Wolter, Schmerzen und Schmerzmittelabhängigkeit im Alter – Die gerontopsychiatrische Perspektive. Stuttgart 2016; © W. Kohlhammer Verlag, mit freundlicher Genehmigung.

Indizien für Sucht/Missbrauch	**Indizien für therapeutischen Gebrauch**

schädliche Folgen des Opioidgebrauchs:
– intoxikiert/somnolent/sediert
– nachlassende Aktivitäten
– reizbare/ängstliche/labile Stimmung
– zunehmende Schlafstörungen
– zunehmende Klagen über Schmerzen
– zunehmende zwischenmenschliche Probleme
	– positives Therapieansprechen:
	  – keine erkennbaren Bewusstseinsveränderungen
	  – gleichbleibende oder zunehmende Aktivitäten
	  – stabile oder verbesserte Stimmung
	  – stabile oder verbesserte Schlafqualität
	  – gleichbleibende oder abnehmende Schmerzen
	– verbesserte zwischenmenschliche Beziehungen

nachlassende Kontrolle über den Substanzkonsum/zwanghafter Konsum: – Berichte über gestohlene Rezepte oder Medikamente – häufiger vorzeitiger Wunsch nach Folgerezepten – Dringlichkeitsanrufe oder unplanmäßige Arztbesuche – Missbrauch von anderen Drogen oder Alkohol – hat auf Nachfrage die der Verordnung entsprechende Tablettenmenge nicht mehr übrig – Entzugssymptome beim Arztbesuch erkennbar – fremdanamnestische Informationen über übermäßigen oder nur sporadischen Gebrauch	– Fähig zur Einnahme wie verordnet – selten oder keine Medikamentenunregelmäßigkeiten – Medikamenteneinnahme wie verordnet – Dosierung wird beim Arztbesuch besprochen – kein Alkohol- oder Drogenmissbrauch – hat die der Verordnung entsprechende Tablettenmenge übrig – keine Entzugssymptome – fremdanamnestisch angemessene Medikamenteneinnahme

Tab. 8.1: (fortgesetzt)

Indizien für Sucht/Missbrauch	Indizien für therapeutischen Gebrauch
intensive gedankliche Beschäftigung mit dem Medikament und seiner Beschaffung, Craving: – häufiges Nichteinhalten vereinbarter Terminen, außer es geht um ein Folgerezept – kein Ausprobieren anderer Therapieansätze als Opioide – subjektive Unverträglichkeit der meisten Medikamente – Einfordern von Medikamente mit ausgeprägter psychotroper Wirkung – keine Beschwerdelinderung außer durch Opioide	strebt Schmerzlinderung an, nicht psychotrope Effekte: – vereinbart Arzttermine meist von sich aus – erscheint zu empfohlenen Kontrollen – probiert begründete Therapieempfehlungen ernsthaft aus – Unverträglichkeit oder Ansprechen auf Medikamente sind nicht durch eine Neigung zum Medikamentenmissbrauch erklärbar – eignet sich Selbst-Management-Strategien an (kann Techniken vorführen oder besprechen)

Abhängigkeit oder Pseudoabhängigkeit

Ein häufiges Argument gegen die Annahme einer OA-Abhängigkeit ist, dass die suspekten Verhaltensauffälligkeiten lediglich Folge unzureichender analgetischer Behandlung seien und dass sie unter ausreichender Analgesie wieder verschwinden würden. Dies wird als Pseudoabhängigkeit bezeichnet.

So einleuchtend dieses theoretisches Konzept auch erscheint, so ist seine empirische Grundlage dürftig: einer akribischen Literaturrecherche zufolge waren bis 2011 weltweit ganze 54 Fälle beschrieben (Passik 2011). In der ersten Publikation, die 1989 den Begriff prägte (Weissman 1989), ging es nicht um einen chronischen Schmerzpatienten, sondern um einen 17 Jahre jungen Mann mit Thoraxschmerzen bei einer Pneumonie im Rahmen einer Leukämie.

Die unachtsame Verwendung des Konzepts Pseudoabhängigkeit birgt die Gefahr, dass eine unterschwellige moralische Dimension die ärztlichen Entscheidungen beeinflusst, indem „gute" behandlungsbedürftige unterdosierte Schmerzpatienten gegen „schlechte" süchtige Patienten ausgespielt werden (Bell 2009).

Epidemiologie

Angesichts der beschriebenen diagnostischen Probleme ist es nicht überraschend, dass die Häufigkeitsangaben in Abhängigkeit von Stichproben, diagnostischen Kriterien und Prävalenzmaßen (Punkt/Jahr vs. Lebenszeit) stark variieren. Die Raten schwanken zwischen 0 und 50 % der CNTS-Patienten mit langfristiger OA-Einnahme. Fast alle Studien stammen aus den USA (Fishbain 2008, Højsted 2007, Minozzi 2013, Vowles 2015).

Unter der Klientel einer universitären Schmerzambulanz in Kopenhagen lag die Punktprävalenz bei 14,4 % bzw. 19,3 % nach ICD-10 bzw. ADRB-Kriterien (Højsted 2010); zur Überraschung der Autoren, die aufgrund der o. e. Probleme eine höhere Prävalenz bei der Diagnose nach ICD-10 erwartet hatten, war das Gegenteil der Fall.

An einer prospektiven Kohorte von über 1500 australischen CNTS-Patienten (Durchschnittsalter 58 Jahre) wurden kürzlich die Kriterien der unterschiedlichen Klassifikationssysteme vergleichend angewandt, dabei ergaben sich Lebenszeitprävalenzen von 8,5% und 9,9% (ICD-10/ICD-11) bzw. jeweils 8,9% (DSM-IV/DSM-5 moderat und schwer) (Degenhardt 2015).

Im Deutschland und Norwegen scheint das Abhängigkeitsrisiko für schwache Opioide (Tramadol, in Norwegen wurden auch Kodein und Dextropropoxyphen untersucht) gering zu sein (Skurtveit 2011, Radbruch 2013). In Großbritannien (Stannard 2013) und Irland (Randall 2014) wird aber eine hohe Zahl von Todesfällen durch Tramadol beklagt und eine hohe Missbrauchsrate berichtet (Winstock 2013).

OA-Abhängigkeit ist im Alter seltener (Neutel 2014, Papaleontiou 2010). Dies gilt v. a. für die Inzidenz, also das erstmalige Auftreten (Edlund 2007). Allerdings ist zu bedenken, dass in den USA die Prävalenz bei den unter 60-Jährigen seit ca. 2011 wieder sinkt, während sie bei den über 60-Jährigen langsam aber kontinuierlich ansteigt (West 2015), dass die Gesamtzahl der OA-Verordnungen im Alter sehr viel höher liegt und dass auch lange Behandlungsdauer und hohe Dosis Risikofaktoren darstellen (s. u.). Angesichts der starken Zunahme der OA-Verordnungen muss außerdem damit gerechnet werden, dass trotz niedrigerer Inzidenz durch das Älterwerden von OA-abhängigen Patienten die Prävalenz im Alter ansteigt.

Exkurs: Die Situation in Nordamerika (USA, Kanada)
Um die komplexe Problematik besser verstehen und die nordamerikanischen Publikationen richtig einordnen zu können, ist es sinnvoll, die Entwicklung in den USA und Kanada zu betrachten. Dort findet sich der weltweit höchste Verbrauch an OA. Die Verordnungen stiegen nach Einführung des retardierten Oxycodon-Präparates Oxycontin in den USA im Jahre 1996 massiv an (Deyo 2015, Mehendale 2013). Parallel dazu kam es zu einer dramatischen Zunahme der Notfalleinweisungen aufgrund OA. OA-bedingte Todesfälle nahmen von 4.000 im Jahr 1999 auf 15.000 im Jahr 2008 zu und waren jahrelang häufiger als Todesfälle durch Heroin und Kokain, schließlich sogar häufiger als die durch Heroin und Kokain zusammen (Mehendale 2013, Manchikanti 2012, Volkow 2014). Erst jüngst ist ein Rückgang zu verzeichnen, dessen Beginn zusammenfällt mit der Einführung einer missbrauchsresistenten Oxycodon-Zubereitung (ein Polymerüberzug erschwert das Aufbrechen erheblich, bei Kontakt mit Wasser entsteht ein viskoses Gel, das nicht in eine Spritze aufgezogen werden kann). Zeitgleich steigen die Zahlen für Heroin wieder an, was den Schluss zulässt, dass Oxycodon jahrelang als Heroin-Ersatz benutzt wurde (Dart 2015). Die Grenze zwischen der Welt der illegalen Drogen und der legalen Medizinwelt ist unscharf, und OA fungieren als Bindeglied: OA werden in der Familie oder unter Freunden gegenseitig „ausgeborgt“ oder heimlich entwendet. Es gibt aber auch das gezielte sich-verordnen-Lassen, um dann die Tabletten auf dem Schwarzmarkt zu verkaufen, und es werden gebrauchte Opoidpflaster aus dem Abfall von Krankenhäusern und Altenheimen „recykelt“. Dieses als *diversion* bezeichnete Phänomen spielt in Nordamerika eine große Rolle (Ballantyne 2007, Manchikanti 2012). OA können dabei den Einstieg in eine illegale Drogenkarriere mit i. v.-Konsum darstellen (Lankenau 2010). Entsprechend unterscheidet sich die Altersverteilung

des OA-Verbrauchs markant von der in europäischen Ländern: in den USA findet sich nur ein milder positiver Altersgang bei den Frauen, bei den Männern liegt der Verordnungsgipfel im mittleren Erwachsenenalter (Frenk 2015), während in Europa im Alter die Verordnungen am höchsten sind (s. o.).

In Nordamerika wurden lange Zeit die Erfahrungen aus der Behandlung von Krebspatienten unkritisch auf CNTS übertragen, Hochdosisbehandlung war an der Tagesordnung unter der Annahme, dass bei ausreichend hoher Dosis jeder Schmerz mit OA effektiv behandelt werden könne; das Sucht- und Nebenwirkungsrisiko wurde als sehr gering eingeschätzt, ADRB als Ausdruck von Pseudoabhängigkeit gewertet (nach Passik 2011). Erst seit ca. 2003 werden Nebenwirkungen und Komplikationen einer OA-Langzeitbehandlung (s. u.) sowie die begrenzte Wirksamkeit bei CNTS problematisiert und Dosisbegrenzungen gefordert, und es kam zu einem vorübergehenden Verordnungsrückgang. Eine kritische Haltung gegenüber der OA-Verordnung bei CNTS breitete sich aus, die aber teilweise zu einer unangemessenen Überreaktion führte (Ballantyne 2012, Kamen 2014, Passik 2011).

8.3.3.1 Risikofaktoren und ihre Erkennung

Eine frühere Suchterkrankung stellt den bedeutsamsten Risikofaktor für OA-Missbrauchs bzw. -abhängigkeit dar, die Wahrscheinlichkeit ist auch bei einer positiven Familienanamnese erhöht (Boscarino 2011, Edlund 2007, Fishbain 2008, Højsted 2007, Højsted 2010).

Psychische Störungen, insbesondere Depression und Angststörungen, aber auch psychosozialer Stress stellen ein erhöhtes Risiko dar. Die Wahrscheinlichkeit wächst mit der Zahl der Arztbesuche, der Dauer der Opioidbehandlung und der Dosis (Ballantyne u. LaForge 2007, Boscarino 2011, Edlund 2014, Huffmann 2015). Wie bedeutsam diese Risikofaktoren sind, wird durch eindrucksvolle Kasuistiken belegt (Scharnagl 2013).

Angesichts der beschriebenen Probleme in Nordamerika wurden dort eine Vielzahl von Screening-Instrumenten bzw. Ratingskalen entwickelt (Übersicht bei Sehgal 2012). Die meisten fokussieren auf dissoziale Verhaltensweisen (Zielrichtung Drogenmissbrauch), häufig handelt es sich um Selbstauskunftsfragebogen, was gerade bei dieser Zielgruppe problematisch ist.

Die meisten dieser Instrumente sind für einen schmerz- und altersmedizinischen Kontext in Mitteleuropa untauglich. Eine Ausnahme stellt die DIRE-Skala dar (Belgrade 2006 – Tab. 8.2), die als Leitfaden für eine hinreichende Anamnese konzipiert ist und sich als aussagekräftiger erwiesen hat als das einfache klinische Urteil (Die DIRE-Skala steht zum kostenlosen Download auf der homepage der Deutschen Gesellschaft für Gerontopsychiatrie und -psychotherapie zur Verfügung: http://www.dggpp.de/publik_mat.html).

Tab. 8.2: D.I.R.E. – Skala zur Eignung für eine längerfristige Opioidbehandlung. © des amerikanischen Originals: Miles Belgrade, Fairview Pain u. Palliative Care Center, 2005. © Deutsche Übersetzung: Dirk K. Wolter 2015, mit freundlicher Genehmigung und in Abstimmung mit Miles Belgrade. (Kostenloser Download unter http://www.dggpp.de/publik_mat.html)

Faktor	Erläuterung	Punkte
D | Diagnose	1 = gutartige chronische Erkrankung mit minimalen objektiven Befunden oder keine spezifische Diagnose. Beispiele: Fibromyalgiesyndrom, Migräne, unspezifische Rückenschmerzen. 2 = Langsam progrediente Erkrankung einhergehend mit mäßigen Schmerzen, oder gleichbleibendes Beschwerdebild mit mäßigen objektiven Befunden. Beispiele: Beschwerden nach erfolgloser Rückenoperation, Rückenschmerzen mit moderaten degenerativen Veränderungen, neuropathische Schmerzen. 3 = Fortgeschritte Erkrankung einhergehend mit starken Schmerzen und zugehörigen objektiven Befunden. Beispiele: schwere ischämische Gefäßerkrankungen, fortgeschrittene Neuropathie, schwere Spinalkanalstenose.	
I | Insuffizientes Therapieansprechen/ Therapieresistenz	1 = Bisher erst wenige Therapieversuche, wobei der Patient sich rein passiv verhalten hat. 2 = Die meisten gängigen Therapieverfahren wurden versucht, aber der Patient hat sich nicht voll auf die Behandlung eingelassen, bzw. äußere Hindernisse haben ihn abgehalten (Kostenübernahme, Transport/Erreichbarkeit, andere körperliche Erkrankungen). 3 = Der Patient lässt sich voll und ganz auf die Behandlung mit einer Palette von angemessenen Therapieverfahren ein, allerdings mit unzureichendem Therapieerfolg.	
R | Risiken	R = Summe aus P + M + Z + S	
***P** | Psychologisch/ Psychiatrisch*	1 = Belangvolle Auffälligkeiten der Persönlichkeit oder psychische Erkrankung, die die Behandlung beeinträchtigen. Beispiele: Persönlichkeitsstörung belangvolle affektive Erkrankung, bedeutsame persönliche Konflikte. 2 = Persönlichkeit oder psychische Verfassung überlagern die Behandlung moderat. Beispiele: Depression oder Angststörung. 3 = Gute Kommunikation mit den Behandlern. Keine erkennbaren Auffälligkeiten der Persönlichkeit oder psychische Störungen.	
***M** | Medikamente und Drogen*	1 = Aktueller oder kürzlicher Konsum illegaler Drogen, exzessiver Konsum von Alkohol oder Medikamentenmissbrauch. 2 = Substanzkonsum zur Stressbewältigung oder positive Suchtanamnese, aktuell in Remission. 3 = Keinerlei Suchtvorgeschichte. Nicht auf Medikamente oder andere Substanzen fixiert, keine übertriebene Medikamentengläubigkeit.	
***Z** | Zuverlässigkeit/ Glaubwürdigkeit*	1 = Vorgeschichte mit vielfältigen Auffälligkeiten: nicht bestimmungsgemäßer Gebrauch von Medikamenten, hält vereinbarte Termine nicht ein, bringt nur selten etwas zuende. 2 = Gelegentliche Complianceprobleme, überwiegend zuverlässig. 3 = Sehr zuverlässig in Bezug auf Medikamente, Terminvereinbarungen und Behandlung.	

Tab. 8.2: (fortgesetzt)

Faktor	Erläuterung	Punkte
S *| Soziale Unterstützung*	1 = Leben im Chaos. Kaum familiäre Bindung und nur wenige engere Beziehungen. Füllt kaum noch die üblichen Rollen im täglichen Leben aus. 2 = Teilweise Beeinträchtigungen in zwischenmenschlichen Beziehungen und sozialen Rollen. 3 = Unterstützung durch Familie bzw. andere enge Bezugspersonen. Eingebunden in Ausbildung oder Berufstätigkeit, keine soziale Isolation.	
E | Erfolg der Behandlung	1 = Erhebliche Funktionseinschränkungen und nur minimale Schmerzlinderung trotz moderater bis hoher Dosierung. 2 = Mäßiger Nutzen der Behandlung mit Funktionsverbesserungen in verschiedenen Bereichen (oder unzureichende Informationen – bisher noch kein Opioid versucht oder zu geringe Dosis oder zu kurze Behandlungsdauer). 3 = Gute Schmerzlinderung und Funktionsverbesserung sowie verbesserte Lebensqualität bei stabiler Dosis.	
Gesamt	**D + I + R + E**	

Bewertung: 7–13: kein geeigneter Kandidat für längerfristige Opioidbehandlung; 14–21: kommt für längerfristige Opioidbehandlung in Betracht

8.3.4 Andere Nebenwirkungen und Folgeprobleme von Opioidanalgetika

Nebenwirkungen

Ein vermeintlich sehr günstiges Nebenwirkungsspektrum hat lange Zeit als Argument für die OA-Verordnung gedient. Tatsächlich sind jedoch die Risiken deutlich größer als lange angenommen: Neben den Überdosierungsfolgen bei Hochdosisbehandlung sind Frakturrisiko, Herzinfarktrisiko, Gesamtmortalität sowie postoperative Morbidität und Mortalität erhöht (Chou 2015, Menendez 2015).

Bei langfristiger Opioideinnahme kommt es zu Hypogonadismus, was Libidoverlust und Depressivität/Apathie nach sich zieht, aber auch den analgetischen Effekt negativ beeinflussen kann; weitere Folgen sind Osteoporose, verminderte Insulinsekretion und Hyperglykämie (Brennan 2013), siehe Kapitel 12.

Insbesondere Morphin, aber auch Fentanyl haben eine deutliche immunsuppressive Wirkung, die bei Tramadol und Buprenorphin geringer ausgeprägt ist (Sacerdote 2012). Die Beurteilung der klinischen Relevanz ist schwierig, ein Anstieg postoperativer Infektionen nach Opioidbehandlung kann bisher weder bewiesen noch ausgeschlossen werden (Brack 2011).

Für alte Menschen beschreibt eine Metaanalyse eine geringfügige durchschnittliche kognitive Verschlechterung (Papaleontiou 2010), bei multimorbiden und kognitiv vorgeschädigten Patienten ist die Delirgefahr bedeutsam (Künig 2006), bei hohen Dosen kann sich der Allgemeinzustand so sehr verschlechtern, dass es zu fatalen diagnostischen Fehleinschätzungen kommt (Michel-Lauter 2013). Die hohe Verordnungsrate bei Menschen mit Demenz und in Heimen ist vor diesem Hintergrund besorgniserregend (Jensen-Dahm 2014), siehe Kapitel 11.

Toleranzentwicklung und Hyperalgesie

Häufig entwickelt sich eine Toleranz gegen die Opioidwirkung, so dass Dosiserhöhungen erforderlich werden (Mehendale 2013). Ein davon zu unterscheidendes Phänomen stellt die opioidinduzierte Hyperalgesie (OIH) dar. Es handelt sich um ein außerordentlich komplexes Phänomen, die beteiligten pathogenetischen Mechanismen und die klinischen Auswirkungen sind noch nicht völlig verstanden (Mehendale 2013, Zöllner 2010), allerdings wird von anästhesiologischer Seite gewarnt, dass OIH den Ausgangspunkt von Schmerzsensibilisierung und -chronifizierung darstellen kann (Lee 2014). Eine aktuelle epidemiologische Studie legt nahe, dass das Phänomen bei chronischer OA-Einnahme weit verbreitet ist (Hooten 2015).

Viele verschiedene Mechanismen tragen zur Entstehung der OIH bei. Wechsel des Opioids (Opioidrotation) ist eine der wichtigsten therapeutischen Optionen. NMDA-Antagonisten scheinen OIH zu verhindern, so dass der Einsatz von Memantine diskutiert wird. Die Auftretenswahrscheinlichkeit ist bei den verschiedenen OA unterschiedlich, Buprenorphin scheint eine Ausnahme darzustellen, indem es keine OIH auslöst und sogar OIH reduzieren kann (Bannister 2015, Mehendale 2013, Zöllner 2010).

Komplexe Folgeprobleme

Zwischen der oben aufgeführten Komplexität chronischer Schmerzsyndrome und der weit verbreiteten Erwartung einer raschen Schmerzbeseitigung klafft eine erhebliche Diskrepanz; Finanzierungssysteme, die den für eine gründliche Untersuchung erforderlichen Zeitaufwand ebenso wenig angemessen honorieren wie multidimensionale Interventionen, tun ein Übriges (Kamen 2014).

In diesem Kontext können OA aufgrund ihrer pharmakologischen Effekte ungünstige Entwicklungen auslösen: OA wirken über die unterschiedlichen Opioid-Rezeptoren nicht nur analgetisch, sondern auch euphorisierend und antidepressiv-angstlösend. Kappa-Rezeptoren vermitteln Dysphorie und andere psychotomimetische Effekte; im funktionellen Gegenspiel mit mu-Rezeptorsystemen beeinflussen sie dopaminerge Neurone im Nucleus accumbens des Hirnstamms, der einen wichtigen Teil des sog. Belohnungssystems darstellt (Mehendale 2013, Kamen 2014).

Durch diese psychotropen Effekte können OA nicht nur nozizeptive Schmerzen lindern, sondern auch die psychologischen Anteile des Schmerzes günstig beeinflussen: Ärzte glauben oft, Schmerzen im engeren Sinne zu therapieren, während sie tatsächlich das Leiden des Patienten durch die antidepressiven, anxiolytischen und allgemein Stress abbauenden Wirkungen lindern. Hieraus entsteht im lerntheoretischen Sinne eine positive Verstärkung der OA-Einnahme, wobei die euphorisierenden Eigenschaften von Oxycodon und Hydrocodon besonders ausgeprägt sind (Mehendale 2013). Insbesondere emotional wenig stabile Personen gleiten so durch den frühzeitigen Einsatz von OA in die fortgesetzte Einnahme und Dosissteigerung hinein. Auch die Fehlinterpretation von Angstsymptomen als Steigerung von neuropathischen Schmerzen verstärkt die weitere Einnahme (Kamen 2014).

Es resultiert eine „komplexe persistierende Abhängigkeit“ (Ballantyne 2012), die nicht nur beim plötzlichen Absetzen des OA durch Entzugssymptome und eine erhebliche Anhedonie offensichtlich wird, sondern auch, indem unter Stress der Dosisbedarf ansteigt, weil dies die bevorzugte erlernte Reaktion auf solche Belastungen darstellt. Aus dieser Perspektive ähnelt die langfristige OA-Einnahme mit unsicherer analgetischer Wirkung bei CNTS der Substitutionstherapie bei Drogenabhängigen, wobei die Patienten häufig eher bereit sind, sich als süchtig zu definieren als ihre Ärzte (Ballantyne 2012). Das Konzept der Pseudoabhängigkeit greift in diesen Fällen zu kurz, indem Dosiserhöhungen weder die auffälligen Verhaltensweisen noch die chronischen Schmerzen zum Verschwinden bringen; und es stellt eine Verharmlosung dar, weil – wie bei Alkohol oder Benzodiazepinen – auch eine sekundäre Abhängigkeit eine Abhängigkeit ist und entsprechende Behandlungselemente erfordert (Ballantyne 2012, Passik 2011).

Andere Bezeichnungen für dieses komplexe Phänomen sind *opioid overuse pain syndrome* (Mehendale 2013) oder *opioid syndrom* bzw. „Syndrom der fehlgeschlagenen Opioid-Therapie“ (Kamen 2014). Welche Bezeichnung man auch wählen mag: es liegt auf der Hand, dass die klassischen Sucht-Definitionen (s. o.) nicht adäquat sind.

8.3.5 Schmerzbehandlung von Risikopersonen und Suchtkranken

Zwar stellen vorbestehende Suchtprobleme den bedeutsamsten Risikofaktoren für die Entstehung von OA-Missbrauch dar. Aber auch bei solchen Risikopatienten kann eine intensive Schmerzbehandlung notwendig werden. Sie sind meist besonders schmerzempfindlich und reagieren intensiver auf Unterdosierung. Die Kommunikation ist häufig dadurch gekennzeichnet, dass diese Patienten ihr Suchtproblem zu verbergen suchen, während Ärzte und Pflegekräfte ihnen ambivalent bis misstrauisch begegnen. Die Patienten fühlen sich dann stigmatisiert, und eine konstruktive Zusammenarbeit ist erschwert. Deshalb ist eine offene, neutrale Kommunikation über die Suchtgefahr erforderlich: eine ernsthafte ärztliche Sorge, nicht anders als bei Bluthochdruck oder Diabetes mellitus (Cheatle 2012). Die Anwendung von Elementen der motivierenden Gesprächsführung ist empfehlenswert (Kamen 2014, Miller 2004).

Bei noch unbehandelter Suchterkrankung mit unkontrolliertem Suchtmittelkonsum und Konsumexzessen sollten keine OA verordnet werden, die Suchtbehandlung steht im Vordergrund. Bei Suchterkrankung in Remission (stabiler Konsum auf niedrigem Niveau, Substitutionsbehandlung, Abstinenz mit oder ohne Anti-Craving-Medikamente) kann bei strenger Indikationsstellung (D.I.R.E. – Infokasten 8.4) eine Opioidtherapie in Betracht kommen. Der Fokus liegt dann auf der Rückfallvermeidung. Je nach individuell abzuschätzendem Risiko (Dauer und Schwere der Suchterkrankung, Art der Suchtmittel, Polytoxikomanie, zeitlicher Abstand zu den zurückliegenden Konsumexzessen, psychosoziales Umfeld usw.) sind dann äußere Kontrollmechanismen wie Begrenzung der jeweils auszugebenden Tablettenzahl, Abstimmung mit der Apotheke, häufige Termine in der Praxis/Ambulanz, Urinkontrollen u. ä. einzusetzen. Dabei ist zu berücksichtigen, dass nicht nur neu auftretende Schmerzen und psychosozialer Stress, sondern auch die Opioidexposition selbst eine missbräuchliche Entgleisung triggern können (Chang 2013). Verhaltenstherapeutisch fundierte Kurzinterventionen führen bei diesen Risikopatienten zu einer deutlichen Verbesserung der Medikamentenadhärenz (Jamison 2010).

Die Bewertung von ADRB muss unvoreingenommen erfolgen. ADRB sind nicht grundsätzlich entweder Ausdruck von unzureichender Analgesie oder von Abhängigkeit, sie können beim einzelnen Patienten sowohl das eine als auch das andere sein, und ihre Bedeutung kann sich im Verlauf verändern. Auch bei Patienten mit einer vorbestehenden Suchterkrankung können ADRB als Folge einer analgetischen Unterdosierung auftreten (Ballantyne 2012, Chang 2013, Passik 2011). Entscheidend ist die Funktionsverbesserung durch die OA-Behandlung. Wird diese erreicht, können weiterhin vorhandene ADRB wie z.B. die ständige Sorge, ob der Medikamentenvorrat ausreicht, als „therapeutische Abhängigkeit" toleriert werden (Chang 2013).

BZD können bei sorgfältiger Verordnung und Begleitung/Monitoring einen Platz in der Behandlung von komorbiden Angsterkrankungen haben (Cheatle 2015). Die Kombination von OA und BZD bedeutet jedoch eine besondere Risikokonstellation und ist mit zahlreichen negativen Auswirkungen verbunden (intensivere, subjektive Schmerzen, höhere OA-Dosis, stärkere Alltagsbeeinträchtigungen – Jann 2014, Jones 2012, Nielsen 2015) und sie erhöhen die Attraktivität von OA als Suchtmittel (Højsted 2013). Die Kombination von BZD und OA sollte deshalb nach Möglichkeit vermieden werden.

8.3.6 Prävention durch sorgfältige Indikationsstellung

Negative Folgen einer Opioidtherapie können eingedämmt werden, wenn vor der OA-Verordnung im Rahmen einer gründlichen Anamnese Risikofaktoren identifiziert werden. Wenn möglich soll mit dem Patienten ein Kontrakt geschlossen werden, der nicht nur klare Behandlungsziele und Erfolgskriterien enthält, sondern auch die Vereinbarung, dass die Behandlung bei Nichterreichen dieser Ziele wieder beendet wird; ganz wesentlich ist dabei natürlich, dass dieser Punkt auch umgesetzt wird. (Infokasten 8.3 – Häuser 2014a, Cheatle 2012, Ballantyne 2007).

Infokasten 8.3: Grundsätze der langfristigen Anwendung von Opioiden in der Schmerzbehandlung. Nach Ballantyne 2007 (Hervorhebungen nicht im Original). Aus: Wolter, Schmerzen und Schmerzmittelabhängigkeit im Alter – Die gerontopsychiatrische Perspektive. Stuttgart 2016; © W. Kohlhammer Verlag, mit freundlicher Genehmigung.

- konsequentes rehabilitatives Vorgehen, vorrangiges Ziel: funktionelle Wiederherstellung mit möglichst geringem Medikamentenbedarf
- **längerfristige Opioidbehandlung ist eine ernsthafte Angelegenheit, die hohe Anforderungen an Arzt und Patient stellt**
- maximales Ausschöpfen anderer, nichtmedikamentöser Behandlungsoptionen
- Opioide lediglich als Ergänzung; **alleinige Opioidtherapie ist nur selten erfolgreich**
- **explizite Vereinbarung von klar definierten Therapiezielen und -grenzen**

- **schriftliche Vereinbarung, eindeutige Festlegung der Bedingungen für die Behandlung und ihre Beendigung, eindeutige Beschreibung von potentiellem Nutzen und möglichen Risiken**
- langwirksame Opioide als Therapieprinzip (es sei denn, die Schmerzen treten nur gelegentlich auf), Vermeidung von Bedarfsmedikation
- umsichtige und regelmäßige Weiterbehandlung
- Überprüfung der Opioideinnahme als Hilfsmittel, z.B. durch Zusammenarbeit mit der Apotheke, Abzählen der Tabletten und Urinproben
- **vorbereitet und gewillt sein, die Behandlung ausschleichend zu beenden und den Patient zu entwöhnen, wenn die Ziele nicht erreicht werden**
- kontinuierlich gute Dokumentation

8.4 Neuro-Psycho-Pharmaka und Schmerz

8.4.1 Neuro-Psycho-Pharmaka als Auslöser von Schmerzen

Neuropsychopharmaka können als Nebenwirkung Schmerzen hervorrufen oder verstärken. So können z.B. extrapyramidalmotorische Nebenwirkungen (EPS) von Antipsychotika (AP) schmerzhaft sein, einerseits in Form der rasch nach Behandlungsbeginn auftretenden Frühdyskinesien (Blickkrämpfe, Zungen-Schlund-Krämpfe, Torticollis), andererseits in Form der erst später auftretenden Parkinson-Symptome („neuroleptikainduziertes Parkinsonoid"). Auch die Akathisie kann schmerzhaft erlebt werden, sie tritt nicht so unmittelbar wie die Frühdyskinesien auf, oft aber früher als die hyperkinetisch-rigiden Parkinson-Symptome.

EPS kommen nicht nur unter älteren AP wie Haloperidol vor, sondern auch bei AP der 2. Generation (2GAP) wie Risperidon, Olanzapin oder Amisulprid, sie sind selten unter den in der Altersmedizin häufig verwendeten niederpotenten 1GAP Pipamperon und Melperon sowie unter dem 2GAP Quetiapin.

Auch über die anticholinergen Effekte kann es zu schmerzhaften Nebenwirkungen kommen, v. a. bei trizklischen Antidepressiva (TZA) und nieder-/mittelpotenten Antipsychotika der 1. Generation (1GAP) vom Phenothiazintyp, v. a. Levomepromazin: Obstipation bis zum Ileus, Harnverhalt, Glaukomanfall beim Engwinkelglaukom. Selektive Serotonin-Wiederaufnahmehemmer (SSRI) können schmerzhafte gastrointestinale Symptome hervorrufen (Benkert 2015).

8.4.2 Neuro-Psycho-Pharmaka zur Behandlung von Schmerzen

Allgemeine Aspekte

Psychopharmaka können als Koanalgetika bei chronischen Schmerzen verwendet werden. Ihre (unterstützende) analgetische Wirkung tritt auch unabhängig von der psychotropen Wirkung ein, gleichwohl können jedoch durch doppelte Ansatzpunkte (z.B. Antidepressiva bei Schmerz und Depression) größere Effekte erzielt werden. Die Wirkung tritt meist er nach einiger Zeit ein. Nicht immer ist die erste Substanz nicht wirksam, so dass gewechselt werden muss. Kombinationstherapien können bei neuropathischen Schmerzen sinnvoll sein (Chaparro 2012, Dafotakis 2012), gleichwohl hat die spezifische Neuro-Psychopharmakotherapie nur bei einem kleinen Teil dieser Patienten einen deutlichen Effekt (Kalso 2013).

Wie eingangs erläutert, sind verschiedene Transmittersysteme im Hinterhorn des Rückenmarks, im Hirnstamm und weiteren höheren Hirnarealen am Empfinden und Erleben von Schmerzen beteiligt. In diesen Systeme und Hirnregionen werden auch Affekte und Emotionen reguliert und gestaltet. Die noradrenerge Neurotransmission besitzt besondere Bedeutung in den schmerzmodulierenden Systemen. Viele in der Schmerztherapie genutzte Substanzen verfügen über eine relevante noradrenerge Wirkung (z.B. Tramadol und Tapentadol, die dualen Serotonin-Noradrenalin-Wiederaufnahmehemmer (SNRI), auch Gabapentin und Pregabalin – Ossipov 2012). Serotonin und Dopamin können nozizeptive oder antinozizeptive Effekte haben, Noradrenalin wirkt hingegen ausschließlich antinozizeptiv. Deshalb sind reine SSRI kaum bis gar nicht analgetisch wirksam (Kwon 2013).

Die Frage der „richtigen" Dosis ist nur schwer zu beantworten, entscheidend sind klinische Wirksamkeit und Verträglichkeit. Während in der antidepressiven Pharmakotherapie ausreichende Behandlungsdauer und ausreichend hohe Dosis von entscheidender Bedeutung sind, werden für die koanalgetische Anwendung häufig niedrigere Dosierungen empfohlen. In jedem Fall ist die im Alter häufige Niereninsuffizienz zu beachten; besondere Vorsicht ist hier geboten bei Pregabalin (Tab. 8.3). Nicht nur SSRI, sondern auch Duloxetin und Venlafaxin können eine Hyponatriämie hervorrufen, seltener Mirtazapin (Benkert 2015).

Verschiedene Opioide verfügen über eine serotonerge Wirkung (Fentanyl, Methadon, Pethidin und Tramadol, wohl auch Tapentadol sowie Oxycodon und Codein). Bei Kombination mit anderen serotonergen Pharmaka kann ein Serotoninsyndrom auftreten: Fieber, neuromuskuläre Symptome (Steifigkeit, gesteigerte Reflexe, Myoklonien, Tremor) und psychischen Auffälligkeiten (Delir, Erregungszustände). Nicht nur SSRI, sondern auch viele andere Antidepressiva haben serotonerge Effekte (trizyklische Antidepressiva, Duloxetin, Mirtazapin und Venlafaxin), daneben Lithium. Das Risiko ist besonders hoch bei Kombination mit MAO-Hemmern (Benkert 2015, Schenk 2015).

Benzodiazepine haben keinen direkten analgetischen Effekt (Reddy 1994, Richards 2012), denkbar ist eine positive Beeinflussung des Schmerzerlebens über die entspannende und angstlösende sowie die muskelrelaxierende Wirkung. Allerdings ist wegen des Suchtpotenzials höchste Zurückhaltung geboten (Wolter 2011), insbesondere in Kombination mit OA (s. o.).

Tab. 8.3: Risiko von als Koanalgetika eingesetzten Neuropsychopharmaka bei chronischer Niereninsuffizienz. Nach: Benkert u. Hippius 2015: Psychopharmaka bei Niereninsuffizienz.

	gering	**mäßig**	**hoch**
Antidepressiva	TZA (z.B. Amitrptylin, Imipramin, Nortriptylin)	Duloxetin, Mirtazapin, Venlafaxin	
Antikonvulsiva		Carbamazepin, Oxcarbazepin, Gabapentin	Pregabalin
Antipsychotika	Butyrophenone (z.B. Haloperidol, Melperon), Olanzapin, Quetiapin	Phenothiazine, Risperidon	

Antidepressiva

Dual wirksame Antidepressiva wirken sich positiv auf Schmerzen, aber auch auf Stimmung, Angst und Schlafstörungen aus (Dafotakis 2012). Dazu gehören neben den modernen dualen Substanzen Duloxetin und Venlafaxin auch die klassischen trizyklischen Antidepressiva (TZA). Der analgetische Effekt dieser Substanzen ist unabhängig vom antidepressiven; SSRI sind deutlich weniger bzw. gar nicht analgetisch wirksam (Jann 2007). Indikationen für Antidepressiva in der Schmerzbehandlung sind v. a. Polyneuropathien, Spannungskopfschmerzen, atypische Gesichtsschmerzen, Stumpf- und Phantomschmerzen sowie Neuralgien (Kindler 2011). Für die Behandlung neuropathischer Schmerzen werden Duloxetin, Amitriptylin, Nortriptylin und Venlafaxin gleichrangig empfohlen (Kalso 2013); von neurologischer Seite werden Nortriptylin und Venlafaxin bei neuropathischen Schmerzen als äquivalent bewertet (Bingel 2012).

Unter den TZA sind Amitriptylin, Clomipramin, Imipramin und Doxepin am besten untersucht (Benkert 2015) – daraus kann aber keine überlegene analgetische Wirkung im Vergleich zu den anderen TZA abgeleitet werden.

Amitriptylin weist unter allen TZA die ausgeprägtesten vegetativen, anticholinergen und Herz-Kreislauf-Nebenwirkungen auf. Das tertiäre Amin Amitriptylin wird im Organismus zum sekundären Amin Nortriptylin demthyliert. Nortriptylin ist das TZA mit den geringsten vegetativen, anticholinergen und Herz-Kreislauf-Nebenwirkungen (Benkert 2015). Nortriptylin ist unter den TZA die für ältere Patienten am besten geeignete Substanz, es hat nach wie vor international große Bedeutung in der gerontopsychiatrischen Psychopharmakotherapie (Mulsant 2015, Wolter 2016c). Wenn man sich bei älteren Patienten überhaupt dafür entscheidet, ein TZA einzusetzen, sollte deshalb Nortriptylin anstelle von Amitriptylin als Koanalgetikum gewählt werden; allerdings erfolgt die Anwendung *off-label*, solange nicht gleichzeitig eine Depressionsdiagnose gestellt ist.

Zulassungsstatus in Deutschland:

- Amitriptylin, Clomipramin und Imipramin – „langfristige Schmerzbehandlung im Rahmen eines therapeutischen Gesamtkonzeptes“,
- Duloxetin – Schmerzen bei diabetischer Polyneuropathie.

Über die erforderliche Dosierung herrscht keine rechte Klarheit. Oft werden niedrigere Dosierungen als in der Depressionsbehandlung empfohlen, z.B. für TZA 75 mg/d. Die Dosierungen für ältere Patienten liegen gewöhnlich niedriger, vorsichtiges Aufdosieren ist erforderlich (Bingel 2012). Herstellerangaben: Amitriptylin, Clomipramin, Imipramin – bis 150 mg (Depressionsbehandlung bis 150 mg/d ambulant und 300 mg/d stationär), Duloxetin 60 mg/d (Depressionsbehandlung bis zu 120 mg/d).

Merke: Amitriptylin und Levomepromazin zeichnen sich unter allen Psychopharmaka durch die ausgeprägtesten anticholinergen, vegetativen und Herz-Kreislauf-Nebenwirkungen aus. Sie sind deshalb für alte Menschen besonders gefährlich, und ihre Anwendung bei gebrechlichen geriatrischen Patienten grenzt zumindest an einen Kunstfehler.

Antipsychotika (Neuroleptika)
Antipsychotika (AP) haben in der Schmerzbehandlung seit den 1980er Jahren immer mehr an Bedeutung verloren, in den heutigen Empfehlungen werden sie nicht mehr als Koanalgetika aufgeführt (Cascorbi 2013, Kindler 2011, Lukas 2014). Ein Kritikpunkt lautet, dass ein möglicher analgetischer Effekt sich nicht sauber von der sedierenden Wirkung trennen lasse (ausführlich bei Wolter 2016b). Eine 1998 publizierte Metaanalyse kam zu dem Schluss, dass auf Grund von Heterogenität und meist geringer methodischer Qualität und kleinen Stichproben aus den wenigen publizierten Studien ein analgetische Wirkung nicht abzuleiten sei; gleichwohl wollte der Autor eine mögliche Wirkung ausdrücklich nicht ausschließen (Nix 1998). Spätere Metaanalysen kamen zu ähnlichen Schlussfolgerungen: kein sicherer Beleg, sehr wohl aber Hinweise auf positive Effekte (Fishbain 2004, Seidel 2010, 2013). Angesichts der strukturchemischen Heterogenität der AP (und hier insbesondere der 2GAP) ist von Bedeutung, dass nur für einen Teil der Substanzen überhaupt Studien vorliegen, insbesondere gilt dies für die neuen AP.

Immerhin gibt es, wenn auch spärliche, Hinweise auf Wirkungen auf das Opioidsystem (Schreiber 1997, 1999). Neben einem direkten analgetischen Effekt sind jedoch v. a. indirekte Auswirkungen über die „eigentliche" psychotrope Wirkung von AP zu bedenken: AP führen zu einer affektiven Entaktualisierung oder Entkopplung des Erlebens (affektive Indifferenz, „Scheiß-egal-Stimmung"). Sie wirken so einer Reizüberflutung entgegen und verhelfen damit zu einer besseren Ordnung der Gedanken (und auf dieser Grundlage zu einem Abklingen akuter psychotischer, halluzinatorischer Erlebnisse). Damit greifen diese Medikamente an psychologischen Prozessen an, die für das Schmerzerleben von großer Bedeutung sind (s. o.). Bei den klassischen hochpotenten Neuroleptika (z.B. Droperidol, Haloperidol) steht die antipsychotische Wirkung im Vordergrund, bei klassischen niederpotenten AP (z.B. Levomepromazin, Melperon, Pipamperon) die sedierende Wirkung. Bei hohen Dosen wirken auch hochpotente Neuroleptika sedierend und niederpotente antipsychotisch. Bei den 2GAP ist die Unterscheidung von hoch- und niederpotent schwierig, so wirkt etwa Aripiprazol praktisch gar nicht sedierend; Olanzapin und Risperidon sind als hochpotent einzuordnen, Quetiapin als eher niederpotent. Das Butyrophenenderivat Droperidol (ein chemischer und Wirkungsverwandter von Haloperidol) wird nach wie vor in der Anästhesie angewendet, auch in der Akutbehandlung von Kopfschmerzen (Leong 2011), wo Olanzapin ebenfalls wirksam zu sein scheint (Hill 2008).

So wird im Cochrane-Review (Seidel 2013) die klinische Erfahrung aufgegriffen, dass Antipsychotika bei therapieresistenten chronischen Schmerzen nützlich sein können, so bei atypischen Gesichtsschmerzen, insbesondere aber bei zentralen neuropathischen Schmerzen (Zoenästhesien) oder Vorliegen ausgeprägter psychopathologischer Auffälligkeiten (Brinkers 2007, 2011, Fe-Bornstein 2002). Quetiapin kann beim FMS nützlich sein (Häuser 2014b).

Traditionell wird in der Schmerzmedizin gerne das niederpotente Phenothiazinderivat Levomepromazin verwendet. Hierbei handelt es sich jedoch um das AP mit den ausgeprägtesten anticholinergen, vegetativen und Herz-Kreislauf-Nebenwirkungen, das für alte Menschen extrem schlecht verträglich ist und deshalb unbedingt gemieden werden sollte.

Antikonvulsiva

Antikonvulsiva werden nicht nur in der Epilepsiebehandlung benutzt. Mehrere Substanzen kommen auch in der Behandlung psychischer Erkrankungen zur Anwendung, einige aber auch bei neuropathischen Schmerzen. Pregabalin ist zur „Behandlung von peripheren und zentralen neuropathischen Schmerzen im Erwachsenenalter" in einer Tageshöchstdosis von 600 mg zugelassen, Gabapentin nur für periphere neuropathische Schmerzen mit maximal 3600 mg/d. Die Zulassung für Carbamzepin lautet auf „Trigeminus-Neuralgie, genuine Glossopharyngeus-Neuralgie, schmerzhafte diabetische Neuropathie, paroxysmale Parästhesien und Schmerzanfälle" mit einer Tagesdosis bis zu 1200 mg.

Carbamazepin wird aufgrund der schlechten Verträglichkeit nur noch wenig verwendet. Als Hauptvertreter gilt heute Pregabalin, das am präsynaptischen spannungsabhängigen Kalziumkanal angreift und durch verminderte Freisetzung exzitatorischer Neurotransmitter eine Normalisierung der Aktivität der weiterleitenden Neurone ermöglicht, die beim neuropathischen Schmerz aktiviert sind (Dafotakis 2012). Das Cochrane-Review von 2013 kommt zu dem Schluss, dass die Wirksamkeit gegen neuropathischen Schmerzen nur für Pregabalin und Gabapentin ausreichend belegt ist (Wiffen 2013). Das Suchtrisiko von Pregabalin muss beachtet werden (Gahr 2013, Schifano 2014).

8.5 Nichtmedikamentöse psychiatrisch-psychotherapeutische Behandlungsansätze

8.5.1 Zielrichtung

Verschiedene psychische Vorgänge wirken sich auf das Schmerzerleben aus: Affekte, Stimmung, Aufmerksamkeit, Schmerzüberzeugungen und Schmerzerwartungen, Denkmuster, Selbstwirksamkeitserwartung usw. sind von entscheidender Bedeutung dafür, ob Schmerzen überhaupt bemerkt werden, wie stark sie erlebt und wie sehr sie als unangenehm empfunden werden.

Wenn der Aufmerksamkeitsfokus von den Schmerzen weggelenkt wird, wenn positive Affekte und Aktivität wenig Raum zum Grübeln und Jammern (*worrying*) lassen (Finan 2015), werden Schmerzen weniger schlimm erlebt. Aktivität und Erfolgserlebnisse erhöhen das Selbstvertrauen und verringern die Angst. Dies gilt insbesondere, wenn man erlebt, dass sich Tätigkeiten, die man vorher aus Angst vermieden hat (Angst-Vermeidungs-Modell, s. o.), ausführen lassen, ohne dass etwas Schreckliches geschieht. Körperliche Aktivität verhindert, dass Bewegungsmangel Schmerzen (z. B. Rücken- und Kreuzschmerzen) verstärkt. Eine akzeptierende Haltung anstelle von Katastrophisieren schwächt das Schmerzerleben ab.

Alle nichtmedikamentösen therapeutischen Ansätze, die in diese Richtungen zielen, sind wirksam gegen Schmerzen. Bei Patienten, die keine hinreichenden kognitiven Voraussetzungen für eine differenzierte Psychotherapie mitbringen oder die (noch) nicht ausreichend motiviert sind, ist es sinnvoll, mit nonverbalen Methoden den Boden für ein verändertes Erleben und eine neue Sichtweise zu bereiten. Wichtig ist dabei, dass der Patient nicht das Gesicht verlieren darf; er darf nicht in die Situation kommen, dass er glaubt sich schämen zu müssen, weil er früher „alles verkehrt gemacht“ hat. Deshalb ist eine konfrontativ-vorwurfsvolle Herangehensweise ungünstig, häufig sind Umwege erforderlich.

8.5.2 Etablierte Ansätze

Die Wirksamkeit der Hypnose in der Schmerzbehandlung ist sehr gut empirisch belegt, die zugrunde liegenden neurobiologischen Mechanismen werden intensiv erforscht, dasselbe gilt für Biofeedback (Flor 2014, Jensen 2014, Peter 2011).

Stress kann zum Schmerzgeschehen beitragen und ist ein robuster Prädiktor für chronischen Schmerz (Traue 2013). Deshalb sind Maßnahmen zum Stressabbau sinnvoll, wie etwa Entspannungstechniken (Diezemann 2011, Gerber 2004, Lüking 2011) und achtsamkeitsbasierte Verfahren (Abdulla 2013).

Kognitiv-behaviorale Verfahren (kognitive Verhaltenstherapie) haben zum Ziel, automatische dysfunktionale Gedanken und Katastrophengedanken zu reduzieren („kognitive Umstrukturierung“) und das Bedingungsgefüge zu verändern, das die Schmerzen aufrechterhält oder begünstigt. Das Vertrauen in die eigenen Gestaltungsmöglichkeiten (Kontrollüberzeugung), Selbstkontrolle und Bewältigungskompetenzen sollen gestärkt werden (Frettlöh 2011, Gerber 2004). Zum Repertoire gehören auch Expositionsbehandlungen (de Jong 2005).

Über körperorientierte Therapien können depressive Kognitions-, Wahrnehmungs- und Lernmuster günstig beeinflusst werden. Bewusst herbeigeführte Veränderungen von depressiver Körperhaltung und Motorik reduzieren stimmungsabhängige Verzerrungen der Gedächtnisfunktion (Fokussierung auf negative Inhalte), d. h. Auswirkungen der negativen Stimmung nehmen ab (Michalak 2015).

Auch kreativtherapeutische Verfahren helfen, den Aufmerksamkeitsfokus zu verlagern und positive Stimmung zu erzeugen; dasselbe gilt für tiergestützte Therapie, wie die unmittelbare Evidenz zeigt, wenn man Stimmung, Mienenspiel, Körperhaltung und Psychomotorik der Patienten vor und nach einer Therapieeinheit vergleicht (Matuszek 2010, Moretti 2011).

Musiktherapie hat eine lange Geschichte und ist auch im Alter schmerzlindernd wirksam (McCaffrey 2003, Wang 2014). Neben rein passiv-rezeptiver Musiktherapie, wie sie in perioperativen Settings gut untersucht ist, kommt in geriatrischen, gerontopsychiatrischen und Rehabiliations-Settings auch eine aktive Form der Musiktherapie in Betracht, die sich mit Ergo- und Kreativtherapien überlappt. Musiktherapie wirkt über die Affektmodulation, es kommt dabei auf die Auswahl geeigneter Musik an (Bernatzky 2011, Cole 2014, Hauck 2013). Subjektiv unangenehme Musik führt zu einer erhöhten Schmerzsensitivität (Roy 2012).

Gezielt eingesetzte Gerüche („Aromatherapie“) können die Affektivität günstig beeinflussen, haben aber offenbar keinen nachweisbaren Einfluss auf die Schmerzwahrnehmung (Martin 2006, Villemure 2007).

8.5.3 Achtsamkeit (*mindfulness*) und Akzeptanz

Achtsamkeitsbasierte Verfahren bzw. verschiedene Formen von Meditation und Yoga entstammen der fernöstlichen (buddhistischen) Philosophie und finden seit den späten 1970 im Westen zunehmend Beachtung.

Die entkrampfte Aufmerksamkeit auf die unmittelbare Gegenwart verbessert die Regulation positiver Gefühle und verringert Selbstmitleidstendenzen, Grübelneigung sowie Vermeidungsverhalten (Chiesa 2014). In der Schmerzbehandlung führen achtsamkeitsbasierte Verfahren zu anhaltender Reduktion des Schmerzerlebens und v. a. schmerzbezogener Ängste und Hypervigilanz, sie vermindern die Auswirkungen von Schmerzen auf die Alltagsaktivitäten (Flor 2014) und erreichen dabei mittlere Effektstärken, entsprechend denen anderer psychosozialer Interventionen (Day 2014). Sie werden auch für ältere Menschen empfohlen (Abdulla 2013, Morone 2007).

Achtsambarkeitsbasierte Verfahren weisen große Überschneidungen mit der Akzeptanz- und Selbstverpflichtungstherapie (*Acceptance and Commitment Therapy*, ACT; Mc Cracken 2014) auf. ACT will den Patienten darin unterstützen, seine dysfunktionalen Kontrollversuche abzubauen, indem er seine Bereitschaft erhöht, auch unangenehme Empfindungen zu erleben. Die Wirksamkeit von ACT in der Schmerzbehandlung ist vergleichbar mit der von anderen psychosozialen Schmerztherapieansätzen (Hann 2014). Auch für alte Patienten liegen positive Erfahrungen vor (McCracken 2012). In den Niederlanden wird die systematische Implementierung von ACT in interdisziplinären Schmerzzentren angestrebt (Trompetter 2014).

Akzeptanz ist – quasi als Gegenpol zum Katastrophisieren – von großer Bedeutung für die Prognose von chronischen Schmerzen, und sie kann auch im Rahmen anderer Therapieansätze verbessert werden (Åkerblom 2015).

Eine achtsamkeitsbasierte Therapievariante (*Mindfulness-Oriented Recovery-Enhancement*, MORE) wird zur Behandlung von sowohl CNTS (Garland 2014b) als auch von OA-Missbrauch eingesetzt (Garland 2014a).

8.6 Fazit für die Praxis

Schmerzen gehören zu den häufigsten Gesundheitsbeschwerden im Alter. Akute Schmerzen sind ein Alarmsignal vor drohenden Gefahren für den Organismus, der bellende Wachhund der Gesundheit, wie die alten Griechen gesagt haben sollen. Doch auf dem Weg vom Schmerzreiz zum Schmerzerleben kann das Gehirn, kann die Psyche entscheidend eingreifen und den Wachhund bellen lassen, obwohl gar Grund dafür vorliegt. Dies gilt insbesondere für die Entstehung chronischer Schmerzen. Die Psyche kann den Wachhund aber auch verstummen lassen, wenn er eigentlich besser bellen sollte.

Es liegt damit auf der Hand, dass neuropsychiatrische Störungen das Schmerzerleben stark verändern können, sie wirken sich aber auch belangvoll auf die Schmerzäußerung aus. Das gilt insbesondere für Depressionen, posttraumatische Belastungsstörungen und schizophrene Erkrankungen, aber auch für Sucht- und Demenzerkrankungen. Bei der somatoformen Schmerzstörung und beim Fibromyalgiesyndrom stehen Schmerzen im Zentrum des klinischen Erscheinungsbildes, weshalb beide nicht primär als psychische Störung imponieren; gleichwohl spielen psychische Faktoren hier eine wesentliche Rolle. Die Bedeutung von Schmerzen bei der Parkinson-Krankheit und der multiplen Sklerose wird häufig unterschätzt, wobei es sich um heterogene Schmerzmechanismen handelt, von denen ein Teil wesentlich durch neuropsychiatrische Entstehungsmechanismen bedingt ist. Und last but least müssen Schlafstörungen erwähnt werden, die sich stärker auf Schmerzen auswirken als umgekehrt.

Wenn Schmerzerleben und Schmerzäußerung durch psychische Störungen maßgeblich beeinflusst werden, so liegt auf der Hand, dass umgekehrt das psychiatrisch-psychotherapeutische Therapieinstrumentarium genutzt werden kann, um Schmerzerleben und v. a. das Leiden an Schmerzen positiv zu beeinflussen. Psychopharmaka können dabei nicht nur indirekt (z. B. über die Reduzierung von Angst oder Depressivität) wirken, sondern auch direkte Effekte auf die Schmerzverarbeitung ausüben. Wegen der Bedeutung der noradrenergen Transmission bei der zentralen Modulation der Schmerzleitung sind solche Psychopharmaka wirksam, die über eine noradrenerge Wirkkomponente verfügen. Der wissenschaftliche Diskurs hat sich in den letzten Jahren fast ausschließlich auf Antidepressiva konzentriert. Im Sinne der heutigen Anforderungen der evidenzbasierten Medizin sind die Belege für eine Wirksamkeit von Antipsychotika (Neuroleptika) bei Schmerzen dürftig, weil es kaum Studien gibt. Daraus darf aber nicht geschlussfolgert werden, dass die Nicht-Wirksamkeit belegt wäre, wie selbst im Cochrane-Review konstatiert wird. Schließlich sind viele der neuen Antipsychotika noch überhaupt nicht untersucht. Levomepromazin darf im höheren Lebensalter nicht angewendet werden, Amitriptylin sollte ebenfalls nicht neu verordnet werden, hier kommt als Alternative das erheblich nebenwirkungsärmere Nortriptylin in Betracht, wenn man denn überhaupt ein trizyklisches Antidepressivum verwenden will.

Es geht jedoch nicht nur um psychiatrische Interventionen, die auf der biochemischen Ebene ansetzen, sondern auch um psychotherapeutische Interventionen, die auf die relevanten psychologischen Prozesse abzielen, nämlich Aufmerksamkeit (*attention bias*), Depressivität und Angst, sowie ungünstige Schmerzüberzeugungen (*pain beliefs*) und das Katastrophisieren mit dem aus beidem folgenden Vermeidungsverhalten. Hier kommen neben Entspannungsverfahren und kognitiver Verhaltenstherapie achtsambarkeitsbasierte Verfahren in Betracht.

Süchtiges Verhalten bzw. Suchterkrankungen und Schmerzerleben haben zahlreiche psychologische und neurobiologische Gemeinsamkeiten, weshalb die Schmerzbehandlung von Suchtkranken eine große Herausforderung darstellt. Dies gilt insbesondere für Opioidanalgetika, die aber auch bei nicht süchtigen Patienten in eine Abhängigkeit führen können. Aufgrund der psychotropen Effekte dieser Substanzen kann es leicht geschehen, dass eine Besserung nicht auf einer Minderung von Schmerzen sondern auf einer Linderung des Leidens durch diese psychotropen Wirkungen beruht und sich im Gefolge eine komplexe persistierende Abhängigkeit entwickelt, die mit der illegalen Heroinsucht nicht gleichgesetzt werden darf ist. Es ist deshalb von entscheidender Bedeutung, dass Opioidanalgetika nur bei eindeutiger Indikation eingesetzt und bei ausbleibendem Erfolg auch wieder abgesetzt werden.

8.7 Literatur

Abdulla A, Adams N, Bone M et al.; British Geriatric Society: Guidance on the management of pain in older people. Age Ageing. 2013 Mar;42 Suppl 1:i1–57. doi: 10.1093/ageing/afs200.

Åkerblom S, Perrin S, Rivano Fischer M, McCracken LM: The Mediating Role of Acceptance in Multidisciplinary Cognitive-Behavioral Therapy for Chronic Pain. J Pain. 2015 Jul;16(7):606–15. doi: 10.1016/j.jpain.2015.03.007.

APA (American Psychiatric Association): Diagnostic and Statistical Manual of Mental Disorders, 5th edition. DSM-5. American Psychiatric Publishing, Washington DC, London 2013. Deutsch: Falkai P, Wittchen HU (Hrsg.): Diagnostisches und Statistisches Manual Psychischer Störungen–DSM-5. Göttingen: Hogrefe 2015.

Arnold LM: The pathophysiology, diagnosis and treatment of fibromyalgia. Psychiatr Clin North Am. 2010 Jun;33(2):375–408. doi: 10.1016/j.psc.2010.01.001.

Asmundson GJ, Katz J: Understanding pain and posttraumatic stress disorder comorbidity: do pathological responses to trauma alter the perception of pain? Pain. 2008 Aug 31;138(2):247–9. doi: 10.1016/j.pain.2008.06.020.

Asmundson GJ, Katz J: Understanding the co-occurrence of anxiety disorders and chronic pain: state-of-the-art. Depress Anxiety. 2009;26(10):888–901. doi: 10.1002/da.20600.

Bair MJ, Robinson RL, Katon W, Kroenke K: Depression and pain comorbidity: a literature review. Arch Intern Med. 2003 Nov 10;163(20):2433–45.

Ballantyne JC, LaForge KS: Opioid dependence and addiction during opioid treatment of chronic pain. Pain. 2007 Jun;129(3):235–55.

Ballantyne JC, Sullivan MD, Kolodny A: Opioid Dependence vs Addiction: A Distinction Without a Difference? Arch Intern Med. 2012 Sep 24;172(17):1342–3. doi: 10.1001/archinternmed.2012.3212.

Bannister K: Opioid-induced hyperalgesia: where are we now? Curr Opin Support Palliat Care. 2015 Jun;9(2):116–21. Doi: 10.1097/SPC.0000000000000137.

Basler HD, Luckmann J, Wolf U, Quint S: Fear-avoidance beliefs, physical activity, and disability in elderly individuals with chronic low back pain and healthy controls. Clin J Pain. 2008 Sep;24(7):604–10. doi: 10.1097/AJP.0b013e31816b54f6.

Belgrade MJ, Schamber CD, Lindgren BR: The DIRE score: predicting outcomes of opioid prescribing for chronic pain. J Pain. 2006 Sep;7(9):671–81.

Bell K, Salmon A: Pain, physical dependence and pseudoaddiction: redefining addiction for ‚nice' people? Int J Drug Policy. 2009 Mar;20(2):170–8 doi: 10.1016/j.drugpo.2008.06.002

Benkert O, Hippius H: Kompendium der Psychiatrischen Pharmakotherapie. Heidelberg: Springer. 10. Aufl. 2015.

Bernatzky G, Presch M, Anderson M, Panksepp J: Emotional foundations of music as a non-pharmacological pain management tool in modern medicine. Neurosci Biobehav Rev. 2011 Oct;35(9):1989–99. doi: 10.1016/j.neubiorev.2011.06.005.

Bingel U, Hagenacker T, Schäfers M: Akuter und chronischer Schmerz. In: Brandt T, Diener HC, Gerloff C (Herg.): Therapie und Verlauf neurologischer Erkrankungen. Stuttgart: Kohlhammer. 6. Aufl. 2012. 97–112.

Bonnewyn A, Katona C, Bruffaerts R, Haro JM, de Graaf R, Alonso J, Demyttenaere K: Pain and depression in older people: comorbidity and patterns of help seeking. J Affect Disord. 2009 Oct;117(3):193–6. doi: 10.1016/j.jad.2009.01.012.

Boscarino JA, Rukstalis MR, Hoffman SN et al.: Prevalence of prescription opioid-use disorder among chronic pain patients: comparison of the DSM-5 vs. DSM-4 diagnostic criteria. J Addict Dis. 2011 Jul-Sep;30(3):185–94. Doi: 10.1080/10550887.2011.581961.

Brack A, Rittner HL, Stein C: Immunosuppressive effects of opioids--clinical relevance. J Neuroimmune Pharmacol. 2011 Dec;6(4):490–502. doi: 10.1007/s11481-011-9290-7.

Bräunig P, Krueger S, Rommel O, Börner I: Zönästhetische Schizophrenien. Schweiz Arch Neurol Psychiatr 2000;151:16–21.

Brennan MJ: The effect of opioid therapy on endocrine function. Am J Med. 2013 Mar;126(3 Suppl 1):S12–8. doi: 10.1016/j.amjmed.2012.12.001.

Brinkers M, Petz T, Voigt A, Steinig B, Hoffmeyer D: Kasuistik: Atypische Neuroleptika in der Therapie des idiopathischen Gesichtsschmerzes. Zwei Fallberichte. Anasthesiol Intensivmed Notfallmed Schmerzther. 2007 Sep;42(9):606–10.

Brinkers M, Petz T, Hoffmeyer D: Psychopharmaka in der Schmerztherapie. Spezielle Bedeutung der Antikonvulsiva und Neuroleptika in der Behandlung von Patienten mit chronischen Schmerzen. Anasthesiol Intensivmed Notfallmed Schmerzther. 2011 Jan;46(1):20–7. doi: 10.1055/s-0030–1270555.

Brola W, Mitosek-Szewczyk K, Opara J: Symptomatology and pathogenesis of different types of pain in multiple sclerosis. Neurol Neurochir Pol. 2014;48(4):272–9. doi: 10.1016/j.pjnns.2014.07.009.

Büchel C, Geuter S, Sprenger C, Eippert F: Placebo analgesia: a predictive coding perspective. Neuron. 2014 Mar 19;81(6):1223–39. doi: 10.1016/j.neuron.2014.02.042.

Butler DS, Moseley GL: Schmerzen verstehen. Heidelberg: Springer. 2. Aufl. 2009.

Calandre EP, Vilchez JS, Molina-Barea R et al.: Suicide attempts and risk of suicide in patients with fibromyalgia: a survey in Spanish patients. Rheumatology (Oxford). 2011 Oct;50(10):1889–93. doi: 10.1093/rheumatology/ker203

Cascorbi I, Sorge J, Strumpf M (2013): Analgetika und Koanalgetika: Anwendung, gesetzliche Grundlagen und Probleme. In: Baron R, Koppert W, Strumpf M, Willweber-Strumpf A (Hrsg.): Praktische Schmerzmedizin. Heidelberg: Springer 2013. 237–278

Chang YP, Compton P: Management of chronic pain with chronic opioid therapy in patients with substance use disorders. Addict Sci Clin Pract. 2013 Dec 16;8:21. doi: 10.1186/1940–0640–8–21.

Chaparro LE, Wiffen PJ, Moore RA, Gilron I. Combination pharmacotherapy for the treatment of neuropathic pain in adults. Cochrane Database of Systematic Reviews 2012, Issue 7. Art. No.: CD008943. DOI: 10.1002/14651858.CD008943.pub2.

Cheatle MD, Savage SR: Informed consent in opioid therapy: a potential obligation and opportunity. J Pain Symptom Manage. 2012 Jul;44(1):105–16. Doi: 10.1016/j.jpainsymman.2011.06.015.

Cheatle MD, Shmuts R: The risk and benefit of benzodiazepine use in patients with chronic pain. Pain Med. 2015 Feb;16(2):219–21. doi: 10.1111/pme.12674

Chiesa A, Anselmi R, Serretti A: Psychological mechanisms of mindfulness-based interventions: what do we know? Holist Nurs Pract. 2014 Mar-Apr;28(2):124–48. doi: 10.1097/HNP.0000000000000017.

Chopra MP, Zhang H, Kaiser AP et al.: PTSD is a chronic, fluctuating disorder affecting the mental quality of life in older adults. Am J Geriatr Psychiatry. 2014 Jan;22(1):86–97. doi: 10.1016/j.jagp.2013.01.064.

Chou R, Turner JA, Devine EB et al.: The effectiveness and risks of long-term opioid therapy for chronic pain: a systematic review for a National Institutes of Health Pathways to Prevention Workshop. Ann Intern Med. 2015 Feb 17;162(4):276–86. doi: 10.7326/M14-2559.

Cillien M, Ziegler F: Differenzialdiagnostik und Komorbidität komplexer Traumafolgestörungen. In: Sack M, Sachsse U, Schellong J (Hrsg.): Komplexe Traumafolgestörungen. Diagnostik und Behandlung von Folgen schwerer Gewalt und Vernachlässigung. Stuttgart: Schattauer 2013. 91–124.

Cole LC, LoBiondo-Wood G: Music as an adjuvant therapy in control of pain and symptoms in hospitalized adults: a systematic review. Pain Manag Nurs. 2014 Mar;15(1):406–25. doi: 10.1016/j.pmn.2012.08.010.

Cutter HS, Maloof B, Kurtz NR, Jones WC: „Feeling no pain“ differential responses to pain by alcoholics and nonalcoholics before and after drinking. J Stud Alcohol. 1976 Mar;37(3):273–7.

Dafotakis M: Psychopharmaka bei neurologischen Erkrankungen. In: Gründer G, Benkert O (Hrsg.): Handbuch der Psychopharmakotherapie. Heidelberg: Springer. 2. Aufl. 2012. 1163–1172.

Dart RC, Surratt HL, Cicero TJ et al.: Trends in opioid analgesic abuse and mortality in the United States. N Engl J Med. 2015 Jan 15;372(3):241–8. doi: 10.1056/NEJMsa1406143.

Day MA, Jensen MP, Ehde DM, Thorn BE: Toward a theoretical model for mindfulness-based pain management. J Pain. 2014 Jul;15(7):691–703. doi: 10.1016/j.jpain.2014.03.003.

Degenhardt L, Bruno R, Lintzeris N et al.: Agreement between definitions of pharmaceutical opioid use disorders and dependence in people taking opioids for non-cancer chronic pain (POINT): a cohort study. Lancet Psychiatry 2015; 2: 314–22. http://dx.doi.org/10.1016/S2215–0366(15)00005–X.

de Jong JR, Vlaeyen JW, Onghena P, Cuypers C, den Hollander M, Ruijgrok J: Reduction of pain-related fear in complex regional pain syndrome type I: the application of graded exposure in vivo. Pain. 2005 Aug;116(3):264–75.

DeVeaugh-Geiss AM, West SL, Miller WC, Sleath B, Gaynes BN, Kroenke K: The adverse effects of comorbid pain on depression outcomes in primary care patients: results from the ARTIST trial. Pain Med. 2010 May;11(5):732–41. doi: 10.1111/j.1526–4637.2010.00830.x.

Deyo RA, von Korff M, Duhrkoop D: Opioids for low back pain. BMJ 2015;350:g6380 doi: http://dx.doi.org/10.1136/bmj.g6380

Diezemann A: Entspannungsverfahren bei chronischem Schmerz. Schmerz. 2011 Aug;25(4):445–53. doi: 10.1007/s00482–011–1019–2.

Dräger D, Könner F, Budnick A, Kreutz R, Kopf A: Schmerz im Alter. Berlin: Walter de Gruyter 2014

Ducasse D, Courtet P, Olié E: Physical and social pains in borderline disorder and neuroanatomical correlates: a systematic review. Curr Psychiatry Rep. 2014 May;16(5):443. doi: 10.1007/s11920–014–0443–2.

Edlund MJ, Steffick D, Hudson T, Harris KM, Sullivan M: Risk factors for clinically recognized opioid abuse and dependence among veterans using opioids for chronic non-cancer pain. Pain. 2007 Jun;129(3):355–62.

Edlund MJ, Martin BC, Russo JE, DeVries A, Braden JB, Sullivan MD: The role of opioid prescription in incident opioid abuse and dependence among individuals with chronic noncancer pain: the role of opioid prescription. Clin J Pain. 2014 Jul;30(7):557–64. doi: 10.1097/AJP.0000000000000021.

Edwards RR, Smith MT, Kudel I, Haythornthwaite J: Pain-related catastrophizing as a risk factor for suicidal ideation in chronic pain. Pain. 2006 Dec 15;126(1–3):272–9.

Egle UT, Ecker-Egle ML, Nickel R: Fibromyalgie-Syndrom–eine Stressverarbeitungsstörung. Schweiz Arch Neurol Psych 2011;162(8):326–37.

Eich W, Häuser W, Arnold B et al.: Arbeitsgemeinschaft der Wissenschaftlichen Medizinischen Fachgesellschaften: Das Fibromyalgiesyndrom. Definition, Klassifikation, klinische Diagnose und Prognose. Schmerz. 2012 Jun;26(3):247–58. doi: 10.1007/s00482–012–1169–x.

Engels G, Francke AL, van Meijel B et al.: Clinical pain in schizophrenia: a systematic review. J Pain. 2014 May;15(5):457–67. doi: 10.1016/j.jpain.2013.11.

Fe-Bornstein M, Watt SD, Gitlin MC: Improvement in the level of psychosocial functioning in chronic pain patients with the use of risperidone. Pain Med. 2002 Jun;3(2):128–31.

Finan PH, Goodin BR, Smith MT: The association of sleep and pain: an update and a path forward. J Pain. 2013 Dec;14(12):1539–52. doi: 10.1016/j.jpain.2013.08.007.

Finan PH, Garland EL. The role of positive affect in pain and its treatment. Clin J Pain. 2015 Feb;31(2):177–87. doi: 10.1097/AJP.0000000000000092.

Fischer T, Kuhlmey A, Sibbel R, und Nordheim J: Die deutsche Fassung der «Serial Trial Intervention» (STI-D). Z Gerontopsychol Psychiatr 21 (3), 2008, 199–203. DOI 10.1024/1011–6877.21.3.199.

Fishbain DA, Cutler RB, Lewis J, Cole B, Rosomoff RS, Rosomoff HL: Do the second-generation „atypical neuroleptics“ have analgesic properties? A structured evidence-based review. Pain Med. 2004 Dec;5(4):359–65.

Fishbain DA, Cole B, Lewis J, Rosomoff HL, Rosomoff RS: What percentage of chronic nonmalignant pain patients exposed to chronic opioid analgesic therapy develop abuse/addiction and/or aberrant drug-related behaviors? A structured evidence-based review. Pain Med. 2008 May-Jun;9(4):444–59.

Fishbain DA, Cole B, Lewis JE, Gao J: Does pain interfere with antidepressant depression treatment response and remission in patients with depression and pain? An evidence-based structured review. Pain Med. 2014 Sep;15(9):1522–39. doi: 10.1111/pme.12448.

Flink IK, Boersma K, Linton SJ: Catastrophizing moderates the effect of exposure in vivo for back pain patients with pain-related fear. Eur J Pain. 2010 Sep;14(8):887–92. doi: 10.1016/j.ejpain.2010.02.003.

Flor H: Psychological pain interventions and neurophysiology: implications for a mechanism-based approach. Am Psychol. 2014 Feb–Mar;69(2):188–96. doi: 10.1037/a0035254.

Frenk SM, Porter KS, Paulozzi LJ: Prescription Opioid Analgesic Use Among Adults: United States, 1999–2012. NCHS Data Brief No. 189, February 2015 http://www.cdc.gov/nchs/data/dataBriefs/db189.pdf Zugriff 29.5.2015.

Frettlöh J, Hermann C: Kognitiv-behaviorale Therapie. In: Kröner-Herwig B, Frettlöh J, Klinger R, Nilges P (Hrsg.): Schmerzpsychotherapie. Grundlagen–Diagnostik–Krankheitsbilder–Behandlung. Berlin: Springer, 7. Aufl. 2011. 595–614.

Gahr M, Freudenmann RW, Hiemke C, Kölle MA, Schönfeldt-Lecuona C: Pregabalin abuse and dependence in Germany: results from a database query. Eur J Clin Pharmacol. 2013 Jun;69(6):1335-42. doi: 10.1007/s00228-012-1464-6.

Gambassi G: Pain and depression: the egg and the chicken story revisited. Arch Gerontol Geriatr. 2009;49 Suppl 1:103–12. doi: 10.1016/j.archger.2009.09.018.

Garland EL: Pain processing in the human nervous system: a selective review of nociceptive and biobehavioral pathways. Prim Care. 2012 Sep;39(3):561–71. doi: 10.1016/j.pop.2012.06.013.

Garland EL, Manusov EG, Froeliger B, Kelly A, Williams JM, Howard MO: Mindfulness-oriented recovery enhancement for chronic pain and prescription opioid misuse: results from an early-stage randomized controlled trial. J Consult Clin Psychol. 2014 Jun;82(3):448–59. doi: 10.1037/a0035798. (2014a).

Garland EL, Thomas E, Howard MO: Mindfulness-oriented recovery enhancement ameliorates the impact of pain on self-reported psychological and physical function among opioid-using chronic pain patients. J Pain Symptom Manage. 2014 Dec;48(6):1091–9. doi: 10.1016/j.jpainsymman.2014.03.006. (2014b).

Gerber WD: Schmerzen. In: Vaitl D, Petermann F (Hrsg.): Entspannungsverfahren. Das Praxishandbuch. Weinheim: Beltz PVU. 3. Aufl. 2004. 281–295.

Gerrits MM, Vogelzangs N, van Oppen P, van Marwijk HW, van der Horst H, Penninx BW: Impact of pain on the course of depressive and anxiety disorders. Pain. 2012 Feb;153(2):429–36. doi: 10.1016/j.pain.2011.11.001.

Gerrits MM, van Oppen P, van Marwijk HW, Penninx BW, van der Horst HE: Pain and the onset of depressive and anxiety disorders. Pain. 2014 Jan;155(1):53–9. doi: 10.1016/j.pain.2013.09.005.

Gibson CA: Review of posttraumatic stress disorder and chronic pain: the path to integrated care. J Rehabil Res Dev. 2012;49(5):753–76.

Glaesmer H: Traumatische Erfahrungen in der älteren deutschen Bevölkerung. Bedeutung für die psychische und körperliche Gesundheit auf Bevölkerungsebene. Z Gerontol Geriatr. 2014 Apr;47(3):194–201. doi: 10.1007/s00391–014–0624–y.

Glaesmer H, Braehler E, Riedel-Heller SG, Freyberger HJ, Kuwert P: The association of traumatic experiences and posttraumatic stress disorder with health care utilization in the elderly–a German population based study. Gen Hosp Psychiatry. 2011 Mar-Apr;33(2):177–84. Doi: 10.1016/j.genhosppsych.2010.12.006.

Goesling J, Clauw DJ, Hassett AL: Pain and depression: an integrative review of neurobiological and psychological factors. Curr Psychiatry Rep. 2013 Dec;15(12):421. doi: 10.1007/s11920–013–0421–0.

Grashorn W, Sprenger C, Forkmann K, Wrobel N, Bingel U: Age-dependent decline of endogenous pain control: exploring the effect of expectation and depression. PLoS One. 2013 Sep 27;8(9):e75629. doi: 10.1371/journal.pone.0075629.

Gündel H, Valet M, Sorg C et al.: Altered cerebral response to noxious heat stimulation in patients with somatoform pain disorder. Pain. 2008 Jul 15;137(2):413–21.

Haasum Y, Fastbom J, Fratiglioni L, Kåreholt I, Johnell K: Pain treatment in elderly persons with and without dementia: a population-based study of institutionalized and home-dwelling elderly. Drugs Aging. 2011 Apr 1;28(4):283–93. doi: 10.2165/11587040–000000000–00000.

Hann KEJ, McCracken LM: A systematic review of randomized controlled trials of Acceptance and Commitment Therapy for adults with chronic pain: Outcome domains, design quality, and efficacy. Journal of Contextual Behavioral Science, 2014; 3 (4): 217–227.

Hasenbring MI, Chehadi O, Titze C, Kreddig N: Fear and anxiety in the transition from acute to chronic pain: there is evidence for endurance besides avoidance. Pain Manag. 2014;4(5):363–74. doi: 10.2217/pmt.14.36.

Hauck M, Metzner S, Rohlffs F, Lorenz J, Engel AK: The influence of music and music therapy on pain-induced neuronal oscillations measured by magnetencephalography. Pain. 2013 Apr;154(4):539–47. doi: 10.1016/j.pain.2012.12.016.

Häuser W, Galek A, Erbslöh-Möller B et al.: Posttraumatic stress disorder in fibromyalgia syndrome: prevalence, temporal relationship between posttraumatic stress and fibromyalgia symptoms, and impact on clinical outcome. Pain. 2013 Aug;154(8):1216–23. doi: 10.1016/j.pain.2013.03.034.

Häuser W, Bock F, Engeser P, Tölle T, Willweber-Strumpf A, Petzke F: Clinical practice guideline: Long-term opioid use in non-cancer pain. Dtsch Arztebl Int 2014; 111: 732–40. DOI: 10.3238/arztebl.2014.0732 (2014a).

Häuser W, Walitt B, Fitzcharles MA, Sommer C: Review of pharmacological therapies in fibromyalgia syndrome. Arthritis Res Ther. 2014 Jan 17;16(1):201. doi: 10.1186/ar4441. (2014b).

Hegeman JM, Kok RM, van der Mast RC, Giltay EJ: Phenomenology of depression in older compared with younger adults: meta-analysis. Br J Psychiatry. 2012 Apr;200(4):275–81. doi: 10.1192/bjp.bp.111.095950

Heuft G, Kruse A, Radebold H: Lehrbuch der Gerontopsychosomatik und Alterspsychotherapie. München: Ernst Reinhardt. 2. Aufl. 2006.

Hewer W: Psychiatrische Patienten–Anhaltend hohe Sterblichkeit. Dtsch Ärztebl 2010; 107(5): A190–191

Hewer W, Füeßl H, Hermle L: Körperliche Erkrankungen bei psychiatrischen Patienten, Teil II: Wechselwirkungen psychischer Störungen mit somatischer Komorbidität im Alltag der Krankenversorgung. Fortschr Neurol Psychiat 2011; 79 (6): 358–372.

Hilderink PH, Collard R, Rosmalen JG, Oude Voshaar RC: Prevalence of somatoform disorders and medically unexplained symptoms in old age populations in comparison with younger age groups: a systematic review. Ageing Res Rev. 2013 Jan;12(1):151–6. doi: 10.1016/j.arr.2012.04.004.

Hill CH, Miner JR, Martel ML: Olanzapine versus Droperidol for the Treatment of Primary Headache in the Emergency Department. ACADEMIC EMERGENCY MEDICINE 2008; 15:806–811.

Hiller W: Somatoforme Störungen und Schmerzstörungen. In: Maercker A (Hrsg.): Alterspsychotherapie und klinische Gerontopsychologie. Heidelberg: Springer. 2. Aufl. 2015. 207–229.

Hoffmann F, Glaeske G, Windt R: Verordnung von starken Opioiden im Jahr 2011. Schmerz 2012; 26:707–714. DOI 10.1007/s00482-012-1240-7.

Højsted J, Sjøgren P: Addiction to opioids in chronic pain patients: a literature review. Eur J Pain. 2007 Jul;11(5):490–518.

Højsted J, Nielsen PR, Guldstrand SK, Frich L, Sjøgren P: Classification and identification of opioid addiction in chronic pain patients. Eur J Pain. 2010 Nov;14(10):1014–20 doi: 10.1016/j.ejpain.2010.04.006.

Højsted J, Ekholm O, Kurita GP, Juel K, Sjøgren P: Addictive behaviors related to opioid use for chronic pain: a population-based study. Pain. 2013 Dec;154(12):2677–83. doi: 10.1016/j.pain.2013.07.046.

Hooten WM, Shi Y, Gazelka HM, Warner DO: The effects of depression and smoking on pain severity and opioid use in patients with chronic pain. Pain. 2011 Jan;152(1):223–9. doi: 10.1016/j.pain.2010.10.045.

Hooten WM, Lamer TJ, Twyner C: Opioid-induced hyperalgesia in community-dwelling adults with chronic pain. Pain. 2015 Jun;156(6):1145–52. doi: 10.1097/j.pain.0000000000000170.

Huber G: Die coenaesthetische Schizophrenie. Fortschr Neurol Psychiatr 1957; 25(9): 491–520.

Huber G, Gross G : Schmerzerlebnisse der Schizophrenie. Psycho 1994;20(4):145–153.

Huffman KL, Shella ER, Sweis G, Griffith SD, Scheman J, Covington EC: Nonopioid substance use disorders and opioid dose predict therapeutic opioid addiction. J Pain. 2015 Feb;16(2):126–34. doi: 10.1016/j.jpain.2014.10.011.

Husebø BS, Ballard C, Aarsland D: Pain treatment of agitation in patients with dementia: a systematic review. Int J Geriatr Psychiatry. 2011 Oct;26(10):1012–8. doi: 10.1002/gps.2649.

Husebø BS, Ballard C, Fritze F, Sandvik RK, Aarsland D: Efficacy of pain treatment on mood syndrome in patients with dementia: a randomized clinical trial. Int J Geriatr Psychiatry. 2014 Aug;29(8):828–36. doi: 10.1002/gps.4063.

Ilgen MA, Kleinberg F, Ignacio RV et al.: Noncancer pain conditions and risk of suicide. JAMA Psychiatry. 2013 Jul;70(7):692–7. doi: 10.1001/jamapsychiatry.2013.908.

Jakubaschk J, Boeker W: Gestörtes Schmerzempfinden bei Schizophrenie. Schweiz Arch Neurol Psychiatr 1991; 142(1): 55–76.

Jamison RN, Ross EL, Michna E, Chen LQ, Holcomb C, Wasan AD: Substance misuse treatment for high-risk chronic pain patients on opioid therapy: a randomized trial. Pain. 2010 Sep;150(3):390–400. doi: 10.1016/j.pain.2010.02.033.

Jann MW, Slade JH: Antidepressant agents for the treatment of chronic pain and depression. Pharmacotherapy. 2007 Nov;27(11):1571–87.

Jann M, Kennedy WK, Lopez G: Benzodiazepines: a major component in unintentional prescription drug overdoses with opioid analgesics. J Pharm Pract. 2014 Feb;27(1):5–16. doi: 10.1177/0897190013515001.

Jensen MP, Patterson DR: Hypnotic approaches for chronic pain management: clinical implications of recent research findings. Am Psychol. 2014 Feb-Mar;69(2):167–77. doi: 10.1037/a0035644.

Jensen-Dahm C, Gasse C, Astrup A, Mortensen PB, Waldemar G: Frequent use of opioids in patients with dementia and nursing home residents-A study of the entire elderly population of Denmark. Alzheimers Dement. 2014 Sep 16. pii: S1552–5260(14)02495–9. doi: 10.1016/j.jalz.2014.06.013.

Jochum T, Boettger MK, Burkhardt C, Juckel G, Bär KJ: Increased pain sensitivity in alcohol withdrawal syndrome. Eur J Pain. 2010 Aug;14(7):713–8. doi: 10.1016/j.ejpain.2009.11.008.

Jones JD, Mogali S, Comer SD: Polydrug abuse: a review of opioid and benzodiazepine combination use. Drug Alcohol Depend. 2012 Sep 1;125(1–2):8–18. doi: 10.1016/j.drugalcdep.2012.07.004.

Jurcik DC, Sundaram AH, Jamison RN: Chronic pain, negative affect, and prescription opioid abuse. Current Opinion in Psychology 2015; 5: 42–49. doi:10.1016/j.copsyc.2015.03.020.

Kalso E, Aldington DJ, Moore RA: Drugs for neuropathic pain. BMJ. 2013 Dec 19;347:f7339. doi: 10.1136/bmj.f7339.

Kamen LB, Feeko KJ: Opioid syndrome: failed opioid therapy for chronic noncancer pain. Phys Med Rehabil Clin N Am. 2014 May;25(2):375–95. Doi: 10.1016/j.pmr.2014.01.005.

Karmann AJ, Kundermann B, Lautenbacher S: Schlafentzug und Schmerz. Ein Review der neuesten Literatur. Schmerz. 2014 Apr;28(2):141–6. doi: 10.1007/s00482–014–1394–6.

Kindler D, Burian M: Medikamentöse Therapie. In: Kröner-Herwig B, Frettlöh J, Klinger R, Nilges P (Hrsg.): Schmerzpsychotherapie. Grundlagen–Diagnostik–Krankheitsbilder–Behandlung. Berlin: Springer, 7. Aufl. 2011. 629–648.

Kirsh KL, Whitcomb LA, Donaghy K, Passik SD: Abuse and addiction issues in medically ill patients with pain: attempts at clarification of terms and empirical study. Clin J Pain. 2002 Jul-Aug;18(4 Suppl):S52–60.

Kroenke K, Wu J, Bair MJ, Krebs EE, Damush TM, Tu W: Reciprocal relationship between pain and depression: a 12–month longitudinal analysis in primary care. J Pain. 2011 Sep;12(9):964–73. doi: 10.1016/j.jpain.2011.03.003.

Künig G, Dätwyler S, Eschen A, Schreiter Gasser U: Unrecognised long-lasting tramadol-induced delirium in two elderly patients. A case report. Pharmacopsychiatry. 2006 Sep;39(5):194–9.

Kunz M, Mylius V, Schepelmann K, Lautenbacher S: Impact of age on the facial expression of pain. J Psychosom Res. 2008 Mar;64(3):311–8. doi: 10.1016/j.jpsychores.2007.09.010.

Kuwert P, Glaesmer H, Knaevelsrud C: Trauma und Alter. In: Seidler GH, Freyberger HJ, Maercker A (Hrsg.): Handbuch der Psychotraumatologie. Stuttgart: Klett-Cotta 2011. 469–479.

Kwon M, Altin M, Duenas H, Alev L: The Role of Descending Inhibitory Pathways on Chronic Pain Modulation and Clinical Implications. Pain Pract. 2013 Nov 20. doi: 10.1111/papr.12145.

Lankenau SE, Teti M, Silva K, Bloom JJ, Harocopos A, Treese M: Initiation into prescription opioid misuse amongst young injection drug users. Int J Drug Policy. 2012 Jan;23(1):37–44.

Lautenbacher S: Pain assessment in special patient groups such as those with dementia: At the finishing line or just starting from scratch? Pain 155 (2014) 1419–1420.

Lee HJ, Yeomans DC: Opioid induced hyperalgesia in anesthetic settings. Korean J Anesthesiol. 2014 Nov;67(5):299–304. doi: 10.4097/kjae.2014.67.5.299.

Leisner S, Gerhardt A, Tesarz J, Janke S, Seidler GH, Eich W: Frühe Missbrauchserlebnisse bei chronischem Kreuzschmerz. Direkte und mediierte Effekte früher Missbrauchserlebnisse auf verschiedene Schmerzdimensionen chronischer nichtspezifischer Kreuzschmerzen. Schmerz. 2014 Dec;28(6):600–6. doi: 10.1007/s00482–014–1487–2.

Leong LB, Kelly AM: Are butyrophenones effective for the treatment of primary headache in the emergency department? CJEM. 2011 Mar;13(2):96–104.

Lieb R, Meinlschmidt G, Araya R: Epidemiology of the association between somatoform disorders and anxiety and depressive disorders: an update. Psychosom Med. 2007 Dec;69(9):860–3.

Liedl A, Knaevelsrud C: PTBS und chronische Schmerzen: Entstehung, Aufrechterhaltung und Zusammenhang. Ein Überblick. Schmerz 2008; 22: 644–651.

Linton SJ, Bergbom S: Understanding the link between depression and pain. Scandinavian Journal of Pain 2011; 2(2): 47–54.

Lukas A, Drebenstedt C: Schmerzen. In: Pantel J, Schröder J, Bollheimer C, Sieber C, Kruse A (Hrsg.): Praxishandbuch Altersmedizin. Stuttgart: Kohlhammer 2014. 415–431.

Lüking M, Martin A: Entspannung, Imagination, Biofeedback und Meditation. In: Kröner-Herwig B, Frettlöh J, Klinger R, Nilges P (Hrsg.): Schmerzpsychotherapie. Grundlagen–Diagnostik–Krankheitsbilder–Behandlung. Berlin: Springer, 7. Aufl. 2011. 565–584.

MacDonald S, Linton SJ, Jansson-Frojmark M: Avoidant safety behaviors and catastrophizing: shared cognitive-behavioral processes and consequences in co-morbid pain and sleep disorders. Int J Behav Med. 2008;15(3):201–10. doi: 10.1080/10705500802222675.

Maercker A: „Ein völlig anderer Mensch“. Die Psychologie des Traumas. Dr. med Mabuse 2015; Nr. 213: 24–27

Manchikanti L, Helm S 2nd, Fellows B et al.: Opioid epidemic in the United States. Pain Physician. 2012 Jul;15(3 Suppl):ES9–38.

Martin GN: The effect of exposure to odor on the perception of pain. Psychosom Med. 2006 Jul-Aug;68(4):613–6.

Matuszek S: Animal-facilitated therapy in various patient populations: systematic literature review. Holist Nurs Pract. 2010 Jul-Aug;24(4):187–203.

McCaffrey R, Freeman E: Effect of music on chronic osteoarthritis pain in older people. J Adv Nurs. 2003 Dec;44(5):517–24.

McCracken LM, Jones R: Treatment for chronic pain for adults in the seventh and eighth decades of life: a preliminary study of Acceptance and Commitment Therapy (ACT). Pain Med. 2012 Jul;13(7):861–7. doi: 10.1111/j.1526–4637.2012.01407.x.

McCracken LM, Vowles KE: Acceptance and commitment therapy and mindfulness for chronic pain: model, process, and progress. Am Psychol. 2014 Feb-Mar;69(2):178–87. doi: 10.1037/a0035623.

Mehendale AW, Goldman MP, Mehendale RP: Opioid overuse pain syndrome (OOPS): the story of opioids, prometheus unbound. J Opioid Manag. 2013 Nov-Dec;9(6):421–38. doi: 10.5055/jom.2013.0185.

Menendez ME, Ring D, Bateman BT: Preoperative Opioid Misuse is Associated With Increased Morbidity and Mortality After Elective Orthopaedic Surgery. Clin Orthop Relat Res. 2015 Feb 19. DOI 10.1007/s11999-015–4173–5.

Michalak J, Troje NF, Fischer J, Vollmar P, Heidenreich T, Schulte D: Embodiment of sadness and depression–gait patterns associated with dysphoric mood. Psychosom Med. 2009 Jun;71(5):580–7. doi: 10.1097/PSY.0b013e3181a2515c

Michalak J, Rohde K, Troje NF: How we walk affects what we remember: gait modifications through biofeedback change negative affective memory bias. J Behav Ther Exp Psychiatry. 2015 Mar;46:121–5. doi: 10.1016/j.jbtep.2014.09.004.

Michel-Lauter B, Bernardy K, Schwazer A, Nicolas V, Maier C: Abhängigkeitssyndrom und Hyperalgesie durch Opioide bei kurativ behandelbaren Schmerzen. Fallbericht zu einem scheinbaren Palliativpatienten. Schmerz 2013 · 27:506–512. DOI 10.1007/s00482–013–1353–7.

Miller WR, Rollnick S (2004): Motivierende Gesprächsführung. Freiburg: Lambertus

Minozzi S, Amato L, Davoli M: Development of dependence following treatment with opioid analgesics for pain relief: a systematic review. Addiction. 2013 Apr;108(4):688–98.

Moeller-Bertram T, Keltner J, Strigo IA: Pain and post traumatic stress disorder–review of clinical and experimental evidence. Neuropharmacology. 2012 Feb;62(2):586–97. doi: 10.1016/j.neuropharm.2011.04.028.

Moldofsky H: Rheumatic manifestations of sleep disorders. Curr Opin Rheumatol. 2010 Jan;22(1):59–63. doi: 10.1097/BOR.0b013e328333b9cc.

Moretti F, De Ronchi D, Bernabei V, Marchetti L, Ferrari B, Forlani C, Negretti F, Sacchetti C, Atti AR: Pet therapy in elderly patients with mental illness. Psychogeriatrics. 2011 Jun;11(2):125–9. doi: 10.1111/j.1479-8301.2010.00329.x

Moriarty O, Finn DP: Cognition and pain. Curr Opin Support Palliat Care. 2014 Jun;8(2):130–6. doi: 10.1097/SPC.0000000000000054.

Morina N, Wicherts JM, Lobbrecht J, Priebe S: Remission from post-traumatic stress disorder in adults: a systematic review and meta-analysis of long term outcome studies. Clin Psychol Rev. 2014 Apr;34(3):249–55. doi: 10.1016/j.cpr.2014.03.002.

Morone NE, Greco CM: Mind-body interventions for chronic pain in older adults: a structured review. Pain Med. 2007 May-Jun;8(4):359–75.

Mulsant BH, Pollock BG: Psychopharmacology. In: Steffens DC, Blazer DG, Thakur ME (Ed.): Textbook of Geriatric Psychiatry. Washington DC/London: American Psychiatric Publishing. 5th Edition 2015. 527–587

Murakami H, Tamasawa N, Yamashita M, Takayasu S, Nigawara T, Matsui J, Suda T: Altered pain perception in schizophrenia. Lancet. 2010 Mar 6;375(9717):864. doi: 10.1016/S0140–6736(09)62061–4.

Neises M, Weidner K: Frauenheilkunde. In: Adler RH,Herzog W, Joraschky P, Köhle K, Langewitz W, Söllner W, Wesiack W (Hrsg.): Psychosomatische Medizin. Theoretische Modelle und klinische Praxis. München: Urban u. Fischer/ Elsevier, 7. Auflage 2011: 1076–1092.

Neutel CI, Skurtveit S, Berg C, Sakshaug S: Trends in prescription of strong opioids for 41–80 year old Norwegians, 2005–2010. Eur J Pain. 2014 Mar;18(3):438–46. doi: 10.1002/j.1532–2149.2013.00374.x.

Nielsen S, Lintzeris N, Bruno R et al.: Benzodiazepine use among chronic pain patients prescribed opioids: associations with pain, physical and mental health, and health service utilization. Pain Med. 2015 Feb;16(2):356–66. doi: 10.1111/pme.12594.

Nix WA: Was ist gesichert in der Schmerztherapie? Haben Neuroleptika eine analgetische Potenz? Eine Metaanalyse. Schmerz.1998; 12(1):30–8.

Nurmikko TJ, Gupta S, Maclver K: Multiple sclerosis-related central pain disorders. Curr Pain Headache Rep. 2010 Jun;14(3):189–95. doi: 10.1007/s11916–010–0108–8.

O'Connor AB, Schwid SR, Herrmann DN, Markman JD, Dworkin RH: Pain associated with multiple sclerosis: systematic review and proposed classification. Pain. 2008 Jul;137(1):96–111.

olde Hartman TC, Borghuis MS, Lucassen PL, van de Laar FA, Speckens AE, van Weel C: Medically unexplained symptoms, somatisation disorder and hypochondriasis: course and prognosis. A systematic review. J Psychosom Res. 2009 May;66(5):363–77. doi: 10.1016/j.jpsychores.2008.09.018.

Oosterman JM, Gibson SJ, Pulles WL, Veldhuijzen DS: On the moderating role of age in the relationship between pain and cognition. Eur J Pain. 2013 May;17(5):735–41. doi: 10.1002/j.1532-2149.2012.00235.x.

Ossipov MH: The perception and endogenous modulation of pain. Scientifica (Cairo). 2012;2012:561761. doi: 10.6064/2012/561761.

Ossipov MH, Morimura K, Porreca F: Descending pain modulation and chronification of pain. Curr Opin Support Palliat Care. 2014 Jun;8(2):143–51. doi: 10.1097/SPC.0000000000000055.

Papaleontiou M, Henderson CR Jr, Turner BJ et al.: Outcomes associated with opioid use in the treatment of chronic noncancer pain in older adults: a systematic review and meta-analysis. J Am Geriatr Soc. 2010 Jul;58(7):1353–69. doi: 10.1111/j.1532–5415.2010.02920.x.

Passik SD, Lowery A: Psychological variables potentially implicated in opioid-related mortality as observed in clinical practice. Pain Med. 2011 Jun;12 Suppl 2:S36–42. doi: 10.1111/j.1526–4637.2011.01130.x.

Passik SD, Kirsh KL, Webster L: Pseudoaddiction revisited: a commentary on clinical and historical considerations. Pain Manag. 2011 May;1(3):239–48 doi: 10.2217/pmt.11.12.

Perrino AC Jr, Ralevski E, Acampora G, Edgecombe J, Limoncelli D, Petrakis IL: Ethanol and pain sensitivity: effects in healthy subjects using an acute pain paradigm. Alcohol Clin Exp Res. 2008 Jun;32(6):952–8. Doi: 10.1111/j.1530–0277.2008.00653.x.

Peter B: Hypnotherapie. In: Kröner-Herwig B, Frettlöh J, Klinger R, Nilges P (Hrsg.): Schmerzpsychotherapie. Grundlagen–Diagnostik–Krankheitsbilder–Behandlung. Berlin: Springer, 7. Aufl. 2011. 585–594.

Pfingsten M, Leibing E, Franz C, Banemer D, Busch O, Hildebrandt J: Erfassung der „fear-avoidance-beliefs" bei Patienten mit Rückenschmerzen. Deutsche Version des „fear-avoidance-beliefs questionnaire" (FABQ-D). Schmerz 1997; 11:387–395.

Pulvers K, Hood A: The role of positive traits and pain catastrophizing in pain perception. Curr Pain Headache Rep. 2013 May;17(5):330. doi: 10.1007/s11916–013–0330–2.

Radbruch L, Glaeske G, Grond S et al.: Topical review on the abuse and misuse potential of tramadol and tilidine in Germany. Subst Abus. 2013;34(3):313–20. doi: 10.1080/08897077.2012.735216.

Randall C, Crane J: Tramadol deaths in Northern Ireland: a review of cases from 1996 to 2012. J Forensic Leg Med. 2014 Mar;23:32–6. doi: 10.1016/j.jflm.2014.01.006.

Rains JC, Poceta JS: Sleep-related headaches. Neurol Clin. 2012 Nov;30(4):1285–98. doi: 10.1016/j.ncl.2012.08.014.

Reddy S, Patt RB: The benzodiazepines as adjuvant analgesics. J Pain Symptom Manage. 1994 Nov;9(8):510–4.

Reinecke H, Weber C, Lange K, Simon M, Stein C, Sorgatz H: Analgesic efficacy of opioids in chronic pain: recent meta-analyses. Br J Pharmacol. 2015 Jan;172(2):324–33. doi: 10.1111/bph.12634.

Richards BL, Whittle SL, Buchbinder R. Muscle relaxants for pain management in rheumatoid arthritis. Cochrane Database of Systematic Reviews 2012, Issue 1. Art. No.: CD008922. DOI: 10.1002/14651858.CD008922.pub2.

Roy M, Lebuis A, Hugueville L, Peretz I, Rainville P: Spinal modulation of nociception by music. Eur J Pain. 2012 Jul;16(6):870–7. doi: 10.1002/j.1532–2149.2011.00030.x.

Sacerdote P, Franchi S, Panerai AE: Non-analgesic effects of opioids: mechanisms and potential clinical relevance of opioid-induced immunodepression. Curr Pharm Des. 2012;18(37):6034–42.

Sachsse U, Sack M: Die komplexe Posttraumatische Belastungsstörung. In: Seidler GH, Freyberger HJ, Maercker A (Hrsg.): Handbuch der Psychotraumatologie. Stuttgart: Klett-Cotta 2011. 178–188.

Sampson EL, White N, Lord K, Leurent B, Vickerstaff V, Scott S, Jones L: Pain, agitation, and behavioural problems in people with dementia admitted to general hospital wards: a longitudinal cohort study. Pain 2015 Apr;156(4):675–83. DOI: 10.1097 /j.pain.0000000000000095.

Savage SR: Assessment for addiction in pain-treatment settings. Clin J Pain. 2002 Jul-Aug;18 (4 Suppl): S28–38.

Scharnagel R, Kaiser U, Schütze A, Heineck R, Gossrau G, Sabatowski R: Chronische nichttumorbedingte Schmerzen. Langzeitbehandlung mit schnell freisetzenden und kurz wirksamen Opioiden im Kontext von Missbrauch und Abhängigkeit. Schmerz. 2013 Feb;27(1):7–19. doi: 10.1007/s00482–012–1278–6

Schenk M, Wirz S: Serotoninsyndrom und medikamentöse Schmerztherapie. Was ist für die Praxis relevant? Schmerz 2015; 29: 229–251. DOI 10.1007/s00482–015–1512–0.

Schifano F: Misuse and abuse of pregabalin and gabapentin: cause for concern? CNS Drugs. 2014 Jun; 28(6): 491-6. doi: 10.1007/s40263-014-0164-4.

Schmahl C, Bär KJ: Psychopathologie und Schmerz. In: Kröner-Herwig B, Frettlöh J, Klinger R, Nilges P (Hrsg.): Schmerzpsychotherapie. Heidelberg: Springer. 7. Aufl. 2011. 145–154.

Schneider G, Heuft G: Organisch nicht erklärbare somatoforme Beschwerden und Störungen im Alter: ein systematischer Literaturüberblick. Z Psychosom Med Psychother. 2011;57(2):115–40.

Schneider G, Heuft G: Angst und Depression bei älteren Menschen. Z Psychosom Med Psychother. 2012;58(4):336–56.

Schreiber S, Backer MM, Weizman R, Pick CG: Augmentation of opioid induced antinociception by the atypical antipsychotic drug risperidone in mice. Neurosci Lett. 1997 May 30;228(1):25–8.

Schreiber S, Getslev V, Backer MM, Weizman R, Pick CG: The atypical neuroleptics clozapine and olanzapine differ regarding their antinociceptive mechanisms and potency. Pharmacol Biochem Behav. 1999 Sep;64(1):75–80.

Schubert I, Ihle P, Sabatowski R: Increase in opiate prescription in Germany between 2000 and 2010—a study based on insurance data. Dtsch Arztebl Int 2013; 110(4): 45–51. DOI: 10.3238/arztebl.2013.0045.

Sehgal N, Manchikanti L, Smith HS: Prescription opioid abuse in chronic pain: a review of opioid abuse predictors and strategies to curb opioid abuse. Pain Physician. 2012 Jul;15(3 Suppl):ES67–92.
Seidel S, Aigner M, Ossege M, Pernicka E, Wildner B, Sycha T: Antipsychotics for acute and chronic pain in adults. J Pain Symptom Manage. 2010 Apr;39(4):768–78. doi: 10.1016/j.jpainsymman.2009.09.008.
Seidel S, Aigner M, Ossege M, Pernicka E,Wildner B, Sycha T: Antipsychotics for acute and chronic pain in adults. Cochrane Database of Systematic Reviews 2013, Issue 8. Art. No.: CD004844. DOI: 10.1002/14651858.CD004844.pub3.
Shiri R, Karppinen J, Leino-Arjas P, Solovieva S, Viikari-Juntura E: The association between smoking and low back pain: a meta-analysis. Am J Med. 2010 Jan;123(1):87.e7–35. doi: 10.1016/j.amjmed.2009.05.028.
Shurman J, Koob GF, Gutstein HB: Opioids, pain, the brain, and hyperkatifeia: a framework for the rational use of opioids for pain. Pain Med. 2010 Jul;11(7):1092–8. doi: 10.1111/j.1526–4637.2010.00881.x.
Sites BD, Beach ML, Davis MA: Increases in the use of prescription opioid analgesics and the lack of improvement in disability metrics among users. Reg Anesth Pain Med. 2014 Jan-Feb;39(1):6–12. doi: 10.1097/AAP.0000000000000022.
Skurtveit S, Furu K, Borchgrevink P, Handal M, Fredheim O: To what extent does a cohort of new users of weak opioids develop persistent or probable problematic opioid use? Pain. 2011 Jul;152(7):1555–61. doi: 10.1016/j.pain.2011.02.045.
Smith SM, Dart RC, Katz NP et al.: Classification and definition of misuse, abuse, and related events in clinical trials: ACTTION systematic review and recommendations. Pain. 2013 Nov;154(11):2287–96. doi: 10.1016/j.pain.2013.05.053.
Solaro C, Messmer Uccelli M: Pharmacological management of pain in patients with multiple sclerosis. Drugs. 2010 Jul 9;70(10):1245–54. doi: 10.2165/11537930–000000000–00000.
Sophie M, Ford B: Management of pain in Parkinson's disease. CNS Drugs. 2012 Nov;26(11):937–48. doi: 10.1007/s40263–012–0005–2.
Sprenger C, May A, Büchel C: Schmerz kontra Schmerz. Das Prinzip der DNIC. Schmerz. 2010 Dec;24(6):569–74. doi: 10.1007/s00482–010–0985–0.
Sprenger C, Eippert F, Finsterbusch J, Bingel U, Rose M, Büchel C: Attention modulates spinal cord responses to pain. Curr Biol. 2012 Jun 5;22(11):1019–22. doi: 10.1016/j.cub.2012.04.006.
Stannard C: Opioids in the UK: what's the problem? BMJ. 2013 Aug 15;347:f5108. doi: 10.1136/bmj.f5108.
Steiner J, Bogerts B, Hoffmeyer D, Brinkers M: Zönästhesien als eine seltene Differenzialdiagnose zum anhaltenden idiopathischen Gesichtsschmerz. Nervenarzt 2007; 78:198–201.
Strippel H, Schäfer C: Zahn- und Mundpflege. In: Schäfer C, Liekweg A, Eisert A (Hrsg.): Geriatrische Pharmazie. Stuttgart: Deutscher Apotheker Verlag 2015. 509–523.
Tagay S, Gunzelmann T, Brähler E: Posttraumatische Belastungsstörungen alter Menschen. Psychotherapie 2009; 14(2): 234–342.
Tait RC, Chibnall JT: Under-treatment of pain in dementia: assessment is key. J Am Med Dir Assoc. 2008 Jul;9(6):372–4. doi: 10.1016/j.jamda.2008.04.001.
Tang NK, Crane C: Suicidality in chronic pain: a review of the prevalence, risk factors and psychological links. Psychol Med. 2006 May;36(5):575–86.
Thielke SM, Fan MY, Sullivan M, Unützer J: Pain limits the effectiveness of collaborative care for depression. Am J Geriatr Psychiatry. 2007 Aug;15(8):699–707.
Tracey I: Imaging pain. Br J Anaesth. 2008 Jul;101(1):32–9. doi: 10.1093/bja/aen102.
Traue HC, Horn AB, Kessler H, Jerg-Bretzke L: Psyche und Schmerz. In: Baron R, Koppert W, Strumpf M, Willweber-Strumpf A (Hrsg.): Praktische Schmerzmedizin. Heidelberg: Springer 2013. 117–128.
Treede RD: Entstehung der Schmerzchronifizierung. In: Baron R, Koppert W, Strumpf M, Willweber-Strumpf A (Hrsg.): Praktische Schmerzmedizin. Heidelberg: Springer 2013. 3–13.
Trompetter HR, Schreurs KM, Heuts PH, Vollenbroek-Hutten MM: The systematic implementation of acceptance u. commitment therapy (ACT) in Dutch multidisciplinary chronic pain rehabilitation. Patient Educ Couns. 2014 Aug;96(2):249–55. doi: 10.1016/j.pec.2014.05.019.
Truini A, Barbanti P, Pozzilli C, Cruccu G: A mechanism-based classification of pain in multiple sclerosis. J Neurol. 2013 Feb;260(2):351–67. doi: 10.1007/s00415–012–6579–2.

Villemure C, Bushnell MC: The effects of the steroid androstadienone and pleasant odorants on the mood and pain perception of men and women. Eur J Pain. 2007 Feb;11(2):181–91.

Vlaeyen JW, Linton SJ: Fear-avoidance and its consequences in chronic musculoskeletal pain: a state of the art. Pain. 2000 Apr;85(3):317–32.

Volkow ND, Frieden TR, Hyde PS, Cha SS: Medication-assisted therapies–tackling the opioid-overdose epidemic. N Engl J Med. 2014 May 29;370(22):2063–6. doi: 10.1056/NEJMp1402780.

Vowles KE, McEntee ML, Julnes PS, Frohe T, Ney JP, van der Goes DN: Rates of opioid misuse, abuse, and addiction in chronic pain: a systematic review and data synthesis. Pain. 2015 Apr;156(4):569–76. doi: 10.1097/01.j.pain.0000460357.01998.f1.

Wang Y, Dong Y, Li Y: Perioperative psychological and music interventions in elderly patients undergoing spinal anesthesia: effect on anxiety, heart rate variability, and postoperative pain. Yonsei Med J. 2014 Jul;55(4):1101–5. doi: 10.3349/ymj.2014.55.4.1101.

Wasner G, Deuschl G: Pains in Parkinson disease–many syndromes under one umbrella. Nat Rev Neurol. 2012 Apr 17;8(5):284–94. doi: 10.1038/nrneurol.2012.54.

Weissman DE, Haddox JD: Opioid pseudoaddiction–an iatrogenic syndrome. Pain. 1989 Mar;36(3):363–6.

Wertli MM, Eugster R, Held U, Steurer J, Kofmehl R, Weiser S: Catastrophizing-a prognostic factor for outcome in patients with low back pain: a systematic review. Spine J. 2014 Nov 1;14(11):2639–57. doi: 10.1016/j.spinee.2014.03.003.

West NA, Severtson SG, Green JL, Dart RC: Trends in abuse and misuse of prescription opioids among older adults. Drug Alcohol Depend. 2015 Apr 1;149:117–21. doi: 10.1016/j.drugalcdep.2015.01.027.

WHO: The ICD-10 Classification of Mental and Behavioural Disorders. Clinical descriptions and diagnostic guidelines. World Health Organization o.J. ("Bluebook").http://www.who.int/classifications/icd/en/bluebook.pdf Zugriff 16.7.2015.

WHO: ICD-11, Beta Draft. http://apps.who.int/classifications/icd11/browse/l-m/en Zugriff 3.6.2015.

Wiech K, Ploner M, Tracey I: Neurocognitive aspects of pain perception. Trends Cogn Sci. 2008 Aug;12(8):306–13. doi: 10.1016/j.tics.2008.05.005.

Wiffen PJ, Derry S, Moore RA et al.: Antiepileptic drugs for neuropathic pain and fibromyalgia–an overview of Cochrane reviews. *Cochrane Database of Systematic Reviews* 2013, Issue 11. Art. No.: CD010567. DOI: 10.1002/14651858.CD010567.pub2.

Williams LJ, Pasco JA, Jacka FN, Dodd S, Berk M: Pain and the relationship with mood and anxiety disorders and psychological symptoms. J Psychosom Res. 2012 Jun;72(6):452–6. doi: 10.1016/j.jpsychores.2012.03.001.

Winstock A, Bell J, Borschmann R: Friends, doctors, and tramadol: we might have a problem. BMJ. 2013 Sep 18;347:f5599. doi: 10.1136/bmj.f5599.

Wolfe F, Brähler E, Hinz A, Häuser W: Fibromyalgia prevalence, somatic symptom reporting, and the dimensionality of polysymptomatic distress: results from a survey of the general population. Arthritis Care Res (Hoboken). 2013 May;65(5):777–85. doi: 10.1002/acr.21931.

Wolfe F: The Status of Fibromyalgia Criteria. Arthritis Rheumatol. 2015; 67(2): 330–333 Oct 9. doi: 10.1002/art.38908.

Wolff HG, Hardy JD, Goodell H: Measurement of the effect on the pain threshold of acetylsalicylic acid, acetanilid, acetophenetidin, aminopyrine, ethyl alcohol, trichlorethylene, a barbiturate, quinine, ergotamine tartrate and caffeine: an analysis of their relation to the pain experience. J Clin Invest. 1941 Jan;20(1):63–80.

Wolter DK: Sucht im Alter–Altern und Sucht. Stuttgart: Kohlhammer 2011

Wolter DK: Entzugssyndrome und Entzugsdelir. In: Hewer W, Drach L, Thomas C (Hrsg.): Delir beim alten Menschen. Stuttgart: Kohlhammer 2016a.

Wolter DK: Schmerzen und Schmerzmittelabhängigkeit im Alter. Die gerontopsychiatrische Perspektive. Stuttgart: Kohlhammer 2016b.

Wolter DK (2016c): Depressionen im höheren Lebensalter, Teil 2: Komorbidität und Behandlung. Z Gerontol Geriat 2016, DOI 10.1007/s00391-016-1022-4.

Wörz R: Psychiatrische Schmerzdiagnostik und Schmerztherapie. In: Arolt V, Diefenbacher A (Hrsg.): Psychiatrie in der klinischen Medizin. Konsiliarpsychiatrie, -psychosomatik und -psychotherapie. Darmstadt: Steinkopff 2004. 173–194.

Yunus MB: Central sensitivity syndromes: a new paradigm and group nosology for fibromyalgia and overlapping conditions, and the related issue of disease versus illness. Semin Arthritis Rheum. 2008 Jun;37(6):339–52. Doi: 10.1016/j.semarthrit.2007.09.003.

Zale EL, Maisto SA, Ditre JW: Interrelations between pain and alcohol: An integrative review. Clinical Psychology Review 37 (2015) 57–71.

Zehnthöfer A, Hassel AJ, Rammelsberg P: Zahnheilkunde. In: Pantel J, Schröder J, Bollheimer C, Sieber C, Kruse A (Hrsg.): Praxishandbuch Altersmedizin. Stuttgart: Kohlhammer 2014. 600–612.

Ziegler F: Komplexe Traumafolgestörungen bei älteren Patienten. In: Sack M, Sachsse U, Schellong J (Hrsg.): Komplexe Traumafolgestörungen. Diagnostik und Behandlung von Folgen schwerer Gewalt und Vernachlässigung. Stuttgart: Schattauer. 344–356.

Zin CS, Chen LC, Knaggs RD: Changes in trends and pattern of strong opioid prescribing in primary care. Eur J Pain. 2014 Oct;18(9):1343–51. doi: 10.1002/j.1532-2149.2014.496.x.

Zöllner C: Induzieren Opioide Hyperalgesie? Anaesthesist. 2010 Nov;59(11):983–6, 988–93. doi: 10.1007/s00101-010-1803-x.

Jana Hummel

9 Depression und Therapie inklusive Psychotherapie

9.1 Hintergrund

Bei geriatrischen Krankenhauspatienten gibt es eine hohe Prävalenz komorbider Depressionen (Bruce 2002), die oft nicht diagnostiziert oder adäquat behandelt werden (Pepersack 2006). Komorbide Depressionen sind aber bei geriatrischen Patienten assoziiert mit einem verzögerten Heilungsprozess (Mc Cusker 2007), schlechterem funktionellen Zustand (Russo 2007, Harris 1998), einem höheren Sturzrisiko (Sheeran 2004), einer höheren Mortalität (Royall 2007, Vinkers 2004), häufigen Wiederaufnahmen ins Krankenhaus und einem höheren Ressourcenverbrauch (Büla 2001, Peres 2008). Im natürlichen Verlauf gibt es keine Besserung (Mc Cusker 2007). Es wurde schon gezeigt, dass kognitive Verhaltenstherapie bei älteren, ambulanten, körperlich weitgehend gesunden Patienten wirksam ist (Hautzinger 2004, Hegerl 2009, Hackett 2008). Auch bei körperlich eingeschränkten, gebrechlichen oder multimorbiden Patienten ist unter bestimmten Bedingungen eine psychotherapeutische Behandlung durchführbar und in hohem Maße wirksam (Hummel-Veröffentlichung eingereicht 2015).

Bei einer Komorbidität einer chronischen Schmerzstörung und einer depressiven Störung kommt es zu einer gegenseitigen Symptomverstärkung. Depressive Patienten berichten häufiger über chronische Schmerzen als nicht von Depression betroffene Patienten. Außerdem erfahren sie Schmerz viel intensiver und einschränkender (Hanssen 2014). Die Häufigkeit von Schmerzen, die Anzahl der Schmerzlokalisationen und die Schwere des Schmerzes sind bei depressiven älteren Patienten erhöht (Denkinger 2014).

Eine Vielzahl von Studien belegen die Korrelation von Depression und einer Schmerzstörung (Cecchi 2006, Chou 2005), wobei der Zusammenhang von starkem Schmerz als Vorläufer einer Depression noch etwas größer zu sein scheint als umgekehrt (Hilderink 2012). Diese Assoziation ist unabhängig von Gebrechlichkeit oder Altersklassen (Sanders 2015, Borges 2013)

In einer größeren deutschen Querschnittsuntersuchung zeigte sich bei 28% der Menschen ab dem 14. Lebensjahr chronischer Schmerz. Der nicht krebsbedingte, zu Behinderung führende Schmerz war assoziiert mit einem Alter über 65 Jahren, einem geringen Familieneinkommen, Adipositas, Herz-, Magenerkrankungen und rheumatischen Erkrankungen. Nicht zu Behinderung führender chronischer Schmerz war auch assoziiert mit Depression (Häuser 2014).

Bei älteren Menschen mit geringem Einkommen berichten 87% über auftretenden Schmerz in den letzten drei Monaten, wobei die Häufigkeit des Auftretens von Schmerzen und die dadurch entstehende Beeinträchtigung bei depressiven Patienten deutlich größer ist (Choi 2015). 56% der Bewohner von Pflegeheimen zeigen ein chronisches Schmerzsyndrom, das meist mit einer erhöhten Depressivität und niedrigerem funktionellen Niveau einhergeht (Tarakci 2015).

Es gibt Studien, die zeigen, dass 85% der älteren Menschen unter Schmerzen leiden. Schmerzen können eine Depression überdecken und die Depression intensiviert das Gefühl von Schmerzen (Dziechciaz 2013).

Die Kosten für das Gesundheitssystem sind durch vermehrte Hospitalisierung bei Schmerzstörungen erhöht, vor allem wenn sie mit Depressionen vergesellschaftet sind (Lazkani 2015).

Bei 28% der chronischen Schmerzpatienten gibt es Suizidgedanken, vor allem wenn die Patienten unter einer Depression leiden oder in der Eigen- oder Familienanamnese eine frühere depressive Episode verzeichnet ist (Tadros 2007, Cheatle 2014).

Die hohe Prävalenz von chronischen Schmerzsyndromen und Depressionen im Alter lässt sich zum Teil mit der Lebenssituation erklären, in der sich viele Ältere befinden. Viele Menschen leiden unter krankheitsbedingten Funktionseinbußen und Mobilitätseinschränkungen, die wiederum soziale Kontakte und eine selbständige Lebensführung erschweren. Desweiteren treten mit zunehmendem Alter Todesfälle in der nächsten Umgebung, beispielsweise der Familie oder dem engen Freundeskreis, vermehrt auf, was neben dem potentiellen Mobilitätsverlust und dem zunehmend lockereren Familiengefüge (z.B. berufsbedingter Wegzug der Kinder und Enkel) zu Vereinsamung und zunehmender Hoffnungslosigkeit führen kann.

9.1.1 Qualitative Befragung geriatrischer Krankenhauspatienten zu subjektiven Depressionsauslösern

In einer qualitativen Befragung von geriatrischen Krankenhauspatienten, die neben der körperlichen Erkrankung unter einer komorbiden Depression litten, wurden folgende Belastungsfaktoren als subjektive Auslöser der Depression mit hoher Frequenz (d. h. diese Angabe wurde häufig gemacht) und/oder Spezifität (d. h. diese Angabe wurde als starker Auslöser gewichtet) angegeben (Hummel, unveröffentlichte Daten).

9.1.1.1 Hohe Frequenz

Im körperlich- funktionalen Bereich wurden am häufigsten Kraftlosigkeit und der Verlust von Leistungs- und Funktionsfähigkeit, der Verlust von Mobilität, Schmerzen und Sturzangst als belastend empfunden, im sozialen Bereich am häufigsten Einsamkeit, der Verlust des Ehepartners oder eines Kindes und Belastung durch die Pflege des Partners, im Bereich der Aktivitäten und Erlebnisse die Angst, sich oder den Haushalt nicht mehr selbst versorgen zu können und Kriegstraumata, im Bereich der Lebensumstände belasteten vor allem lange oder häufige Krankenhausaufenthalte und Zukunftsängste.

9.1.1.2 Hohe Spezifität

Im körperlich-funktionalen Bereich wurden am stärksten Sprech- und Schlafstörungen, Blindheit, Inkontinenz, kognitiver Abbau und die Angst, nicht mehr aus einer Depression herauszukommen oder wieder eine Depression zu bekommen, als belastend empfunden. Im sozialen Bereich und im Aktivitätsbereich spielten vor allem die Demenz des Partners sowie das Gefühl von Wertlosigkeit eine Rolle.

9.2 Wechselspiel mit Angststörungen, Einsamkeit und Schlafstörungen

Es wird deutlich, dass es eine starke Überlappung der Bereiche Depression, Schmerz, Schlafstörung, Angst und Einsamkeit gibt.

9.2.1 Angststörungen

Bei den Angststörungen kann man klinisch unterscheiden zwischen spezifischen Ängsten wie beispielsweise die Sturzangst und unspezifischen Ängsten wie beispielsweise eine allgemeine Zukunftsangst.

Angst und Depression kommen im Alter oft gemeinsam vor (Prina 2011) und haben ähnliche Risikofaktoren und Symptome wie Schlaflosigkeit, Reizbarkeit, Unruhe und zahlreiche somatische Beschwerden. Angststörungen entstehen vor allem bei Bedrohungen oder traumatischen Ereignissen, während Depressionen eher durch Verluste hervorgerufen werden wie beispielsweise chronische Erkrankungen, kognitive Beeinträchtigung, Schmerz und Behinderung. In der Allgemeinarztpraxis treten vor allem generalisierte Angststörungen auf, wobei diese meist nicht diagnostiziert und nur in einem Drittel der Fälle behandelt werden (Bland 2012). Suizidgedanken kommen bei 4,8% der Patienten auf, vor allem, wenn sie männlich sind, einen höheren Grad der Ausbildung aber finanzielle Probleme haben, allein ohne soziale Unterstützung leben und an einer Angststörung oder an einer Depression mit Angststörung leiden (Almeida 2012). Depressivität verstärkt das Vermeidungsverhalten bei Angststörungen (Seekatz 2013). Bei einer akut bestehenden depressiven Symptomatik treten begleitend vor allem thorakale, gastrointestinale und muskuloskelettale Schmerzen auf (de Heer 2014). Die Schmerzintensität, die Einschränkungen durch Schmerz und die Anzahl der Schmerzlokalisationen bei depressiven älteren Patienten ist assoziiert mit verschiedenen biopsychosozialen Faktoren, am stärksten mit Angst (Hanssen 2014). Im Gegensatz zu anderen sozialen Stressoren bestimmt die Angst den Schweregrad im Verlauf einer Depression und Schmerzstörung (Bair 2014).

Eine Verbesserung depressiver oder ängstlicher Symptome geht einher mit einer Verbesserung des Schmerzsyndroms (Gerrits 2015), wobei auch nach Remission einer Depression oder Angststörung das Schmerzniveau im Vergleich zu gesunden Kontrollpatienten erhöht bleibt (de Heer 2014).

Angst, Nackenschmerz und Depression sind häufig assoziiert mit Schwindel. Je höher Angst und Depressivität sind, desto häufiger führt Schwindel zu Stürzen (Menant 2013).

Neben der größeren Prävalenz von Angst und Depression bei chronischem Schmerz zeigte eine Studie bei chronischen Schmerzpatienten erhöhte Werte auf der Neurotizismus Skala des Eysenck-Persönlichkeits-Fragebogen (EPQ-R) (Shivarathre 2014).

9.2.2 Schlafstörungen

Schlafstörungen sind im Alter häufig und können durch körperliche oder psychische Erkrankungen hervorgerufen werden wie beispielsweise Schmerzen, Demenz oder Depression oder sie können eine klassische Schlafstörung sein, wie die im Alter mit höherer Prävalenz auftretenden Restless Legs Syndrom und das Syndrom der periodischen Beinbewegungen im Schlaf sowie das Schlafapnoesyndrom (Crowley 2011). Zu den altersassoziierten Änderungen des Schlafes (weniger Tiefschlafphasen, kürzere Schlafdauer, Verschiebung des Schlaffensters) kann auch eine mangelnde Schlafhygiene und störende, Schlaf verhindernde Assoziationen bis hin zur primären Insomnie eine große Rolle spielen.

Vor allem bei Patienten mit Komorbidität von chronischem Schmerz und einer majoren Depression kommt es vermehrt zu dysfunktionalen Gedanken bezüglich des Schlafes, zu einer verschlechterten Schlafhygiene und zu einem höheren Grad der Erregung und Unruhe vor dem Schlafen, wobei nicht sicher ist, wie hoch der individuelle Anteil der Schmerz- und der depressiven Störung an den Schlafproblemen ist (Emery 2014).

9.2.3 Einsamkeit

40% aller älteren Menschen fühlen sich einsam. Hierbei ist inhaltlich zu unterscheiden zwischen Einsamkeit und Alleinsein und zwischen Einsamkeit und Depression. Eine Depression kann ein auslösender Faktor für Einsamkeit sein, Einsamkeit selbst ist aber auch ein Risikofaktor zur Auslösung einer Depression. Weitere Gründe, die zu Einsamkeit führen können, sind Todesfälle im engeren Umfeld, fehlende Mobilität, Erschöpfung und Energiemangel (muskulär oder depressiv bedingt), der Wegzug der Kinder und äußere Gegebenheiten wie eine fehlende Busverbindung, Berganstiege, Treppen oder schlechte Straßen. Einsamkeit selbst ist ein Risikofaktor nicht nur für eine Depression, sondern auch für eine dementielle Entwicklung, eine niedrige Lebensqualität, Behinderung und erhöhter Pflegebedarf sowie eine höhere Mortalität (Pitkala 2011).

„Aktiv gegen Einsamkeit“, eine finnische Untersuchung, bot älteren Menschen Gruppenprogramme nach Interessenslage an, wie Seniorentanz, Nordic Walking und körperliches Training, eine Schreib- und Literaturgruppe und eine Mal- und Kunstgruppe. Dabei zeigte sich, dass sich sowohl die kognitiven Fähigkeiten wie auch die Überlebenszeit der Gruppenteilnehmer verbesserten im Vergleich zu Menschen, die nicht in das Gruppenprogramm eingeschlossen waren. 40% der Gruppenteilnehmer traf sich auch nach Abschluss der Studie weiter. Das Programm wird nun in ganz Finnland angeboten (Pitkala 2011). Es lässt sich daraus folgern, dass es auch im Alter, selbst mit Demenz, Depression oder einer chronischen Schmerzstörung, möglich und heilsam ist, neue Kontakte zu knüpfen.

9.3 Zusammenhang Schmerz – Depression – Angst – Einsamkeit – Verlust von Selbständigkeit: ein Teufelskreis

Aus der Darstellung dieser Zusammenhänge wird klar, dass sich die Komorbidität von Schmerz, Depression und Angst zu einem Teufelskreis oder einer Abwärtsspirale entwickeln können, die hier bildlich aufgezeigt ist (s. Abb. 9.1). Ein höheres Schmerzniveau erhöht das Risiko für Depression, Depressionen führen zu verminderter körperlicher Aktivität (Kelleher 2014). Das Zusammenspiel dieser Syndrome führt zu rascher körperlicher Abhängigkeit und Autonomieverlust.

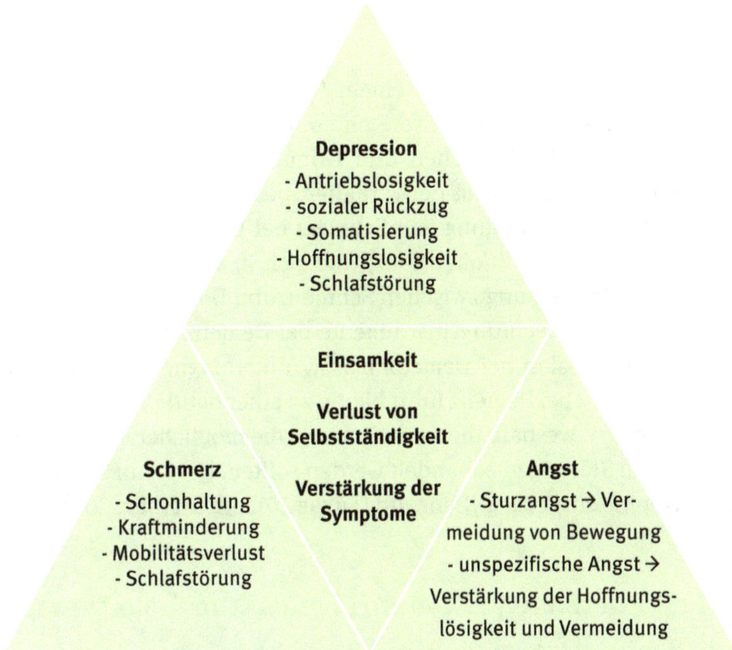

Abb. 9.1: Gemeinsames Vorhandensein von Depression, Schmerz und Angst verstärken die Einsamkeit, den Verlust der Selbstständigkeit und die Symptome.

9.4 Diagnostik

Grundsätzlich gelten auch bei einer Depression im Alter die im ICD-4 aufgeführten Erst- und Zweitrangsymptome. In der klinischen Beobachtung scheinen die Symptome wie Antriebslosigkeit, Angst und Somatisierung aber ein größeres Gewicht zu haben als bei jüngeren Patienten, weswegen fünfzig Prozent der Altersdepressionen unentdeckt bleiben (Pepersack 2006). Es gibt mehrere wissenschaftliche Studien, die diese Beobachtung untermauern (Cheng 2008, Bogner 2009, Prina 2011). Schmerz kann eine Depression kaschieren und eine Depression kann die Gedanken zu Schmerz negativ beeinflussen (Mattenklodt 2015).

Die am Besten evaluierten diagnostischen Screeningskalen für eine Depression im Alter sind die „Hospital Anxiety and Depression Scale- HADS“ (Herrmann 1997) und die „Geriatrische Depressionskala-GDS“ (Gauggel 1999). Die GDS hat die Vorteile, dass es sie auch in einer Kurzfassung mit nur vier Fragen gibt und die Ja/Nein Fragen einfach zu beantworten sind, wobei sich viele Patienten nicht für ein „Ja“ oder „Nein“ entscheiden können. Die HADS hat zwei Vorteile: Neben dem Gesamtscore kann in zwei Unterskalen Angst und Depressivität getrennt beurteilt werden, was bei der oben beschriebenen Überlappung von Angststörungen und Depressionen nützlich ist. Desweiteren ist die HADS bei somatischer Komorbidität, wie ein chronisches Schmerzsyndrom, seltener falsch positiv als die GDS.

9.4.1 Diagnostik bei Vorliegen einer Demenz

Die Abgrenzung von Schmerz und Depression bei einem Patienten mit Demenz ist eine besondere Herausforderung (Lukas 2012). Objektive Symptome für Schmerz bei Demenz sind ein verschlechterter Appetit, Zähneknirschen und Grimassieren (Dziechciaz 2013). Sowohl Schmerz als auch Depression werden aus der Verhaltensbeobachtung diagnostiziert. Gängige Skalen sind hier die Skala „Beurteilung von Schmerz bei Demenz- BESD" (Basler 2006) und die „Cornell Depressionsskala" (Cohen 1997), die sich in vielen Beobachtungspunkten überschneiden, was die Abgrenzung zwischen Schmerz und Depression erschwert. Die psychometrische Qualität der Beobachtungsinstrumente bei Demenz ist noch unzureichend, so dass Schmerz und Depression bei Demenz massiv unterdiagnostiziert werden. Eine adäquate Therapie von Schmerz bei Demenz führt häufig zu einer deutlichen Reduktion herausfordernder Verhaltensweisen, weshalb therapeutisch erst die möglicherweise ursächlichen Schmerz- und depressiven Störungen behandelt werden sollten, bevor auf sedierende Neuroleptika oder Benzodiazepine zurückgegriffen wird (Lukas 2012, Achterberg 2013).

9.5 Besondere Herausforderungen erfordern eine multimodale Therapie

Die Komorbidität und gegenseitige Aggravation von körperlichen und psychischen Symptomen beim Zusammenspiel von Depression und Schmerz stellen in der Therapie eine besondere Herausforderung dar. Einzig Erfolg versprechend für die Behandlung ist ein multimodaler Ansatz, der sowohl medikamentöse, psycho-, ergo- und physiotherapeutische Mittel ausschöpft wie auch das Umfeld des Patienten, die häusliche Situation und die Angehörigen mit einbezieht. Dies sollte neben der Verbesserung der aktuellen Symptome immer auch eine Ressourcen und sekundär präventiv orientierte Vorgehensweise beinhalten. Hilfreich ist, immer die Fragen: „Wo sind Ressourcen, wo kann es sich verschlechtern und was kann verbessert werden" im Hinterkopf zu behalten.

Durch interdisziplinäre Behandlung von Schmerz und Depression kann das Auftreten von Suizidgedanken reduziert werden (Kowal 2014).

9.6 Was könnten die Aufgaben eines ambulant tätigen Geriaters, Gerontopsychiaters oder Geronotpsychotherapeuten sein?

In Kooperation mit dem Hausarzt und einem Schmerztherapeuten könnte in diesem multimodalen Behandlungssetting einem ambulant tätigen Geriater, Gerontopsychiater oder Gerontopsychotherapeuten eine Schlüsselrolle zukommen. Aufgabenfelder sind:
- Review, Koordination und Vervollständigung der Diagnostik,
- Medikamentenoptimierung unter geriatrischen Gesichtspunkten wie Multimedikation, verminderte Abbaugeschwindigkeit, Neben- und Wechselwirkungen und Komorbiditäten. Eine Medikamentenreduzierung sollte angestrebt werden.
- erweitertes geriatrisches Assessment, das eine Beurteilung von Kraft, Gleichgewicht, Gangbild, Bewegungseinschränkungen, Sturzrisiko, Haltung, Ressourcen, Belastungs-

faktoren, Einschränkungen und deren Auswirkungen, psychologische Einschätzung, Ernährungszustand, Ausscheidung, Schlaf, sozialer Unterstützung, Kognition, Fahrtauglichkeit und Mobilität beinhaltet,
- Beratung zu und Verschreibung von Heil- und Hilfsmitteln wie Physiotherapie, Ergotherapie, Rehabilitationssport, (ambulante) Rehabilitation, Sturzprävention, Vereinsangebote, Yoga, Qigong/Taiqi, Rollatoren, Hüftprotektoren etc. Ein Hausbesuch zur Einschätzung von Mobilitätshindernissen und Sturzrisiken ist hier sinnvoll,
- Information zu und Anschluss an Seniorentreffs, Freizeitmöglichkeiten für Senioren, Gruppenangebote,
- sozialmedizinische Beratung und Unterstützung bei der Antragsstellung zu Pflegestufe, Rehabilitation, Schwerbehindertenausweis, Vorsorgevollmacht, Patientenverfügung,
- psychotherapeutische Einzel-/Gruppenverfahren,
- Einübung von Entspannungsverfahren,
- beratende oder psychotherapeutische Unterstützung pflegender Angehöriger.

9.7 Medikamentöse Therapie

Neben Antikonvulsiva und Muskelrelaxantien kommen Antidepressiva in niedriger Dosierung als Koanalgetika zum Einsatz. Die medikamentöse Therapie mit Antidepressiva ist im Alter, vor allem beim gebrechlichen oder multimorbiden Patienten, häufig mit Neben- und Wechselwirkungen und klinisch relevanten Komplikationen verbunden (Kopf 2013). Die immernoch sehr oft eingesetzten trizyklischen Antidepressiva wie Opipramol oder Amitriptyllin sind wegen ihrer anticholinergen Nebenwirkungen im Alter sehr kritisch zu betrachten. Sie können (wie auch die meisten typischen Neuroleptika) zu Delirien, Glaukomanfällen, Mundtrockenheit, Harnverhalt und orthostatischer Dysregulation mit Schwindel und erhöhter Sturzgefahr führen. Desweiteren sind vor allem bei morgendlichem Einsatz erhöhte Müdigkeit, Sedation und eingeschränkte Psychotherapiefähigkeit häufige Nebenwirkungen. Bei den für das Alter eher geeigneten selektiven Serotonin-Wiederaufnahmehemmern wie Sertralin, Citalopram, und Escitalopram tritt dagegen nicht selten ein erniedrigter Serum-Natrium-Spiegel auf. Dies kann ebenfalls zu Delirien, aber auch zu Gleichgewichtsstörungen und Stürzen führen (Kopf 2013, Hummel 2006).

Weitere, vorzuziehende Koanalgetika und antidepressiv wirksame Medikamente sind Cymbalta (Antrieb steigernd, daher morgendliche Gabe), Mirtazapin (Schlaf und Appetit fördernd, daher abendliche Gabe, vor allem, wenn zusätzlich Appetitmangel oder Mangelernährung vorliegen) und Venlafaxin (Antrieb steigernd, daher morgendliche Gabe). In einer Studie reagierten auf eine niedrige Dosis von Venlafaxin 26% der Patienten mit einer Reduktion sowohl der Schmerz- als auch der depressiven Symptomatik, wobei eine Verbesserung nach zwei Wochen prädiktiv für eine Verbesserung nach sechs Wochen war (Rej 2014).

Der Einsatz von Benzodiazepinen, Benzodiazepinanaloga (wegen Abhängigkeitspotential, Erhöhung der Sturzgefahr bei Sedation und Veränderung der Schlafphasen, bei Benzodiazepinanaloga auch wegen potentiell delirogener Wirkung) und pflanzlicher Mittel wie Johanniskraut (wegen unklarer Wirkweise und Wechselwirkungen mit anderen über die

Leber verstoffwechselten Medikamenten) sollte aus geriatrischer Sicht nur äußerst zurückhaltend erfolgen.

Aus diesen Gründen sollte eine antidepressive Therapie oder eine Therapie mit Antidepressiva als Koanalgetika bei geriatrischen Patienten, wenn immer möglich, durch nichtmedikamentöse Maßnahmen ergänzt werden.

9.8 Psychotherapie und angelehnte Verfahren bei Schmerz und Depression

Eine wichtige Ergänzung oder Alternative zur medikamentösen Therapie ist die Psychotherapie und angelehnte Verfahren. Ein Review zeigte, dass kognitive Verhaltenstherapie bei älteren Schmerzpatienten weitgehend gut angenommen wurde und effektiv war, allerdings gab es in den einzelnen Studien eine sehr unterschiedliche methodische Qualität und die verschiedenen Altersklassen schlossen oft die Hochaltrigen (85+) aus (Mc Guire 2014). Außerdem wies der Review auf, dass die Studienlage bei Multimorbidität oder kognitiver Beeinträchtigung dürftig ist und dass noch unklar ist, wie da verfahren werden soll. Dies wird auch durch andere Studien bestätigt (Lunde 2009, Mattenklodt 2008, Achterberg 2013, Hummel 2012).

Die kognitive Verhaltenstherapie wirkt in einer vereinfachten Darstellung (Hautzinger 2009) auf das Wechselspiel zwischen Gefühlen, negativen Kognitionen und körperlichen Handlungen und Sensationen ein. Neben der Aktivierung, Ablenkung oder Ressourcenaufbau im Bereich körperliche Handlungen wird hier vor allem auf die negativen, meist generalisierenden und katastrophisierenden Gedanken eingegangen, um diese gemeinsam mit dem Patienten mit der objektiven Realität in Einklang zu bringen und positiver umzuformulieren, also die Kognitionen umzustrukturieren.

Ein Überblick über die im Alter anwendbaren und wirksamen psychotherapeutischen und angelehnten Verfahren wurde von Lindner herausgegeben (Lindner 2015), im Detail auf Schmerzpsychotherapie geht Kröner-Herwig ein (Kröner-Herwig 2011). Zusammenfassend zeigt sich in diesen Werken und in vielen Studien eine gute Akzeptanz der verschiedenen Therapieverfahren bei Älteren, wobei die Lebens- und Gesundheitssituation oft eine besondere Herausforderung für den Therapeuten darstellt. Gut ist, wenn die klassischen Verfahren wie kognitive Verhaltenstherapie oder psychodynamische und analytische Verfahren (Leichsenring 2015) ergänzt werden durch Trauerarbeit, systemische Therapie, Biographiearbeit, Traumatherapie, Ressourcenorientierung oder expressive Verfahren wie Bibliotherapie, Gestalttherapie, Kunsttherapie, Musiktherapie oder Tanztherapie. Auch klassische Entspannungsverfahren wie die Progressive Muskelentspannung nach Jacobsen, autogenes Training und Traumreisen, meditative Techniken basierend auf Achtsamkeitsübungen und Training in Mitgefühl, sowie Verfahren, die Körper, Geist und Atmung verbinden wie Yoga, Taiqi und Qigong spielen eine immer größere Rolle. Es ist wichtig, dass sich das Verfahren nach den individuellen Bedürfnissen und (auch körperlichen und kognitiven) Fähigkeiten des Patienten richtet. Eine kurze Zusammenfassung der aktuellen Studienerkenntnisse für die verschiedenen Verfahren lässt sich wie folgt zusammenfassen:

Eine begleitende kognitive Verhaltenstherapie erhöht die Selbstwirksamkeit und senkt Depressivität bei Patienten mit chronischem Schmerz in einem auf Schmerz spezialisierten Rehabilitationszentrum (Nash 2013). Mehrere Reviews zeigen die Effektivität von kognitiver Verhaltenstherapie bei chronischem Schmerz (Lunde 2009, Morley 2010, Cook 1998). Auch die mit Schmerz und Depression oft verbundene Gesundheitsangst kann mit kognitiver Verhaltenstherapie effektiv behandelt werden (Bourgault-Fagnou 2013).

Durch eine Achtsamkeits-basierte Stressreduktion (MBSR) konnte bei Veteranen Angst, Depressivität und Suizidgedanken reduziert werden (Serpa 2014). Für ältere Patienten mit chronischem Rückenschmerz wurde dieses Verfahren in einer Pilotstudie erfolgreich erprobt (Morone 2008).

Die Reminiszenztherapie und kreative Therapieverfahren, die von älteren Freiwilligen für palliative Patienten und deren pflegende Angehörige angeboten wurden, hatten einen positiven Effekt auf die Gefühle und Sorgen der Patienten sowie die Belastung der Angehörigen (Allen 2014).

Musiktherapie kann in weiten Bereichen eingesetzt werden wie pulmonale, neurologische und psychische Erkrankungen (Leners 2013, Guetin 2009), dies gilt auch für an Demenz erkrankte Patienten (Sonntag 2013, Werheid 2010).

Traumreisen führte in einer Studie mit Fibromyalgie Patienten im Alter von 18 bis 70 Jahren zu einer Reduktion von Schmerz und Depressivität (Onieva-Zafra 2015).

Yoga verbesserte bei Brustkrebspatientinnen aller Altersklassen signifikant Angst, Depression und Schmerz (Sudarshan 2013). Es gibt inzwischen Übersichtsarbeiten, die die Wirksamkeit von Yoga (Büssing 2012) und anderen MindestensBody Interventionen (Morone 2007) untersuchen. Bezüglich der Anwendung von Biofeedbackverfahren verweise ich auf das Kapitel 4. Eine weitere Untersuchung zu dessen Wirksamkeit bei Schmerzpatienten wurde schon im Jahr 2002 durchgeführt (Middaugh 2002). Die Aromatherapie half bei älteren Menschen, negative Emotionen zu reduzieren (Tang 2014).

Diese Ergebnisse machen trotz der unterschiedlichen Studienqualität und der bei manchen Verfahren noch dürftigen wissenschaftlichen Bearbeitung deutlich, wie groß der Stellenwert und das Potential der Psychotherapie und angelehnter Verfahren in der Behandlung von Schmerz und Depression bei älteren Patienten ist.

9.9 Wirksamkeit von kognitiver Verhaltenstherapie bei Depression (und Schmerz) – AIDE- Studie: *Acute Illness and Depression in Elderly*

Wegen der bis dato fehlenden Evaluation der Durchführbarkeit und Wirksamkeit der kognitiven Verhaltenstherapie bei hochaltrigen, multimorbiden und oft gebrechlichen Patienten führte eine Arbeitsgruppe um die Autorin von 2010 bis 2013 eine Untersuchung durch zur Evaluation eines Programms kognitiver Verhaltenstherapie für subsyndromale oder majore Depression bei geriatrischen Patienten, die wegen einer akuten körperlichen Erkrankung im Krankenhaus behandelt werden mussten oder rehabilitiert wurden. Untersucht wurden die Wirkung auf die depressive Symptomatik, den funktionellen Zustand und die Nutzung von Ressourcen im sozialen und gesundheitsökonomischen Bereich.

Verglichen wurde eine Gruppe von 59 Studienpatienten, die sofort nach Entlassung ein Mal wöchentlich für 15 Sitzungen an einer Gruppentherapie, die sich an dem Manual von Hautzinger orientierte (Hautzinger 2009), teilnahmen mit 89 Kontrollpatienten, die vier Monate auf diese Therapie warten mussten (Wartelistendesign). Die Ergebnisse zusammengefasst:

- zum Entlasszeitpunkt aus dem Krankenhaus (= T1) waren Studien- und Kontrollgruppe bezüglich aller wichtigen Parameter vergleichbar,
- die Medikation (generell sowie die antidepressive medikamentöse Therapie) unterschied sich weder zu T1 noch zu T2 signifikant,
- es kam zu einer signifikanten Verbesserung der Studiengruppe bezüglich der Depressivität (= primärer Endpunkt) und nahezu allen psychischen Parametern sowie vielen physischen, kognitiven und funktionellen Parametern und zu einer signifikanten Verschlechterung der Kontrollgruppe bezüglich aller oben erwähnter körperlichen und psychischen Variablen außer MMSE vier Monate nach Entlassung (= T2).
- In der Subgruppe der Schmerzpatienten verbesserte sich die Schmerzsymptomatik in der Studiengruppe,
- bei den Patienten, die keine Psychotherapie erhielten, kam es kaum zur Spontanremission der Depression,
- in der Studiengruppe ist der Ressourcenverbrauch im Gesundheitssystem reduziert (weniger Neuaufnahmen in Pflegeheime, niedrigere Pflegestufe),
- in der Studiengruppe ist die Belastung von pflegenden Angehörigen und Hausärzten niedriger
- Es gibt einen Trend zu höherer Mortalität in der Kontrollgruppe (10 %) und der Observationsgruppe (11 %) im Vergleich zu der Studiengruppe (3,6 %),
- die Wirksamkeit bei Patienten mit kognitiver Beeinträchtigung (MMSE 21–24) war reduziert (Hummel 2012), weshalb hier auf andere Verfahren zurückgegriffen werden muss. Neben der erwiesenen Wirksamkeit körperlichen Trainings (Gogulla 2012, Zieschang 2013) gibt es hier noch ein sehr weites Forschungsfeld.
- Es zeigte sich auch, dass die aktuellen Therapiemodule (namentlich das Modul nach Hautzinger 2009) inhaltlich nicht ausreichend auf die spezifischen Bedürfnisse der akut körperlich erkrankten, depressiven Patienten abgestimmt sind.
- Dies betrifft auch organisatorische Besonderheiten dieses Patientenklientels wie die Notwendigkeit eines Fahrservices, die Antriebsstörung (Hummel 2012), die den Therapiebeginn erschwert, die negativen Folgen, die eine Wartezeit von vier Monaten haben kann (in Deutschland liegt die durchschnittliche Wartezeit bei Kassenpatienten bei vier bis sechs Monaten, bei älteren Patienten ist sie noch höher) und die besonderen Anforderungen an Ausstattung und Personal während der Therapie (Hummel Ende 2015).

Zusammenfassend kann man sagen, dass die positiven Wirkungen der kognitiven Verhaltenstherapie so umfassend und eindeutig waren, wie es nach Sichtung der bisher vorhandenen Literatur nicht erwartet werden konnte. Im Grunde bliebe als einzig mögliche Folgerung daraus, dass ältere, körperlich kranke und depressive Patienten sowohl aus ethischer wie auch aus ökonomischer Sicht unbedingt ein Psychotherapieangebot erhalten müssten, vor allem dann, wenn auch belastende Lebensereignisse vorliegen. Ein Umdenken in der Patientenversorgung und der Gesundheitspolitik sollte dahin gehend dringend erfolgen.

9.10 Fazit für die Praxis

Die Prävalenz komorbider Depressionen bei geriatrischen Patienten und bei chronischen Schmerzpatienten ist hoch, die oft nicht diagnostiziert oder adäquat behandelt werden. Komorbide Depressionen sind aber bei geriatrischen Patienten assoziiert mit einem verzögerten Heilungsprozess, schlechterem funktionellen Zustand, einem höheren Sturzrisiko, einer höheren Mortalität, häufigen Wiederaufnahmen ins Krankenhaus und insgesamt einem höheren Ressourcenverbrauch. Im natürlichen Verlauf gibt es keine Besserung.

Als subjektive Depressionsauslöser werden von Betroffenen am häufigsten subjektive Kraftlosigkeit und der Verlust von Leistungs- und Funktionsfähigkeit und Mobilität, Schmerzen und Sturzangst, sowie Einsamkeit, der Verlust des Ehepartners oder eines Kindes und Belastung durch die Pflege des Partners, die Angst vor Hilfsbedürftigkeit, Kriegstraumata, lange oder häufige Krankenhausaufenthalte und Zukunftsängste genannt.

Zudem sind Sprech- und Schlafstörungen, Blindheit, Inkontinenz, kognitiver Abbau und die Angst, nicht mehr aus einer Depression herauszukommen oder wieder eine Depression zu bekommen, belastend. Auch die Demenz des Partners sowie das Gefühl von Wertlosigkeit spielt eine Rolle.

Gemeinsames Vorhandensein von Depression, Schmerz und Angst verstärken die Einsamkeit, den Verlust der Selbstständigkeit und die genannten Symptome.

In der klinischen Beobachtung scheinen die Symptome wie Antriebslosigkeit, Angst und Somatisierung aber ein größeres Gewicht zu haben als bei jüngeren Patienten, weswegen fünfzig Prozent der Altersdepressionen unentdeckt bleiben.

Antidepressiva im Alter vor allem beim gebrechlichen oder multimorbiden Patienten sind häufig mit unerwünschten Wirkungen und Wechselwirkungen verbunden. Die bevorzugten Medikamente zur Behandlung der Depression sind Duloxetin, Mirtazepin und Venlaflaxin. Benzodiazepine und ihre Analoga und Johanniskraut sollten aus geriatrischer Sicht äußerst zurückhaltend eingesetzt werden.

Die kognitive Verhaltenstherapie wirkt auf das Wechselspiel zwischen Gefühlen, negativen Kognitionen und körperlichen Handlungen und Sensationen ein. Neben der Aktivierung, Ablenkung oder Ressourcenaufbau im Bereich körperlicher Handlungen wird hier vor allem auf die negativen, meist generalisierenden und katastrophisierenden Gedanken eingegangen, um diese gemeinsam mit dem Patienten mit der objektiven Realität in Einklang zu bringen und positiver umzuformulieren, also die Kognitionen umzustrukturieren. Nachgewiesenerweise wirkt Verhaltenstherapie nicht nur auf depressive Symptome im engeren Sinn, sondern auf Funktionalität und Stürze. Dies kann in Kleingruppen einmal wöchentlich über mehrere Wochen auch bei geriatrischen Patienten durchgeführt werden.

Individuell sind die klassischen Therapieverfahren zu ergänzen durch Trauerarbeit, systemische Therapie, Biographiearbeit, Traumatherapie, Ressourcenorientierung oder expressive Verfahren wie Bibliotherapie, Gestalttherapie, Kunsttherapie, Musiktherapie oder Tanztherapie. Auch klassische Entspannungsverfahren wie die Progressive Muskelentspannung nach Jacobsen, autogenes Training und Traumreisen, meditative Techniken basierend auf Achtsamkeitsübungen und Training in Mitgefühl, sowie Verfahren, die Körper, Geist und Atmung verbinden wie Yoga, Taiqi und Qigong spielen auch bei Älteren eine immer größere Rolle.

9.11 Literatur

Achterberg WP, Pieper MJC, van Dalen-Kok AH et al (2013). Pain management in patients with dementia. Clin Interv Aging 8: 1471–82.

Allen RS, Harris GM, Burgio LD et al (2014). Can senior volunteers deliver reminiscence and creative activity interventions? J Pain Symptom Manage 48(4): 590–601.

Almeida OP, Draper B, Snowdon J et al. (2012). Factors associated with suicidal thoughts in a large community study of older adults. Br J Psychiatry 201(6): 466–72.

Bair MJ, Poleshuck EL, Wu J et al (2013). Anxiety but not social stressors predict 12-month depression and pain severity. Clin J Pain 29(2): 95–101.

Basler HD, Hüger D, Kunz R, Luckmann J, Lukas A, Nikolaus T, Schuler MS (2006). Assessment of pain in advanced dementia. Construct validity of the German PAINAD. Schmerz 20(6): 519–26.

Bland P (2012). Tackling anxiety and depression in older people in primary care. Practitioner. 256(1747): 17–20, 2–3.

Bogner HR, Shah P, de Vries HF (2009). A cross-sectional study of somatic symptoms and the identification of depression among elderly primary care patients. Prim Care Companion J Clin Psychiatry 11(6): 285–91.

Borges LJ, Benedetti TR, Xavier AJ, d'Orsi E (2013). Associated factors of depressive symptoms in elderly: EpiFloripa study. Rev Saude Publica 47(4): 701–10.

Bourgault-Fagnou MD, Hadjistavropoulos HD (2013). A randomized trial of two forms of cognitive behaviour therapy for an older adult population with subclinical health anxiety. Cog Behav Ther 42: 31–44.

Bruce ML et al (2002) Major depression in elderly home health care patients. Am J Psychiatry 159(8): 1367–74.

Büla CJ, Wietlisbach V, Burnand B, Yersin B. Depressive symptoms as a predictor of 6–month outcomes and services utilization in elderly medical inpatients. Arch Intern Med. 2001;161(21): 2609–15.

Büssing A, Ostermann T, Lüdtke R et al (2012). Effects of yoga interventions in pain and pain associated disabilities: a meta-analysis. J Pain 13(1): 1–9.

Cecchi F, Debolini P, Lova RM et al (2006). Epidemiology of back pain in a representative cohort of Italian persons 65 years of age and older: the InCHIANTI study. Spine 31(10): 1149–55.

Cheatle MD, Wasser T, Foster C, Olugbodi A, Bryan J (2014). Prevalence of suicidal ideation in patients with chronic non-cancer pain referred to a behaviorally based pain program. Pain physician 17(3): E359–67.

Cheng H, Gurland BJ, Maurer MS (2008). Self-reported lack of energy (anergia) among elders in a multiethnic community. J Gerontol A Biol Sci Med Sci 63(7): 707–14.

Choi NG, Snow AL, Kunik ME (2015). Pain severity, interference, and prescription analgesic use among depressed, low-income homebound older adults. Aging MentHealth 29: 1–10.

Chou KL, Chi I (2005). Reciprocal relationship between pain and depression in elderly Chinese primary care patients. Int J Geriatr Psychiatry 20(10): 945–52.

Cohen J (1997). Assessment and treatment of dysthymia. The development of the Cornell dysthymia rating scale. Eur Psychiatry 12(4): 190–3.

Cook AJ (1998) . Cognitive-behavioural pain management for elderly nursing home residents. J Gerontol B Psychol Sci 53: 51–9.

Crowley K (2011). Sleep and sleep disorders in older adults. Neuropsychol Rev 21(1): 41–53.

Denkinger MD, Lukas A, Nikolaus T, Peter R, Franke S, ActiFE study group. Multisite pain, pain frequency and pain severity are associated with depression in older adults: results from the ActiFE Ulm study. Age Ageing 43(4): 510–4.

Dziechciaz M, Balicka-Adamik L, Filip R (2013). The problem of pain in old age. Ann Agric Environ Med Spec no 1: 35–8.

Emery PC, Wilson KG, Kowal J (2014). Major depressive disorder and sleep disturbance in patients with chronic pain. Pain Res Manag. 19(1): 35–41.

Gauggel S, Birkner B (1999). Validität und Realibilität einer deutschen Version der Geriatrischen Depressionsskala GDS. Z Klein Psychol 28: 18–27.

Gerrits MM, van Marwijk HW, vam Oppen P, van der Horst H, Penninx BW (2015). Longitudinal association between pain, and depression and anxiety over four years. J Psychosom Res 78(1): 64–70.

Gogulla S, Lemke N, Hauer K (2012). Effects of physical activity and physical training on the psychological status of older persons with and without cognitive impairment. Z Gerontol Geriatr 45: 279–89.

Guétin S, Portet F, Picot MC et al. (2009). Effect of music therapy on anxiety and depression in patients with Alzheimer's type dementia: randomised, controlled study. Dement Geriatr Cogn Disord 28(1): 36–46.

Hackett ML et al (2008) Interventions for treating depression after stroke. Cochrane Database Syst Rev. 2008 Oct 8;(4):CD003437.

Hanssen DJ, Naarding P, Collard RM, Comjis HC, Oude Voshaar RC (2014). Physical, lifestyle, psychological, and social determinants of pain intensity, pain disability, and the number of pain locations in depressed older adults. Pain 155(10): 2088–96.

Harris RE (1988) Severe illness in older patients: the association between depressive disorders and functional dependency during the recovery phase. J Am Geriatr Soc 36(10): 890–6.

Häuser W, Schmutzer G, Hilbert A, Brähler E, Henningsen P (2014). Prevalence of chronic disabling non-cancer pain and associated demographic and medical variables: a cross-sectional survey oft he German population. Clin J Pain Nov 19 (Epub ahead of print).

Hautzinger M, Welz S. Cognitive behavioral therapy for depressed older outpatients--a controlled, randomized trial. Z Gerontol Geriatr. 2004;37(6): 427–35.

Hautzinger M (2009). Depression im Alter. Erkennen, bewältigen, behandeln. Ein kognitiv-verhaltenstherapeutisches Gruppentherapieprogramm. Weinheim: Beltz.

de Heer EW, Gerrits MM, Beekman AT et al (2014). The association of depression and anxiety with pain: a study from NESDA. PLoS One 9(10): e106907.

Hegerl U et al (2009) Effects of pharmacotherapy and psychotherapy in depressed primary-care patients: a randomized,controlled trial including a patients' choice arm. Int J Neuropsychopharmacol 3: 1–14.

Herrmann C (1997). International experiences with the Hospital Anxiety and Depression Scale–a review of validation data and clinical results. J Psychosom Res 42(1): 17–41.

Hilderink PH, Burger H, Deeg DJ, Beekman AT, Oude Voshaar RC (2012). The temporal relation between pain and depression: results from the longitudinal aging study Amsterdam. Psychosom Med 74(9): 945–51.

Hummel J, Weisbrod C, Mueller-Wilmsen U, Oster P, Kopf D (2012). New psychosocial interventions are needed in early dementia. BMJ 345: e5991.

Hummel J., Weisbrod C (2012). Psychotherapie älterer Menschen: Antriebsverlust, Dtsch Ärztebl 109(35/36): A 1765.

Hummel J, Weisbrod C, Bösch L et al. (2012). Acute illness and depression in the elderly and the influence of cognitive impairment. Z Gerontol Geriatr 45(1): 34–9.

Hummel J, Weisbrod C, Boesch L et al (2016, Veröffentlichung eingereicht) "AIDE- Acute illness and depression in elderly patients": Cognitive behavioral group psychotherapy in geriatric patients with co-morbid depression: a randomized, controlled trial.

Hummel J, Weisbrod C, Himpler K et al (2016, Veröffentlichung vorbereitet). „AIDEqual“: A qualitative assessment of stress factors contributing to depression in old age and effective and necessary treatment variables.

Hummel J., Lederbogen F. (2006) Der Patient unter antidepressiver und antipsychotischer Therapie. Was Sie als Hausarzt wissen müssen. MMW Fortschr Med. 148(Sonderheft 2): 11–16.

Hummel J, Kopf D, Hautzinger M, Weisbrod C (2015). Kognitive Verhaltenstherapie mit depressiven geriatrischen Patienten. Ein Manual für die Gruppentherapie. Kohlhammer, Stuttgart.

Kelleher C, Hickey A, Conroy R, Doyle F (2014). Does pain mediate or moderate the relationship between physical activity and depressive symptoms in older people? Findings oft he Irish Longitudinal Study of Ageing (TILDA). Health Psychol Behav Med 2(1): 785–97.
Kopf D, Hummel J (2013). Depression in frail geriatric patients: diagnostics and treatment. Z Gerontol Geriatr 46(2): 127–33.
Kowal J, Wilson KG, Henderson PR, McWilliams LA (2014). Change in suicidal ideation after interdisciplinary treatment of chronic pain. Clin J Pain 30(6): 463–71.
Kröner-Herwig, Frettlöh, Klinger, Nilges (2011). Schmerzpsychotherapie, 7. Auflage, Springer Verlag Berlin Heidelberg New York.
Lazkani A, Delespierre T, Bauduceau B et al (2015). Healthcare costs associated with elderly chronic pain patients in primary care. Eur J Clin Pharmacol 71(8): 939–47.
Leichsenring F, Leweke F, Klein S, Steinert C (2015). The empirical status of psychodynamic psychotherapy- an update: Bambi's alive and kicking. Psychother Psychosom 84(3): 129–48.
Leners JC (2013). Music and the elderly. Bull Soc Sci Med Grand Duche Luxemb (2): 33–50.
Lindner R, Hummel J (2015). Psychotherapie in der Geriatrie, 1. Auflage, Kohlhammer Verlag Stuttgart.
Lukas A, Schuler M, Fischer TW et al. (2012). Pain and dementia: a diagnostic challenge. Z Gerontol Geriatr 45(1): 45–9.
Lunde L, Nordhus I, Pallesen S (2009). The effectiveness of cognitive and behavioural treatment of chronic pain in the elderly. J Clin Psychol Med Settings 16: 254–62.
Mattenklodt P, Leonhardt C (2015). Psychological assessment and psychotherapy for chronic pain in the elderly. Schmerz May 30 (Epub ahead of print).
McCusker J, Cole M, Ciampi A et al. Twelve-month course of depressive symptoms in older medical patients. Int J Geriatr Psychiatry. 2007;22: 411–17.
McGuire BE, Nicholas MK, Asghari A, Wood BM, Main CJ (2014). The effectiveness of psychological treatments for chronic pain in older adults: cautious optimism and an agenda for research. Curr Opin Psychiatry 27(5): 380–4.
Menant JC, Wong A, Sturnieks DL, et al (2013). Pain and anxiety mediate the relationship between dizziness and falls in older people. J Am Geriatr. Soc 61(3): 423–8.
Morone NE, Greco CM (2007). Mind-body interventions for chronic pain in older adults. Pain Medicine 8(4): 359–75.
Morone NE, Greco CM, Weiner DK (2008). Mindfulness meditation for the treatment of chronic low back pain in older adults. Pain 134: 310–9.
Morley S (2011). Efficacy and effectiveness of cognitive behaviour therapy for chronic pain. Pain 152: S99–S106.
Nash VR, Ponto J, Townsend C, Nelson P, Bretz MN (2013). Cognitive behavioural therapy, self-efficacy, and depression in persons with chronic pain. Pain Manag Nurs 14(4): e236–43.
Onieda-Zafra MD, Garcia LH, Del Valle MG (2015). Effectiveness of guided imagery relaxation on levels of pain and depression in patients diagnosed with fibromyalgia. Holist Nurs Pract 29(1): 13–21.
Pepersack T, De Breucker S, Mekongo YP, Rogiers A, Beyer I (2006). Correlates of unrecognized depression among hospitalized geriatric patients. J Psychiatr Pract 12(3): 160–7.
Pérès K, Jagger C, Matthews FE; MRC CFAS. Impact of late-life self-reported emotional problems on Disability-Free Life Expectancy: results from the MRC Cognitive Function and Ageing Study. Int J Geriatr Psychiatry. 2008;23(6): 643–9.
Pitkala KH, Routasalo P, Kautiainen H, Sintonen H, Tilvis RS (2011). Effects of socially stimulating group intervention on lonely, older people's cognition: a randomized, controlled trial. Am J Geriatr Psychiatry 19(7): 654–63.
Prina AM, Ferri CP, Guerra M, Brayne C, Prince M (2011). Co-occurrence of anxiety and depression amongst older adults in low- and middle-income countries: findings from the 10/66 study. Psychol Med 41(10): 2047–56.
Rej S, Dew MA, Karp JF (2014). Treating concurrent chronic low back pain and depression with low-dose venlafaxine: an initial identification of „easy-to-use" clinical predictors of early response. Pain Med 15(7): 1154–62.

Royall DR[1], Schillerstrom JE, Piper PK, Chiodo LK (2007). Depression and mortality in elders referred for geriatric psychiatry consultation. J Am Med Dir Assoc 8(5): 318–21.

Russo A et al (2007) Depression and physical function: results from the aging and longevity study in the Sirente geographic area. J Geriatr Psychiatry neurol 20(3): 131–7.

Sanders JB, Comijs HC, Bremmer MA, Deeg DJ, Beekman AT (2015). A 13–year prosective cohort study on the effects of aging and frailty on the depression-pain relationship in older adults. Int J Geriatr Psychiatry 30(7): 751–7.

Seekatz B, Meng K, Faller H (2013). Depressivtiy as mediator in the fear-avoidance model: a path analysis investigation of patients with chronic pain. Schmerz 27(6): 612–8.

Serpa JG, Taylor SL, Tillisch K (2014). Mindfulness-based stress reduction (MBSR) reduces anxiety, depression, and suicidal ideation in veterans 52(12 Suppl 5): S19–24.

Sheeran T, Brown EL, Nassisi P, Bruce ML (2004). Does depression predict falls among home health patients? Using a clinical-research partnership to improve the quality of geriatric care. Home Healthc Nurse 22(6): 384–9.

Shivarathre DG, Howard N, Krishna S, Cowan C, Platt SR (2014). Psychological factors and personality traits associated with patients in chronic foot and ankle pain. Foot Ankle Int 35(11): 1103–7.

Sonntag J (2013). Demenz und Atmosphäre. Hamburg: Mabuse Verlag.

Sudarshan M, Petrucci A, Dumitra S, Duplisea J, Wexler S, Meterissian S (2013). Yoga therapy for breast cancer patients: a prospective cohort study. Complement Ther Clin Prax 19(4): 227–9.

Tadros G, Salib E (2007). Elderly suicide in primary care. Int J Geriatr Psychiatry 22(8): 750–6.

Tang SK, Tse MY (2014). Aromatherapy: does it help to relieve pain, depression, anxiety, and stress in community-dwelling older persons? Biomed Res Int 2014: 430195.

Tarakci E, Zenginler Y, Kaya Mutlu E (2015). Chronic pain, depression symptoms and daily living independency level among geriatrics in nursing homes. Agri 27(1): 35–41.

Vinkers DJ, Stek ML, Gussekloo J, Van Der Mast RC, Westendorp RG (2004). Does depression in old age increase only cardiovascular mortality? The Leiden 85–plus Study. Int J Geriatr Psychiatry 19(9): 852–7.

Werheid K, Thöne-Otto A (2010). Alzheimer-Krankheit: Ein neuropsychologisch-verhaltenstherapeutisches Manual. Weinheim: Beltz.

Zieschang T, Schwenk M, Oster P, Hauer K (2013). Sustainability of Motor Training Effects in Older People with Dementia. J Alzheimers Dis 34(1): 191–202.

Lukas Radbruch und Martin Mücke

10 Tumorschmerztherapie

10.1 Tumorschmerzdiagnose

10.1.1 Epidemiologie

Der Schmerz ist eines der häufigsten Tumorsyndrome. Bei der Mehrzahl der Tumorpatienten treten starke, behandlungsbedürftige Schmerzen im Verlauf ihrer Erkrankung auf. In einer Übersicht aus verschiedenen epidemiologischen Studien gaben zwischen 75% und 90% der Patienten in fortgeschrittenen Krankheitsstadien Schmerzen an (Bonica 1985). Bereits zum Zeitpunkt der Diagnosestellung litten 20–50% der Patienten unter Schmerzen. Bei einigen Patienten sind Schmerzen das erste Symptom, das sie zum Arzt führt, der u. a. eine Tumorsuche einleitet und die Diagnose stellt. Die Häufigkeit von behandlungsbedürftigen Schmerzen hängt von der Pathophysiologie des Tumors ab. So verursachen Tumoren mit häufiger Metastasierung in das Skelettsystem bei bis zu 85% der Patienten Schmerzen, während Lymphome und Leukämien nur bei 25–45% zu Schmerzen führen.

Köperliche Schmerzen und die Angst vor diesen Schmerzen sind sehr belastend, und Schmerzfreiheit ist die am häufigsten genannte Bedingung für ein würdiges Sterben (Klindtworth 2012).

Tumorerkrankungen treten bei älteren Patienten häufiger auf. Gleichzeitig werden die antineoplastischen Behandlungen schlechter vertragen (Sud 2015). Bei älteren Patienten scheint die Häufigkeit von Tumorschmerzen nicht geringer, so wurden bei 80% der älteren Patienten mit fortgeschrittene Tumorerkrankung Schmerzen angegeben (Rao 2004). Allerdings wurden in einer großen Studien mit alten Tumorpatienten in amerikanischen Pflegeheimen Schmerzen bei deutlich weniger Patienten in höherem Alter berichtet, so gaben nur 24% der Patienten mit 85 oder mehr Jahren Schmerzen an 29% in der Altersgruppe 75–84 Jahre und 38% in der Gruppe unter 75 Jahren (Bernabei 1998). Die geringere Häufigkeit bei älteren Patienten kann aber auch darin begründet sein, dass ältere Patienten ihre Schmerzen nicht immer gegenüber den Behandlern angeben, sodass bei älteren Patienten stets die Gefahr besteht, dass Schmerzen von den Behandlern nicht erkannt oder behandelt werden (Dalacorte 2011, Maxwell 2000). In anderen Studien wurden massive biopsychosoziale Einschränkungen als Folge von Tumorschmerzen bei alten Patienten beschrieben (Reticena Kde 2015).

10.1.2 Ätiologie und Pathogenese

Das progressive Wachstum eines Tumors und das begleitende peritumoröse Ödem lösen durch mechanischen Druck oder freigesetzte Entzündungsmediatoren Schmerzen aus. Je nach Art der Reizung und der betroffenen Strukturen können diese Schmerzsyndrome sehr unterschiedlich empfunden werden und auf verschiedene Therapieschemata unterschiedlich ansprechen. Vor der Planung der Therapie ist deshalb eine detaillierte Schmerzdiagnostik erforderlich.

In den meisten Fällen wird die Schmerzsymptomatik durch den Primärtumor oder die Metastasen ausgelöst. Behandlungsbedürftige Schmerzen können aber auch durch begleitende Symptome des Tumors verursacht werden, z. B. durch ein Lymphödem oder durch eine paraneoplastische Herpes-zoster-Infektion.

Die antineoplastische Therapie der malignen Erkrankung wird oft mit der Tumorverkleinerung auch eine Schmerzreduktion bewirken. Andererseits kann aber auch die Therapie mit anhaltenden Schmerzen verbunden sein. Narbenschmerzen oder andere Schmerzsyndrome nach Operationen, Polyneuropathien nach Chemotherapie oder schmerzhafte Mukositiden nach Strahlentherapie können die Patienten mehr beeinträchtigen als die Tumorschmerzen selbst. Neuropathische Schmerzsyndrome infolge einer Strahlenfibrose treten u.U. noch mehrere Monate oder Jahre nach der Strahlentherapie auf.

Komplikationen einer zytotoxischen Chemotherapie treten häufiger bei älteren Patienten auf als bei jüngeren (Repetto 2003). Zu den altersbedingten Veränderungen, die zu dieser erhöhten Toxizität beitragen können, gehören die reduzierten Stammzellreserven, eine geringere Kapazität zur Reparatur von Zellschäden, geringeres Gesamteiweiß und Zunahme des Gesamtkörperfetts. Die Abnahme der Organfunktionen kann die Pharmakokinetik der Chemotherapeutika beeinflussen und damit weniger berechenbar werden lassen. Auch die bei älteren Tumorpatienten häufig vorhandenen Komorbiditäten können die Toxizität der Chemotherapie erhöhen.

Außer diesen tumor- und therapiebedingten Schmerzen können die Tumorpatienten aber auch unter chronischen Schmerzen leiden, die mit der Tumorerkrankung nicht im Zusammenhang stehen. Chronische Rückenschmerzen oder eine schon lange bestehende Migräne können unerträglich werden, wenn sich die Patienten mit nachlassendem Allgemeinzustand weniger bewegen und schließlich das Bett kaum noch verlassen können. Auch diese tumor- oder therapieunabhängigen Schmerzen treten mit zunehmendem Alter häufiger auf (Ingram 2002).

10.1.3 Schmerztyp

Die Schmerzdiagnose sollte als Minimalanforderung neben der Schmerzursache auch noch Schmerztyp, -intensität und -lokalisation enthalten.

Nach der Phänomenologie wird zwischen Nozizeptorschmerzen (somatisch/viszeral) und neuropathischen Schmerzen unterschieden.

Bei den Nozizeptorschmerzen wird die Auslösung der Schmerzen am Nozizeptor vermutet. Somatische Schmerzen (Knochen-, Periost-, Weichteilschmerzen) können vom Patienten genau lokalisiert werden, sie werden oft als spitz, hell oder bohrend beschrieben, bei Bewegung wird oft eine Schmerzzunahme angegeben. Viszerale Schmerzen (Brust-, Baucheingeweide) werden dagegen als diffus und dumpf in der Tiefe angegeben und können nicht genau lokalisiert werden.

Bei neuropathischen Schmerzen wird die Ursache nicht am Nozizeptor vermutet, sondern in der Infiltration oder Kompression von peripheren Nerven, Nervenplexus oder Zentralnervensystem durch den Tumor oder das Tumorödem. Diese Schmerzen werden weniger am Ort der Schädigung, sondern im Versorgungsbereich der betroffenen Nervenstrukturen empfunden. Sie werden oft als brennend oder als einschießend und elektrisierend beschrieben, häufig werden bei der Untersuchung im schmerzhaften Areal andere neurologische Störungen festgestellt. Besonders unangenehm werden von den Patienten schmerzhafte Missempfindungen (Dysästhesien) oder Schmerzen bei normalerweise nicht schmerzhaften Reizen wie z. B. leichten Berührungen oder Luftzug (Allodynie) wahrgenommen.

10.1.4 Schmerzintensität

Die Messung der Schmerzintensität muss als Selbsteinschätzung durch den Patienten erfolgen. Die Fremdeinschätzungen von Pflegepersonal und Ärzten liegen in der Regel deutlich zu niedrig, die Angaben der Angehörigen dagegen zu hoch im Vergleich zu den Selbsteinschätzungen.

Die Schmerzintensität kann mit einfachen Skalen gemessen werden. Angaben auf einer numerischen Rangskala von 0 = kein Schmerz bis 10 = nicht stärker vorstellbarer Schmerz, sind in Fragebögen oder im ärztlichen Interview leicht zu erfassen. Ähnlich können visuelle Analogskalen eingesetzt werden, in denen der Patient auf einer 10 cm langen Linie mit den Endpunkten „kein Schmerz" und „nicht stärker vorstellbarer Schmerz" seine Schmerzstärke markiert.

Mit zunehmender Verschlechterung des Allgemeinzustandes können insbesonders ältere Patienten diese Skalen aber oft nicht mehr ausfüllen, so dass nur noch einfache kategorische Skalen (keine, leichte, mittlere, starke Schmerzen) eingesetzt werden können (s. auch Kap. 4).

Gegenüber diesen eindimensionalen Instrumenten, mit denen nur die Schmerzintensität erfasst wird, können in mehrdimensionalen Schmerzfragebögen auch andere Aspekte des Schmerzempfindens dokumentiert werden. Für Tumorpatienten sind kurze Instrumente wie die deutsche Version des Brief Pain Inventory sinnvoll. Hier werden vier Fragen zur Schmerzintensität und sieben Fragen zur schmerzbedingten Beeinträchtigung gestellt, zusätzlich werden Schmerzlinderung durch die Therapie und Schmerzlokalisation erfragt.

In der S3-Leitlinie für Palliativversorgung bei Patienten mit Krebserkrankungen (Leitlinienprogramm Onkologie (Deutsche Krebsgesellschaft; Deutsche Krebshilfe; AWMF) 2015) wird für Patienten mit einer deutlichen kognitiven oder körperlichen Einschränkung die Erfassung der Schmerzintensität durch Fremdeinschätzung von Angehörigen oder Personal empfohlen. Die Leitlinie empfiehlt strukturierte Beobachtungsbögen wie das BISAD-Instrument (BISAD = Beobachtungsinstrument für die Schmerzerfassung bei alten Menschen mit Demenz) oder den BeSD-Fragebogen (BeSD = Beurteilung von Schmerzen bei Demenz; www.dgss.org/alt/uploads/media/BESD_Fassung_Dezember_2008_01.pdf) zur Hilfestellung.

10.1.5 Schmerzlokalisation

Die Lokalisation und Ausstrahlung der Schmerzen können die Patienten auf einem Körperschema einzeichnen (s. Abb. 10.1).

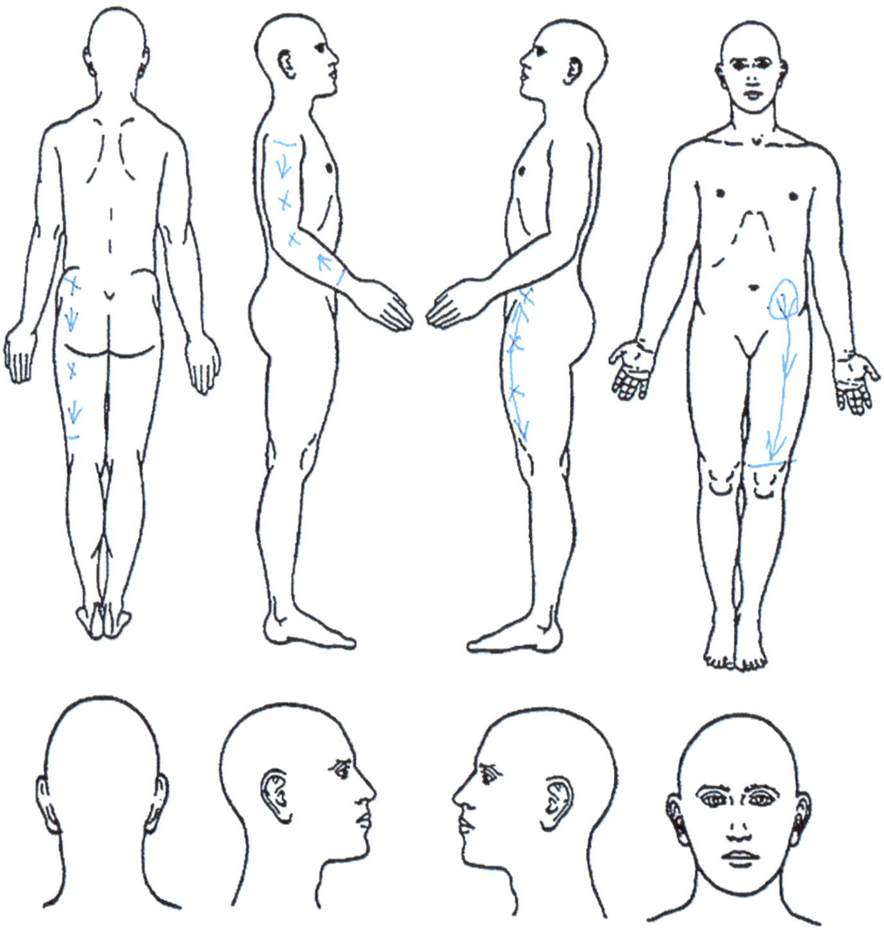

Abb. 10.1: Schmerzlokalisation, 70-jähriger Patient, Rezidiv eines Nierenzellkarzinoms. Schmerzen im rechten Arm nach Shunt-Anlage, Schmerzen in der linken Flanke bei Infiltration des Plexus lumbosacralis.

10.2 Therapieziel

Nur bei einem kleinen Teil der Patienten kann eine vollständige Schmerzfreiheit erreicht werden. Es ist sinnvoll, mit dem Patienten ein realistisches Therapieziel zu vereinbaren. Dies kann zunächst in der Wiederherstellung der Nachtruhe oder einer ausreichenden Schmerzlinderung bei Bettruhe bestehen. Unter Umständen hat der Patient schon ein klar definiertes Ziel, z.B. einen bestimmten Urlaubswunsch.

Deshalb ist es zunächst wichtig, die Ziele, die der Patient selbst hat, zu erfragen. Für Patienten muss nicht unbedingt die möglichst vollständige Symptomlinderung im Vordergrund stehen. Andere Ziele, wie zum Beispiel möglichst schnell nach Hause zurückkehren zu können oder möglichst den klaren Verstand und volle Konzentrationskraft zu erhalten, können aus Sicht des Patienten wichtiger sein, so dass eine medikamentöse Symptomkontrolle nur soweit gewünscht wird, wie sie diese Ziele nicht gefährdet. Ängste und Barrieren gegen Morphin und andere Medikamente sind weit verbreitet. Für Patienten und Angehörige kann mit der Ankündigung einer Opioidtherapie Angst vor dem baldigen Tod aufkommen, wenn sie vorher von anderer Seite gehört haben, dass Morphin nur für Sterbende sei. Solche Ängste sollten vor Therapiebeginn angesprochen und möglichst ausgeräumt werden.

Ungeklärte Themen können die palliativmedizinische Behandlung nicht nur in der Terminalphase erschweren. Ist der Patient über die Diagnose und Prognose seiner Erkrankung nicht aufgeklärt, lässt sich ein realistisches Therapieziel kaum formulieren.

10.3 Tumorschmerztherapie

Die Tumorschmerztherapie ist ein wesentlicher Teil der neuen S3-Leitlinie Palliativmedizin für Patienten mit einer nicht heilbaren Krebserkrankungsschmerz zur Verfügung (Leitlinienprogramm Onkologie (Deutsche Krebsgesellschaft; Deutsche Krebshilfe; AWMF) 2015). Insgesamt werden 52 evidenz- oder konsensbasierte Empfehlungen zur Schmerzerfassung und Behandlung vorgelegt.

Die Empfehlungen in der Leitlinie wurden adaptiert aus der EAPC (European Association for Palliative Care)-Leitlinie zur Opioidbehandlung von Patienten mit Tumorschmerzen, die auf eine umfangreiche Literatursuche gründet (Caraceni 2012). Wesentliche Grundsätze zur Tumorschmerzbehandlung wurden bereits von der Weltgesundheitsorganisation (World Health Organisation 1996) und der Arzneimittelkommission der Deutschen Ärzteschaft (Arzneimittelkommission der Deutschen Ärzteschaft 2007) beschrieben:

- Patienten mit Tumorschmerzen sollen eine symptomatische Schmerztherapie erhalten,
- die Tumorschmerztherapie soll in erster Linie mit Schmerzmedikamenten erfolgen,
- die Schmerzmittel sollen vor allem durch den Mund appliziert werden,
- die Schmerzmedikation soll als Dauermedikation mit festen Einnahmezeiten und nicht nur nach Bedarf verabreicht werden,
- die Schmerzmittel soll entsprechend der Schmerzstärke und der Vorbehandlung nach einem analgetischen Stufenplan ausgewählt werden,
- zusätzlich zu den Analgetika können auch Koanalgetika oder adjuvante Medikamente bei entsprechender Indikation verabreicht werden,
- der Therapieerfolg soll kontrolliert und bei nicht ausreichender Wirkung der Therapieplan angepasst werden,
- die Schmerztherapie muss an die individuellen Bedürfnisse des Patienten angepasst werden.

Die WHO-Empfehlungen sind mehr ein didaktisches Modell als durch eine evidenzbasierte Zusammenstellung von Studienergebnissen entstanden. In mehreren großen Fallserien wurde jedoch die Effektivität der WHO-Empfehlungen bestätigt. In einer Untersuchung an der Schmerzambulanz der Kölner Universität wurde eine zufriedenstellende Schmerzlinderung bei mehr als 80 % der in 10 Jahren behandelten Patienten erreicht (Zech 1995). Dennoch sollten die Empfehlungen bei Bedarf an die Bedürfnisse und Prioritäten des Patienten angepasst werden. Vorlieben oder Abneigungen des Patienten gegenüber Medikamenten oder Anwendungsformen können sonst dazu führen, dass eine angeordnete Therapie gar nicht erst eingenommen oder nicht vertragen wird.

Die Empfehlungen zur Tumorschmerztherapie können auf die Behandlung von Palliativpatienten mit anderen Erkrankungen übertragen werden. Auch bei Patienten mit fortgeschrittener HIV/AIDS-Infektion, mit Herz- oder Lungenerkrankungen im Endstadium oder mit neurologischen Erkrankungen, die unter Schmerzen leiden, ist eine orale Schmerzmedikation nach den Empfehlungen der WHO und der Arzneimittelkommission sinnvoll und effektiv. Auch bei diesen Patienten ist bei starken Schmerzen eine Opioidbehandlung als Dauertherapie notwendig.

10.3.1 Der analgetische Stufenplan

Der Stufenplan zur Tumorschmerztherapie beschreibt die Steigerung der Schmerzmedikamente nach dem Bedarf der Patienten (Abb. 10.2).

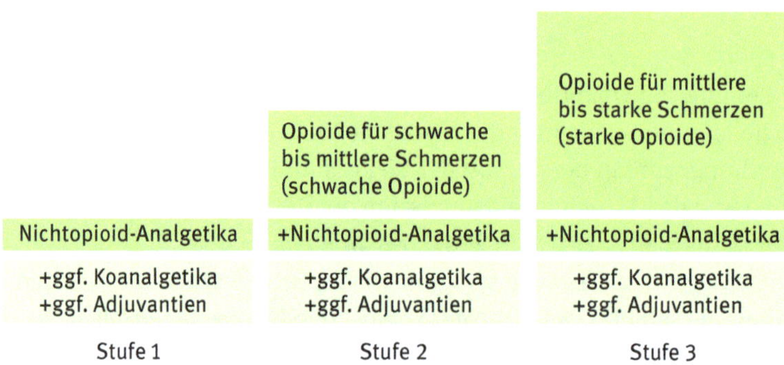

Abb. 10.2: Stufenschema zur Schmerztherapie nach den Empfehlungen der Weltgesundheitsorganisation.

Bei leichten Schmerzen können Nichtopioide eingesetzt werden. Während bei Knochen- oder Weichteilschmerzen die nichtsteroidalen Antiphlogistika (Ibuprofen, Diclofenac) wirksamer sind, kann bei viszeralen Schmerzen Metamizol vorteilhaft sein, da es gleichzeitig krampflösend auf die glatte Muskulatur der Eingeweide wirkt. Die Verwendung von NSAR sollte bei älteren Patienten zurückhaltend erfolgen, da diese Medikamente für ihre gastrointestinalen, renalen und kardiovaskulären Nebenwirkungen bekannt sind (Leitlinienprogramm Onkologie (Deutsche Krebsgesellschaft; Deutsche Krebshilfe; AWMF) 2015) (s. Kap. 11).

Bei leichten bis mittleren Schmerzen oder unzureichender Wirksamkeit der Analgetika der Stufe 1, sollten die Nichtopioide mit einem Opioid der Stufe 2 kombiniert werden. In

Deutschland werden in erster Linie Tramadol (bis 600 mg Tagesdosis) oder Tilidin/Naloxon (bis 600 mg Tagesdosis) eingesetzt.

Bei mittleren bis starken Tumorschmerzen sind Opioide der Stufe 3 allein oder in Kombination mit Nichtopioiden (Stufe 1) indiziert (Tab. 10.1). Morphin ist in vielen verschiedenen Applikationsformen und für viele Applikationswege verfügbar und wird in den Therapieempfehlungen als Goldstandard der Tumorschmerztherapie angesehen. Neben Morphin können auf dieser Stufe jedoch auch Oxycodon, Hydromorphon, Levomethadon oder die Pflastersysteme mit Buprenorphin oder Fentanyl eingesetzt werden (Caraceni 2012). Oxycodon und Hydromorphon haben sich in der Praxis als gleichwertige, wenn auch teurere Alternativen zu Morphin durchgesetzt, da keine klare Überlegenheit der Wirksamkeit bzw. des Toleranzprofils einer Substanz gegenüber der anderen in mehreren systematischen Literaturübersichten gezeigt werden konnte (Leitlinienprogramm Onkologie (Deutsche Krebsgesellschaft; Deutsche Krebshilfe; AWMF) 2015). Fentanyl oder Buprenorphin als transdermale Trägersysteme können als Alternative zu oralen Opioide angewendet verwendet werden, etwa wenn Schluckstörungen vorliegen oder dies der Präferenz des Patienten entspricht (Leitlinienprogramm Onkologie (Deutsche Krebsgesellschaft; Deutsche Krebshilfe; AWMF) 2015), siehe auch Kapitel 11.

Levomethadon kann bei Patienten mit mittleren bis starken Tumorschmerzen als Stufe-3-Opioid der ersten oder späteren Wahl verwendet werden. Allerdings sollte Levomethadon aufgrund seines komplexen pharmakokinetischen Profils mit einer unvorhersehbaren Halbwertszeit nur von erfahrenen Ärzten eingesetzt werden (Leitlinienprogramm Onkologie (Deutsche Krebsgesellschaft; Deutsche Krebshilfe; AWMF) 2015).

Tab. 10.1: Übersicht über Opioide für mittlere bis starke Schmerzen.

Opioid	Initialdosierung / Tag	Besonderheiten
Morphin	20–60 mg retardiert	viele Applikationsformen, Zusatzmedikation bei Durchbruchschmerzen mit schnell freisetzendem oral oder subkutan appliziertem Morphin
Oxycodon	10 mg	auch in Kombination mit Naloxon verfügbar, Zusatzmedikation mit Oxycodon (gleiche Applikationsform, biphasisiche Freisetzung mit schneller initialer Phase)
Hydromorphon	8 mg retardiert	Zusatzmedikation mit schnell freisetzendem Hydromorphon, entweder oral oder subkutan
Buprenorphin	35 µg/h Pflastersystem	Wirkdauer 72–96 Stunden (auch als System mit 7 Tage Wirkdauer), langsame An- und Abflutung, Zusatzmedikation mit Buprenorphin sublingual oder subkutan
Fentanyl	12,5–25 µg/h	Wirkdauer 72 Stunden, Zusatzmedikation mit Applikationsformen zur sublingualen, buccalen, intranasalen Anwendung
L-Methadon	5–10 mg (Lösung)	Titration mit 2,5 mg alle 4 Stunden bis Schmerzlinderung ausreichend (nur von Spezialisten). Zusatzmedikation mit 2,5 mg oral.

Der analgetische Stufenplan ist nicht unbedingt von Stufe zu Stufe zu befolgen. Bei starken Schmerzen können durchaus als erster Therapieansatz Opioide der Stufe 3 erforderlich sein, da nur so eine schnelle und ausreichende Schmerzlinderung möglich ist.

Bei leichten bis mittleren Schmerzen können laut der neueren Leitlinien auch statt der Opioide der Stufe 2 alternativ niedrig dosierte Stufe-3-Opioide verabreicht werden (Leitlinienprogramm Onkologie (Deutsche Krebsgesellschaft; Deutsche Krebshilfe; AWMF) 2015).

Für den Beginn einer Opioidtherapie können sowohl schnell und als auch langsam freisetzende orale Morphin-, Oxycodon- und Hydromorphon-Präparate zur Dosistitration verwendet werden (Leitlinienprogramm Onkologie (Deutsche Krebsgesellschaft; Deutsche Krebshilfe; AWMF) 2015).

Ein Opioid-Wechsel ist zu erwägen (Tab. 10.2), wenn keine ausreichende Schmerzkontrolle erreicht wird oder bei schweren Nebenwirkungen unter der Opioidtherapie. Nebenwirkungen einer Opioid-Therapie können auch durch eine Dosisreduktion verringert werden. Auch bei Patienten mit opioidbedingten neurotoxischen Nebenwirkungen (Delir, Halluzinationen, Myoklonien und Hyperalgesie) kann eine Dosisreduktion oder ein Wechsel des Opioids durchgeführt werden (Leitlinienprogramm Onkologie (Deutsche Krebsgesellschaft; Deutsche Krebshilfe; AWMF) 2015).

Im Fall einer Nieren- oder Leberinsuffizienz sind dieselben Vorsichtsmaßnahmen wie bei der Opioidanwendung bei Atemnot zu ergreifen. Bei Patienten mit stark eingeschränkter Nierenfunktion empfiehlt die Leitlinie Palliativmedizin als Opioid der ersten Wahl Fentanyl oder Buprenorphin in niedrigen Anfangsdosierungen und nachfolgender vorsichtiger Titration (Leitlinienprogramm Onkologie (Deutsche Krebsgesellschaft; Deutsche Krebshilfe; AWMF) 2015).

Tab. 10.2: Relatives analgetisches Verhältnis für den Opioid-Wechsel (Leitlinienprogramm Onkologie (Deutsche Krebsgesellschaft; Deutsche Krebshilfe; AWMF) 2015).

	relatives analgetisches Verhältnis	**Stärke der Empfehlung zur Anwendung**
orales Morphin zu oralem Oxycodon	1,5 : 1	stark
orales Oxycodon zu oralem Hydromorphon	4 : 1	stark
orales Morphin zu oralem Hydromorphon	5 : 1	schwach
orales Morphin zu Buprenorphin TTS*	75 : 1	schwach
orales Morphin zu Fentanyl TTS**	100 : 1	stark

Auch bei älteren Patienten können Opioide im üblichen Dosisbereich eingesetzt werden, ohne dass Einschränkungen der Atemfunktion befürchtet werden müssen (Mazzocato 1999). In einer Auswertung einer universitären Schmerzambulanz erhielt die Gruppe der Patienten über 74 Jahre sogar signifikant höhere Opioiddosierungen, ohne dass dabei mehr Nebenwirkungen auftraten (Loick 2000).

Dennoch werden alte Patienten oft nicht ausreichend schmerztherapiert (Bernabei 1998). Das Fehlen von Schmerztherapie steht neben dem Alter auch im Zusammenhang mit der Anzahl der Medikamente und der kognitiven Funktion des Patienten, beides Faktoren, die auch im Alter relevant sind. Immer noch bestehen Vorurteile, dass ältere Menschen sensitiver auf Schmerzmittel reagieren und ein höheres Risiko von Nebenwirkungen infolge altersbedingter pharmakokinetischer Veränderungen hätten.

Bei alten Tumorschmerzpatienten können ebenso wie bei jüngeren Patienten alle Opioide wie Morphin, Oxycodon, Hydromorphon oder die Pflastersysteme mit Buprenorphin oder Fentanyl eingesetzt werden. Eine Reihe von physiologischen Veränderungen im Alter wie Zunahme des Gesamtkörperfetts, Abnahme der Muskelmasse und des Wassergehalts können die Aufnahme, Verteilung und Ausscheidung von Medikamenten verändern. Auch die Metabolisation der Analgetika in der Leber kann verändert sein. So wurde die Abnahme der Cytochrome-P-450-Funktion im Alter als Argument für den Einsatz von Oxycodon genannt, da dieses Opioid über andere Wege metabolisiert wird (Kaye 2010).

Aus pharmakologischer Sicht könnte auch Hydromorphon bei älteren Patienten bevorzugt empfohlen werden, weil es eine besonders niedrige Plasmaeiweißbindung aufweist. Die Abnahme des Gesamteiweiß im Alter und damit einhergehende Veränderungen im freien Anteil der Opioide würden damit weniger ins Gewicht fallen, und die bei oft umfangreicher Komedikation möglichen Interaktionen von Medikamenten mit hoher Plasmaeiweißbindung weniger zu befürchten sind. Eine Überlegenheit der Wirksamkeit bzw. des Toleranzprofils von Hydromorphon oder Oxycodon bei alten Patienten gegenüber anderen Opioiden wurde bislang aber nicht nachgewiesen (s. auch Kap. 12).

10.3.2 Applikationswege

Der orale Applikationsweg ist einfach und unkompliziert und belastet den Patienten am wenigsten. Mit der Vielzahl der verfügbaren Präparate und Applikationsformen ist eine orale Zufuhr oder eine Applikation über eine Ernährungssonde auch bei Patienten mit Schluckstörungen und Passagebehinderungen möglich.

Die Zufuhr über subkutane oder intravenöse Injektionen führt zu einem schnelleren Wirkeintritt, dies bietet bei einer Dauertherapie jedoch keinen Vorteil. Dieser Anwendungsweg sollte für Patienten vorbehalten bleiben, die keine Medikamente durch den Mund zu sich nehmen können.

Eine Alternative zur oralen Applikation stellen die transdermalen Therapiesysteme dar, bei denen ein Opioid (Fentanyl oder Buprenorphin) aus dem Pflaster durch die Haut in den Blutkreislauf aufgenommen wird. Die Systeme sind in mehreren Wirkstärken verfügbar, so dass die Dosis gut an den Bedarf angepasst werden kann. Die transdermale Opioidtherapie ist vor allem für Patienten mit gleichbleibenden Schmerzen geeignet, da die Pflastersysteme sehr träge sind. Die langsame Resorption führt zu gleichmäßigen Wirkstoffspiegeln über die Applikationszeit von 2–3 Tagen, bedingt aber auch eine eingeschränkte Steuerbarkeit des Systems, da sich Dosisänderungen erst nach 12–24 Stunden auswirken. Erst nach einem Tag ist eine ausreichende Wirkstoffmenge im Körper, und auch bei Dosisänderungen kann erst nach einem oder mehreren Tagen die Wirkung bewertet werden. Vorteile des Systems sind die lange Wirkdauer von 3 bis 7 Tagen, und dass mit den Pflastern auch für Patienten, die nicht schlucken können, eine nichtinvasive Behandlung möglich ist.

Die subkutane oder parenterale Zufuhr führt zu einem schnelleren Anstieg der Plasmakonzentration, bietet bei einer Dauertherapie aber keinen Vorteil. Die Effektivität oder die Nebenwirkungsrate wird durch den Wechsel auf die parenterale Verabreichung nicht verbessert.

Eine intramuskuläre Zufuhr ist für den Patienten unangenehm und deshalb in der Tumorschmerztherapie obsolet. Rückenmarksnahe Therapieverfahren z.B. mit Epidural- oder Intrathekalkatheter werden auch in spezialisierten Einrichtungen zunehmend seltener eingesetzt.

10.3.3 Applikationszeiten

Tumorschmerzen sind in der Regel Dauerschmerzen und erfordern eine Dauermedikation. Die Applikationszeiten sollten der Wirkdauer der Analgetika angepasst werden.

Mehr als die Hälfte der Tumorschmerzpatienten gibt zusätzlich zu den Dauerschmerzen noch Schmerzattacken an. Zur Behandlung dieser Schmerzattacken („Breakthrough Pain") sollte den Patienten eine Zusatzmedikation zur Verfügung stehen. Diese Zusatzmedikation kann ein schnell wirkendes Opioidpräparat sein, entweder orale, schnell freisetzende Opioide oder transmucosales Fentanyl (Leitlinienprogramm Onkologie (Deutsche Krebsgesellschaft; Deutsche Krebshilfe; AWMF) 2015), z.B. als Morphintablette oder Lösung. In den letzten Jahren wurden auch neue Anwendungsformen, zum Beispiel als Opioidnasenspray, eingeführt, die in wenigen Minuten eine ausreichende Schmerzlinderung herbeiführen können. Solche schnellwirkenden Opioidpräparate können auch zur Dosisfindung bei der Einstellung der Therapie genutzt werden, bevor die Behandlung auf ein langwirkendes Medikament umgestellt wird.

10.3.4 Koanalgetika

Auch bei Ausschöpfung aller Mittel der WHO-Empfehlungen bleibt eine kleine Gruppe von Patienten übrig, bei denen eine ausreichende Schmerzlinderung nicht erreicht werden kann.

Bei neuropathischen Schmerzsyndromen, vor allem bei Tumorinfiltration und Kompression des Plexus lumbosacralis oder des Plexus brachialis, führt die Opioidmedikation nicht immer zu einer ausreichenden Schmerzlinderung. Diese opioidresistenten Schmerzen lassen sich auch durch den Einsatz von Koanalgetika oft nicht ausreichend lindern. Der Wechsel auf eine rückenmarksnahe Applikation stellt eine Therapieoption dar.

Patienten mit Knochenschmerzen können trotz ausreichender Schmerzlinderung in Ruhe schon bei geringfügigen Bewegungen unter unerträglichen Schmerzen leiden. Steigerungen der Opioiddosis führen zu einer Zunahme der Nebenwirkungen, in erster Linie der Sedierung, so dass keine Zunahme der Aktivität erreicht wird. Die Kombination eines nichtsteroidalen Antiphlogistikums mit einem Opioid ist bei diesen Patienten deutlich effektiver als eine Opioidmonotherapie. Weitere Therapieoptionen sind neben der rückenmarksnahen Applikation der Wechsel des Opioids, die Kombination mit einem Amphetaminderivat zur Linderung der Sedierung oder der Einsatz von Koanalgetika.

Bei diesen Indikationen können zusätzlich zu den Schmerzmedikamenten des WHO-Stufenplans andere Medikamente erforderlich sein. Diese Medikamente, die oft mit anderen Indikationen zugelassen sind, und wo die Schmerzlinderung sozusagen nur eine erwünschte Nebenwirkung ist, werden als Koanalgetika bezeichnet. Zu diesen Koanalgetika gehören Antidepressiva, Antikonvulsiva, Bisphosponate, Muskelrelaxantien und Kortikosteroide.

In Ergänzung zu den Opioiden und den Nichtopioid-Analgetika werden auf allen drei Stufen der WHO-Leiter Koanalgetika wie Antidepressiva oder Antikonvusliva empfohlen, wenn neuropathische Tumorschmerzen diagnostiziert worden sind.

Die neueren Leitlinien empfehlen Amitriptylin, Gabapentin oder Pregabalin für neuropathische Tumorschmerzen, wenn diese mit Opioid-Analgetika nur unzureichend kontrolliert werden können (Bennett 2011, Leitlinienprogramm Onkologie (Deutsche Krebsgesellschaft; Deutsche Krebshilfe; AWMF) 2015) (s. Kap. 7.1.6).

Antidepressiva aktivieren deszendierende Nervenbahnen, die die Schmerzleitung auf Rückenmarksebene hemmen, Antikonvulsiva stabilisieren die Zellmembran der Nervenzellen. Beide Medikamentengruppen können deshalb bei neuropathischen Schmerzen sinnvoll sein. Antidepressiva werden bei brennenden Dauerschmerzen und schmerzhaften Parästhesien bevorzugt, während Antikonvulsiva vor allem bei einschießenden, elektrisierenden Schmerzen eingesetzt werden.

Bisphosphonate hemmen die Aktivität der Osteoklasten. Bei Patienten mit osteolytischen Metastasen wird das Wachstum dieser Metastasen gehemmt und dadurch eine Schmerzreduktion erreicht. Muskelrelaxantien können schmerzhafte Muskelverspannungen lindern, die zum Beispiel aufgrund einer tumorbedingten Fehlhaltung entstehen können.

Kortikosteroide wirken entzündungshemnmend, sie werden als Koanalgetika eingesetzt, wenn ein Zusammenhang der Schmerzsymptomatik mit einem tumorbegleitenden Ödem vermutet wird, z.B. bei Infiltration des von Nervengeflechten im Schulter- oder Beckenbereich, bei Tumorwachstum in den Spinalkanal, bei Leberkapselspannungsschmerz oder bei Hirndruck. Andere Wirkungen der Kortikosteroide wie Appetitsteigerung, Gewichtszunahme oder Euphorie werden von den Tumorpatienten oftmals als positiv empfunden.

10.3.5 Invasive Schmerztherapie und Nervenblockaden

Wenn die Schmerztherapie auf oralem Weg oder mit Pflastersystemen nicht ausreichend wirksam ist, mit intolerablen Nebenwirkungen verbunden ist oder aus anderen Gründen nicht möglich ist, sind invasive Methoden zu erwägen. Dazu können Medikamente über Katheter in den Rückenmarkskanal eingebracht werden, so dass sie in unmittelbarer Nähe der Schmerzleitungsbahnen wirken können. Opioide und andere Medikamente können auf diesem Weg eingesetzt werden. Allerdings wird diese Methode auch in spezialisierten Zentren zunehmend seltener eingesetzt.

Ebenfalls kaum noch eingesetzt werden Blockaden an Nerven oder Nervenbahnen, die bei speziellen Schmerzsyndromen indiziert sein können. So wurden früher Oberbauchschmerzen bei Bauchspeicheldrüsenkrebs mit einer Zerstörung des Nervengeflechts um die Bauchschlagader (Plexus coeliacus) behandelt. Bei anhaltendem Tumorwachstum waren diese Nervenblockaden und Neurolysen allerdings in ihrer Wirkung oft beschränkt, und die

Fortschritte der oralen Anwendungen in der Schmerzbehandlung lassen sie in aller Regel überflüssig werden (s. Kap. 16).

Spinale Applikation

Bei Patienten, bei denen die Analgesie nicht ausreichend ist oder die trotz eines optimierten Einsatzes oraler und parenteraler Opioide und Nicht-Opioid-Analgetika unter unerträglichen Nebenwirkungen leiden, können Opioide in Kombination mit Lokalanästhetika oder Clonidin rückenmarksnah (peridural oder intrathekal) verabreicht werden (Leitlinienprogramm Onkologie (Deutsche Krebsgesellschaft; Deutsche Krebshilfe; AWMF) 2015).

Durch die spinale Applikation werden die Opioide in die Nähe der Rezeptoren im Rückenmark gebracht. Dies kann über die epidurale oder die intrathekale Applikation erfolgen. Bei einer voraussichtlich längeren Therapiedauer können die intrathekale Applikation gewählt und ein Therapiesystem mit Katheter und Medikamentenpumpe subkutan implantiert und mit dem Spinalkatheter verbunden werden. Die epidurale Applikation ist vor allem als zeitüberbrückende Maßnahme z. B. bis zum Ansprechen einer Strahlentherapie oder bei Patienten mit einer stark begrenzten Lebenserwartung sinnvoll. Die benötigten Infusionsvolumina sind höher als bei der intrathekalen Applikation, so dass implantierte Medikamentenpumpen nicht eingesetzt werden können. Der Epiduralkatheter wird mit einer externen Medikamentenpumpe verbunden. Neben Opioiden können andere analgetisch wirksame Substanzen wie Clonidin oder niedrig dosierte Lokalanästhetika eingesetzt werden.

Neurolysen

Die Zerstörung der schmerzleitenden Nervenstrukturen durch chemische oder thermische Läsionen bietet die Möglichkeit, eine anhaltende Schmerzlinderung durch eine einmalige Maßnahme zu erreichen. Mögliche Indikationen sind viszerale Oberbauchschmerzen, z. B. bei Pankreaskarzinom, für die Neurolyse des Plexus coeliacus, perianale Schmerzen bei Rektumkarzinom für die intrathekale Neurolyse der Sakralnerven oder Schmerzen im Versorgungsbereich der Interkostalnerven oder anderer peripherer Nerven für die Kryo- oder Thermoläsion. Allerdings sind nur wenige Patienten nach solchen Eingriffen längerfristig schmerzfrei. Oft wird nur eine Reduktion des Analgetikabedarfs erreicht. Der analgetische Effekt ist mit fortschreitendem Tumorwachstum bei vielen Patienten nach wenigen Tagen oder Wochen bereits verschwunden. Die Komplikationsmöglichkeiten dieser Verfahren sind z.T. erheblich; so wurden nach intrathekaler Neurolyse der Sakralnerven irreversible Blasenfunktionsstörungen oder Paresen der Beine beschrieben. Aus diesen Gründen werden neurodestruktive Verfahren nur noch in ausgewählten Fällen durchgeführt.

Auch in spezialisierten neurochirurgischen Zentren werden andere invasive Verfahren wie die Chordotomie, die operative Durchtrennung der Schmerzbahn (Tractus anterolateralis) im zervikalen Rückenmark, mittlerweile kaum noch angewandt.

10.3.6 Nichtmedikamentöse Therapie

Entsprechend dem Konzept des totalen Schmerzes sollte die medikamentöse Behandlung eigentlich immer durch nichtmedikamentöse Behandlungsverfahren ergänzt werden. Maßnahmen wie Waschungen, Aromatherapie, Entspannungsübungen oder Musiktherapie können die Wirksamkeit der Schmerzmedikation deutlich erhöhen. Die Zuwendung und auch die körperlichen Stimulationen bei diesen Verfahren tragen zur Schmerzlinderung bei, viele Patienten genießen die Berührungen.

Für die körperlichen Schmerzen können Therapieverfahren wie Krankengymnastik, Physiotherapie oder Lymphdrainage sinnvoll sein. Bei spastischen Muskelschmerzen, die durch lange Bettlägerigkeit oder durch neurologische Erkrankungen verursacht werden, ist Krankengymnastik indiziert. Die Spannungsschmerzen, die durch ein Lymphödem ausgelöst werden, können durch eine medikamentöse Behandlung alleine nicht gelindert werden, nur die regelmäßige Lymphdrainage vermag hier eine Linderung zu bewirken. Bei Bauchschmerzen als Folge einer massiven Verstopfung mit aufgeschwollenem Bauch kann eine Kolonmassage, oft aber auch schon die Wärme eines Kirschkernkissens zur Schmerzlinderung beitragen.

10.4 Symptomkontrolle

Ziel der Palliativmedizin ist neben der Schmerztherapie die Symptomkontrolle bei zahlreichen körperlichen oder psychischen Beschwerden im Rahmen weit fortgeschrittener und nicht mehr heilbarer Erkrankungen (Tab. 10.3). Neben der klinischen Diagnostik und Kommunikation mit Patienten und ihren Angehörigen spielt dabei eine medikamentöse Behandlung zur Linderung von Beschwerden eine wichtige Rolle. Insbesondere Übelkeit und Erbrechen sowie Obstipation sind häufige Nebenwirkungen einer Opioidtherapie und müssen dann symptomatisch behandelt werden.

Tab. 10.3: Beispielliste essentieller Medikamente in der Symptomkontrolle.

Luftnot	**Dosierung**	**Besonderheiten und Nebenwirkungen**
Morphin und alternative Opioide	2,5–5 mg oral/sc alle 4h, ev. auch retardiert oral	Sedierung, Übelkeit, Obstipation, seltener Halluzinationen
Lorazepam	0,5–2,5 mg sl	Kumulation
Midazolam	2,5–5 mg sc	kurze Wirkdauer
Atemwegssekretion	**Dosierung**	**Besonderheiten und Nebenwirkungen**
Butylscopolamin (Buscopan)	20–40 mg sc alle 4 Stunden	Sedierung
Übelkeit, Erbrechen	**Dosierung**	**Besonderheiten und Nebenwirkungen**
Metoclopramid (MCP, Paspertin)	3 × 10 mg po, sc, iv, maximal 60 mg/24h	extrapyramidalmotorische Störungen, Cave: gastrointestinale Stenosen!

Tab. 10.3: (fortgesetzt)

Übelkeit, Erbrechen	Dosierung	Besonderheiten und Nebenwirkungen
Haloperidol (Haldol)	2–3 × 0,5 mg bis 3 × 1–5 mg	extrapyramidalmotorische Störungen, Sedierung
Obstipation	**Dosierung**	**Besonderheiten und Nebenwirkungen**
Macrogol (Movicol)	1 Beutel gelöst in ca. 200 ml Wasser oral	nicht bei Ileus einsetzen
Picosulfat (Laxoberal)	10–40 Tropfen abends	nicht bei Ileus einsetzen

Zur Behandlung von Übelkeit werden Antiemetika wie Metoclopramid und niedrig dosierte Neuroleptika (z. B. Haloperidol) eingesetzt. Ergänzend können Kortikosteroide oder Cannabisderivate indiziert sein. Akupunktur oder Akupressur am Punkt Perikard 6 ist bei vielen Patienten wirksam und hat den Vorteil fehlender Nebenwirkungen. Wie bei anderen körperlichen Symptomen ist eine differenzierte Anamnese und Diagnostik sinnvoll. Überlauferbrechen im Rahmen einer gastrointestinalen Obstruktion ist gekennzeichnet durch wenig Übelkeit, aber (teilweise schwallartigem) Erbrechen nach der Nahrungsaufnahme. Hier sind motilitätsfördernde Antiemetika wie Metoclopramid kontraindiziert, da sie nur die Darmperstaltik gegen das Hindernis verstärken würden. Bei toxisch oder metabolisch induzierter Übelkeit ist Erbrechen die Ausnahme, aber anhaltende Übelkeit belastet den Patienten. Antiemetika, die an den Rezeptoren in der Chemotherapietriggerzone ansetzen (z. B. Haloperidol) können sehr effektiv sein.

Eine prophylaktische Behandlung mit Laxanzien sollte bei allen Patienten mit einer Opioiddauertherapie verordnet werden, um eine Obstipation zu vermeiden. Natriumpicosulfat oder Macrogol sind meist ausreichend wirksam. Ebenso wichtig ist aber eine ausreichende Prophylaxe der Obstipation durch nichtmedikamentöse Maßnahmen, in erster Linie körperliche Aktivität und ausreichende Flüssigkeitszufuhr, soweit dies nach dem körperlichen Zustand der Patienten in der Palliativversorgung noch möglich ist.

Bei Patienten mit Luftnot bewirken Morphin oder andere Opioide in niedriger Dosierung eine schnelle Linderung. Die opioidbedingte Atemdepression senkt den Atemantrieb und vermindert die Atemarbeit. Die häufig gleichzeitig bestehende und die Atemnot verstärkende Angst sollte mit Benzodiazepinen, wie z. B. Lorazepam, behandelt werden. Bei einer Behinderung der Atmung durch einen Pleuraerguss kann die mechanische Entlastung durch Pleurapunktion oder Pleurodese sinnvoll sein. Die Gabe von Sauerstoff führt bei der Mehrzahl der Patienten nicht zu einer Linderung der Luftnot, da Luftnot eher durch eine Erhöhung des Kohlendioxids (Hyperkapnie) als durch einen Sauerstoffmangel (Hypoxie) verursacht wird. Eine Hypoxie infolge unzureichender Transportkapazität des Blutes bei ausgeprägter Anämie kann durch Transfusionen gelindert werden.

Müdigkeit und Schwäche können durch die Reduktion des Allgemeinzustandes oder durch die Medikation ausgelöst werden. Eine Überprüfung des Medikamentenplans und Dosisreduktion oder Absetzen von nicht länger benötigten Medikamenten können die

Müdigkeit deutlich verbessern. Bluttransfusionen können bei Patienten mit ausgeprägter Tumoranämie ebenfalls eine Linderung von Müdigkeit und Schwäche bewirken, dem gegenüber sind die Nachteile der Transfusion abzuwägen. Bei einzelnen Patienten können Amphetaminderivate sinnvoll sein, insbesondere wenn die Müdigkeit durch die Opioidtherapie induziert worden ist. Auch hier sind nichtmedikamentöse Maßnahmen sinnvoll und wichtig. So ist ein leichtes körperliches Trainingsprogramm effektiv, bei Palliativpatienten mit sehr reduziertem Allgemeinzustand kann sich dieses Training allerdings auf kurze Gehstrecken oder sogar nur auf die Mobilisation an die Bettkante beschränken. Energiekonservierende Maßnahmen, z.B. als Aktivitätstagebuch oder -planung mit ausreichendem Wechsel von Aktivitäts- und Ruhephasen können helfen, die verbleibenden Energiereserven sinnvoll einzusetzen. In der Finalphase sollte allerdings sorgfältig abgewogen werden, ob eine Behandlung von Müdigkeit und Schwäche sinnvoll ist, oder doch eher den Patienten belasten würde, und ob hier nicht Müdigkeit und Schwäche den Patienten beim Sterben schützen können (Radbruch 2008).

Angstzustände können vor allem nachts bei manchen Palliativpatienten unerträglich werden. Benzodiazepine und andere Sedativa sorgen für einen ruhigen Schlaf und verhindern quälerisches Grübeln. Viele Benzodiazepine haben jedoch lange Eliminationshalbwertzeiten und führen deshalb bei abendlicher Gabe zu einem Überhang bis in den nächsten Tag. Lorazepam wird wegen seiner guten anxiolytischen Eigenschaften und seiner relativ kurzen Wirkdauer bevorzugt.

Nicht nur Angst, auch depressive Zustände treten bei Palliativpatienten häufig auf und können eine Behandlung mit trizyklischen Antidepressiva oder den neueren (Serotoninselektiven Reuptake Inhibitoren) SSRI-Antidepressiva erfordern. Allerdings ist die Einstellung langwierig, da die antidepressiven Effekte erst nach ein bis zwei Wochen verspürt werden, während Nebenwirkungen wie Müdigkeit oder Mundtrockenheit schon in den ersten Tagen die Patienten belasten können. In der antidepressiven Therapie sind deutlich höhere Dosierungen erforderlich als wenn Antidepressiva z.B. als Koanalgetika eingesetzt werden, und mit der Titration bis in den effektiven Dosisbereich kann die Einstellungphase noch länger dauern.

10.5 Finalphase

Auch wenn eindeutige Prädiktoren für das Eintreten der Sterbephase fehlen, so können Veränderungen der Atmung (Muster, Rhythmus oder Nebengeräusche wie Rasseln), der Emotionen (zunehmende Angst und Unruhe) oder des Bewusstseins (z.B. Somnolenz), zunehmende Schwäche und reduzierter Allgemeinzustand indirekte Hinweise auf die Sterbephase sein. Der klinische Eindruck des Arztes zur Prognose von Überlebenszeit ist allerdings oft sehr ungenau. In den meisten Fällen wird die verbleibende Lebenszeit zu optimistisch bewertet und dabei um bis das fünffache überschätzt (Christakis 1999).

In der klinischen Praxis empfiehlt sich deshalb die „Überraschungsfrage“, die sowohl für längere wie auch für kürzere Zeiträume zumindest einen klaren Warnhinweis geben kann, bei welchen Patienten die Überlebenszeit vielleicht viel kürzer als gedacht ist. Der Behandler stellt sich die Frage: „Würde es mich überraschen, wenn der Patient in dem nächsten Jahr /

in der nächsten Woche / in den nächsten Stunden verstirbt?". Wird diese Frage mit „Nein, es würde mich nicht überraschen" beantwortet, ist die Wahrscheinlichkeit hoch, dass der Patient tatsächlich in diesem Zeitraum versterben wird. Die Überraschungsfrage erlaubt es dem Behandler, die Kommunikation und Therapieplanung auf die Prognose des Patienten abzustimmen.

In der Finalphase erhält die Symptomkontrolle ein besonderes Gewicht. Mit nachlassenden Organfunktionen müssen die Dosierungen der symptomatischen Medikation gegebenenfalls verringert werden, bei anderen Patienten führen Exazerbationen von Schmerzen oder anderen Symptomen dazu, dass die Dosierungen erhöht werden müssen. Wiederholte kurzfristige Überprüfungen der Medikation und die schnelle Anpassung der Dosierungen sind in dieser Phase bei der Mehrzahl der Patienten notwendig. Nicht mehr benötigte Medikamente, zum Beispiel zur Thromboseprophylaxe sollten beendet werden, unnötige diagnostische (zum Beispiel Blutabnahmen) und therapeutische Maßnahmen (zum Beispiel Transfusionen) vermieden werden.

Zur Behandlung häufiger und quälender Symptome in der Finalphase hat sich die Verordnung einer Bedarfsmedikation mit Morphin gegen Schmerzen, Butylscopolamin subkutan gegen Rasselatmung, sowie Lorazepam sublingual gegen Luftnot und Angst bewährt.

Neben der Symptomkontrolle dürfen auch in der Finalphase die spirituellen und psychosozialen Bedürfnisse des Patienten und seiner Angehörigen nicht vernachlässigt werden.

10.6 Palliative Sedierung

Bei einigen wenigen Patienten kann keine ausreichende Linderung der Beschwerden erreicht werden. Einen letzten Ausweg für diese Patienten stellt die Dauersedierung dar. Mit Benzodiazepinen oder anderen sedierenden Medikamenten können die Patienten so weit sediert werden, dass sie zwischen den Applikationen nur kurz oder gar nicht wach werden. Die Entscheidung zur Einleitung einer solchen palliativen Sedierung ist eine ethische und nicht nur eine rein medizinische Entscheidung, die entsprechende Kompetenzen in einem erfahrenen Palliativteam voraussetzt (Cherny 2009). Die palliative Sedierung ist keine Sterbehilfe und führt bei fachgerechter Anwendung nicht zu einer Lebenszeitverkürzung. Allerdings werden unerträgliche Schmerzen nur sehr selten als Grund für eine palliative Sedierung genannt, viel häufiger sind Luftnot, Unruhe, Verwirrtheit oder psychologische Gründe wie existentielles Leid (Muller-Busch 2003). Dies spricht für die Effektivität der Tumorschmerztherapie bei der überwiegenden Mehrzahl der Patienten.

10.7 Psychische Belastungen, soziale und spirituelle Bedürfnisse

Die einschneidenden Veränderungen, die im Verlauf einer lebenslimitierenden Erkrankung ausgelöst werden, führen zu psychischen, sozialen und spirituellen Belastungen. Die Patienten haben Angst vor dem weiteren Verlauf der Erkrankung, dem Sterben und dem Tod. Sie fürchten sich davor, ihre Angehörigen zurückzulassen. Dazu kommt oft eine materielle Unsicherheit, wenn zusätzliche krankheitsbedingte finanzielle Belastungen die Finanzreserven aufzehren. Fehlende Hoffnung, zunehmende Schwäche und Verlust des Selbstwertgefühles durch Abhängigkeit von anderen Personen und zunehmender Hilflosigkeit können den Wunsch sterben zu wollen verstärken. Bei alten Tumorpatienten sind Depressionen häufig. Angststörungen scheinen demgegenüber seltener bei geriatrischen Patienten, aber besonders häufig am Lebensende (Parpa 2015).

Eine Auseinandersetzung mit psychosozialen und spirituellen Problemen ist oft erst dann möglich, wenn existentiell bedrohliche Symptome wie Schmerz, Luftnot oder Angst ausreichend gelindert worden sind. Andererseits können psychosoziale oder spirituelle Probleme die körperlichen Symptome verstärken, eine ausreichende Symptomkontrolle ist nur möglich wenn diese Probleme identifiziert und bearbeitet werden. Diese Zusammenhänge führten zu dem Konzept des Totalen Schmerz (Total Pain), da bei Patienten mit Tumorschmerzen neben der körperlichen Ebene immer auch eine psychische, soziale und spirituelle Ebene in der Schmerzwahrnehmung vorhanden ist (Saunders 1967).

Die spirituellen Bedürfnisse der Patienten können sehr unterschiedlich sein. Spirituelle und religiöse Bedürfnisse sind nicht immer gleich zu setzen. Viele Menschen fühlen sich keiner Religionsgemeinschaft zugehörig, fühlen sich aber doch als spirituelle Menschen. Fragen nach dem Sinn des eigenen Lebens, dem Warum des Sterbens oder eines Lebens nach dem Tod tauchen gerade in dieser besonderen Lebenssituation immer wieder auf. Immer mehr Menschen kommen aus anderen Kulturkreisen und nicht christlichen Religionen. Die Umgangsweise mit Sterben und Tod unterscheidet sich oft deutlich von der uns bekannten christlichen Kultur. Diese sollten dem Palliativteam bekannt sein und in die tägliche Arbeit integriert werden.

10.8 Dokumentation

Die Dokumentation der Palliativversorgung ist aus medizinischer, pflegerischer, juristischer und ethischer Sicht und in besondere Weise aufgrund der Arbeit im multidisziplinären Team erforderlich. Aus medizinischer und pflegerischer Sicht unterstützt die Dokumentation die Therapieentscheidungen. Sie ist gemeinsame Aufgabe aller betreuenden Berufsgruppen und stellt eine Grundlage für Informationsaustausch und Kommunikation aller mitbetreuenden Personen jedes Patienten sowie an den Schnittstellen zwischen den Versorgungsbereichen dar.

Aus ethischer Sicht schafft die Dokumentation die notwendige Transparenz der Indikation von Leistungen und deren Ergebnis. Darüber hinaus ist eine Dokumentation auch Bestandteil der gesetzlichen Vorgaben, zum Beispiel in der Kodierung der palliativmedizinischen Komplexbehandlung als Operational Procedure Code OPS 8-982.

Für die Erhebung und Erfassung der Symptome und Belastungen ist eine Bewertung aus der Erlebenswelt des Patienten erforderlich. Die Beurteilung der Symptome und der damit einhergehenden Beeinträchtigung sollte deshalb primär durch den Patienten selbst erfolgen und durch die Behandler dokumentiert werden, zum Beispiel mit dem Minimalen Dokumentationssystem für Palliativpatienten (MIDOS) (Stiel 2010). Aufgrund der oft fortgeschrittenen Krankheitssituation und kognitiven Störungen ist bei einem Teil der Patienten die Einschätzung der Symptome und psychosozialen Belastungen aber nicht möglich. Andere Patienten möchten nicht lange über ihre Beschwerden sprechen oder empfinden die Erhebung als zusätzliche Belastung. Für diese Patienten muss auf eine Fremdbeurteilung zurückgegriffen werden und in der Dokumentation als solche kenntlich gemacht werden.

Für die Dokumentation steht mit der Hospiz- und Palliativerhebung (HOPE) ein validiertes System zur Verfügung, das die Vorgaben zu einem Kerndatensatz der Deutschen Gesellschaft für Palliativmedizin erfüllt (Stiel 2011), siehe Abbildung 10.3. Mit dem Nationalen Hospiz- und Palliativregister (http://www.hospiz-palliativ-register.de/) steht ein Instrument zur Qualitätssicherung und zum Benchmarking zur Verfügung, mit dem die Qualität in den teilnehmenden Einrichtungen kontinuierlich weiter verbessert werden kann.

M1. Bitte kreuzen Sie an, wie **stark** heute **Ihre Beschwerden** sind.				
Schmerz	☐ keine	☐ leichte	☐ mittlere	☐ starke Schmerzen
Übelkeit	☐ keine	☐ leichte	☐ mittlere	☐ starke Übelkeit
Erbrechen	☐ kein	☐ leichtes	☐ mittleres	☐ starkes Erbrechen
Luftnot	☐ keine	☐ leichte	☐ mittlere	☐ starke Luftnot
Verstopfung	☐ keine	☐ leichte	☐ mittlere	☐ starke Verstopfung
Schwäche	☐ keine	☐ leichte	☐ mittlere	☐ starke Schwäche
Appetitmangel	☐ kein	☐ leichter	☐ mittlerer	☐ starker Appetitmangel
Müdigkeit	☐ keine	☐ leichte	☐ mittlere	☐ starke Müdigkeit
Depressivität	☐ keine	☐ leichte	☐ mittlere	☐ starke Depressivität
Angst	☐ keine	☐ leichte	☐ mittlere	☐ starke Angst
andere:	☐ keine	☐ leichte	☐ mittlere	☐ starke
andere:	☐ keine	☐ leichte	☐ mittlere	☐ starke

M2. Bitte kreuzen Sie an, wie Sie sich heute **fühlen.**					
Befinden	☐ sehr schlecht	☐ schlecht	☐ mittel	☐ gut	☐ sehr gut

M3. Bemerkungen:

M4. Selbsterfassung **nicht möglich** wegen:				
☐ Sprachproblemen	☐ Schwäche	☐ kognitive Störungen	☐ Patient lehnt ab	☐ keine Zeit

Abb. 10.3: Minimales Dokumentationssystem für Palliativpatienten (Stiel 2010).

10.9 Fazit für die Praxis

Behandlungsbedürftige Schmerzen treten bei 75% bis 90% der Patienten in fortgeschrittenen Tumorstadien auf. Bei alten Tumorpatienten werden die Schmerzen oft nicht ausreichend erfasst und behandelt.

Die Schmerzerfassung sollte Ätiologie (tumor-, therapiebedingt oder unabhängig), Schmerztyp (nozizeptiv, neuropathisch), Lokalisation und Intensität umfassen. Das Therapieziel muss vorher mit dem Patienten besprochen werden und sollte sich nach den individuellen Bedürfnissen und Prioritäten des Patienten richten.

Die medikamentöse Behandlung richtet sich nach der Leitlinie Palliativmedizin aus dem Leitlinienprogramm Onkologie und nach den Empfehlungen der European Association for Palliative Care.

Die Auswahl der Analgetika erfolgt nach dem analgetischen Stufenplan, wobei Opioide wie Morphin, Hydromorphon, Oxycodon, Fentanyl oder Buprenorphin für mittlere bis starke Schmerzen eingesetzt werden können. Die Applikation sollte nichtinvasiv (oral oder transdermal) erfolgen. Die meisten Patienten benötigen eine Dauermedikation zur Behandlung der Dauerschmerzen und zusätzliche schnellwirksame Bedarfsmedikationen für Schmerzspitzen. Auch bei alten Tumorpatienten weist keines der Opioide Vorteile bei Wirkung oder Nebenwirkungsprofil auf. Die initiate Titration sollte bei alten Patienten vorsichtiger erfolgen, jedoch werden bei adäquater Titration oft auch höhere Dosierungen als bei jüngeren Patienten erreicht.

In der letzten Lebensphase muss die Dosierung der Analgetika oft kurzfristig angepasst werden. Der Bedarf kann sowohl absinken (bei nachlassender Organfunktion von Niere oder Leber) oder ansteigen (infolge von Tumorwachstum oder Entzündungen).

Die Kombination mit Koanalgetika (Antidepressiva, Antikonvulsiva, Kortikosteroide) und mit nichtmedikamentösen Interventionen (Lymphdrainage bei Lymphödem, Physiotherapie bei lagerungsbedingten Schmerzen, Strahlenbehandlung bei Knochenmetastasen) ist bei vielen Patienten induziert.

Neben der Schmerztherapie sollten auch andere Symptome im Rahmen der Palliativversorgung behandelt werden. Insbesondere Übelkeit und Erbrechen, Obstipation und Müdigkeit können nicht nur im Rahmen der Grunderkrankung, sondern auch als Nebenwirkung der analgetischen Therapie auftreten.

Psychosoziale oder spirituelle Probleme können die körperlichen Symptome verstärken, eine ausreichende Schmerzlinderung ist nur möglich wenn diese Probleme identifiziert und bearbeitet werden. Das Konzept des Totalen Schmerz (Total Pain) betont, dass bei Patienten mit Tumorschmerzen neben der körperlichen Ebene immer auch eine psychische, soziale und spirituelle Ebene in der Schmerzwahrnehmung vorhanden ist.

10.10 Literatur

Arzneimittelkommission der Deutschen Ärzteschaft (2007). Empfehlungen zur Therapie von Tumorschmerzen. Arzneiverordnung in der Praxis 3. Auflage.

Bennett MI (2011). Effectiveness of antiepileptic or antidepressant drugs when added to opioids for cancer pain: systematic review. Palliat Med 25(5): 553–9.

Bernabei R, Gambassi G, Lapane K, Landi F, Gatsonis C, Dunlop R, Lipsitz L, Steel K, Mor V (1998). Management of pain in elderly patients with cancer. SAGE Study Group. Systematic Assessment of Geriatric Drug Use via Epidemiology. Jama 279(23): 1877–82.

Bonica JJ (1985). Treatment of cancer pain: current status and future needs. Advances in Pain Research and Therapy 9: 589–616.

Caraceni A, Hanks G, Kaasa S, Bennett MI, Brunelli C, Cherny N, Dale O, De Conno F, Fallon M, Hanna M, Haugen DF, Juhl G, King S, Klepstad P, Laugsand EA, Maltoni M, Mercadante S, Nabal M, Pigni A, Radbruch L, Reid C, Sjogren P, Stone PC, Tassinari D, Zeppetella G (2012). Use of opioid analgesics in the treatment of cancer pain: evidence-based recommendations from the EAPC. Lancet Oncol 13(2): e58–e68.

Cherny NI, Radbruch L (2009). European Association for Palliative Care (EAPC) recommended framework for the use of sedation in palliative care. Palliat Med 23(7): 581–93.
Christakis NA (1999). Death foretold. Prophecy and prognosis in medical care. Chicago: University of Chicago Press.
Dalacorte RR, Rigo JC, Dalacorte A (2011). Pain management in the elderly at the end of life. N Am J Med Sci 3(8): 348–54.
Ingram SS, Seo PH, Martell RE, Clipp EC, Doyle ME, Montana GS, Cohen HJ (2002). Comprehensive assessment of the elderly cancer patient: the feasibility of self-report methodology. J Clin Oncol 20(3): 770–5.
Kaye AD, Baluch A, Scott JT (2010). Pain management in the elderly population: a review. Ochsner J 10(3): 179–87.
Klindtworth K, Schneider N, Radbruch L, Jünger S. Versorgung am Lebensende: Vorstellungen, Wissen und Haltungen. In: Böcken J, Braun B, Repschläger U, (Hrsg.) Gesundheitsmonitor 2011 – Gesundheitsversorgung und Gestaltungsoptionen aus der Perspektive der Bevölkerung Gütersloh: Bertelsmann Verlag; 2012. p. 173–92.
Leitlinienprogramm Onkologie (Deutsche Krebsgesellschaft; Deutsche Krebshilfe; AWMF). Palliativmedizin für Patienten mit einer nicht heilbaren Krebserkrankung, Langversion 1. 2015. http://leitlinienprogrammonkologie.de/Palliativmedizin.80.0.html (abgerufen am 23.10.2015).
Loick G, Radbruch L, Sabatowski R, Siessegger M, Grond S, Lehmann KA (2000). Morphin dosis and side effects–A comparison of older and younger patient with tumour pain. Deutsche Medizinische Wochenschrift 125(41): p1216–1221.
Maxwell T (2000). Cancer pain management in the elderly. Geriatr Nurs 21(3): 158–63.
Muller-Busch HC, Andres I, Jehser T (2003). Sedation in palliative care–a critical analysis of 7 years experience. BMC Palliat Care 2(1): 2.
Parpa E, Tsilika E, Gennimata V, Mystakidou K (2015). Elderly cancer patients' psychopathology: a systematic review: aging and mental health. Arch Gerontol Geriatr 60(1): 9–15.
Radbruch L, Strasser F, Elsner F, Goncalves JF, Loge J, Kaasa S, Nauck F, Stone P (2008). Fatigue in palliative care patients – an EAPC approach. Palliat Med 22(1): 13–32.
Rao A, Cohen HJ (2004). Symptom management in the elderly cancer patient: fatigue, pain, and depression. J Natl Cancer Inst Monogr (32): 150–7.
Repetto L (2003). Greater risks of chemotherapy toxicity in elderly patients with cancer. J Support Oncol 1(4 Suppl 2): 18–24.
Reticena Kde O, Beuter M, Sales CA (2015). Life experiences of elderly with cancer pain: the existential comprehensive approach. Rev Esc Enferm USP 49(3): 417–23.
Saunders C (1967). The management of terminal pain. London: Edward Arnold
Stiel S, Matthes ME, Bertram L, Ostgathe C, Elsner F, Radbruch L (2010). Validierung der neuen Fassung des Minimalen Dokumentationssystems (MIDOS(2)) fur Patienten in der Palliativmedizin : Deutsche Version der Edmonton Symptom Assessment Scale (ESAS). Schmerz 24(6): 596–604.
Stiel S, Pollok A, Elsner F, Lindena G, Ostgathe C, Nauck F, Radbruch L (2011). Validation of the Symptom and Problem Checklist of the German Hospice and Palliative Care Evaluation (HOPE). J Pain Symptom Manage.
Sud S, Lai P, Zhang T, Clemons M, Wheatley-Price P (2015). Chemotherapy in the oldest old: The feasibility of delivering cytotoxic therapy to patients 80years old and older. J Geriatr Oncol 6(5): 395–400.
World Health Organisation (1996). Cancer pain relief: with a guide to opioid availability. 2. Auflage. Genf: World Health Organisation.
Zech DF, Grond S, Lynch J, Hertel D, Lehmann KA (1995). Validation of World Health Organization Guidelines for cancer pain relief: a 10-year prospective study. Pain 63: 65–76.

Heinrich Burkhardt

11 Non-Opioide und Adjuvantiva zur Schmerzbehandlung bei älteren Patienten

11.1 Grundsätzliche Aspekte

Schmerzen sind insbesondere bei älteren Menschen eine häufige Erscheinung, so dass auch viele ältere Menschen zumindest vorübergehend ein Schmerzmittel verordnet bekommen oder regelmäßig in der Apotheke oder aus anderen Bezugsquellen erwerben und bevorraten sowie zumindest gelegentlich anwenden. Gerade für die Klasse der klassischen Non-Opioide unter den Schmerzmitteln gilt dies in besonderem Maß, da diese Medikamente meist sehr einfach auch ohne ärztliche Verordnung erworben werden können (sogenannte OTC-Medikamente für engl. „over the counter"). Hier ist dann naturgemäß eine Beratung und ein Monitoring oft problematisch und viele Anwender sind sich über mögliche Gefahren oder unerwünschte Wirkungen nicht im Klaren. Aber auch Verordner oder sogenannte Caregiver sind oft über die tatsächlich eingenommenen Substanzen nicht im Bilde. Für eine differenzierte Betrachtung der Schmerzmedikamente ist es wichtig, die klinische Situationen in welcher diese angewendet werden sollen und welche sehr unterschiedlich sein können, zu beschreiben, da sich hier ganz verschiedene Risiko-Nutzen-Relationen ergeben. Zunächst muss explizit zwischen einerseits akut und vorübergehend auftretenden Schmerzereignissen etwa Schmerzen im Rahmen von akuten medizinischen Problemen, welche nur einer begrenzten pharmakotherapeutischen Intervention bedürfen und andererseits langfristig bestehenden Schmerzen, die im Rahmen von andauernden Veränderungen oder chronischen Erkrankungen auftreten, unterschieden werden. Letztere erfordern nämlich auch eine langfristig angelegte Behandlungsstrategie und gestalten sich aufgrund der dadurch erhöhten Risiken problematischer. Diese chronische Behandlungssituation ist auch gemeint, wenn es um die häufig beklagte unzureichende Schmerzkontrolle bei älteren Patienten geht. Eine langfristige Kontrolle chronischer Schmerzzustände stößt auf vielseitige Schwierigkeiten, die einerseits durch die zeitlich langfristige angelegten Strategie selbst verursacht sind (erhöhtes Risiko für Eintreten unerwünschter Medikamentenwirkungen, Adherence-Probleme, unzureichende Nutzung non-pharmakotherapeutischer Maßnahmen), andererseits aber auch in der Chronifizierung des Schmerzproblems selbst zu suchen sind. Je länger eine Schmerzsituation andauert, umso mehr führt sie zu anhaltenden physischen und psychischen Veränderungen und umso schwieriger ist sie dann zu beherrschen. Die im Folgenden ausgeführte Bewertung der unterschiedlichen Pharmaka aus geriatrischer Sicht konzentriert sich daher im Wesentlichen auf die Behandlung chronischer Schmerzen. Es sollen aber bei Behandlung der einzelnen Medikamente auch Hinweise für die Situation der Behandlung des akuten Schmerzes gegeben werden. Erstaunlicherweise besteht, um eine Schmerzsituation als chronisch definieren zu können, kein eindeutiger Konsens bezüglich des Zeit-Kriteriums. Häufig wird eine Zeitgrenze von 3 Wochen genannt, was allerdings aus rein pharmakotherapeutischer Sicht bereits recht hoch gegriffen sein dürfte, da für die meisten der hier besprochenen

Schmerzmittel bez. des Eintretens unerwünschter Wirkungen bereits nach einem wesentlich geringeren Dosierungsintervall mit einem solchen gerechnet werden kann.

Eine Vielfalt von Erkrankungen kann zu einem chronischen Schmerzproblem führen. Für die Schmerztherapie gilt als ein wichtiges Modell der Tumor-assoziierte Schmerz bzw. die Behandlung von Schmerzen im Rahmen einer Tumorbehandlung. Hier finden sich insbesondere für die Anwendung von Opioiden die meisten Untersuchungen. Ob die Ergebnisse derselben auch für andere Auslösesituationen des Schmerzes übertragen werden können, muss immer wieder kritisch hinterfragt werden. Dies gilt insbesondere für den neuropathischen Schmerz (Details siehe unten). Auch bei älteren Patienten findet sich eine Vielzahl von klinischen Situationen mit einer chronischen Schmerzproblematik. Aufgrund ihrer mit dem steigenden Lebensalter zunehmenden Häufigkeit drängen neben dem Tumorschmerz noch zwei weitere wichtige Modellsituationen ins Zentrum der Aufmerksamkeit:
- chronischer Schmerz durch Arthrose großer Gelenke oder des Achsenskeletts,
- neuropathischer Schmerz (nach Herpes zoster).

Die Prävalenzraten für arthrotische Veränderungen der großen Gelenke oder im Achsenskelett mit klinischer Problematik steigen mit dem Lebensalter zunehmend an und erreichen z. B. für die über 85-Jährigen Werte über 60 % (Duncan 2011). Ebenso nimmt die Gefahr zu, nach typischen auslösenden Situationen wie z. B. dem Herpes zoster, ein chronisches neuropathisches Schmerzproblem zu entwickeln und schließlich findet man auch ansteigende Prävalenzzahlen für Erkrankungen, die eine chronische Schmerzsituation durch einschlägige Komplikationen bedingen können (z. B. Diabetes und diabetische Polyneuropathie).

Der muskuloskeletale Schmerz ist die Domäne der Behandlung mit Non-Opioiden, auch um gegebenenfalls durch die direkte Interaktion mit dem Prostaglandin-Stoffwechsel eine inflammatorische Komponente beeinflussen zu können. Weiter werden Non-Opioide als Komedikation bei stärkeren Schmerzen verwendet (s. u.).

11.2 Pharmakoepidemiologie und Pharmakovigilanz

Schmerzmittel gehören zu den verordnungsstärksten Medikamenten überhaupt. Aktuelle Zahlen geben für Deutschland 78,3 Mio. verordnete Tagesdosen pro Jahr an (Schwabe 2013). Allerdings können viele Schmerzmittel auch ohne ärztliche Verordnung in Apotheken oder auch im freien Handel erworben werden (sogenannte OTC-Medikamente). Dies sind insbesondere Acetylsalicylsäure, Paracetamol und die große Gruppe der nichtsteroidalen Antiphlogistika. Es ist daher anzunehmen, dass für diese Medikamente eine sehr große Dunkelziffer bezüglich ihrer Anwendung besteht.

So häufig verordnete und angewendete Medikamente verursachen natürlich auch viele unerwünschte Probleme. Wie Signale aus der Pharmakovigilanz zeigen, sind Schmerzmittel wie erwartet unter den Hauptauslöser unerwünschter Arzneimittelwirkungen (UAW) anzutreffen. Dies betrifft unterschiedliche Symptome, wobei in erster Linie Störungen der Nierenfunktion, Blutdruckentgleisungen, Schwindel, Müdigkeit und Verwirrung auftreten. Für viele Analgetika liegt dies aber nicht allein an der hohen Verordnungszahl sondern auch an einer oft erheblichen Rate unerwünschter Wirkungen bei Anwendung dieser Substanzen. Details hierzu werden im Folgenden bei den entsprechenden Substanzen besprochen.

11.3 Veränderte Risiko-Nutzen Balance bei älteren Patienten

Für jede therapeutische Intervention ist im Vorfeld das Abwägen der Risiken gegen den Nutzen von essentieller Bedeutung. Hinsichtlich der Schmerzkontrolle ist jede Minderung der Schmerzen allerdings ein nicht zu hinterfragender Nutzen, der unabhängig von der Lebensphase bis in unmittelbare Todesnähe Gültigkeit hat. In dieser Hinsicht ergibt sich für die Schmerzbehandlung anders als für andere therapeutische Strategien, die z. B. prophylaktisch angelegt sein können wie die Senkung der Lipidspiegel durch Simvastatin, keine generell abweichende Nutzen-Bewertung mit höherem Lebensalter. Gleiches gilt auch für spezielle Untergruppen älterer Menschen. Hier ist zunächst nicht denkbar, inwiefern der Nutzen einer Schmerztherapie sich anders darstellen könnte. Die Betrachtung solcher definierter Untergruppen hat allerdings auch hinsichtlich der Risiken in der Bewertung von Pharmakotherapie große Bedeutung und soll daher kurz diskutiert werden. Es gibt verschiedene Ansätze, wie besonders vulnerable Untergruppen unter den älteren Menschen beschrieben werden können. Als einfache und sehr nützliche Orientierung auch hinsichtlich differentieller Erwägungen in der Pharmakotherapie erweisen sich die sogenannten Gillickschen Kategorien (Gillick 1994). Muriel Gillick unterteilt nach klinischen Gesichtspunkten das sehr heterogene Kollektiv älterer Menschen in vier große Gruppen:

1. der robuste ältere Mensch (ohne relevante funktionelle Defizite)
2. der gebrechliche ältere Mensch (Frailty-Syndrom mit reduzierter Muskelkraft)
3. der demenzkranke ältere Mensch
4. der sterbende ältere Mensch oder der älter Mensch in der Terminalphase einer Erkrankung

Gibt es für eine diesbezüglich differenzierte Nutzenbetrachtung der Schmerzkontrolle keine stringenten Aspekte, stellt sich dies hinsichtlich der Risiken anders dar. Hier finden sich doch viele Argumente und Befunde, die nicht nur für ein abweichendes Risikoprofil bei älteren Patienten im Vergleich zu jüngeren Erwachsenen insgesamt sprechen, sondern auch für eine differenzierte Bewertung bezüglich des Einsatzes von Analgetika bei einzelnen Kategorien nach Gillick. Dies gilt insbesondere für die Gruppen der von Gebrechlichkeit (frailty) bzw. kognitiven Einschränkungen gekennzeichneten Personen. Bezüglich folgender konkreter klinischer Ereignisse zeigt sich für viele ältere Patienten eine erhöhte Vulnerabilität:

- Verwirrtheitszustände,
- Sturzereignisse,
- orthostatische Hypotension,
- Einschränkung der Nierenfunktion (akutes Nierenversagen),
- Anstieg des Blutdrucks.

Insbesondere die ersten beiden Punkte stellen klassische und auch bezüglich der Mortalität bedeutsame sogenannte geriatrische Risikoereignisse dar. Für ältere Patienten gilt insbesondere bei cerebraler Vorschädigung oder Komorbidität, ganz besonders aber bei Demenz, dass zentral wirksame Medikamente hier nicht nur das Delir-Risiko erhöhen sondern auch eine Sturzgefahr hervorzurufen in der Lage sind. Bei Eindosierung von Anlagetika und auch im Monitoring der Therapie sind daher die kognitive und lokomotorische Performance bzw. Reserve abzuschätzen. Von Seiten der Organfunktionen sind insbesondere auch die Kenntnis der Nierenfunktion und die Überprüfung der Kreislaufregulation (Blutdruckverhalten im Sitzen und Stehen) von Bedeutung. Details zu weiteren Gesichtspunkten finden sich bei den einzelnen Substanzen.

11.4 Grundlegende Behandlungsprinzipien

Grundsätzlich wird für die Behandlung eines chronischen Schmerzproblems ein multimodaler Behandlungsansatz gefordert (Guzmán 2001), auch wenn noch Kontroversen bestehen, wie dieser genau gestaltet sein soll und wie dessen Wirksamkeit geprüft werden kann (Sabatowski 2012). Dies nicht nur, um die Dosis oder Anzahl der erforderlichen Medikamente auf ein Minimum zu begrenzen, sondern auch, um vielfältige zusätzliche Effekte, seien sie nun mehr somatisch oder mehr psychisch angelegt, zu aktivieren. Die Maßnahmen reichen von direkten schmerzlindernden Effekten durch thermische Einwirkung (Wärme oder Kälte) bis hin zu einer verbesserten Schmerzverarbeitung (Coping) durch autogenes Training oder *mind-body practices*. In diesem Sinne ist ebenfalls von besonderer Bedeutung, das Vertrauen des Patienten in die eingeschlagene Therapie zu stärken und seine Selbstheilungs- und Selbstlinderungskräfte zu aktivieren und zu fördern. Durch das Ausschlagen einer nachgefragten zusätzlichen Wirkung oder das zu starke Begrenzen der erwarteten Wirkung der Schmerzbehandlung auf rein chemisch zu interpretierende Vorgänge im Organismus kann leicht auch ein unerwünschter sogenannter Nocebo-Effekt (Petersen 2014) (negativer Placebo-Effekt) entstehen und das mögliche Behandlungsergebnis beeinträchtigen.

Die WHO schlägt bezüglich der pharmakotherapeutischen Komponente in der Behandlung chronischer Schmerzen ein abgestuftes Vorgehen vor („pain-ladder“). In der klassischen Form besteht es aus 3 Stufen (siehe Abb. 11.1). Hier wird der Einsatz der unterschiedlichen Analgetika bezüglich in Abhängigkeit von der Schmerzstärke differenziert empfohlen. Dieser Vorschlag unterteilt explizit in Opioide und Non-Opioide. Opioidartige Schmerzmedikamente sollten in diesem Konzept starken Schmerzsituationen vorbehalten sein. Grundidee dieses Stufenkonzeptes war eine unangemessene Überdosierung mit starken Schmerzmitteln zu vermeiden und zweitens das Problem der Disseminierung opioidartiger Medikamente mit allen Problemen rund um Opiatabhängigkeit und missbräuchlicher Verwendung dieser Analgetika zu minimieren. Dies gilt nach wie vor, wenn auch heutzutage das hier mit angesprochene Abhängigkeitsproblem bei opioidartigen Pharmaka sich für die Gruppe der Schmerz-Patienten als deutlich geringer wie ursprünglich angenommen herausgestellt hat. Aktuell gibt es zusätzlich auch Stimmen, die sich für eine Vereinfachung in ein zweistufiges Prinzip aussprechen, da die Unterteilung in schwächere und stärkere Opioidartige Analgetika sich in der Praxis als nicht unproblematisch erwiesen hat. Hinzu kommt, dass bei jeder Anwendung dieses Schemas die individuelle Situation des Patienten aber auch die Schmerzlokalisation und -charakteristik bzw. die zugrundeliegende Erkrankung beachtet werden muss. So kann bei starken Schmerzen auch primär ein starkes Opioid (Stufe 3) eingesetzt werden und es muss nicht zwingend die Stufe 2 (schwaches Opioid) oder gar Stufe 1 (Non-Opioide) sich in praxi als zu schwach erwiesen haben (Mercadante 2007). Bei starken Schmerzen sollte grundsätzlich ein Opioid erwogen werden, Non-Opioide als Monotherapie kommen dagegen bei moderaten, insbesondere muskuloskeletalen Schmerzen in Betracht. Non-Opioide spielen aber als Partner auch in Stufe 2 und 3 eine Rolle und werden somit auch bei starken Schmerzen in komplexeren Therapieschemata zum Einsatz kommen.

Eine etwas andere Situation ergibt sich für die sogenannten Adjuvantiva. Hier spielt primär die Art des Schmerzproblemes eine dominante Rolle und der WHO-Vorschlag folgt an dieser Stelle pathophysiologischen Erwägungen. Sie sind diejenigen Medikamente, welche beim neuropathischen Schmerz primär eingesetzt werden sollen, für einige Indikationen auch in Monotherapie. Die Wirksamkeit klassischer Schmerzmittel ist bei diesen Krankheitsbildern meist eingeschränkt und deren Einsatz wird aktuell weiter kontrovers diskutiert.

Das Etablieren und Begleiten einer Schmerztherapie ist stets ein komplexer Abwägungsprozess und eröffnet individuelle Lösungen unter Berücksichtigung patientenbezogener Aspekte und Präferenzen. Wichtige Aspekte für die Optimierung der Pharmakotherapie sind bei älteren Menschen die oben erwähnten einschlägigen Vulnerabilitäten und hier neben Signalen eingeschränkter Organfunktion (Niereninsuffizienz) besonders funktionelle Aspekte.

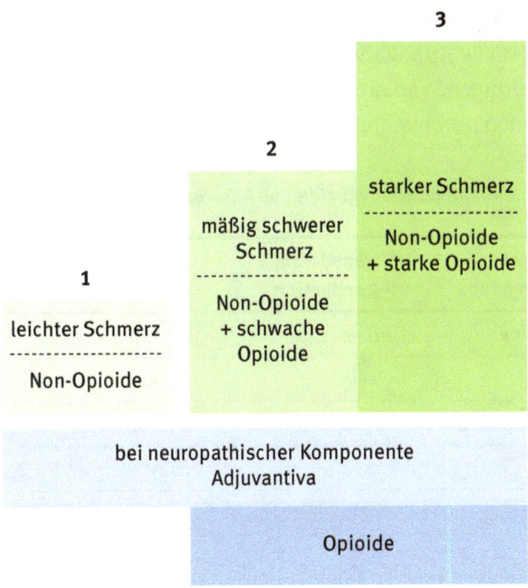

Abb. 11.1: Adaptiertes Stufenmodell zur Therapieeskalation in der Schmerzbehandlung nach WHO.

11.5 Nicht-opioidartige Analgetika

Nicht-opioidartige Analgetika stellen keine homogene Substanzgruppe dar sondern es handelt sich vielmehr um teilweise sehr unterschiedliche chemische Substanzen, die im Gegensatz zu den Opioiden eine deutlich geringere generelle Wirkung als Schmerzmittel aufweisen und daher in Monotherapie bei moderaten Schmerzen eingesetzt werden und bei stärkeren Schmerzen nur als Kombinationspartner zusammen mit Opioiden. Ein Haupt-Indikationsgebiet ist der muskuloskeletale Schmerz. Hier kann als wichtigste Erkrankung bzw. Modellsituation der Schmerztherapie die Schmerzkontrolle bei Arthrose gelten. Ist die Kombination von Non-Opioiden und Opioiden im Rahmen des WHO-Schemas gut konsentiert, findet sich für die Frage einer Kombination verschiedener Non-Opioide untereinander keine durchgehende Unterstützung aus der Literatur, so dass dies speziellen Fällen vorbehalten bleiben sollte. Eine neuere randomisierte Untersuchung zu diesem Thema zeigt bez. Kombination von Paracetamol und Ibuprofen zur Kontrolle des osteoarthritisch bedingten Knieschmerzes nur einen mäßigen Gewinn in der Schmerzkontrolle aber ein gleichzeitig deutlich erhöhtes Risiko unerwünschter Arzneimittelwirkungen auf (Doherty 2011). Als generelle Regel kann daher gelten: Sollte keine ausreichende Wirkung durch Monotherapie mit einem nicht-opioidartigen Analgetikum erzielt werden können, empfiehlt sich eine Eskalation anhand des WHO-Stufenschemas und Hinzunahme eines Opioids in den Behandlungsplan, bei Unverträglichkeit aber prinzipiell ausreichender Schmerzkontrolle, das Umsetzen auf ein anderes Präparat in dieser Gruppe.

Bezüglich grundsätzlicher pharmakokinetischer Gegebenheiten dieser Medikamentengruppe ist neben allen Unterschieden auf die in der Regel kurze Halbwertszeit hinzuweisen, welche für die dauerhafte Kontrolle einer Schmerzsituation eine mehrfach tägliche Einnahme der Medikamente erforderlich macht. Meistens werden diese Medikamente in Tablettenform über die enterale Route verordnet. Nur für wenige Medikamente der Gruppe stehen flüssige enterale Darreichungsformen zur Verfügung und transdermale Applikationsformen existieren nicht, so dass die Verordnung bei Patienten mit Schluckstörungen, Vigilanzstörungen oder auch in terminalen bzw. palliativmedizinisch geprägten Situationen problematisch werden kann (siehe Tab. 11.1).

Tab. 11.1: Pharmakologische und galenische Aspekte wichtiger Non-Opioide und Adjuvantiva.

	Dosierintervall Standard	flüssige Anwendung	transdermale Applikation	parenterale Applikation
Paracetamol	8h	Lösung	nein	Infusionslösung
Metamizol	8h	Tropfen	nein	Injektionslösung
Diclofenac	8h	Trinklösung	nein	i. m. Injektion
Ibuprofen	12h	Saft	nein	nein
Naproxen	12h	nein	nein	nein
Celerocoxib	12h	nein	nein	nein
Flupirtin	8h	nein	nein	i. m. Injektion
Amitriptylin	24h	Tropfen	nein	nein
Duloxetin	24h	nein	nein	nein
Venlafaxin	24h	nein	nein	nein
Gabapentin	8h	nein	nein	nein
Pregabalin	8h	nein	nein	nein

Was die Wirkung der Substanzen dieser Medikamenten-Gruppe, mithin die Pharmakodynamik anbelangt, sind nicht für alle Substanzen sämtliche Details aufgeklärt. Grundsätzlich geht man aber davon aus, dass für die Mehrzahl der Medikamente eine Interaktion im Prostaglandin-System hauptsächlich die schmerzmildernde Wirkung vermittelt. Prostaglandine bzw. Derivate der Arachidonsäure werden im Organismus vielfältig in ganz unterschiedlichen Funktionen, Geweben und Organsystemen verwendet und die sich ergebenden äußerst komplexen Zusammenhänge sind auch aktuell nicht komplett verstanden. Ein wesentlicher Aspekt, der auf jeden Fall immer Beachtung verdient, ist, dass lokal und regional sehr unterschiedliche Effekte durch eine systemische Intervention, wie sie die Gabe eines Medikamentes via enteraler Route darstellt, bewirkt werden können. Der pharmakotherapeutische Eingriff in das Prostaglandin-System erfolgt nach heutigem Wissen mehrheitlich auf der Ebene der Cyclooxygenase (COX), von welcher 2 Isoformen existieren – Cyclooxygenase 1 und Cyclooxygenase 2, deren biologische Wirkung unterschiedlich sein kann und durch deren Aktivität Vorläufersubstanzen weiter distal in der Stoffwechselkette zu lokalisierender Effektoren gebildet werden (z. B. Prostacyclin). Die Aktivität dieser Kaskaden kann jedoch nicht nur gewebetypisch, quasi durch die vorgegebene Ausstattung, unterschiedlich gestaltet sein, sondern unterliegt auch starken lokalen Unterschieden und damit gegebenenfalls einer zeitlich determinierten Dynamik. Ein wichtiges Beispiel ist hier die Situation im atherosklerotisch veränderten Gefäß. Schmerzmittel greifen also eher global und undifferenziert in diese Mechanismen ein. Abbildung 11.2 gibt hierzu eine grobe Orientierung.

Im Folgenden werden die wichtigsten Vertreter der Medikamentengruppe im Detail besprochen.

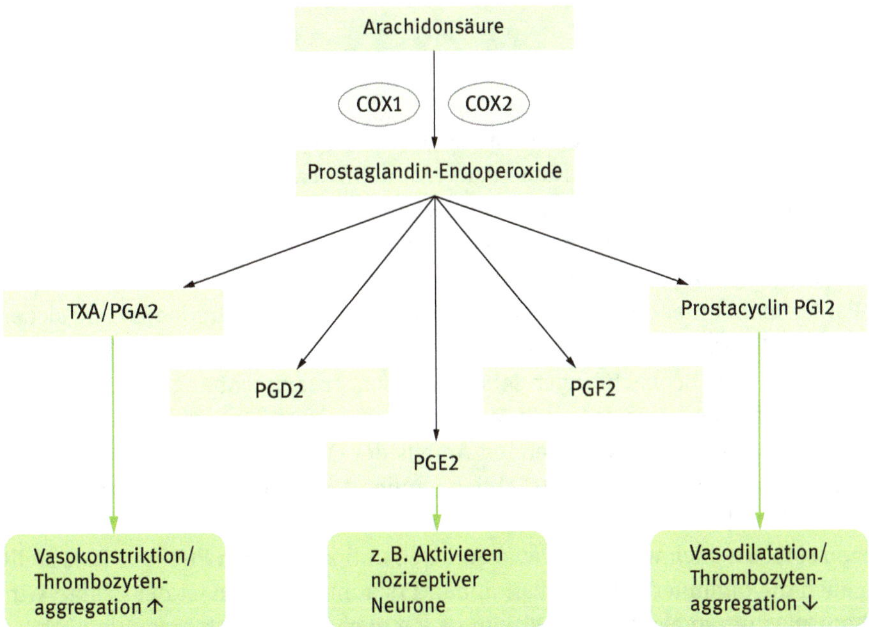

Abb. 11.2: Vereinfachtes Schema des Prostaglandin-Stoffwechsels.

11.5.1 Acetylsalicylsäure

Acetylsalicylsäure ist als rezeptierbares Schmerzmittel mit standardisierter Dosierung seit mehr als einem Jahrhundert in Gebrauch. Es ist aber auch eines der ältesten bekannten Heilmittel und wurde vermutlich bereits in prähistorischer Zeit aus der Rinde der Weide gewonnen. Es entfaltet im Gegensatz zu seiner Wirkung auf die Thrombozytenaggregation seine schmerzlindernde Wirkung erst mit hohen Dosen (üblicherweise 500–1000 mg). Es eignet sich daher aufgrund des UAW-Profils bei den hierfür erforderlichen hohen Dosierungen nicht für die Behandlung von chronischen Schmerzen. Die dann zu erwartende sehr hohe Inzidenz gastrointestinaler unerwünschter Wirkungen bis hin zu blutenden Ulzerationen verbietet in der Regel eine derartige Daueranwendung, gerade auch weil hierfür Alternativen mit einem günstigeren Risiko-Profil zur Verfügung stehen. Es ist daher auch kein Medikament zur Behandlung der geriatrisch wichtigen Standardsituation Behandlung des chronischen Gelenkschmerzes. Seine Anwendungsdomäne ist die Kontrolle kurzfristig eintretender Schmerzzustände – in klassischer Weise so beim Spannungskopfschmerz und der Migräne der Fall. Acetylsalicylsäure hemmt irreversibel beide Formen der Cyclooxygenase und greift dadurch stark in den Prostaglandinstoffwechsel ein. COX1 wird hierbei wesentlich stärker gehemmt wie COX2. Die Irreversibilität der Hemmung ist ein pharmakodynamisch sehr bedeutender Aspekt, da hierdurch insbesondere die Wirkung auf die Thrombozytenfunktion sehr stark ausgeprägt ist. Thrombozyten sind nicht in der Lage via Genexpression die Hemmung zu kompensieren. Die Hemmung der Thrombozytenaggregation ist heute die Domäne zur Verordnung dieses Medikamentes, welches bereits in niedrigen Dosierungen gelingt.

11.5.2 Paracetamol

Ein weiteres, sehr häufig verwendetes Schmerzmittel ist Paracetamol. In den angelsächsischen Ländern wird es unter dem Namen Acetaminophen vertrieben. Da Paracetamol in Deutschland nicht der Rezeptpflicht unterliegt, können Verordnungsdaten nur ein unvollständiges Abbild der tatsächlichen Anwendung geben. Erfahrungen aus den USA mit einem noch ausgeprägteren Verkauf von Medikamenten über Drogerien etc. (OTC) zeigen aber, dass Paracetamol unter den umsatzstärksten Medikamenten zu finden ist und sicher als eine der am häufigsten in pharmakotherapeutischer Absicht eingenommenen Substanzen gelten kann. Aktuelle Beobachtungen sehen in diesem Zusammenhang in Deutschland zwar eher eine Abnahme der verordneten Medikamentenmenge. Aber man sollte daraus unter der Annahme eines weiter wachsenden Anteils der OTC-Medikamente nicht schließen, dass die eingenommene Menge tatsächlich abnimmt. Ähnlich wie bei Acetylsalicylsäure wird Paracetamol nicht nur wegen seiner schmerzmildernden Wirkung verordnet und eingenommen sondern auch wegen des ausgeprägten antipyretischen Effektes. Dies stellt vermutlich auch die dominierende Indikation dar. Erstaunlicherweise ist der exakte Wirkungsmechanismus der analgetischen Wirkung auch nach mehreren Jahrzehnten breiter klinischer Anwendung der Substanz nicht gänzlich klar. Neben einer Wirkung auf das Cyclooxygenase-System werden auch zentrale Effekte postuliert. Hier wird eine Wirkung über das Cannabinoid-System oder das serotonerge System vermutet. Die Wirkstärke und Effektivität der Schmerzkontrolle ist nach wie vor Gegenstand von Kontroversen. Vermutlich wird die Wirkstärke der klassischen NSAID wie Ibuprofen oder Diclofenac nicht ganz erreicht. Allerdings ist ein direkter Vergleich problematisch, da hierzu nicht sehr viele kontrollierte Untersuchungen vorliegen. Immer wieder angeführt wird eine ältere Untersuchung mit direktem Vergleich zu Ibuprofen bei Patienten mit durch Arthrose bedingten Gelenkschmerzen. Hier konnte eine vergleichbar gute Schmerzkontrolle in dieser Situation durch beide Medikamente aufzeigen konnte (Bradley 1991). Allerdings waren unter den in der Studie eingeschlossenen Patienten nur wenige ältere Patienten. Aus der klinischen Praxis heraus wird immer wieder angezweifelt, dass Paracetamol eine gleichwertige Alternative zu den klassischen NSAID sein könnte. Immerhin konnten Doherty 2011 aber in ihrer vierarmigen Studie zur Effektivität einer Behandlung des Arthrose bedingten Knieschmerzes mit Paracetamol und Ibuprofen diese Ergebnisse hinsichtlich der prinzipiellen Wirksamkeit von Paracetamol in dieser Situation bestätigen (Doherty 2011). Die Wirksamkeit des Medikamentes insgesamt konnte auch in einer neueren Cochrane-Analyse eine ähnliche Indikation betreffend bestätigt werden (Roelofs 2008). Diese Analyse untersuchte die Anwendung unterschiedlicher Analgetika bei Rückenschmerzen. Dies ermutigt bei mäßig stark ausgeprägten chronischen Schmerzen der Stufe I nach WHO folgend, einen Therapieversuch mit Paracetamol zu unternehmen.

Paracetamol bietet im Vergleich zu den klassischen NSAID einen erheblichen Vorteil. Es weist nämlich ein grundsätzlich günstiges Risiko-Nutzen-Verhältnis auf. Es besitzt eine große therapeutische Breite und es treten wesentlich weniger und weniger häufig unerwünschte Wirkungen auf, wie das bei klassischen NSAID der Fall ist. An unerwünschten Wirkungen Paracetamol betreffend ist die Schädigung der Leber durch einen toxischen Metaboliten (N-acetyl-p-benzoquinoneimine), welcher eine Glutathion-Verarmung im Hepatozyten bewirkt, hervorzuheben. Die Glutathion-Verarmung schwächt die intrazellulären Kompensationsstrategien gegenüber freien Radikalen, hauptsächlich reaktiven Sauerstoff-Spezies und kann in ausgeprägten Fällen zum gefürchteten Leberversagen führen. Es handelt sich hier aber um einen eindeutig dosisabhängigen und damit prinzipiell gut vorhersehbaren Effekt, so dass außerhalb der Situation einer akzidentellen oder in suizidaler Absicht herbeigeführten Intoxikation mit sehr hohen Dosen im Rahmen einer üblichen Dosierung kein Problem auftreten dürfte. Als oberer Grenzwert der Tagesdosis für eine sichere Anwendung bei normaler Leberfunktion kann eine tägliche Maximaldosis von 4g/Tag gelten und findet sich so auch gut konsentiert. Andererseits verbleiben Fragen, ob bei eingeschränkter Leberfunktion bzw. auch bei Verordnung zusätzlicher hepatotoxischer Substanzen zu verfahren ist. Eine entsprechend niedrigere tägliche Höchstdosis mit 3g/die wird hier diskutiert. Im Feld der Schmerztherapie wäre als ebenfalls potentiell hepatotoxisch wirkendes Medikament und damit problematischer Komedikation das Flupirtin anzuführen. Bei Dialyse-Pflicht gilt ebenfalls eine Beschränkung der Maximaldosis auf 3g/Tag, da dann mit einer möglichen Akkumulation sulfatierter Konjugate zu rechnen ist. Außerdem gibt es Hinweise, dass bei älteren Patienten allgemein erhöhte Wirkspiegel auftreten (Mitchell 2011). Dies kann prinzipiell gut mit einer altersassoziierten Abnahme der hepatischen Reserve erklärt werden. Eine Studie beschäftigte sich in diesem Zusammenhang gezielt mit dem Auftreten hepatotoxischer Effekte und kann weitere Hinweise bezüglich der Anwendersicherheit geben. Hier wurden Schlaganfall-Patienten prospektiv untersucht unter der primären Fragestellung, ob eine prophylaktische antipyretische Verordnung günstige Effekte in der Akutphase der Erkrankung hat und placebo-kontrolliert verblindet mit einer hohen Dosis von 6 g/die über drei Tage behandelt. Nur bei bei 2 der 697 Patienten in der Verum-Gruppe fanden sich milde laborchemische Hinweise für Leberfunktionsstörungen (Transaminasenanstieg). In dieser Untersuchung waren auch relativ viele ältere Patienten eingeschlossen (mittleres Lebensalter in der Verum-Gruppe 69,6 Jahre) und obwohl detaillierte funktionelle Daten nicht berichtet werden bzw. auch keine spezielle Subgruppen-Analyse erfolgte, kann man anhand des Patientenkollektives vermuten, dass auch etliche geriatrische Patienten eingeschlossen waren. Diese Ergebnisse untermauern die Einschätzung, dass bei Einhalten einer täglichen Maximaldosis von 3 g/die kaum mit wesentlichen hepatotoxischen Problemen zu rechnen ist.

Außerdem weist Paracetamol über die Problematik der potentiellen Hepatotoxizität und hieraus resultierenden potentiellen Interaktion auf der Ebene UAW-Risiko hinaus nur sehr begrenzte Wechselwirkungen auf und eignet sich daher für die Behandlungssituation der Multimorbidität, wenn eine Polypharmazie nicht vermeidbar ist (Baxter 2008). Dies ist insbesondere in der Schmerztherapie zur Kontrolle chronischer Schmerzen ein wichtiger Aspekt, da gerade hier oft eine Polypharmazie resultiert. Eine Ausnahme muss allerdings genannt werden. Klassische Antikoagulantien, die über die Vitamin-K-Synthese in der Leber ihre Wirkung entfalten, können hier interagieren und ihre Wirkung kann bei Komedikation mit Paracetamol erhöht sein, so dass evtl. eine Dosisanpassung erforderlich ist, um eine Übertherapie und damit Blutungsneigung zu vereiden (van den Bemt 2002).

11.5.3 Metamizol

Metamizol ist ein synthetisch hergestelltes, seit Jahrzehnten bekanntes Analgetikum mit einer recht wechselvollen Verordnungspraxis und -historie. Aktuell zeigen sich in Deutschland weiter deutlich zunehmende Verordnungszahlen mit zuletzt 142,2 Mio. verordneten Tagesdosen (Böger 2013a) und auch Metamizol zählt damit zu den verordnungsstärksten Analgetika überhaupt. Aber in anderen Regionen und Ländern ist dieses Medikament stark umstritten und es ist teilweise sogar erheblichen Restriktionen unterworfen bzw. gar nicht zur Verordnung zugelassen (so z. B. in den USA), was immer wieder Fragen zur Anwendungssicherheit aufwirft. Der Wirkmechanismus des Metamizol ist bis heute nicht komplett verstanden. Nach bisherigem Kenntnisstand beruht er auch auf einer Wirkung auf das Cyclooxygenase-System ähnlich den Effekten der Acetylsalicylsäure und ähnlich wie bei Paracetamol wird eine zusätzliche zentrale Aktivität vermutet. Metamizol besitzt neben seiner analgetischen Wirkung auch eine gute spasmolytische Aktivität und eignet sich daher auch sehr gut z. B. zur Behandlung scherzhafter Koliken. Dies war historisch auch ein wichtiges Anwendungsfeld. Es stellt wie das Paracetamol in der Behandlung chronischer Schmerzen eine Alternative zu den NSAIDs dar und seine Wirkstärke ist durchaus mit diesen vergleichbar. Metamizol kann parenteral verabreicht werden. Dann besteht aber eine deutlich erhöhte Gefahr des Blutdruckabfalls bzw. einer allergischen Reaktion, welches bei konventioneller enteraler Anwendung nur selten zum Problem wird.

Hintergrund der kontroversen Diskussion über den Einsatz von Metamizol und die bemerkenswerten regionalen Unterschiede in der Zulassungspraxis, ist die seltene aber potentiell lebensbedrohliche unerwünschte Wirkung eines schweren myelotoxischen Effektes, welche bis zum Vollbild einer aplastischen Anämie reichen kann. Dabei handelt es sich um eine prinzipiell dosisunabhängige idiosynkratische Wirkung, welche sich bereits aus prinzipiellen Gründen schlecht prognostisch abschätzen lässt. Bei bestehenden einschlägigen hämatologischen Erkrankungen (Störungen der Hämatoposes) ist natürlich eher mit diesem Problem zu rechnen und das Metamizol daher strikt kontraindiziert. Ebenso besteht eine Kontraindikation bei gleichzeitiger Gabe anderer potentiell knochenmarksschädigender Substanzen (z. B. Methotrexat). Über die Inzidenz einer kritischen Knochenmarksdysfunktion unter Metamizol gibt es sehr weit auseinandergehende Angaben. Eine länger zurückliegende Untersuchung fand in Deutschland eine sehr geringe Inzidenzrate von unter 1/1.000.000 Anwendungsfällen (The International Agranulocytosis and Aplastic Anemia Study 1986), stand aber in erstaunlichem Widerspruch zu einer skandinavischen Untersuchung (Hedenmalm 2002), in welcher eine wesentlich höhere Inzidenz von hämatologischen Veränderungen mit einem Fall auf 1.439 Verordnungen gefunden werden konnte. Letztere Untersuchung hat dazu geführt, dass es in einigen skandinavischen Ländern zu einem erneuten Markt-Rückzug des Präparates kam, nachdem es zwischenzeitlich wieder verordnet werden konnte. Die Ursachen für diese regionalen Unterschiede sind nicht ganz eindeutig, Neben systematischen Gründen wie z. B. Unterschieden in der Pharmakovigilanz verschiedener Länder, werden auch abweichende Vulnerabilitäten in unterschiedlichen Populationen aufgrund z. B. genetischer Prädisposition vermutet. Belastbare Daten hierzu gibt es aber nicht. Ob hier auch ältere Patienten allgemein eine erhöhte Vulnerabilität aufweisen, kann derzeit ebenfalls aufgrund mangelnder Daten nicht beantwortet werden. Signale aus der Pharmakovigilanz, die bei aller Einschränkung, wie diese in solchen epidemiologisch geprägten Kontexten zu bewerten sind, liegen jedenfalls nicht vor. Eine neuere Fall-Kontroll-Studie aus Deutschland mit einer sehr langen Beobachtungszeit von 10 Jahren fand für Metamizol ein ca. 40-fach erhöhtes Risiko für das Auftreten der Vollform einer aplastischen Anämie (Huber 2014) einhergehend mit der Verordnung dieses Medikamentes. Sie steht mit diesem Befund in recht guter Übereinstimmung zu einer sehr breit angelegten spanischen Untersuchung, welche in einem 22-jährigen Follow-up die entsprechenden Inzidenzzahlen im Raum Barcelona analysiert hat (Ibáñez 2005). Prinzipiell ist die aplastische Anämie allerdings eine sehr selten auftretende Erkrankung und die Gesamt-Inzidenz in der Population bewegt sich um 3 bis 4 Fälle pro Jahr pro 1 Million Einwohner. In Deutschland wird aktuell auf dem Boden dieser Daten weiter zu einer vorsichtigen Anwendung und insbesondere zum konsequenten laborchemischem Monitoring durch Blutbildkontrollen geraten. Dieses muss insbesondere in der Initialphase einer Dauertherapie beachtet werden.

Wie bereits oben erwähnt besteht als weitere wichtige unerwünschte Wirkung ein signifikanter Blutdruckabfall oder sogar hieraus resultierende Schocksymptomatik. Die Genese dieser Wirkung beruht auf allergischen bzw. toxischen Effekten aber auch eine direkte dosisabhängige myotropospasmolytische Wirkung wird in diesem Zusammenhang diskutiert. Bei oraler Anwendung des Medikamentes ist das Risiko sehr viel niedriger wie bei der parenteralen Gabe, genauere Angaben zur Häufigkeit lassen sich jedoch nur eingeschränkt geben. Abschätzungen gehen von 1–4 Fällen pro tausend Anwendungen aus (Verspohl 2001). Da ältere Patienten eher zu einer orthostasebedingten Kreislaufdysregulation mit Blutdruckabfall im Stehen neigen und das Sturzrisiko unter geriatrischer Sicht einer der bedeutendsten Aspekte ist, könnte sich hier für Metamizol ein altersassoziiertes differentielles Risiko-Nutzen Verhältnis ergeben. Auch wenn Daten hierzu nicht existieren, sollte bei älteren Patienten mit Neigung zur orthostatischen Hypotension eine entsprechende Beobachtung bzw. ein erweitertes Monitoring (Blutdruck-Kontrolle im Stehen) erfolgen.

Schließlich zeigt auch Metamizol wie alle Non-Opioide als relevanten pharmakokinetischen Aspekt eine relativ kurze Halbwertszeit, so dass für eine durchgehende Symptomkontrolle meist eine 3- bis 4-mal tägliche Gabe erforderlich ist. Dies kann für schwer betroffene multimorbide Patienten eine zusätzliche Herausforderung darstellen, bzw. bei Medikamentengabe über Dritte unter Umständen schwierig zu gewährleisten sein. Hier kann gelten, was für die meisten pharmakotherapeutischen Strategien beim älteren Patienten zu fordern ist: Vor Etablieren einer Dauertherapie überprüfen, inwiefern der Patient mit einem Selbst-Management der Pharmakotherapie zurecht kommt und ob aus geriatrischer Sicht aufgrund der erforderlichen mehrfachen täglichen Dosierung eine andere Strategie gefunden werden muss.

Insgesamt ergibt sich insbesondere im Vergleich zu anderen nicht-opioidartigen Medikamenten aber trotz der potentiellen Hämatotoxizität eine eher günstigere Risiko-Nutzen Bilanz auch was altersassoziierte Aspekte anbelangt – beispielsweise im Vergleich zu Diclofenac. Auch die wieder zunehmende Anwendung dieses Medikamentes in Deutschland hat vorerst zu keinen besorgniserregenden Signalen in der Pharmakovigilanz geführt, was natürlich aufgrund der heterogenen Daten und inhärenten Problematik der Pharmakovigilanz mit entsprechender Vorsicht zu interpretieren ist und nicht zu Sorglosigkeit oder gar Lockern der beschriebenen Monitoring-Aspekte führen sollte. Insbesondere Im Vergleich zu den NSAID erscheint aber in der Summe das Risiko-Nutzen-Verhältnis günstiger zu sein und insbesondere das hämatologische Risiko eher überbewertet. Unter einer sorgfältigen Indikationsstellung (potentiell hämatotoxische Komedikation beachten, hämatologische Komorbidität als Kontraindikation werten), einem entsprechenden Monitoring der Laborparameter (Blutbild) zumindest am Beginn der Behandlung und bei Anwendung bei älteren Patienten mit eingeschränkter Lokomotion bzw. Sturz-Anamnese unter Kontrolle der Blutdruckwerte, sind hier nur in einem sehr geringen Prozentsatz Probleme zu befürchten.

11.5.4 Nichtsteroidale Antiphlogistika (NSAID)

Unter dem Oberbegriff nichtsteroidale Antiphlogistika werden eine Reihe unterschiedlicher Substanzen zusammengefasst, meist organische Säuren, die ebenfalls wie Acetylsalicylsäure Einfluss auf das Cyclooxygenase-System nehmen und die Prostaglandinsynthese beeinflussen. Hierbei handelt es sich im Gegensatz zu der Wirkung der Acetylsalicysäure aber um eine reversible Hemmung. Dadurch entfalten diese Medikamente ihre entzündungshemmende aber auch eine deutliche schmerzlindernde Wirkung. Inwiefern zusätzliche antinozizeptive Effekte auftreten und die Schmerzlinderung begünstigen ist nicht abschliessend geklärt. Von Bedeutung für das Verständnis der Wirkungen dieser Substanzen sind die beiden Isoformen der Cyclooxygenase COX-1 und COX-2, welche, wie oben beschrieben, lokal und vom Gewebe abhängig unterschiedliche Aktivitäten ausweisen. Während COX-1 in allen Geweben ausgeprägt ist, wird COX-2 stärker in Verbindung mit Inflammation und damit auch mit Schmerz-Mediation gebracht und unterliegt einer viel stärkeren situativen und zeitlichen Dynamik. Die aus der Arachidonsäure abgeleiteten vielfältigen Prostaglandine erfüllen grundsätzlich sehr viele verschiedene teilweise systemische, teilweise lokale, teilweise auch untereinander antagonistische Funktionen. Daher greift die ursprüngliche Beschreibung ihrer Effekte pharmakodynamisch lediglich auf der Ebene der Hemmung der Cyclooxygenase-Isoformen als Ausmaß derer globale Aktivitätshemmung zu kurz. Sie kann zwar in einem experimentellen Ansatz gut diesen pharmakodynamischen Aspekt beschreiben, reicht aber nicht aus, um die zu erwartenden biologischen Effekte bzw. deren Muster vorherzusagen und zu erfassen (Grosser 2006). Die unter dem Oberbegriff NSAID zusammengefassten Substanzen unterscheiden sich nicht nur in der jeweiligen Beeinflussung der beiden Formen der Cyclooxygenase (siehe Tab. 11.2), sie unterschieden sich auch hinsichtlich pharmakokinetischer Parameter. Ein gewisser Teil ihrer durchaus auch unterschiedlichen Verträglichkeit resultiert daraus, wenn auch allgemein gesagt werden kann, dass diese Medikamente durch deutlich vielfältigere und häufigere unerwünschte Wirkungen gekennzeichnet sind wie im Vergleich Paracetamol oder Metamizol. Folgende Substanzen zählen zu den klassischen NSAID:

- Indolessigsäurederivate: Indomethacin
- Heteroarylessigsäure: Diclofenac, Ketorolac
- Arylpropionsäuren: Ibuprofen, Naproxen
- Enolsäureverbindungen: Piroxicam

Tab. 11.2: Hemmung der Isoformen der Cyclooxigenase durch NSAID und andere Hemmstoffe in einem *In-vitro*-Ansatz.

Präparat	Hemmung COX1 IC50	Hemmung COX2 IC50	COX2/COX1 IC50
Diclofenac	0,075	0,038	0,3
Ibuprofen	1,6	7,2	0,9
Indomethacin	0,013	1,0	80
Naproxen	9,3	28	3,0
Piroxicam	2,4	7,9	3,3
Ketorolac	0,00019	0,086	453
Celerocoxib [a]	1,2	0,83	0,7
Paracetamol	>100	49	–
Acetylsalicylsäure	1,7	>100	>100

Daten adaptiert nach Warner et al. 1999 (Warner 1999); Daten dargestellt als erforderlich Konzentration der Substanz im Testansatz in µmol; es wurde eine sogenannter *whole-blood-assay* verwendet; IC50: diejenige Konzentration bei der das Enzym zu 50% gehemmt wird; a: in diesem Ansatz wurde nicht der gesamte Effekt des Celerocoxib auf die COX2-Hemmung erfasst

Das Keterolac kann als einziges der NSAID intravenös verabreicht werden. Die intravenöse Gabe ist aber mit einem deutlich höheren Risiko für gastrointestinale unerwünschte Wirkungen verbunden und bleibt bestimmten akutmedizinischen Situationen vorbehalten. In aller Regel werden die NSAID ausschließlich enteral verabreicht. Auch flüssige Darreichungsformen stehen nur für wenige Substanzen zur Verfügung. Transdermale Systeme existieren für systemische Behandlung nicht. Auf die lokale Behandlung durch Externa soll an dieser Stelle nicht weiter eingegangen werden.

Eine Reihe unerwünschter Wirkungen war nach ursprünglicher Ansicht auf die Hemmung beider Isoformen der Cyclooxygenase zurückzuführen und galt überwiegend durch COX-1 Hemmung vermittelt. Dies betraf vor allen Dingen die gastrischen unerwünschten Wirkungen bis hin zur Ulcus-Bildung, bzw. verzögerten Abheilung erosiver Läsionen. So erhoffte man sich durch die Entwicklung von neuen Substanzen, die stärker die Isoform COX-2 hemmen in diesem Punkt eine Verbesserung und insgesamt eine erheblich Optimierung der Verträglichkeit auch insgesamt gesehen. Diese Wirkstoffe (Coxibe) werden im Folgenden als „selektive“ COX-2-Inhibitoren bezeichnet um einen verbreiteten Begriff aufzunehmen, obwohl dieser Begriff nicht ganz korrekt ist und eigentlich Substanzen bezeichnet, die stärker COX-2 wie COX-1 zu hemmen vermögen. Man sollte sich auf jeden Fall im Klaren darüber sein, dass auch diese Wirkstoffe die Isoform COX-1 hemmen. Die Frage, in welcher Relation die Hemmstärke der beiden Isoformen bei gleicher Wirkstoffkonzentration zueinander steht, ist nicht so einfach zu beantworten und kann in der Tat stark von der Wirkstoffkonzentration abhängen. Bei hohen Wirkstoffkonzentrationen nähern sich die Hemmkurven wieder an. Viele Untersuchungen hierzu verwenden in-vitro-Ansätze, deren Ergebnisse nicht so ohne weiteres auf die Situation in-vivo übertragen werden kann und es ist auch denkbar, dass biologische Effekte durch zusätzliche Mechanismen der Enzymhemmung bewirkt werden, die einem standardisierten Ansatz in-vitro entgehen. Tabelle 11.2 stellt hierzu exemplarisch Daten einer wichtigen Untersuchung *in vitro* dar (Warner 1999). Die mit großer Resonanz in den 1990er-Jahren eingeführten speziellen COX-2-Hemmstoffe erwiesen sich in der Folge weit weniger den klassischen NSAID überlegen und schließlich kam es durch die skandalösen Vorgänge rund um die Substanz Rofecoxib, welches 2004 vom Markt genommen wurde nachdem eine deutliche kardiovaskuläre Übersterblichkeit bestand und entsprechende Daten vom Hersteller und frühe Warnhinweise zurückgehalten worden waren (Psaty 2008), zu einer weiteren Ernüchterung was die Anwendung dieser Substanzen anbelangt. Zurzeit sind in Deutschland noch Celecoxib und Etoricoxib auf dem Markt (aktuelle Verordnungszahlen: 98,5 Mio. verordnete Tagesdosen). Sie erreichen damit im Vergleich zu den bedeutsamsten klassischen Cyclooxygenase-Inhibitoren nur einen Bruchteil der Verordnungszahlen. Für die klassichen COX-Inhibitoren sind folgende Angaben zu finden: Diclofenac (395,9 Mio verordnete Tagesdosen); Ibuprofen (454,7 Mio verordnete Tagesdosen). Die übrigen aufgeführten Substanzen wie Indometacin, Piroxicam und Naproxen spielen in Deutschland nur eine untergeordnete Rolle. Alle Substanzen zeigen eine rückläufige Verordnungstendenz mit Ausnahme des Naproxen (+8,3%) (Böger 2013b). Eine denkbare Erklärung hierfür könnte das im Vergleich zu den anderen Substanzen eher weniger ungünstige Risiko-Profil bezüglich Herz-Kreislauferkrankungen sein.

11.5.4.1 Risikoprofil der nichtsteroidalen Antiphlogistika

Alle nichtsteroidalen Antiphlogistika zeigen prinzipiell ähnliche Muster der unerwünschten Wirkungen (Yost 1994), weichen aber teilweise in den beschriebenen Inzidenzen ab, so dass in Grenzen auch eine differentielle Risiko-Nutzen-Bewertung bezüglich dieser Substanzen sinnvoll ist. Das gilt besonders für ältere Patienten, da eine ganze Reihe der im Folgenden beschriebenen unerwünschten Wirkungen mit einer erhöhten Vulnerabilität bei älteren Patienten aber auch bei der Komorbidität Gebrechlichkeit bzw. kognitiven Defiziten assoziiert ist.

Gastrointestinale Effekte (Übelkeit, Ulzerationen, gastrointestinale Blutungen)

Gastrointestinale Wirkungen insbesondere Ulzerationen und Blutungen sind insgesamt die bedeutendsten unerwünschten Wirkungen der Substanzgruppe. Ältere Patienten sind wegen des allgemein erhöhten Risikos für das Auftreten einer Blutung hiervon besonders betroffen. Dies konnte in einer Register-Studie aus Großbritannien schlüssig epidemiologisch gezeigt werden (Hippisley 2005). Insbesondere erwies sich, dass gebrechliche ältere Menschen mit Sarkopenie und dauerhaft bestehenden funktionellen Defiziten einem bis zu 6-fach erhöhten Blutungsrisiko ausgesetzt (Nikolaus 2004) sind. Die pathophysiologischen Gründe hierfür sind nicht eindeutig geklärt und vermutlich vielfältiger Natur. Signale aus der Pharmakovigilanz deuten nun darauf hin, dass das Risiko für gastrointestinale unerwünschte Wirkungen insgesamt für die gesamte Gruppe der NSAID bei ca. 10% liegt. Allgemeine Signale aus der Pharmakovigilanz sind aber immer schwierig hinsichtlich einer genauen Quantifizierung des Risikos zu bewerten. Verlässlichere Auskunft über die wahren Inzidenzen können Register-Daten oder Kohorten-Daten aus Studien geben. Bei dieser Datenquelle ist aber andererseits immer das Problem der Repräsentanz der wahren Verordnungspraxis zu kalkulieren. Repräsentanz und damit ausreichende externe Validität kann oft für kontrollierte Studien bezüglich älterer Patienten oder Patienten mit einschlägigen geriatrischen Aspekten wie lokomotorischer Instabilität oder kognitiven Defiziten nicht angenommen werden. Andererseits sind Daten mit guter externer Validität für diese Gruppen sehr selten zu finden, da aufwendig zu generieren. Unter diesen Umständen kommt eine neuere Metaanalyse und Meta-Regression, welche versucht die Abhängigkeit für das Risiko ernster gastrointestinaler Komplikationen (komplizierte Ulcus mit Krankenhausaufenthalt, blutendes Ulcus) bei einer dauerhaften Medikation mit Diclofenac und dessen Dosierung darzustellen, zu dem Ergebnis einer signifikanten Dosisabhängigkeit und einem relativen Risiko zwischen 1,9 und 3,6 (Odom 2014). Bezüglich einer differentiellen Wertung der NSAID gilt nach wie vor das Indometacin als dasjenige mit der höchsten Rate gastrointestinaler unerwünschter Wirkungen. Obwohl aufgrund der starken Aktivität der COX-1-Isoform im Gastrointestinaltrakt zunächst erhofft war, dass dann die selektiven COX-2-Hemmstoffe auch eine signifikant erniedrigte Rate an unerwünschten gastrointestinalen Wirkungen aufweisen, hat sich dies trotz anfänglich positiver Signale letztlich nicht durchgehend bewahrheitet. Insbesondere in der oben angesprochenen britischen Register-Studie konnte dies abweichend von den frühen Studien-Daten nicht gezeigt werden. Außerdem stellte sich heraus, dass bei der Ulcusheilung sehr wohl auch COX-2 abhängige Prostaglandine eine Rolle spielen (Peskar 2001; Devchand 2005), so dass das Ausbleiben eines großen Mukosa-schonenden Effektes der selektiven COX-2-Hemmer (Jüni 2002) auch aus theoretischer Sicht schließlich erklärlich wurde. Eine weitere Meta-Analyse

(CNT Collaboration 2013) geht dieser Frage erneut nach und wertet 280 Studien-Kohorten mit insgesamt über 100000 eingeschlossenen Personen hinsichtlich der gastrointestinalen wie auch der kardiovaskulären Wirkungen verschiedener NSAID aus (siehe auch Tab. 11.3). Hier zeigte sich jetzt bezüglich des gastrointestinalen Risikos ausgedrückt als absolutes zusätzliches Jahresrisiko kein Unterschied zwischen Celecoxib und Diclofenac. Naproxen, welches ein günstigeres kardiovaskuläres Risikoprofil aufweist (s. u.), weist in dieser Analyse eine 4fach erhöhte absolute Risikozunahme bezüglich des gastrointestinalen Risikos im Vergleich zu Diclofenac aus. Besonders bemerkenswert ist, dass in dieser sehr großen Metaanalyse so gut wie keine tödlichen Ereignisse durch gastrointestinale Wirkungen der NSAID – im Gegensatz zu den kardiovaskulären – zu verzeichnen gewesen waren.

Tab. 11.3: Risikoprofile der nichtsteroidalen Antiphlogistika in der Schmerztherapie.

Wirkstoff	UAW GI (a)	UAW GI-Ulcus (b)	UAW CV (a)	UAW CV. (gesamt/letal) (b)	UAW RR-↑ (a)	UAW GFR-↓ (a)	UAW Sed.-Delir (a)	Kommentar
Diclofenac	10–25%	4	#	8/2	*	5–10%	10–25%	
Naproxen	10–25%	16	–	0	*	5–10%	10–25%	NSAID mit den geringsten kardiovask. UAW
Indomethacin	>25%	kd	kd	kd	**	5–10%	10–25%	NSAID mit der höchsten Inzidenz von gastrointestinalen UAW
Piroxicam	10–25%	kd	–	kd	**	5–10%	10–25%	wenig Daten verfügbar
Ibuprofen	10–25%	15	–	9/3	*	5–10%	10–25%	ungünstiges UAW-Spektrum
Celecoxib	5–10%	4	#	7/2	*	5–10%	5–10%	kein sign. Vorteil im Vergleich zu nonselektiven COX-Hemmern

UAW: unerwünschte Arzneimittelwirkung; GI: gastrointestinale ; CV: kardiovaskuläre; RR-↑: Blutdruckanstieg; GFR-↓: Verschlechterung der Nierenfunktion; a: Daten aus der Pharmakovigilanz; b: Studien-Daten, Metaanalyse von Odom 2014 ausgedrückt als jährliche zusätzliche Ereignisse unter 1000 Anwendungen; *: im Mittel nachgewiesen; **: deutlicher Effekt nachgewiesen; – kein erhöhtes relatives Risiko, # erhöhtes relatives Risiko (geschätzte Inzidenz unter 1/1000); kd: keine Daten

Kann man nicht auf den Einsatz von NSAID verzichten, stellt sich die Frage, inwiefern eine Prävention der gastrointestinalen unerwünschten Wirkungen, insbesondere aber der Ulcus-Problematik möglich ist. Sollten in der Daueranwendung generell alle NSAID von einer zusätzlichen Komedikation mit einem PPI (Standard-Dosis z. B. 20 mg Pantoprazol täglich) begleitet sein? Dies wird kontrovers diskutiert und ist nicht abschließend geklärt. Immerhin ist aber die Effektivität einer solchen Maßnahme zur Reduktion der UAW-Inzidenz nachgewiesen (Rostom 2002). Andere Substanzen wie H2-Antagonisten oder auch Misoprostol gelten heute aufgrund der häufigeren unerwünschten Wirkungen, z. B. Diarrhö bei Misoprostol, als eindeutig unterlegen und kommen nur in Ausnahmefällen in Betracht. Falls anamnestisch ein Risiko für eine gastrointestinale Ulcus-Problematik zu fassen ist, sollte dies aber erwogen werden. Als einschlägige Risikofaktoren werden generell folgende berichtet (Van Leen 2007):
- zurückliegende oder aktive Ulcus-Erkrankung,
- Herzinsuffizienz,
- Diabetes,
- schwere rheumatoide Arthritis oder äquivalente rheumatologische Problematik,
- Bedarf an erhöhten Dosierungen,
- Komedikation mit Kortikosteroide,
- Antikoagulation,
- Komedikation mit ASS (dies ist auch aus anderen Gründen problematisch s. u.),
- Komedikation mit SSRI,
- Alter über 70 Jahren.

Diese Risikofaktoren sind nicht sämtlich vollständig konsentiert und man findet zum Beispiel für das Altersargument auch niedrigere Grenzwerte, so den Schwellenwert von 60 Jahren in einer älteren Übersicht (La Corte 1999). Jedenfalls wird angesichts der beschriebenen Risikofaktoren deutlich, dass dies für sehr viele ältere Patienten eine klare Indikation zur Komedikation mit einem PPI bedeuten würde.

Verschlechterung der Nierenfunktion (insbesondere im hyperreninämischen Zustand bei Volumendepletion, Herzinsuffizienz, Natriummangel)

Alle NSAID können eine Verschlechterung der Nierenfunktion bewirken. Meist ist diese relativ milde und nach Absetzen des Medikamentes reversibel aber es besteht prinzipiell die Gefahr, dass bei schwereren Verläufen eine eingeschränkte Niereninsuffizienz verbleibt bzw. nach dem Vollbild eines Nierenversagens auch eine dauerhafte Dialysepflicht resultiert. Auch dieser Effekt wird prinzipiell durch die Beeinflussung der renalen COX-Aktivitäten vermittelt und betrifft nach aktuellem Kenntnisstand alle NSAID inclusive der Coxibe, denn die vorhandenen Daten lassen keine eindeutige differentielle Situation der verschiedenen NSAID für diese unerwünschte Wirkung erkennen. Explizit findet sich diesbezüglich ebenfalls kein signifikanter Unterschied im Auftreten zwischen selektiven und klassischen COX-Hemmern (Ruoff 2002).

COX-2 abhängige Prostaglandine regulieren die renale Hämodynamik und spielen auch bei der medullären Wasser-und Natrium-Reabsorption eine Rolle (Curiel 2013). Signale aus der Pharmakovigilanz deuten darauf hin, dass es in bis zu 5% der Anwendungen zu klinisch relevanten Ereignissen incl. des Vollbilds des akuten Nierenversagens kommen kann, eine hohe Dunkelziffer leichterer Fälle ist hierbei anzunehmen. Meist ist natürlich eine Verschlechterung der Nierenfunktion bei älteren Patienten multifaktoriell bedingt und nicht nur einem einzelnen Faktor wie der NSAID-Einnahme zuzuschreiben. Aber es handelt sich um ein recht häufiges Ereignis. So wird beispielsweise für akutstationäre Patienten in bis zu 5% aller Behandlungsfälle eine signifikante Verschlechterung der Nierenfunktion beschrieben. Die interkurrente oder dauerhafte Einnahme von NSAID ist hier sicherlich ein bedeutender begünstigender Kofaktor (Chronopoulos 2010). Wichtige weitere Faktoren sind die Volumendepletion insgesamt oder auch eine gleichzeitig bestehende Herzinsuffizienz mit Reduktion des effektiven Plasmavolumens und der renalen Durchblutung bei klinisch Euhydratation oder gar Hyperhydratation. Auch Hyponatriämie spielt eine gewisse Rolle. Alles dies sind klinische Umstände, welche häufig bei älteren Patienten und insbesondere auch bei den multimorbiden und gebrechlichen unter diesen anzutreffen sind und gerade diese als besonders vulnerabel klassifizieren. Für ältere Patienten, bei denen eine Therapie mit NSAID nicht vermieden werden kann, muss ein umsichtiges Monitoring der Nierenfunktion gewährleistet sein. Dennoch sind die vielfältigen denkbaren Faktoren beim Zustandekommen einer Nierenfunktionsstörung schwer zu kalkulieren und entsprechende präventive Maßnahmen schwer zu beurteilen. In diesem Zusammenhang beschäftigte sich z. B. ein Cochrane-Review mit der Frage, inwiefern eine analgetische Therapie mit NSAID perioperativ ausgesetzt werden muss und fand hier dann aber kein signifikantes Risiko eines Nierenversagens mit der Weiterführung der Therapie (Lee 2007). Einschränkend muss hierzu aber erwähnt werden, dass es sich in dieser Untersuchung um elektive Eingriffe und gut überwachte Situationen handelte. Rückschlüsse auf die Behandlungssituation beim multimorbiden älteren Patienten sind daher nur bedingt möglich.

Blutdruckanstiege bei arterieller Hypertonie

Aufgrund der gleichen pathophysiologischen Gegebenheiten wird bei Anwendung von NSAID ein Anstieg des Blutdrucks beobachtet. In größeren Meta-Analysen konnten hierzu Im Mittel Anstiege um 5mm Hg beschrieben werden, was zunächst recht niedrig erscheint, aber im Einzelfall bedeutet dies wesentlich höhere Blutdruckanstiege und das Begünstigen von Blutdruck-Krisen mit allen sich hieraus ergebenden Konsequenzen. Eine neuere Meta-Analyse (Chan 2009) zeigte hier besonders für das Coxib Etoricoxib diesen Effekt, der aber in geringerer Stärke auch für Celerecoxib und klassische NSAID darzustellen war. Dieser Effekt stört ganz besonders die Blutdruckkontrolle bei Patienten mit bekannter arterieller Hypertonie und sollte hier entsprechend durch Monitoring und eventuell Anpassen der antihypertensiven Dosis beachtet werden. NSAID sind aus diesem Grund ungünstig für Patienten mit der Komorbidität arterielle Hypertonie und falls ihr Einsatz beim Hypertonus-Patienten erwogen wird, sollte eine entsprechende Aufklärung des Patienten mit einer nachfolgenden engmaschigeren Selbstkontrolle der Blutdruck-Werte erfolgen. Eigentlich müsste man aufgrund der Situation, dass viele NSAD auch frei verfügbar sind und konsumiert werden, grundsätzlich alle Hypertonus-Patienten über diese Zusammenhänge aufklären bzw. entsprechende Beratungsangebote z. B. in den Apotheken unterstützen. Da die

Prävalenz der arteriellen Hypertonie mit dem Lebensalter in den höheren Altersdekaden auf bis über 40 % ansteigt, ist von dieser Problematik ein Großteil der älteren Menschen betroffen. Bereits früh war in diesem Zusammenhang vermutet worden, dass ein Teil des kardiovaskulären Risikos der NSAID auch durch diese Wirkung vermittelt wird (Andrade 1998).

Erhöhte Inzidenz von relevanten kardiovaskulären und cerebrovaskulären Ereignissen
Dass NSAID mit einer erhöhten Inzidenz von kardiovaskulären und anderen kritischen Gefäßereignissen assoziiert sind, stellte sich erst in dieser Deutlichkeit im Verlauf der Entwicklung und Markteinführung der selektiven COX-2-Hemmstoffe der Coxibe heraus. Kritische Gefäßereignisse, insbesondere im Koronarsystem sind noch wesentlich ernster zu bewerten als die oben angeführten unerwünschten Wirkungen, da sie ein nicht zu unterschätzendes Mortalitätsrisiko bergen. Das kardiovaskuläre Risiko der NSAID, welches insbesondere bei den selektiven COX-2-Hemmern zutage tritt aber auch bei fast allen Vertretern dieser Klasse zu verzeichnen ist, beruht nach heutigen Erkenntnissen nur zu einem gewissen Anteil auf der Beeinflussung der Blutdruckregulation sondern ist hauptsächlich durch eine Störung der lokalen Balance am Endothel zwischen pro- und antikoagulatorischen Effekten der verschiedenen Prostaglandine bedingt (Schmedtje 1997). Hier spielen lokale Veränderungen im Endothel des ischämischen oder atheromatösen Gefäßes eine wichtige Rolle (Abb. 11.2). So kann die potentiell fatale koronarielle oder cerebrale Thrombozytenaggregation und Thrombusbildung ausgelöst oder verstärkt werden. Nach heutigem Verständnis handelt es sich um sehr dynamische Prozesse und nicht nur lokale Inflammation sondern auch andere lokale Gegebenheiten sind in diese Dynamik mit einbezogen. In diesem Zusammenhang konnte beispielsweise für die Situation im arteriellen Gefäß gezeigt werden, dass eine Flussreduktion im Lumen eine COX-2 up-Regulierung im Endothel zur Folge hat (Rudic 2005). Diese ist als kompensatorische Antwort zu verstehen, welche die Aktivität der Thrombozyten kontrollieren soll. Durch eine COX2-Hemmung, besonders wenn eine COX1-Hemmung fehlt, wird im Endothel die Bildung des PGI2 vermindert, eines bedeutenden hemmenden Faktors der Thrombozytenaggregation, der diese Kontrolle vermittelt (Grosser 2006). Dies wiederum hat zur Folge dass die aggregatorische Balance hin zur Thrombusbildung verschoben wird und erklärt sehr gut das unerwünschte kardiovaskuläre Risiko der NSAID. Darüber hinaus lässt dieser Zusammenhang aus pathophysiologischer Sicht erwarten, dass evtl. doch eine differentielle Situation bezüglich der unterschiedlichen Substanzen besteht, was epidemiologisch zu prüfen ist. Epidemiologische Daten ergeben bislang nun innerhalb der Gruppe der NSAID eine deutlich absolute Risikosteigerung für Diclofenac, Ibuprofen und Coxibe aber keine solche für Naproxen (CNT Collaboration 2013). Sie entstammen der bereits oben bez. der gastrointestinalen unerwünschten Wirkungen angegebenen umfangreichen Meta-Analyse und greifen auf gepoolte Daten sehr vieler Studien zurück. Das Naproxen scheint also in diesem Fall tatsächlich gegenüber den übrigen NSAID und den Coxiben von Vorteil zu sein.

An dieser Stelle muss ein weiterer Aspekt erwähnt werden. Falls eine Komedikation mit ASS zusätzlich zur Schmerzkontrolle mit NSAID aus anderen Gründen (KHK etc.) verordnet ist, kann es sein, dass eine kompetitive Situation am COX-1 des Thrombozyten auftritt und eine irreversible Hemmung der COX-1 dort verhindert wird, was wiederum das Ausmaß der Hemmung der Thrombozytenaggregation reduziert. In dieser Situation könnte daher der prophylaktische Effekt der ASS-Medikation vermindert oder aufgehoben sein. Dieses Phänomen wurde insbesondere für Ibuprofen, weniger auch für Diclofenac in einem experimentellen Design beschrieben (Catella-Lawson 2001). Eine Komedikation NSAID und ASS ist nicht unproblematisch und sollte überdacht werden, nicht nur wegen der kumulierten gastroenterologischen Risiken sondern auch wegen einer nicht gut abschätzbaren Auswirkung auf das kardiovaskuläre Risiko.

Aus geriatrischer Sicht muss man, ähnlich wie die höhere Bereitschaft zur gastrointestinalen Blutung, auch für kardiovaskuläre Risikoereignisse aufgrund der erhöhten Prävalenz ischämischer oder potentiell ischämischer Situationen im Gefolge der Arteriosklerose hier ein zunehmende Relevanz erwarten. Allerdings gibt es bislang keine gezielten Untersuchungen für die Situation beim multimorbiden geriatrischen Patienten, welche dies bestätigen oder widerlegen können. Zumindest kann aber festgehalten werden, dass bei ausgeprägter Arteriosklerose zum einen oder aktuell instabiler Gefäßsituation zum anderen eine Medikation mit NSAID problematisch ist und vermieden werden sollte. Allenfalls das Naproxen könnte, allerdings nur auf dem Boden der epidemiologischen Signale, falls keine Alternativen möglich sind, eingesetzt werden.

Zentralnervöse Symptome wie Müdigkeit und Depression, delirogenes Potential

Wie sich zentralnervöse Wirkungen insbesondere aber auch das delirogene Potential der NSAID erklären lassen, lässt sich weit weniger gut ableiten, als die vorbeschriebenen Effekte. Das Zustandekommen dieser unerwünschten Wirkung ist pharmakodynamisch wesentlich weniger gut verstanden, wie ja auch beispielsweise die Pathophysiologie des Delirs bis heute nicht klar ist und neben dem anticholinergen System auch andere Transmittersysteme eine Rolle spielen dürften. Daher besteht zwar eine Assoziation mit der anticholinergen Wirkung einer Substanz und seines delirogenen Potentials, aber auch viele Substanzen, für welche dies nicht explizit ausgewiesen ist, können ein solches Risiko bergen. Es gibt in diesem Zusammenhang Hinweise auf eine Beteiligung der Prostaglandine auch bei solchen cerebralen Dysfunktionen, womit die pathophysiologische und pharmakodynamische Verbindung hergestellt werden kann aber andererseits können die Details bislang nicht annähernd so sicher dargestellt werden wie dies bei der Regulation der endothelialen Funktion bereits der Fall ist (Cunningham 2012). Signale aus der Pharmakovigilanz weisen relativ hohe Inzidenzraten aus was zentralnervöse unerwünschte Wirkungen der NSAID anbelangt, sind aber auch mit deutlich größerer Vorsicht zu interpretieren als die oben genannten Effekte auf das Gastrointestinum oder das Gefäßsystem, da es sich beim Delir oder Verwirrtheitszuständen aber auch bei Depressionen oder anderen unscharf bezeichneten Phänomenen wie Müdigkeit oft um multifaktoriell bedingte Ereignisse und bei der Symptomatik oft auch um unspezifische Symptome handelt. Vergleicht man an dieser Stelle mit den korrespondierenden Risiken der opioidartigen Analgetika erscheinen aber die Inzidenzraten nicht so hoch wie bei diesen zu liegen. Insgesamt ist aus geriatrischer Sicht gerade für die Behandlung von Patienten mit eingeschränkten cerebralen Ressourcen bzw. Komorbiditäten (hier insbesondere die Demenz), das delirogene Potential aber unbedingt ein sehr bedeutsamer Aspekt und identifiziert die

NSAID auch hier als potentiell ungünstige Medikamente im Vergleich mit Paracetamol oder Metamizol.

11.5.4.2 Zusammenfassende Bewertung der nichtsteroidalen Antiphlogistika

Zusammenfassend müssen die NSAID in der Langzeitanwendung zur Kontrolle des chronischen Schmerzes bei älteren Patienten auch im Vergleich zu Paracetamol und Metamizol als die deutlich problematischeren Medikamente eingestuft werden. Die günstigste Risiko-Nutzen Relation zeigt evtl. das Naproxen, da keine einschlägige endothelvermittelte kardiovaskuläre Problematik besteht – es verbleibt aber eine hohe Inzidenz gastrointestinaler Effekte. Es sollte im Zweifel, zumindest aber immer dann, wenn gastroenterologische Probleme, insbesondere eine Ulcuserkrankung, anamnestisch vorliegen, mit einem PPI (Protonenpumpen-Inhibitor) in Komedikation eingesetzt werden. Bei zu befürchtender Ischämie (z. B. vaskuläre Eingriffe, einschlägige kardiovaskuläre Symptomatik) sollten sie auf jeden Fall gemieden werden. Eine Komedikation mit anderen potentiell am COX-System agierenden Substanzen, kann unerwünschte pharmakodynamische Interaktionen zur Folge haben und sollte bei älteren Patienten nicht erfolgen, zumindest sollte bei einer Thrombozytenaggregationshemmung mit Acetylsalicylsäure kein Ibuprofen eingesetzt werden.

11.5.4.3 Flupirtin

Flupirtin ist ein zentral wirkendes nicht-opioidartiges Analgetikum. Flupirtin weist in Deutschland aktuell steigende Verordnungszahlen aus (30,2 Mio. verordnete Tagesdosen [Böger u. Schmidt, 2013a]). Von der Wirkstärke her ist es den NSAID oder auch Tramadol vergleichbar. Es entfaltet seine Wirkung an Kalium-Kanälen und beeinflusst indirekt die NDMA-Rezeptoren. Trotz gewisser Ähnlichkeiten zu der Wirkung der Opioide bindet es aber nicht an den einschlägigen Opioid-Rezeptoren (Devulder 2010). Es hat außerdem einen deutlichen muskelrelaxierenden Effekt und wird dadurch gerne bei muskuloskeletal bedingter Schmerzproblematik (z. B. im Bereich des Achsenskelettes) eingesetzt wenn ein reflektorischer Muskel-Hartspann eine Rolle spielt. Unerwünschte Wirkungen sind Müdigkeit oder Sedierung sowie Leberfunktionsstörungen mit Anstieg der Transaminasen evtl. auch Hepatitis-ähnliche Krankheitsbilder und Leberversagen (hier sind Einzelfälle in der Pharmakovigilanz beschrieben worden). Daher muss im Verlauf einer Therapie die Leberfunktion anhand der Leberenzyme überprüft werden. Aus geriatrischer Sicht kann eher, die in bis zu jeder zehnten Anwendung auftretende Sedierung problematisch werden. Ebenso birgt Flupirtin ein delirogenes Risiko (bis zu 1 auf 100 Anwendungen), welches das Risiko-Nutzen-Verhältnis insbesondere bei älteren Patienten mit cerebralen Vorschädigungen oder neurodegenerativen Erkrankungen (dementielle Syndrome) einschränkt. Bei älteren Menschen wurde auch eine deutlich erhöhte Halbwertszeit und ein erheblich vergrößertes Verteilungsvolumen berichtet, so dass bei dieser Gruppe eine Dosisakkumulation möglich ist. Allerdings existieren keine gezielten Untersuchungen zu diesem Medikament bei geriatrischen oder älteren Patienten, was die Beurteilung der realen Risiko-Nutzen-Relation erschwert. Aus geriatrischer Sicht sollte das Medikament aufgrund der pharmakokinetischen Aspekte und des Delir-Risikos vorsichtig mit niedriger Startdosis eingesetzt werden. Eine Kombination mit anderen delirogenen oder sedierenden Medikamenten muss als problematisch eingestuft werden. Hier ist insbesondere auf eine Komedikation mit zentral wirksamen Substanzen wie Antidepressiva und Neuroleptika zu achten. Vorteile könnten bei klinischen Situationen mit erhöhtem Muskeltonus liegen.

11.6 Adjuvantiva bei der Behandlung des neuropathischen Schmerzes

Wurde bei der Diskussion der oben stehenden Substanzen primär auf die Modellsituation chronischer muskuloskeletal bedingter Schmerz abgehoben, liegt beim neuropathischen Schmerz eine grundsätzlich abweichende Therapiesituation vor. Dies erfordert eine sichere Einschätzung, inwiefern überhaupt ein Schmerzproblem mit neuropathischer Komponente existiert. In diesem Zusammenhang wurde ein Graduierungssystem vorgeschlagen, um bisherigen definitorischen Unschärfen, wann genau ein neuropathisches Schmerzsyndrom vorliegt zu begegnen, welches auf folgenden Befunden fußt (Treede 2008):
1. neuroanatomisch passende Schmerzlokalisation
2. anamnestische Hinweise, die für eine zentrale oder periphere Nervenläsion sprechen
3. Nachweis einer neuroanatomisch plausiblen Verteilung durch Test
4. Nachweis einer zentralen oder peripheren Läsion oder Erkrankung im Nervensystem durch Test

Sind alle 4 Argumente erfüllt, liegt definitiv ein neuropathisches Schmerzsyndrom vor, ein wahrscheinliches neuropathisches Schmerzsyndrom liegt vor, wenn 1, 2 und eines aus 3 oder 4 erfüllt ist und lediglich ein mögliches neuropathisches Schmerzsyndrom liegt vor, wenn nur 1 und 2 erfüllt sind.

Liegt eine solche Komponente vor, sieht das WHO-Eskalationsschema primär sogenannte Adjuvantiva vor. Inwiefern klassische Schmerzmedikamente darüber hinaus zum Einsatz kommen ist teilweise umstritten, jedenfalls kann deren Effektivität auch aus theoretischen Erwägungen heraus deutlich abweichend von derjenigen in andern therapeutischen Situationen sein. Sie sind Medikamente der zweiten Wahl. Bei der Behandlung der neuropathischen Schmerzsyndrome kommen bei nicht ausreichender Effektivität der Adjuvantiva in der Regel Opioide noch in Betracht, andere nicht-opioidartige Medikamente wie NSAID eher nicht (Moulin 2014). (s. Kap. 11). Ferner können in dritter Linie für eine systemische Therapie noch Cannabinoide, reine Serotonin-Reuptake-Hemmer (Citalopram oder Sertralin) und zusätzliche Antiepileptika (Lamotrigin) erwogen werden. Diese Substanzen sollen an dieser Stelle aber nicht weiter erörtert werden. Nur wenn eine zusätzliche nicht-neuropathische Komponente besteht, ist eine rationale Basis für eine Kombinationsbehandlung Adjuvantiva und Non-Opioide denkbar. An dieser Stelle ist auch zu erwähnen, dass sehr häufig die Schmerzkontrolle beim neuropathischen Schmerz deutlich schwerer zu erreichen ist, wie bei z. B. muskuloskeletal bedingten Schmerzbildern. Die wichtigsten Krankheitsbilder, bei denen ein neuropathischer Schmerz auftritt sind der postzosterische Schmerz, Polyneuropathien, der Phantomschmerz nach Amputation und periphere traumatische Nervenläsionen, seltener ist eine solche Situation durch apoplektische Insulte oder spinale Verletzungen bedingt. Voraussetzung ist meist eine dysfunktionale neuronale Afferenz mit ektoper neuronaler Aktivität. Hierbei sind unterschiedliche Mechanismen nachgewiesen worden, wobei dies aber im klinischen Kontext keine Prognose hinsichtlich der Wirksamkeit des eingeschlagenen Therapieprinzips erlaubt und eher eine untergeordnete Bedeutung hat (Baron 2010). Zusätzlich spielen zentrale und spinale Mechanismen eine Rolle, z. B. die Einflüsse des Sympathikus auf spinaler Ebene und verschiedene Rezeptorsysteme zentral, z. B. das NMDA-System. Insgesamt sind die bisher zusammengetragenen Befunde hochkomplex und vielfältige Prozesse und Interaktionen unterhalten die erhöhte ektope, excitatorische Aktivität der afferenten Bahnen (Vranken 2012).

Der postzosterische Schmerz als Modellfall, zeigt nachgewiesenermaßen eine deutlich mit dem Lebensalter ansteigende Prävalenz und auch insgesamt geht man von einer Zunahme neuropathischer Schmerzbilder im Alter aus, was die Therapie dieser Problematik zu einer quantitativ relevanten Aufgabenstellung werden lässt. Er kann daher einen gewissen Modellcharakter für die zu therapierende klinische Situation einnehmen. Grundsätzlich können Substanzen aus zwei Gruppen verwendet werden: bestimmte Antiepileptika und bestimmte Antidepressiva. Pharmakodynamischer Hintergrund ist eine Attenuation der Schmerzleitung durch eine Beeinflussung der ektopen neuronalen Aktivität oder deren Weiterleitung in das ZNS oder Beeinflussung der Verarbeitung dort. Für Antiepileptika ist dies eine Bindung an Ca^{2+}-Kanäle (Ca α_2_δ) im dosalen Horn des Rückenmarks mit darauf folgender Unterdrückung excitatorischer Neurotransmitter wie z. B. der Substanz P. Antidepressiva dahingegen interagieren über Beeinflussung noradrenerger und serotonerger Strukturen in zentralen Bereichen im Hirnstamm und Mittelhirn und dadurch Beeinflussung spinaler Aktivitäten letztlich auch via spinaler Efferenzen. Beide Substanzgruppen sind trotz verschiedener Wirkmechanismen ähnlich anzusiedeln, sie sind darüber hinaus auch bezüglich ihrer Effektivität vergleichbar und es bleibt aktuell unklar, welcher Gruppe der Vorzug gegeben werden sollte. Hierzu besteht noch eine kontroverse Diskussion (Namaka 2004; Finnerup 2005). Unklar ist aktuell ebenfalls noch, inwiefern im Vorfeld durch diagnostische Methoden geklärt werden kann, ob eine bessere Effektivität von Antiepileptika oder Antidepressiva zu erwarten ist. Aus geriatrischer Sicht ist in diesem Zusammenhang besonderes Augenmerk auf die jeweiligen unerwünschten Wirkungen zu legen, die letztlich das Risiko-Nutzen Verhältnis bedingen. Bei Versagen einer Substanz der first-line-Therapie kann auf eine Alternativsubstanz übergegangen werden. Eine Kombination von Antidepressiva und Antepileptika wird bei weiterer Ineffektivität dann als nächster Schritt der klassischen Pharmakotherapie vor Einsatz der Opioide diskutiert (Iyer 2013). Es gibt aber in diesem Zusammenhang Untersuchungen, die für eine derartige Strategie keinen weiteren Zugewinn der Schmerzkontrolle vorfanden (Tanenberg 2011), so dass von Seiten der Risikokalkulation gerade bei älteren vulnerablen Patienten eine solche Kombination eher problematisch erscheint (Sturzrisiko s. u.).

11.6.1 Antiepileptika

Folgende Antiepileptika können beim neuropathischen Schmerz in der Erstlinien-Therapie verwendet werden:
- Gabapentin,
- Pregabalin.

Die Wirksamkeit ist besonders gut für die Trigeminusneuralgie belegt etwas weniger für andere Auslöser eines neuropathischen Schmerzes (Attal 2006). Ein grundsätzliches Problem der Antiepileptika ist, dass sie einen eher engen therapeutischen Bereich aufweisen und bei den erforderlichen Dosierungen schon in relativ hoher Inzidenz auch unerwünschte Wirkungen einkalkuliert werden müssen. Zusätzlich besteht eine meist starke Interaktionsfreudigkeit dieser Medikamente, welche dies weiter ungünstig beeinflussen kann (CYP-Systeme der Leber). Für ein weiteres Antiepileptikum, welches ebenfalls zurückliegend häufig zur Behandlung neuropathischer Schmerzsyndrome eingesetzt wurde – Carbamazepin – wurden in einer Untersuchung bei Anwendung zur Kontrolle der Epilepsie Abbruchraten aufgrund unerwünschter Wirkungen bis zu 42% berichtet (Brodie 1999). Hierzu zählten besonders auch Störungen der Lokomotion. Es eignet sich daher nicht für den Einsatz bei älteren Patienten und zeigte auch in einer aktuellen Meta-Analyse der verfügbaren Daten bezüglich seiner Effektivität keine gute Wirksamkeit und ist in Anbetracht der Alternativen keine empfohlene Wahl mehr. Wichtige unerwünschte Wirkungen der Antiepileptika sind:
- Hyponatriämie,
- Sedierung,
- kognitive Beeinträchtigung,
- Sturzereignisse durch Gleichgewichtsstörungen.

Die Inzidenzzahlen der Hyponatriämie steigen mit zunehmendem Lebensalter aufgrund der sich verringernden Na-Rückresorptionskapazität der Nieren. Auch für die beiden anderen Antiepileptika, Gabapentin und Pregabalin, wurden Abbruchraten bis zu 25% aufgrund unerwünschter Wirkungen berichtet, eine immer noch bemerkenswert hohe Rate. Will man ein Antiepileptikum einsetzen ist bei älteren und insbesondere bei gebrechlichen Patienten mit erhöhter Sturzgefahr, dieses Risiko genau im Monitoring zu beobachten und evtl. durch rechtzeitig eingeleitete Gegenmaßnahmen zu limitieren. Hier wäre eine standardisierte Erfassung des Sturzrisikos durch geeignete Assessment-Verfahren im Rahmen des Monitorings zu fordern. Denn gerade bezüglich dieses Ereignisses erreichen die Inzidenzzahlen in der Pharmakovigilanz bis über 10% aller Anwendungen und Stürze stellen insbesondere für ältere Patienten eine substantielle Gefahr nicht nur bezüglich Morbidität oder bleibender Funktionseinschränkung und Behinderung sondern auch bezüglich Mortalität dar. Kontrollierte Studien zum Einsatz beim neuropathischen Schmerz liegen im Vergleich zum Einsatz bei Epilepsie nur in beschränkter Zahl vor. Am besten dokumentiert ist in dieser Hinsicht Pregabalin (Haslam u. Nurmikko, 2008). Eine aktuelle Cochrane-Analyse kommt zu dem Ergebnis, dass unter einer number needed to treat zwischen 4 und 10 für beide Antiepileptika eine Intensitätsreduktion des Schmerzes von mindestens 50% erreicht werden kann. Dies bedeutet zwar keine optimale Kontrolle der Symptomatik, aber immerhin eine nachweisliche Linderung (Wiffen 2013). Diese groß angelegte Meta-Analyse konnte interessanterweise für andere Antiepileptika keine nachweisbaren positiven Effekte belegen, auch nicht für das Carbamazepin.

11.6.2 Antidepressiva

Neuropathische Schmerzen werden schon seit langem mit Amitriptylin, einem klassischen trizyklischen Antidepressivum behandelt, wobei für das Erreichen einer schmerzattenuierenden Wirkung wesentlich geringere Tagesdosen erforderlich zu sein scheinen als für die Kontrolle der Depression (Rojas-Corrales 2003; Kautio 2008). Starke belastbare Daten aus klinischen Studien liegen dazu allerdings nicht vor. Manche Therapeuten behandeln mit sehr kleinen Dosen, welches mit Amitriptylin-Tropfen möglich ist, da nachgewiesen werden konnte, dass der Schmerz-attenuierende Effekt bei kleineren Dosen einsetzt wie die antidepressive Wirkung. Dies beruht aber auf einer sehr geringen Datenbasis und wurde nur für Amitriptylin untersucht, so dass für diesen Ansatz der niedrig-Dosierung, so interessant er auch sein mag, keine ausreichend gute Grundlage besteht, um andererseits die teilweise erheblichen Risiken der unerwünschten Wirkungen der klassischen Trizyklika in Kauf zu nehmen. Amitriptylin, wie andere Trizyklika auch, ist für den Einsatz bei älteren Menschen nämlich sehr ungünstig aufgrund seines hohen Potentials für einschlägige unerwünschte Wirkungen bewertet, insbesondere durch die starke anticholinerge Wirkung aber auch durch direkte Wirkungen auf die Herz- und Kreislauffunktion. Letztere äußert sich besonders durch Rhythmusstörungen, Palpitationen und Tachykardien aber auch durch Blutdruckabfall. Hier handelt es sich außerdem um relativ häufig auftretende Probleme mit denen in bis zu 10% der Behandlungsfälle zu rechnen ist. Durch die anticholinerge Wirkung wird besonders das Risiko eines Verwirrtheitszustandes induziert. Dazu findet sich eine gewisse Dosis-Wirkung-Beziehung und bei Abschätzen des delirogenen Risikos wird oft der Begriff „total anticholinergic burden“ benutzt. In dieser Hinsicht sind die klassischen trizyklischen Antidepressiva als ausgesprochen ungünstig zu werten und werden entsprechend auch weder für die Behandlung der Depression noch für die Schmerzbehandlung bei einschlägig vulnerablen älteren Patienten in Frage kommen. Aus diesen Gründen werden neuere Antidepressiva insbesondere solche vom SNRI-Typ als Alternativen diskutiert, da sie keine anticholinerge Last aufweisen (Chew 2008). Unter diesen können Duloxetin und Venlafaxin für die Behandlung neuropathischer Schmerzen verwendet werden.

Aber auch für diese beiden muss eine Zunahme des Sturzriskos einkalkuliert werden. Denn entgegen den ursprünglichen Erwartungen zeigen weder die SSRI noch die SNRI eine signifikant geringere Zunahme des Sturzrisikos im Vergleich zu den klassischen Trizyklika. Beide Substanzen bergen außerdem wie die Antiepileptika ein gewisses Risiko für Hyponaträmie. Entsprechendes Monitoring der Natriumspiegel im Serum ist daher erforderlich. Ein etwas günstigeres Profil bezüglich unerwünschter Wirkungen insgesamt zeigt von den beiden Substanzen das Venlafaxin (Tasmuth 2002). Für diese Substanz muss allerdings eine häufige Neigung zur Obstipation sowie andere gastrointestinale Beschwerden wie Übelkeit einkalkuliert werden, ein Aspekt der bei älteren Patienten mit Obstipationsneigung bzw. auch bei einer geplanten Komedikation mit Opioiden problematisch erscheint. Genauere Angaben bezüglich des quantitativen Risikos sind aber aufgrund der heterogenen Datenlage in der Pharmakovigilanz außerordentlich schwierig.

Die moderneren SNRI liegen nicht in Tropfenform vor, so dass eine Dosisminimierung wie beim Amitriptylin nicht in ähnlicher Weise möglich ist. Ob Dosisminimierung für diese beiden Substanzen überhaupt im Kontext der Schmerzmedikation möglich ist, ist bisher leider in keiner Weise untersucht worden.

11.7 Gerontopharmakologische Bewertung der Analgetika in gängigen Listen

Es gibt verschiedene Hilfsmittel, um die Risiko-Nutzen-Relation von Medikamenten im besonderen Kontext der Verordnungsindikationen bei älteren und geriatrischen Patienten zu erhellen. Im Groben lassen sich aktuell drei Ansätze unterscheiden. Um Medikamente zu identifizieren die für ältere Patienten eindeutig ungünstig sind bzw. eine eindeutig negativere Risiko-Nutzen Bilanz im Vergelch zur Anwendung bei jüngeren Patienten aufweisen, werden sogenannte Negativlisten propagiert und fortgeschrieben. Diese sollen helfen, Risiken zu minimieren und die Verordnungspraxis zu erleichtern, indem sie z. B. auch einfach in gängiger Software im Rahmen der Verordnungspraxis unterlegt werden können (Prinzip der red flags). Sie wurden zunächst von Beers und Mitarbeitern in den USA im Rahmen eines Konsensus-Prozesses unter Experten entwickelt (Beers 1997) und führten dann auch in anderen Ländern zu ähnlichen Entwicklungen. In Deutschland wird als Negativliste die PRISCUS-Liste angewendet (PRISCUS-Liste; Holt 2010). Solche Empfehlungen können aber naturgemäß nur wenige Medikamente fassen und identifizieren. Außerdem kann der Konsensus-Prozess regionalen Abweichungen unterliegen. Dennoch ähneln sich die unterschiedlichen Listen sehr. In allen wird z. B. das Amitriptylin wegen seines hohen anticholinergen Potentials und der verfügbaren Alternativen als ungünstig aufgeführt. Einen anderen eher komplementären Ansatz verfolgen die FORTA-Autoren (Wehling 2011). Sie versuchen in einem abgestuften Bewertungssystem nicht nur diejenigen Medikamente, die für älter Patienten ungünstig sind darzustellen sondern auch diejenigen, die ohne größere Einschränkungen zum Einsatz kommen können, in die Bewertung mit einzubeziehen. Dadurch ergibt sich ein wesentlich breiterer Anspruch und der Fokus ist nicht nur auf Reduktion des Einsatzes anerkannt ungünstiger Medikamente gerichtet, sondern mehr auf die Risiko-Nutzen-Relation selbst. Auch dieses komplexere und umfassendere Bewertungssystem wurde zwischenzeitlich weiterentwickelt und in einem Delphi-Prozess abgesichert (Kuhn-Thiel 2014; Forta-Liste). Schließlich muss an dieser Stelle das zunächst in Großbritannien und Irland entwickelte und dann in der Folge in weiteren Teilen Europas angewendete Start-Stopp-Bewertungssystem Erwähnung finden (Stopstart Toolkit 2011). Hier wird einer Negativliste (stopp) (Gallagher 2008) eine ergänzende positive Liste beigefügt (start) (Barry 2007), wobei der Schwerpunkt hier auf Absetzen bzw. Ansetzen eines Medikamentes liegt. Tabelle 11.4 gibt einen Überblick über die entsprechenden Bewertungen von Analgetika in diesen Bewertungssystemen. Übereinstimmend gibt es in allen Bewertungssystemen deutliche Signale, welche die NSAID als besonders ungünstig charakterisieren. Naturgemäß werden aber nicht in allen Bewertungssystemen Schmerzmedikamente umfangreich besprochen oder erwähnt.

Tab. 11.4: Risikobewertung der Non-Opioid-Analgetika in gerontopharmakologischen Listen und Kommentaren.

Wirkstoff	PRISCUS	START/STOPP	FORTA	Kommentar
Paracetamol	als Alternative für NSAID favorisiert		A	
Metamizol	als Alternative für NSAID unter Risiko/ Nutzen-Abwägung gelistet		B	START/STOPP zielt auf den europäischen Verordnungskontext
Diclofenac	nicht erwähnt; Piroxicam, Meloxicam, Indometacin und andere als ungünstig bewertet	Stop aller NSAID bei Hypertonie, Ulcusanamnese, Herzinsuffizienz, Niereninsuffizienz	D	PRISCUS geht nicht auf verordnungsstärkste NSAID ein (Diclofenac, Ibuprofen)
Naproxen	nicht erwähnt	nicht differenziert erwähnt	D	
Celerocoxib	nicht erwähnt, Etorocoxib als ungünstig bewertet		D	kein wesentlicher Unterschied zu den klassischen NSAID
Flupirtin	nicht erwähnt	nicht erwähnt	–	bislang keine spezielle Bewertung

FORTA-Klassifikation: A: für ältere Patienten ohne Einschränkung geeignet, B: mit Einschränkung geeignet, C: weniger geeignet, D: ungeeignet.

11.8 Fazit für die Praxis

Die Nicht-Opioide sind insgesamt mäßig stark wirksame Medikamente und in sich sehr heterogen. Eine Kombinationstherapie mit mehreren Präparaten aus dieser Gruppe im Rahmen einer Behandlung chronischer Schmerzen wird nicht favorisiert. Die Auswahl des geeigneten Medikamentes zur Behandlung chronischer Schmerzprobleme richtet sich nach dem Profil der zu erwartenden unerwünschten Wirkungen.

Paracetamol zeigt im Vergleich zu klassischen NSAID hier das günstigste Profil an unerwünschten Wirkungen und kann bei mäßig ausgeprägten Schmerzen z. B. durch muskuloskeletale Probleme eine geeignete Behandlungsoption sein.

Auch Metamizol ist eine Alternative zu den klassischen NSAID. Die gravierende unerwünschte Wirkung der aplastischen Anämie ist sehr selten aber auch schlecht vorherzusagen. Daher sind hier Blutbildkontrollen unerlässlich, bzw. sollte Metamizol bei bestehenden hämatologischen Problemen nicht eingesetzt werden.

NSAID wie Ibuprofen oder Diclofenac zeigen eine Vielzahl von unerwünschten Wirkungen. Sie sollten nach Möglichkeit wegen der hier zu befürchtenden prokoagulatorischen Effekte im Rahmen einer Plaque-Instabilität nicht bei instabilen Gefäßsituationen eingesetzt werden. Eine Komedikation mit Protonenpumpeninhibitoren zu klassischen NSAID ist bei anamnestischen Hinweisen für eine Ulcus-Erkrankung oder ähnlich gravierenden gastrointestinalen Ereignissen angezeigt. Die Kontrolle einer arteriellen Hypertonie kann durch NSAID erschwert sein, engmaschigeres Blutdruckmonitoring ist daher in dieser Situation wichtig, ebenso wie ein Monitoring der Nierenfunktion.

Antidepressiva oder Antiepileptika als Koanalgetika in der Behandlung chronischer Schmerzen nur wenn eine neuropathische Komponente vorliegt. Auch hier richtet sich die Auswahl des Präparates nach den zu erwartenden unerwünschten Wirkungen. Für ältere Patienten besteht insbesondere die Gefahr der Hyponatriämie und erhöhte Sturzrisiken. Die Effektivität in der Kontrolle neuropathischer Schmerzen ist begrenzt. Bei unzureichender Wirksamkeit sollte das Präparat gewechselt werden, eine Kombinationsbehandlung mit mehreren Präparaten aus dieser Gruppe wird nicht befürwortet.

Kognitive Beeinträchtigungen wie Vigilanzminderung und Desorientiertheit können von NSAID und den Koanalgetika verursacht werden und treten bei älteren Patienten häufiger auf, insbesondere wenn zerebrale Vorerkrankungen oder Vorschädigungen vorliegen. Im Rahmen einer prognostischen Risiko-Bewertung kann hier das geriatrische Assessment hilfreich sein, um die kognitive Reserve zu erfassen.

11.9 Literatur

Andrade SE, Martinez C, Walker AM. Comparative safety evaluation of non-narcotic analgesics. J Clin Epidemiol. 1998 Dec;51(12):1357–65.

Attal N, Cruccu G, Haanpää M, Hansson P, Jensen TS, Nurmikko T, Sampaio C, Sindrup S, Wiffen P; EFNS Task Force. EFNS guidelines on pharmacological treatment of neuropathic pain. Eur J Neurol. 2006 Nov;13(11):1153–69.

Baron R, Binder A, Wasner G. Neuropathic pain: diagnosis, pathophysiological mechanisms, and treatment. Lancet Neurol. 2010 Aug;9(8):807–19.

Barry PJ, Gallagher P, Ryan C, O'mahony D. START (screening tool to alert doctors to the right treatment)–an evidence-based screening tool to detect prescribing omissions in elderly patients. Age Ageing. 2007 Nov;36(6):632–8.

Baxter H (Ed.), Stockley's drug interactions 2008, Pharmaceutical Press, London.

Beers MH. Explicit Criteria for Determining Potentially Inappropriate Medication Use by Elderly. An Update. Arch Intern Med. 1997;157:1531–1536.

Böger H, Schmidt G. Analgetika. In: Schwabe U, Paffrath D (Hrsg.) Arzneiverordnungsreport 2013, Springer, Heidelberg 2013a.

Böger H, Schmidt G. Antirheumatika und Antiphlogistika. In: Schwabe U, Paffrath D (Hrsg.) Arzneiverordnungsreport 2013, Springer, Heidelberg 2013b.

Bradley JD, Brandt KD, Katz BP, Kalasinski LA, Ryan SI. Comparison of an antiinflammatory dose of ibuprofen, an analgesic dose of ibuprofen, and acetaminophen in the treatment of patients with osteoarthritis of the knee. N Engl J Med. 1991 Jul 11;325(2):87–91.

Brodie MJ, Overstall PW, Giorgi L. Multicentre, double-blind, randomized comparison between lamotrigine and carbamazepine in elderly patients with newly diagnosed epilepsy. The UK Lamotrigine Elderly Study Group. Epilepsy Res. 1999 Oct;37(1):81–7.

Catella-Lawson F, Reilly MP, Kapoor SC, Cucchiara AJ, DeMarco S, Tournier B, Vyas SN, FitzGerald GA. Cyclooxygenase inhibitors and the antiplatelet effects of aspirin. N Engl J Med. 2001 Dec 20;345(25):1809–17.

Chan CC, Reid CM, Aw TJ, Liew D, Haas SJ, Krum H. Do COX-2 inhibitors raise blood pressure more than nonselective NSAIDs and placebo? An updated meta-analysis. J Hypertens. 2009 Dec;27(12):2332–41.

Chew ML, Mulsant BH, Pollock BG, Lehman ME, Greenspan A, Mahmoud RA, Kirshner MA, Sorisio DA, Bies RR, Gharabawi G. Anticholinergic activity of 107 medications commonly used by older adults. J Am Geriatr Soc. 2008 Jul;56(7):1333–41.

Chronopoulos A, Cruz DN, Ronco C. Hospital-acquired acute kidney injury in the elderly. Nat Rev Nephrol. 2010 Mar;6(3):141-9.

Coxib and traditional NSAID Trialists' (CNT) Collaboration, et al. Vascular and upper gastrointestinal eff ects of non-steroidal anti-infl ammatory drugs: meta-analyses of individualparticipant data from randomised trials. Lancet 2013; 382: 769–79.

Cunningham C, Skelly DT. Non-steroidal anti-inflammatory drugs and cognitive function: are prostaglandins at the heart of cognitive impairment in dementia and delirium? J Neuroimmune Pharmacol. 2012 Mar;7(1):60–73.

Curiel RV, Katz JD. Mitigating the cardiovascular and renal effects of NSAIDs. Pain Med. 2013 Dec;14 Suppl 1:S23–8.

Devchand, P.L., and Wallace, J. 2005. Emerging roles for cyclooxygenase-2 in gastrointestinal mucosal defense. Br. J. Pharmacol. 145:275–282.

Devulder J. Flupirtine in pain management: pharmacological properties and clinical use. CNS Drugs. 2010 Oct;24(10):867–81.

Doherty M, Hawkey C, Goulder M, Gibb I, Hill N, Aspley S, Reader S. A randomised controlled trial of ibuprofen, paracetamol or a combination tablet of ibuprofen/paracetamol in community-derived people with knee pain. Ann Rheum Dis 2011;70:1534–1541.

Duncan R, Francis RM, Collerton J, Davies K, Jagger C, Kingston A, Kirkwood T, Robinson L, Birrell F. Prevalence of arthritis and joint pain in the oldest old: findings from the Newcastle 85+ study. Age Ageing. 2011 Nov;40(6):752–5.

Finnerup NB, Otto M, McQuay HJ, Jensen TS, Sindrup SH. Algorithm for neuropathic pain treatment: an evidence based proposal. Pain. 2005 Dec 5;118(3):289–305.

Gallagher P, Ryan C, Byrne S, Kennedy J, O'Mahony D. STOPP (Screening Tool of Older Persons' Prescriptions) and START (Screening Tool to Alert Doctors to Right Treatment): Consensus Validation. Int J Clin Pharmacol Ther 2008; 46(2): 72–83.

Gillick M. Choosing medical care in old age: what kind, how much, when to stop. Harvard College Press, Boston, 1994.

Grosser T, Fries S, FitzGerald GA. Biological basis for the cardiovascular consequences of COX-2 inhibition: therapeutic challenges and opportunities. J Clin Invest. 2006 Jan;116(1):4–15.

Grosser T, Fries S, FitzGerald GA. Biological basis for the cardiovascular consequences of COX-2 inhibition: therapeutic challenges and opportunities. J Clin Invest. 2006 Jan;116(1):4–15.

Guzmán J, Esmail R, Karjalainen K, Malmivaara A, Irvin E, Bombardier C. Multidisciplinary rehabilitation for chronic low back pain: systematic review. BMJ. 2001 Jun 23;322(7301):1511–6.

Haslam C, Nurmikko T. Pharmacological treatment of neuropathic pain in older persons. Clin Interv Aging. 2008;3(1):111–20.

Hedenmalm K, Spigset O. Agranulocytosis and other blood dyscrasias associated with dipyrone (metamizole). Eur J Clin Pharmacol. 2002 Jul;58(4):265–74.

Hippisley-Cox J, Coupland C, Logan R. Risk of adverse gastrointestinal outcomes in patients taking cyclo-oxygenase-2 inhibitors or conventional non-steroidal anti-inflammatory drugs: population based nested case-control analysis. BMJ. 2005 Dec 3;331(7528):1310–6.

Holt S, Schmiedl S, Thürmann PA. Potenziell inadäquate Medikation für ältere Menschen: Die PRISCUS-Liste. Dtsch Arztebl Int. 2010 Aug;107(31–32):543–51.

http://priscus.net/download/PRISCUS-Liste_PRISCUS-TP3_2011.pdf (letzter Zugriff 20.6.2014).

http://www.cumbria.nhs.uk/ ProfessionalZone/MedicinesManagement/Guidelines/StopstartToolkit2011.pdf (letzter Zugriff 20.6.2014).

http://www.umm.uni-heidelberg.de/ag/forta/FORTA_liste_deutsch.pdf (letzter Zugriff 23.6.2014).

Huber M, Andersohn F, Bronder E, Klimpel A, Thomae M, Konzen C, Meyer O, Salama A, Schrezenmeier H, Hildebrandt M, Späth-Schwalbe E, Grüneisen A, Kreutz R, Garbe E. Drug-induced agranulocytosis in the Berlin case-control surveillance study. Eur J Clin Pharmacol. 2014 Mar;70(3):339–45.

Ibáñez L, Vidal X, Ballarín E, Laporte JR. Population-based drug-induced agranulocytosis. Arch Intern Med. 2005 Apr 25;165(8):869–74.

Iyer S, Tanenberg RJ. Pharmacologic management of diabetic peripheral neuropathic pain. Expert Opin Pharmacother. 2013 Sep;14(13):1765–75.

Jüni P, Dieppe P, Egger M. Risk of myocardial infarction associated with selective COX-2 inhibitors: questions remain. Arch Intern Med. 2002 Dec 9–23;162(22):2639–40.

Kautio AL, Haanpää M, Saarto T, Kalso E. Amitriptyline in the treatment of chemotherapy-induced neuropathic symptoms. J Pain Symptom Manage. 2008 Jan;35(1):31–9.

Kuhn-Thiel AM, Weiß C, Wehling M; FORTA authors/expert panel members. Consensus validation of the FORTA (Fit fOR The Aged) List: a clinical tool for increasing the appropriateness of pharmacotherapy in the elderly. Drugs Aging. 2014 Feb;31(2):131–40.

La Corte R, Caselli M, Castellino G, Bajocchi G, Trotta F. Prophylaxis and Treatment of NSAID-Induced Gastroduodenal Disorders. Drug Safety 1999 Jun; 20 (6): 527–543.

Lee A, Cooper MG, Craig JC, Knight JF, Keneally JP. Effects of nonsteroidal anti-inflammatory drugs on postoperative renal function in adults with normal renal function. Cochrane Database Syst Rev. 2007 Apr 18;(2):CD002765.

Mercadante S, Arcuri E. Pharmacological management of cancer pain in the elderly. Drugs Aging. 2007;24(9):761–76.

Mitchell SJ, Kane AE, Hilmer SN. Age-related changes in the hepatic pharmacology and toxicology of paracetamol. Curr Gerontol Geriatr Res. 2011;2011:624156.

Moulin D, Boulanger A, Clark AJ, Clarke H, Dao T, Finley GA, Furlan A, Gilron I, Gordon A, Morley-Forster PK, Sessle BJ, Squire P, Stinson J, Taenzer P, Velly A, Ware MA, Weinberg EL, Williamson OD. Pharmacological management of chronic neuropathic pain: revised consensus statement from the Canadian Pain Society. Pain Res Manag. 2014 Nov-Dec;19(6):328–35.

Namaka M, Gramlich CR, Ruhlen D, Melanson M, Sutton I, Major J. A treatment algorithm for neuropathic pain. Clin Ther. 2004 Jul;26(7):951–79.

Nikolaus T, Zeyfang A. Pharmacological treatments for persistent non-malignant pain in older persons. Drugs Aging. 2004;21(1):19–41.

Odom DM, Mladsi DM, Saag KG, Sherif BN, Miles L, Ronquest N, Wang J. Relationship Between Diclofenac Dose and Risk of Gastrointestinal and Cardiovascular Events: Meta-Regression Based on Two Systematic Literature Reviews. Clin Ther. 2014 May 23. pii: S0149–2918(14)00210–0.

Peskar BM, Maricic N, Gretzera B, Schuligoi R, Schmassmann A. Role of cyclooxygenase-2 in gastric mucosal defense. Life Sci. 2001 Nov 9;69(25–26):2993–3003.

Petersen GL, Finnerup NB, Colloca L, Amanzio M, Price DD, Jensen TS, Vase L. The magnitude of nocebo effects in pain: A meta-analysis. Pain. 2014 Apr 26. pii: S0304–3959(14)00195–X.

Psaty BM, Kronmal RA. Reporting mortality findings in trials of rofecoxib for Alzheimer disease or cognitive impairment: a case study based on documents from rofecoxib litigation. JAMA. 2008 Apr 16;299(15):1813–7.

Roelofs PD, Deyo RA, Koes BW, Scholten RJ, van Tulder MW. Nonsteroidal anti-inflammatory drugs for low back pain: an updated Cochrane review. Spine (Phila Pa 1976). 2008 Jul 15;33(16):1766–74.

Rojas-Corrales MO, Casas J, Moreno-Brea MR, Gibert-Rahola J, Micó JA. Antinociceptive effects of tricyclic antidepressants and their noradrenergic metabolites. Eur Neuropsychopharmacol. 2003 Oct;13(5):355–63.

Rostom A, Dube C, Wells GA, Tugwell P, Welch V, Jolicoeur E, McGowan J, Lanas A. Prevention of NSAID-induced gastroduodenal ulcers (Review). The Cochrane Library 2002, Issue 4.

Rudic, R.D., et al. 2005. COX-2–derived prostacyclin modulates vascular remodeling. Circ. Res. 96:1240–1247.

Ruoff GE. Challenges of managing chronic pain in the elderly. Semin Arthritis Rheum. 2002 Dec;32 (3 Suppl 1):43–50.

Sabatowski R, Kaiser U. Multimodale Schmerztherapie. Schmerz. 2012 Dec;26(6):644–6.

Schmedtje JF Jr, Ji YS, Liu WL, DuBois RN, Runge MS. Hypoxia induces cyclooxygenase-2 via the NF-kappaB p65 transcription factor in human vascular endothelial cells. J Biol Chem. 1997 Jan 3;272(1):601–8.

Schwabe U. Arzneiverordnungen 2012 im Überblick. In: Schwabe U, Paffrath D (Hrsg.) Arzneiverordnungsreport 2013, Springer, Heidelberg, 2013.

Tanenberg RJ, Irving GA, Risser RC, Ahl J, Robinson MJ, Skljarevski V, Malcolm SK. Duloxetine, pregabalin, and duloxetine plus gabapentin for diabetic peripheral neuropathic pain management in patients with inadequate pain response to gabapentin: an open-label, randomized, noninferiority comparison. Mayo Clin Proc. 2011 Jul;86(7):615–26.

Tasmuth T, Härtel B, Kalso E. Venlafaxine in neuropathic pain following treatment of breast cancer. Eur J Pain. 2002;6(1):17–24.

The International Agranulocytosis and Aplastic Anemia Study. Risks of agranulocytosis and aplastic anemia. A first report of their relation to drug use with special reference to analgesics. JAMA, 1986 256:1749.

Treede RD, Jensen TS, Campbell JN, Cruccu G, Dostrovsky JO, Griffin JW, Hansson P, Hughes R, Nurmikko T, Serra J. Neuropathic pain: redefinition and a grading system for clinical and research purposes. Neurology. 2008 Apr 29;70(18):1630–5.

van den Bemt PM, Geven LM, Kuitert NA, Risselada A, Brouwers JR. The potential interaction between oral anticoagulants and acetaminophen in everyday practice. Pharm World Sci. 2002 Oct;24(5):201–4.

Van Leen MWF, Van der Eijk I, Schols JMGA. Prevention of NSAID gastropathy in elderly patients. An observational study in general practice and nursing homes. Age and Ageing 2007; 36: 414–418.

Verspohl E.J. Analgetika mit antipyretischer und antiphlogistischer Wirkungskomponenete. In Ammon HPT, Arzneimittelneben- und -wechselwirkungen. Wissenschaftliche Verlagsgesellschaft, Stuttgart 2001.

Vranken JH. Elucidation of pathophysiology and treatment of neuropathic pain. Cent Nerv Syst Agents Med Chem. 2012 Dec;12(4):304–14. Review.

Warner T, Giuliano F, Vojnovic I, Bukasa A, Mitchell JA, Vane JR. Nonsteroid drug selectivities for cyclo-oxygenase-1 rather than cyclo-oxygenase-2 are associated with human gastrointestinal toxicity: A full in vitro analysis Proc. Natl. Acad. Sci. USA 1999, 96:7563–7568.

Wehling M, Burkhardt H (Hrsg.). Arzneitherapie für Ältere, Springer, Heidelberg, 2011.

Wiffen PJ, Derry S, Moore RA, Aldington D, Cole P, Rice AS, Lunn MP, Hamunen K, Haanpaa M, Kalso EA. Antiepileptic drugs for neuropathic pain and fibromyalgia–an overview of Cochrane reviews. Cochrane Database Syst Rev. 2013 Nov 11;11:CD010567.

Yost JH, Morgan CJ. Cardiovascular effects of NSAID's. J Musculoskelt Med 11 1994:22–34.

Matthias Schuler

12 Opioide

Unter dem Begriff „Opioide" versteht man alle Substanzen, die über eine Aktivierung von Opioidrezeptoren analgetisch wirken. Etliche Opioide wirken nicht ausschließlich über Opioidrezeptoren (z. B. Tramadol, Tapentadol), werden aber hier auch besprochen, wenn sie eine klinische Bedeutung bei der Therapie Älterer haben.

12.1 Verordnungspraxis

Noch Ende der 1990iger Jahre wurde allgemein von einer Unterversorgung mit Opioiden in Deutschland ausgegangen. Dies wurde auch bei der Behandlung von Älteren angenommen (Platt 1999). Bereits damals stieg jedoch der Opioidverbrauch in Deutschland an (Schubert 2013, Schuler 2005). Gründe hierfür sind neben der altersabhängigen Zunahme von Schmerzerkrankungen und der möglichen Unterversorgung Älterer die Erweiterung des therapeutischen Einsatzes, der Substanzvielfalt, der vermeintliche Vorteil einzelner Substanzen im Kontext von Komorbidität und Multimedikation, die Entwicklung von länger wirksamen oralen Darreichungsformen und schließlich die Einführung der Pflaster-Therapie, die gerade in Deutschland den Verbrauch nachweislich deutlich steigerte (Schubert 2013).

Die Verordnungspraxis von Opioiden ist allerdings europaweit sehr unterschiedlich:

- in Finnland unterdurchschnittliche Verordnung bei Menschen mit Demenz, die in der Gemeinde leben (Bell 2011),
- seltenere Verordnung mit zunehmender kognitiver Beeinträchtigung in englischen Pflegeheimen (Closs 2004),
- überdurchschnittlich häufige Verordnung bei dänischen Pflegeheimbewohner mit Demenz (Jensen-Dahm 2014),
- Ältere in deutschen Pflegeheimen bei vergleichbaren Schmerzen seltener Opioide als jüngere Bewohner (Osterbrink 2012).

Aufgrund der demographischen Veränderungen ist anzunehmen, dass der Verbrauch von Opioiden bei Betagten und Hochbetagten selbst bei kritischer Indikationsstellung weiterhin ansteigen wird.

12.2 Physiologische Veränderungen mit zunehmendem Alter

Orale Opioide werden gastrointestinal aufgenommen, in unterschiedlichem Ausmaß an Proteine gebunden und in der Leber konjugiert und metabolisiert. Die Ausscheidung erfolgt abhängig vom verwendeten Opioid biliär und/oder über die Nieren. Es ist anzunehmen, dass auch pharmakodynamische Veränderungen mit zunehmendem Alter die Wirkung von Opioiden beeinflussen. Altersbedingte Veränderungen auf Rezeptorebene und intrazellulärer

Ebene sind allerdings nur unzureichend untersucht und schwierig im klinischen Alltag zu messen (Hughes 1998).

Absorption, Verteilung und Elimination (Pharmakokinetik) sind besser untersucht. Generell kann die Resorption von Medikamenten durch verzögerte gastrointestinale Transitzeit oder durch primär (altersbedingt) oder sekundär (Säureblocker) steigendem gastralen ph-Wert verändert sein. Die altersbedingten Veränderungen der Körperzusammensetzung mit steigendem Fettanteil und Abnahme des Wasseranteils beeinflussen die Verteilung der Medikamente. So haben fettlösliche Opioide wie Fentanyl und Buprenorphin tendenziell ein höheres Verteilungsvolumen mit entsprechend verzögerter Elimination im Gegensatz zum wasserlöslichen Morphin (Linnebur 2005).

Zudem fällt mit zunehmendem Alter das kardiale Schlagvolumen, der hepatische Blutfluss und das Blutvolumen ab, was die Metabolisierung der Opioide verzögern kann (Tegeder 1999, Freye 2004). Zusätzlich ist die Phase-I-Metabolisation (Oxidation, Hydroxylierung und Dealkylierung) reduziert, was zur Minderung des First-Pass-Effekts der Opioide führt (Tiseo 1995).

Die altersassoziierte Reduktion des renalen Blutflusses und der glomerulären Filtrationsrate verzögert die renale Elimination von Opioiden und ihrer Metabolite. Dies kann bei primär renaler Elimination (Morphin) bei eingeschränkter Nierenfunktion zu häufigeren UAW führen.

All diese Veränderungen führen zu einer längeren Wirkdauer der Opioide im Alter. Aus diesen Gründen wird generell empfohlen, zu Beginn einer Opioid-Therapie mit einer ungefähr 25–50% Dosisreduktion im Vergleich zu Jüngeren zu beginnen und langsamer zu steigern (start low, go slow). Diese Empfehlung wird durch eine kürzlich publizierte pharmakokinetische Studie mit Oxymorphon und Naltrexon, die allerdings in Deutschland nicht zur Verfügung stehen, unterstrichen (Pergolizzi 2012). So lag in der gesunden Gruppe über 65 Jahre die maximale Konzentration um 45% höher als in der jüngeren Vergleichsgruppe (18–40 Jahre) bei der Einzelgabe von 20 mg Oxymorphon. Bei regelmäßiger Einnahme war das mittlere Konzentrationsmaximum 30–35% höher. Gleiches konnte für die Abbauprodukte gefunden werden.

12.3 Indikationen

Die Indikation für die Therapie mit einem Opioid sollte nur dann gestellt werden, wenn es keine Therapie oder Kombinationen von Therapien gibt, die mit wahrscheinlich weniger UAW die gleiche oder sogar eine bessere Schmerzlinderung versprechen. Es wird zudem empfohlen, bei schweren affektiven Störungen und/oder Suizidalität keine Therapie mit Opioiden einzuleiten (Häuser, Bock 2015).

12.3.1 Akutschmerztherapie

Eine gute akute Schmerztherapie ist neben Schmerzlinderung und der Vermeidung von Schmerzchronifizierung besonders deshalb von Bedeutung, da akute Schmerzen bei Älteren fast immer die basalen Alltagskompetenzen (Anziehen, Waschen, Mobilität etc.) und die

Lebensqualität beeinträchtigen. So liegen die Ziele der Akutschmerztherapie auch mit Opioiden darin:

1. Schmerzen möglichst zu verhindern oder zumindest soweit zu lindern, dass sie erträglich sind;
2. mögliche Auswirkungen von Schmerzen (z. B. Funktionseinschränkungen, Stress und Chronifizierung) sowie Nebenwirkungen der Schmerztherapie (z. B. Übelkeit und Erbrechen) zu vermeiden;
3. Besonderheiten bei älteren und geriatrischen Patienten zu berücksichtigen
4. prozedurenspezifische Aspekte umzusetzen.

Die meisten Befunde zur Akutschmerztherapie bei Älteren liegen für die postoperative Schmerztherapie vor.

Vor allem bei orthopädischen, gastrointestinalen, urologischen, gynäkologischen, vaskulären und thoraxchirurgischen Eingriffe ist mit stärkeren Schmerzen zu rechnen. Der Einsatz von Opioiden neben Nicht-Opioiden, regionalanästhesiologischen Verfahren und nicht-medikamentösen Methoden im Sinne einer multimodalen postoperativen Schmerztherapie unterscheidet sich von Jüngeren nicht.

Eingesetzt werden als intravenös applizierbare Opioide meist Piritramid, Morphin, Hydromorphon, Oxycodon und Tramadol, in besonderen Bereichen auch Fentanyl und Sufentanil. Ein engmaschiges Monitoring der Vitalparameter insbesondere des Sedierungsgrades ist beim Einsatz von Opioiden bei Jungen und Alten obligatorisch. Die patientenkontrollierte Analgesie (PCA) ist eine effektive Methode auch bei Älteren, sofern sie kognitiv und manuell dazu in der Lage sind. Nur wegen eines hohen Lebensalters sollte die PCA nicht verweigert werden (Gagliese 2000).

Wenn in der Folge oder primär (da PCA nicht umsetzbar) die Notwendigkeit einer oralen Verabreichung besteht, sollte dieser Applikationsweg bevorzugt gewählt werden. Zur oralen Schmerztherapie nach Operationen werden Morphin, Hydromorphon, Oxycodon, Buprenorphin, Tapentadol, Tilidin N und Tramadol verwendet.

Über den Verbrauch von Opioiden unmittelbar nach Operation gibt es in Zusammenhang mit dem Alter unterschiedliche Befunde. Über eine mit dem Alter zunehmende analgetische Wirkung der Opioide wird berichtet (Bellville 1971). So nimmt auch der PCA Morphin-Verbrauch mit zunehmendem Alter ab (Macintyre 1996, Keïta 2008). Bei der Arbeit von Macintyre war interessant, dass eine hohe Variabilität altersabhängig besteht, allerdings die Jüngeren (Patienten ab dem 20. Lebensjahr wurden eingeschlossen) die größte Variabilität aufwiesen, die mit zunehmendem Alter kontinuierlich abnahm. Auf der Grundlage von 1010 Patienten stellten sie eine Formel für den intravenösen Verbrauch von Morphin innerhalb der ersten 24 h nach Operation auf: 100-Lebensalter. Andere fanden in der unmittelbaren postoperativen Phase bei der Titration mit Morphin keinen bedeutenden Unterschied in der Dosis zwischen Jüngeren und Älteren über 70 Jahre bei gleichen Schmerzwerten und UAW, sofern man die Dosis nach Gewicht adjustierte (2 mg (KG ≤ 60 kg) oder 3 mg (KG > 60 kg), Dosierungsintervall 5 min.) (Aubrun 2002). Die Dauer der Operation, die Schmerzintensität vor Operation, ethnische Zugehörigkeit (Kaukasier) und die Art des chirurgischen Eingriffs sind für den postoperativen Morphin Verbrauch entscheidender als das Alter (kategorisiert < 65 und > 65 Jahre, mittleres Alter der Gesamtgruppe nicht angegeben) (Dahmani 2001).

Trotz der etwas uneinheitlichen Ergebnisse wird im Alter ein etwas niedrigerer PCA Bolus als bei Jüngeren empfohlen (Lavand'Homme 1998). So werden bei einer Morphin- bzw. einer Piritramid-PCA meist nur Bolusgaben in einer Dosierung von 1–1,5 mg, bei einer Hydromorphon-PCA von 200–300 µg eingesetzt. Auf eine zusätzliche kontinuierliche Opioidgabe wird meist verzichtet. In den folgenden Tagen ist der Opioid-Verbrauch bei älteren Patienten gegenüber jüngeren verringert (Aubrun 2003).

Bei der Auswahl des geeigneten Opioids sind auch postoperativ die erwähnten pharmakodynamischen und -kinetischen Besonderheiten der verschiedenen Opioide zu berücksichtigen und die möglichen Interaktionen mit der Komedikation.

12.3.1.1 Andere Indikationen

Neben der postoperativen Schmerztherapie werden Opioide bei starken, akuten Schmerzen nach Traumata (z.B. Fraktur nach Sturz), nach ausgedehnten Verbrennungen, bei viszeralen Schmerzen z.B. bei Myokardinfarkt oder Pankreatitis, bei Tumor-Durchbruchschmerzen oder akutem Zosterschmerz auch im höheren Lebensalter eingesetzt, auch wenn die Datenlage bezüglich evtl. bestehender Besonderheiten mit zunehmendem Alter und Multimorbidität sehr begrenzt ist (Dworkin 2009).

12.3.2 Chronischer Schmerz

Fast ausnahmslos beruhen die Empfehlungen für den Einsatz von Opioiden bei chronischen Schmerzen auf randomisierten kontrollierten Studien (RCT, engl.: randomized controlled trial) mit Patienten im mittleren Lebensalter (Schuler 2015) und auf einen Zeitraum von weniger als 12 Wochen (Häuser, Bock 2015). Über den Zeitraum von 12 Wochen hinaus können Opioide bei Patienten mit chronischem Rücken-, Arthrose- und neuropathischem Schmerz nur dann gegeben werden, wenn bisher eine klinisch relevante Reduktion von Schmerzen und/oder körperlicher Beeinträchtigung bei fehlenden oder geringen UAW erzielt wurden (Häuser, Bock 2015), da die Datenlage für die Langzeitanwendung über 12 Wochen ungenügend ist. Dies gilt insbesondere für geriatrische Patienten. Aufgrund der Ausschlusskriterien vieler Studien (Nieren- und Leberfunktionsstörung, Einnahme von Antidepressiva, Neuroleptika, bekannter Substanzmissbrauch, weitere nicht ausreichend kontrollierte Erkrankungen und mutmaßlich nicht persönlich aufklärungsfähige Patienten) ist anzunehmen, dass selbst bei den Studien bis zu 12 Wochen Dauer und mit älteren Teilnehmern kaum multimorbide und geriatrische Patienten eingeschlossen wurden. Kontrollierte und randomisierte Studien zur Wirksamkeit von Opioiden ausschließlich mit Älteren (z.B. 75+Jahre) sind bis heute nicht vorfügbar (Petzke 2015, Schaefert 2015, Sommer 2015), obwohl es bereits vereinzelt Hinweise gibt, dass sich Erkenntnisse des mittleren Lebensalter nicht ohne weiteres in diese Altersgruppe übertragen lassen (Schuler 2009, Karlsson 2014).

Trotzdem empfehlen Leitlinien gerade bei Älteren mit moderaten bis starken chronischen Schmerzen den Einsatz von Opioiden, wenn starke Schmerzen Funktionalität und Lebensqualität beeinträchtigen (Chou 2009, American Geriatrics Society 2009). Schon an dieser Stelle soll darauf hingewiesen werden, dass bei allen im Folgenden besprochenen

Indikationen die Opioide nicht als Erstlinienbehandlung angesehen werden sollten. Hier sei beispielsweise auf das Kapitel 8 hingewiesen.

12.3.2.1 Schmerzhafte, diabetische Neuropathie

Eine Schmerztherapie ist nur indiziert, wenn tatsächlich Schmerzen vorhanden sind (Dauerschmerz, Berührungsschmerz, attackenförmige Schmerzen). Bei ausschließlicher Taubheit oder einer Neuropathie ohne Beschwerden ist eine Schmerztherapie nicht sinnvoll.

Opioide sollen erst eingesetzt werden, wenn Erstlinientherapeutika kontraindiziert sind, nicht oder nicht ausreichend wirksam waren. Für die in der Praxis häufige Kombinationstherapie von Opioiden und Basistherapeutika gibt es nur wenig Evidenz (Nationale Versorgungsleitlinie Neuropathie 2015). Für eine Dauer von bis zu 12 Wochen ist die Wirksamkeit von Opioiden für das mittlere Lebensalter gut belegt (Häuser, Bock 2015) (Tab. 12.1). Es liegen für diesen Zeitraum RCTs mit Oxycodon, Tapentadol und Tramadol vor (Sommer 2015). Keine der RCTs schloss zwar explizit geriatrische Patienten oder Ältere aus, jedoch ist – wie bereits oben erwähnt – aufgrund der Ausschlusskriterien anzunehmen, dass geriatrische Patienten nicht oder nur in sehr geringem Umfang eingeschlossen wurden.

12.3.2.2 Postzosterneuralgie

Bei Postzosterneuralgie liegt für den Behandlungszeitraum von bis zu 12 Wochen sehr gute Evidenz bei der Reduktion der Schmerzintensität gegenüber Placebo vor, jedoch nicht für die Verbesserung der körperlichen Beeinträchtigung (Häuser 2015, Harden 2013, Sommer 2015). Bei diesen Studien liegt das Durchschnittsalter aufgrund der Altersverteilung der Zoster Infektion etwas höher als bei anderen Indikationen (Tab. 12.1). Direktvergleiche von Opioiden mit Gabapentin (Gilron 2005) und Nortriptylin (Raja 2002) zeigten keine Vorteile in Wirksamkeit, Sicherheit und Verträglichkeit. Am Ende dieser Studie mit cross-over design wurde das Opioid trotz häufigerer Nebenwirkungen und Dropouts von den meisten Patienten gegenüber dem verwendeten Antidepressivum bevorzugt.

Tab. 12.1: Mittleres Lebensalter der Opioidstudien gegenüber Placebo, Anzahl (n) der in die LONTS-2-Leitlinie eingegangenen Studien (nach Häuser 2015, Schuler 2015).

	n RCTs	Minimales–maximales mittleres Alter (Jahre) in den RCTs
Arthrose-Schmerzen		
Tramadol	8	47–63
Tilidin	0	–
Buprenorphin	2	60–63
Fentanyl	1	66
Hydromorphon	2	60–66

Tab. 12.1: (fortgesetzt)

	n RCTs	Minimales–maximales mittleres Alter (Jahre) in den RCTs
Morphin	2	54–63
Oxycodon	4	55–64
Tapentadol	1	58
Rückenschmerzen		
Tramadol	1	47–48
Tilidin	0	–
Buprenorphin	2	49–54
Fentanyl	0	–
Hydromorphon	1	49
Morphin	2	44–53
Oxycodon	4	48–58
Tapentadol	1	49–50
Diabetische Neuropathie		
Tramadol	1	59
Tilidin	0	–
Buprenorphin	0	–
Fentanyl	0	–
Hydromorphon	0	–
Morphin	0	–
Oxycodon	1	59
Tapentadol	1	60
Zoster Neuralgie		
Tramadol	1	66
Tilidin	0	–
Buprenorphin	0	–
Fentanyl	0	–

Tab. 12.1: (fortgesetzt)

	n RCTs	Minimales–maximales mittleres Alter (Jahre) in den RCTs
Hydromorphon	0	–
Morphin	1	71
Oxycodon	1	70
Tapentadol	0	–

12.3.2.3 Andere schmerzhafte Neuropathien

Bei anderen Neuropathien wie schmerzhafte Radikulopathie, dem Phantomschmerz, dem Schmerz nach Rückenmarksverletzung können Opioide bis zu 12 Wochen verwendet werden. Allerdings ist die Evidenz laut der deutschen Leitlinie nur gering, da es bisher nur jeweils eine RCT mit jeweils kleineren Patientenzahlen und einer medianen Studiendauer von 5 (4–6) Wochen zu diesen Erkrankungen vorliegen (Häuser 2015). Der Einsatz bei Betagten und Hochbetagten ist sicherlich eine Einzelfallentscheidung. Auch hier waren die Abbruchraten wegen UAW in allen Studien höher in der Verum- als in der Placebogruppe (Sommer 2015).

12.3.2.4 Chronischer Arthroseschmerz

Opioide sind erst dann einzusetzen, wenn andere medikamentöse und nicht-medikamentöse Therapien nicht oder nicht mehr ausreichend Schmerzen lindern und ein Gelenkersatz nicht oder noch nicht möglich oder gewünscht ist (s. Kap. 6).

Opioide sind nach einer aktuellen Metaanalyse Placebo in der Reduktion von Schmerzen und körperlichem Beeinträchtigungserleben überlegen, allerdings in der Verträglichkeit unterlegen (Schaefert 2015). So wird in LONTS empfohlen, dass beim chronischen Arthroseschmerz Opioide als Therapieoption für eine Dauer von 4–12 Wochen angeboten werden können (Häuser 2015). Fünf der 20 RCTs in dieser Metaanalyse schlossen über 75-Jährige explizit aus. Auch bei den übrigen Studien ist anzunehmen, dass multimorbide Ältere aufgrund der genannten Ausschlusskriterien nicht eingeschlossen wurden (Tab. 12.1). Im Direktvergleich waren nichtsteroidale Antirheumatika (NSAR) Tramadol in ihrer Wirksamkeit (Schmerzintensität, Beeinträchtigungserleben) überlegen (Welsch 2015). In einer Kohortenstudie bei multimorbiden Patienten mit Gelenkschmerzen (Alter im Mittel 80 Jahre, ca. 70 % zusätzlich mit arterieller Hypertonie, 33 % Diabetes mellitus, 30 % Rückenschmerzen, 15 % Schlaganfall, 10 % Alzheimer-Demenz, 7 % Frakturen) und entsprechender Multimedikation aber ohne Angaben der funktionellen Fähigkeiten war die Einnahme von Opioiden im Vergleich zu NSAR oder Coxiben mit einem erhöhten Mortalitätsrisiko assoziiert (Solomon 2010 (1)). Zu bedenken ist auch, dass Opioide bei Kniearthose zwar effektiv die Schmerzen lindern können, aber die Gehgeschwindigkeit Dosis unabhängig verlangsamen (Marcum 2014).

12.3.2.5 Rheumatoide Arthritis

Bei Gelenkschmerzen aufgrund einer rheumatoiden Arthritis kann eine zeitlich bis 6 Wochen befristete symptomatische Schmerztherapie mit Opioiden durchgeführt werden (Häuser 2015). Diese Empfehlung basiert auf einem Cochrane-Review mit 7 Studien (Whittle 2011) und einer RCT mit 19 Patienten, die Tilidin/Naloxon über 6 Wochen mit Placebo vergleicht (durchschnittlich 58 Jahre (38–79 Jahre) (Brunnmüller 2004).

Eine Basistherapie zur Reduktion der Schubfrequenz hat sicherlich bei symptomatischer Arthritis die größte Bedeutung in der Behandlung bzw. Vermeidung von Schmerzen.

12.3.2.6 Rückenschmerz

Eine ausschließliche Therapie mit Opioiden wird beim chronischen, nichtspezifischem Rückenschmerz allgemein nicht empfohlen (Nationale Versorgungsleitlinie Kreuzschmerz 2013). Nach LONTS können Opioide für bis zu 12 Wochen angeboten werden (Häuser, Bock 2015). Die NVL empfiehlt eine Reevaluation der Opioid-Therapie bei akutem nichtspezifischem Kreuzschmerz spätestens nach vier Wochen, bei chronischem nach spätestens 3 Monaten. Tritt die gewünschte Schmerzlinderung/Funktionsverbesserung nicht ein, ist die Fortsetzung der Therapie mit Opioiden kontraindiziert (Nationale Versorgungsleitlinie Kreuzschmerz 2013).

Buprenorphin, Hydromorphon, Morphin, Oxycodon, Tapentadol, Tramadol wurden in RCTs zu chronischen Rückenschmerzen geprüft (Tab. 12.1). Opioide waren Placebo in der Reduktion von Schmerzen und körperlichem Beeinträchtigungserleben überlegen und in der Verträglichkeit unterlegen (Petzke 2015). Bei einer Vergleichsstudie war Celecoxib 200 mg/d Tramadol 100 mg/d in der Häufigkeit der 30% Schmerzreduktion und in der Abbruchrate wegen UAW um jeweils ca. 10% überlegen (O'Donnell 2009).

12.3.3 Tumorschmerz

Das Stufenschema der Weltgesundheitsorganisation (WHO) zur Tumorschmerztherapie findet auch bei Älteren und geriatrischen Patienten vielfach Anwendung, auch wenn zu bedenken ist, dass mit zunehmendem Alter der Nutzen jeder zusätzlichen Substanz geringer wird und das Risiko für UAW steigt. Die Gabe von Opioiden (Morphin) ist bei zusätzlicher Dyspnoe Mittel der Wahl. Auch bei Patienten mit Atemnot ohne Schmerz werden orale oder parenterale Opioide zur Linderung empfohlen. Die Kumulation von Abbauprodukten des Morphins besonders bei Niereninsuffizienz ist dabei gegen die duale Wirkung auf Schmerzen und Dyspnoe abzuwägen. Die Stufe II des WHO-Stufenschemas kann dann übersprungen werden, wenn Schmerzen als mindestens stark angegeben werden. Die Kombination von schwach und stark wirksamen Opioiden ist nicht sinnvoll. Wenn Sturzrisiko aufgrund des schlechten Allgemeinzustandes und Immobilität nicht mehr gegeben ist und/oder Schmerzattacken sehr heftig sind, kommen auch kurzwirksame Opioide zum Einsatz meist auf der Grundlage einer Basistherapie mit lang wirksamen Opioiden.

Die Empfehlungen zur Applikation ist gestuft und nur bei Patientenwunsch oder bei erforderlich schneller Schmerzkontrolle sollte auch bei Älteren von diesem Vorgehen abgewichen werden:

1. wenn immer möglich: orale Therapie,
2. transdermal (z. B. bei Dysphagie, schlechter Adhärenz der oralen Therapie),
3. subkutan (z. B. bei Unverträglichkeit von transdermal),
4. intravenös (z. B. aufgrund peripherer Ödeme, Gerinnungsstörungen, schlechter peripherer Durchblutung und bei Notwendigkeit von hohen Volumina und Dosen subkutan).

Die Veränderung des Applikationsweges kann auch bei Ausbleiben einer adäquaten Analgesie trotz Titration veranlasst werden. Der subkutane und intravenöse Zugangsweg kann für eine patientenkontrollierte Analgesie genutzt werden. Die peridurale oder intrathekale Applikation bleibt schweren Schmerzzuständen, die mit oben beschriebenem Vorgehen nicht befriedigend behandelt werden können, vorbehalten. Bei Umstellungen müssen entsprechende Dosisänderungen beachtet werden. Die rektale Opioid-Applikation sollte nur als Methode der zweiten Wahl gelten, da entsprechende Präparate oft nicht zeitnah zur Verfügung stehen und die Akzeptanz dieser Applikationsform von Seite der Patienten oft gering ist (Palliativmedizin Leitlinie 2015).

12.4 Unerwünschte Wirkungen und Management

Die fehlende Organtoxizität der Opioide ist vorteilhaft gegenüber anderen Analgetika. Allerdings sind die unerwünschten Arzneimittelwirkungen (UAW) sowohl bei kurzem wie längerem Einsatz zu beachten. So klagen Menschen im mittleren Lebensalter unter Opioiden gegenüber Placebo häufiger über Obstipation, Übelkeit, Schwindel, Somnolenz, Erbrechen und Hautprobleme (trockene Haut, Juckreiz) (Furlan 2006). Andere UAW wie Appetitlosigkeit, Mundtrockenheit, abdominelle Schmerzen, Kopfschmerzen, Fatigue, verminderter Visus oder Akkommodationsstörungen, Schlafstörungen, Verwirrtheit und übermäßiges Schwitzen waren in dieser Metaanalyse gegenüber Placebo nicht unterschiedlich. Bei vergleichenden Studien mit anderen Analgetika waren nur noch die Übelkeit, die Obstipation und der Schwindel unter Opioid-Therapie häufiger (Furlan 2006).

Obgleich nur RCTs in mittlerem Lebensalter bei anzunehmender geringer Multimorbidität und -medikation existieren, sind die Abbruchraten in Abhängigkeit zur untersuchten Dosis trotz Studieneinbindung und einer kurzen Therapiedauer von weniger als 12 Wochen überwiegend wegen UAW auffällig hoch (ca. 40 %) (Schuler 2015). Bei über 65-jährigen Schmerzpatienten waren neben Inanspruchnahme von Fremdhilfe zu Hause und fehlender Gehhilfe die Einnahme von Opioiden der Risikofaktor für eine erneute Vorstellung in der Notambulanz innerhalb von 30 Tagen nach stationärer Behandlung (Howard 2014).

Es ist anzunehmen, dass sich Häufigkeit und Ausprägung von UAWs mit zunehmendem Alter und Multimorbidität gegenüber Jüngeren ändern (Schuler 2009, Karlsson 2014). Wenn man nämlich neben dem Alter und Geschlecht alterstypische Befunde wie Multimorbidität, Multimedikation, Alltagskompetenz und Kognition in Regressionsanalysen einbindet, rücken die Opioide als bedeutender Risikofaktor für eigentlich opioidtypische UAW weit in den Hintergrund (Schuler 2009).

Vor Therapiebeginn sollten am besten in Form einer Checkliste die häufigen UAWs schriftlich und wenn durchführbar auch mit einer Graduierung der Schwere erfasst werden (Tab. 12.2).

Tab. 12.2: Assessement von Beschwerden, wie sie vor und während einer Therapie mit Opioiden erhoben werden können. ©Klinik für Akutgeriatrie, Palliativmedizin und Zentrum für Alterstraumatologie, Diakonissenkrankenhaus Mannheim, Speyerer Straße 91–93, 68163 Mannheim; http://www.diakonissen.de.

Haben oder hatten sie ...			**erst seit Tagen**	**seit Längerem**	**Wie ausgeprägt sind/waren diese Beschwerden?**		
					leicht	mittel	stark
... Kopfschmerzen?	☐ nein	ja:	☐	☐	☐	☐	☐
... Verstopfung?	☐ nein	ja:	☐	☐	☐	☐	☐
... Durchfall?	☐ nein	ja:	☐	☐	☐	☐	☐
... Übelkeit?	☐ nein	ja:	☐	☐	☐	☐	☐
... Erbrechen?	☐ nein	ja:	☐	☐	☐	☐	☐
... einen trockenen Mund?	☐ nein	ja:	☐	☐	☐	☐	☐
... keinen Appetit?	☐ nein	ja:	☐	☐	☐	☐	☐
... übermäßige Müdigkeit?	☐ nein	ja:	☐	☐	☐	☐	☐
... Schwindel?	☐ nein	ja:	☐	☐	☐	☐	☐
... Husten?	☐ nein	ja:	☐	☐	☐	☐	☐
... Herzrasen?	☐ nein	ja:	☐	☐	☐	☐	☐

Tab. 12.2: (fortgesetzt)

Haben oder hatten sie ...			erst seit Tagen	seit Längerem	Wie ausgeprägt sind/waren diese Beschwerden?		
					leicht	mittel	stark
... Jucken der Haut?	☐ nein	ja:	☐	☐	☐	☐	☐
... Schlafstörungen?	☐ nein	ja:	☐	☐	☐	☐	☐
... Probleme beim Wasserlassen?	☐ nein	ja:	☐	☐	☐	☐	☐
... andere Beschwerden:			☐	☐	☐	☐	☐
... andere Beschwerden:			☐	☐	☐	☐	☐

Bei multimorbiden Älteren sind nämlich Symptome, die unter Opioiden auftreten können, auch ohne Opioid-Therapie häufig (Obstipation, Übelkeit etc.). Es ist insbesondere bei kognitiver Beeinträchtigung schwierig, die im Verlauf der Therapie geklagten Beschwerden auf die Opioid-Therapie zurückzuführen ohne die Beschwerdelast vor Therapiebeginn zu kennen. Eine Zusamenfassung der Möglichkeiten, um UAW zu vermeiden oder zu behandeln zeigt Tabelle 12.3.

Tab. 12.3: Unerwünschte Arzneimittelwirkungen der Opioide und mögliche Maßnahmen zur Prävention und Therapie. (Rubinstein 2002).

	ohne Opioid%	mit Opioid%	dosisabhängig	Toleranz	mögliche Maßnahmen
Obstipation	30[1]	45–55[1]	ja	nein	– Opioid-Reduktion, Laxans – Antidot
Vigilanzminderung	?	?	ja	ja, 3–4d	– Start low, go slow – absetzen anderer sedierender Medikamente – Opioid Reduktion, Rotation, Antidot
Übelkeit, Erbrechen	8[1]	10–38[1]	nein	ja, 5–7d	Antiemetikum, Opioid Rotation
Pruritus	3[1]	6[1]	nein	nein	Opioid absetzen, Antihistaminikum, Kälte, feuchte Umschläge
Myoklonien	?	?	ja	nein	Opioid Reduktion
Abhängigkeit	?	?	?	nein	Risikofaktoren bedenken: – hohes Schmerzniveau, depressive Symptomatik, geringe körperliche Funktionseinschränkung, früherer Substanzmissbrauch; Opioidentzug
kognitive Beeinträchtigung	?	?	wahrscheinlich ja	eher nein	– Start low, go slow – Vermeiden von Komedikation mit Benzodiazepinen und Neuroleptika
eingeschränkte Fahrtüchtigkeit	?	?	wahrscheinlich ja	fraglich	– Start low, go slow – Risikofaktoren erkennen: – Geringe Fahrleistung, – Komorbidität (Demenz, Depression etc.), Komedikation (trizyklische Antidepressiva, Benzodiazepine)

[1] Prävalenz (gerundet) bei stationärer Aufnahme in eine Geriatrie (Schuler 2009); [2] Stürze in einem Jahr.

Tab. 12.3: (fortgesetzt)

	ohne Opioid%	mit Opioid%	dosisabhängig	Toleranz	mögliche Maßnahmen
Delir	?	?	ja	nein	Opioid-Reduktion, Opioid-Rotation präventiv: – delirogene Medikamente (Benzodiazepine) absetzen, akute Erkrankungen (Anämie, Infektion etc.) behandeln, Ortswechsel, Änderung der Bezugspersonen etc. vermeiden
Sturz	34% der 65+ Jährigen 50% der Achtzigjährigen 43% der Pflegeheimbewohner[2]	?	wahrscheinlich ja	wahrscheinlich gering	– Start low, go slow, – Vermeiden von Opioiden mit kurzer Wirkung (< 8h), – Dosisreduktion, – Sturzrisiko bei Buprenorphin wahrscheinlich geringer, Fentanyl höher, – Sturzprävention (Vitamin D etc.)
Urin Retention	16[1]	7–25[1]	nein	nein	Opioid absetzen, Opioidrotation, Urinkatheter
Infektionen	?	?	?	?	evtl. Auswahl der Opioide: vermeiden von Fentanyl, Morphin, Methadon, eher Buprenorphin, Hydromorphon, Oxycodon, Tramadol

Mit den UAW der Opioide kann nach den folgenden Prinzipien umgegangen werden (modifiziert und erweitert nach (Caraceni 2012)):
- akzeptieren
- Prophylaxe von akuten UAW (Übelkeit, Erbrechen, Obstipation, Sturz, Delir)
- Prävention bei Langzeitanwendung (Osteoporose, Infektion, Sturz)
- Dosisreduktion
- absetzen/Opioidrotation
- Veränderung der Verabreichungsform
- symptomatische Therapie

Bei geriatrischen Patienten sollten Massnahmen zur Vermeidung und Therapie der UAW im Kontext von Multimorbidität, Multimedikation, Medikamenteninteraktion und funktioneller Kompetenz bedacht werden (z.B. extrapyramidale Nebenwirkungen bei Metoclopramid und erhöhter Sturzgefährdung, Diarrhoe bei übermäßigem Laxantiengebrauch mit Gefahr der Stuhlinkontinenz, Drangsymptomatik und ebenfalls erhöhter Sturzgefährdung). Vor allem Obstipation, Übelkeit, Vigilanzstörungen, Delir und Myoklonien sind dosisabhängig. Sofern der Schmerz gut kontrolliert ist, sollte zunächst eine vorsichtige Dosisreduktion von ca. 25% (–50%) angestrebt werden. Bei Schmerzverstärkung sind auch andere Schmerztherapien zu initiieren.

12.4.1 Obstipation

Die Obstipation zählt zu den häufigsten, dosisabhängigen Nebenwirkungen der Opioide ohne Toleranzentwicklung. Diese spastische Obstipation wird über periphere µ-Rezeptoren entlang des Gastrointestinaltrakts und durch zentrale agonistische Wirkung auf die Magenentleerung vermittelt (Bueno 1988). Die meisten Opioid-Analgetika haben eine selektive oder zumindest überwiegende Affinität zu µ-Rezeptoren.

Je nach untersuchtem Kolletiv liegt die Obstipationshäufigkeit zwischen 40–64% (Schuler 2009, Walsh 1984). Zu berüchsichtigen ist, dass die Prävalenz eindeutig altersabhängig ist und in einem geriatrischen Kollektiv bereits ohne Opioide bei 32,3% lag (Schuler 2009). Diese Altersabhängigkeit konnte auch in einer kürzlich publizierten, offenen, prospektiven Untersuchung gezeigt werden, die zwei Altersgruppen (50–60-Jährige, 75+ Jahre) unter einer Buprenorphin-Pflaster-Therapie verglich und bei gleicher Wirksamkeit und etwas geringerer durchschnittlicher Buprenorphindosierung bei Arthroseschmerzen häufiger in der höheren Altersgruppe (28,1% versus 18,5%) relevante Obstipation fand (Karlsson 2014).

Trotz der Tatsache, dass auch im hohen Alter nicht jeder eine relevante Obstipation entwickelt, wird empfohlen, ein Laxans schon zu Beginn einer Opioid Therapie zu verordnen (Häuser, Bock 2015). Bei der Prophylaxe und der Therapie sollte die Komedikation, vorbestehende Obstipationsproblematik, das Alter, die geplante Dauer der Opioidgabe, die Art der schmerzhaften Erkrankung, kognitive Fähigkeiten und die UAW der Laxantien selbst berücksichtigt werden. Bei vielen Patienten kann während der gesamten Therapie mit opioidhaltigen Analgetika die Gabe von Laxantien erforderlich sein. Eine Entscheidung über eine prophylaktische oder eine bedarfsweise durchgeführte Laxantientherapie ist im Einzelfall und abhängig vom Defäkationsmuster des Patienten zu treffen. Bei Patienten mit einer vorbestehenden Obstipation(-sneigung) ist die regelmäßige prophylaktische Gabe von Laxantien sinnvoll. Insgesamt ist die Datenlage zu Wirksamkeit und UAW von Laxantien bei opioidinduzierter Obstipation nicht ausreichend.

12.4.2 Übelkeit und Erbrechen

Opioid induzierte Übelkeit wird durch direkte Stimulation der Chemorezeptoren der zentralen Triggerzone ausgelöst, die schädliche, chemische Substanzen im Blut detektiert, und an das Brechzentrum der Medulla oblongata vermittelt, was den Brechreflex auslöst. Weitere

Mechanismen sind die direkte Stimulation des vestibulären Apparats, anticholinerge Effekte am Gastrointestinaltrakt (Gordon 2004) und zentrale agonistische Wirkung mit der Folge der verzögerten Magenentleerung (Bueno 1988).

Bei Älteren scheint dieses Problem eher seltener aufzutreten als bei Jüngeren. In einer Vergleichsuntersuchung zwischen 50–60-Jährigen und über 75-Jährigen trat unter Buprenorphin-Pflaster Übelkeit (47% versus 29,8%) und Erbrechen (16,9% versus 1,8%) deutlich seltener bei Älteren auf (Karlsson 2014). In der bereits erwähnten Untersuchung bei geriatrischen Patienten klagen unter Opioiden nur 10,1% über Übelkeit (inkl. antiemetischer Therapie 16,2%) und 6,3% (9,5%) über Erbrechen (Schuler 2009).

Deshalb scheint eine prophylaktische Gabe eines Antiemetikums im höheren Alter nicht unbedingt notwendig. Auf der anderen Seite mag die Akzeptanz der Opioid-Therapie bei Auftreten von Übelkeit und besonders Erbrechen beeindrächtigt. Da Übelkeit und Erbrechen vor allem zu Beginn auftreten, ist eine antiemetische Behandlung besonders am Anfang notwendig. Eine Opioidrotation sollte in dieser Therapiephase zunächst vermieden werden. Wegen möglicher Toleranz muss die Fortsetzung der antiemetischen Therapie nach etwa 2 (–4) Wochen überprüft werden.

12.4.3 Sedierung und Atemdepression

Die potentiell lebensbedrohliche Atemdepression wird ebenfalls durch den μ-Rezeptor Agonismus am Atemzentrum vermittelt (McCrimmon 2003). Sie ist dosisabhängig.

Die Beeinträchtigung der Vigilanz bis hin zum Atemstillstand ist ein bedeutendes Problem bei Älteren (Hayes 2007). Kombinationen von Opioiden mit anderen zentral wirksamen Medikamenten können additiv sedierend wirken. Prävalenzzahlen für Ältere sind nicht bekannt.

Auch aus diesem Grund ist gerade bei Älteren eine sorgfältige Medikamentenanamnese incl. Schlafmedikamente und rezeptfreier Medikamente vor Beginn einer Opioid Therapie zu empfehlen (Cherny 2001). Der Grundsatz „*start low and go slow*" ist unbedingt einzuhalten. Andere sedierende Medikamente sind nach Möglichkeit abzusetzen oder zumindest zu reduzieren. Erst bei einer Atemfrequenz von weniger als 8/min. oder einer Sauerstoffsättigung von weniger als 90% ist das Antidot Naloxon zu verabreichen, um Schmerzkrisen und Entzugssymptome zu vermeiden (American Geriatrics Society 2009).

12.4.4 Myoklonus

Myoklonien werden ebenfalls zentral ausgelöst. Sie scheinen häufiger bei oraler als bei parenteraler Gabe beobachtet zu werden, was möglicherweise darauf hinweist, dass sie durch die Metabolite der first pass Metabolisierung der Leber ausgelöst werden (Tiseo 1995). Sie treten besonders bei hohen Dosen und bei Langzeittherapie mit Opioiden auf. Wie in einer kleinen Fallserie, worunter nur zwei ältere Patienten mit 70 und 75 Jahre waren, berichtet wird, traten bei 12 von 19 Patienten mit einer Morphindosis von größer als 500 mg/Tag Myoklonien auf (Potter 1989). Berichte über Prävalenz und Relevanz bei Älteren liegen nicht vor.

Die wichtigste Massnahme ist, hohe Dosen zu vermeiden bzw. die Dosis zu reduzieren.

12.4.5 Abhängigkeit

Insgesamt scheint das Missbrauchs- und Abhängigkeitsrisiko bei Älteren geringer zu sein als bei Jüngeren (Smith 2010). Auch weltweit ist die Häufigkeit des Missbrauchs von Opioiden bei der Indikation Schmerz sehr unterschiedlich und in Deutschland aktuell wahrscheinlich eher gering (Häuser, Bock 2015). Trotzdem sind auch bei Älteren die Risiken für die Entwicklung einer Abhängigkeit zu erkennen. Ein hohes Schmerzniveau, depressive Symptomatik und geringe körperliche Funktionseinschränkung konnten bei Älteren als Risikofaktoren für Opioid-Missbrauch identifiziert werden (Park 2010). Alkohol, soziale Unterstützung und Spiritualität erwiesen sich nicht als relevant für den Missbrauch von Opioiden. Es wird empfohlen, nach bestehendem Alkoholgebrauch, Benzodiazepin-Einnahme (explizit nach Schlafmitteln fragen) oder anderen sedierenden Medikamenten incl. rezeptfreier Medikamente zu fragen und über Fremdanamnese zu bestätigen (Kahan 2011), da eine bestehende oder frühere Abhängigkeit von Substanzen das Risiko für missbräuchlichen Einsatz von Opioiden deutlich erhöht.

Demnach sollte bei Älteren mit psychiatrischen Erkrankungen wie Depression, Angststörung und aktuellem oder früherem Medikamentenmissbrauch die Indikation für eine Opioidtherapie besonders kritisch gestellt werden. Auch der Schmerz als Somatisierungsstörung sollte bedacht werden. Vor allem bei Risikopatienten sind Kombinationspräparate insbesondere mit Paracetamol zu meiden, da die therapeutische Breite von Paracetamol gering ist. Buprenorphin als ein partieller µ-Agonist könnte eine Therapieoption darstellen, wenn trotz hohem Risiko eine Opioidtherapie bei chronischem Schmerz notwendig erscheint (Smith 2010). Ähnliches gilt für Tramadol. Auch wenn Tapentadol nur eine schwache Affinität zum µ-Rezeptor aufweist, wird auch bei dieser Substanz vor Abhängigkeit gewarnt. Sicherlich ist bei Risikopatienten eine noch engere Überwachung der Therapie notwendig. Dabei können Urinkontrollen auch für andere Substanzen eingesetzt werden.

12.4.6 Kognitive Beeinträchtigung

Die Mechanismen, wie Opioide die Kognition beeinflussen, sind bisher im Detail nicht bekannt. Sie sind gegenüber den negativen Auswirkungen von Schmerzen auf kognitive Funktionen abzugrenzen.

In der Titrationsphase ist davon auszugehen, dass Opioide, ähnlich wie bei jüngeren Tumorpatienten nachgewiesen (Bruera 1989, Keïta 2008, Kurita 2011), kognitive Funktionen negativ beeinflussen. Nach durchschnittlich 7,6 Jahren konnte in einer Längsschnittuntersuchung bei über 65 Jährigen allerdings mit geringer Fallzahl ein überdurchschnittlicher Abfall im Minimentalstatus (27,7 auf 21,2 Punkte) bei Menschen gesehen werden, die zu Beginn und bei der Verlaufsbeobachtung Opioide einnahmen (Puustinen 2011). Dieser Effekt zeigte sich noch deutlicher (27,3 auf 18,8 Punkte), wenn zusätzlich noch andere zentral wirksame Medikamente (Benzodiazepine, Neuroleptika) eingenommen wurden. Andere Faktoren, die kognitive Fähigkeiten beeinflussen, wurden kontrolliert.

Ein Placebo kontrollierter Vergleich von Opioiden (Morphin im Mittel 91 mg/Tag oder Methadon 15 mg/Tag) mit trizyklischen Antidepressiva (Nortriptylin 89 mg/Tag oder Desipramin 63 mg/Tag) zeigte bei gleicher Wirksamkeit von Opioiden und Antidepressiva bei Postzosterneuralgie (mittleres Alter 71 Jahre, 32–90 Jahre) nach Titration bei Opioiden in Bezug auf Konzentration, psychomotorische Funktionen und Geschwindigkeit, verbales Lernen und manuelle Fähigkeiten keine Verschlechterung nach ca. 8 Wochen (Raja 2002). Auch trizyklische Antidepressiva beeinflussten nur die Konzentration und die manuellen Fähigkeiten der nicht-dominanten Hand negativ. Wie bereits erwähnt, werden gerade diese Medikamente kritisch bei Älteren gesehen (Holt 2010).

12.4.7 Beeinträchtigung der Fahrtüchtigkeit

Bei der größer werdenden Zahl Älterer, die aktiv am Straßenverkehr teilnehmen, sind Kenntnisse über den Einfluss der Opioide in der Titrationsphase und in der stabilen Einstellung auf Sensomotorik, Konzentration, Informationsverarbeitungsgeschwindigkeit, Reaktionsvermögen und Multitasking Fähigkeit u. a. für eine sichere Teilnahme am Straßenverkehr wichtig. Auch ohne Opioide ist die Unfallgefahr beim Führen eines Fahrzeugs bei geringer Fahrleistung (*low (short) mileage bias*) besonders hoch, was auf viele Senioren zutrifft (Wolter 2014).

Komorbidität (Demenz, Depression etc.) und Komedikation (trizyklische Antidepressiva, Benzodiazepine etc.) in Kombination mit Opioiden beeinträchtigen die Fahrtüchtigkeit besonders (Mailis-Gagnon 2012). Die meisten Älteren mit chronischen Schmerzen nehmen zusätzliche psychotrope Medikamente ein (Hartikainen 2005, Mailis-Gagnon 2012).

Die bisherige Empfehlung, dass Menschen unter einer stabilen Opioiddosis ohne Einschränkungen fahrtüchtig sind, lässt sich laut des erwähnten aktuellen, systematischen Reviews nicht halten. Der geriatrische Patient ist gerade durch seine Multimorbidität und Multimedikation gekennzeichnet, sodass nicht nur wegen einer Opioid-Therapie die aktive Teilnahme am Straßenverkehr in der Titrations- und stabilen Einstellungsphase nicht ungefährlich erscheint und für diese Patienten nicht zu empfehlen ist.

12.4.8 Delir

Das Delirrisiko steigt mit zunehmendem Alter generell an. Menschen mit einer akuten Erkrankung und einem Delir weisen eine erhöhte Krankenhausmortalität auf. U. a. wirken viele Medikamente delirogen. Nach einer systematischen Übersicht haben Opioide (Odds ratio 2,5, 95% CI 1,2–5,2) neben den Benzodiazepinen (3,0; 1,3–6,8) das höchste Delirrisiko (26). Allerdings muss auch bedacht werden, dass un- oder nicht ausreichend behandelte Schmerzen ebenfalls ein Delir auslösen können. Dies legen postoperative Befunde nach Hüftfrakturen nahe, die zeigten, dass niedrige Opioiddosen mit einem höheren Delirrisiko assoziiert waren (Morrison 2003). Pethidin weist dabei ein besonders hohes Delirrisiko auf und wird u. a. deshalb für Ältere als einziges Opioid als ungeeignet angesehen (Holt 2010). Möglicherweise liegt dies daran, dass selbst bei leicht eingeschränkter Nierenfunktion die Kumulation von Pethidin und seiner Metabolite hoch ist (Alagiakrishnan 2004).

Bei der Delirprävention sind – wenn möglich – andere, potenziell delirogene Medikamente abzusetzen, akute Erkrankungen (Anämie, Infektion etc.) vor Einsatz der Opioide zu behandeln und Risiken der Umgebung (Ortswechsel, Änderung der Bezugspersonen etc.) zu vermeiden (Clegg 2011, Frühwald 2014).

Die besondere Herausforderung beim Einsatz von Opioiden im Alter liegt demnach darin, die Dosis so zu titrieren, dass Schmerzen ausreichend behandelt sind ohne delirogen zu wirken.

12.4.9 Sturz

Neben der bereits diskutierten Vigilanzminderung, der möglichen kognitiven Beeinträchtigung von u. a. Reaktionsvermögen und Konzentration und dem Delir kann die Rigidität der quergestreiften Muskulatur ein weiterer Grund für das erhöhte Sturzrisiko unter Opioiden sein, die klinisch vor allem nach schneller Injektion beobachtet wird. Dies wird durch die Hemmung der Tyrosinhydrolase erklärt, die zu einer Abnahme der Dopaminkonzentration im corpus striatum und so zu einer Imbalance dopaminerger und cholinerger Transmitter führt. Dieser Mechanismus scheint bei schwachen Opioiden und Opioiden mit agonistischer/antagonistischer Wirkung nicht aufzutreten (Freye 2009). Möglicherweise spielt die Opioid induzierte Rigidität auch bei der chronischen Einnahme eine Rolle. Erst kürzlich konnte erstmals bei multimorbiden durchschnittlich 66,6-Jährigen mit chronisch schmerzhafter Gonarthrose gezeigt werden, dass neben dem zunehmenden Alter der Gebrauch von Opioiden trotz adäquater Schmerzreduktion sich relevant und negativ auf die Gehgeschwindigkeit auswirkt (Marcum 2014). Wahrscheinlich aufgrund der geringen Fallzahl (n=35 mit Opioiden von 190 Patienten) konnte nur tendenziell eine Dosisabhängigkeit in dieser Arbeit gefunden werden. Das Ausmaß der Knieschmerzen, das Katastrophisieren, die Depressivität, die Schwere der Komorbidität oder der globale Gesundheitszustand hatten dabei keinen Einfluss auf die Gehgeschwindigkeit.

Etliche Untersuchungen weisen darauf hin, dass die Opioid-Einnahme ein Risikofaktor für Stürze darstellt (Rolita 2013, Solomon 2010 (2)). Bereits 1991 konnte bei Einnahme von Codein oder Propoxyphen das relative Risiko für Sturz um 1,6 erhöht berechnet werden (Shorr 1992). Wurde die Opioid-Therapie erst kurz vor der Fraktur begonnen, lag das relative Risiko sogar bei 2,2, bei zusätzlicher Einnahme von Benzodiazepinen oder Neuroleptika bei 2,6. Fentanyl (2,2), Tramadol (1,5), Morphin (1,5), Methadon (1,4), Oxycodon (1,4), und Codein (1,2) erhöhen nach dänischen Registerdaten das Sturzrisiko, während dies bei Buprenorphin (0,86) und Pethidin (0,98) nicht der Fall war (Vestergaard 2006). Vor allem in den ersten 14 Tagen bei Verordnung von Opioiden mit relativ kurzer Wirkungsdauer (< 8 Stunden) scheint das Sturzrisiko besonders hoch (Miller 2011).

Die Sturzprävention besteht vor allem in der kritischen Nutzen Risikobewertung beim Opioideinsatz, dem Vermeiden bzw. der Dosisreduktion von Komedikation mit hohem Sturzrisiko, der adäquaten Hilfsmittelversorgung, dem Training von Kraft, Balance und Koordination und der Vitamin D Substitution zumindest bei niedrigem Plasmaspiegel (Gillespie 2009, Pfeilschifter 2014). Eine (Bedarfs)-medikation mit schnellwirksamen Opioiden sollte in der Langzeittherapie nicht eingesetzt werden, was bereits in der aktuellen Leitlinie zum Nicht-Tumorschmerz empfohlen wird (Häuser, Bock 2015, Peel 2011). Möglicherweise besitzt Buprenorphin gegenüber anderen Opioiden ein geringeres Sturzrisiko.

12.4.10 Urinretention/Harnverhalt

Die Retention von Urin nimmt besonders bei Männern mit zunehmendem Alter zu. Diese kann durch anticholinerge Effekte der Opioide oder sekundär als Folge der Obstipation unter Opioiden verstärkt auftreten oder erst zum relevanten Problem werden (Freye 2009).

Eine Kontrolle der Restharnmenge unter Opioiden ist besonders bei Männern zu empfehlen. Bei Älteren unter Opioiden mit Delir ist der Harnverhalt auszuschließen. Sofern die Urinretention ein relevantes Problem ist, ist ein Absetzen oder Opioidwechsel angezeigt, da es keine Toleranzentwicklung gibt. Ist dies nicht möglich, muss ein Katheter den Urin ableiten.

12.4.11 Infektionsrisiko

Immunmodulierende Effekte der Opioide können sich bei verschiedenen Erkrankungen wie Karzinomen, im postoperativen Verlauf oder auf bakterielle oder virale Infektionen negativ auswirken. Tierexperimentelle Untersuchungen legen nahe, dass die Immunsuppression bei manchen Opioiden (Fentanyl, Morphin, Methadon) ausgeprägter ist als bei anderen (Buprenorphin, Hydromorphon, Oxycodon, Tramadol) (Sacerdote 2008).

Sicherlich ist dieser Effekt auch bei Älteren von Bedeutung. So zeigte eine populationsbasierte Fallkontrollstudie, dass Opioide aber nicht Benzodiazepine die Wahrscheinlichkeit für Pneumonien auch nach Adjustierung anderer Risiken erhöhen (OR 1,38) (Dublin 2011). Dort wird eher die Immunmodulation als die Atemdepression und Vigilanzminderung als Grund diskutiert.

Neben den üblichen Hygienemassnahmen, der richtigen Indikation kann möglicherweise die Auswahl des Opioids das Infektrisiko minimieren.

12.4.12 Andere unerwünschte Wirkungen

Über Pruritus klagen 2–10 % der Patienten unter Opioiden. Bei einer Befragung von über 1400 geriatrischen Patienten konnte kein Unterschied mit (3,2 %) und ohne Opioidtherapie (2,9 %) bezüglich dieses Symptoms gefunden werden (Schuler 2009). Unter Buprenorphintherapie war Pruritus im höheren Alter seltener (3,5 %) als bei Jüngeren (13,8 %) (Karlsson 2014). Eine Opioidrotation wird bei nicht zu tolerierendem Pruritus empfohlen (Cherny 2001).

Für die Opioid induzierte Hyperalgesie gibt es für Ältere keine Prävalenzzahlen. Klinisch ist dieses Problem eher als gering einzuschätzen. Als ein möglicher Auslöser dieses Phänomens gilt das abrupte Absetzen von Opioiden (Drdla 2009). Stark schwankende Plasmaspiegel und ein abruptes Absetzen von Opioiden sind deshalb zu vermeiden.

Zudem sind Opioide bei längerem Gebrauch und höheren Dosen (> 100 mg Morphinäquivalenz) mit peripheren Ödemen, Schlafapnoe und endokriner Dysfunktion assoziiert. Die Prävalenz und klinische Relevanz dieser Probleme bei Patienten in höherem Lebensalter sind nicht bekannt. Ein ataktisches Atemmuster und Atempausen traten während der Nicht-REM-Schlafphase bei 70 % unter chronischer Opioideinnahme auf gegenüber 5 % ohne Opioide, wobei die unter 40 Jährigen ein geringeres Risiko hatten (Walker 2007).

Die Endokrinopathie führt zu Osteoporose, reduzierter Libido und affektiven Störungen (vor allem Depression). Da Hypogonadismus mit zunehmendem Alter, bei Multimorbidität und chronischem Stress ebenfalls häufiger auftritt, ist die Opioid assoziierte Endokrinopathie gerade im hohen Lebensalter schwierig zu diagnostizieren. Die zugrundeliegenden pathophysiologischen Mechanismen und der Einfluss des Alters sind bisher nicht ausreichend geklärt (Brennan 2013). In einer Fall-Kontroll-Studie waren Opioide zu Beginn der Therapie mit einem erhöhten Fraktur-Risiko assoziiert, das mit der Therapiedauer abnimmt, sodass die Autoren folgerten, dass das Frakturrisiko der Opioid assoziierten Osteoporose (endokrin ausgelöst) im Vergleich zum Sturz (zentral ausgelöst) gering ist (Li 2013). Bei relevanter Endokrinopathie werden Opioidreduktion bis zum Opioidabsetzen, Opioidrotation und Hormonsubstitution empfohlen (Brennan 2013).

12.5 Komedikation, Komorbidität und Opioide

12.5.1 Interaktionen

Aufgrund der häufigen Multimedikation (Basler 2003) bei älteren Schmerzpatienten sind Arzneimittelinteraktionen von Relevanz (Tab. 12.4). Dies betrifft vor allem Opioide, die über die Cytochrom P450-Isoenzyme 2D6 (Tramadol) und 3A4 (Fentanyl, Buprenorphin, Oxycodon) metabolisiert werden (Brennan 2012, Gudin 2012). Morphin, Hydromorphon und Tapentadol werden über Glucuronidierung abgebaut und sind nur in geringem und nicht relevantem Umfang vom CYP Stoffwechselweg abhängig. Methadon, Codein und Pethidin werden hier nicht näher diskutiert, da sie aus vielen Gründen keine Rolle bei Älteren in der Schmerztherapie spielen sollten.

Tab. 12.4: Mögliche Interaktion und Dosierungen (nicht parenteral) wichtiger Opioide bei Älteren (modifiziert nach Petri 2015, Häuser, Meier 2015).

Wirkstoff	**Metabolisation über CYP450 Isoenzyme**	**potentielle Wirkungsverstärkung[1]**	**potentielle Wirkungsabschwächung[1]**	**Pharmakodynamische Interaktionen (additiv)**	**Anfangsdosis/d bei Opioid-naiven**	**Tageshöchstdosierung**	**120 mg Morphinäquivalenzdosis**	**80 mg Morphinäquivalenzdosis**
Tramadol (Prodrug)	CYP3A4[2] CYP2D6[3] CYP2B6[4]	Induktoren: **Carbamazepin[2,4]**, **Johanniskraut[2]**, **Phenytoin[2,4]**, **Primidon[2]**, **Rifampicin[2,4]** für[3] keine relevanten Substanzen bekannt	Inhibitoren: **Fluoxetin[3]**, **Paroxetin[3,4]**, **Clarithromycin[2]**, **Erythromycin[2]**, Amiodaron[2,3], Celecoxib[3], Clopidogrel[4], Diltiazem[2], Duloxetin[3], Grapefruit[2], Melperon[3], Metoclopramid[3], Sertralin[4,3], Verapamil[2]	Serotoninwiederaufnahmeinhibitoren, Triptane, MAO Inhibitoren, Serotonin-Noradrenerge Inhibitor	2 × 50 mg	400 mg	–	–
Tilidin/ Naloxon (Prodrug)	CYP3A4[2] CYP2C19[5] + ?	Induktoren: **Carbamazepin[2]**, **Johanniskraut[2,5]**, **Phenytoin[2]**, **Primidon[2,5]**, **Rifampicin[2,5]**	Inhibitoren **Clarithromycin[2]**, **Erythromycin[2]**, Amiodaron[2], Diltiazem[2], Fluvoxamin[5], Fluconazol[2,5], Grapefruit[2], Omeprazol[5], Verapamil[2]		2 × 50 mg	400 mg	–	–

Tab. 12.4: (fortgesetzt)

Wirkstoff	Metabolisation über CYP450 Isoenzyme	potentielle Wirkungsverstärkung[1]	potentielle Wirkungsabschwächung[1]	Pharmakodynamische Interaktionen (additiv)	Anfangsdosis/d bei Opioid-naiven	Tageshöchstdosierung	120 mg Morphin-äquivalenzdosis	80 mg Morphin-äquivalenzdosis
Morphin	Glucuronidierung	geringes Interaktionspotential		zentral sedierende Medikation wie Antidepressiva, Antikonvulsiva, Benzodiazepinen, Neuroleptika, sedierende Antihistaminika und Alkohol	2 × 10 mg	keine	120 mg	80 mg
Hydromorphon	Glucuronidierung	geringes Interaktionspotential		zentral sedierende Medikation wie Antidepressiva, Antikonvulsiva, Benzodiazepinen, Neuroleptika, sedierende Antihistaminika und Alkohol	2 × 2 mg	keine	16 mg	10–12 mg
Oxycodon	CYP3A4[2] CYP2D6[3]	Inhibitoren (Bedeutung unklar): **Clarithromycin**[2], **Erythromycin**[2], **Fluoxetin**[3], **Paroxetin**[3], Amiodaron[2,3], Celecoxib[3], Diltiazem[2], Duloxetin[3], Fluconazol[2], Grapefruit[2], Melperon[3], Metoclopramid[3],	Induktoren (Bedeutung unklar): **Carbamazepin**[2], **Johanniskraut**[2], **Phenytoin**[2], **Primidon**[2], **Rifampicin**[2] für[3] keine relevanten Substanzen bekannt	zentral sedierende Medikation wie Antidepressiva, Antikonvulsiva, Benzodiazepinen, Neuroleptika, sedierende Antihistaminika und Alkohol	2 × 5 mg	keine	60 mg	40 mg

Wirkstoff	Metabolisation über CYP450 Isoenzyme	potentielle Wirkungsverstärkung[1]	potentielle Wirkungsabschwächung[1]	Pharmakodynamische Interaktionen (additiv)	Anfangsdosis/d bei Opioid-naiven	Tageshöchstdosierung	120 mg Morphinäquivalenzdosis	80 mg Morphinäquivalenzdosis
		Sertralin[3], Verapamil[2]						
Fentanyl	CYP 3A4[2]	Inhibitoren **Clarithromycin**[2], **Erythromycin**[2], Amiodaron[2], Diltiazem[2], Fluconazol[2], Grapefruit[2], Verapamil[2]	Induktoren: **Carbamazepin**[2], **Johanniskraut**[2], **Phenytoin**[2], **Primidon**[2], **Rifampicin**[2]	zentral sedierende Medikation wie Antidepressiva, Antikonvulsiva, Benzodiazepinen, Neuroleptika, sedierende Antihistaminika und Alkohol	12,5 µg/h	keine	50 µg/h	37,5 µg /h
Buprenorphin	CYP 3A4[2]	Inhibitoren (Bedeutung unklar): **Clarithromycin**[2], **Erythromycin**[2], Amiodaron[2], Diltiazem[2], Fluconazol[2], Grapefruit[2], Verapamil[2]	Induktoren (Bedeutung unklar): **Carbamazepin**[2], **Johanniskraut**[2], **Phenytoin**[2], **Primidon**[2], **Rifampicin**[2]	zentral sedierende Medikation wie Antidepressiva, Antikonvulsiva, Benzodiazepinen, Neuroleptika, sedierende Antihistaminika und Alkohol	5 µg/h	keine	70 µg/h	45 µg/h
Tapentadol	Glucuronidierung	geringes Interaktionspotential		zentral sedierende Medikation wie Antidepressiva, Antikonvulsiva, Benzodiazepinen, Neuroleptika, sedierende Antihistaminika und Alkohol	2 × 50mg	500 mg	300 mg	200 mg

[1] Beispiele potentieller Wirkmodulatoren, die auch bei Älteren eingesetzt werden; nicht jede Substanz ist auch für das jeweilige Opioid geprüft; **„fett gedruckt“** sind stark wirksame Modulatoren.

Die opioiderge Wirkung von Tramadol (Prodrug) beruht auf dem über CYP 2D6 gebildeten Metaboliten O-Desmethyltramadol. Eine Heterogenität der Wirkung besteht bereits durch die unterschiedliche Enzymausstattung der Patienten: poor, intermediate, extensive und ultrarapid Metabolizer. Eine Wirkungsabschwächung kann durch die zusätzliche Gabe von CYP 2D6-Inhibitoren, z. B. Clomipramin, Duloxetin, Fluoxetin, Paroxetin und Amiodaron eintreten, da die Bildung des analgetisch wirkenden O-Desmethyl-Tramadols inhibiert wird. Zusätzlich besteht bei Tramadol durch seinen serotonergen Wirkmechanismus die erhöhte Gefahr eines Serotonin-Syndroms bei gleichzeitiger Gabe von Serotonin-Wiederaufnahmehemmern oder Serotonin-Noradrenalin-Wiederaufnahmehemmern.

Auch Tilidin wird als Prodrug verabreicht und durch die Enzyme CYP3A4 und CYP2C19 zum analgetisch wirksamen Nortilidin umgewandelt. Dabei werden zwei Drittel der Dosis von Tilidin zur Nortilidin verstoffwechselt, wovon durch weitere Demethylierung die Hälfte zu Bisnortilidin umgewandelt wird. Damit stehen ca. 33% an wirksamer Form Nortilidin zur Verfügung. Auch bei Tilidin können Inhibitoren und Induktoren zur Wirkabschwächung bzw. -verstärkung führen (Tab. 12.4). Nach CYP3A4-Inhibition traten viele signifikante Unterschiede bei der Pharmakokinetik von Tilidin und seinen Metaboliten auf. Somit muss CYP3A4 am Tilidinmetabolismus in vivo die entscheidende Rolle haben. Da die Einnahme eines gleichzeitigen Inhibitors von CYP3A4, CYP2C19, CYP2B6 und CYP2C9 (Voriconazol) zum 20-fachen Anstieg der Tilidin-AUC führt, könnte man über die Beteiligung weiterer Cytochromenzyme am Tilidinmetabolismus spekulieren. Die nach CYP3A4-Inhibition aufgetretene Nortilidinakkumulation unterstützt die bereits von anderen Autoren aufgestellte These, dass CYP3A4 nicht nur für den Abbau von Tilidin zu Nortilidin, sondern auch für den von Nortilidin zu Bisnortilidin verantwortlich sei. Zudem kann die Vermutung angestellt werden, dass neben Nortilidin und Bisnortilidin noch weitere, bisher nicht identifizierte Metabolite gebildet werden, denn die Gesamtausscheidung von Tilidin und seinen bisher bekannten Metaboliten fiel deutlich geringer aus als bisher aus Radioaktivdaten bekannt war.

Fentanyl, das unmittelbar analgetisch wirkt, wird hauptsächlich über CYP 3A4 metabolisiert. Beim Einsatz von CYP-3A4-Inhibitoren wie Clarithromycin, Itraconazol, Fluconazol, Amiodaron, Verapamil, Diltiazem sowie Grapefruitsaft kann die Wirkung verstärkt werden und eine ausgeprägte Sedierung mit der Gefahr einer Atemdepression auftreten (Horton 2009). Auf eine adäquate Überwachung und Dosisanpassung des Fentanyls ist zu achten. Demgegenüber können CYP-3A4-Induktoren wie Carbamazepin und Johanniskraut zu einer verringerten Wirkung führen.

Ob bei Buprenorphin bei gleichzeitiger Gabe von CYP-3A4-Inhibitoren eine Dosisreduktion erfolgen muss, ist individuell zu entscheiden. Auch bei Oxycodon, das ebenfalls zum größeren Teil über CYP3A4, aber auch über CYP2D6 metabolisiert wird, ist bei gleichzeitiger Gabe von CYP-3A4- und 2D6-Inhibitoren auf Überdosierung zu achten.

Neben den genannten Problemen sind auch Wirkverstärkungen auf pharmakodynamischer Ebene bei älteren Patienten zu berücksichtigen. So können ZNS-UAWs von Opioiden durch die gleichzeitige Gabe von Antidepressiva, Antikonvulsiva, Benzodiazepinen, Neuroleptika, sedierende Antihistaminika und Alkohol deutlich verstärkt werden.

12.5.2 Multimorbidität

Ältere leiden häufig an etlichen chronischen Erkrankungen, die die Indikation und die Auswahl von Opioiden beeinflussen. Patienten mit kardiovaskulären, zerebrovaskulären und respiratorischen Erkrankungen (auch Raucher von mehr als 2 Packungen/Tag ohne Erkrankung) neigen unter Opioiden eher zur Atemdepression, Bradykardie oder arterieller Hypotonie. Andere mit Gehirnverletzungen, psychiatrischen oder cerebrovaskulären Erkrankung wie Demenz sind eher anfällig für übermäßige Sedierung, Euphorie und kognitive Beeinträchtigung (Smith 2010).

12.5.3 Nierenfunktionsstörung

Nach dem 30.–40. Lebensjahr nimmt die glomeruläre Filtrationsrate (GFR) im Mittel 0,75–0,9 ml/min. jährlich ab. Bereits eine geschätzte GFR von weniger als 80 ml/min. kann pharmakologisch relevant sein, man spricht von einer mäßigen Niereninsuffizienz bei einer GFR von 30–50 ml/min. und von einer schweren bei kleiner als 30 ml/min. Die errechnete GFR ist ungenau bei Kachexie, geringem Serumprotein oder peripheren Ödemen. Die Tabelle 12.5 fasst die wichtigsten Anpassungen bei Niereninsuffizienz mit und ohne Dialyse zusammen. Die genannten Einteilungen beruhen überwiegend auf klinische Erfahrung und Fallberichten.

Morphin, Hydromorphon, Tramadol und das in Deutschland selten eingesetzte Codein sollten bei Niereninsuffizienz vermieden oder mit äußerster Vorsicht eingesetzt werden. Codein ist bei Niereninsuffizienz wegen seiner ausgeprägten UAW wie Atemdepression, Hypotension und Narkolepsie kontraindiziert. Morphin-3 und 6-Glucuronid, die Metabolite des Morphins können bei Niereninsuffizienz kumulieren mit der Folge der Zunahme von Atemdepression, Sedierung, Übelkeit und Erbrechen und neurotoxische UAW wie Myoklonie, Epilepsie oder Allodynie. Ähnlich verhält sich Hydromorphon mit seinem Metaboliten Hydromorphon-3-Glucuronid. Bei Tapentadol sind aktuell keine aktiven Metabolite bekannt. Bei Patienten mit leichter oder mäßiger Einschränkung der Nierenfunktion ist bei Tapentadol keine Dosisanpassung notwendig. Studien mit Patienten mit starker Einschränkung der Nierenfunktion liegen nicht vor, weshalb die Anwendung bei diesem Patientenkollektiv auch nicht empfohlen wird.

Methadon wird allgemein bei Älteren wegen großer Variabilität bezüglich pharmakokinetischer Eigenschaften und nicht linearer Dosis-Wirkungsäquivalenz nicht empfohlen. Tramadol ist aufgrund der eingeschränkten Verfügbarkeit verschiedener Dosierungen bei retardierten Präparationen schwierig zu titrieren und sollte bei Älteren und bei Niereninsuffizienz nicht mehr eingesetzt werden.

Tab. 12.5: Dosisanpassung bei Niereninsuffizienz und bei Dialysepatienten (modifiziert Niscola 2010).

	Proteinbindung in%	**EHWZ[1] bei retardierter Form**	**Dosierung bei Niereninsuffizienz**	**Senkung des Plasmaspiegels bei Dialyse**
Tilidin ret	nicht bekannt	3–5	unverändert	keine
Tramadol	20	6	Dosisreduktion	ca. 7%
Hydromorphon	8	2,6	Dosisreduktion	ca. 40%
Morphin	30	1,7–4,5	deutliche Dosisreduktion[2]	ja
Oxycodon	40	4,5	Dosisreduktion	(ja)
Tapentadol	20	4	unverändert (bei schwerer Niereninsuffizienz nicht anwenden)	?
Fentanyl	79–87	17	unverändert	kaum
Buprenorphin	96	30	unverändert – Dosisreduktion	kaum

[1] EHWZ Eliminationshalbwertszeit
[2] für Nicht-Tumorschmerz eher ungeeignet

Fentanyl und Methadon scheinen durch die Niereninsuffizienz von allen Opioiden am wenigstens beeinflusst zu werden (Smith 2010). Die deutsche Leitlinie empfiehlt allerdings erst bei schwerer Niereninsuffizienz (Serumwerte: Kreatinin > 3 mg% bzw. GFR < 15 ml/min bzw. Harnstoff > 100 mg%) Fentanyl, Buprenorphin aber auch Hydromorphon (in reduzierter Dosierung) zu bevorzugen (Häuser, Bock 2015). Zudem kann durch Dosisreduktion und Verlängerung des Dosisintervalls auf die verlängerte Pharmakokinetik bei Niereninsuffizienz reagiert werden. Individuelle Wirksamkeit und UAW sind dabei Richtschnur der Titration von Opioiden.

12.5.4 Leberfunktionsstörung

Der hepatische Blutfuss und die Lebermasse nehmen mit zunehmendem Alter ab. Zur Einschätzung der Leberfunktion wird der Child-Plugh-Score (Tab. 12.6) empfohlen, der allerdings im Gegensatz zur glomerulären Filtrationsrate der Niere die pharamkokinetischen Veränderungen von Opioiden nicht so zuverlässig voraussagt. So scheint es vernünftig, Opioide bereits bei Menschen mit Vorsicht einzusetzen, die ein hohes Risiko für eine Leberinsuffizienz besitzen (z.B. Alkoholabhängige, Hepatitis C, disseminierte Lebermetastasierung), aber noch ohne klinische oder laborchemische Auffälligkeiten sind (Smith 2010). Eine Bevorzugung von Fentanyl oder Hydromorphon wird allerdings erst bei fortgeschrittener Einschränkung der Leberexkretion (Bilirubin > 3 mg%) und -Synthese (spontan INR > 2,3 bzw. Quick < 40%) empfohlen (Häuser 2015). Auch bei diesen Medikamenten und in dieser Situation gilt der Grundsatz „*start low, go slow*".

Tab. 12.6: Child-Pugh-Klassifikation (Pugh 1973, Child 1964).

Kriterium	1 Punkt	2 Punkte	3 Punkte	Einheit
Serum-Bilirubin (gesamt)	< 2,0	2,0–3,0	> 3,0	mg/dl
Serum-Albumin	> 3,5	2,8–3,5	< 2,8	g/dl
Quick-Wert	> 70	40–70	< 40	%
Aszites im Ultraschall	keiner	leicht	mittelgradig	-
hepatische Enzephalopathie	keine	Stadium I–II	Stadium III–IV	-

5–6 Punkte: keine relevante Leberinsuffizienz
7–9 Punkte: mäßige Leberinsuffizienz
10–15 Punkte: schwere Leberinsuffizienz

Bezüglich der Leberfunktionstörung scheint der CYP Metabolismus mehr betroffen zu sein als die hepatische Glucuronidierung. Trotzdem sind Morphin- und Hydromorphon-Plasmaspiegel bei mäßiger Leberinsuffizienz relevant erhöht (Smith 2010). Obgleich Fentanyl und Methadon dem CYP-Metabolismus unterliegen, scheinen beide Substanzen durch Leberinsuffizienz weniger zu Überdosierung zu neigen, wobei Methadon interindividuell großen Schwankungen unterlegen ist und in der Schmerztherapie bei Älteren keine Rolle spielt.

12.6 Opioide und andere Analgetika

Die Möglichkeiten der medikamentösen Behandlungen sind bei Älteren mit Multimorbidität begrenzt. Nicht-Opioide, Koanalgetika und Opioide weisen eine erhöhte Nebenwirkungswahrscheinlichkeit bei diesen Patienten auf. Die Auswahl eines Analgetikums wird neben der richtigen Indikation stark von den Komorbiditäten, den möglichen UAWs und deren Toleranz bestimmt.

Die Indikation zur Therapie mit NSAR und selektiven COX-2-Inhibitoren ist insbesondere bei Älteren eng zu stellen. Sie sollten nur über eine kurze Zeit eingenommen werden (American Geriatrics Society 2009). Die kritische Haltung gegenüber diesen Medikamenten wird vor allem durch lebensbedrohende gastrointestinale und kardio-vaskuläre UAW begründet (Fosbøl 2010, Moore 2006, Trelle 2011). Allerdings legen jüngste, retrospektive Analysen nahe, dass Opioide bei Älteren mit Nicht-Tumorschmerzen ein höheres Risiko für schwere UAW haben als NSAR (Solomon 2010 (1)). Obwohl in dieser Arbeit große Patientenzahlen analysiert wurden, eignet sich das Design nicht, den Einsatz von Opioiden und NSAR bei Älteren zu vergleichen und neu zu bewerten. Zudem wurden frei verkäufliche Medikamente, die häufig Wirkstoffe aus der Gruppe der NSAR beinhalten, nicht berücksichtigt.

Bei neuropathischen Schmerzsyndromen unterscheiden sich Opioide und Koanalgetika (Antikonvulsiva, Antidepressiva) nicht in Reduktion von Schmerz und körperlichem Beeinträchtigungserleben. Opioide werden allerdings schlechter vertragen als Nicht-opioidhaltige Analgetika. Es bestehen keine Unterschiede in der Sicherheit zwischen opioidhaltigen

Analgetika und nicht-opioidhaltigen Analgetika bei neuropathischen Schmerzen (Häuser, Bernardy 2015).

Eine aktuelle Metaanalyse gepoolter Daten (n = 3.046) von neun RCTs bei nicht-tumorbedingten Schmerzen (vier Studien zu Arthroseschmerzen, zwei zu Kreuzschmerzen, zwei zu Postzosterneuralgie, eine zu Phantomschmerz) bei überwiegend Jüngeren von Opioiden mit Nichtopioiden bei einer Therapiedauer bis zu 12 Wochen zeigte keinen bedeutenden Unterschied in der Schmerzreduktion zwischen beiden Medikamentengruppen. Unter Opioiden waren Therapieabbrüche wegen UAW häufiger. Abbruchraten wegen fehlender Wirksamkeit oder hinsichtlich schwerer UAW waren nicht unterschiedlich (Welsch 2015, Schuler 2015).

So scheint unabhängig vom verwendeten Arzneistoff die individuelle Verträglichkeit entscheidend. Diese Verträglichkeit muss besonders bei kognitiv beeinträchtigen Älteren vom behandelnden Arzt sehr aktiv und engmaschig unter Einbeziehung der Versorgenden erfragt und auch mit regelmäßigen Laborbestimmungen (u. a. Nierenfunktion, Transaminase, Hämoglobin) kontrolliert werden.

12.6.1 Auswahl der Opioide im Alter

Die Wirksamkeit der Opioide wird bei äquivalenter Dosierung als äquipotent angesehen. Auch orale und transdermale Applikationen (Morphin, Tramadol, Buprenorphin, Fentanyl) unterscheiden sich nicht bei vergleichbaren Titrations- und Dosierungsschemata in ihrer Wirksamkeit, Verträglichkeit und Sicherheit, was beispielsweise bei chronischen Rücken- und Arthroseschmerzen recht gut belegt ist (Lauche 2015).

Deshalb ist die individuelle Auswahl gerade im Alter abhängig von der Applikationsmöglichkeit, den pharmakokinetischen und pharmakodynamischen Eigenschaften, den Interaktionen mit der Komedikation, den Kontraindikationen und der Patientenpräferenz.

Wenn möglich ist eine orale Gabe zu bevorzugen. Transdermale Systeme können bei Dysphagie, die eine orale Therapie unmöglich macht, und bei Problemen der Therapieadhärenz eingesetzt werden. Die Pflaster-Therapie birgt allerdings die Gefahr der zu hohen Dosierung insbesondere bei Opioid-Naiven (Garbe 2012). Trotz Kontraindikation werden sie bei akuten Schmerzen eingesetzt und nur ein geringer Teil der Patienten hat tatsächlich eine Schluckstörung (Garbe 2012). Die Akzeptanz und damit die Therapieadhärenz allerdings mit der Gefahr der „Verharmlosung“ bei transdermaler Applikation dieser potenten Medikamente ist sicherlich auch bei älteren Patienten und Verordnern hoch (Arzneimittelkommission der Deutschen Ärzteschaft 2012). Parenterale Gaben werden beim Tumorschmerz und beim Akutschmerz eingesetzt.

Nur wenige Untersuchungen beschäftigten sich bisher mit dem Vergleich der Opioide bei Älteren. Auf der Basis der Medicare Datenbank wurden Behandlungen mit Codein, Hydrocodon, Oxycodon, Propoxyphen und Tramadol verglichen (Solomon 2012). Das kardiovaskuläre Risiko war in allen Gruppen 30 Tage nach Therapiebeginn ähnlich, stieg allerdings unter Codein nach 180 Tagen an (RR 1,62; KI 1,27–2,06). Tramadol (RR 0,21; KI 0,16–0,28) und Propoxyphen (RR 0,54; KI 0,44–0,66) hatten nach 30 Tagen das geringste Sturzrisiko. Die gastrointestinale Sicherheit unterschied sich nicht. Die Gesamtmortalität war nach 30 Tagen unter Oxycodon (RR 2,43; KI 1,47–4,00) und Codein (RR 2,05; KI1, 22–3,45) verglichen mit Hydrocodon erhöht. Codein, Hydrocodon und Propoxyphen werden aus unterschiedlichen Gründen in Deutschland zur Schmerztherapie kaum noch eingesetzt. Da zudem dieser Vergleich nicht auf einem randomisierten Design basiert, können diese retrospektiven Ergebnisse kaum zu einem differenzierten Einsatz von Opioiden bei Älteren beitragen.

Bei Älteren sprechen für die Einnahme von retardierten Präparaten nach einem festen Einnahmeschema eine möglicherweise bessere Schmerzkontrolle, zuverlässigere Therapieadhärenz, ein niedrigeres Risiko für Suchtentwicklung und ein niedrigeres Sturzrisiko. Gegen den Einsatz von Opioiden nach Bedarf sprechen neben den bereits angesprochenen Gründen kognitive und körperliche Einschränkungen, die die Umsetzung erschweren, und problematische soziale Situation und das Angewiesensein auf Fremdhilfe.

12.7 Aufklärung über eine Opioid-Therapie

Die Aufklärung über eine Opioid-Therapie ist umfänglich, zeitaufwändig und sollte mit Älteren bzw. mit dem Bevollmächtigen/Betreuer in angemessener und verständlicher Art erfolgen. Die empfohlene partizipative Entscheidungsfindung ist bei geriatrischen Patienten sicherlich nicht immer möglich. Trotzdem sind zu besprechen (modifiziert nach Häuser, Bock 2015):

1. der Nutzen und das Risiko einer Therapie mit Opioiden,
2. die Behandlungsalternativen und ergänzende Maßnahmen,
3. realistische Ziele und Erwartungen an die Opioid-Therapie,
4. die Notwendigkeit regelmäßiger Bewertung der Behandlung,
5. nur bei Erfolg (Ziele erreicht) Behandlungsfortsetzung,
6. die Risiken physischer Abhängigkeit und der Entwicklung einer Abhängigkeitserkrankung, auch wenn diese bei Älteren geringer sind als bei Jüngeren
7. die Ängste vor einer Opioid-Therapie. Vorbehalte gegenüber Opioiden scheinen auch bei Bewohnern von Pflegeheimen immer noch verbreitet (Weiner 2002).
8. die Notwendigkeit, die Verordnung des Opioids einem einzigen Arzt zu überlassen sowie die genauen Regelungen für eine ggf. erforderliche Vertretung,
9. die Einnahmemodalitäten und Dosierung,
10. Hinweise auf evtl. Wechselwirkungen mit anderen Medikamenten,
11. Informationen über evtl. auftretende UAW, die sowohl kurzfristig, als auch erst bei längerer Anwendung von Opioiden auftreten können: Sturzrisiko, Verwirrtheit, Obstipation, Übelkeit, Sedierung, Pruritus, Schwindel, Erbrechen, verringerte kognitive Leistungsfähigkeit, Müdigkeit, Mundtrockenheit,
12. Möglichkeiten der prophylaktische Behandlung von UAW beispielsweise Sturz-, Obstipationsprophylaxe
13. Mögliche negative Auswirkungen auf Fahrfähigkeit (Fahrtüchtigkeit). Nicht nur vom aktiven Führen eines Fahrzeugs in der Titrationsphase ist bei geriatrischen Patienten abzuraten. Auch unter stabiler Opioiddosierung ist als älterer Fußgänger der Straßenverkehr mit Gefahren verbunden (Mailis-Gagnon 2012, Wolter 2014),
14. das Verbot des Konsums von Alkohol oder sedierender Medikamente ohne Absprache mit dem Arzt,

15. die Verantwortlichkeiten des Patienten und/oder Angehörigen/Bevollmächtigten/ Betreuers: Einhaltung des Behandlungsplans, regelmäßige Rückmeldung an den behandelnden Arzt
16. die sichere Aufbewahrung der Opioide
17. die sichere Entsorgung der vom Patienten nicht eingenommenen Opioide entsprechend der einschlägigen betäubungsmittelrechtlichen Vorschriften
18. die rechtlichen Aspekte der Weitergabe opioidhaltiger Medikamente
19. Konsequenzen bei fehlerhafter Anwendung (Adhärenz).

12.8 Maßnahmen während einer Opioid-Therapie

Bei Älteren sollte die Titration aus bereits oben genannten Gründen abhängig von Wirksamkeit und Verträglichkeit langsam erfolgen (go slow). Während der Therapie und bei klinischen Auffälligkeiten sind Nieren- und Leberfunktion erneut zu prüfen. Auch die Medikamentenadhärenz ist mit Verordnungshäufigkeit und durch (Fremd-)anamnese zu kontrollieren. Die Wirksamkeit sollte durch Schmerzangaben und funktionelle Parameter (geriatrisches Assessment vor Therapie und im Verlauf) überprüft werden (Kompetenznetzwerk Geriatrie). UAW sind am besten standardisiert zu erfassen. Hierauf stützen sich die weitere Therapie und die Dosisanpassung. Eine Therapie länger als drei Monate soll nur bei Therapierespondern durchgeführt werden (Häuser, Bock 2015), da die Evidenz für Langzeitanwendung über drei Monate weiterhin unbefriedigend ist (Häuser, Bernardy 2015). Spätestens nach sechs Monaten sollte mit dem Patienten die Möglichkeit einer Dosisreduktion oder eines Auslassversuches besprochen werden, um die Indikation der Fortführung der Behandlung und das Ansprechen auf parallel eingeleitete nicht-medikamentöse Therapiemaßnahmen (z. B. multimodale Therapie) zu überprüfen. Bei stabiler und gut vertragener Therapie ist eine Umstellung auf ein Präparat mit anderen pharmakokinetischen und pharmakodynamischen Eigenschaften bei Älteren nicht zu empfehlen. Eine Wirkungsabnahme unter Opioid-Therapie kann wie bei Jüngeren vor allem durch Krankheitsprogression und Toleranzentwicklung bedingt sein und muss bei der Überwachung der Opioid-Therapie berücksichtigt werden.

Bei Nicht-Tumorschmerzen ist die Dosis von 120 mg/d orales Morphinäquivalent nur in Ausnahmefällen zu überschreiten, da Kohortenstudien aus den USA auf eine Zunahme der Komplikationen bei Tagesdosen > 120 mg Morphinäquivalent (Tab. 12.3) hinweisen (Häuser, Bock 2015). Vor allem pharmakokinetische Veränderungen sprechen dafür, bei geriatrischen Patienten diese Grenze nach unten zu setzen. Deshalb ist in Tabelle 12.4 auch die 80 mg Morphinäquivalenz ausgewiesen. Diese Empfehlung wird bei Tumorschmerzen nicht immer einzuhalten sein.

12.9 Opioidrotation

Eine Opioid Rotation wird empfohlen, wenn keine ausreichende Schmerzlinderung erreicht wurde und nicht zu tolierende oder nicht zu behandelnde UAW vorliegen, die keine weitere Dosissteigerung erlauben. Auch Medikamenteninteraktionen durch veränderte Komedikation oder Veränderungen der Leber- und/oder Nierenfunktion können Gründe einer Opioidrotation darstellen.

Eine Therapie mit einem anderen Opioid sollte mit 50–75% der Morphinäquivalenzdosis (Tab. 12.4) begonnen werden. Eine 50% Dosisreduktion wird vor allem bei älteren und multimorbiden Patienten und bei Patienten mit einer vorherigen hohen Opioiddosis (> 120 mg Morphinäquivalent/24 h) empfohlen. Eine hohe intra- und interindividuelle Variabilität der Opioide erlaubt keine zuverlässige Dosisumrechnung, sodass die Umrechnungstabellen nur als Orientierung zu verstehen sind. Ein Wechsel eines Opioids scheint die Schmerzlinderung zu verbessern und/oder unerwünschte Nebenwirkungen zu verringern, jedoch bleibt unklar, ob dies ein echter Effekt ist oder auf einer verbesserten Verträglichkeit infolge einer Dosisreduktion beruht (Qigley 2013). Auf Zeichen der Überdosierung ist während der Umstellung trotzdem zu achten.

12.10 Überdosierung

12.10.1 Prävention

Die Prävention einer möglichen Überdosierung besteht aus verschiedenen Maßnahmen (modifiziert nach (Kahan 2011)):

1. Patienten und Angehörige über Zeichen einer möglichen Überdosierung vor Beginn informieren: Sedierung, abwesend sein, emotional labil, langsame und/oder verwaschene Sprache.
2. Patienten und Angehörige sollen bei Anzeichen einer Überdosierung sofort medizinische Hilfe in Anspruch nehmen.
3. Patient und Angehörige über die additiven Wirkungen von Alkohol und Opioiden informieren.
4. Andere zentralwirksame Substanzen vor allem die im Alter häufigen Neuroleptika und Benzodiazepine sind wenn möglich zu reduzieren oder abzusetzen.
5. Opioideinsatz bei Alleinstehenden mit kognitiver Beeinträchtigung vermeiden, sofern keine regelmäßige und verlässliche Überwachung der Medikamenteneinnahme durch Fremdpersonen möglich ist.
6. Leber- und Nierenfunktion müssen bekannt sein und während der Therapie überwacht werden.
7. Die wichtigste Massnahme ist auch hier das Therapieprinziep „start low, go slow“ (ca. die halbe Dosierung im Vergleich zu Jüngeren).

12.10.2 Akuttherapie

Atemdepression bis Atemstillstand und Bewusstseinsstörung bis zum Koma sind die gefürchtesten Zeichen der Überdosierung. Die Miosis kann besonders bei Älteren mit Augenerkrankungen nicht als sicheres Zeichen der Überdosierung gewertet werden.

Merke: Auch für geriatrische Patienten wird erst bei einer Atemfrequenz von weniger als 8/min. oder einer Sauerstoffsättigung von weniger als 90 % empfohlen, das Antidot Naloxon zu verabreichen, um Schmerzkrisen und Entzugssymptome zu vermeiden (American Geriatrics Society 2006).
Naloxon ist ein kompetitiver Antagonist an peripheren und zentralen μ-Rezeptoren. Naloxon muss bei Intoxikation wegen seines ausgeprägten First-pass-Effekts in der Leber intravenös appliziert werden. Mit ca. 2 Stunden besitzt Naloxon eine deutlich kürzere Halbwertszeit als die meisten Opioide.

12.11 Fazit für die Praxis

Schmerzen haben bei geriatrischen Patienten meist unmittelbar negative Auswirkungen auf die basalen Verrichtungen des täglichen Lebens (Gehen, Waschen, Anziehen etc.). Eine gute Schmerztherapie ist von hoher Relevanz für die unabhängige Lebensführung. Deshalb hat bereits die akute Schmerztherapie eine große Bedeutung nicht nur in Bezug auf Schmerzreduktion und das Vermeiden der Schmerzchronifizierung. Die Evidenz für den Einsatz der Opioide bei Älteren ist immer noch unbefriedigend.

- Die Indikation zur Opioid-Therapie ist eng zu stellen und in aller Regel mit nicht-medikamentösen Behandlungen zu kombinieren.
- Bei geriatrischen Patienten wird die Indikation zur Opioidtherapie analog den allgemeinen Empfehlungen gestellt: mindestens starker Schmerz beim Akutschmerz, postoperativem Schmerz, chronischer Schmerz und Tumorschmerz.
- Bei relevanter, kognitiver Beeinträchtigung wird neben dem Patienten der Bevollmächtigte oder Betreuer über Indikation, mögliche UAW und Abhängigkeit aufgeklärt werden müssen. Nahe Angehörige und unterstützende Personen sollen informiert sein.
- In der akuten und postoperativen Schmerztherapie wird der Goldstandard der intravenösen, patientenkontrollierten Analgesie nur umsetzbar sein, wenn kognitive und manuelle Fähigkeiten nicht beeinträchtigt sind. Es wird seltener eine Basistherapie und häufiger eine ausschließliche Bolustherapie durchgeführt. Zudem wird ein niedrigerer PCA Bolus als bei Jüngeren empfohlen: Piritramid 1–1,5 mg, Hydromorphon 200–300 μg. Die Dauer der Operation, Schmerzintensität vor Operation, ethnische Zugehörigkeit (Kaukasier) und Art des chirurgischen Eingriffs sind für den Verbrauch von Opioiden bedeutender als das Alter.
- Es ist anzunehmen, dass sich die Wirksamkeit der verschiedenen Opioide auch bei Älteren nicht unterscheidet. Das Nebenwirkungsprofil eines Opioids kann sich gegenüber Jüngeren allerdings unterscheiden: beispielsweise Buprenorphin häufiger Obstipation, seltener Übelkeit/Erbrechen.
- Eine Bevorzugung eines Opioids aufgrund des Nebenwirkungsprofils ist derzeit auch beim geriatrischen Patienten nicht zu belegen.
- Die vor Behandlungsbeginn mit Opioiden vorhandenen Beschwerden sollten systematisch erfasst und dokumentiert werden, um Beschwerden im Verlauf der Therapie richtig einschätzen zu können.
- Das Sturzrisiko unter Opioiden nimmt wahrscheinlich zu insbesondere zu Beginn (ca. 14 Tage) und bei einer kurzen Wirkdauer (< 8 Stunden).

- Das Delir ist bei geriatrischen Patienten häufig und neben vielen Faktoren abhängig von der Intensität der Schmerzen und durch eine gute Schmerztherapie auch mit Opioiden zu reduzieren. Allerdings hat Pethidin ein eigenständiges, hohes Delirrisiko und sollte nicht eingesetzt werden. Ob andere Opioide auch delirogen wirken, ist derzeit nicht sicher zu beantworten.
- Trotz nicht ausreichender und teilweise widersprüchlicher Evidenz sollten die negativen Auswirkungen auf kognitive Fähigkeiten zu Beginn wie möglicherweise auch bei längerem Gebrauch (Jahre) besonders bei multimorbiden und multimedizierten Älteren bedacht werden. Deshalb ist das Autofahren bei dieser Gruppe nicht zu empfehlen.
- Die Empfehlung, bei fortgeschrittener Einschränkung der Leberexkretion (Bilirubin > 3 mg%) und -Lebersynthese (spontan INR > 2,3 bzw. Quick < 40%) Fentanyl oder Hydromorphon bzw. bei schwerer Niereninsuffizienz (Serumwerte: Kreatinin > 3 mg% bzw. GFR < 15 ml/min bzw. Harnstoff > 100 mg%) Buprenorphin, Fentanyl oder Hydromorphon zu bevorzugen erscheint altersunabhängig sinnvoll.
- Tapentadol und Hydromorphon haben das geringste Interaktionspotential.
- Die Kombination von Opioiden mit Alkohol, trizyklischen Antidepressiva, Neuroleptika oder Benzodiazepinen ist zu meiden.
- Die orale Therapie ist insbesondere bei chronischen Schmerzen zu bevorzugen. Eine Pflastertherapie ist nur bei Dysphagie oder nicht ausreichender Therapieadhärenz indiziert.
- Die Therapie mit Opioiden sollte so niedrig dosiert und so kurz wie möglich durchgeführt werden (start low – go slow).
- Die Empfehlung bei chronischen nicht-malignen Schmerzen spätestens nach 6 Monaten oder von > 120 mg Morphinäquivalenzdosis die Opioid-Therapie kritisch zu überprüfen, ist auch bei geriatrischen Patienten sinnvoll. Möglicherweise sollte die Grenzdosis bei geriatrischen Patienten abgesenkt werden (z.B. 60–80 mg).

12.12 Literatur

Alagiakrishnan K, Wiens C (2004) An approach to drug induced delirium in the elderly. Postgrad Med J 80: 388–393.

American Geriatrics Society (2006) Geriatrics Review Syllabus: A Core Curriculum in Geriatric Medicine. Sixth. New York, NY: American Geriatrics Society; pp. 140–7.

American Geriatrics Society (2009) Panel on Persistent Pain in Older Persons. Pharmacological management of persistent pain in older persons. J Am Geriatr Soc 57(8): 1331–1346.

Arzneimittelkommission der Deutschen Ärzteschaft (2012) Die unkritische Anwendung von Fentanylpflastern erhöht das Risiko für schwerwiegende Nebenwirkungen. Dtsch Arztebl 109: A724–725.

Aubrun F, Monsel S, Langeron O et al. (2002) Postoperative titration of intravenous morphine in the elderly patient. Anesthesiol 96(1): 17–23.

Aubrun F, Bunge D, Langeron O et al. (2003) Postoperative morphine consumption in the elderly patient. Anesthesiol 99(1): 160–165.

Basler H, Hesselbarth S, Kaluza G et al. (2003) Comorbidity, multiple medication, and well-being in elderly patients with chronic pain. Schmerz 17(4): 252–260.

Bell JS, Laitinen ML, Lavikainen P et al. (2011) Use of strong opioids among community-dwelling persons with and without Alzheimer's disease in Finland. Pain 152(3): 543–547.

Bellville J, Forrest W, Miller E et al. (1971) Influence of age on pain relief from analgesics. JAMA 217(13): 1835–1841.

Brennan MJ (2012) The clinical implications of cytochrome p450 interactions with opioids and strategies for pain management. J Pain Symptom Manage 44(6 Suppl): 15–22.

Brennan MJ (2013) The effect of opioid therapy on endocrine function. Am J Med 126(3 Suppl 1): 12–18.

Bruera E, Macmillan K, Hanson J et al. (1989) The cognitive effects of the administration of narcotic analgesics in patients with cancer pain. Pain 39: 13–16.

Brunnmüller U, Zeidler H, Alten R et al. (2004) Wirksame Schmerztherapie mit Tilidin/Naloxon retard bei Patienten mit rheumatoider Arthritis. Akt Rheumatol. 29: 35–39.

Bueno L, Fioramonti J (1988) Action of opiates on gastrointestinal function. Baillieres Clin Gastroenterol. 2: 123–39.

Caraceni A, Hanks G, Kaasa S et al. (2012) Use of opioid analgesics in the treatment of cancer pain: evidence-based recommendations from the European Association for Palliative Care (EAPC). Lancet Oncol 13(2): 58–68.

Cherny N, Ripamonti C, Pereira J et al. (2001) Expert Working Group of the European Association of Palliative Care Network. Strategies to manage the adverse effects of oral morphine: an evidence-based report. J Clin Oncol 19: 2542–2554.

Child CG, Turcotte JG Surgery and portal hypertension. In: The liver and portal hypertension. Edited by CG Child. Philadelphia: Saunders 1964:50–64.

Chou R, Fanciullo G, Fine P et al. (2009) Clinical guidelines für the use of chronic opioid therapy in chronic noncancer pain. J Pain 10 (2): 113–130.

Clegg A, Young J (2011) Which medications to avoid in people at risk of delirium: a systematic review. Age Ageing 40(1):23–29.

Closs S, Barr B, Briggs M (2004) Cognitive status and analgesic provision in nursing home residents. Br J Gen Pract 54(509): 919–921.

Dahmani S, Dupont H, Mantz J et al. (2001) Predictive factors of early morphine requirements in post-anaesthesia care unit (PACU). Br J Anaesth 87: 385–389.

Drdla R, Gassner M, Gingl E et al. (2009) Induction of synaptic long-term potentiation after opioid withdrawal. Science 10; 325: 207–210.

Dublin S, Walker RL, Jackson ML et al. (2011) Use of Opioids or Benzodiazepines and Risk of Pneumonia in Older Adults: A Population-Based Case-Control Study. J Am Geriatr Soc 59(10): 1899–1907.

Dworkin R, Barbano R, Tyring SK et al. (2009) A randomized, placebo-controlled trial of oxycodone and of gabapentin for acute pain in herpes zoster. Pain 142(3): 209–217.

Fosbøl EL, Folke F, Jacobsen S et al. (2010) Cause-specific cardiovascular risk associated with nonsteroidal antiinflammatory drugs among healthy individuals. Circ Cardiovasc Qual Outcomes. 3(4): 395–405.

Freye E (2009) Opioide in der Medizin Springer Berlin (Verlag) 8., Auflage, Seite 91, insgesamt 526 Seiten 978-3-540-88796-6 (ISBN).

Freye E, Levy JV (2004) Use of opioids in the elderly—pharmacokinetic and pharmacodynamic considerations. Anasthesiol Intensivmed Notfallmed Schmerzther 39(9): 527–537.

Frühwald T, Weissenberger-Leduc M, Jagsch C et al. (2014) Delir, eine interdisziplinäre Herausforderung. Z Gerontol Ger 47: 425–440.

Furlan AD, Sandoval JA, Mailis-Gagnon A, et al. (2006). Opioids for chronic noncancer pain: a Meta-analysis of effectiveness and side effects. CMAJ 174 (11): 1589–1594.

Gagliese L, Jackson M, Ritvo P et al. (2000) Age is not an impediment to effective use of patient-controlled analgesia by surgical patients. Anesthesiol 93(3): 601–610.

Garbe E, Jobski K, Schmid U (2012) Utilisation of transdermal fentanyl in Germany from 2004 to 2006. Pharmacoepidemiol Drug Saf 21: 191–198.

Gillespie LD, Gillespie WJ, Robertson MC et al. (2009) Interventions for preventing falls in elderly people. Cochrane Database Syst Rev 2: CD000340.

Gilron I, Bailey J, Tu D et al. (2005) Morphine, Gabapentin, or Their Combination for Neuropathic Pain. N Engl J Med 352: 1324–1334.

Gordon D, Dahl J, Phillips P et al. (2004) The use of "as-needed" range orders for opioid analgesics in the management of acute pain: a consensus statement of the American Society for Pain Management Nursing and the American Pain Society. Pain Manage Nurs. 5: 53–58.

Gudin J (2012) Opioid therapies and cytochrome p450 interactions. J Pain Symptom Manage 44(6 Suppl): 4–14.

Häuser W, Bernardy K, Maier C (2015) Langzeittherapie mit Opioiden bei chronischen nicht-tumorbedingtem Schmerz. Systematische Übersicht und Metaanalyse der Wirksamkeit, Verträglichkeit und Sicherheit in offenen Anschlussstudien über mindestens 16 Wochen. Schmerz 29: 96–108.

Häuser W, Bock F, Engeser P et al. (2015) Empfehlungen der aktualisierten Leitlinie LONTS, Langzeitanwendung von Opioiden bei nicht tumorbedingten Schmerzen. Schmerz 29: 109–130.

Häuser W, Maier C, Petzke F et al. (2015) Praxiswerkzeuge LONTS 2 http://www.dgss.org/fileadmin/pdf/LONTS_Praxiswerkzeug_09.pdf.

Harden R, Kaye A, Kintanar T et al. (2013) Evidence-based guidance for the management of postherpetic neuralgia in primary care. Postgrad Med 125(4): 191–202.

Hartikainen S, Mäntyselkä P, Louhivuori-Laako K et al. (2005) Concomitant use of analgesics and psychotropics in home-dwelling elderly people—Kuopio 75+ study. Br J Clin Pharmacol 60(3): 306–310.

Hayes B, Klein-Schwartz W, Barrueto F (2007) Polypharmacy and the Geriatric patient. Clin Geriatr Med 23: 371–390.

Howard R, Hannaford A, Weiland T (2014) Factors associated with re-presentation to emergency departments in elderly people with pain. Aust Health Rev 38(4): 461–466.

Hughes SG (1998) Prescribing for the elderly patient: why do we need to exercise caution? Br J Clin Pharmacol 46: 531–533.

Holt S, Schmiedl S, Thürmann P (2010) Potenziell inadäquate Medikation für ältere Menschen: Die PRISCUS-Liste; http://priscus.net.

Horton R, Barber C (2009) Opioid-induced respiratory depression resulting from transdermal fentanyl-clarithromycin drug interaction in a patient with advanced COPD. J Pain Symptom Manage 37(6): 2–5.

Jensen-Dahm C, Gasse C, Astrup A et al. (2014) Frequent use of opioids in patients with dementia and nursing home residents-A study of the entire elderly population of Denmark. Alzheimers Dement 16: 1–9.

Kahan M, Wilson L, Mailis-Gagnon AG et al. (2011) A Canadian guideline for safe and effective use of opioids for chronic noncancer pain. Clinical summary for family physicians. Part 2: special populations. Can Family Phys 57; 11: 1269–1276.

Karlsson J, Söderström A, Augustini BG et al. (2014) Is buprenorphine transdermal patch equally safe and effective in younger and elderly patients with osteoarthritis-related pain? Results of an age-group controlled study. Curr Med Res Opin 30(4): 575–587.

Karlsson M, Berggren AC (2009) Efficacy and Safety of Low-Dose Transdermal Buprenorphine Patches (5, 10, and 20 pg/h) Versus Prolonged-Release Tramadol Tablets (75, 100, 150, and 200 mg) in Patients With Chronic Osteoarthritis Pain: A 12-Week, Randomized, Open Label, Controlled, Parallel-Group Noninferiority Study. Clin Therap 31, 3: 503–513.

Keïta H, Tubach F, Maalouli J (2008) Age-adapted morphine titration produces equivalent analgesia and adverse effects in younger and older patients. Eur J Anaesthesiol 25(5): 352–356.

Kompetenznetzwerk Geriatrie: www.kcgeriatrie.de/assessment.htm.

Kurita GP, Sjøgren P, Ekholm O (2011) Prevalence and predictors of cognitive dysfunction in opioid-treated patients with cancer: a multinational study. J Clin Oncol. 29(10): 1297–1303.

Lauche R, Klose P, Radbruch L et al. (2015) Opioide bei chronischen nicht-tumorbedingten Schmerzen – gibt es Unterschiede. Schmerz 29: 73–84.

Lavand'Homme P, De Kock M (1998) Practical guidelines on the postoperative use of patient-controlled analgesia in the elderly. Drugs Aging 13(1): 9–16.

Li L, Setoguchi S, Cabral H et al. (2013) Opioid use for noncancer pain and risk of fracture in adults: a nested case-control study using the general practice research database. Am J Epidemiol 15; 178: 559–569.

Linnebur SA, O'Connell MB, Wessell AM et al. (2005) Pharmacy practice, research, education, and advocacy for older adults. ACCP white paper. Pharmacother 25: 1404–1405.

Mailis-Gagnon A, Lakha SF, Furlan A et al. (2012) Systematic review of the quality and generalizability of studies on the effects of opioids on driving and cognitive/psychomotor performance. Clin J Pain 28(6): 542–555.

Marcum ZA, Zhan HL, Perera S et al. (2014) Correlates of gait speed in advanced knee osteoarthritis. Pain Med 15(8): 1334–1342.

McCrimmon D, Alheid G (2003) On the opiate trail of respiratory depression. Am J Physiol Regul Integr Comp Physiol 285: 1274–1275.

Macintyre PE, Jarvis DA (1996) Age is the best predictor of postoperative morphine requirements. Pain 64(2): 357–364.

Miller M, Stürmer T, Azrael D et al. (2011) Opioid Analgesics and the Risk of Fractures in Older Adults with Arthritis. J Am Geriatr Soc 59: 430–438.

Moore RA, Derry S, Phillips CJ et al. (2006) Nonsteroidal anti-inflammatory drugs (NSAIDs), cyclooxygenase-2 selective inhibitors (coxibs) and gastrointestinal harm: review of clinical trials and clinical practice. BMC Musculoskel Dis 7: 79–92.

Morrison R, Magaziner J, Gilbert M et al. (2003) Relationship between pain and opioid analgesics on the development of delirium following hip fracture. J Gerontol 58A(1): 76–81.

Nationale Versorgungsleitlinie Kreuzschmerz der Bundesärztekammer (BÄK), Kassenärztliche Bundesvereinigung (KBV), Arbeitsgemeinschaft der Wissenschaftlichen Medizinischen Fachgesellschaften (AWMF) (2013) http://www.versorgungsleitlinien.de/themen/kreuzschmerz.

Nationale VersorgungsLeitlinie Neuropathie bei Diabetes im Erwachsenenalter der Bundesärztekammer (BÄK), Kassenärztliche Bundesvereinigung (KBV), Arbeitsgemeinschaft der Wissenschaftlichen Medizinischen Fachgesellschaften (AWMF) 1. Auflage Version 2 April 2012, zuletzt geändert: Januar 2015 AWMF-Reg.-Nr.: nvl/001e; http://www.diabetes.versorgungsleitlinien.de.

Niscola P, Scaramucci L, Vischini G, Giovannini M, Ferrannini M, Massa P, Tatangelo P, Galletti M, Palumbo R (2010) The use of major analgesics in patients with renal dysfunction. Curr Drug Targets 11(6): 752–758.

O'Donnell J, Ekman E, Spalding W et al. (2009) The effectiveness of a weak opioid medication versus a cyclo-oxygenase-2 (COX-2) selective non-steroidal anti-inflammatory drug in treating flare-up of chronic low-back pain: results from two randomized, double-blind, 6–week studies. J Int Med 37(6): 1789–1802.

Osterbrink J, Hufnagel M, Kutschar P et al. (2012) Die Schmerzsituation von Bewohnern in der stationären Altenhilfe, Ergebnisse einer Studie in Münster. Schmerz 26: 27–35.

Palliativmedizin für Patienten mit einer nicht heilbaren Krebserkrankung, S3–Leitlinie (2015) AWMF-Registernummer: 128/001OL. http://www.awmf.org/uploads/tx_szleitlinien/128–001OLl_S3_Palliativmedizin_2015–07.pdf.

Park J, Lavin R (2010) Risk factors associated with opioid medication misuse in community-dwelling older adults with chronic pain. Clin J Pain 26(8): 647–655.

Peel N (2011) Epidemiology of falls in older age. Can J Aging 30(1): 7–19.

Pfeilschifter J, Kurth A, Clarenz P et al. (2014) Prophylaxe, Diagnostik und Therapie der Osteoporose bei Frauen ab der Menopause, bei Männern ab dem 60. Lebensjahr. AWMF Leitlinie: http://www.awmf.org

Pergolizzi JV, Raffa RB, Taylor R et al. (2012) An open-label pharmacokinetic study of oxymorphone extended release in the presence of naltrexone in the older adult. J Opioid Manag 8(6): 383–393.

Petri H (2015)CYP 450 – Wechselwirkungen: Interaktion der SSRI-Antidepressiva, Perspektiven der Neurologie, suppl. DÄB 1: 21–23.

Petzke F, Welsch P, Klose P et al. (2015) Opioids in chronic low back pain–A systematic review and meta-analysis of efficacy, tolerability and safety in randomized placebo-controlled studies of at least four weeks duration. Schmerz 29: 60–72.

Platt, Mutschler (1999) Pharmakotherapie im Alter Wiss. Verlagsgesellschaft S. 382.

Potter JM, Reid DB, Shaw RJ et al. (1989) Myoclonus associated with treatment with high doses of morphine: The role of supplemental drugs. BMJ 299: 150–153.

Pugh RNH, Murray-Lyon IM, Dawson JL, Pietroni MC and Williams R. Transection of the esophagus for bleeding esophageal varices. Brit. J. Surg. 1973; 60: 646–654.

Puustinen J, Nurminen J, Löppönen M et al. (2011) Use of CNS medications and cognitive decline in the aged: a longitudinal population-based study. BMC Geriatr 11: 70–79.
Qigley C (2004) Opioid switching to improve pain relief and drug tolerability. Cochrane Database Syst Rev. CD004847. Review. Update in: Cochrane.
Raja S, Haythornthwaite J, Pappagallo M et al. (2002) Opioids versus antidepressants in postherpetic neuralgia: a randomized, placebo-controlled trial. Neurol 8; 59(7): 1015–1021.
Rolita L, Spegman A, Tang X, Cronstein BN (2013) Greater number of narcotic analgesic prescriptions for osteoarthritis is associated with falls and fractures in elderly adults. J Am Geriatr Soc 61(3): 335–340.
Rubenstein L, Josephson K (2002) The epidemiology of falls and syncope. Clin Geriatr Med. 18: 141–158.
Sacerdote P (2008) Opioid-induced immunsuppression. Curr Opin Support Palliat Care 2: 14–18.
Schaefert R, Welsch P, Klose P et al. (2015) Opioids in chronic osteoarthritis pain–A systematic review and meta-analysis of efficacy and harms in randomized placebo-controlled studies of at least four weeks duration. Schmerz 29: 47–59.
Schubert, I, Sabatowski R (2013) Zunahme der Opioidverordnungen in Deutschland zwischen 2000 und 2010: Eine Studie auf der Basis von Krankenkassendaten Dtsch Arztebl; 110(4): 45–51.
Schuler M, Oster P (2005) Increasing importance of opioids in geriatrics. Schmerz 19(4): 302–307.
Schuler M, Razus D, Oster P (2009) Beschwerden unter Analgetika, über die schwierige Interpretation bei älteren Patienten. Schmerz 23(2):121–133.
Schuler M, Grießinger N (2015) Opioide bei Nichttumorschmerz im höheren Lebensalter. Schmerz 29: 380–401.
Shorr RI, Griffin MR, Daugherty JR et al. (1992) Opioid analgesics and the risk of hip fracture in the elderly: codeine and propoxyphene. J Gerontol 47(4): M111–115.
Smith H, Bruckenthal P (2010) Implications of Opioid Analgesia for medically complicated patients. Drugs Aging 27 (5): 417–433.
Solomon DH, Rassen JA, Glynn RJ et al. (2010 (1)) The comparative safety of analgesics in older adults with arthritis. Arch Intern Med 170(22): 1968–1976.
Solomon DH, Rassen JA, Glynn RJ et al. (2010(2)) The comparative safety of opioids for nonmalignant pain in older adults. Arch Intern Med 170(22): 1979–1986.
Sommer C, Welsch P, Klose P et al. (2015) Opioids in chronic neuropathic pain–A systematic review and meta-analysis of efficacy and harms in randomized placebo-controlled studies of at least four weeks duration. Schmerz 29: 35–46.
Stork JH, Oechsle K (2011) Opioid-Umrechnungstabelle–Dauertherapie https://www.uke.de/kliniken/anaesthesiologie/downloads/klinik-anaesthesiologie/Kitteltasche_Opioidumrechnung_2011.pdf
Tegeder I, Lötsch J, Geisslinger G (1999) Pharmacokinetics of opioids in liver disease. Clin Pharmacokinet 37: 17–40.
Tiseo P, Thaler H, Lapin J et al. (1995) Morphine-6–glucuronide concentrations and opioid related side effects: A survey in cancer patients. Pain 61: 47–54.
Trelle S, Reichenbach S, Wandel S et al. (2011) Cardiovascular safety of non-steroidal anti-inflammatory drugs: network meta-analysis. BMJ 342: 7086.
Vestergaard P, Rejnmark L, Mosekilde L (2006) Fracture risk associated with the use of morphine and opiates. J Intern Med; 260(1): 76–87.
Walker J, Farney R, Rhondeau S et al. (2007) Chronic Opioid Use is a Risk Factor for the Development of Central Sleep Apnea and Ataxic Breathing. J Clin Sleep Med. 15 3(5): 455–461.
Walsh T (1984) Oral morphine in chronic cancer pain. Pain 18: 1–11.
Weiner D, Rudy T (2002) Attitudinal barriers to effective treatment of persistent pain in nursing home residents. J Am Geriatr Soc 50(12): 2035–2040.
Welsch P, Sommer C, Schiltenwolf M et al. (2015) Opioide bei chronischen nicht-tumorbedingten Schmerzen –sind sie Nichtoipioidanalgetika überlegen? Systematische Übersicht und Metaanalyse der Wirksamkeit, Verträglichkeit und Sicherheit in randomisierten Direktvergleichen von Opioiden und Nichtopioidanalgetika über mindestens 4 Wochen. Schmerz 29: 85–95.

Whittle SL, Richards BL, Husni E et al. (2011) Opioid therapy for treating rheumatoid arthritis pain. Cochrane Database Syst Rev 11:CD003113.

Wolter D (2014) Beginnende Demenz und Fahrtüchtigkeit. Teil 1: Grundlagen. Z Gerontol Geriat 47: 243–252108.

Won AB, Lapane KL, Vallow S et al. (2004) Persistent nonmalignant pain and analgesic prescribing patterns in elderly nursing home residents. J Am Geriatr Soc 52: 867–874.

Katrin Kuss, Marjan Laekeman

13 Schmerzphysiotherapie, Physikalische Therapie und Trainingstherapie

13.1 Einleitung

13.1.1 Stellenwert der Physiotherapie

In aktuellen, internationalen Leitlinien wird für das Schmerzmanagement bei älteren Personen u. a. Verbesserung oder Erhalt der Aktivität mittels Übungstherapie empfohlen (Abdulla 2013; AGS Panel 2002). In der schottischen Leitlinie für chronischen Schmerz in der allgemeinen Bevölkerung – nicht speziell bei älteren Menschen – wird der höchste Empfehlungsgrad (A) bei den physiotherapeutischen Interventionen erteilt, dort heißt es zudem „Bei Patienten mit chronischem Lumbalschmerz wird empfohlen, zusätzlich zu Übungstherapie aktiv zu bleiben, um auf längere Sicht Behinderungen zu vermeiden" (SIGN 2013). Physiotherapie nimmt in der Schmerztherapie eine bedeutsame Rolle ein, da diese Berufsgruppe von ihren Ausbildungs- bzw. Studiumsinhalten her prädestiniert ist, bei Patienten Ressourcen und Barrieren für Mobilität und Funktion zu identifizieren, und das Aktivitätsniveau und die funktionellen Fähigkeiten von Menschen mit Schmerzen zu verbessern. In der multimodalen Schmerztherapie zur Behandlung von chronischen Schmerzen bildet die Bewegungstherapie einen wichtigen Hauptbestandteil der Interventionen (Arnold 2014). Gerade bei älteren Menschen und Menschen mit Demenz nimmt diese nicht-medikamentöse Schmerzbehandlung einen besonderen Stellenwert ein, da die Medikamenteneinnahme aufgrund der Multimorbidität meist schon sehr hoch ist und oft Angst vor Nebenwirkungen oder Sucht existiert (Park 2012).

13.1.2 Paradigmenwechsel

In der bio-psycho-sozialen Physiotherapie hat seit Jahren ein Paradigmenwechsel in Richtung des bio-psycho-soziales Schmerzmodells stattgefunden. Es hat sich ein klarer Wandel vollzogen weg von einer defizitbetonten, pathogenetischen Orientierung hin zu einem ressourcenorientierten, salutogenetischen Ansatz. In der Behandlung von Menschen mit chronischen Schmerzen ist ein Umdenken weg von passiven *Hands-on*-Techniken in Richtung neurophysiologischer Edukation und patientenspezifisch konstruierten Aktivierungsprogrammen unabdingbar. Basierend auf der ICF-Klassifizierung (Internationale Klassifikation der Funktionsfähigkeit, Behinderung und Gesundheit) (DIMDI 2005) wird die Funktionsfähigkeit des älteren Patienten in seiner Umgebung evaluiert, Barrieren und Ressourcen für das Management überdacht, und Behandlungsprogramme personspezifisch konstruiert und vermittelt.

13.1.3 Aus-/Weiterbildung

Dieser Paradigmenwechsel spiegelt sich in der Physiotherapieausbildung wider, beispielsweise in der empfehlenden Ausbildungsrichtlinie für Physiotherapieschulen des Bundeslandes Nordrhein-Westfalen (Handgraaf 2005). In den speziellen Abschnitten „die/der SchmerzpatientIn und die/der geriatrische PatientIn“ werden dort mit jeweils zwanzig Unterrichtseinheiten Zielsetzungen und relevante Unterrichtsinhalte für diese Adressatengruppen beschrieben. Seit der Einführung einer Modellklausel in die Berufsgesetze der nichtärztlichen Heilberufe (2009) werden in Deutschland auch die sog. dualen Studiengänge für Physiotherapie angeboten. Dies ermöglicht u. a. ein schnelleres Einbinden von neuen Lehrinhalten – angepasst an aktuelle Anforderungen im Gesundheitssystem, die z.B. durch den demographischen Wandel bedingt sind. Seit 2014 gibt es für Physiotherapeuten die Möglichkeit, bei der Deutschen Schmerzgesellschaft eine integrierte Weiter-/Fortbildung „Spezielle Schmerzphysiotherapie“ zu absolvieren (Deutsche Schmerzgesellschaft 2015). Dieser Kurs beinhaltet u. a. ein Unterrichtsmodul mit dem Thema „Schmerz bei älteren Menschen und Menschen mit Demenz“.

13.1.4 Kapitelüberblick

Die aktuelle Studienlage macht es schwierig, für die Schmerzphysiotherapie bei älteren Menschen, speziell bei Menschen mit Demenz, evidenzbasierte Empfehlungen auszusprechen (Kuss 2015). Die wenigen wissenschaftlichen Studien bezüglich dieses Themas zeigen methodische Schwächen, sehr unterschiedliche Messparameter, kleine Stichproben, und oft werden Menschen mit schweren kognitiven Einschränkungen ausgeschlossen (Ehrenbrusthoff 2012; Kuss 2015). Studien, die Schmerzbeeinflussung als primären Endpunkt einsetzten, untersuchen eher die Wirkung von medikamentösen Therapien und selten physiotherapeutische Interventionen. Die Mehrzahl der Studien, die eine Wirkung von nicht-pharmakologischen Interventionen untersuchen, fokussiert auf Vorbeugung oder Verringerung von Stürzen oder Verbesserung der Lebensqualität, und untersuchen weniger die Schmerzveränderung als Endergebnis bei dieser Population. Einige Empfehlungen lassen sich trotzdem daraus entnehmen und für die physiotherapeutische Arbeit mit älteren Menschen mit Schmerzen und Menschen mit Demenz adaptieren. Viele Maßnahmen, die Physiotherapeuten in der Praxis anwenden, fußen auf Studienergebnissen an einer jüngeren Population (18–65 Jahre); diese werden dann an die Gegebenheiten bei älteren Menschen, auch bei Menschen mit Demenz, angepasst. Die fehlende Evidenz für gewisse Therapiebausteine muss aber nicht heißen, dass diese nicht wirksam sind. Die Erfolge in der täglichen Praxis geben ausreichend Hinweise für die Effektivität und Notwendigkeit der Schmerzphysiotherapie bei älteren Menschen. Die Ausführungen in diesem Kapitel basieren auf den drei wichtigsten Säulen der evidenzbasierten Praxis. Neben der bestmöglichen Evidenz aus der Literatur (Empfehlungen aus Leitlinien, Übersichtsarbeiten und veröffentlichten Studienergebnissen) werden ebenfalls die individuellen, klinischen Erfahrungen der Autorinnen sowie die besonderen Anforderungen und Erwartungen dieser Patientengruppe einbezogen.

Das Kapitel weist auf Besonderheiten von älteren Patienten in der Schmerzphysiotherapie hin, die daraus folgenden Konsequenzen für die Interaktion, und schildert die Schmerzmanagementprinzipien und -möglichkeiten in der Physio-, Physikalischen- und Trainingstherapie bei dieser Population. Es hat nicht den Anspruch eines Lehrbuches für Schmerzphysiotherapie bei älteren Menschen, speziell bei Menschen mit Demenz, sondern kann lediglich einen Einblick bezüglich der „Philosophie" der Schmerzphysiotherapie bei älteren Menschen ermöglichen.

13.2 Spezielle Anforderungen in der Schmerzphysiotherapie

13.2.1 Besonderheiten des geriatrischen Patienten

Ältere Menschen mit Schmerzen sind nicht einfach „gealterte" jüngere Patienten. Neben physiologischen Veränderungen der Schmerzwahrnehmung (s. Kap. 2) sowie häufig begleitenden physischen und psychischen Komorbiditäten unterscheiden sie sich in weiteren Aspekten von jüngeren Patienten. Kenntnisse darüber sind für ein effektives Schmerzmanagement auch im Bereich der Physiotherapie essentiell. Vom Assessment über die Kommunikation bis zur Planung und Durchführung therapeutischer Maßnahmen muss einiges bedacht werden. An dieser Stelle wird ein kurzer Überblick der für die Schmerzphysiotherapie sowie das gesamte interdisziplinäre Team relevanten Besonderheiten gegeben, jedoch werden auch innerhalb des gesamten Kapitels Besonderheiten älterer Menschen mit Schmerzen und Menschen mit Demenz an entsprechenden Stellen thematisiert. Neben den bereits beschriebenen physiologischen Veränderungen der Schmerzwahrnehmung soll an dieser Stelle (Tab. 13.1) insbesondere auf alterstypische Einstellungen und Verhaltensweisen eingegangen werden, um Missverständnissen zwischen Therapeut und Patient sowie mangelndem Therapieerfolg vorzubeugen. So individuell wie sich Schmerzcharakteristika, Komorbiditäten und kognitive Fähigkeiten der älteren Menschen unterscheiden, so individuell liegen auch mögliche Barrieren vor.

Tab. 13.1: Einstellungen älterer Personen und therapeutische Konsequenzen.

Einstellungen älterer Personen	Konsequenz/Fazit
Underreporting, Bagatellisierung, „Akzeptanz", Stoizismus, Durchhalten (Molton 2014)	
– Schmerz gehört zum Alter dazu, ist „normal" und „erwartbar" – andere Komorbiditäten sind bedeutsamer – anderen Menschen geht es noch schlechter als mir – Befürchtung, es wird ihnen nicht geglaubt („Unsichtbarkeit" des Schmerzes) oder als Hypochonder angesehen zu werden – Wunsch, „ein guter Patient zu sein", „keine Last darzustellen" – Angst vor weiterführender Diagnostik, Prognose, Therapie, Medikation mit Nebenwirkungen	– aktiv nach Schmerzen fragen mit verschiedenen Formulierungen – Aufklärung, dass Schmerz behandelt werden sollte (ohne zu Katastrophisieren), insbesondere, wenn dadurch Beeinträchtigungen/Einschränkungen entstehen – Aufklärung über Möglichkeiten der Therapie, Wirkungen und potentielle Nebenwirkungen. Shared-Decision-Making (s. u.)

Tab. 13.1: (fortgesetzt)

Einstellungen älterer Personen	Konsequenz/Fazit
Maladaptive Kognitionen	
– Schadens-, Schmerz-, Sturzangst – geringe Selbstwirksamkeit – Hilfs- und Hoffnungslosigkeit – überzogene Erwartungen an die Therapie – strikt biomechanisches Krankheitsmodell	– Thematisieren und gezieltes Erfragen der Ängste – Informationsvermittlung (Edukation) – Anwendung gezielt darauf ausgerichteter Therapien (z. B. *Graded Exposure*) – Erhöhung der Selbstwirksamkeit
Shared-Decision-Making/Therapieentscheidungen (Teh 2009)	
– unterschiedliche Beteiligung an Entscheidungen – Nachfragen bzw. Ablehnung bestimmter Behandlungen; Nachfrage nach qualitativer Therapie; – Überlassen sämtlicher Entscheidungen dem Leistungserbringer – Selbstmanagement anstatt oder neben den angebotenen Behandlungen	– Respektvolle Patienten-Therapeuten Beziehung: Wunsch, „gehört zu werden“ und „verstanden zu werden“ – Förderung kommunikativer Fähigkeiten – Vermittlung von Versorgungswissen und Stärkung der Nutzerkompetenz der Angebote (medizinisch und sozial)
Coping (Molton 2014)	
– weniger Coping-Strategien im Vergleich zu Jüngeren – oftmals die gleichen Strategien in verschiedenen Bereichen – mehr passive Strategien – eher regelmäßiger, „zeitkontingenter“ Einsatz, z. B. Ruhen, Pacing (Jüngere: eher schmerzkontingent)	– Vermitteln aktiver Coping-Strategien – Patienten haben herausgefunden, was für Sie funktioniert → Suchen hilfreicher Strategien aus anderen Bereichen – eigene Strategien sind genauso effektiv, teils effektiver als bei Jüngeren
Spiritualität/Religiosität	
– Beten und Hoffen	– Respektieren der Religiosität – Aufklärung über Möglichkeiten der eigenen Einflussnahme (s. Edukation)
bewusste Limitierung körperlicher und/oder sozialer Aktivitäten	
– Verschlimmerung vermeiden	– Patienten hadern tlw. selbst mit den Einschränkungen – Aufzeigen der Vorteile von Schmerztherapie und Aktivität
Reduzierung sozialer Kontakte (Molton 2014)	
– Reduzierung der Kontakte durch Verlust der Personen, aber auch bewusst als „Bündelung der Energie“ („Qualität statt Quantität“) – Fokussierung auf Personen mit ähnlichen Ansichten/Einstellungen und der gleichen Altersgruppe (neben der Familie)	– Erweiterung des sozialen Umfelds, falls sehr kleines Netzwerk – Einbindung jüngerer Personen zur Unterstützung

Tab. 13.1: (fortgesetzt)

Einstellungen älterer Personen	Konsequenz/Fazit
Strukturelle Hindernisse	
– Mobilitätseinschränkungen – geringes Angebot/Verfügbarkeit von Gesundheitseinrichtungen „vor Ort“ generell, auf geriatrische Patienten spezialisierte Einrichtungen und Leistungserbringer im Besonderen – finanzielle Eigenbelastung, auch die Angst davor	– Verbesserung des Angebots für geriatrische Patienten mit Schmerz: ambulant, (tages-) stationär, mobile Rehabilitation – begleitend Ausweitung der Forschung dazu – interdisziplinäre Kooperation spezialisierter Einrichtungen – Verbesserung der Aus- und Weiterbildungsangebote für Versorger – „Lotsen“ durch das System

Besonderheiten bei Menschen mit Demenz

Menschen mit Demenz erleben ebenfalls Schmerzen – nicht nur wegen der oben bereits genannten kardialen und muskuloskelettalen Probleme, sondern auch wegen Dekubiti, gastrointestinalen Problemen und urogenitalen Infektionen (Corbett 2014). Zudem treten bei Menschen mit vaskulärer Demenz aufgrund der hohen Prävalenz an Schlaganfällen oder Diabetes häufig zentrale neuropathische Schmerzen auf. Vor allem die weiße Gehirnsubstanz ist empfindlich für diese Läsionen, die einen Deafferenzierungsschmerz verursachen können (Scherder 2012). Verordnungen zur Physiotherapie erfolgen meist aufgrund von Problemen im muskuloskelettalen Bereich oder der Mobilität, die entweder durch den Schmerz entstanden sind, oder sich bei Schmerzen verstärken können. Der Schmerz ist bei dieser vulnerablen Gruppe genauso (oder im Falle eines zentralen, neuropathischen Schmerzes sogar stärker) vorhanden wie bei gleichaltrigen Menschen ohne kognitive Beeinträchtigungen. Diese Gruppe hat nur mehr Schwierigkeiten, diesen zu interpretieren und zu kommunizieren (vgl. Kap. 3). Viele Therapeuten erkennen die Schmerzen nicht ausreichend, und herausforderndes Verhalten ist für manche Menschen mit Demenz die einzige Möglichkeit, Schmerz oder Unbehagen kommunizieren zu können. Gedächtnisstörungen aufgrund der Demenz verringern die Fähigkeit, neue Informationen zu verarbeiten oder sich an die früheren Informationen zu erinnern. Außerdem können diese Personen mehrere kognitive Beeinträchtigen zeigen, wie z.B. Aphasie (Sprachstörung), Apraxie (Koordinationsstörung in Handlungs-und Bewegungsabläufen), Agnosie (Verlust der Interpretationsfähigkeit bei Sinneswahrnehmungen) und geringere exekutive Funktionen (Beeinträchtigung bei Planung, Organisation, abstraktem Denken). Zudem zeigt diese Patientengruppe oft Stimmungsschwankungen oder Verhaltensauffälligkeiten: Angst, Aggression, Wut, Apathie, Misstrauen.

Schwierigkeiten, die während der Übungstherapie bei Menschen mit Demenz auftreten können:

- Herabgesetzte Fähigkeiten zur Eigeninitiative und Zielformulierung.
- Erfahrungen aus der Vergangenheit werden weniger reflektiert und wirken sich nicht oder nur gering auf spätere Aktionen aus. Das führt teilweise dazu, dass die gleichen

Problemlösestrategien erneut verwendet werden, auch wenn diese in der Vergangenheit keine Wirkung zeigten.
- Geringe Motivation für Bewegung, wenn keine Sinnhaftigkeit erkannt wird.
- Schnelle Stimmungsschwankungen und geringe Frustrationstoleranz.
- Emotionale Empfindungen werden oft ausgeblendet und selten verbalisiert.

13.2.2 Anforderungen an den Therapeuten

Das Arbeiten in ihrem Beruf verlangt von Physiotherapeuten eine personzentrierte, ressourcenorientierte, ethische Handlungsweise und Wachsamkeit gegenüber neuer evidenzbasierter Entwicklungen. Physiotherapeuten erkennen die bio-psycho-sozialen Faktoren, die auf die Funktionalität des Patienten einwirken und beherrschen eine breite Auswahl an Behandlungsmöglichkeiten. Sie brauchen allgemein eine hohe Fach- und Methodenkompetenz in verschiedenen Fachgebieten wie z.B. Neurologie, Orthopädie, Traumatologie, Innere Medizin, aber auch sozial-kommunikative und personale Kompetenz (Handgraaf 2005).

Speziell der Einsatz bei älteren Menschen mit Schmerzen setzt voraus, dass Physiotherapeuten neben den physiotherapeutischen Basiskenntnissen auch über grundlegende Kenntnisse sowohl in der Geriatrie als auch der Algesiologie verfügen. Es ist notwendig, das übliche Handeln an die fragile Homöostase und die Veränderungen der pathobiologischen Schmerzmechanismen dieser Adressatengruppe anzupassen (vgl. Kap. 2). Das professionelle Handeln basiert hier auf einer breiten Handlungskompetenz, d. h. der Fähigkeit, notwendiges spezifisches Wissen, Verständnis, Fähigkeiten einzusetzen, und Einstellungen zu reflektieren. Physiotherapeutische Berufsorganisationen in Großbritannien, der Schweiz und den Niederlanden haben für die Arbeit mit Schmerz- und geriatrischen Patienten Berufsprofile aufgestellt (FPG-GPG 2009; NVFG 2007; PPA 2014). Basierend darauf und auf den Inhalten der Speziellen Schmerzphysiotherapie (Deutsche Schmerzgesellschaft 2015) lassen sich die wichtigsten Anforderungen in der Arbeit mit dieser Population in den unterschiedlichen Kompetenzen beschreiben.

Fachliche Kompetenz

Der Physiotherapeut sollte die wesentlichen physiologischen Veränderungen der Alterungsprozesse kennen – speziell die altersentsprechenden Veränderungen in Bewegungsmustern (z.B. Verlangsamung der Bewegungsabläufe, Verringerung der Bewegungsausmaße, verkürzte Schrittlänge und größere Spurbreite beim Gehen) und diese in Bezug auf Befunderhebung, Aufstellung des Behandlungsplans, Zielsetzung u. Durchführung der Behandlung berücksichtigen. Ihm sollte bewusst sein, dass ein bestimmter Umfang an regelmäßiger Bewegung zur Gesunderhaltung beiträgt und Risiken für chronische Erkrankungen reduziert. Mobilität ist das „Schlüsselthema" in der Physiotherapie. Der Physiotherapeut sollte in seinen Anforderungen den Status von mehrfach kranken, meist hochaltrigen, Menschen berücksichtigen, u. a. die Reduktion der funktionellen Reserven von mehreren Organsystemen und die verminderte Fähigkeit des Organismus, auf Stresssituationen adäquat reagieren zu können (Homöostenose). Er sollte die wesentlichen Leitsymptome der „Gebrechlichkeit" (engl. *frailty*) wie reduzierten Metabolismus, Gewichtsverlust, Sarkopenien und erhöhte Entzündungszeichen beachten.

Speziell das Arbeiten mit älteren Menschen mit Schmerzen verlangt eine breite Anforderungspalette an Wissen und Verständnis über Physiotherapie bei akuten und chronischen Schmerzen. Fundierte Kenntnisse der neuesten Einsichten in die Neurophysiologie und Neuropathologie sind unabdingbar. Besonders chronische Schmerzen bilden hier ein Risiko für psychologische und soziale Beeinträchtigungen und gehen mit multiplen pharmakologischen Interventionen einher (Polypharmazie). Gerade bei Menschen mit Demenz wird im Bericht des Versorgungsatlas-2015 über einen hohen Medikamentenverbrauch berichtet: 35% der prävalenten Personen mit Demenz bekommen Antipsychotika verordnet, knapp 10% Hypnotika/Sedativa und 29% Antidepressiva (Schulz 2015). Physiotherapie könnte dazu beitragen, die Medikamentengabe zu verringern, hilfreich für dementsprechende Fachgespräche mit den verordnenden Ärzten sind Basiskenntnisse der Medikation und ihre Auswirkungen auf Aktivität und Verhalten des Patienten.

In den physiotherapeutischen Untersuchungen müssen sensorische, funktionelle u. kognitive Beeinträchtigungen dieser Altersgruppe berücksichtigt werden, und speziell für Menschen mit Demenz braucht es angepasste Schmerzassessments (s. Kap. 4) und Schmerzmanagement-Prinzipien. Der Therapeut beherrscht eine breite Palette an Interventionsmöglichkeiten: klassische physiotherapeutische (*Hands-on*) *Strategien*, manuelle Therapietechniken, Edukationsprinzipien, aktivierende Physiotherapie, physikalische Therapie und Trainingstherapie. Trotzdem sollten Physiotherapeuten ihre Möglichkeiten und Grenzen der eigenen Handlungsfähigkeit in speziellen Situationen erkennen, z.B. bei Patienten mit Depressionen oder Ernährungsschwierigkeiten.

Sozial-kommunikative Kompetenz

Um professionelle Beziehungen und Interaktionen kompetent zu gestalten, benötigt der Therapeut die Fähigkeit, unterschiedliche Rollen gleichzeitig einzunehmen.

Die Rolle des Kommunikators und Beraters: Um eine wertschätzende, adäquate Beziehung aufzubauen, braucht es eine Anpassung an die „Lebenswelt" und die kognitiven Fähigkeiten des Patienten mitsamt den ihn versorgenden Angehörigen. Formulierungen, Wortwahl, Gestik, validierende Gesprächsführung müssen an die Möglichkeiten des Patienten angepasst werden, z.B. bei Schwerhörigkeit, Demenz, oder sensorischer Aphasie.

Speziell für ältere Patienten mit Schmerzen ist die Interaktion zwischen Patient und Therapeut von enormer Bedeutung für den Behandlungserfolg. Es wird angenommen, dass ältere Menschen bezüglich ihrer Schmerzen zu externalen Kontrollüberzeugungen neigen, d. h. sie sind nicht überzeugt, den Schmerz selbst beeinflussen zu können. Das bedeutet, dass sie kaum aktive Schmerzmanagementstrategien einsetzen (z.B. Ablenkung, Entspannung, Pacing), geringere Problemlösungsstrategien aufweisen, und wenig zuversichtlich sind, eigene Ressourcen einsetzen zu können (Lussier 2012) (vgl. Tab. 13.1). Diese passive Behandlungserwartung und ihre manchmal überhöhten, nicht-realistischen Ansprüche, die sie an ihre Behandler stellen, belasten die Therapiesituation und führen zu einer Diskrepanz bezüglich der Therapieziele zwischen Patient und Therapeut.

Physiotherapeutische Interventionen konfrontieren den Patienten progredient mit Situationen, in denen positive Erfahrungen gemacht werden, doch einiges selbst beeinflussen zu können. Der Patient sollte *überzeugt* werden, dass er diese neu erworbenen Kompetenzen effektiv nutzen kann, um adaptiv mit seinen Schmerzen umgehen zu können. Dazu braucht es ein wertschätzendes, authentisches Auftreten des Therapeuten, um eine vertrauensvolle therapeutische Beziehung zu seinem Patienten aufbauen zu können. Der Patient soll in einer für ihn verständlichen Sprache über die „Philosophie" der Schmerztherapie und seine Möglichkeiten, aktiv seine Situation zu verändern, informiert werden (s. auch Abschnitt Edukation). Ein Einverständnis des Patienten, sich auf diese Art der Therapie einzulassen, ist für den Therapieerfolg absolut notwendig. Das Anwenden von besonderen Kommunikationsmethoden wie z.B. „Motivierender Gesprächsführung" bei der Information und in der Behandlung ist dabei äußerst hilfreich (Rollnick 2012). Eine systematische Übersichtsarbeit belegt, dass so eine positive therapeutische „Allianz" in der physiotherapeutischen Rehabilitation zu Schmerz- und Funktionsverbesserung führt und die Behandlungszufriedenheit erhöht (Hall 2010).

Gerade in der Schmerzphysiotherapie mit älteren Menschen, speziell bei Menschen mit Demenz, ist eine personzentrierte Arbeitsweise unabdingbar.

Die Rolle des Teamworkers: Will der Patient so lange wie möglich autonom in seinem Quartier leben, verlangt dies vom Physiotherapeuten eine Einbindung in das personzentrierte Versorgungsnetzwerk seines Patienten. Die Komplexität und die Multidimensionalität der Probleme beim geriatrischen Patienten macht auch in anderen Settings (Klinik, vollstationäre Altenhilfe, geriatrische Rehabilitation, etc.) eine interdisziplinäre Abstimmung für die Diagnostik, die Zielsetzung, die Behandlung, und die Evaluation notwendig. Dafür braucht jedes Mitglied des Therapieteams Kenntnisse der Tätigkeit der anderen Berufsgruppen und muss sich positiv in den Informationsaustausch einbringen. Es ist wichtig, dass im interprofessionellen Team Konsens besteht und eine einheitliche Philosophie verfolgt wird, damit der Patient keine widersprüchlichen Informationen bekommt. Auch sollte es klare Absprachen geben, wer welche Inhalte vermittelt.

Methodische Kompetenz

Speziell die Wirkung der physiotherapeutischen Interventionen bei jüngeren Patienten (18–65 Jahre) in der Schmerztherapie wird und wurde immer wieder in Studien überprüft. Um evidenzbasiert zu arbeiten, muss der Physiotherapeut die bestverfügbare wissenschaftliche Evidenz mit seinen eigenen klinischen Erfahrungen und Überzeugungen und den Wünschen des Patienten zusammenbringen. Der Physiotherapeut braucht Offenheit für Innovationen, die Fähigkeit (Neu-)Entwicklungen und adäquate *Clinical Reasoning*-Fähigkeiten umzusetzen, um alle eingeholten Informationen zu verarbeiten und an seine Klientel anzupassen. Dazu muss er die nötigen Entscheidungen treffen und Problemlösestrategien beherrschen. Eine Philosophie des „lebenslangen Lernens" ist Voraussetzung für ein kompetentes Handeln. Es wäre wünschenswert, dass akademisch ausgebildete Physiotherapeuten sich an wissenschaftlichen Untersuchungen beteiligen, da es noch enormen Entwicklungsbedarf für evidenzbasierte Interventionen speziell für ältere Menschen mit Schmerzen gibt.

Personale Kompetenz

Um eine adäquate therapeutische Beziehung mit älteren Menschen aufbauen zu können, muss der Therapeut sich auch über sein eigenes Altersbild im Klaren sein: Altersstereotypen sind hier fehl am Platz. Es braucht eine besondere Einstellung, um auf die Hilfsbedürftigkeit des älteren Klienten in allen Lebensphasen angemessen reagieren zu können. Auch sollte die Nähe zu Sterben und Tod in der Arbeit mit dieser Population bewusst werden. So braucht es in der Altersmedizin eine hohe ethische Grundkompetenz und mancher Therapeut stößt dabei an eigene Grenzen. In schwierigen Situationen wäre die Inanspruchnahme einer Supervision besonders ratsam.

Einstellung des Behandlers

Erst neuerdings wird die Rolle der Einstellungen und Überzeugungen von Behandlern oder Betreuungspersonen als Mediator von Schmerzen bei älteren Menschen untersucht (Abdulla 2013; Laekeman 2015). Ein Festhalten am bio-medizinischen Schmerzmodell und/oder ein gewisses Maß an Angst-Vermeidung der Kliniker in Bezug auf Aktivitätsempfehlungen bildet eine deutliche Barriere für ein adäquates Schmerzmanagement in den untersuchten Populationen des mittleren Erwachsenenalters (Darlow 2012). Gerade beim älteren Patienten, der nicht überzeugt ist, dass eine aktive Therapie sinnvoll und wirksam für ihn ist, wirken solche maladaptiven Behandlereinstellungen verheerend. Ausgehend von dem ursprünglichen *Fear-Avoidance Model* (FAM) (Vlaeyen 2000) lässt sich der Einfluss von Behandlereinstellungen auf die maladaptiven Einstellungen und Kognitionen des Patienten verdeutlichen (Abb. 13.1).

In einer Studie bei älteren Menschen mit (Rücken)schmerz hatten Angstvermeidungsüberzeugungen neben der Schmerzintensität und dem Alter einen prädiktiven Wert bezüglich der Funktionskapazität (Basler 2008). In einer weiteren Studie wurden signifikante Assoziationen zwischen Angstvermeidungsüberzeugungen und dem Behinderungsgrad sowie zur Gehgeschwindigkeit festgestellt (Camacho-Soto 2012). Auch gibt es vorläufige Erkenntnisse, dass Schmerzen beim älteren Menschen das Risiko zur Entwicklung von Sturzangst erhöhen, was wiederum zur Aktivitätsvermeidung führen könne (Stubbs 2014).

Die Einstellung des Behandlers stellt einen beeinflussenden Faktor zur Aufrechterhaltung oder dem Abbau dieser Ängste und Aktivitätsvermeidung dar. Zeigt ein Behandler selbst Angst-Vermeidungs-Einstellungen bezüglich Aktivitäten des Patienten, wird er zu übertriebener Schonung anleiten und eher passive Behandlungsmaßnahmen anwenden (vgl. Abb. 13.1). Gerade in Bezug auf ältere Menschen ist die Angst vor Verletzung des Patienten bei Aktivitäten bei einigen Behandlern größer als bei den Patienten selbst (Cameron 2015). Diese Einstellung ist nicht hilfreich, um den Patienten aus seinem Teufelskreis heraus zu bringen. Auch die Sichtweise der familiär Versorgenden/des Ehepartners kann hier einen wichtigen Einfluss haben. Der Therapeut sollte Informationen darüber einholen, da dies wichtige Implikationen für die Therapieplanung darstellt (Hsu 2015; Romano 2000).

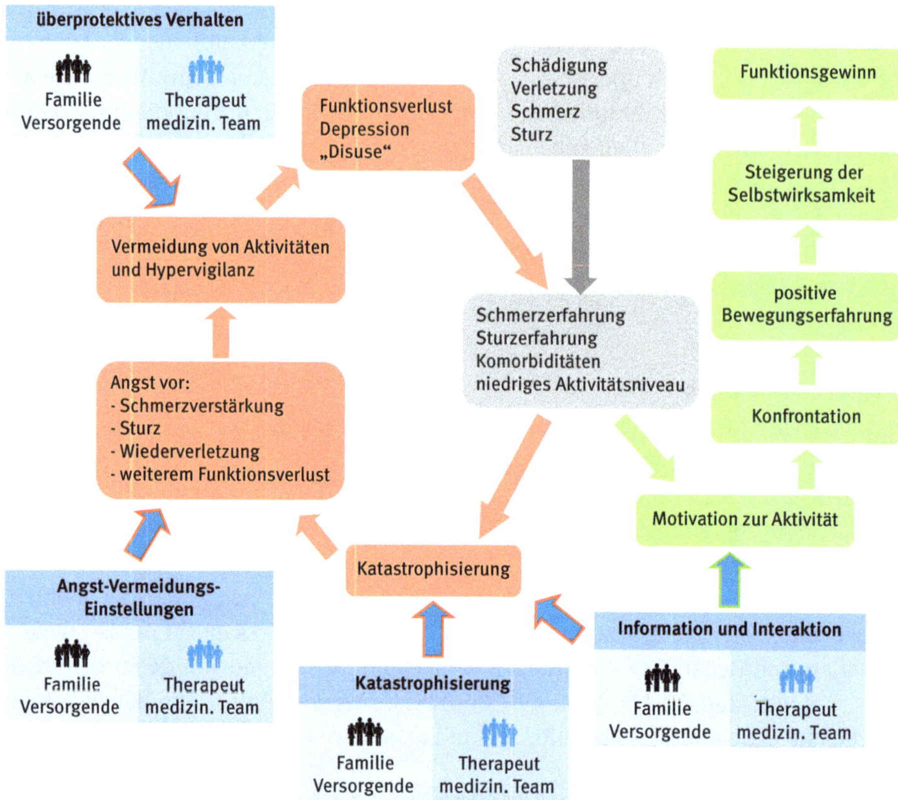

Abb. 13.1: Erweiterung des ursprünglichen Angst-Vermeidungsmodells bei älteren Patienten mit Schmerzen, modifiziert nach Vlaeyen 2000.

In der hier abgebildeten Grafik werden diese möglichen Einflussfaktoren auf das Angst-Vermeidungsverhalten des älteren Patienten dargestellt. Dort ist ersichtlich, dass bei älteren Menschen, neben dem ursprünglichen Angst-Vermeidungsmodell für Schmerzpatienten (Vlaeyen 2000), noch etliche weitere Faktoren zur Aktivitätsvermeidung beitragen können und sowohl Einstellungen von den Behandlern als auch Einstellungen der Verwandten/Versorgenden eine Barriere (rot) oder eine Ressource (grün) darstellen können.

Selbstreflexion

Speziell für das Management von chronischen Schmerzen braucht der Therapeut eine hohe Bereitschaft zur Selbstreflexion. Will er ein speziell auf diesen Patienten zugeschnittenes Behandlungsprogramm aufstellen können, benötigt er Verständnis in Hinblick auf die Einstellungen des Patienten sowie adäquate *Clinical Reasoning*-Fähigkeiten (Nijs 2013). Der Paradigmenwechsel in Richtung bio-psycho-soziales Schmerzverständnis hat auch in der Physiotherapie stattgefunden, viele Therapeuten besuchen regelmäßig Schulungen und informieren sich mittels Fachliteratur über (Neu-)Erkenntnisse in der geriatrischen Schmerzphysiotherapie, dies garantiert aber nicht die Umsetzung in der Praxis. Eine Implementierung des neuen Wissens in der eigenen Institution ist ein langwieriger Prozess. Auch gibt es Differenzen zwischen den expliziten und impliziten Einstellungen bei Behandlern. Auch wenn die Kognition über das adäquate Agieren vorhanden ist, spiegelt sich das nicht immer im Verhalten wider (Cameron 2015; Houben 2005). Ein effektives Handeln in der klinischen Situation braucht Erfahrung und eine kritische Reflexion der eigenen Einstellung bezüglich älterer Menschen mit Schmerzen, speziell bei Menschen mit Demenz. Es gibt mehrere Möglichkeiten zur Vertiefung der Selbstreflexion, u. a. durch das Einbeziehen anderer Teampartner unter Anwendung unterschiedlicher Methoden – abhängig von der jeweiligen Fallproblematik – z.B. eine kollegiale Beratung, wobei mit Kollegen nach einem festgelegten System und mit einer vorgegebenen Struktur über einen bestimmten Problemfall eine „Fallbesprechung" durchgeführt wird (Tietze 2012) oder das Einholen eines Feedbacks über die Qualität der eigenen „aktivierenden Kommunikation in der Therapiesituation" mittels einer Konsil-Hospitation eines zweiten oder mehrerer Kollegen (Laekeman 2009).

Weiterbildung
Um die hohen Anforderungen in der Schmerztherapie bei dieser vulnerablen Population gerecht zu werden, ist eine spezifische Weiter-/Fortbildung, wie z.B. die „Spezielle Schmerzphysiotherapie" absolut empfehlenswert (Deutsche Schmerzgesellschaft 2015).

13.3 Schmerzphysiotherapie

Wie bereits in der Einleitung anklang, existieren noch zu wenige Studien speziell über Schmerzphysiotherapie bei älteren Menschen. Auch für Menschen mit Demenz liegen kaum Untersuchungsergebnisse über die Effektivität der Schmerzphysiotherapie vor. Allerdings gehört Physiotherapie zu den wichtigsten nicht-pharmakologischen Schmerzmaßnahmen bei älteren Menschen und bei Menschen mit Demenz. In einer deutschen Untersuchung an Klienten von Demenznetzwerken wurde festgestellt, dass ca. ein Viertel der Menschen mit Demenz (befragt wurden dazu die Patienten oder ihre Betreuungsperson) zu Physiotherapie überwiesen wurden. Die am häufigsten vorliegenden Diagnosen waren kardiovaskuläre Erkrankungen (81%) und orthopädische Erkrankungen (58%). Aus der Untersuchung geht nicht direkt hervor, wegen welcher Problematik die Patienten Physiotherapie bekamen. Man kann aber annehmen, dass viele dieser orthopädischen Erkrankungen mit einer Schmerzproblematik einhergehen (Wübbeler 2015).

Die „Philosophie" der „Speziellen Schmerzphysiotherapie" greift bei den älteren Menschen genauso wie bei den jüngeren Patienten. Allerdings muss sich der Therapeut an all die Besonderheiten des geriatrischen Patienten mit seinen Schmerzen anpassen und diese in seinem Schmerzmanagement berücksichtigen. Hierzu braucht es Kenntnisse der physiologischen Veränderungen der Schmerzsysteme im Alter, auch bei Menschen mit Demenz (vgl. Kap. 1). Aber nicht nur die **biologische** Ebene ist wichtig, sondern gerade auf **psychologischer** Ebene spielen sich bei der älteren Population typische Schmerzverarbeitungsprozesse ab (z.B. das Denken „Schmerz ist normal im Alter", Stoizismus, Angst vor weiteren Untersuchungen und Medikamenten etc.). Und auch auf der **sozialen** Ebene gibt es bedeutsame

Faktoren, die wir bei den Patienten in der Schmerztherapie einbinden können (z.B. bei dem Patienten, der bis vor kurzem im Yoga- oder Wanderclub aktiv tätig war, dürfte das Motivieren zu aktiven Maßnahmen im Hinblick auf ein schnelleres Wiedereinbringen in diese sozialen Aktivitäten leichter sein). In dieser Altersgruppe haben viele ihren Partner verloren und/oder wohnen alleine, gerade dort ist eine schnellstmögliche Wiedereingliederung in die sozialen Strukturen sehr wichtig. Die bio-psycho-sozialen Aspekte lassen sich anhand der Internationalen Klassifikation der Funktionsfähigkeit, Behinderung und Gesundheit (ICF) der Weltgesundheitsorganisation (WHO) transparent darstellen (DIMDI 2005).

Die Internationale Klassifikation der Funktionsfähigkeit, Behinderung und Gesundheit (ICF)-Kategorien am Beispiel des älteren Patienten mit Schmerzen

Die Pathologie und die damit verbundenen Gesundheitsprobleme werden zu den Körperstrukturen und -Funktionen, den Aktivitätseinschränkungen, und der Partizipation in Bezug gesetzt (DIMDI 2005). Diese Kategorien beeinflussen sich gegenseitig, besonders berücksichtigt werden die aufgrund des Alters auftretenden Verringerungen der Mobilität und der kognitiven Funktionen und deren Auswirkungen auf die soziokulturelle Umgebung: Das ICF-Bezugssystem gibt dem Therapeuten eine Möglichkeit, sich ein breitgefasstes Bild von der individuellen Funktionsfähigkeit und über den Grad der Behinderung oder Gesundheit des älteren Patienten zu machen (Hadjistavropoulos 2007).

Die ICF-basierten Beurteilungskategorien verlangen in der Adaptation an ältere chronische Schmerzpatienten eine stärkere Betonung auf Aktivität und Partizipation als beim jüngeren Menschen. Nur wenn hier Barrieren und Ressourcen aufgedeckt und angegangen werden, wird dem älteren Patienten ermöglicht, länger in seiner gewohnten Umgebung zu leben und mehr Lebensqualität und Autonomie zu erhalten.

Gesundheitsproblem

Das Gesundheitsproblem kann z.B. anhand der ICD-10 beschrieben werden. Informationen über Ätiologie oder Pathogenese können hier ebenfalls eingetragen werden.

Körperstrukturen und Funktionen

Die Köperfunktionen werden definiert als die physiologischen Funktionen der Körpersysteme. Wichtig bei der hier fokussierten Population sind vor allem Informationen über Schmerzen, Bewegungseinschränkungen, Ausdauer, Kraft, Gleichgewichtsfähigkeit, Kognition, Gedächtnis, Schlaf, und Depressionen.

Aktivitäten

Unter Aktivität wird die Durchführung einer Handlung oder einer Aufgabe der untersuchten Person beschrieben. Wir evaluieren hier Probleme beim Sitzen, Stehen, Laufen, Treppen steigen, und die kommunikativen Fähigkeiten.

Partizipation

Partizipation beinhaltet das Einbezogensein in seiner Lebenssituation, es handelt sich hier um die Möglichkeiten zur Arbeitspartizipation (z. B. Haushaltstätigkeiten) und die Teilnahme an Freizeitaktivitäten und dem sozialen Leben.

Umweltbezogene Kontextfaktoren

Bei den Umweltfaktoren handelt es sich um den kompletten Lebenshintergrund und die Lebenssituation des älteren Menschen. Hier gehen Faktoren ein wie beispielsweise der Einfluss der direkten Umgebung: Partner, Familie, soziales und finanzielles Gefüge, Wohnsituation, Hilfsmittel, Medikation, Sucht, Therapeutische Versorgung.

Personbezogene Faktoren

Unter den personbezogenen Kontextfaktoren wird der spezielle Hintergrund des persönlichen Lebens und der Lebensführung des Patienten betrachtet. Faktoren wie Alter, Geschlecht, Familienstatus, Schulbildung, Motivation, Schmerzverhalten, Copingstrategien, Selbstwirksamkeit und Sturz- und Bewegungsängste sind hier wichtig (BAR 2010; Wittink 2008).

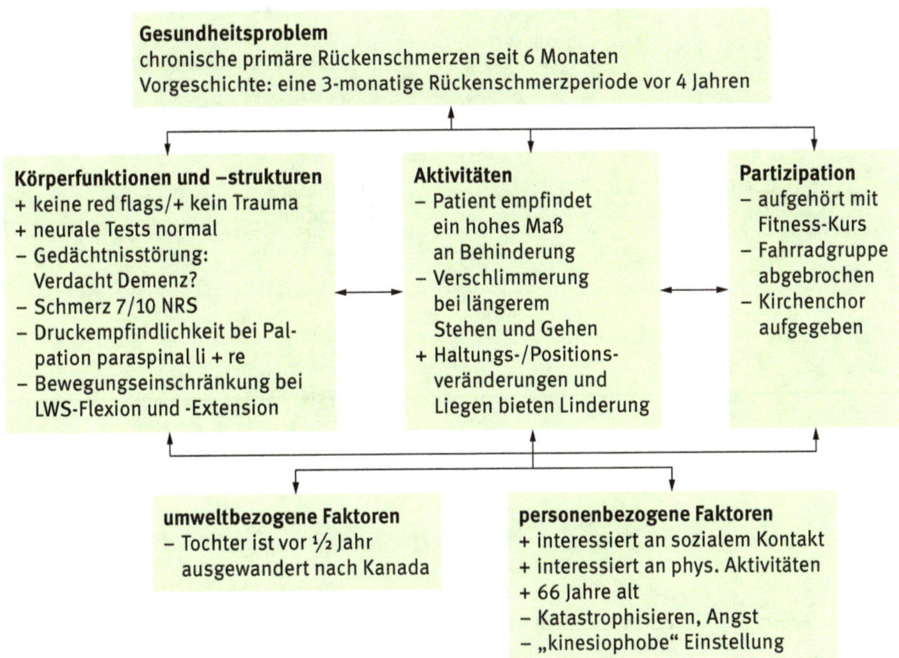

Abb. 13.2: ICF-orientierte Fallstrukturierung am Beispiel einer älteren Patientin mit Rückenschmerzen; orientiert am *ICF model for pain patients* (Wittink 2008).

Die Abbildung 13.2 verdeutlicht anhand eines fiktiven Patientenfalls eine ICF-orientierte Fallstrukturierung mit Fokus auf eine ältere Patientin mit Rückenschmerz. In der Abbildung wurden nur die Auffälligkeiten aufgenommen, Ressourcen wurden mit „+“ gekennzeichnet, Barrieren mit „–“.

Diese „fiktive“ Patientin bringt auf Grund des hohen Wunsches, wieder aktiver zu sein und verstärkt ihre sozialen Kontakte pflegen zu können, eine ideale Basis mit, um nach adäquater Edukation (u. a. Abbau von Angst und kinesiophober Einstellung) die Motivation für körperliche Aktivitäten wiederzufinden.

Allgemeiner Ablauf und Prinzipien des physiotherapeutischen Prozesses

Das physiotherapeutische Management entspricht einem hypothesengesteuerten Zyklus (Abb. 13.3), der anhand des *Clinical Reasoning*-Prozesses und einer regelmäßigen Zwischen- und Re-Evaluation jederzeit eine individuelle Anpassung an die aktuellen Bedürfnisse sowie sich verändernde Rahmenbedingungen ermöglicht. Die einzelnen Schritte werden in den folgenden Subkapiteln näher erläutert.

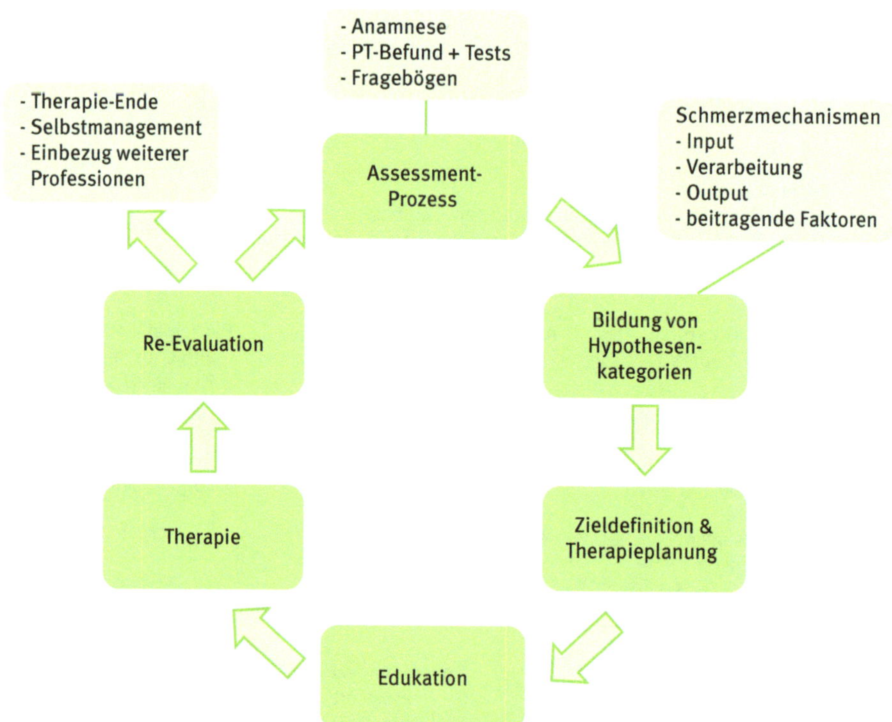

Abb. 13.3: *Clinical Reasoning*: hypothesengesteuerter Therapiezyklus.

13.3.1 Physiotherapeutisches Assessment

Wegen der Komplexität der Patienten ist ein multidimensionales Assessment in der geriatrischen Schmerzphysiotherapie unabdingbar. Es bedarf eines fundiert methodisch aufgebauten Untersuchungsablaufs und interdisziplinärer Abklärungsprozesse. Nur das systematische Erfassen der physischen, funktionellen und psychosozialen Probleme und Ressourcen des alten Menschen in seiner persönlichen Umgebung gibt die Möglichkeit, einen auf seine individuellen Bedürfnisse und seine Lebenswelt zugeschnittenen Behandlungsplan aufzustellen (FPG-GPG 2009). Der Physiotherapeut benötigt zur Beobachtung, Untersuchung und Analyse der Schmerz- und Bewegungsproblematik altersangepasste und wenn vorhanden valide, reliable und sensitive Messinstrumente, anhand derer das Schmerzerleben und die Funktionsfähigkeit des Patienten in Bezug zu seiner Umgebung erfasst werden kann. Auch wenn der Fokus der Physiotherapie basierend auf einem salutogenetischen Ansatz auf der Verbesserung insbesondere der körperlichen Aktivität, Partizipation und der Ermöglichung der Selbstständigkeit liegt, benötigt der Therapeut zur Erstellung adäquater Behandlungspläne vielfältige Informationen aus verschiedenen Kategorien. Neben der Evaluation der körperlichen Problematik muss der Therapeut auch in der Lage sein, Informationen zu häufig begleitend vorhandenen psycho-sozialen Komorbiditäten erheben und interpretieren zu können, die möglicherweise einer aktivierenden Physiotherapie entgegenstehen. Dies betrifft unter anderem bewegungsassoziierte Ängste (Schmerz-, Sturz-, Schadensangst) (Leonhardt 2010), sowie Depression, Schlafstörungen und Inkontinenz. Abbildung 13.4 zeigt die Komplexität der physiotherapeutisch relevanten Beurteilungskategorien. Der Physiotherapeut sollte sich dabei primär auf seine disziplinspezifischen Untersuchungen und Assessments konzentrieren und wenn möglich auf bereits vorhandene Informationen des interdisziplinären Teams zurückgreifen (vgl. Kap. 4). In Rücksprache mit den anderen Disziplinen werden die Ergebnisse der Assessments zusammengetragen und das weitere interdisziplinäre Vorgehen durch regelmäßige kollegiale Kommunikation entsprechend abgestimmt. Nur wenn alle Disziplinen die gleiche „Philosophie" vertreten, kann das Schmerzmanagement gelingen (Arnold 2014). Neben den Einrichtungen, in denen die multimodale interdisziplinäre Schmerztherapie praktiziert wird, sollten Voraussetzungen geschaffen werden, die interdisziplinäre Kommunikation und den Austausch auch im ambulanten Sektor zu fördern, hier ist jeder Einzelne zum Wohle der Patienten gefordert.

Im Folgenden werden ein Überblick und Empfehlungen zur Erfassung der in Abbildung 13.4 dargestellten Untersuchungskategorien gegeben.

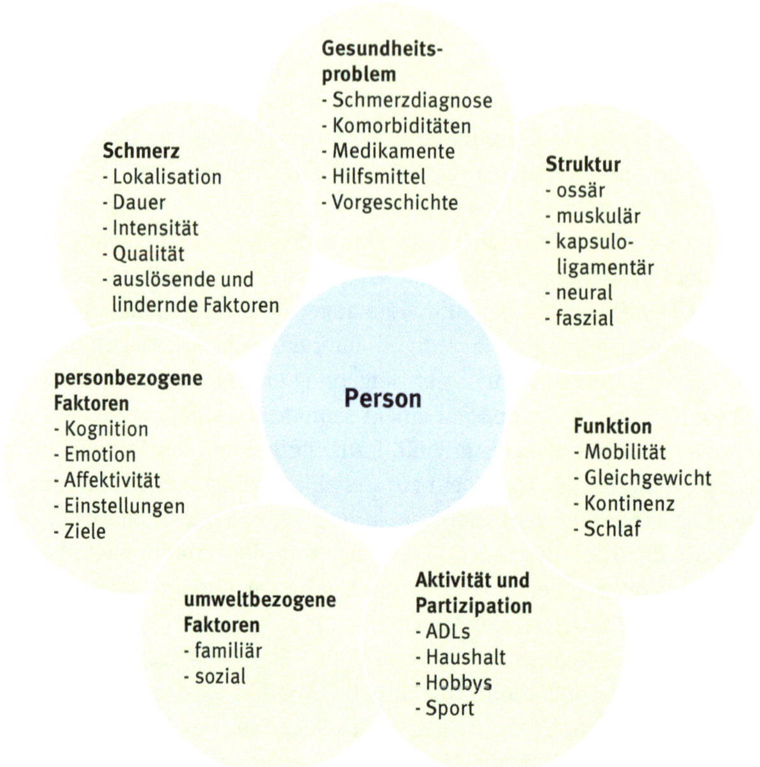

Abb. 13.4: Physiotherapeutisch relevante Beurteilungskategorien.

Schmerzscreening

Bei älteren Menschen sehen wir aus unterschiedlichen Gründen oft das sogenannte „non reporting of pain" auch findet häufig ein „underdetecting" auf Seiten des Behandlers statt, weil manche vermuten, dass ältere Menschen – insbesondere Menschen mit Demenz – ein geringeres Schmerzempfinden haben. Untersuchungen zeigen aber, dass gerade bei Menschen mit Alzheimer-Demenz die sensorisch-diskriminative Komponente intakt ist, nur das Antizipieren und Reagieren auf Schmerzen durch die Verringerung der affektiv-emotionalen Komponente schwieriger geworden ist (Benedetti 2004; Scherder 2005) (s. Kap. 3). Die geringeren kognitiven Möglichkeiten, den Schmerz und seine Folgen einzuschätzen, rufen beim Patienten oft ein Verhalten hervor, das Behandler als „herausfordernd" empfinden. Deswegen ist es wichtig, auf die geringsten Anzeichen von Schmerzen zu achten und gezielt nach Schmerzen zu fragen. Dies muss in einer dem Patienten angepassten, verständlichen Sprache geschehen. Sobald Anzeichen von Schmerzen vorhanden sind, wird ein Schmerzassessment in die Untersuchung eingeschlossen.

Schmerzassessment

Zum Schmerzassessment speziell bei Menschen in der stationären Altenhilfe wird empfohlen, nicht nur eindimensionale Schmerzerfassungen durchzuführen (Schmerzintensität) sondern auch multidimensionale Evaluationen (u. a. Beobachtungsskalen) einzusetzen (van Herk 2009). Der Physiotherapeut braucht zur Erstellung eines physiotherapeutischen Behandlungsplans in Bezug auf Schmerz vor allem Angaben aus dem Bereich der:

- Sensorischen Schmerzqualitäten wie Schmerzintensität, Schmerzqualität und -lokalisation
- Schmerzdauer, sowie Beeinflussbarkeit (Schmerzverbesserung oder- verschlimmerung)
- Affektiven Dimension: welche emotionalen Komponenten (z.B. Angst) spielen eine Rolle und wie antwortet der Patient auf seinen Schmerz
- Einfluss des Schmerzes auf Funktionen, Aktivitäten und Partizipation

Als Goldstandard gilt, die Selbstauskunft des Patienten über Schmerzerleben und Schmerzintensität einzuholen, auch bei Menschen mit Demenz – vorausgesetzt, es wird die nötige Unterstützung geboten (Hadjistavropoulos 2014; Pautex 2005; RCP 2007). Wichtig ist dabei, den typischen Wortschatz des Patienten zu gebrauchen. Menschen mit Demenz sprechen weniger über „Schmerzen“ sondern benutzen eher Formulierungen wie „es tut so weh“. Zudem benötigen sie teilweise mehr Zeit zur Beantwortung der Fragen. Zur Einschätzung der Schmerzintensität sollten bei älteren Patienten und Menschen mit Demenz vertikale, numerische verbale Ratingskalen oder Gesichterskalen eingesetzt werden (s. Beispiel Abb. 13.5). Es wird die Skala benützt, die der Patient am besten versteht, und selbstverständlich wird bei späteren Schmerzeinschätzungen wieder die gleiche Skala eingesetzt.

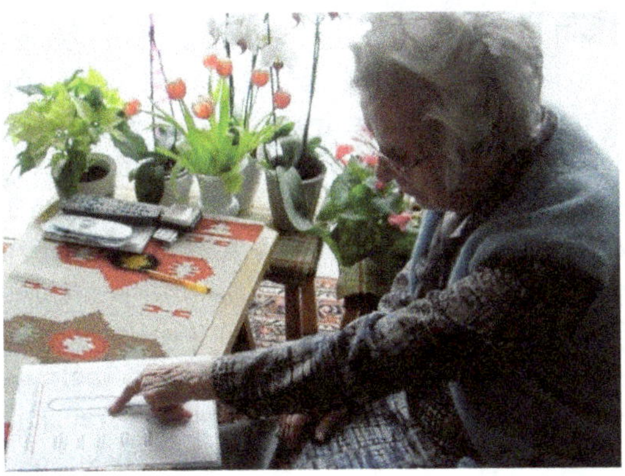

Abb. 13.5: Angabe der Schmerzintensität anhand einer vertikalen, verbalen Rating-Skala.

Für die Lokalisation der Schmerzen werden auch Menschen mit kognitiven Einschränkungen dazu aufgefordert, den problematischen Bereich bei sich selbst anzuzeigen oder in einer Schmerzzeichnung einzuzeichnen (Weiner 1998; Wynne 2000). Die Schmerzqualität (brennend, stechend, etc.) kann darüber hinaus in der Zeichnung eingetragen werden. Die eingesetzten Instrumente und Abbildungen werden für ältere Menschen angepasst. Dazu sollten größere Schriftgrade, möglichst in Schriftfarbe Schwarz, und angepasste Zeichnungen angeboten werden (z.B. weibliche Zeichnung für die Körperbildzeichnungen bei weiblichen Patienten) (vgl. Abb. 13.6). Wegen häufig vorliegender Seh- und/oder Hörprobleme sollten Brille bzw. Hörapparat verwendet werden und auf gute Beleuchtung während der Befragung geachtet werden.

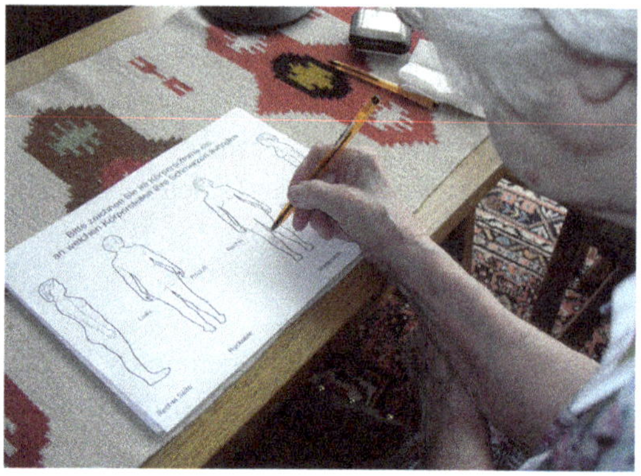

Abb. 13.6: Einzeichnen der Schmerzlokalisation in der Schmerzzeichnung.

Ein auch für Physiotherapeuten gut geeignetes Instrument ist das Geriatrische Schmerzinterview (Basler 2001), das über den AK Schmerz und Alter der Deutschen Schmerzgesellschaft e. V. erhältlich ist (Deutsche Schmerzgesellschaft 2001). Dieses ist an geriatrischen Schmerzpatienten ab 75 Jahren erprobt worden und liefert auch für den Bereich leichter und mittlerer kognitiver Beeinträchtigung gut verwertbare Resultate. Das Interview ist für die Neuaufnahme von Patienten geeignet, Daten zur Verlaufskontrolle und Therapieevaluation sind bisher nicht erhoben worden. Sollte die Selbstauskunft aufgrund der eingeschränkten Kommunikationsfähigkeiten, speziell bei Menschen mit Demenz, schwierig werden, werden zusätzlich Instrumente zur Fremdeinschätzung des Schmerzes verwendet. Validierte Beobachtungsskalen, die in Deutschland häufig benutzt werden, sind u. a. die BESD-Skala (BESD, Beurteilung von Schmerzen bei Demenz) und die BISAD-Skala (BISAD, Beobachtungsinstrument für das Schmerzassessment bei alten Menschen mit Demenz). Beide Skalen werden auf der Homepage der Deutschen Schmerzgesellschaft zur Verfügung gestellt (Deutsche Schmerzgesellschaft 2007). Wichtig zu beobachtende Merkmale sind u. a. faziale Reaktionen, Lautäußerungen (Verbalisation, Vokalisation) und Körperhaltung und -bewegungen. Die Beobachtung soll nicht nur in Ruhe, sondern vor allem bei Transfers und Bewegung stattfinden. Bei Akutschmerzen wird außerdem auf autonome Reaktionen (z.B. Tachykardie, Anstieg des Blutdruckes und der Atemfrequenz, erhöhte Schweißreaktionen, Angst und Unruhe) geachtet (Hadjistavropoulos 2007). Allerdings zeigt sich die Aktivierungsschwelle für autonome Schmerzreaktionen in experimentellen Studien an Menschen mit Demenz erhöht (Kunz 2009). In der Physiotherapie werden Instrumente zur Beobachtung der Schmerzreaktionen erst in den letzten Jahren vermehrt eingesetzt, zudem muss angemerkt werden, dass deren Verwendung einer ausführlichen Schulung bedarf. Abhängig von den Aussagefähigkeiten des Patienten empfiehlt es sich, Ehepartner und/oder Verwandte beim Generieren von Informationen einzubeziehen, gerade wenn der Patient dem Therapeuten noch unbekannt ist (Buffum 2007). Items aus den existierenden Schmerzbeobachtungs-Instrumenten wurden von einer internationalen Forschungsgruppe kritisch analysiert, da es deutliche Überlappungen mit Items aus Beobachtungsskalen für Verhaltensveränderungen gibt (COST TD1005, 2015). Derzeit entwickeln diese Experten ein PAIC-Metatool (PAIC, *Pain Assessment in Patients with Impaired Cognition, especially Dementia*) – ein für Europa einheitlich validiertes Instrument zur Schmerzerfassung speziell bei Menschen mit Demenz (Corbett 2014). Zudem arbeiten einzelne Mitglieder dieser Gruppe an Subskalen für die Beobachtung von besonderen Schmerzbereichen bei Menschen mit Demenz, z.B. orofazialem Schmerz (PAIC-*Oro Facial Pain Scale*) (Lobbezoo 2011) und Rückenschmerz (PAIC-*Back Pain Scale*) (Laekeman 2015).

Funktion, Aktivität, Partizipation

Die Erfassung dieser Kategorien kann sowohl als Selbstauskunft mittels Fragebogen als auch in Form standardisierter körperlicher Testverfahren oder Aktivitätsmonitoring mittels Sensoren erfolgen. Da die Selbstauskunft und die tatsächlich beobachtete Funktionsfähigkeit älterer Patienten häufig differieren, sollte beides erhoben und abgeglichen werden. Auf eine Selbstauskunft der Patienten sollte auch bei Zweifel an deren Fähigkeit, detailliert Auskunft geben zu können, nicht verzichtet werden, da für eine personzentrierte Therapie relevant ist zu erfahren, wie der Patient selbst seine Einschränkung im Alltag erlebt. Gegebenenfalls kann nach dem Ausfüllen der Fragebögen der Patient gebeten werden, die entsprechenden Aktivitäten probeweise auszuführen. Zur Erhebung eignen sich Fragebögen, die bei Bedarf auch im Interviewverfahren erfolgen können. Auch hier sollte die Selbstauskunft einer Fremdauskunft durch betreuende Personen vorgezogen werden. Neben dem Zweck der Evaluation, Dokumentation und Verlaufsbeurteilung sind Fragebogen ebenfalls nützlich zur Identifizierung problematischer ADLs und leisten damit einen Beitrag zur Therapieplanung. Eine Übersicht auch für den Einsatz bei älteren Menschen geeigneter Assessments soll Therapeuten helfen, die für ihr Klientel und ihren Kontext passenden Instrumente auswählen zu können. Die Auswahl wurde auf Basis inhaltlicher Eignung, Erfüllung der Haupt- (Validität, Objektivität, Reliabilität) und Nebengütekriterien (Sensitivität, Ökonomie, Praktikabilität, Nützlichkeit), sowie eigener Erfahrungen getroffen und erhebt keinerlei Anspruch auf Vollständigkeit. Es wurden zudem nur Instrumente einbezogen, die klinisch anwendbar und in deutscher Sprache validiert sind. Eine Kurzübersicht bietet die Tabelle 13.2. Die Kommunikation der Ergebnisse, insbesondere das Aufzeigen von Verbesserungen mittels dokumentierter Werte, zeigt älteren Menschen, die auf Stagnation oder Funktionsverlust eingestellt sind, ihre Fortschritte und hat außerordentlich motivierenden Charakter. Fragebogen, die zur Erfassung der Funktion, Beeinträchtigung, Aktivität bzw. Partizipation geeignet erscheinen, sind dabei den ICF-Kategorien meist nicht eindeutig zuzuordnen. Empfohlen werden kann der regionsübergreifende *Pain Disability Index* (PDI) zur Erfassung der schmerzbedingten Beeinträchtigung (Dillmann 1994), sowie die eXtra-Kurzform XSMFA-D (Wollmerstedt 2006) des *Short Musculoskeletal Function Assessment* (SMFA-D) (König 2000). Geeignete regionsspezifische Instrumente sind beispielsweise für den unteren Rücken der Funktionsfragebogen Hannover-Rücken (FFbH-R) (Kohlmann 1996), der *Oswestry Disability Index* (ODI) (Mannion 2006), sowie der *Roland Morris Disability Questionnaire* (RMDQ) (Exner 2000), entsprechend für den oberen Rücken bzw. Nacken der *Neck Disability Index* (NDI) (Swanenburg 2014). Der FFbH-OA (-Osteoarthrose) setzt den Schwerpunkt auf die Funktionsfähigkeit der unteren Extremität und des unteren Rückens (Kohlmann 1999), der FFbH-P (-Polyartikuläre Gelenkerkrankung) auf komplexe Hand-/Armfunktion bei Alltagstätigkeiten (Raspe 1990), wofür alternativ der Quick-DASH (Germann 2003) verwendet werden kann. Für die Bestimmung von Art und Umfang gesundheitswirksamer körperlicher Basis-, Freizeit- und Sportaktivitäten können der Freiburger Fragebogen zur körperlichen Aktivität (FFkA) (Frey 1999), sowie das *Assessment of Physical Activity in Frail Older People* (APAFOP) (Hauer 2011), das speziell für ältere Menschen mit kognitiver Einschränkung entwickelt und validiert wurde, verwendet werden. Für funktionell deutlich eingeschränkte Personen, insbesondere in Pflegeheimen, empfiehlt sich eine Fremdbeurteilungsskala der basalen Alltagskompetenz anhand des Barthel-Index (Heuschmann 2005). Fragebogen können nur die darin enthaltenen Items beurteilen, individuelle Einschränkungen können damit oft nicht erfasst werden. Diese Lücke können individualisierte Assessments schließen. In der Physiotherapie weit verbreitet ist die Patientenspezifische Funktionsskala (PSFS) (Stratford 1995; Heldmann 2015). Sie dient zur Messung der subjektiven Einschätzung von individuell gewählten Aktivitäten und eignet sich gut zur Evaluation. Zudem hat die PSFS einen inventarisierenden Charakter und kann für die Wahl der Therapieziele ausschlaggebend sein. Daher bietet sie sich als Abschluss des Assessment-Prozesses an. In der Evaluation kann im Falle einer ausbleibenden oder nur geringfügigen Schmerzlinderung dennoch eine Aktivitätssteigerung ermittelt und dem Patient aufgezeigt werden. Die Verbesserung der Aktivität sollte bei chronischen Schmerzpatienten ohnehin höchste Priorität haben. Der Patient wird aufgefordert, die drei wichtigsten Aktivitäten (oft vorkommend und schwer ausführbar) zu bestimmen (Bsp. Abb. 13.7), und deren Schwierigkeit auf einer numerischen Ratingskala zu bewerten (0 = unmöglich, 10 = überhaupt keine Schwierigkeiten). Die Identifizierung der relevantesten Aktivitäten fällt älteren Patienten häufig schwer, hier muss der Therapeut unterstützen. Dabei kann ggf. auf bereits erhobene Skalen zurückgegriffen werden, auch kann ein typischer Tag durchgegangen werden.

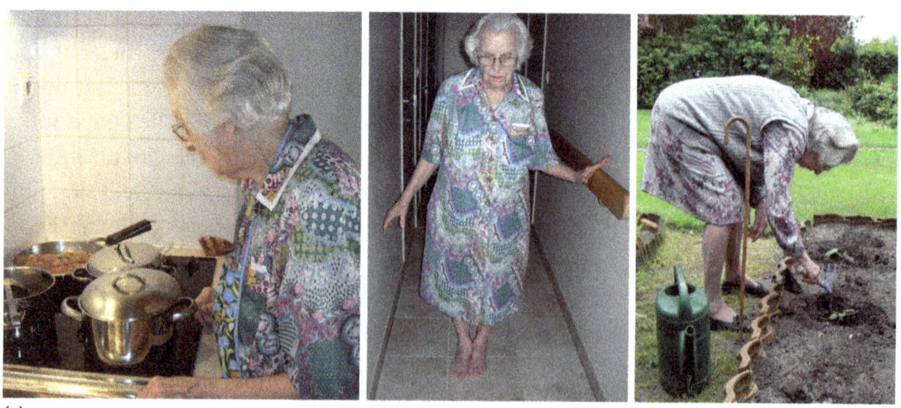

(a) (b) (c)

Abb. 13.7: Alltagsrelevante Aktivitätsbeispiele für die patientenspezifische Funktionsskala (PSFS): (a) selbstständiges Kochen, (b) freihändiges Gehen in der Wohnung, (c) Gartenarbeit.

Die quantitative Bewertung erfolgt anhand des Gesamt- oder Mittelwertes der benannten Items (Tab. 13.2). Aufgrund der Individualität und der hohen Alltagsrelevanz der Aktivitäten fördern diese Skalen die Motivation und Mitarbeit der Patienten enorm.

Tab. 13.2: Beispiel einer Patientenspezifischen Funktionsskala (PSFS).

Aktivität	Eingangstest	Re-Test
selbstständiges Kochen	5	8
freihändiges Gehen in der Wohnung	2	5
Gartenarbeit	3	4
Score	10 (MW 3,3)	17 (MW 5,7)

Zur physischen Testung der Funktionsfähigkeit eignet sich der generische *Physical Performance Test* PPT der in 9 kurzen Einzeltests basale ADLs der fein- und grobmotorischen Funktion der oberen und unteren Extremitäten testet (Bös 2001; Reuben 1990). Für die Funktionsfähigkeit des Rückens bieten sich zwei Verfahren an. Die *Progressive Isoinertial Lifting Evaluation* (PILE-Test) besteht aus zwei Hebetests für den unteren bzw. oberen Rücken (Mayer 1988), die *Back Performance Scale* (BPS) besteht aus 5 Einzeltests und testet die Beweglichkeit und die Belastbarkeit in der am häufigsten vorkommenden sagittalen Ebene der Wirbelsäule (Strand 2002; Verra 2009). Darüber hinaus können am Körper getragene Sensoren für ein allgemeines Aktivitätsmonitoring eingesetzt werden.

Mobilität, Gleichgewicht, Sturzangst

Mobilität als funktioneller Ausdruck der unteren Extremität ist der wesentliche Prädiktor für Selbstständigkeit älterer Personen. Als ein umfassender Fragebogen für eine kombinierte Selbst-/Fremdeinschätzung steht der *Rivermead Mobility Index* (RMI) (Schindl 2000) zur Verfügung. Zur funktionellen Testung der Mobilität empfehlenswert ist der einfach anzuwendende und auch für stark beeinträchtigte Personen geeignete *De Morton Mobility Index* (DEMMI) (Morton 2008; Morton 2010) in der deutschen Version (Braun 2015; Braun 2014). Die 15 alltagsrelevanten Aktivitäten, die sich von bettgebundenen bis hin zu hoch anspruchsvollen Geh- und Gleichgewichtsaktivitäten hierarchisch steigern, bilden das ganze Mobilitätsspektrum älterer Personen ab. Dabei weist das Instrument keine Boden- oder Deckeneffekte auf und ist sehr änderungssensitiv. Ein kürzeres, aber nicht so umfassendes Instrument ist die *Short Physical Performance Battery* (SPPB) zur Beurteilung von Gleichgewicht, Ganggeschwindigkeit, Kraft und Ausdauer der unteren Extremitäten (Cabrero-Garcia 2012; Guralnik 1994).

Bei der Short Physical Performance Battery wird das Aufstehen vom Stuhl ohne Stützeinsatz der Arme (= 5 chair rise), das statische Gleichgewicht, und die Gehgeschwindigkeit auf einer 4 Meter Gehstrecke getestet. Beim 5-Chair-Rise-Test wird die Zeit gemessen, die die Testperson benötigt, um fünfmal hintereinander von einem Stuhl aufzustehen und sich wieder hinzusetzten, ohne sich mit den Armen abzustützen. Die Evaluation des statischen Gleichgewicht besteht aus drei Testpositionen mit steigendem Schwierigkeitsgrad (jeweils 10 Sekunden/Position): Stehen mit geschlossenen Füßen, Semi-Tandem-Stand, und Tandem-Stand (Cabrero-Garcia 2012). Die Abbildung 13.8 zeigt die Schwierigkeiten einer älteren Person beim Testversuch.

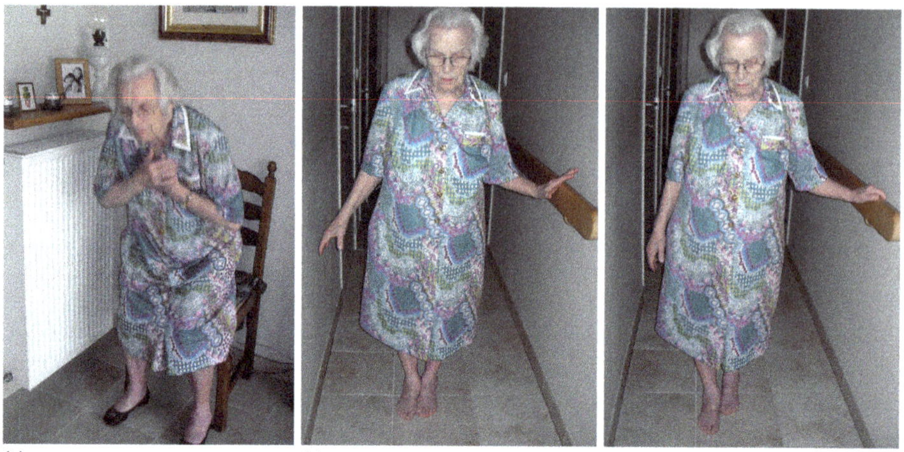

(a) (b) (c)

Abb. 13.8: Testversuch (a) 5-Chair-Rise-Test 8, (b) Versuch des Standes mit geschlossenen Füßen, (c) Versuch des Semi-Tandem-Standes.

Neben der Mobilität und dem allgemeinen physischen Zustand ist das Sturzrisiko ein wesentlicher Prädiktor für Selbstständigkeit und Morbidität (Gribbin 2009), zudem ist Schmerz mit beiden assoziiert. Eine wichtige Information ist für Physiotherapeuten in diesem Zusammenhang die subjektive Sturzangst, da diese bei älteren Personen eine gravierende Barriere für Aktivität und Partizipation – und damit eine aktivitätsfördernde Therapie – darstellen kann. Um differenzieren zu können, ob die Sturzängste irrational oder aufgrund der physischen Gesamtsituation adäquat und protektiv sind, sollte sowohl eine Skala zur Erfassung der sturzbezogenen Selbstwirksamkeit eingesetzt werden als auch eine funktionelle Testung des Gleichgewichts stattfinden. Zur Erfassung der subjektiven Sturzangst aus Patientensicht eignet sich die *Falls Efficacy Scale-International* (FES-I) (Dias 2006). Eine iconografische Version, die die Items bildlich darstellt, wurde bei Personen mit moderat kognitiven Einschränkungen erfolgreich getestet (Delbaere 2011). Die Iconografische-FES liegt derzeit zwar nur in englischer Version vor, für den klinischen Einsatz könnten die Abbildungen aber auch in Kombination mit dem deutsch validierten Fragebogen Verwendung finden.

Die Patienten schauen sich die Abbildungen an (s. Beispiele, Abb. 13.9) und sollen überlegen, wie sie diese Aktivtäten normalerweise ausführen. Auch wenn sie die Aktivitäten z.Zt. nicht selbst durchführen, sollen Sie angeben, wie hoch Ihre Bedenken sind, bei einer solchen Aktivität zu stürzen (1 = keinerlei Bedenken, 4 = sehr große Bedenken) (Delbaere 2011).

Mit der *Activities Specific Balance Confidence Scale* (ABC-D) (Schott 2008) und deren 6-Item-Kurzform (Schott 2014) liegt eine weitere Skala vor, die unter anderem aufgrund der prozentualen Einschätzung der Zuversicht, das Gleichgewicht in bestimmten Situationen

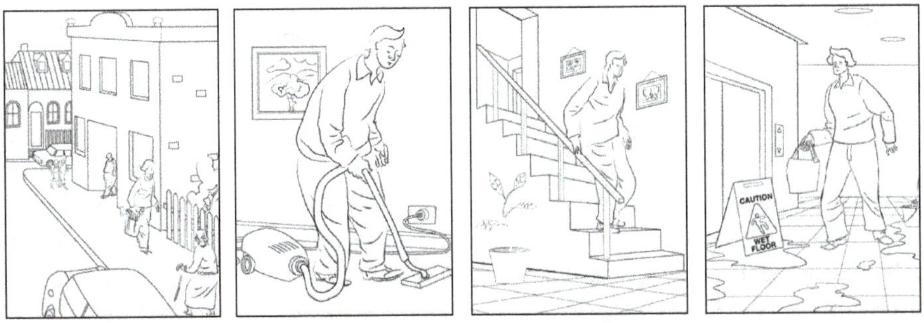

In der Nähe der Wohnung draußen umhergehen! | Den Hausputz machen! | Eine Treppe hinuntergehen! | Auf einer rutschigen Oberfläche gehen!

Abb. 13.9: Item-Beispiele aus der iconografischen Version der FES-I (Delbaere 2011), Text übersetzt, Abdruck mit freundlicher Genehmigung der Gerontologischen Gesellschaft von Amerika, © Oxford-Press.

halten zu können, für den Patienten kognitiv anspruchsvoller ist. Beide Skalen, insbesondere die ABC-D, sind allerdings nur für mobile Personen geeignet, die in der Häuslichkeit leben.

Klinische Tests zur Beurteilung des Gleichgewichts weisen allesamt Einschränkungen auf (Gates 2008; Jamour 2011), insbesondere aufgrund der geringen Sensitivität und Spezifität, teilweise unterschiedlich angegebener Cut-off Scores sowie problematischer Intertester-Reliabilität. Derzeit kann kein einzelnes Instrument empfohlen werden, das geeignet wäre, das Sturzrisiko in unterschiedlichen Settings reliabel zu bestimmen (Scott 2007), die am ehesten geeignete Posturografie ist nur selten verfügbar. Unsere Empfehlungen gehen dahin, weitere Risikofaktoren, die im Zusammenhang mit dem Sturzrisiko stehen, zu erfragen (u. a. frühere Sturzereignisse, Balance- oder Gangunsicherheit, funktionelle Einschränkungen im täglichen Leben, Komorbiditäten, Schwindel, Medikation, visuelle oder akustische Einschränkungen, Demenz, Depression und Sturzangst) (DEGAM 2004; Malini 2015), und die Sturzgefahr anhand der ohnehin erfolgten Mobilitätsteste (z.B. DEMMI, SPPB) subjektiv einzuschätzen.

Körperliche Untersuchung

Die körperliche Untersuchung bietet sich im Anschluss an die Erhebung des Funktionsstatus an und dient in diesem Zusammenhang der Differenzierung der Schmerzmechanismen (s. Clinical Reasoning) sowie auslösender und aufrechterhaltender Mechanismen, und der Abklärung von Ursachen vorhandener funktioneller Einschränkungen. Beispielsweise sollte bei muskulärer Schwäche abgeklärt werden, ob diese durch den Schmerz oder neuromuskuläre Funktionsstörungen bedingt ist. Auch wenn Physiotherapeuten gewohnt sind, sehr gründlich zu untersuchen, sollte ein „zuviel“ an Untersuchungen zur Schonung des älteren Patienten vermieden werden. Zudem fühlen sich Patienten mit stark bio-mechanisch orientierten Schadensannahmen mit jeder durchgeführten Untersuchung in ihrem Schmerzmodell unter Umständen fälschlicher Weise bestätigt. Gerade bei älteren Menschen kann es eine Vielzahl auffälliger Befunde geben. Dabei sollte immer hinterfragt werden, ob die auffälligen Befunde etwas mit dem Schmerzgeschehen zu tun haben. Die folgenden Kategorien sollten aus Gründen der Ökonomie als Screening durchgeführt werden, und nur bei Auffälligkeiten oder Hinweisen aufgrund von Vorbefunden eine differenziertere Untersuchung nach sich ziehen: Inspektion, Palpation, Demonstration schmerzauslösender und beeinträchtigter Funktionen, Provokations-/Linderungstests, aktive und passive Beweglichkeit, Kraft, Neurologischer Status mit Kennmuskeln, Reflexen, Neurodynamik sowie individuelle Zusatzuntersuchungen je nach Bedarf. Im Bewusstsein mäßiger Intertester-Reliabilität sämtlicher Tests sollten Eingangs- und Re-Tests stets vom gleichen Therapeuten durchgeführt und die Ergebnisse mit entsprechender Vorsicht interpretiert werden. Bei Menschen mit Demenz scheinen Funktionstests reliabler als Krafttests, zudem benötigen Personen mit Demenz mehr Hilfestellungen und deutlichere verbale Anleitungen zur Ausführung der Tests (Thomas 2002).

Personbezogene Faktoren

Informationen bezüglich psychischer Faktoren (v.a. Kognitionen, Emotionen,), die Auskunft über Begleitfaktoren und das Schmerzmodell des Patienten geben, sind für den Therapeuten zur Planung der Therapie obligat. Ist ein Psychologe/Psychotherapeut am Management beteiligt, sollte mit diesem Rücksprache diesbezüglich gehalten werden. Da dies im ambulanten Bereich häufig entfällt, können die nachfolgend aufgeführten Assessments Physiotherapeuten helfen, einen Einblick in die für sie relevantesten Aspekte, insbesondere bewegungsbezogene Ängste wie Schmerz-, Sturz-, und Schadensängste zu gewinnen (Tab. 13.3). Bei deutlichen Auffälligkeiten ist in jedem Fall Rücksprache mit weiteren Disziplinen (Arzt, Psychologe) angezeigt. Katastrophisierende Gedanken und Vermeidungstendenzen können anhand der altersspezifischen Katastrophisierungs-Vermeidungsskala für über 65-Jährige (KVS-D-65+) (Quint 2011) erhoben werden, kinesiophobe Einstellungen mit der „Tampa Scale for Kinesiophobia“ (TSK) (Rusu 2014). Ein weiteres, speziell für ältere Menschen entwickeltes Instrument ist die Skala „Ältere Menschen in körperlicher Aktion“ (AMIKA) (Quint 2007). Der Patient beurteilt nacheinander 50 Fotos, die eine ältere Person in alltagsrelevanten Aktivitäten darstellen, und stuft diese auf einem Thermometer (vertikale Rating-Skala von 0–10) entsprechend seiner Ängste ein. Das Instrument dient der Erfassung, der Therapieplanung – insbesondere einer konfrontationsorientierten Therapie – und der Re-Evaluation. Empfehlenswert ist darüber hinaus der „Fragebogen zur Erfassung der schmerzspezifischen Selbstwirksamkeit“ (FESS) (Mangels 2009), also das Vertrauen in die eigenen Fähigkeiten, eine bestimmte Aufgabe allgemein bzw. auch trotz vorhandener Schmerzen tun zu können. Bei Bedarf kann ein Depressionsscreening mit der auch für das stationäre Setting gut geeigneten Depression-im-Alter-Skala (DIA-S) (Heidenblut u. Zank, 2010) oder der Geriatrischen Depressions-Skala (GDS) (Allgaier 2011; Gauggel 1999) erfolgen.

Tab. 13.3: Übersicht empfohlener Assessmentinstrumente.

Kategorie	1. Wahl	Alternativen
Schmerz	vertikale numerische verbale Rating-Skala; Geriatrisches Schmerzinterview	BESD; BISAD
Funktions-Fragebögen	PDI + PSFS	X-SMFA; FFbH-R/-OA/-P; RMDQ; NDI; ODI; Quick-DASH; Barthel-Index
Funktionstest	PPT	PILE; BPS
Aktivitäts-Fragebogen	APAFOP; FFkA	–
Mobilität	DEMMI; SPPB	RMI
Sturzgefahr	–	subjektive Einschätzung anhand Mobilitätstests
sturzbezogene Selbstwirksamkeit	FES-I	Icon-FES; ABC-D
Katastrophisierung/Vermeidung	KVS-D-65+; AMIKA	TSK
schmerzbezogene Selbstwirksamkeit	FESS	–
Depressionsscreening	DIA-S	GDS

ABC-D: Activities specific balance confidence scale-deutsch; AMIKA: Ältere Menschen in Körperlicher Aktion; APAFOP: Assessment of Physical Activity in Frail Older People; BESD: BEurteilung von Schmerzen bei Demenz; BISAD: BeobachtungsInstrument für das Schmerzassessment bei Alten Menschen mit Demenz; BPS: Back Performance Scale; DEMMI: DeMorton Mobility Index; DIA-S: Depression im Alter-Skala; FES-I: Falls Efficacy Scale-International; FESS: Fragebogen zur Erfassung der Schmerzbezogenen Selbstwirksamkeit; FFbH-OA/-P/-R: Funktionsfragebogen Hannover-Osteoarthrose/-Polyartikuläre Gelenkerkrankung /-Rücken; FFkA: Freiburger Fragebogen zur körperlichen Aktivität; GDS: Geriatrische Depressionsskala; KVS-D-65+: Katastrophisierungs-Vermeidungs-Skala-deutsch für >65-Jährige; NDI: Neck Disability Index; ODI: Oswestry Disability Index; PDI: Pain Disability Index; PILE: Progressive Isoinertial Lifting Evaluation; PPT: Physical Performance Test; PSFS: Patientenspezifische Funktionsskala; Quick-DASH: Kurzversion des Disabilities of Arm, Shoulder, Hand-Fragebogens; RMDQ: Roland Morris Disability Questionnaire; RMI: Rivermead Mobility Index; SPPB: Short Physical Performance Battery; TSK: Tampa Scale for Kinesiophobia; X-SMFA: eXtra-Kurzform des Short Musculoskeletal Function Assessment.

Die riesige Auswahl und multiple betroffenen Domänen machen es schwierig, für die physiotherapeutische Untersuchungen von älteren Patienten mit Schmerzen weitere Instrumente zu empfehlen. Es sollten die Domänen betrachtet werden, die für das Planen, Durchführen und Evaluieren der physiotherapeutischen Schmerzbehandlung des individuellen Patienten relevant sind. Bezüglich der Beurteilung der Ergebnisse sind unbedingt altersentsprechende Normwerte und Cut-off Scores unter zusätzlicher Berücksichtigung körperlicher oder kognitiver Einschränkungen als Referenzstandards zu berücksichtigen.

13.3.2 Clinical Reasoning, Zieldefinition und Therapieplanung

Clinical Reasoning

Der englische Begriff *Clinical Reasoning* steht für die Denk-, Handlungs- und Entscheidungsprozesse des Therapeuten (Klemme 2006). Neben den ihm zur Verfügung stehenden Informationen (Vorbefunde, Anamnese, eigene Befunde und Hypothesen) bezieht der Therapeut dabei den Patienten selbst sowie idealerweise das beteiligte Umfeld (Kollegen, Angehörige, soziale Einrichtungen) in diese Prozesse mit ein. Ziel ist die Erkennung des individuellen Problems und eine entsprechende individuelle patientenzentrierte Therapieplanung. Das Clinical Reasoning ist dabei als fortlaufender und immer wiederkehrender Prozess von Beginn des Kontaktes bis zur Entlassung des Patienten aus der Therapie zu verstehen. Bei neuen Informationen oder Präsentationen des Patienten, sowie auf Basis ständiger Therapieevaluation und Reflexion, überdenkt der Therapeut seine Hypothesen und passt in Absprache mit dem Patienten die Therapie ggf. entsprechend an.

Voraussetzung für die Therapieplanung ist die Identifizierung der vorhandenen sowie des aktuell vorherrschenden Schmerzmechanismus. Ein in der Physiotherapie aktuell gebräuchliches Denkmodell zur Strukturierung der komplexen Mechanismen, das auf dem bio-psycho-sozialen Schmerzmodell beruht, entwickelte Louis Gifford (Gifford 1998). Er teilte die pathobiologischen Mechanismen in Input-, Verarbeitungs- und Output-Mechanismen ein (Abb. 13.10), die zugehörige klinische Präsentationen bzw. Muster haben, und in der Therapie entsprechend berücksichtigt werden müssen, siehe (de Bie 2013):

Input-Mechanismen beschreiben dabei Schmerzphänomene peripheren Ursprungs – peripher-nozizeptiv oder peripher-neuropathisch – die auf Sensibilisierung der peripheren Nozizeptoren bzw. Schädigungen oder Dysfunktionen nervaler Strukturen zurückzuführen sind.

Verarbeitungs-Mechanismen beinhalten Verarbeitungsprozesse der Schmerzsignale im ZNS (zentrale Sensibilisierung) sowie affektive und kognitive Faktoren.

Output-Mechanismen beschreiben die motorischen, autonomen, neuroendokrinen sowie immunologischen Reaktionen auf die Input- und Verarbeitungsmechanismen.

Entsprechend des bio-psycho-sozialen Schmerzmodells sowie der dahinterstehenden psychischen und physiologischen Prozesse stehen alle Mechanismen zueinander in komplexer Wechselwirkung.

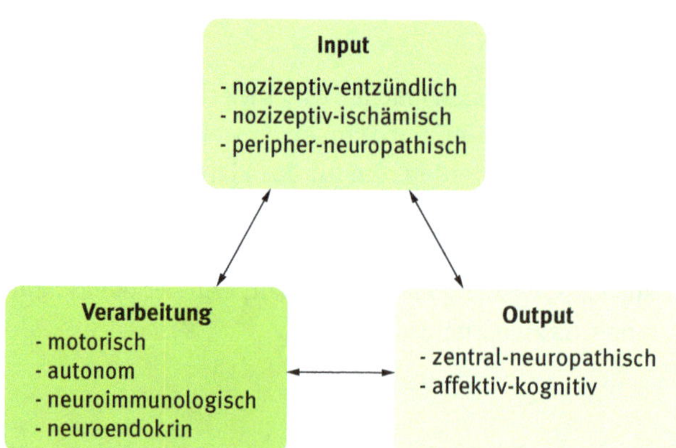

Abb. 13.10: Übersicht der Schmerzmechanismen (nach Gifford 1998).

In der Gesamtbeurteilung des Patienten, basierend auf ICF, Anamnese, und Assessments, resultiert die Arbeitshypothese des Therapeuten auf einer Verteilung der Schmerzmechanismen, beispielhaft dargestellt anhand des Tortenmodells (Abb. 13.11). Zurückblickend auf das Beipiel der älteren Patientin mit Rückenschmerzen in der ICF-orientierten Fallstrukturierung (Abb. 13.2) wird bei dieser Patientin die Arbeitshypothese aufgestellt, dass sich die Schmerzproblematik hauptsächlich im Verarbeitungsbereich abspielt (Abb. 13.11).

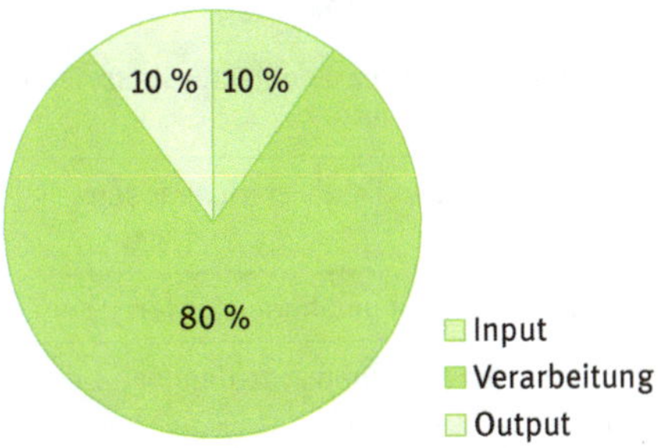

Abb. 13.11: Beispiel Verteilung der Schmerzmechanismen anhand eines fiktiven Patientenbeispiels.

Der Fokus sollte in der Therapie primär auf den zentralen Mechanismus gerichtet werden. Allerdings kann in Einzelfällen zunächst ein Zugang über einen anderen Mechanismus sinnvoll sein, wenn der Patient diesem beispielsweise offener gegenübersteht. In regelmäßig stattfindenden Evaluationen überprüft der Therapeut seine Hypothesen und eingesetzten Maßnahmen und passt beide ggf. entsprechend an veränderte Hypothesen oder Situationen an.

Gemeinsame Zieldefinition

Auf Basis des Assessment- und Clinical Reasoning-Prozesses plant der Therapeut in Absprache mit dem Patienten die Therapie. Dabei sollten zunächst patientenzentriert auf Aktivität und Partizipation ausgerichtete relevante Ziele identifiziert werden unter Berücksichtigung der Personen- und Umweltfaktoren (siehe ICF). Der Einbezug des Patienten in diesen Prozess ist wesentlich für die Motivation, Compliance, und Adhärenz, und damit letztlich für den Therapieerfolg. Die anvisierten Ziele sollten alltagsrelevant gewählt werden und für den Patienten einen großen Wert haben. Gerade älteren Patienten fällt die Formulierung von Zielen allerdings schwer, daher muss der Therapeut diesen Prozess anleiten und führen. Unrealistische Ziele müssen im Gespräch mit dem Patienten korrigiert werden. Insbesondere sollte keine Schmerzfreiheit versprochen werden, da diese oft unrealistisch ist und das Nichterreichen als Misserfolg der Therapie bewertet wird. Es bieten sich insbesondere Ziele auf der Aktivitäts- und Partizipationsebene an, die häufig bereits aus dem Assessment-Prozess heraus offensichtlich werden. Eine Unterscheidung in kurz- (Tage bis Wochen), mittel- (Wochen bis Monate) und langfristige Ziele (mehrere Monate bis zu einem Jahr) ist dabei sinnvoll. So können bei regelmäßig stattfindenden Zwischenevaluationen Verbesserungen aufgezeigt und die Ziele gegebenenfalls angepasst werden. In der Therapie sollten die Ziele stets aufgegriffen werden und dem Patienten erklärt werden, inwiefern die gewählten

Übungen für das Erreichen der Ziele nützlich sind. Zur Präzisierung der Therapieziele bietet sich das „SMART-Schema" an (Tab. 13.4) (Bovend'Eerdt 2009; Doran 1981). Das Schema hilft, spezifische und messbare Ziele zu setzen, und ungenau formulierte Ziele in kleine, ausführbare Ziele zu ändern.

Tab. 13.4: SMART-Kriterien.

S	Spezifisch	Klare Benennung des Ziels bzw. der Aktivität.
M	Messbar	Das Ziel so formulieren, dass es später objektiv überprüfbar ist.
A	Attraktiv/Angemessen/ Aktiv erreichbar	Das Ziel muss erstrebenswert und aktiv erreichbar sein.
R	Relevant/Realistisch	Ziele sollen gleichzeitig machbar und herausfordernd sein.
T	Terminiert	Festlegung eines konkreten Zeitpunktes, zu dem das Ziel reevaluiert wird und erreicht sein soll.

Eine quantitative Überprüfung der individuell festgelegten Ziele kann mit Hilfe der PSFS erfolgen (s. physiotherapeutisches Assessment). Ein anderes hilfreiches Instrument zur Überprüfung der Erreichung selbst gesteckter Ziele ist beispielsweise die Goal-Attainment-Scale (GAS) (Kiresuk 1968) mit einem Beispiel in Tabelle 13.5. Die Erstellung erfolgt in 3 Schritten:

1. Festlegung eines oder mehrerer Ziele (max. 2–3, bzw. 1–2 Nah- und 1–2 Fernziele).
2. Festlegung von Indikatoren für jedes Ziel, mit deren Hilfe die Zielerreichung überprüft werden kann.
3. Überführung dieser Indikatoren in eine fünfstufige Skala.

Tab. 13.5: Beispiel einer Goal Attainment Scale.

Ziel	Verbesserung der Gangsicherheit innerhalb der Wohnung	
Indikator	Grad der Bewegungsfreiheit und des Hilfsmittel-Einsatzes	
Stufe	**Definition**	**Beispiel**
+2	viel mehr als erwartet	kann sich freihändig innerhalb der gesamten Wohnung bewegen
+1	etwas mehr als erwartet	kann freihändig innerhalb der Wohnung mittlere Strecken (≥3 m; z. B. Schlafzimmer – Bad) gehen
0	erwartetes Ergebnis	kann freihändig innerhalb der Wohnung kurze Strecken (<3 m; z. B. Herd – Küchentisch) gehen
−1	etwas weniger als erwartet	kann mit 1 Gehhilfe innerhalb der Wohnung kurze Strecken gehen
−2	viel weniger als erwartet	kann mit dem Rollator innerhalb der Wohnung kurze Strecken gehen

Sollten Ziele im Rahmen der Verlaufs- oder Abschlussbewertung nicht erreicht worden sein, sollten Gründe dafür hinterfragt werden:
- Ist es erklärbar, dass einzelne Ziele (noch) nicht erreicht wurden?
- Was sind Gründe dafür?
- Besteht konkreter Handlungs-/ Optimierungsbedarf?
- Eigene Reflexion: kommt das öfter vor? Neige ich dazu, Ziele regelmäßig zu hoch bzw. zu niedrig anzusetzen?

Therapieplanung
Die für Patienten mit chronischen Schmerzen häufig empfohlene interdisziplinäre multimodale Schmerztherapie setzt sich aus einem Team aus Ärzten, Psychotherapeuten, Physiotherapeuten, Sporttherapeuten und ggf. weiteren Disziplinen zusammen. Auch der Patient selbst ist dabei Teil des Teams und sollte in die Planung der Therapie und seiner individuellen Ziele einbezogen werden (s.o.). Ein wichtiger Anteil besteht aus dem Coachen des Patienten (und seiner Umgebung), um das optimale Funktionieren im Rahmen der täglichen Anforderungen zu erreichen. Aber auch Patienten in der Langzeitpflege, die zunehmende Abhängigkeit aufweisen, erhalten angepasste Hilfestellungen, insbesondere im Hinblick auf das so lange als mögliche Bewahren der Autonomie des Patienten (NVFG 2007). Innerhalb des Teams überschneiden bzw. ergänzen sich teilweise Kompetenzen bezüglich der Therapiebausteine. In der Physiotherapie stehen bei älteren Menschen und bei Menschen mit Demenz funktionelle Einschränkungen (Mobilität, Selbstständigkeit) sowie physische Probleme (Schmerz, muskuloskelettale Beschwerden) im Vordergrund, dennoch müssen auch hier die beitragenden psycho-sozialen Faktoren in der Therapie berücksichtigt werden.

Zentrale Zielsetzungen in der Physiotherapie sind dabei das Erreichen von:
- Verständnis des Schmerzes und der schmerzassoziierten Begleitsymptome
- Erkennen und Reduzieren schmerzaufrechterhaltender Faktoren
- Verbesserung der subjektiven und objektiven Funktionsfähigkeit, Partizipation, Selbstständigkeit
- Verbesserung der Symptomkontrolle
- Erhöhung der Selbstwirksamkeit
- Anleitung zu Selbstmanagement-Strategien

Dazu steht dem Physiotherapeuten eine Vielzahl von Maßnahmen zur Verfügung:
- Edukation von Patient bzgl. Schmerzmechanismen und Vorteilen eines aktiven Lebensstils, ggf. unter Einbezug der Angehörigen
- Aktive Physiotherapie (langsam sich steigernde Übungsprogramme und Entspannungsübungen)
- Passive Therapiemethoden (Manuelle Therapie, Massage, Manuelle Lymphdrainage, Dehnungen, Lagerungen)
- Physikalische Maßnahmen (Thermotherapie, Elektrotherapie, Balneotherapie)
- Anleitung eines Heimprogramms sowie Selbstmanagement-Strategien
- Einsatz und Anleitung technischer Unterstützungsmöglichkeiten (z.B. Biofeedback, TENS, Hilfsmittel, etc.)

Entsprechend der vorherrschenden Schmerzmechanismen (s. Clinical Reasoning) wählt der Therapeut aus den ihm zur Verfügung stehenden Therapiekonzepten, vgl. (de Bie 2013).

Sofern Input-Mechanismen vorherrschen, erfolgen zunächst Patientenedukation sowie Schmerz- und Verhaltensmanagement, physiotherapeutische Maßnahmen richten sich nach den Wundheilungsphasen. Bei nozizeptiv-entzündlichen Störungen sollten die betroffenen Strukturen im akuten Zustand entlastet werden, um die Regeneration nicht zu gefährden. Geeignet sind v.a. passive bzw. physikalische Maßnahmen, sowie passiv-assistive Mobilisation. Mit zunehmender Wundheilung oder in chronischen Stadien verschiebt sich der Fokus hin zu aktiven Therapien, um das Gewebe zu stabilisieren und die Funktionsfähigkeit wiederherzustellen. Ist der Schmerzmechanismus dominant nozizeptiv-ischämisch, steht die Evaluation und Veränderung der auslösenden und aufrechterhaltenden Faktoren (Haltung, repetitive Bewegungen) an erster Stelle. Therapeutisch angeleitet werden Übungen zur Verbesserung der Bewegungskoordination (z.B. mittels Bio-Feedback), Entlastungsmaßnahmen (z.B. aktive Dehnungen, lockeres Bewegen), Anregung des Stoffwechsels, gezieltes Training zur Verbesserung der Funktionsfähigkeit und der Widerstandsfähigkeit des Gewebes, und Stressmanagement-/Entspannungsverfahren. Das Management peripher-neuropathischer Störungen bedient sich ähnlicher Prinzipien, muss jedoch äußerst vorsichtig unterhalb des Schmerzradars dosiert werden. Neben Veränderung der Ursachen kommen neurale Mobilisationstechniken, manuelle und aktive Techniken zur Beeinflussung des Stoffwechsels und des Bindegewebes (Grenzflächen), sowie aktive Übungen ohne Schmerzprovokation zur Anwendung.

Spielt sich der Schmerzmechanismus vorwiegend im Bereich der Verarbeitung ab, stehen Edukation und verhaltenstherapeutisch orientierte Ansätze entsprechend der Einstellungen des Patienten im Vordergrund. Zudem hat aktives Üben („hands-off") einschließlich der Anleitung zum Selbstmanagement oberste Priorität, um dem Patienten Möglichkeiten der Eigenkontrolle bezüglich des Schmerzes an die Hand zu geben. Geeignete Therapieverfahren sind entsprechend der zugrundeliegenden Mechanismen Graded Activity, expositionsorientierte Therapie (Konfrontation gefürchteter Aktivitäten), sowie das Graded-Motor-Imagery (GMI). Passive Maßnahmen sollten höchstens vorbereitend bzw. begleitend ergriffen werden.

Da Output-Mechanismen die Reaktionen auf die Input- und Verarbeitungsmechanismen darstellen, sollte die Therapie primär dort ansetzen. Darüber hinaus kann das autonome Nervensystem z.B. durch gezielte Techniken aus der Manuellen Therapie (WS-Mobilisation), Neurale Techniken, Manuelle Lymphdrainage, und physikalische Therapie beeinflusst werden.

13.3.3 Edukation

Der Einbezug des Patienten in die Therapie durch Aufklärung (Edukation) bezüglich Schmerzmechanismen und therapeutischer Möglichkeiten ist die Basis für eine gelungene Interaktion zwischen Therapeut und Patient sowie zur Erhöhung der Motivation und Adhärenz. Letztere stellen nachgewiesener Maßen Prädiktoren für Schmerz-und Funktionsverbesserung dar (Hicks 2012; Iversen 2003). Sowohl die Einstellungen und Überzeugungen als auch Ziele und Erwartungen sind bei vielen älteren Menschen mit chronischen Schmerzen konträr zu denen des Therapeuten. Häufig kommen sie mit vollkommen unrealistischen Therapieerwartungen wie der Hoffnung, dass der Schmerz komplett verschwindet, oder umgekehrt, dass die Behandlung nicht hilft. Der Therapeut sollte um diese Einstellungen wissen, um die Edukation entsprechend darauf ausrichten zu können (Reid 2015). Neben der Förderung des Krankheitsverständnisses liegt der Fokus in der Physiotherapie auf Information bezüglich der Vorteile eines gesunden Maßes an körperlicher Aktivität. Diesbezüglich müssen aber auch einer Aktivität eventuell entgegenstehende Ängste – bei älteren Menschen neben Schadens- und Schmerzangst insbesondere auch Sturzangst (Leonhardt 2010) – thematisiert und gemeinsam mit dem Patienten nach Lösungen gesucht werden (Basler 2005). Von großer Bedeutung scheint in diesem Zusammenhang auch die Erhöhung der Selbstwirksamkeit (Costa 2011). Gerade bei älteren Patienten mit stärkeren Schmerzen ist diese oftmals reduziert (Cremeans-Smith 2003) und weist deutliche Zusammenhänge mit der Schmerzstärke, Funktionseinschränkungen, Angst und Disstress auf (Jackson 2014; Lee 2015; Schulz 2014). Zudem ist es wichtig, dass alle Teammitglieder das gleiche Schmerzmodell und die gleichen Informationen vermitteln, und Patienten die Gelegenheit bekommen, Fragen zu stellen.

„Schmerzen verstehen"

In den Schmerzerklärungsmodellen basierend auf dem Informationskonzept „Schmerzen verstehen" (*Explain pain* = EP) ist diese Edukation nicht einfach auf das Vermitteln von Informationen aufgebaut. Will der Patient sein maladaptives „Schmerzkonzept" verändern, so muss er sich den aktuellen Stand des Wissens und neue Lernstrategien aneignen um zu verstehen, dass sein Schmerz weniger durch eine Pathologie oder einen Gewebeschaden direkt verursacht wird, sondern als Schutzmechanismus für das vermeintlich gefährdete Gewebe auftritt. Er soll sich von strukturellen pathologischen oder nicht mehr veränderbaren neuronalen Dysfunktions-Modellen verabschieden. Stattdessen sollten die wichtigsten biologischen Konzepte bezüglich eines funktionellen Schmerzverständnisses erklärt werden. Patienten sollten wissen, wie ihr Schmerz entsteht (nach neusten wissenschaftlichen Erkenntnissen) und in der Lage sein, dieses neue Verständnis in ihre Schmerzüberzeugungen, Einstellungen und Verhaltensweisen zu integrieren (Moseley 2015). Durch adäquate Erklärungen wird dem Schmerz der Bedrohungswert genommen, dieser wird eher als ein Schutzmechanismus angesehen, der mit multiplen sensorischen Inputs einhergeht. Das edukative Konzept „Schmerzen verstehen" kann somit durch Vermittlung der schmerzbiologischen Kenntnisse den Patienten zu aktiver Mitarbeit an einer bio-psychosozial orientierten Therapie ermuntern, und die Katastrophisierung und Schmerz- und aktivitätsbezogenen Ängste abbauen (Moseley 2015). Edukation auf Grundlage neurophysiologischer und neurobiologischer Erklärungen zeigt bei chronischem, muskuloskelettalen Schmerz nachgewiesener Maßen Effekte bezüglich Schmerzbeeinflussung, Funktions- und Mobilitätsverbesserung, sowie Verringerung von Katatrophisierungstendenzen (Louw 2011). Einen kurzen Praxis-Leitfaden, wie zentrale Sensibilisierung sowie „unerklärbarer chronischer Schmerz" Patienten innerhalb zweier Einheiten in Verbindung mit schriftlichen Materialien vermittelt werden kann, bieten Nijs et al. (Nijs 2011). Für Patienten wie auch Therapeuten bietet sich zudem das mit Illustrationen sehr anschaulich gestaltete und gut verständliche Buch „Schmerzen verstehen“ von Butler und Moseley an (Butler 2016).

Pacing

Da eines der vorrangigen Ziele der Physiotherapie die Aktivitäts- und Partizipationssteigerung der Patienten ist, sollte mit dem Patienten eine vernünftige Belastungseinteilung besprochen werden. Der englische Begriff *Pacing* bedeutet im Deutschen so viel wie Tempoeinteilung, Belastungsschrittmacher oder „etwas in kleinen Schritten tun“ und meint im therapeutischen Kontext die Einteilung der Ziele und der Übungen und Aktivitäten in kleine Schritte. Gerade bei Personen mit Durchhalte-Strategien ist dieser Ansatz wichtig. Das *Pacing* betrifft sowohl die Zusammenstellung und Steigerung der einzelnen Übungen, als auch die Strukturierung der Aktivitäten über den Tag und die Woche hinweg, um Belastungsspitzen und damit verbundene Schmerzexazerbationen zu vermeiden. In diesem Kontext sollte der Patient auf mögliche kurzzeitige und harmlose Reaktionen wie Muskelkater zu Beginn der Aktivierung hingewiesen werden, bevor diese auftreten. Sollte es dazu kommen ist der Patient darauf vorbereitet und weiß diese Reaktion, die er meist als Schmerzzunahme wahrnimmt, entsprechend zu interpretieren. Die Anleitung zu einfachen Selbsthilfemaßnahmen ist ebenso hilfreich. Dem Patient sollte zudem der Sinn und die Nützlichkeit bewusster Entspannung, sei es in Form bestimmter Übungen oder als bewusste Ruhepause, erklärt werden. Im Rahmen des *Pacing* sollten ebenso wie die Aktivitäten auch Pausen bewusst eingeplant werden. Zur Erinnerung eignet sich ein Aktivitätsplan (Abb. 13.12), beispielsweise in Form eines von Schülern bekannten Stundenplans. Zusammen mit dem Patienten sollten in der Therapieplanung Prioritäten gesetzt und Aktivitäten und Pausenzeiten eingetragen werden.

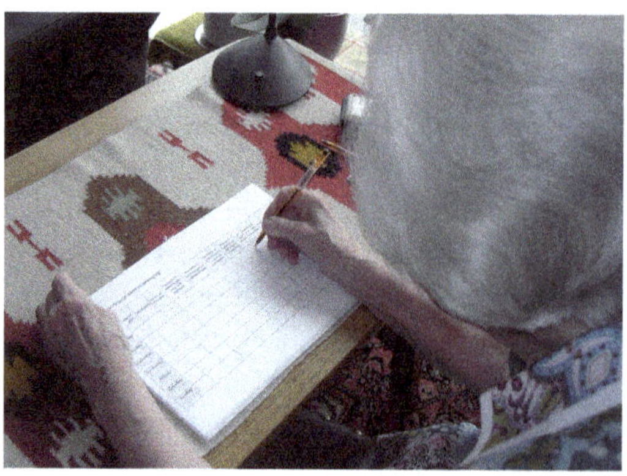

Abb. 13.12: Eintragungen im Aktivitätsplan.

Bei Menschen mit Demenz ist das richtige Pacing von besonderer Bedeutung, um Agitation zu vermeiden. Sensorisch stimulierende Aktivitäten sollten daher nach maximal 90 Minuten von ruhigeren Aktivitäten abgelöst werden (Kovach 2001).

13.3.4 Aktive Therapien

Von besonderer Bedeutung für den Erhalt oder die Wiederherstellung der bestmöglichen Selbstständigkeit sind gerade beim älteren Menschen aktivitätsfördernde Maßnahmen. Aufgrund weniger Studien, die teils erhebliche qualitative Mängel aufweisen, ist die Evidenzlage für aktivierende Therapie bei älteren Menschen derzeit gering. Die vorhandenen Studien konnten bei älteren Patienten mit chronischen Rückenschmerzen Verbesserungstendenzen in Bezug auf Schmerz (7–32%), Funktion (4–11%) und Behinderung (11–22%) direkt nach den Interventionen zeigen (Kuss 2015). Auch bei Bewohnern in Langzeitpflege-Einrichtungen zeigen aktive Übungstherapien Wirksamkeit in Bezug auf Verbesserungen der physischen und möglicherweise auch der mentalen Aktivität, auch wenn die Effekte recht klein scheinen und aufgrund der starken Variabilität der Studien keine spezifischen Empfehlungen ausgesprochen werden können, welche Übungsart den größten Nutzen aufweisen (Crocker 2013). Darüber, dass Übungstherapie zu Funktionsverbesserung und Schmerzreduktion beitragen kann, besteht Konsens, allerdings ist noch unklar, welche Arten von Übungen die effektivsten sind (Ehrenbrusthoff 2012; Kuss 2015; Sullivan 2012). Leitlinien bezüglich Schmerz im Alter empfehlen das Üben von Beweglichkeit, Gehfähigkeit, Kraft, Ausdauer und Gleichgewicht in Verbindung mit Edukation, unter Anwendung von Beweglichkeits- und Dehnübungen, Schulung der Koordination, Übungen zur Kräftigung, Haltungskorrektur und der Ergonomie (Abdulla 2013; AGS 2002; HCANJ 2006).

Die Auswahl der für den individuellen Patienten sinnvollen und notwendigen Therapiemaßnahmen erfolgt entsprechend der Ergebnisse des Assessment-Prozesses sowie anhand der im Clinical Reasoning identifizierten Hypothesen bezüglich der Schmerzmechanismen (Input – Verarbeitung – Output, s. o.) und bedarf gerade bei älteren Menschen einer häufigen Überprüfung und Anpassung an aktuelle Gegebenheiten. Vor Beginn der aktiven Übungen müssen im Rahmen der Edukation Barrieren gegenüber Aktivität wie negative Einstellungen abgebaut werden. Zudem sollte auf mögliche körperliche Reaktionen durch das Training wie anfänglicher Muskelkater oder Erschöpfung hingewiesen werden. Sind Patienten darauf vorbereitet, können sie diese Reaktionen einordnen. Andernfalls könnten sie sich in ihren negativen Annahmen bestätigt fühlen, nachträgliche Erklärungen des Therapeuten werden dann häufig als Ausrede interpretiert. In diesem Zusammenhang sollte beachtet werden, dass die Toleranzschwelle für mechanischen sowie übungsinduzierten ischämischen Muskelschmerz bei älteren Personen reduziert sein kann (Edwards 2005). Zur Vermeidung von Überbeanspruchung gerade zu Beginn der Aktivierung sollte die Übungsintensität deutlich niedriger beginnen und langsamer gesteigert werden als bei jüngeren Erwachsenen, da Anpassungsvorgänge des Gewebes an Belastungsreize und Erholungsphasen langsamer vonstattengehen. Zur Überprüfung der Belastungssteuerung eignet sich die modifizierte Borg-Skala (numerische bzw. verbale Rating-Skala von 0–10) zur Einschätzung der subjektiven Anstrengung durch den Patienten (Borg 1982). Bei Patienten, die starke Dyspnoe zeigen, steht eine modif. Borg-Skala zur Einschätzung der Dyspnoe zur Verfügung. Dabei sollte der Anstrengungswert auf der Skala während des Trainings bei 5–6/10 liegen, bei gut belastbaren und bereits trainierten Personen ohne kardiopulmonale Komorbiditäten in Einzelfällen auch bis zu 8/10. Für das Kraftausdauertraining mit einer Wiederholungsanzahl von 12–15 sollte der initiale Skalenwert nach 2 Wiederholungen nicht über 6/10 liegen, da der Wert alle

3–4 Wiederholungen um 1 Skalenwert ansteigt und die Belastung dann bereits zu Beginn zu groß wäre (Buckley 2011). Als einfache Faustregel, ob die gewählte Belastung für das kardiorespiratorische System angemessen ist, gilt, dass eine Unterhaltung während sowie im Anschluss an die Aktivität noch möglich sein muss. Andernfalls ist die Sauerstoffversorgung nicht mehr adäquat.

Bezüglich der Übungsauswahl sollten Vorerfahrungen und Präferenzen der Patienten aus dem therapeutischen oder dem Freizeit-Bereich der Patienten mit einfließen. Zudem sollte aus motivationalen Aspekten an vorhandene Ressourcen angeknüpft werden, anstatt die Defizite herauszustellen. Aktive Übungsprogramme sollten abhängig von den individuellen Untersuchungsergebnissen des Patienten folgende Bereiche beinhalten:

Körperwahrnehmungs- und Koordinationsübungen: Voraussetzung jeglicher koordinierter Bewegungssteuerung ist ein intaktes Körperschema und eine bewusste Körperwahrnehmung auf Basis propriozeptiver und sensibler Reizerfassung und -interpretation. Es gibt Untersuchungen, die bei Patienten mit Schmerzen des Rückens oder aufgrund Arthrose Veränderungen an der Organisation sowie der Repräsentation im motorischen Kortex und der 2-Punkte-Diskrimination feststellten, welche eine Beeinträchtigung der Muskelkoordination zur Folge haben können (Moseley 2004; Moseley 2008; Moseley 2015; Schabrun 2015; Shanahan 2015; Tsao 2011). Übungen zur Körperwahrnehmung und intra- sowie intermuskulären Koordination bilden daher die Grundlage aktiver Übungen. In der Physiotherapie etabliert hat sich in den vergangenen Jahren das Training zur Ansteuerung und Ausdauerschulung der tiefen, segmental stabilisierenden Muskulatur (Jull 2000), das mittlerweile in zahlreichen Studien untersucht wurde. Eine aktuelle Meta-Analyse kommt allerdings zur Schlussfolgerung, dass Stabilisationsübungen in Bezug auf Schmerz und Beeinträchtigung nicht effektiver sind als sonstige aktive Übungsformen. Zudem zeigen zwei Studien, die den ‚Fear Avoidance Beliefs Questionnaire' als Outcome erhoben haben, sogar negative Trends der Stabilisationsübungen im Vergleich zu anderen aktiven Übungen im Hinblick auf Angstvermeidungsüberzeugungen (Smith 2014). Segmentale Stabilisationsübungen können in ein Programm integriert werden, eine alleinige Anwendung widerspricht aufgrund der Fokussierung auf biomechanische Schmerzursachen allerdings dem bio-psycho-sozialen Schmerzmodell und kann bei Patienten mit stark biomechanisch orientiertem Krankheitsmodell und Angstvermeidungsüberzeugungen diese gar noch verstärken (Nijs 2013). Dies sollte in der Patientenedukation entsprechend vermittelt werden. Empfohlen werden zur Reorganisation sensorisches Diskriminationstraining und in ausgeprägten Fällen Graded Motor Imagery (GMI) (Moseley 2012).

Ziel einer Haltungs- und Bewegungsschulung, beispielsweise auf Basis der Neuen Rückenschule, ist das Erlernen von Bewegungsökonomie und entlastender Positionen anstatt der früher propagierten Bewegungsverbote oder *En-bloc*-Bewegungen. Basis hierfür ist die Fähigkeit zu selektiven Bewegungen der Wirbelsäule und der Extremitäten, dies setzt eine gute Körperwahrnehmung voraus.

Ebenfalls notwendig ist ein gewisses Ausmaß an Beweglichkeit und Dehnfähigkeit der Muskulatur, die die Aufrichtung erleichtert. Eine aufrechte Körperhaltung ökonomisiert den Kraftaufwand für ADLs und das Gehen und verbessert die Reaktions- und Gleichgewichtsfähigkeit. Eine Verbesserung der Beweglichkeit sollte demnach unter funktionellen Gesichtspunkten erfolgen und nicht „um ihrer selbst willen", da ein Verlust an Stabilisation durch forcierte Gelenkmobilisationen zu Schmerzverstärkung führen kann. Dehntechniken zielen auf eine Detonisierung der Muskulatur sowie Verbesserung eingeschränkter Beweglichkeit aufgrund funktioneller oder struktureller Muskelverkürzungen. Der zu dehnende Muskel wird aus entlastender, schmerzfreier Ausgangsposition so eingestellt, dass ein deutliches Spannungsgefühl, aber kein Schmerz auftritt. Sobald ein Nachlassen des Spannungsgefühls auftritt, wird die Position etwas erweitert. Unterstützt werden kann der allgemein und lokale Relaxationseffekt durch bewusste Entspannung, insbesondere durch die Atmung. Kurzzeitig beruht die Wirkung dabei vor allem auf einer reflektorischen Detonisierung, bei mittel- bis langfristiger Anwendung über mehrere Wochen bis Monate kommt es auch zu strukturell-plastischen Anpassungsvorgängen des Kollagens und damit zu einer dauerhaften Verbesserung der Beweglichkeit. Gerade für strukturelle Anpassungen muss die Dehnung hierfür so lange durchführt werden, bis eine spürbare Relaxation eintritt, mindestens jedoch 30 Sekunden bis zu zwei Minuten, in Abhängigkeit der Muskelspannung, des Relaxationseffektes, und des Muskelquerschnitts. Dies sollte (mehrmals) täglich, mindestens jeden zweiten Tag erfolgen. Nicht jeder Muskel, der einen hohen Tonus aufweist, verursacht auch Probleme. Aufmerksamkeit hinsichtlich Schmerzauslösung und/oder Funktionseinschränkung sollte der Brustmuskulatur (*M. Pectoralis*), der Nackenmuskulatur (*M. trapezius descendens, M. levator scapulae*), der Bauchmuskulatur (*M. rectus abdominis*), der Lendenmuskulatur (M. erector spinae), der Hüft- und Oberschenkel- (*M. psoas, Ischiocruralen, M. quadriceps femoris*) und Wadenmuskulatur (*M. gastrocnemius, M. soleus*), sowie den Adduktoren gelten.

Kraft ist eine Grundfähigkeit, die für alle Alltagstätigkeiten benötigt wird, und bei Nichtgebrauch der entsprechenden Muskulatur rasch abnimmt, aber selbst im Alter gut trainierbar ist. Übungen unter Einsatz des eigenen Körpergewichts (Abb. 13.13a, b) fördern zudem die Körperwahrnehmung, Koordination und das Gleichgewicht. Ziel ist ein auf Alltagstätigkeiten ausgerichtetes Training der großen Muskelgruppen im Kraftausdauerbereich. Darüber hinaus können nützliche einfache Kleingeräte aus dem Alltag verwendet werden, z.B. eine Wasserflasche (Auf-/Zudrehen, „Hantelübungen"), wodurch die Alltagsrelevanz herausgestellt, die Motivation zum Üben gefördert, und die Integration in den Tagesablauf erleichtert wird. Auch ohnehin ausgeführte oder angestrebte Haus- oder Gartenarbeit kann gezielt gesteuert als Training modifiziert werden. Der Einsatz von Ganzkörper-Vibrationstherapie wird in den Physiotherapiepraxen und von Patienten mittlerweile stark präferiert, für die Anwendung von Vibrationstherapie bei Rückenschmerzen wurde jedoch nur begrenzte Evidenz festgestellt (Perraton 2011). Deren Einsatz wird bei älteren Menschen daher nur empfohlen, wenn keine Möglichkeit zu funktionellem Üben besteht (Brooke-Wavell 2009).

Eine aufgrund der Schmerzen reduzierte Alltagsaktivität führt zu muskulärer wie kardio-pulmonaler Dekonditionierung. Folge sind zunehmender Verlust von Selbstständigkeit sowie Schmerzverstärkung bei Belastung. Ziel ist daher die Verbesserung der allgemeinen kardio-pulmonalen Ausdauer wie sie in der Trainingstherapie dargestellt wird (Kap. 13.5.3). Da Krafttraining, im Hinblick auf funktionelle Verbesserungen schnellere Effekte aufweist als Ausdauertraining und zudem gerade für wenig belastbare Patienten zunächst alltagsrelevanter ist, sollte hiermit begonnen werden. Gerade Hypertrophie-Training (Hoch-Intensitäts-

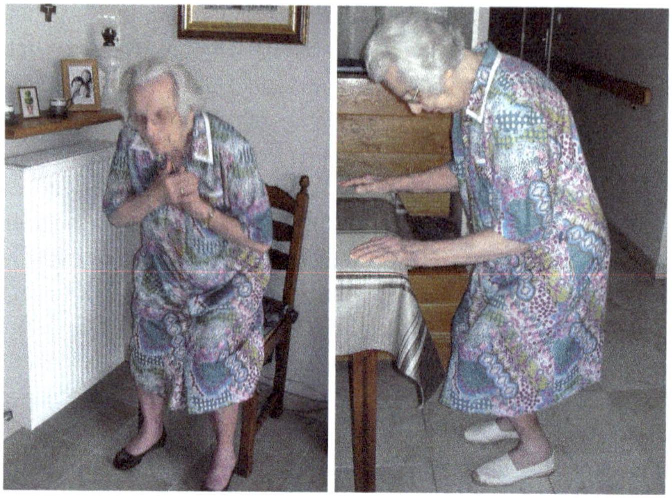

(a) (b)

Abb. 13.13: Übungen unter Einsatz des eigenen Körpergewichts (a, b).

Training; HIT) in der Intervallmethode ist zudem auch bei Patienten mit kardiologischen Erkrankungen gut steuerbar und nahezu risikolos durchführbar, da die Übung aufgrund der schnell einsetzenden muskulären Ermüdung noch vor dem Anstieg der Herzfrequenz bereits wieder beendet ist (Ismail 2013).

Gleichgewicht und Mobilität: Sturzangst und Gleichgewichtsprobleme führen zu verringerter Mobilität und Aktivität mit allen negativen Folgen. Da Einschränkungen der Mobilität oft mit Störungen im Gleichgewicht, Rigidität und Veränderungen am Gangmuster einhergehen, bieten sich diesbezüglich an:
- Schulung der Körperwahrnehmung,
- Koordinations- und Gleichgewichtstraining, statisch und dynamisch,
- Transfertraining zur verbesserten physiologischen Verlagerung des Körperschwerpunktes,
- funktionelles ADL-orientiertes Training von Kraft und Ausdauer mit Schwerpunkt der unteren Extremität und des Rumpfes, s. auch Terraintraining (Trainingstherapie),
- Hilfsmittel-Anpassung und Hilfsmittel-Schulung.

Eine Meta-Analyse zeigt bislang moderate Wirksamkeit bestimmter Übungen zur Verbesserung des Gleichgewichts bei älteren Menschen. Demnach können Gangtraining, Gleichgewichtsübungen, Koordinationstraining, funktionelle Aufgaben, Krafttraining, und sogenannte dreidimensionale Übungen (u. a. Tai Chi, QiGong, Tanzen, Yoga) zumindest kurzfristige Effekte direkt nach Therapieende bewirken. Gravierende Nebenwirkungen traten dabei nicht auf. Ungenügend ist die Evidenz bislang für generelle Aktivitäten (Walking, Radfahren) und Übungen, die computerisierte Gleichgewichtsprogramme oder Vibrationsplatten einsetzten. Insgesamt zeigten sich Programme, bei denen 3-mal/Woche über einen Zeitraum von

3 Monaten trainiert wurde und dynamische Übungen im Stehen beinhalteten, am effektivsten (Howe 2011). Eine weitere Meta-Analyse zu Effekten von Übungstherapie auf **Sturzangst** bei älteren Menschen konnte ebenfalls nur kleine bis mittlere Effekte direkt nach den Interventionen hinsichtlich reduzierter Sturzangst nachweisen, das Sturzrisiko oder die Anzahl an Stürzen erhöhte sich dabei nicht. Betrachtet wurden sowohl Übungen, die speziell für Sturzangst konzipiert waren als auch generelle Übungsprogramme. Die Evidenzlage war schwach, insbesondere was mittelfristige Effekte anbetrifft (Kendrick 2014). Die Ergebnisse beider Übersichtsarbeiten beruhen auf schwacher Evidenzlage und verdeutlichen die Notwendigkeit großangelegter und methodisch guter Studien, gerade auch unter Einbezug älterer Patienten.

Weitere gerade für ältere Patienten sinnvolle Therapiebausteine beinhalten **Entspannungs- und Atemübungen** sowie Training der Wahrnehmung und Funktion der Beckenbodenmuskulatur – bei Frauen wie auch bei Männern. Da Patienten das Thema **Kontinenz** von sich aus selten ansprechen, eine Inkontinenz aber ein äußerst relevanter Faktor hinsichtlich Aktivitäts- und Partizipationsvermeidung darstellt, sollte der Therapeut nach dem ersten Interaktionsaufbau aktiv nach Problemen diesbezüglich fragen. Je nach Ausgangssituation und individuellen Zielen des Patienten kann auf weitere Therapieangebote zurückgegriffen werden. Ebenso sind die Initiierung, Anpassung, und Schulung von **Hilfsmitteln** Bestandteil des physiotherapeutischen Managements.

Weitere Therapiekonzepte, die auch in der Physiotherapie Anwendung finden und deutlicher auf die Verarbeitungsmechanismen abzielen, werden im Folgenden kurz dargestellt.

Graded Activity (GA)

Graded Activity ist ein Konzept zur kontinuierlichen stufenweisen Steigerung der Aktivität auf Basis leistungs- anstatt schmerzgesteuerter Trainingsquoten unter Integration operant-konditionierender Lernprinzipien (Fordyce 1982; FPG-GPG 2009; Gatzounis 2012; LiN-Arge 2014; Lindstrom 1992; Liu-Ambrose 2010; Park 2012; Pautex 2005). Der Fokus soll damit vom alles dominierenden Schmerz und dessen verhaltenssteuernder Funktion hin zu selbstwirksamem Erleben von Kontrollfähigkeit bei Aktivität trotz Schmerz gelenkt werden. Das Konzept ist auch bei älteren Menschen mit Schmerzen gut geeignet (Kuss 2016). Der Beginn auf einem bewusst niederschwelligen Level gewährleistet insbesondere zu Beginn der Therapie das Erfüllen der Quoten und steigert somit die Selbstwirksamkeit. regelmäßiges Aufzeigen von Verbesserungen fördert die Motivation und Adhärenz zusätzlich. Als Übungen können funktionelle alltagsorientierte Aktivitäten wie basale ADLs, Haus-, Gartenarbeit, oder Hobbies gewählt und anhand der Quotenprinzipien geübt werden.

Expositionsorientierte Therapie (Graduelle Konfrontation)

Bei älteren Patienten treten neben Schadensängsten vor allem Sturz- und Schmerzangst auf. Auch protektive Ratschläge bis hin zu „Verboten“ bestimmter Aktivitäten durch Angehörige, Betreuende, oder Therapeuten können zu einem Vermeidungsverhalten führen. Sind Bewegungen oder Aktivitäten länger nicht mehr ausgeführt worden, treten Zweifel auf, ob die Aktivität überhaupt noch ausgeführt werden kann begleitet von individuellen Ängsten vor möglichen negativen Folgen (Sturz, Schmerzverstärkung, Schaden). Das Angst-Vermeidungsmodell und Graded Exposure (Vlaeyen 2000) muss bei älteren Personen daher um diese Aspekte erweitert werden. Anhand der altersspezifischen AMIKA-Skala (s. Kap. 13.3.1) können die angstbehafteten und vermiedenen Aktivitäten ermittelt und mittels sich steigernder Konfrontation über positive Bewegungserfahrung und Stärkung der Selbstwirksamkeit wiedererlangt werden (s. Abb. 13.1). Ein altersadaptiertes und von Physiotherapeuten durchgeführtes Therapiekonzept zeigte erste positive Effekte (Leonhardt 2016). Zur Klärung der Mechanismen und definitiven Bestätigung der Wirksamkeit bedarf es allerdings weiterer Studien.

Graded Motor Imagery (GMI)

GMI ist ein aus den Neurowissenschaften stammendes Therapiekonzept zur Beeinflussung der zentralen Sensitivierung bei neuropathischen Schmerzen über kortikale Reorganisation, und zeigt erste gute Effekte bei Patienten mit CRPS (Daly 2009) und Phantomschmerz. Das Konzept besteht aus einer Abfolge der Strategien des Lateralisationstrainings, Bewegungsvorstellungen und Spiegeltherapie (Moseley 2004). Interessant wäre auch die Überprüfung der Wirksamkeit bei weiteren Schmerzsyndromen wie beispielsweise Überbelastungssyndromen (z.B. fokale Dystonie, Repetitive Strain Injury) und weiterer arthritischer Syndrome, die bislang nur anekdotisch überliefert ist (NOI Group 2015). Studien, die GMI bei älteren Personen untersuchen, fehlen derzeit völlig.

Wichtig für die Effektivität all dieser Therapiestrategien ist die Stärkung der Selbstwirksamkeit über positive Bewegungserfahrung und motivierenden Zuspruch von Seiten des Behandlerteams und der Angehörigen. Schriftliche Materialien mit verständlich aufbereiteten Informationen und Übungsabbildungen – möglichst mit Darstellung gleichaltriger Personen – sowie ein zusammen mit dem Patienten erstellter reeller Aktivitätsplan können die Adhärenz zum selbstständigen Weiterüben steigern. Da gerade bei multimorbiden Patienten auch banale Erkrankungen gravierende Auswirkungen auf den Schmerz und das körperliche Funktionsniveau haben können, sollten regelmäßige Booster-Einheiten die mittel- bis langfristige Aufrechterhaltung der Aktivität und damit der bestmöglichen Selbstständigkeit unterstützen.

13.3.5 Exergames und Telerehabilitation

Die Nutzung von Computer und Smartphone wird auch unter Senioren immer verbreiteter. Dabei bieten diese Technologien auch neue therapeutische Möglichkeiten der Versorgung, die gerade auch in den Alltag mobilitätseingeschränkter Personen integriert werden können. Mit den sogenannten „Exergames“ und Telemedizin/Telerehabilitation sollen diese hier kurz skizziert werden. Diese können einzeln oder kombiniert eingesetzt werden.

Exergames – zusammengesetzt aus „Exercises“ und „Games“ sind Bewegungsprogramme, die über Spielekonsolen, den Computer oder Smartphones durch Körperbewegungen gesteuert werden. Das spielerische Element der virtuellen Sportarten, Tanzen oder Terrainerkundungen motivieren die Teilnehmer zu mehr Bewegung – das Aufstellen neuer eigener Bestmarken oder der Vergleich mit Mitspielern motiviert zusätzlich. Zunehmend werden diese auch für die Rehabilitation entdeckt, möglich sind das Üben der Koordination, des Gleichgewichts, der Beweglichkeit, Kraft und Ausdauer. Für den gezielten Einsatz als Therapieprogramm müssen diese allerdings die Steuerung der klassischen Trainingsparameter Intensität, Dauer, Umfang und Schwierigkeit ermöglichen, um an die physischen Voraussetzungen, die der Patient aktuell aufweist, angepasst werden zu können. Eingesetzt werden solche Programme bereits vereinzelt in der neurologischen Rehabilitation. Die Geriatrie und die Schmerzmedizin stehen hier noch am Beginn, einzelne Beispiele gibt es aber auch hier schon.

Eine Pilotstudie mit zehn im Durchschnitt 55 Jahre alten Patienten mit chronischen Rücken- oder Nackenschmerzen überprüfte die Akzeptanz und erste klinische Effekte des „PlayMancer" Exergame. Die Patienten tragen dabei quasi als „Avatar" einen Anzug mit Reflexmarkern, Bewegungen werden von Infrarotkameras erfasst, zusätzlich kann ein Oberflächen-EMG die Anspannung der Schulter-Nackenmuskulatur aufzeigen. Der Patient als Spieler erkundet eine virtuelle Insel, die er auf einem Bildschirm vor sich sieht. Dafür muss er eine Reihe kleiner Spiele absolvieren, die Punkte bringen. Drei verschiedene Spielmodi dienen: 1) der Steigerung der Gehgeschwindigkeit (der Spieler befindet sich auf einem Laufband), 2) Verbesserung des Überkopf-Greifens und dabei kontrollierter An- und Entspannung der Schulter-Nackenmuskulatur (virtuelles Klettern auf einen Felsen), 3) Verbesserung der HWS-Beweglichkeit durch Imitierung von Bewegungssequenzen. Die Patienten übten über einen Zeitraum von 4 Wochen ein bis zweimal pro Woche für jeweils 45–60 Minuten. Die ersten Ergebnisse nach der kurzen Übungsperiode zeigten geringe, nicht signifikante, Steigerungen. Sowohl die „externen Ergebnisse" (außerhalb der Spiele gemessene Ergebnisse) bezüglich des 6-Min-Walk-Test sowie der Schmerzstärke und der Beeinträchtigung, als auch die „internen Ergebnisse" (in den Spielen vom System gemessen) der eigenen Gehgeschwindigkeit, und maximalen Greifhöhe. Die Rotation der Halswirbelsäule konnte dagegen signifikant gesteigert werden. Praktisch dabei ist, dass der Therapeut während und nach dem Spielen direkte Analysen per Computer erhält ohne zusätzliche Messungen vornehmen zu müssen. Die Patienten bewerteten diese Form des Trainings durchaus positiv und sehr motivierend. Einige gaben an, dass der spielerische Charakter sie von ihren Schmerzen ablenkt, und dadurch freiere Bewegungen ermöglicht (Jansen-Kosterink 2013).

Ein Review bezüglich Exergames zur Verbesserung des Gleichgewichts bei älteren Personen untersuchte 13 Studien mit unterschiedlichen Sensorsystemen, vor allem Accelerometer, Gyroscopen, optischen Sensoren/Kameras und Drucksensoren. Die meisten Studien belegen anhand klinischer und/oder instrumenteller Erhebungen Verbesserungen des Gleichgewichts. Zudem fanden sie generell einen hohen Spaßfaktor und große Motivation zum Üben. Die Autoren des Reviews empfehlen, die internen, geräteeigenen Messungen weiter zu entwickeln, da diese Veränderungen untersucherunabhängig erfassen und die Spielparameter entsprechend anpassen könnten (van Diest 2013).

Eine weitere, einfache Möglichkeit, Senioren zu mehr körperlicher Aktivität im Alltag zu bewegen beschreiben Braun et al. Sie projizierten in einem gerontopsychiatrischen Pflegeheim mittels eines Beamers unterschiedliche „interaktive Felder" auf den Boden, die durch

Bewegungen der Bewohner „aktiviert" und per Infrarotkameras erfasst wurden. Etliche Bewohner nutzten das Angebot, das nicht speziell angeleitet wurde, spontan. Diese Technologie, die keine zusätzlichen Personalressourcen beansprucht, stellt einen vielversprechenden Ansatz dar, der weiterentwickelt und evaluiert werden sollte (Braun 2014).

Telerehabilitation/Telemedizin

Telemedizin allgemein, „e-Health" oder „mobile-Health" als Teilbereiche, rückt erst langsam in den Fokus. Dabei könnten gerade auch ältere Menschen, insbesondere mit Mobilitätseinschränkungen oder in unterversorgten Regionen, zukünftig von einem erleichterten Zugang zu medizinischer Betreuung profitieren. Patienten könnten nach stationärer Therapie zu Hause ihr Programm weiterführen und von Therapeuten telematisch assistiert betreut werden. Die Systeme in Form von Tablet-/PC-Software, Smartphone-Apps, Exergames, oder therapeutisch eingesetzter Spielekonsolen, können Trainingsdaten erfassen und weitergeben, die es den Therapeuten ermöglichen, mit den Patienten weiter in Kontakt zu bleiben und den Trainingsplan entsprechend anzupassen. Dies könnte dazu beitragen, dass Übungsprogramme auch im häuslichen Umfeld langfristig aufrechterhalten werden. Ebenso könnten weitere Edukationsmaterialien bereitgestellt, Selbsthilfestrategien vermittelt, oder über Bewegungstracking das Aktivitätsverhalten und (Beinahe-)Stürze erhoben werden. Auch nach „Bagatellerkrankungen", die gerade bei multimorbiden älteren Patienten häufig eine Reduzierung der körperlichen Leistungsfähigkeit bedeuten, könnten hierüber zeitnah und ohne des sonst notwendigen personellen Einsatz der Therapeuten „vor Ort" Anpassungen entsprechend des aktuellen Gesundheitszustandes erfolgen.

Eine Studie aus den USA zeigt, dass ältere Patienten, die an Schmerzen leiden, bislang kaum Erfahrung mit mHealth aufweisen, der neuen Technologie gegenüber aber durchaus aufgeschlossen sind. Vorteilhaft wird insbesondere ein verbesserter Zugang zu medizinischen Leistungserbringern gesehen, insbesondere von Personen mit erschwertem Zugang. Allerdings bestehen auch Bedenken in Hinblick auf die Privatsphäre und die Anforderungen an den Umgang mit den Geräten. Wichtiger Punkt ist eine Anleitung und Unterstützung zum Umgang mit den Geräten/Programmen. Auch muss die Benutzerfreundlichkeit an die Bedürfnisse dieser Altersgruppe angepasst werden, beispielsweise durch große Displays und Schriftgrößen sowie einfache Bedienbarkeit (Parker 2013).

13.3.6 Selbstmanagement/Adhärenz

Physiotherapeuten (und alle anderen Gesundheitsberufe) sollten Interventionen nicht nur anwenden, sondern insbesondere Patienten mit chronischen Erkrankungen darüber hinaus in die Lage versetzen, ihre Beschwerden soweit als möglich selbst zu managen und diesen nicht mehr hilflos ausgesetzt bzw. ausschließlich auf professionelle Hilfe angewiesen zu sein. Dies ist umso wichtiger, da der Personenkreis der Älteren in der Gesellschaft, und damit die Anforderungen an die ärztliche und therapeutische Versorgung, zunehmen. Daher müssen dem Patienten Wissen und Strategien vermittelt werden, die er sowohl alltäglich präventiv und rehabilitativ, als auch in Situationen der Schmerzverstärkung, eigenverantwortlich anwenden kann. Selbstmanagement geht dabei deutlich über das obligatorische Heimübungsprogramm der Physiotherapie hinaus, die zu vermittelnden Elemente weisen etliche Gemeinsamkeiten mit kognitiver Verhaltenstherapie auf (Hadjistavropoulos 2012). Die meisten in der Literatur beschriebenen, und auch von Physiotherapeuten bzw. interdisziplinären Teams vermittelten, Programme beinhalten Edukation, Identifizierung und Modifizierung negativer Gedanken, Zielsetzung, Identifizierung und Nutzung hilfreicher Ressourcen – eigener, sozialer, und der Familie, Anwendung von Übungen und Selbsthilfetechniken, Entspannungs- und Atemübungen, Pacing und Prioritätensetzung, Coping-Skills wie Problemlösungsstrategien und Entscheidungsbildung, und gerade bei älteren Menschen religiöse Aktivitäten und positive Selbstaussagen. Von besonderer Bedeutung scheint die Stärkung der Selbstwirksamkeit, d. h. die Überzeugung, den Schmerz selbst managen zu können und in den Griff zu bekommen und die gesetzten Ziele erreichen zu können (Ersek 2003; Stewart 2014; Hadjistavropoulos 2012).

Elemente des Schmerz-Selbstmanagements, die insbesondere Physiotherapeuten vermitteln können, sind in Tabelle 13.6 dargestellt. Die einzelnen Elemente wie auch die Informationen sollten nach und nach vermittelt, wiederholt, und wenn möglich verschriftlicht werden. Auch der Aktivitätsaufbau muss schrittweise erfolgen. Zunächst sollten Elemente gewählt werden, die dem Patienten bereits, zumindest teilweise, bekannt sind, und zu denen er selbst rasch einen Zugang und Interesse findet.

Tab. 13.6: Physiotherapeutisch relevante Selbstmanagement-Elemente.

Bestandteil	zu vermittelnde Inhalte
Edukation	Ursachen und Zusammenhänge akuter wie chronischer Schmerzen; Anleitung zu Selbstmanagement und Selbsthilfe-Strategien.
Zielsetzung	Anleitung zur Planung und Überprüfung bedeutsamer, realistischer Ziele (s. Kap. 13.3.2).
Aktivitäts- und Pausenplanung	Prioritäten setzen, Bedeutung und Prinzipien des Pacing, Einplanung und Einhaltung fest geplanter Pausen und Entspannung. Identifizieren – ggf. Aufgreifen früherer – Aktivitäten. Aufstellen und Führen eines Aktivitätstagebuchs.
Übungen und Sport	Anleitung zu ökonomischer Bewegung und Übungen zur Körperwahrnehmung und Erreichung individueller Ziele. Anregung zu Haus- und Gartentätigkeiten als Aktivität. Initiierung geeigneter Sportarten (z.B. Spaziergänge, Walking, Schwimmen, Wassergymnastik, Tai-Chi, Qi-Gong, Yoga).
Entspannung	Anleitung von Entspannungstechniken (z.B. Progressive Muskelrelaxation, Autogenes Training), Meditation, Atemtechniken (abdominale Atmung). Anregung zu entspannenden, ablenkenden Aktivitäten (z.B. Musik hören, Lesen, Spazierengehen).
Schmerzlinderung	Anleitung zu unterstützenden Maßnahmen: Wärme/Kälte, Lagerungen. Anleitung zu Entspannung und Ablenkung.

Tab. 13.6: (fortgesetzt)

Bestandteil	zu vermittelnde Inhalte
Berücksichtigung der schmerzassoziierten Symptome	Informationen über die Wirkung von Aktivität und Entspannung auf Organsysteme, Informationen zu Schlafhygiene und Ernährung.
Ressourcen	Identifizierung und Initiierung sozialer und familiärer Aktivitäten. Initiierung und Anleitung von Hilfsmittelgebrauch.
Stärkung der Selbstwirksamkeit	Formulierung eigener positiver Wahrnehmung, Wertschätzung, Selbstaussagen. Anleitung zur Überprüfung von Verbesserungen eigener Ziele.

Da eine gute Zusammenarbeit und Kommunikation von Leistungserbringern und Patienten für ein erfolgreiches Schmerzmanagement wichtig ist, sollte auch diese geschult und gestärkt werden. Allerdings ist es gerade bei älteren Menschen sehr unterschiedlich, inwieweit sie in Therapieentscheidungen einbezogen werden möchten (s. Kap. 13.2.1).

Ältere Patienten mit Schmerzen sind einem Selbstmanagement gegenüber durchaus aufgeschlossen. In einem Interview mit über 70-Jährigen zeigten 73 % der Befragten Bereitschaft, ein Übungsprogramm, und 70 % Entspannungsübungen zu versuchen. Die deutlichsten Assoziationen bestanden in dieser Studie zwischen höherem Bildungsniveau und dem Übungsprogramm. Allerdings identifizierten die Autoren (Austrian 2005) auch drei wesentliche Barrieren:
- Zugänglichkeit (z. B. Transport, Kosten, Wetterbedingungen und Ausrüstung)
- Innere Faktoren (z. B. Zeitmangel, Bedenken bezüglich Wirksamkeit der Programme, Angst vor Schmerzen oder Verletzungen, Behinderung, Mangel an Disziplin)
- Programmspezifische Aspekte (z. B. Wiederholungen: ähnliche Maßnahmen ergreifen sie bereits, Programmatmosphäre, Zweifel an der Qualifikation des Therapeuten, niedriger Unterhaltungswert, etc.).

Insgesamt gibt es derzeit nur sehr wenige Studien, die die Effektivität von Selbstmanagement-Programmen bei älteren Menschen mit chronischen Schmerzen untersuchten. Zudem weisen diese aufgrund geringer Fallzahlen, Einschluss überwiegend „jüngerer alter Personen“ (65–74 Jahre) und meist ausschließlich Heimbewohner methodische Mängel und geringe Übertragbarkeit auf selbstständig lebende Ältere auf. Eine kleine Studie von Ersek et al. zeigt bei verschiedenen Schmerzursachen erste positive Ergebnisse hinsichtlich Schmerzreduktion und positiver körperlicher Rollenfunktion (Ersek 2003). Eine Übersichtsarbeit der wenigen bisher durchgeführten Studien offenbart Inkonsistenz der Effektivität von Programmen bei chronischem Schmerz älterer Patienten. Am vielversprechendsten scheinen Ansätze bei Arthrose (Hadjistavropoulos 2012). Insgesamt besteht hier noch großer Forschungsbedarf, sicherlich aber auch großes Potential.

13.3.7 Passive Therapien

Zu den schmerztherapeutisch relevantesten passiven Therapiemaßnahmen zählen Manuelle Therapie, Massageformen, Manuelle Lymphdrainage, und Lagerungen, darüber hinaus Elektro- und Thermotherapie, die als Physikalische Maßnahmen im folgenden Unterkapitel behandelt werden.

Manuelle Therapie wird eingesetzt zur Untersuchung und Therapie von Funktionsstörungen des Bewegungsapparates. Im Rahmen der Schmerztherapie steht die Identifizierung und Beseitigung schmerzauslösender oder schmerzaufrechterhaltender Mechanismen im Vordergrund, um Einfluss auf Symptomquellen auszuüben. Zur Anwendung kommen u. a. Techniken zur passiven, assistiven und aktiven Mobilisation, dazu aktiv-funktionelle Maßnahmen zur Verbesserung der Bewegungskoordination und Stabilisierung. Mittels gezielter Reize auf Mechanorezeptoren kann die Nozizeption peripher und zentral beeinflusst werden. Ebenfalls Bestandteil der Manuellen Therapie sind neurale Techniken zur Beeinflussung des neuralen Stoffwechsels und des nervenumgebenden Bindegewebes (Grenzflächen). Hierzu werden Gleitmobilisationen unterhalb der Schmerzschwelle sowie Mobilisationstechniken des Bindegewebes eingesetzt. Relative Kontraindikationen stellen je nach angewandter Technik gerade bei älteren Patienten Osteoporose, Metastasen, und vaskuläre Erkrankungen dar.

Massage ist gerade bei älteren Patienten oft sehr beliebt, gute kurzfristige Effekte führen zu sehr hoher Zufriedenheit. Aufgrund der geringen Nachhaltigkeit sollte diese jedoch nur begleitendend, und nicht als alleinige Maßnahme, eingesetzt werden. Ihr Stellenwert im Spektrum der Physiotherapie als auch weiterer medizinischer Assistenzberufe als begleitende und unterstützende Maßnahme sollte dennoch nicht unterschätzt werden. Sowohl die Wirkung gezielt eingesetzter Techniken als auch die Funktion als „Türöffner" (Interaktionsaufbau), um einen Zugang zu den Patienten zu bekommen und die generelle Therapiemotivation und -adhärenz zu erhöhen, sollte nicht unterschätzt werden. Unter klassischer Massage werden manuelle Techniken zur Beeinflussung des Bindegewebes, des lokalen Stoffwechsels, und reflektorischer Effekte angesehen. Die therapeutische Wirkung zielt auf die Detonisierung schmerzhafter Muskelverspannungen bzw. Muskelhärten durch verbesserte Gewebeverschieblichkeit und reflektorische Entspannung. Dies hat häufig auch eine entstauende, ödemreduzierende Wirkung zur Folge, die ihrerseits schmerzlindernd wirken kann. Die Verbesserung der Mikrozirkulation durch Vasodilatation und arterielle Hyperämie reduziert eine Gewebsischämie und beschleunigt den Abtransport von Stoffwechselprodukten und Entzündungsmediatoren, sowie die Freisetzung von Serotonin als schmerzlindernden und angstlösenden Mediator. Durch Beeinflussung des sympathischen und parasympathischen Nervensystems kann der allgemeine Stresslevel reduziert werden und wirkt somit wiederum entspannend, schmerzlindernd, und angstlösend. Darüber hinaus kommt es zu weiteren reflektorischen Wirkungen im gesamten Organismus durch Beeinflussung des peripheren und zentralen Nervensystems, insbesondere auch durch Therapie in Gebieten mit hoher Rezeptorendichte (z.B. Hände, Füße). Auch für ältere Patienten mit chronischem Rückenschmerz konnten sehr gute kurz- und mittelfristige Effekte belegt werden. Eine randomisiert kontrollierte Studie verglich klassische Massage mit Ingweröl, von dem anti-inflammatorische, antirheumatische, und damit analgetische Wirkung angenommen wird, mit traditioneller Thai-Massage. Nach Abschluss der 10 jeweils 30-minütigen Therapien sowie im 3-Monats-Follow-up konnten klinisch relevante und signifikante Reduktion der Schmerzen als auch der Beeinträchtigung in beiden Gruppen gemessen werden mit leichten Vorteilen für die Patienten, die klassische Massage erhielt (Sritooma 2014). Bei Patienten mit Demenz gibt es Hinweise auf beruhigende Effekte und somit Reduzierung des Stress-Levels, der Agitation (verbal und körperlich), Angst, Aggression und Verlängerung der Schlafdauer. Eine kleine Studie bei Patienten mit chronischen Schmerzen und Demenz bzw. schwerer Demenz gibt Hinweise darauf, dass Massage Schmerzen reduzieren kann (Kapoor u. Orr, 2015).

Aufgrund der bei älteren Menschen häufig erhöhten Druckschmerzhaftigkeit sollte mit jeglicher manuellen Technik sanft begonnen werden, gerade bei Menschen mit Demenz sollten keine schmerzhaften Reize gesetzt werden. Vorsicht ist auch geboten, da es leichter als bei Jüngeren zu lokalen Einblutungen und Hämatomen kommen kann, die in der Regel allerdings harmlos sind. Aufgrund der allgemeinen und insbesondere als Folge einer Corticoidtherapie geringeren Gewebsbelastbarkeit sollten Querfriktionen zurückhaltend eingesetzt werden. Kontraindikationen der Massagetherapie stellen Gerinnungsstörungen und die Einnahme von Antikoagulantien dar, ebenso akut entzündliche Zustände und akute Thrombosen. Maligne Geschehen werden mittlerweile eher als relative Kontraindikation angegeben, eine Streuung maligner Zellen durch Massage wird kontrovers diskutiert.

Manuelle Lymphdrainage (MLD) ist eine oberflächliche sanfte Behandlung mit rhythmischen, kreisenden, pumpenden Bewegungen, die mit der offenen Handfläche ausgeführt werden. Hierdurch kann die Transportkapazität des Lymphgefäßsystems erhöht werden und interstitielle Flüssigkeit von der Peripherie in zentrale Stromgebiete verschoben werden. Neben der Reduzierung des Gewebedruckes gerade auch bei akuten (nicht-infektiösen) Entzündungen, wird der Abtransport von Stoffwechselprodukten beschleunigt, darunter auch Schmerzmediatoren. Zudem hat MLD sympatholytische, vagotonisierende und allgemein tonussenkende Wirkung. Zur Unterstützung und Aufrechterhaltung der Wirkung sollten im Anschluss an die Therapie aktive Bewegungsübungen zur Aktivierung der Muskel- und Gelenkpumpe durchgeführt und je nach Indikation eine Kompressionsbandage angebracht werden. Die Kombination aus MLD und weiteren Maßnahmen ist unter dem Begriff Komplexe Physikalische Entstauungstherapie (KPE) zusammengefasst (Bringezu und Schreiner, 2006). Indikationen im Rahmen der Schmerztherapie stellen insbesondere entzündliche, auch postoperative Zustände, dar, die mit Ödemen einhergehen. Nach Verletzungen kann eine Lymphgefäßneubildung angeregt sowie die Verbesserung der Narbenverschieblichkeit erzielt werden, Heilungsprozesse verlaufen aufgrund der verbesserten Stoffwechsellage schneller. Wird der Hautkontakt im Behandlungsgebiet selbst nicht toleriert, beispielsweise bei CRPS, können dennoch Therapieeffekte durch Behandlung proximal gelegener, gegebenenfalls auch kontralateraler, Areale und der entsprechenden Lymphknoten erzielt werden. Aufgrund der Pathophysiologie und praktischer Erfahrungen kann Manuelle Lymphdrainage auch zur Schmerzreduktion bei Kopfschmerz vom Spannungstyp, Gesichtsschmerz und Migräne beitragen. Als Wirkmechanismen werden hier peripher Tonisierung dilatierter extrakranieller Blutgefäße (Venolen), Beschleunigung des lymphovenösen Abstroms, Reduzierung von Schmerzmediatoren durch beschleunigten Abtransport des entzündlichen Extravasats leptomeningealer Gefäße und Herabsetzung des Muskeltonus der Kopf- und Nackenmuskulatur angenommen. Zentral vermutet werden sympatholythische Effekte und möglicherweise Aktivierung endogen hemmender Mechanismen (Bringezu 2006). Kontraindikationen stellen unter anderem dekompensierte Herzinsuffizienz (NYHA-Stadium III, IV) und kardiales Ödem, Entzündungen mit pathogenen Keimen und Erysipel, sowie frische Thrombosen dar; für Kompressionstherapie arterielle Verschlusskrankheit (AVK) und CRPS.

Lagerungstechniken können ebenfalls mit dem Ziel der Entspannung und Schmerzlinderung eingesetzt werden und sind auch für Menschen mit kognitiven Einschränkungen geeignet. Dabei unterscheidet man Lagerung in Ruhe- oder in Funktionsstellung, beide können mit dem Ziel der Entspannung und Schmerzlinderung eingesetzt werden. In der Gelenkruhestellung wirkt dabei keine Spannung auf das Gewebe. Die therapeutisch funktionelle Lagerung in Neutralstellung (LiN®) ist ein Konzept auf neurophysiologischer Basis. Dabei werden die Gelenke mit Hilfe von Lagerungsmaterial möglichst in einer Mittelstellung zwischen Flexion/Extension, Ab-/Adduktion, und Außen-/Innenrotation eingestellt. Ziel ist unter anderem eine schmerzlindernde Lagerung, die den Patienten zur Ruhe kommen lässt (LiN-Arge 2014).

13.4 Physikalische Therapie

Die Physikalische Therapie als Teilbereich der Physiotherapie umfasst Maßnahmen der Elektro-, Thermo- und Hydrotherapie. Sie dienen in der Schmerztherapie zur Unterstützung von Aktivierungsverfahren, sollten jedoch nicht als alleinige Maßnahme eingesetzt werden, sondern ausschließlich in Kombination mit aktivierenden Therapien (Basler 2005).

13.4.1 Elektrotherapie

Der im Rahmen der Schmerztherapie am häufigsten eingesetzte Reizstrom ist die Transkutane Elektrische Nervenstimulation (TENS). Es handelt sich dabei um einen hoch- oder niederfrequenten Strom, der an afferenten und efferenten Nervenfasern sowie an Muskelfasern Aktionspotentiale auslösen kann. Zur Anwendung kommt meist ein gepulster rechteckförmiger (gelegentlich dreieckförmiger) Wechselstrom. Indikationen sind muskuloskelettaler, posttraumatischer, postoperativer, neuropathischer Schmerz, Stumpf- und Phantomschmerz. Die Elektroden werden im schmerzhaften Bereich, über peripheren Nerven oder über Triggerpunkten mit einem Mindestabstand von 2 cm angebracht. Bei meist gleich großen Elektroden muss dabei nicht zwischen Anode und Kathode unterschieden werden. In der Praxis kommen meist Impulse von 2–150 Hz mit 0,1 ms Dauer zum Einsatz. Der Strom sollte langsam einschleichend, die Intensität in Absprache mit dem Patienten sensibel schwellig bis leicht überschwellig gewählt werden, wobei ein Kribbeln wahrnehmbar sein, aber keine Schmerzzunahme stattfinden, soll. Klassischer TENS wird üblicherweise hochfrequent (> 80 Hz) mit niedriger Impulsbreite (< 150 ms) sensibel (unter-)schwellig angewendet und bewirkt einen schnell einsetzenden, aber nicht allzu lang anhaltenden, analgetischen Effekt. Akupunkturähnlicher TENS mit niedriger Frequenz (< 10 Hz), Impulsbreite > 150 ms, sensibel überschwellig eingestellt (d. h. leicht schmerzhafte Reize), führt meist zu einer verzögerten, dafür aber länger andauernden, Wirkung. Die schmerzlindernde Wirkung wird auf zweierlei Mechanismen zurückgeführt. Durch die Reizung afferenter, schnell leitender Aβ-Fasern wird die Weiterleitung von Impulsen der C-Fasern im Hinterhorn des Rückenmarks unterdrückt (Gate-Control-Theorie, kurzzeit-Effekte, wenige Stunden). Die Reizung efferenter Fasern mit niedrigen Frequenzen aktiviert hemmende Systeme des ZNS, unter anderem durch Stimulation des endogenen Opioid-Systems, mit meist länger anhaltenden Effekten.

Die Wirkung wird generell als auch speziell bei älteren Menschen mit chronischen Schmerzen unterschiedlich berichtet (NVFG 2007; Schneider 2008; Vance 2015). In einer aktuellen Studie mit wenigen Teilnehmern (15 Patienten mit einem Durchschnittsalter von 67 Jahren, und 15 junge Teilnehmer, Durchschnittsalter 26 Jahre) konnte im Gegensatz zu den jungen Patienten keine Schmerzreduzierung beobachtet werden. Die Schmerzschwelle erhöhte sich bei den älteren Patienten lediglich unter Anwendung des niederfrequenten TENS, nicht aber unter hochfrequentem oder Placebo-TENS (Bergeron-Vézina 2015). Eine weitere Studie mit 16 Teilnehmern (Durchschnittsalter 76 Jahre) zeigte dagegen signifikante Schmerzreduktion sowohl mittels konventionellem als auch gepulstem TENS, wobei der konventionelle TENS als angenehmer empfunden wurde (Barr 2004).

Patienten zeigen dabei unterschiedliche Reaktionen in Bezug auf schmerzlindernde Wirkung, sowohl hinsichtlich des Einsetzens als auch der Dauer des analgetischen Effekts. Auch kann es vorkommen, dass Patienten keine Reaktion oder gar Schmerzversstärkung zeigen. In diesen Fällen sollte zusammen mit dem Patienten die Einstellungen und die Elektrodenanlage überprüft und ausprobiert werden. Kontraindikationen stellen Patienten mit sensiblen Defiziten und Herzschrittmachern bzw. Defibrillatoren älteren Modells dar. Weiterhin ist bei geringer Compliance, Ablehnung durch den Patienten, oder auftretenden Problemen von der Therapie abzusehen, ebenso bei Hautschäden, Hautirritationen oder allergischen Reaktionen im Anwendungsgebiet. Portable Geräte, die dem Patienten verschrieben werden können, eignen sich zur Eigenanwendung zu Hause. Patienten benötigen und wünschen hierzu vom Therapeuten oder Arzt entsprechende Anleitung.

13.4.2 Thermotherapie

Wärme- und Kältetherapie werden seit jeher zur Linderung akuter wie auch chronischer Schmerzen eingesetzt und sind wie alle passiven Therapiemaßnahmen bei Patienten sehr beliebt. Sie unterstützen weitere Maßnahmen und können gut als Selbsthilfetechnik angewendet werden. Die früher übliche Einteilung, bei welcher Indikation Kälte bzw. Wärme eingesetzt wird, existiert heute in dieser Form nicht mehr, sondern richtet sich nach dem Erkrankungsstadium, Vorlieben und Verträglichkeit des Patienten sowie vorliegenden Co-Morbiditäten. Bei älteren Menschen sollte beachtet werden, dass die Schmerzschwelle für kurze Hitzereize und/oder kurze elektrische Stimulation erhöht, die Toleranzschwelle für Kälteschmerz reduziert sein kann (Edwards 2005). Besondere Vorsicht ist bei Patienten geboten, die aufgrund von Sensibilitätsstörungen, kognitiven oder kommunikativen Einschränkungen ihre Toleranzgrenze nicht angeben können, Durchblutungsstörungen stellen eine klare Kontraindikation dar. Bei Vorliegen kardiologischer Co-Morbiditäten sollte auf Ganzkörperanwendungen verzichtet und lokale Reize in Herznähe vermieden werden.

Kälte- bzw. Kryotherapie (Eisanwendung ≤ 0°C) kann lokal angewendet werden in Form von Kühlpackungen mit Gelfüllung, Wickel mit feuchten gekühlten Handtüchern, bzw. als Eislolly, Eiswasser (Beutel oder Tauchbad), oder Eishandtuch (in teilgefrorenes Wasser eingetauchtes Handtuch). Als Ganzkörperanwendung kommen Eisabreibungen oder gelegentlich Kältekammern zum Einsatz. Die Anwendung ist auf wenige Minuten begrenzt, aggressive Kälte sollte nur intermittierend appliziert werden, je nach Anwendungsform ist beispielsweise bei Kühlpackungen ein Tuch zwischen Haut und Packung zu legen. Die Senkung der Gewebetemperatur beeinflusst den Muskeltonus, die Vasomotorik, die Leitungsgeschwindigkeit der Nervenfasern und temperatursensitive Rezeptoren. Die Wirkung tritt meist innerhalb kürzester Zeit ein. Indikationen sind v.a. akute Traumen und direkt postoperative Zustände, Triggerpunkte, sowie akute entzündliche und degenerative Erkrankungen. Arterielle Verschlusskrankheit (AVK) im Stadium III und IV sowie Störungen der Trophik oder der Sensibilität stellen absolute Kontraindikationen dar.

Wärmeanwendung kann in Form von Wärmeträgern (Packungen, auch Kirschkernsäckchen), Heißer Rolle, Strahlern, Ultraschall, oder Bädern verabreicht werden. Die Anwendungsdauer beträgt in der Regel 15–30 Minuten bzw. je nach Verträglichkeit. Durch Vasodilatation, damit verbundener Hyperämie und erhöhter Zellpermeabilität erfolgen ein besserer Abtransport von Entzündungs- und Schmerzmediatoren, Regulation des Säure-Basen-Haushaltes, sowie eine Senkung des Muskeltonus. Bei lokaler Anwendung können Ödeme verstärkt werden, bei Applikation milder oder kurzer Wärmereize (z.B. heiße Rolle) proximal des Geschehens durch die verbesserte Hämodynamik aber auch reduziert werden. Anwendungsgebiete sind unter anderem muskulärer Hypertonus sowie chronisch entzündliche und degenerative Erkrankungen (bspw. Arthrose, rheumatische Erkrankungen). Kontraindikationen stellen akut-entzündliche Vorgänge, Fieber, Thrombosen, Lymphatische Erkrankungen, sowie Nicht-Vertragen oder Ablehnung dar.

Ultraschalltherapie führt durch Übertragung mechanischer Energie in Form von Schwingungen zu einer Erwärmung des Gewebes. Der Nutzen von Ultraschall zur Schmerzreduktion ist generell fraglich (Perret 2006), insbesondere für die Anwendung bei älteren Patienten fehlen Nachweise der Effektivität (Schneider 2008). Da sich Knochen aufgrund starker Absorption der Schallwellen sehr stark erwärmt, sollte Ultraschall nicht im Bereich der Wirbelsäule oder anderer Knochen mit geringer Muskelüberdeckung angewendet werden. Ebenso sind Metallimplantate wie Endoprothesen, Osteosynthesematerial und Schrittmacher in der Therapie auszusparen.

13.4.3 Hydrotherapie

Übungen im Bewegungsbad stellen eine gute Ressource für ältere Menschen mit Schmerzen des muskuloskelettalen Systems dar, beispielsweise bei Arthrose, Rückenschmerz, Fibromyalgie oder Osteoporose. Die Auftriebskraft des Wassers reduziert das Gewicht des unter Wasser befindlichen Anteils des Köpers um 90%. Die damit verbundene Entlastung der Gelenke ermöglicht so schmerzfreie oder zumindest schmerzarme Bewegungen zur

Verbesserung der Beweglichkeit, des Gleichgewichts, der Kraft und Ausdauer. Die Wassertemperatur von etwa 32°C im Bewegungsbad bewirkt zusätzlich Entspannung. Als therapeutisches Mittel zur Kräftigung werden der Reibungs- oder Strömungswiderstand (durch selbst erzeugte Turbulenzen) genutzt, der Bewegungen zudem kontrollierter ausführen lässt als an Land. Eine kleine Studie mit 32 älteren Männern, die randomisiert zu dreimal pro Woche Wassergymnastik über 12 Wochen oder einer Kontrollgruppe zugeordnet wurden, liefert neben Hinweisen auf positive Effekte bezüglich vermehrter Oberkörper-Muskulatur und reduzierter Rückenschmerz-Symptome auch Hinweise auf eine verbesserte Körperzusammensetzung (BMI, Körperfett-Anteil, Taillen-Hüft-Verhältnis) (Irandoust 2015). Wassergymnastik in Gruppen vermittelt durch Partnerübungen und Spiele soziale Interaktion und Freude an der Bewegung. Nicht unterschätzt werden sollte der hydrostatische Druck, der auf Blutkreislauf, Stoffwechsel, und die Atmung wirkt. Neben dem therapeutischen Nutzen des zusätzlichen Herz-Kreislauf- und Lungen-Trainings kann dieser für Patienten mit Komorbiditäten in diesem Bereich auch angstauslösende Probleme verursachen. Bei Patienten mit relevanten Komorbiditäten, unerfahrenen oder ängstlichen Patienten, oder Nichtschwimmern sollte sich der Therapeut daher zumindest die ersten Male unbedingt mit im Therapiebecken aufhalten, um Sicherheit zu vermitteln und ggf. schnell eingreifen zu können.

13.5 Trainingstherapie

13.5.1 Einleitung

Leitlinien, die Schmerzmanagement bei älteren Menschen thematisieren, empfehlen Training in Form von Bewegungsübungen (Abdulla 2013; AGS 2002; APS 2005; HCANJ 2006). Es sollen vor allem Übungen zur Verbesserung der Gelenkbeweglichkeit, Muskelkraft, Ausdauer, Gangstabilisierung, posturalen Stabilität und zum Aufbau kardiovaskulärer Leistungen eingesetzt werden (AGS 2002). In einer Studie wurde die Effektivität eines körperlich aktiven Trainings an älteren Pflegeheimbewohnern mit chronischen Schmerzen untersucht. Das achtwöchige Trainingsprogramm beinhaltete Aufwärmübungen, Muskelaufbau, Dehnung, Gleichgewichtsübungen und erlernte selbstverabreichte Massage an Akupressurpunkten. Die Kontrollgruppe bekam kein Training. Die Interventionsgruppe wies im Vergleich zur Kontrollgruppe eine signifikant höhere Schmerzreduktion und eine signifikante Verbesserung des psychischen Wohlbefindens auf (Tse 2014). Allerdings findet man in der Literatur wenige Angaben über die Trainingsparameter und Wirkmechanismen speziell für ältere Menschen mit Schmerzen. Eine (unveröffentlichte) Umfrage des Arbeitskreises Schmerz und Alter der Deutschen Schmerzgesellschaft in Zusammenarbeit mit dem Bundesverband Geriatrie und der Deutschen Gesellschaft für Geriatrie (DGG) bezüglich „multimodaler Therapieangebote für ältere Menschen mit Schmerzen in Deutschland“ konnte nur vereinzelt spezialisierte Angebote, die an die besonderen Bedürfnisse älterer Menschen mit Schmerzen angepasst sind, nachweisen.

Die Angaben zu Trainingsinterventionen in diesem Abschnitt orientieren sich daher an Angaben für jüngere Menschen und wurden anhand von Empfehlungen aus einer Leitlinie (APS 2005), Erfahrungswerten aus den wenigen Studien bei älteren Menschen (selten mit

Fokus auf Schmerz), und Erkenntnissen aus dem klinischen Alltag für die ältere Population angepasst.

Hinsichtlich der Klärung der physiologischen Wirkmechanismen und Dosis-Wirkungs-Beziehungen unterschiedlicher aktivierender Trainingsverfahren bei Patienten mit Schmerzen besteht weiterer Forschungsbedarf. Neben Verbesserungen der für Alltagsaktivitäten notwendigen motorischen Grundfertigkeiten Beweglichkeit, Kraft, Ausdauer, Gleichgewicht sowie der Stärkung des Bindegewebes können durch Aktivität positive Effekte in Hinblick auf das kardio-vaskuläre, pulmologische, und immunologische System erzielt werden (Bean 2004). Zudem nimmt man an, dass Bewegung zentral hemmende Mechanismen hervorruft, die positive Effekte auf das endogene Opioid-System haben (Thoren 1990). All diese Faktoren, sowie koordinierte, ökonomische Bewegungsabläufe und verbesserte Gelenkstabilität, könnten die schmerzlindernde Wirkung von aktivierenden Trainingsverfahren erklären. Des Weiteren können ebenfalls depressive Symptome, Appetit, kognitive Funktion und Schlaf durch Bewegung und Aktivität positiv beeinflusst werden (Schulz 2012). Das GREDE-Projekt (Geriatrische Reha bei Demenz), entwickelt von der Heidelberger Forschungsgruppe am AGAPLESION Bethanien Krankenhaus, zeigt, dass ein intensives Trainingsprogramm auch bei Menschen mit leichter bis moderater Demenz umsetzbar ist und Verbesserungen in funktionellen Leistungen und Maximalkraft bewirken kann (Dutzi 2013; Schwenk 2014). Dieses Programm ist nicht speziell für Menschen mit Schmerzen entwickelt, sondern beinhaltet ein indikationsübergreifendes Angebot. Der Fokus liegt auf Verbesserung von für Menschen mit Demenz alltagrelevanten Funktionen.

Ziel des aktivierenden Trainings im Alter ist allgemein die Steigerung der Leistungs- und Funktionsfähigkeit durch ein gezieltes Auslösen von morphologischen, metabolischen, funktionellen und psychischen Anpassungserscheinungen. Dies bewirkt nachfolgend eine Verbesserung der Gesundheit und Lebensqualität und stärkt die Autonomie des älteren Menschen. Auch hier steht ein ICF-orientiertes bio-psycho-soziales Modell mit Betonung auf den Bereichen Aktivität und Partizipation im Vordergrund.

13.5.2 Bewegungsnorm

Vor Beginn eines aktivierenden Trainings sollte über eine adäquate Bewegungsnorm für ältere Menschen reflektiert werden. Für die Population der über 65-Jährigen empfiehlt die Weltgesundheitsorganisation (WHO) 150 Minuten/Woche aerobe physische Aktivität mit moderater Intensität (Anm.: entspricht ca. 3–6 metabolische Äquivalente (MET= Metabolic Equivalent of Task)) oder 75 Minuten aerobe physische Aktivität mit starker Intensität (Anm.: entspricht > 6 MET), oder eine entsprechende Kombination aus aerober physischer Aktivität mit moderater bis starker Intensität. Will man den gesundheitlichen Nutzen steigern, so kann man die aerobe, körperliche Aktivität von moderater Intensität auf 300 Minuten pro Woche oder die aerobe körperliche Aktivität von starker Intensität auf 150 Minuten pro Woche erhöhen. Zudem sollten Kräftigungsübungen der großen Muskelgruppen an zwei oder mehr Tagen pro Woche durchgeführt werden (WHO 2010).

Ein metabolisches Äquivalent (1 MET) wird hier benutzt als Intensitätsparameter für körperliche Aktivität, wobei 1 MET dem Umsatz im Sitzen entsprechend einer Sauerstoffaufnahme

(VO_2) von 3,5 ml/kg/min entspricht (bei einem 70 kg schweren 40-Jährigen). Da der Kalorienverbrauch direkt von der Sauerstoffaufnahme abhängig ist, wird das MET auch als Kalorienverbrauchsformel angeben: Ein MET entspricht ungefähr einem Kalorienverbrauch von 1 kcal je Kilogramm Körpergewicht pro Stunde. Die Tabelle 13.7 listet einige Beispiele an Alltagsaktivitäten und sportlichen Aktivitäten auf sowie die entsprechenden MET-Werte (Ainsworth 2011). Zu bedenken ist jedoch, dass die Angaben der metabolischen Äquivalente auf empirischen Mittelwerten beruhen, ohne Berücksichtigung der individuellen Unterschiede.

Tab. 13.7: Beispiele von Aktivitäten und den entsprechenden MET-Werten.

Tätigkeit	Metabolisches Energieäquivalent
An- und Ausziehen im Stehen oder Sitzen	2,5 MET
Standardtanzen (z. B. langsame Walzer, Foxtrott)	3 MET
Allgemeine Haushalts-Tätigkeiten mit moderater Anstrengung (z. B. Kochen, Geschirrspülen, Bettenmachen, etc.)	3,3 MET
Wäsche aufhängen, Handwäsche mit moderater Anstrengung	4 MET
2 Stockwerke Treppensteigen (moderate Geschwindigkeit)	> 4 MET
Walking (ca. 5–6 Km/h)	4,8 MET
An Gehstützen laufen	5 MET
Fahrradfahren (ca. 15 km/h)	5,8 MET
Rasenmähen	6 MET
Intensive Videospiele (z. B. Exergames)	7,2 MET
Aquajogging	9,8 MET

Bei einem metabolischen Äquivalent (MET) > 4 werden Patienten oft als belastbar eingestuft, wobei kritisch angemerkt werden muss, dass sich MET-Werte zur Einschätzbarkeit der Belastbarkeit häufig nicht ohne weiteres auf hochbetagte Patienten übertragen lassen. Bei dieser Patientengruppe spielt bei Aktivierungsprozessen nicht nur die aerobe, sondern auch die anaerobe metabolische Kapazität eine Rolle (Biccard 2005).

Spezielle Angaben für Menschen mit Demenz gibt die WHO Leitlinie nicht, allerdings wird die Einhaltung der allgemeinen Empfehlungen auch zur Risikoreduzierung bezüglich eines kognitiven Abbaus für wichtig erachtet. Im Falle von Mobilitätseinschränkungen sollten an drei oder mehr Tagen pro Woche Übungen zur Gleichgewichtsverbesserung und zur Sturzprävention durchgeführt werden. Sind diese Empfehlungen aufgrund der herabgesetzten körperlichen Kondition nicht umsetzbar, soll bei älteren Patienten dennoch auf dem höchst möglichen Aktivitätslevel trainiert werden (WHO 2010).

13.5.3 Trainingsinterventionen

Zur Erstellung eines individualisierten Programmes, das an die Bedürfnisse des Patienten ideal angepasst ist, bedarf es zu Beginn der Trainingstherapie einer adäquaten Planung. Um eine geeignete Übungsauswahl treffen und die Trainingsparameter festlegen zu können, ist eine Evaluation des derzeitigen Leistungsstandes und der Ziele des Patienten vonnöten. Die Berücksichtigung der persönlichen Ziele und Präferenzen des Patienten ist absolut empfehlenswert, da sich dies positiv auf die Compliance des Patienten auswirkt und die Adhärenz für ein regelmäßiges Ausüben des aktivierenden Heimprogramms erhöhen kann. Eine individuelle Zielorientierung bieten z.B. die im Rahmen der „Patientenspezifischen Funktionsskala (PSFS)" ausgewählten Aktivitäten (s. Kap. 13.3.1) Daraus ergibt sich die Frage, welche körperlichen Voraussetzungen für diese Aktivitäten benötigt werden und welche Faktoren die Durchführung dieser Aktivitäten derzeit verhindern. Relevante Aspekte sind insbesondere Schmerz, diverse Ängste und Einstellungen, Bewegungseinschränkungen, Koordination, Gleichgewicht, Muskelkraft, Ausdauer, Komorbiditäten wie Schwindel, visuelle Einschränkungen oder Inkontinenz, sowie weitere individuelle Faktoren.

Leistungserfassungen

Wie bereits im Abschnitt über das physiotherapeutische Assessment dargestellt wurde, braucht ebenso der Trainingstherapeut neben Schmerzauskünften auch Informationen bezüglich verschiedener Leistungsbereiche, beispielsweise der Körperwahrnehmung, Koordination, Beweglichkeit, Kraft, Ausdauer und funktioneller Alltagsleistungen. Auch sollten patientenrelevante Endpunkte bekannt sein. Da nicht auf jeder Trainingsfläche alle Testapparaturen vorhanden sind, werden gewisse Leistungstests von den Ärzten durchgeführt und die Auswertungen an den Therapeuten weitergeleitet. Da ausführliche Testbeschreibungen den Rahmen dieses Kapitels sprengen würden, werden hier lediglich einige häufig eingesetzte Testverfahren aufgelistet (vgl. auch Kap. 13.3.1 und Kap. 4).

Unterschiedliche Bereiche der Leistungserfassung:

- Körperwahrnehmung: z.B.: kinästhetische Wahrnehmung (Repositionierungstests); Zweipunktediskrimination (testet die Fähigkeit, zwei taktile Reize räumlich voneinander zu trennen)
- Koordination: Test der lokalen Gelenkstabilisation (mit Ultraschallmessungen oder Pressure-Biofeedback); posturale Kontrolle im Stand und Gang (z.B. Messung der Druckmittelpunkt-Trajektoren (CoP= center of pressure)) auf der Kraftmessplatte, posturale Kontrolle beim Gang mittels instrumenteller Ganganalyse.
- Beweglichkeit: Messungen nach Neutral-0-Methode (Goniometer, Inklinometer), apparative Messungen (z.B. BackScan® oder MediMouse® Wirbelsäulenvermessung).
- Ausdauer: Fahrrad-Spiroergometrie (Testung der maximalen Sauerstoffaufnahme (VO_2max); Fahrradergometrie (mit Belastungsprotokoll und Herzfrequenzmessungen); Laufbandergometrie; Physical-Working-Capacity-Test; 6 Minuten Gehtest.

- Funktionelle Alltagsleistungen: Timed-up-and-go Test (TuG), Stair-Climbing-Test (SCT); Chair-Rising-Test (CRT), Berg Balance Scale und Short Physical Performance Battery (SPPB).
- Kraftleistungsfähigkeit: stationäre Dynamometrie (misst isometrische und/oder dynamische Muskelkraft); Handkraftmessungen (z.B. isometrisch: Hand-Grip-Dynamometer); One-Repetition-Maximum (bei älteren Menschen wird ein sog. „hypothetisches“ 1 RM z.B. auf Grundlage von 10 RM berechnet).

Die Erhebung von für den Patienten wichtigen Endpunkten („patient-reported-outcomes-measures“; PROMs) wird in den letzten Jahren auch in der Physiotherapie stark propagiert, da sie zu einer verstärkt patientenzentrierten Herangehensweise führen. Die Behandlungseffekte können hierdurch besser evaluiert werden, zudem unterstützt es, optimale Behandlungsstrategien zu entwickeln (z.B. anhand des PSFS). Auch werden die Sichtweise und das Verhalten des Patienten bezüglich seines Schmerzmanagements transparenter und das Einbeziehen des Patienten könnte ihn anregen, sein Behandlungsprogramm konsequenter durchzuführen (Kyte 2015).

Speziell zur Bestimmung der physischen Aktivität bei gebrechlichen älteren Menschen (sog. Frailty-Syndrom) mit und ohne kognitive Einschränkungen wurden Instrumente wie das „Assessment of Physical Activity in Frail Older People“ (APAFOP) entwickelt. Es ist ein interviewbasiertes Instrument, das sowohl Alltags- als auch Sportaktivitäten erfragt. Die Durchführbarkeit, Validität, Reliabilität und Responsivität des Instruments wurden nachgewiesen (Hauer 2011).

Trainingsinterventionen

Abhängig von Bedarfen und Zielen des Patienten wird ein individuelles Trainingsprogramm aufgestellt. Die Trainingsdauer der einzelnen Einheiten richtet sich nach den psycho-physischen Voraussetzungen, die der Patient mitbringt. Dabei starten Trainingsprogramme oft mit einem 10 bis 15-minütigen *Warm-up* und werden mit einem 10-minütigen *Cool-down* beendet. Insgesamt werden die Trainingsprogramme bei älteren Menschen über eine längere Zeitspanne von 8 Wochen bis 6 Monaten angeboten. Die Interventionen werden aus den verschiedenen möglichen Bausteinen passend zur Patientensituation ausgewählt und zusammengestellt.

Edukation

Vor Beginn des aktiven Trainingsprogramms ist es absolut empfehlenswert, edukative Einheiten anzubieten (vgl. Kap. 13.3.3 Edukation). Durch adäquate Informationen können die Bedenken des Patienten gegenüber aktivierender Maßnahmen abgebaut und die Bereitschaft zur Eigenaktivität erhöht werden. Auch das Verteilen von zusätzlichen Patientenmaterialien mit Informationen und Übungsabbildungen wird propagiert, wodurch die Umsetzbarkeit und Adhärenz des Programms erhöht werden soll. Einige Programme vermitteln im Rahmen der Edukation auch zusätzliche Informationen über gesunde Ernährung und einen gesunden Lebensstil im Alter.

Beweglichkeitstraining

Ein Beweglichkeitstraining sollte an mindestens zwei Tagen pro Woche durchgeführt werden. Die Übungen umfassen den Rücken und alle großen Gelenke (Schultern, Knie, Hüfte, Sprunggelenke). Dehnungsübungen können auch in ein Heimprogramm integriert werden. Die Prinzipien sind bereits unter Kapitel 13.3.4 beschrieben.

Gleichgewichtstraining

Es sollten sowohl statische als auch dynamische Gleichgewichtsübungen angeboten werden. Zum Training des statischen Gleichgewichts eignen sich Übungen im Stand mit zunehmender Verkleinerung der Unterstützungsfläche (z.B. Stehen mit geschlossenen Füßen bis Tandemstand, s. Abb. 13.14), Erarbeiten des Einbeinstandes mit möglicher Progression bis hin zur Ausführung mit geschlossenen Augen, oder auch Übungen mit instabiler Unterstützungsfläche. Anfänglich können sich die Patienten mit den Händen noch leicht absichern, Ziel ist die freihändige Ausführung der Übungen.

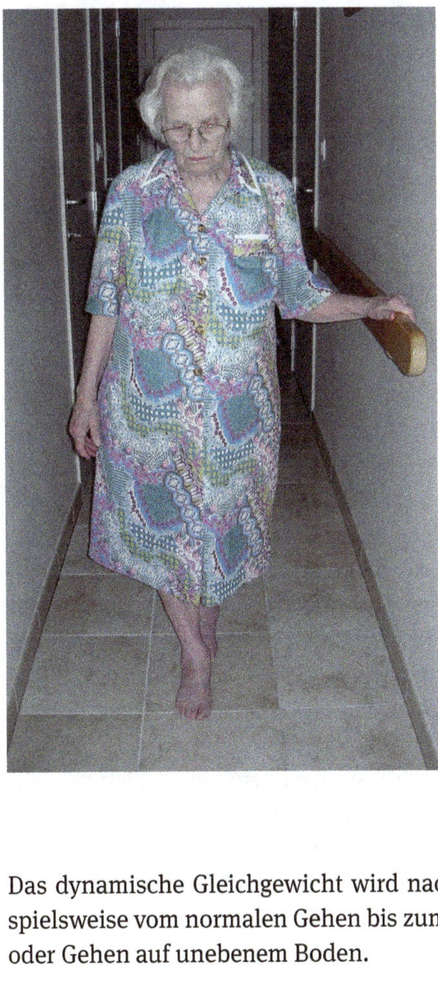

Abb. 13.14: Üben des Tandemstandes.

Das dynamische Gleichgewicht wird nach dem gleichen Prinzip progressiv gesteigert, beispielsweise vom normalen Gehen bis zum Gehen auf einer geraden Linie („Seiltänzergang"), oder Gehen auf unebenem Boden.

Krafttraining

Beim Krafttraining werden elastische Trainingsbänder, Gewichte/Gewichtsmanschetten oder ein Zirkeltraining an Trainingsgeräten eingesetzt. Widerstandstraining wird vor allem für die Hauptmuskelgruppen im Bereich der oberen und unteren Extremitäten und des Rumpfes durchgeführt. Die Höhe des Widerstandes/Gewichtes und die Anzahl der Wiederholungen variieren in Abhängigkeit der zu trainierenden Muskelgruppe und des Zustandes des Patienten, meist werden 3 Sets mit 10–12 Wiederholungen durchgeführt. Die australische Leitlinie empfiehlt ein submaximales Hypertrophietraining mit 40–80% des 1 RM und 1–6 Wiederholungen. Eine weitere Möglichkeit wird dort geschildert mit Beginn im Kraft-Ausdauerbereich (2 Sets von 12 Wiederholungen und 50% des 1 RM trainiert). Innerhalb von 3 Monaten wird alle 2 Wochen um 2 Wiederholungen gesteigert. Anschließend wird für 3 Monate ein reines Krafttraining mit anfänglich 10 RM und Steigerung auf 6 RM durchgeführt. In Woche 9 und 18 wird als Erholungsmaßnahme das Krafttraining durch täglich 20 Minuten Ausdauertraining ersetzt. Es wird empfohlen, das Krafttraining nicht täglich anzubieten, sondern zwischen den Einheiten jeweils einen Erholungstag einzuhalten. Hinsichtlich des Krafttrainings empfiehlt die Leitlinie für isotonische Übungen mit 1–6 Wiederholungen an 2–3 Tagen/Woche und 40–80% des 1 RM zu trainieren. Für isometrische Übungen empfiehlt sie 1–10 Wiederholungen 2–5-mal/Tag mit 40–70% des 1 RM zu trainieren (APS 2005).

Ausdauertraining

Ein Ausdauertraining besteht aus kontinuierlich länger dauernden Aktivitäten, wobei vor allem große Muskelgruppen angesprochen werden. Als Aktivität eignen sich Spaziergänge, Walking, Wandern, Radfahren, Tanzen oder Schwimmen. Aber auch Alltagsaktivitäten wie z.B. Fensterputzen oder Gartenarbeit können als Ausdauertraining eingesetzt werden. Die Trainingsdauer soll progressiv aufgebaut werden und abhängig von der Ausgangskondition des Patienten z.B. mit 10 oder 20 Minuten starten und bis zu 40 Minuten erhöht werden. Das subjektive Belastungsempfinden kann anhand der modifizierten Borg-Skala (Borg 1982) erfasst und progressiv bis 5–6/10 gesteigert werden (s. Kap. 13.3.4). Ein einfacher Sprechtest kann ebenfalls angewandt werden, um die Anstrengung bei der Aktivität zu evaluieren. Anfänglich sollte der Patient sich noch problemlos unterhalten können, bis die Unterhaltung unter langsam zunehmender Steigerung der Intensität etwas schwieriger wird. Zudem wird die Herzfrequenz zur Evaluation der Belastung herangezogen. Als einfache Formel zur Bestimmung der maximalen Trainingsherzfrequenz wird 220–Lebensalter genommen. Geeignet zur Bestimmung der durchschnittlichen Trainingsherzfrequenz ist die Karvonen-Formel: Trainingsherzfrequenz = Ruhepuls + ((Maximalpuls – Ruhepuls) × Trainingsintensität in%). Der Maximalpuls kann hierfür aus der vorangegangenen Formel errechnet werden. Insbesondere bei Patienten mit kardialen Problemen sollte der Maximalpuls vom Arzt mittels Ergometrie bestimmt werden, ebenso sollte die Trainingsintensität ärztlich vorgegeben werden als niedriger Trainingsbereich mit 40–60% Intensität der Herzfrequenzreserve (Anm.: entspricht 30–50% des Watt-Maximums) bzw. mittel-hoher Intensität von 60–80% (Anm.: entspricht 50–70% des Watt-Maximums). Die Herzfrequenz sollte während des Trainings mit Puls-Messgeräten überwacht werden. Die australische Leitlinie empfiehlt, für aerobes Training mit 50–70% der maximalen Herzfrequenz für 20–30 Minuten an 3–4 Tagen/

Woche zu trainieren und die Intensität oder Dauer des Trainings um 2–3%/Woche zu steigern (APS 2005).

Dual-Task-Training

Die simultane Durchführung von motorischen und kognitiven Aufgaben wird mit zunehmendem Alter schwieriger. Oft ist beobachtbar, dass ältere Menschen das Schritttempo deutlich verlangsamen, wenn gleichzeitig eine kognitive Leistung abgefragt wird. Doch auch im hohen Alter ist kognitive Plastizität vorhanden, und mit Dual-Task-Training lassen sich motorische und kognitive Lernprozesse positiv beeinflussen (Bherer 2015).

Mehrere Trainingsprogramme kombinieren daher das motorische Training mit simultanen kognitiven Aufgabenstellungen. In einer Übersichtsarbeit wurde evaluiert, welche Art von Trainingsprogrammen die motorisch-kognitiven Dual-Task-Leistungen am effektivsten verbessern. Die Ergebnisse der Trainingsinterventionen weisen große Heterogenität auf, und es wurden sehr unterschiedliche Trainingsprotokolle benutzt. Die Autoren schlussfolgern, dass zur Verbesserung von motorischen und kognitiven Leistungen *Dual-Task*-Übungen ein bestimmtes Niveau an Trainingsbelastung und Aufgabenvariabilität mit steigendem Schwierigkeitsgrad, Intensität, und Dauer aufweisen sollten. Die Transfermöglichkeiten der Trainingseffekte in Alltagssituationen muss weiter untersucht werden (Wollesen 2014).

Generell ist die Zusammenstellung von Trainingsprogrammen in der Literatur sehr heterogen. Manche Interventionen schließen nur Ausdauerübungen ein, andere kombinieren in jeder Übungseinheit Kraft-, Dehnungs-, Ausdauer- und Gleichgewichtsübungen. Auch die Trainingshäufigkeit wird sehr unterschiedlich gehandhabt. Teilweise wird nur einmal pro Woche ein Training angeboten, an den restlichen Tagen muss der Patient alleine üben. In anderen Programmen wird täglich geübt (5-mal pro Woche), zum Teil finden täglich Ausdauertraining und zusätzlich zweimal/Woche Krafttraining statt. Die hier dargestellten und zusammengefassten Angaben beruhen auf den Empfehlungen mehrerer Quellen und auf Ergebnissen unterschiedlicher Studienberichte (APS 2005; Cress 2006; Gudlaugsson 2012; Intiso 2012; Liu-Ambrose 2010; Tse 2014).

Für eine anhaltende Wirkung wäre es ideal, wenn ein körperliches Training zum normalen Lebensstil dazugehören würde. Ein interessanter Ansatz für eine positive Lebensstilveränderung untersuchte die FINGER-Studie (*Finnish Geriatric Intervention Study to Prevent Cognitive Impairment and Disability*) (Ngandu 2015). Eine multimodale Intervention (Ernährungsumstellung, physisches und kognitives Training und Kontrolle der vaskulären Risikofaktoren) bewirkte bei Patienten mit Risikofaktoren für Demenz eine Stabilisierung oder sogar Verbesserung der kognitiven Funktionen (Ngandu 2015).

Die Unterschiede dieser Interventionsmodelle veranschaulicht die Heterogenität dieser Patientengruppe und zeigt, dass auch in der Trainingstherapie eine individuelle Vorgehensweise empfehlenswert ist. Die hier beschriebenen Vorgehensweisen können nur als Beispiele dienen und müssen jeweils an die entsprechende Situation individuell angepasst werden.

Im Folgenden sind ein paar wichtige methodische Prinzipien aufgelistet, die in der Trainingstherapie bei älteren Menschen berücksichtigt werden sollten:
- von leicht nach schwer
- von einfach zu komplex (*single-task – dual-task*)

- von langsam zu schnell
- von großer zu kleiner Unterstützungsfläche
- von stabilem zu labilem Untergrund
- Berücksichtigung individueller Präferenzen
- Einbezug von Alltagstätigkeiten und früher gern ausgeübten Aktivitäten
- Schaffung eines günstigen Umfeldes für das motorische Lernen

Exemplarische Ansätze zur Schaffung eines günstigen Umfeldes, die bei Patenten einen motivierenden Faktor für das Training darstellen können, sind beispielsweise die Veränderungen der Trainingsumgebung. Eine innovative Idee ist das „Therapeutische Gärtnern", wo Gartenarbeit und das Pflanzen als Trainingsintervention eingesetzt werden (Detweiler 2012) oder der spezielle „Bewegungsgarten" (Heuvel 2014). Dort werden speziell für draußen entwickelte Trainingsgeräte z.B. im Garten von versorgenden Einrichtungen aufgestellt. Der Parcours ist an die Möglichkeiten von älteren Menschen angepasst, auch Menschen mit Demenz, und ausgerichtet auf das Training in den Bereichen Koordination, Gleichgewicht, Beweglichkeit, und Ausdauer. Eine teilweise bereits praktizierte Form ist das Terraintraining. Dabei wird in geeigneter Umgebung oder einem speziell dafür angelegten Gelände mit unterschiedlicher Bodenbeschaffenheit (Asphalt, Kieselsteine, Sand, Schotter, Treppen, Waldweg, Wiese) trainiert, und gezielt an der Gehfähigkeit und Ausdauerleistung gearbeitet.

13.5.4 Besonderheiten in der Trainingstherapie bei Menschen mit Demenz

Studien bezüglich Trainingssteuerung speziell für Schmerzen bei Menschen mit Demenz liegen derzeit nicht vor. Die Angaben in diesem Abschnitt liefern einen kurzen Abriss über Aspekte, die allgemein in der Trainingstherapie bei dieser Adressatengruppe zu beachten sind. Für Interessierte lässt sich Nr. 74 der Schriftenreihe der Baden-Württemberg-Stiftung empfehlen. Dort wurden in dem Band „Therapie bei Demenz – Körperliches Training bei Menschen mit Demenz" wichtige, aktuelle Erkenntnisse bezüglich des Trainings bei Menschen mit Demenz zusammengetragen (Dutzi 2014).

Vorweg sollte der Physiotherapeut sich einen Überblick über die spezifischen motorischen Probleme verschaffen, die Menschen mit Demenz neben ihren Schmerzen in der Trainingstherapie mitbringen. Deutliche Veränderungen zeigen sich vor allem im Bereich der Motorik, der Dual-Task-Aufgaben, und im Aktivitätslevel (Werner 2014).

Motorik

Im hohen Alter bewirken die biologischen Alterungsprozesse bei vielen Menschen einen Rückgang der motorischen Leistungen, die sich durch dementielle Erkrankungen noch weiter verschlechtern können. Kognitive Beeinträchtigungen, Motivationsfaktoren, das Herabsetzten der Wahrnehmung, und der sensorisch-motorischen Fähigkeiten, führen zu (Auyeung 2008; Sauvaget 2002):

- Rückgang in bADLs (*basic Activities of Daily Living*; basale Aktivitäten des täglichen Lebens), wie z.B. Anziehen, Baden, Essen, persönliche Hygiene, Toilettengang, Gehen.
- Rückgang in iADLs (*instrumental Activities of Daily Living*; instrumentelle Aktivitäten des täglichen Lebens), z.B. Einkaufen, Geldgeschäfte, Hausarbeiten, Kochen, Telefonieren, Wäsche waschen.
- Beeinträchtigung in Gehfähigkeit und Transfers (z.B. vom Sitz zum Stand).

Eine systematische Übersichtsarbeit gibt an, dass die typischen Gangbild-Veränderungen bei Menschen mit Demenz im Vergleich zu gleichaltrigen Personen ohne Demenz deutlicher ausgeprägt sind. Es kommt zu geringerer Gehgeschwindigkeit, verkürzter Schrittlänge, erhöhter Schrittvariabilität und verlängerten Bodenkontaktzeiten beider Füße (van Iersel 2004). Abhängig vom Schweregrad und der Lokalisation der Demenz zeigen sich diese Gangstörungen in unterschiedlichen Phasen der Erkrankung. Bei Personen mit Parkinson-Erkrankung und Demenz, vaskulärer Demenz und Lewy-Körperchen-Demenz kommt es früher zu einem frontalen Gangbild und Gang- und Gleichgewichtsstörungen als bei Menschen mit Alzheimer-Erkrankung. Dort treten diese Symptome erst in späterem Stadium auf (Allan 2005). Auch bei Menschen mit frontotemporaler Demenz treten die motorischen Störungen erst im späteren Stadium auf (Werner 2014). Die Transferleistungen wie beispielsweise vom Sitz in den Stand zu kommen werden bei Personen mit Demenz im Vergleich zu kognitiv intakten Gleichaltrigen ebenfalls anders durchgeführt. Sie bringen ihr Rumpfgewicht weniger weit nach vorne und starten die vertikale Gewichtsverschiebung früher (Manckoundia 2006).

Verminderte Dual-Task-Leistungen

Bei älteren Menschen beobachtet man oft, dass sie ihre Aktivitäten zur Beantwortung von Fragen unterbrechen, wenn sie angesprochen werden. Ursache ist, dass mit zunehmendem Alter Doppelaufgaben, sog. Dual-Task-Leistungen, schwieriger werden. Menschen mit Demenz haben im Vergleich zu kognitiv intakten Gleichaltrigen noch deutlichere Schwierigkeiten, kognitive und motorische Leistungen simultan durchzuführen. Untersuchungen fanden bei Menschen mit kognitiven Einschränkungen deutliche Einbußen der posturalen Kontrolle bei Dual-Task-Aufgaben (Hauer 2003).

Verändertes Aktivitätslevel

Der Aktivitätslevel, gerade bei vorhandenen Schmerzen, zeigt sich bei Menschen mit Demenz sehr unterschiedlich. Die einen werden zunehmend inaktiv (Plooij 2012), während andere wiederum überaktiv werden oder ein herausforderndes Verhalten zeigen. Eine kürzliche Studie zeigte bei Menschen mit Demenz im Krankenhaus eine Assoziation zwischen Schmerzen und Verhaltensstörungen und macht darauf aufmerksam, dass diese Verhaltensveränderungen eventuell auf einen unerkannten Schmerz deuten (Sampson 2015).

Spezielles Trainingsprogramm für Menschen mit Demenz

Basierend auf diesen Besonderheiten bei Menschen mit Demenz arbeitet die Heidelberger Forschungsgruppe am AGAPLESION Bethanien-Krankenhaus an der Entwicklung eines innovativen Trainingsprogrammes, das bei älteren Menschen mit leichter bis moderater Demenz umsetzbar ist und Verbesserungen in funktionellen Leistungen und Maximalkraft bewirken kann. Es handelt sich um einen indikationsübergreifenden Ansatz, der auf die Verbesserung von spezifischen funktionellen Alltagsleitungen fokussiert, die bei Menschen mit Demenz beeinträchtigt sind (Dutzi 2013; Hauer 2012; Schwenk 2014; Schwenk 2010). Es wird ein demenzspezifisches Assessment durchgeführt, und das Training basiert auf drei Säulen:

- Ein Kraft- und Funktionstraining wird progressiv standardisiert aufgebaut, mit Betonung auf Muskulatur der unteren Extremität (relevant für Alltagsverrichtungen und Gleichgewichtskontrolle). Das Funktionstraining umfasst für den Alltag relevante Aufgaben, z. B. Stehen, Gehen, Treppegehen, Gleichgewichtsübungen und Transfers (z. B. Sitz-Stand).
- Die Trainingsinhalte werden „demenzspezifisch" erweitert mit einem sich progredient steigernden Training von simultanen motorisch-kognitiven Aufmerksamkeitsleistungen oder auch motorisch-motorischen Dual-Task-Aufgaben.
- Im Trainingsprogramm und bei der Trainingsorganisation werden demenzspezifische psychosoziale Aspekte berücksichtigt (z. B. angepasste Kommunikation; kein Therapeutenwechsel).

Die vorläufigen Ergebnisse der Interventionsstudie in der stationären Rehabilitation zeigten eine signifikante Verbesserung in kognitiven und psychosozialen Endpunkten bei den Teilnehmern der Interventionsgruppe (Dutzi 2013).

Eine Forschergruppe in Norwegen führte eine randomisierte, kontrollierte Studie durch, um die Wirkung eines intensiven, funktionellen Trainingsprogrammes auf das Gleichgewicht und die Funktionalität von Menschen mit leichter oder moderater Demenz in der stationären Altenpflege zu evaluieren. Das Programm umfasste 5 Minuten *Warm-up*, Kräftigungsübungen der unteren Extremitäten (Intensität = 12 RM), und zwei sehr anspruchsvolle Gleichgewichtsübungen. Die Teilnehmer der Interventionsgruppe zeigen im Vergleich zu Teilnehmern in der Kontrollgruppe eine signifikante Gleichgewichtsverbesserung. Eine Zunahme der Muskelkraft und Abnahme der Apathie wurden ebenfalls nachgewiesen (Telenius 2015).

Ein aktualisiertes Cochrane Review überprüfte die Auswirkungen von Trainingsprogrammen für ältere Menschen mit Demenz auf ihre Kognition, ADLs, neuropsychiatrischen Symptome, Depression, und Sterblichkeit. Sechs der 17 eingeschlossenen Untersuchungen weisen Verbesserungen in ADLs auf, jedoch wird zu Vorsicht bei der Interpretation dieser Ergebnisse geraten aufgrund der nicht erklärbaren Heterogenität in der Meta-Analyse. Ein Nutzen des Trainings für verbesserte Kognition, neuro-psychiatrische Symptome oder Depression war nicht nachweisbar (Forbes 2015).

Interaktionstipps für das Arbeiten mit Menschen mit Demenz in der Trainingstherapie

Es gibt einige leicht umsetzbare Strategien, die das Arbeiten mit älteren Menschen, speziell Menschen mit Demenz, in der Trainingstherapie erleichtern (vgl. Dutzi 2013):

- Das Training sollte erfolgs- und ressourcenorientiert durchgeführt werden mit der Intention, die Motivation und das Selbstwertgefühl zu stärken.
- Das Trainingsumfeld sollte so gestaltet werden, dass die Räumlichkeiten den Patienten ansprechen. Angenehme Lichtverhältnisse und die Reduzierung von Hintergrundgeräuschen können das Arbeitsklima verbessern.
- Der Patient sollte möglichst immer mit dem gleichen Therapeuten arbeiten können, sodass Vertrauen aufgebaut werden kann.
- In der verbalen und gestischen Kommunikation sollte der Therapeut den Patienten namentlich ansprechen, immer anschauen, und genügend Zeit für Verarbeitung von und Reaktionen auf die Instruktionen lassen.
- Der Therapeut sollte eine positive Einstellung zu Menschen mit Demenz aufbringen, eine besondere Schulung über Interaktionsprinzipien bei Menschen mit Demenz ist stark zu empfehlen.

Die Ausführungen in diesem Abschnitt „Trainingstherapie“ verdeutlichen, wie dringend es gut konzipierte Studien braucht, um die beste Art von Trainingsinterventionen speziell mit Fokus auf Schmerzen im Alter zu identifizieren.

13.6 Fazit für die Praxis

Die Schmerzphysiotherapie bei älteren Menschen berücksichtigt:
- Hypothesengesteuertes Arbeiten – orientiert am bio-psycho-sozialen Modell und der ICF,
- Physiotherapeutisches Assessment mit altersadaptierten Instrumenten,
- Erkennen von gewebs-, pathobiologischen, und psycho-sozialen Mechanismen,
- Person- und altersorientierte Ansätze (Steigerung der Selbstwirksamkeit),
- Priorisierung von alltagsorientiertem Üben zur Wiedererlangung bzw. Erhalt der Autonomie.

Dies setzt von den Therapeuten besondere Handlungskompetenzen bezüglich der Interaktion bei älteren Menschen mit Schmerzen voraus.

13.7 Nützliche Links

Weiterbildung Spezielle Schmerzphysiotherapie (Deutsche Schmerzgesellschaft 2015):
– http://www.dgss.org/aus-weiter-fortbildung/deutsche-schmerzakademie/spezielle-schmerzphysiotherapie/)
Geriatrisches Schmerzinterview (Deutsche Schmerzgesellschaft 2001):
– http://www.dgss.org/fileadmin/pdf/Schmerzinterview_Geriatrie.pdf
BESD, BISAD (Deutsche Schmerzgesellschaft 2007):
– http://www.dgss.org/die-gesellschaft/arbeitskreise/schmerz-und-alter/downloads/
COST TD1005: Pain Assessment in Patients with Impaired Cognition, especially Dementia (PAIC) (COST TD 1005, 2015):
– http://www.cost-td1005.net/_

13.8 Literatur

Abdulla A, Adams N, Bone M, et al. (2013). Guidance on the management of pain in older people. Age Ageing;42 Suppl 1: i1–57.

AGS panel on persistent pain in older persons (2002). The management of persistent pain in older persons. J Am Geriatr Soc;50: 205–24.

Ainsworth BE, Haskell WL, Herrmann SD, et al. (2011). 2011 Compendium of Physical Activities: a second update of codes and MET values. Medicine and Science in Sports and Exercise;43;(8):1575–81.

Allan LM, Ballard CG, Burn DJ, Kenny RA (2005). Prevalence and Severity of Gait Disorders in Alzheimer's and Non-Alzheimer's Dementias. Journal of the American Geriatrics Society;53;(10):1681–7.

Allgaier A, Kramer D, Mergl R, Fejtkova S, Hegerl U (2011). Validität der Geriatrischen Depressionsskala bei Altenheimbewohnern: Vergleich von GDS-15, GDS-8 und GDS-4. Psychiat Prax;38;(06):280–6.

Arnold B, Brinkschmidt T, Casser H, et al. (2014). Multimodale Schmerztherapie für die Behandlung chronischer Schmerzsyndrome. Schmerz; 28; (5): 459–72.

Australian Pain Society (APS) (2005). Pain in Residential Aged Care Facilities, Management Strategies. Available from: http://www.apsoc.org.au/PDF/Publications/Pain_in_Residential_Aged_Care_Facilities_Management_Strategies.pdf. (Accessed 2013 Jun 7).

Austrian JS, Kerns RD, Reid MC (2005). Perceived barriers to trying self-management approaches for chronic pain in older persons. J Am Geriatr Soc; 53; (5): 856–61.

Auyeung TW, Kwok T, Lee J, Leung PC, Leung J, Woo J (2008). Functional decline in cognitive impairment–the relationship between physical and cognitive function. Neuroepidemiology; 31; (3): 167–73.

BAR. Bundesarbeitsgemeinschaft für Rehabilitation. (2010) Trägerübergreifende Informationen und Anregungen für die praktische Nutzung der Internationalen Klassifikation der Funktionsfähigkeit, Behinderung und Gesundheit (ICF) für das Krankenhausteam. Frankfurt am Main. ICF-Praxisleitfaden 3.

Barr JO, Weissenbuehler SA, Cleary CK (2004). Effectiveness and Comfort of Transcutaneous Electrical Nerve Stimulation for Older Persones with Chronic Pain. Journal of Geriatric Physical Therapy; 27; (3): 93–9.

Basler HD, Bloem R, Casser HR, et al. (2001). Ein strukturoertes Schmerzinterview für geriatrische Patienten, (A structured pain interview for geriatric patients). Schmerz; 15; (3): 164–71.

Basler HD, Griessinger N, Hankemeier U, Märkert D, Nikolaus T, Sohn W (2005). Schmerzdiagnostik und -therapie in der Geriatrie Teil II: Schmerztherapie. Schmerz; 19; (1): 65–73.

Basler HD, Luckmann J, Wolf U, Quint S (2008). Fear-avoidance beliefs, physical activity, and disability in elderly individuals with chronic low back pain and healthy controls. The Clinical Journal of Pain; 24; (7): 604–10.

Bean JF, Vora A, Frontera W (2004). Benefits of exercise for community-dwelling older adults. Arch Phys Med Rehabil;85;(7 Suppl 3): S31–42; quiz S43–4.

Benedetti F, Arduino C, Vighetti S, Asteggiano G, Tarenzi L, Rainero I (2004). Pain reactivity in Alzheimer patients with different degrees of cognitive impairment and brain electrical activity deterioration. Pain; 111; (1–2): 22–9.

Bergeron-Vézina K, Corriveau H, Martel M, Harvey M, Léonard G (2015). High and low frequency transcutaneous electrical nerve stimulation (TENS) does not reduce experimental pain in elderly individuals. Pain;DOI: 10.1097/j.pain.0000000000000276: 1.

Bherer L (2015). Cognitive plasticity in older adults: effects of cognitive training and physical exercise. Ann N Y Acad Sci; (1337 Mar): 1–6.

Biccard BM (2005). Relationship between the inability to climb two flights of stairs and outcome after major non-cardiac surgery: implications for the pre-operative assessment of functional capacity. Anaesthesia; 60; (6): 588–93.

Borg GA (1982). Psychophysical bases of perceived exertion. Medicine and Science in Sports and Exercise; 14; (5): 377–81.

Bös K (2001). Handbuch motorische Tests, Sportmotorische Tests, motorische Funktionstests, Fragebogen zur körperlich-sportlichen Aktivität und sportpsychologische Diagnoseverfahren. 2nd ed. Göttingen (u. a.): Verl. für Psychologie.

Bovend'Eerdt TJ, Botell RE, Wade DT (2009). Writing SMART rehabilitation goals and achieving goal attainment scaling: a practical guide. Clinical Rehabilitation;23;(4): 352–61.

Braun SM, Kleynen M, Bleijlevens MH, Moser A, Beurskens AJ, Lexis MA (2014). "Interactive surfaces" technology as a potential tool to stimulate physical activity in psychogeriatric nursing home residents. Disabil Rehabil Assist Technol;10;(6): 486–492.

Braun T, Schulz R, Hoffmann M, et al. (2014). Deutsche Version des De Morton Mobility Index, Erste klinische Ergebnisse aus dem Prozess der interkulturellen Adaptation. Z Gerontol Geriat;48;(2): 154–63.

Braun T, Schulz R, Reinke J, et al. (2015). Reliability and validity of the German translation of the de Morton Mobility Index (DEMMI) performed by physiotherapists in patients admitted to a sub-acute inpatient geriatric rehabilitation hospital. BMC Geriatr;15;(1): 1660.

Bringezu G, Schreiner O (2006). Lehrbuch der Entstauungstherapie. 2nd ed. Heidelberg: Springer.

Brooke-Wavell K, Mansfield NJ (2009). Risks and benefits of whole body vibration training in older people. Age and Ageing; 38; (3): 254–5.

Buckley JP, Borg GA (2011). Borg's scales in strength training; from theory to practice in young and older adults. Applied physiology, nutrition, and metabolism = Physiologie appliquee, nutrition et metabolisme; 36; (5): 682–92.

Buffum MD, Hutt E, Chang VT, Craine MH, Snow AL (2007). Cognitive impairment and pain management: review of issues and challenges. Journal of rehabilitation research and development; 44; (2): 315–30.

Butler DS, Moseley GL (2016). Schmerzen verstehen. Heidelberg: Springer.

Cabrero-Garcia J, Munoz-Mendoza CL, Cabanero-Martinez MJ, Gonzalez-Llopis L, Ramos-Pichardo JD, Reig-Ferrer A (2012). Short physical performance battery reference values for patients 70 years-old and over in primary health care (Valores de referencia de la Short Physical Performance Battery para pacientes de 70 y mas anos en atencion primaria de salud). Aten Primaria;44;(9): 540–8.

Camacho-Soto A, Sowa GA, Perera S, Weiner DK (2012). Fear Avoidance Beliefs Predict Disability in Older Adults With Chronic Low Back Pain. PMu.R;4;(7): 493–7.

Cameron PA, Smith BH, Schofield PA (2015). Health care professionals' accounts of chronic pain management for older adults. Pain and Rehabilitation–the Journal of Physiotherapy Pain Association;38; (Winter 2015): 17–27.

Corbett A, Achterberg W, Husebo B, et al. (2014). An international road map to improve pain assessment in people with impaired cognition: the development of the Pain Assessment in Impaired Cognition (PAIC) meta-tool. BMC neurology;14: 229.

COST TD1005 (2015). Action TD1005 Pain Assessment in Patients Action TD1005, Pain Assessment in Patients with Impaired Cognition, especially Dementia. Brussels, Belgium. Available from: http://www.cost-td1005.net/. (Accessed 2015 Aug 7).

Costa, Luciola da C Menezes, Maher CG, McAuley JH, Hancock MJ, Smeets, Rob J E M (2011). Self-efficacy is more important than fear of movement in mediating the relationship between pain and disability in chronic low back pain. Eur J Pain; 15; (2): 213–9.

Cremeans-Smith JK, Stephens, Mary Ann Parris, Franks MM, Martire LM, Druley JA, Wojno WC (2003). Spouses' and physicians' perceptions of pain severity in older women with osteoarthritis: dyadic agreement and patients' well-being. Pain; 106; (1–2): 27–34.

Cress ME, Buchner DM, Prohaska T, et al. (2006). Best practices for physical activity programs and behavior counseling in older adult populations. Eur. Rev. Aging.Phys. Act.; 3; (1): 34–42.

Crocker T, Young J, Forster A, Brown L, Ozer S, Greenwood DC (2013). The effect of physical rehabilitation on activities of daily living in older residents of long-term care facilities: systematic review with meta-analysis. Age and Ageing;42;(6):682–8.

Daly AE, Bialocerkowski AE (2009). Does evidence support physiotherapy management of adult Complex Regional Pain Syndrome Type One? A systematic review. European Journal of Pain;13;(4):339–53.

Darlow B, Fullen B, Dean S, Hurley D, Baxter G, Dowell A (2012). The association between health care professional attitudes and beliefs and the attitudes and beliefs, clinical management, and outcomes of patients with low back pain: A systematic review. EJP;16;(1):3–17.

de Bie, R. A., Kromer TO, Tautenhahn GU (2013). Grundlagen der klinischen Untersuchung und Behandlung. In: Kromer TO, ed. Rehabilitation der oberen Extremität, Klinische Untersuchung und effektive Behandlungsstrategien. Berlin, Heidelberg: Springer:31–62. ISBN: 3642302629.

DEGAM (2004). Ältere Sturzpatienten, DEGAM-Leitlinie Nr. 4. Available from: http://www.degam.de/files/Inhalte/Leitlinien-Inhalte/Dokumente/DEGAM-S3–Leitlinien/LL-4_Langfassung-sturz001.pdf. (Accessed 2015 Aug 7).

Delbaere K, T. Smith S, Lord SR (2011). Development and Initial Validation of the Iconographical Falls Efficacy Scale. The Journals of Gerontology Series A: Biological Sciences and Medical Sciences;66A;(6):674–80.

Detweiler MB, Sharma T, Detweiler JG, et al. (2012). What is the evidence to support the use of therapeutic gardens for the elderly? Psychiatry investigation;9;(2):100–10.

Deutsche Schmerzgesellschaft e.V. (2001). Strukturiertes Schmerzinterview für geriatrische Patienten. Berlin. Available from: http://www.dgss.org/fileadmin/pdf/Schmerzinterview_Geriatrie.pdf. (Accessed 2015 Aug 7).

Deutsche Schmerzgesellschaft e.V. (2007). BESD und BISAD. Berlin. Available from: http://www.dgss.org/die-gesellschaft/arbeitskreise/schmerz-und-alter/downloads/. (Accessed 2015 Aug 7).

Deutsche Schmerzgesellschaft e.V. (2015). Spezielle Schmerzphysiotherapie. Berlin. Available from: http://www.dgss.org/aus-weiter-fortbildung/deutsche-schmerzakademie/spezielle-schmerzphysiotherapie/. (Accessed 2015 Aug 7).

Dias N, Kempen GIJM, Todd CJ, et al. (2006). Die Deutsche Version der Falls Efficacy Scale-International Version (FES-I). Z Gerontol Geriatr;39;(4):297–300.

Dillmann U, Nilges P, Saile H, Gerbershagen HU (1994). Behinderungseinschätzung bei chronischen Schmerzpatienten (Assessing disability in chronic pain patients.). Schmerz (Berlin, Germany);8;(2):100–10.

DIMDI (2005). ICF–Internationale Klassifikation der Funktionsfähigkeit, Behinderung und Gesundheit. Deutsches Institut für Medizinische Dokumentation und Information. Köln: DIMDI.

Doran GT (1981). There's a S.M.A.R.T. way to write management's goals and objectives. Management Review;70;(11):35–6.

Dutzi I (2013). Die wichtigsten Strategien bei Demenz. Physiopraxis;2013;(1):32–3.

Dutzi I, Werner C, Hauer K (2014). Trainierbarkeit und Rehabilitationsfähigkeit von Menschen mit Demenz. In: Dutzi I, Gogulla S, Hauer K, et al. eds. Therapie bei Demenz – Körperliches Training bei Menschen mit Demenz. Stuttgart. (Schriftenreihe der Baden-Württemberg Stiftung Nr. 74).

Edwards RR (2005). Age-associated differences in pain perception and pain processing. In: Gibson SJ, Weiner DK, eds. Pain in Older Persons. Seattle: IASP Press:45–65.

Ehrenbrusthoff K, Ryan CG, Schofield PA, Martin DJ (2012). Physical therapy management of older adults with chronic low back pain: A systematic review. J Pain Manage;5;(4):317–29.

Ersek M, Turner JA, McCurry SM, Gibbons L, Kraybill BM (2003). Efficacy of a self-management group intervention for elderly persons with chronic pain. Clin J Pain;19;(3):156–67.

Exner V, Keel P (2000). Measuring disability of patients with low-back pain–validation of a German version of the Roland u. Morris disability questionnaire (Erfassung der Behinderung bei Patienten mit chronischen Ruckenschmerzen Validierung einer deutschen Version des „Roland u. Morris disability questionnaire“ sowie verschiedener numerischer Ratingskalen). Schmerz;14;(6):392–400.

Forbes D, Forbes SC, Blake CM, Thiessen EJ, Forbes S (2015). Exercise programs for people with dementia. The Cochrane database of systematic reviews;4:CD006489.

Fordyce WE, Shelton JL, Dundore DE (1982). The modification of avoidance learning pain behaviors. Journal of Behavioral Medicine;5;(4):405–14.

FPG-GPG (2009). Das neue Berufsprofil Physiotherapie in der Geriatrie. Schweiz. Available from: http://www.sgg-ssg.ch/cms/media/fpg/BerufsprofilOkt09.pdf. (Accessed 2015 Jun 14).

Frey I, Berg A, Gratwohl D, Keul J (1999). Freiburger Fragebogen zur körperlichen Aktivität-Entwicklung, Prüfung und Anwendung. Soz Praventivmed;44;(2):55–64.

Gates S, Smith LA, Fisher JD, Lamb SE (2008). Systematic review of accuracy of screening instruments for predicting fall risk among independently living older adults. JRRD;45;(8):1105.

Gatzounis R, Schrooten MG, Crombez G, Vlaeyen JW (2012). Operant learning theory in pain and chronic pain rehabilitation. Curr Pain Headache Rep;16;(2):117–26.

Gauggel S, Birkner B (1999). Validität und Reliabilität einer deutschen Version der Geriatrischen Depressionsskala (GDS). Z Klin Psychol Psych;28;(1):18–27.

Germann G, Harth A, Wind G, Demir E (2003). Standardisierung und Validierung der deutschen Version 2.0 des "Disability of Arm, Shoulder, Hand" (DASH)-Fragebogens zur Outcome-Messung an der oberen Extremität. Der Unfallchirurg;106;(1):13–9.

Gifford L (1998). Pain, the Tissues and the Nervous System: A conceptual model. Physiotherapy;84;(1):27–36.

Gribbin J, Hubbard R, Smith C, Gladman J, Lewis S (2009). Incidence and mortality of falls amongst older people in primary care in the United Kingdom. QJM;102;(7):477–83.

Gudlaugsson J, Gudnason V, Aspelund T, et al. (2012). Effects of a 6-month multimodal training intervention on retention of functional fitness in older adults: a randomized-controlled cross-over design. The international journal of behavioral nutrition and physical activity;9:107.

Guralnik JM, Simonsick E, Ferrucci L, et al. (1994). A Short Physical Performance Battery Assessing Lower Extremity Function: Association With Self-Reported Disability nad Prediction of Mortality and Nursing Home Admission. Journal of Gerontology;49;(2):M85–M94.

Hadjistavropoulos T (2012). Self-Management of Pain in Older Persons: Helping People Help Themselves. Pain Medicine;13:S67.

Hadjistavropoulos T, Herr K, Prkachin KM, et al. (2014). Pain assessment in elderly adults with dementia. The Lancet. Neurology;13;(12):1216–27.

Hadjistavropoulos T, Herr K, Turk DC, et al. (2007). An interdisciplinary expert consensus statement on assessment of pain in older persons. Clinical Journal of Pain;23;(1 Suppl):1–43.

Hall AM, Ferreira PH, Maher CG, Latimer J, Ferreira ML (2010). The Influence of the Therapist-Patient Relationship on Treatment Outcome in Physical Rehabilitation: A Systematic Review. Physical Therapy;90;(8):1099–110.

Handgraaf M, Rößler A (2005). Empfehlende Ausbildungsrichtlinie für die staatlich anerkannten Physiotherapieschulen in NRW. Düsseldorf. Available from: http://www.mags.nrw.de/08_PDF/002/ausbildungsrichtlinien-physiotherapie-nrw.pdf. (Accessed 2015 Apr 10).

Hauer K, Lord SR, Lindemann U, Lamb SE, Aminian K, Schmwenk M (2011). Assessment of Physical Activity in Older People With and Without Cognitive Impairment. J Aging Phys Act;19;(4):347–72.

Hauer K, Pfisterer M, Weber C, Wezler N, Kliegel M, Oster P (2003). Cognitive impairment decreases postural control during dual tasks in geriatric patients with a history of severe falls. Journal of the American Geriatrics Society;51;(11):1638–44.

Hauer K, Schwenk M, Zieschang T, Essig M, Becker C, Oster P (2012). Physical training improves motor performance in people with dementia: a randomized controlled trial. Journal of the American Geriatrics Society;60;(1):8–15.

Health Care Association of New Jersey (HCANJ) (2006). Pain management guideline. Hamilton (NJ). Available from: http://www.hcanj.org/files/2013/09/hcanjbp_painmgmt2_3.pdf. (Accessed 2014 Jun 11).

Heidenblut S, Zank S (2010). Entwicklung eines neuen Depressionsscreenings für den Einsatz in der Geriatrie. Z Gerontol Geriat;43;(3):170–6.

Heldmann P, Schöttker-Königer T, Schäfer A (2015). Kulturelle Adaption und Validierung der deutschen Version der „Patient Specific Functional Scale". International Journal of Health Professions. 2;(1): 73–82.

Heuschmann PU, Kolominsky-Rabas PL, Nolte CH, et al. (2005). Untersuchung der Reliabilität der deutschen Version des Barthel-Index sowie Entwicklung einer postalischen und telefonischen Fassung für den Einsatz bei Schlaganfall-Patienten. Fortschr Neurol Psychiatr;73;(2):74–82.

Heuvel M ten (2014). Beweging voor ouderen met dementie. Van overwoekerende binnentuin naar bijzondere beweegtuin. FYSIOPRAXIS;23;(4):12–5.

Hicks GE, Benvenuti F, Fiaschi V, Lombardi B, Segenni L (2012). Adherence to a Community-based Exercise Program Is a Strong Predictor of Improved Back Pain Status in Older Adults, An Observational Study. Clin J Pain;28;(3):195–203.

Houben R, Gijsen A, Peterson J, Jong J de, Vlaeyen J (2005). Do health care providers' attitudes towards back pain predict their treatment recommendations? Differential predictive validity of implicit and explicit attitude measures. Pain;114;(3):491–8.

Howe TE, Rochester L, Neil F, Skelton DA, Ballinger C (2011). Exercise for improving balance in older people. Cochrane Database of Systematic Reviews;(11).

Hsu K, Tsai Y, Lin Y, Liu H (2015). Primary family caregivers' observations and perceptions of their older relatives' knee osteoarthritis pain and pain management: a qualitative study. Journal of Advanced Nursing; 71;(9):2119–28.

Intiso D, Di Rienzo F, Russo M, et al. (2012). Rehabilitation strategy in the elderly. Journal of nephrology;25 Suppl 19:S90–5.

Irandoust K, Taheri M (2015). The effects of aquatic exercise on body composition and nonspecific low back pain in elderly males. J PHYS THER SCI;27;(2):433–5.

Ismail H, McFarlane JR, Nojoumian AH, Dieberg G, Smart NA (2013). Clinical Outcomes and Cardiovascular Responses to Different Exercise Training Intensities in Patients With Heart Failure. JACC: Heart Failure;1;(6):514–22.

Iversen MD, Fossel AH, Katz JN (2003). Enhancing function in older adults with chronic low back pain, a pilot study of endurance training. Archives of Physical Medicine u. Rehabilitation;84;(9):1324–31.

Jackson T, Wang Y, Wang Y, Fan H (2014). Self-Efficacy and Chronic Pain Outcomes: A Meta-Analytic Review. J Pain;15;(8):800–14.

Jamour M, Becker C, Bachmann S, et al. (2011). Empfehlungen für die Durchführung des motorischen Assessments der unteren Extremität zur ICF-basierten Verlaufsbeurteilung der Mobilität in der stationären geriatrischen Rehabilitation. Z Gerontol Geriat;44;(6):429–36.

Jansen-Kosterink SM, Huis in 't Veld, Rianne M.H.A., Schönauer C, Kaufmann H, Hermens HJ, Vollenbroek-Hutten MM (2013). A Serious Exergame for Patients Suffering from Chronic Musculoskeletal Back and Neck Pain: A Pilot Study. Games for Health Journal;2;(5):299–307.

Jull GA, Richardson CA (2000). Motor control problems in patients with spinal pain: a new direction for therapeutic exercise. Journal of Manipulative and Physiological Therapeutics;23;(2):115–7.

Kapoor Y, Orr R (2015). Effect of therapeutic massage on pain in patients with dementia. Dementia (London). Apr 23. [Epub ahead of print].

Kendrick D, Kumar A, Carpenter H, et al. (2014 Nov 28). Exercise for reducing fear of falling in older people living in the community. Cochrane Database of Systematic Reviews;(11):CD009848.

Kiresuk TJ, Sherman RE (1968). Goal attainment scaling: A general method for evaluating comprehensive community mental health programs. Community Ment Health J;4;(6):443–53.

Klemme B; Siegmann G, eds. (2006). Clinical Reasoning. 1st ed. Stuttgart: Thieme Verlag.

Kohlmann T, Raspe H (1996). Der Funktionsfragebogen Hannover zur alltagsnahen Diagnostik der Funktionsbeeinträchtigung durch Rückenschmerzen (FFbH-R). Rehabilitation;35:I–VIII.

Kohlmann T, Richter T, Heinrichs K (1999). Entwicklung und Validierung des Funktionsfragebogens Hannover für Patienten mit Arthrosen der Hüft- und Kniegelenke. 1999;12:40–2.

König A, Kirschner S, Walther M, Bohm D, Faller H (2000). I. Cultural adaptation, practicability and reliability evaluation of the Musculoskeletal Functional Assessment Questionnaire (I. Kulturelle Adaptation, Praktikabilitats- und Reliabilitatsprufung des Funktionsfragebogen Bewegungsapparat (SMFA-D)). Zeitschrift fur Orthopadie und ihre Grenzgebiete;138;(4):295–301.

Kovach CR, Schlidt AM (2001). The agitation-activity interface of people with dementia in long-term care. Am J Alzheimers Dis Other Demen;16;(4):240–6.

Kunz M, Mylius V, Scharmann S, Schepelman K, Lautenbacher S (2009). Influence of dementia on multiple components of pain. European journal of pain (London, England);13;(3):317–25.

Kuss K, Becker A, Quint S, Leonhardt C (2015). Activating therapy modalities in older individuals with chronic non-specific low back pain: a systematic review. Physiotherapy;101; (4):310–8.

Kuss K, Laekeman M (2015). Aktivierende Physiotherapie bei chronischen Schmerzen älterer Patienten. Schmerz;29;(4):402.

Kuss K, Leonhardt C, Quint S, et al. (2016). Graded-Activity for Older Adults with Chronic Low Back Pain: Program Development and Mixed Methods Feasibility Cohort Study. Pain Med online first.

Kyte DG, Calvert M, van der Wees, P. J., Hove R ten, Tolan S, Hill JC (2015). An introduction to patient-reported outcome measures (PROMs) in physiotherapy. Physiotherapy;101;(2):119–25.

Laekeman M (2009). Interaktion mit chronischen Schmerzpatienten. In: Elzer M, ed. Kommunikative Kompetenzen in der Physiotherapie, Lehrbuch der Theorie und Praxis verbaler und nonverbaler Interaktion. 1. Aufl. Bern: Huber:239–48. (Gesundheitsberufe : Physiotherapie). ISBN: 3456847300.

Laekeman M, Bartholomeyczik S, Lautenbacher S (2015). Development of an observational back pain scale for persons with cognitive impairment, The 9th Congress of the European Pain Federation EFIC®. September. Vienna, Austria.

Laekeman M, Leonhardt C (2015). Einstellungen und Überzeugungen von Behandlern bei älteren Patienten mit Rückenschmerzen, Eine Analyse der Erhebungsinstrumente und Forschungslücken. Der Schmerz;29;(4):362–70.

Lee H, Hübscher M, Moseley GL, et al. (2015). How does pain lead to disability? A systematic review and meta-analysis of mediation studies in people with back and neck pain.Pain;156;(6):988–97.

Leonhardt C, Kuss K, Becker A, et al. (2016). Graded Exposure for chronic low back pain in older adults– a pilot study; J Ger Phys Ther 7: 65.

Leonhardt C, Laekeman M (2010). Schmerz und Bewegungsangst im Alter. Notwendigkeit zur interdisziplinaeren Herangehensweise. Pain and fear of movement in the elderly. The need for an interdisciplinary approach. Der Schmerz;24;(6):561–8.

LiN-Arge e. V. (2014). LiN-Lagerung in Neutralstellung. Marl. Available from: http://www.lin-arge.de/de/willkommen. (Accessed 2015 Aug 9).

Lindstrom I, Ohlund C, Eek C, et al. (1992). The effect of graded activity on patients with subacute low back pain: a randomized prospective clinical study with an operant-conditioning behavioral approach. Phys Ther;72;(4):279–90; discussion 291–3.

Liu-Ambrose T, Eng JJ, Boyd LA, et al. (2010). Promotion of the mind through exercise (PROMoTE): a proof-of-concept randomized controlled trial of aerobic exercise training in older adults with vascular cognitive impairment. BMC neurology;10:14.

Lobbezoo F, Weijenberg, Roxane A F, Scherder, Erik J A (2011). Topical review: orofacial pain in dementia patients. A diagnostic challenge. Journal of orofacial pain;25;(1):6–14.

Louw A, Diener I, Butler DS, Puentedura EJ (2011). The effect of neuroscience education on pain, disability, anxiety, and stress in chronic musculoskeletal pain. Archives of Physical Medicine and Rehabilitation;92;(12):2041–56.

Lussier D (2012). Clinical implications of frailty and co-morbidities on assessment, diagnosis and management of pain, IASP Congress (Vortrag). Milan, Italy (2012, August 26).

Malini FM, Lourenço RA, Lopes CS (2015). Prevalence of fear of falling in older adults, and its associations with clinical, functional and psychosocial factors: The Frailty in Brazilian Older People-Rio de Janeiro Study. Geriatrics u. Gerontology International:n/a.

Manckoundia P, Mourey F, Pfitzenmeyer P, Papaxanthis C (2006). Comparison of motor strategies in sit-to-stand and back-to-sit motions between healthy and Alzheimer's disease elderly subjects. Neuroscience;137;(2):385–92.

Mangels M, Schwarz S, Sohr G, Holme M, Rief W (2009). Der Fragebogen zur Erfassung der schmerzspezifischen Selbstwirksamkeit (FESS). Diagnostica;55;(2):84–93.

Mannion AF, Junge A, Fairbank JCT, Dvorak J, Grob D (2006). Development of a German version of the Oswestry Disability Index. Part 1: cross-cultural adaptation, reliability, and validity. Eur Spine J;15;(1):55–65.

Mayer TG, Barnes D, Kishino ND, et al. (1988). Progressive isoinertial lifting evaluation. I. A standardized protocol and normative database. Spine;13;(9):993–7.

Molton IR, Terrill AL (2014). Overview of persistent pain in older adults. Am Psychol;69;(2):197–207.

Morton NA de, Davidson M, Keating JL (2008). The de Morton Mobility Index (DEMMI): An essential health index for an ageing world. Health Qual Life Outcomes;6;(1):63.

Morton NA de, Davidson M, Keating JL (2010). Validity, responsiveness and the minimal clinically important difference for the de Morton Mobility Index (DEMMI) in an older acute medical population. BMC Geriatr;10;(1):72.

Moseley GL (2004). Graded motor imagery is effective for long-standing complex regional pain syndrome: a randomised controlled trial. Pain;108;(1–2):192–8.

Moseley GL (2008). I can't find it! Distorted body image and tactile dysfunction in patients with chronic back pain. Pain;140;(1):239–43.

Moseley GL, Butler DS (2015). Fifteen Years of Explaining Pain: The Past, Present, and Future. The Journal of Pain;16;(9):807–13.

Moseley GL, Flor H (2012). Targeting cortical representations in the treatment of chronic pain: a review. Neurorehabil Neural Repair;26;(6):646–52.

Ngandu T, Lehtisalo J, Solomon A, et al. (2015). A 2 year multidomain intervention of diet, exercise, cognitive training, and vascular risk monitoring versus control to prevent cognitive decline in at-risk elderly people (FINGER): a randomised controlled trial. Lancet (London, England);385;(9984):2255–63.

Nijs J, Paul van Wilgen, C, van Oosterwijck J, van Ittersum M, Meeus M (2011). How to explain central sensitization to patients with 'unexplained' chronic musculoskeletal pain: Practice guidelines. Manual Therapy;16;(5):413–8.

Nijs J, Roussel N, van Paul Wilgen C, Köke A, Smeets R (2013). Thinking beyond muscles and joints: Therapists' and patients' attitudes and beliefs regarding chronic musculoskeletal pain are key to applying effective treatment. Manual Therapy;18;(2):96–102.

NOI Group. So... what is gmi? Adelaide City West, South Australia 5000 AUSTRALIA. Available from: http://www.noigroup.com/documents/noi-gmi-evidence.pdf. (Accessed 2015 Aug 7).

NVFG (2007). Beroepscompetentieprofil geriatriefysiotherapeut. Available from: https://www.fysionet.nl/ckr/beroepsprofielen/bcp_geriatrie_290808.pdf. (Accessed 2015 Aug 5).

Park J, Hughes AK (2012). Nonpharmacological approaches to the management of chronic pain in community-dwelling older adults: a review of empirical evidence. J Am Geriatr Soc;60;(3):555–68.

Parker SJ, Jessel S, Richardson JE, Reid MC (2013). Older adults are mobile too! Identifying the barriers and facilitators to older adults' use of mHealth for pain management. BMC Geriatr;13;(1):43.

Pautex S, Herrmann F, Le Lous P, Fabjan M, Michel J, Gold G (2005). Feasibility and reliability of four pain self-assessment scales and correlation with an observational rating scale in hospitalized elderly demented patients. The journals of gerontology. Series A, Biological sciences and medical sciences;60;(4):524–9.

Perraton L, Machotka Z, Kumar S (2011). Whole-body vibration to treat low back pain: fact or fad? Physiotherapy Canada;63;(1):88–93.

Perret DM, Rim J, Cristian A (2006). A Geriatrician's Guide to the Use of the Physical Modalities in the Treatment of Pain and Dysfunction. Clinics in Geriatric Medicine;22;(2):331–54.

Plooij B, Scherder, Erik J A, Eggermont, Laura H P (2012). Physical inactivity in aging and dementia: a review of its relationship to pain. Journal of Clinical Nursing;21;(21–22):3002–8.

PPA (2014). Physiotherapy Framework–Entry Level Graduate to Expert–Describing the values, behaviours, knowledge u. skills of physiotherapists working with people in pain. Available from: http://ppa.csp.org.uk/documents/ppa-physiotherapy-framework-entry-level-graduate-expert-describing-values-behaviours. (Accessed 2015 Jun 15).

Quint S, Luckmann J, Wolf U, Basler H (2007). AMIKA: Ältere Menschen in körperlicher Aktion. Schmerz;21;(5):453–61.

Quint S, Raich M, Luckmann J (2011). Evaluation einer zweidimensionalen Skala zur Erfassung von Angst-Vermeidungs-Ueberzeugungen an aelteren Patienten mit chronischem Rueckenschmerz. Evaluation of a two-dimensional scale for the assessment of fear avoidance beliefs in elderly chronic low back pain patients. Der Schmerz;25;(3):315–21.

Raspe H, Hagedorn U, Kohlmann T, Mattussek S (1990). Der Funktionsfragebogen Hannover (FFbH): Ein Instrument zur Funktionsdiagnostik bei polyartikulären Gelenkerkrankungen. In: Siegrist J, ed.

Wohnortnahe Betreuung Rheumakranker – Ergebnisse sozialwissenschaftlicher Evaluation eines Modellversuchs. Stuttgart: Schattauer:164–82.

RCP (2007). The assessment of pain in older people: national guidelines. Concise guidance to good practice series, No 8. London. Available from: www.rcplondon.ac.uk/sites/default/files/concise-assessment-of-pain-in-older-people-2007.pdf. (Accessed 2015 Apr 9).

Reid MC, Eccleston C, Pillemer K (2015). Management of chronic pain in older adults. BMJ;350;(feb13 2):h532.

Reuben DB, Siu AL (1990). An objective measure of physical function of elderly outpatients. The Physical Performance Test. Journal of the American Geriatrics Society;38;(10):1105–12.

Rollnick S, Miller WR, Butler CC (2012). Motivierende Gesprächsführung in den Heilberufen. Core-Skills für Helfer. Lichtenau/Westfalen: Probst Verlag.

Romano JM, Jensen MP, Turner JA, Good AB (2000). Chronic pain patient-partner interactions: Further support for a behavioral model of chronic pain. Behavior Therapy;31;(3):415–40.

Rusu A, Kreddig N, Hallner D, Hülsebusch J, Hasenbring MI (2014). Fear of movement/(Re)injury in low back pain: confirmatory validation of a German version of the Tampa Scale for Kinesiophobia. BMC Musculoskelet Disord;15;(1):280.

Sampson EL, White N, Lord K, et al. (2015). Pain, agitation, and behavioural problems in people with dementia admitted to general hospital wards: a longitudinal cohort study. Pain;156;(4):675–83.

Sauvaget C, Yamada M, Fujiwara S, Sasaki H, Mimori Y (2002). Dementia as a predictor of functional disability: a four-year follow-up study. Gerontology;48;(8):226–233. Review.

Schabrun SM, Elgueta-Cancino EL, Hodges PW (2015). Smudging of the Motor Cortex is related to the Severity of Low Back Pain. Spine;(Apr 17. (Epub ahead of print)).

Scherder E, Oosterman J, Swaab D, et al. (2005). Recent developments in pain in dementia. BMJ (Clinical research ed.);330;(7489):461–4.

Scherder E, Plooij B (2012). Assessment and management of pain, with particular emphasis on central neuropathic pain, in moderate to severe dementia. Drugs u. Aging;29;(9):701–6.

Schindl MR, Forstner C, Kern H, Zipko HT, Rupp M, Zifko UA (2000). Evaluation of a German version of the Rivermead Mobility Index (RMI) in acute and chronic stroke patients. Eur J Neurol;7;(5):523–8.

Schneider H, Cristian A (2008). Role of rehabilitation medicine in the management of pain in older adults. Clinics in Geriatric Medicine;24;(2):313–34.

Schott N (2008). Deutsche Adaptation der "Activities-Specific Balance Confidence (ABC) Scale" zur Erfassung der sturzassoziierten Selbstwirksamkeit. Z Gerontol Geriat;41;(6):475–85.

Schott N (2014). Reliability and validity of the German short version of the Activities specific Balance Confidence (ABC-D6) scale in older adults. Archives of Gerontology and Geriatrics;59;(2):272–9.

Schulz K, Meyer A, Langguth N (2012). Körperliche Aktivität und psychische Gesundheit. Bundesgesundheitsbl.;55;(1):55–65.

Schulz M, Bohlken J, Schulz M, Hering R, Stillfried D v., Bätzing-Feigenbaum J (2015). Medikamentöse Behandlung von Patienten mit Demenz unter besonderer Berücksichtigung regionaler Versorgungsunterschiede. Zentralinstitut für die kassenärztliche Versorgung in Deutschland (Zi), Versorgungsatlas-Bericht Nr. 15/07. Berlin. Available from: http://www.versorgungsatlas.de/themen/alle-analysen-nach-datum-sortiert/?tab=6u.uid=54. (Accessed 2015 Apr 10).

Schulz S, Brenk-Franz K, Kratz A, et al. (2014). Self-efficacy in multimorbid elderly patients with osteoarthritis in primary care-influence on pain-related disability. Clin Rheumatol.

Schwenk M, Dutzi I, Englert S, et al. (2014). An intensive exercise program improves motor performances in patients with dementia: translational model of geriatric rehabilitation. Journal of Alzheimer's disease: JAD;39;(3):487–98.

Schwenk M, Zieschang T, Oster P, Hauer K (2010). Dual-task performances can be improved in patients with dementia: a randomized controlled trial. Neurology;74;(24):1961–8.

Scott V, Votova K, Scanlan A, Close J (2007). Multifactorial and functional mobility assessment tools for fall risk among older adults in community, home-support, long-term and acute care settings. Age and Ageing;36;(2):130–9.

Shanahan CJ, Hodges PW, Wrigley TV, Bennell KL, Farrell MJ (2015). Organisation of the motor cortex differs between people with and without knee osteoarthritis. Arthritis Res Ther;17;(1):623.

SIGN (2013). Management of chronic pain. A national clinical guideline. Available from: http://www.sign.ac.uk/pdf/SIGN136.pdf. (Accessed 2015 Apr 10).

Smith BE, Littlewood C, May S (2014). An update of stabilisation exercises for low back pain: a systematic review with meta-analysis. BMC Musculoskeletal Disorders;15:416.

Sritoomma N, Moyle W, Cooke M, O'Dwyer S (2014). The effectiveness of Swedish massage with aromatic ginger oil in treating chronic low back pain in older adults: A randomized controlled trial. Complementary Therapies in Medicine;22;(1):26–33.

Stewart C, Schofield P, Elliott AM, Torrance N, Leveille S (2014). What do we mean by "older adults' persistent pain self-management"? A concept analysis. Pain Med;15;(2):214–24.

Strand LI, Moe-Nilssen R, Ljunggren AE (2002). Back Performance Scale for the Assessment of Mobility-Related Activities in People With Back Pain. Physical Therapy;82:1213–23.

Stratford P (1995). Assessing Disability and Change on Individual Patients: A Report of a Patient Specific Measure. Physiotherapy Canada;47;(4):258–63.

Stubbs B, West E, Patchay S, Schofield P (2014). Is there a relationship between pain and psychological concerns related to falling in community dwelling older adults? A systematic review. Disabil Rehabil.

Sullivan AB, Scheman J, Venesy D, Davin S (2012). The Role of Exercise and Types of Exercise in the Rehabilitation of Chronic Pain: Specific or Nonspecific Benefits. Curr Pain Headache Rep;16;(2):153–61.

Swanenburg J, Humphreys K, Langenfeld A, Brunner F, Wirth B (2014). Validity and reliability of a German version of the Neck Disability Index (NDI-G). Manual Therapy;19;(1):52–8.

Teh CF, Karp JF, Kleinman A, Reynolds IF, Weiner DK, Cleary PD (2009). Older People's Experiences of Patient-Centered Treatment for Chronic Pain: A Qualitative Study. Pain Medicine;10;(3):521–30.

Telenius EW, Engedal K, Bergland A (2015). Effect of a high-intensity exercise program on physical function and mental health in nursing home residents with dementia: an assessor blinded randomized controlled trial. PLoS One;10;(5):e0126102.

Thomas VS, Hageman PA (2002). A preliminary study on the reliability of physical performance measures in older day-care center clients with dementia. International psychogeriatrics/ IPA;14;(1):17–23.

Thoren P, Floras JS, Hoffmann P, Seals DR (1990). Endorphins and exercise: physiological mechanisms and clinical implications. Med Sci Sports Exerc;22;(4):417–28.

Tietze K (2012). Kollegiale Beratung, Problemlösungen gemeinsam entwickeln. 5th ed. Reinbek bei Hamburg: Rowohlt.

Tsao H, Danneels LA, Hodges PW (2011). ISSLS prize winner: Smudging the motor brain in young adults with recurrent low back pain. Spine;36;(21):1721–7.

Tse MM, Tang SK, Wan VT, Vong SK (2014). The Effectiveness of Physical Exercise Training in Pain, Mobility, and Psychological Well-being of Older Persons Living in Nursing Homes. Pain Management Nursing;15;(4):778–88.

van Diest M, Lamoth CJC, Stegenga J, Verkerke GJ, Postema K (2013). Exergaming for balance training of elderly: state of the art and future developments. J NeuroEngineering Rehabil;10;(1):101.

van Herk R, van Dijk M, Biemold N, Tibboel D, Baar, Frans P M, Wit R de (2009). Assessment of pain: can caregivers or relatives rate pain in nursing home residents? Journal of Clinical Nursing;18;(17):2478–85.

van Iersel, M. B., Hoefsloot W, Munneke M, Bloem BR, Olde Rikkert, M G M. (2004). Systematic review of quantitative clinical gait analysis in patients with dementia. Z Gerontol Geriat;37;(1):27–32.

Vance CGT, Dailey DL, Rakel BA, Sluka KA (2014). Using TENS for pain control: the state of the evidence. Pain Management;4;(3):197–209.

Verra M (2009). Funktioneller Leistungstest für den Rücken. Physiopraxis;7;(11/12):50–1.

Vlaeyen JWS, Linton SJ (2000). Fear-avoidance and its consequences in chronic musculoskeletal pain, A state of the art. Pain;85;(3):317–332.

Weiner D, Peterson B, Keefe F (1998). Evaluating persistent pain in long term care residents: what role for pain maps? Pain;76;(1–2):249–57.

Werner C, Dutzi I, Hauer K (2014). Theoretische Grundlagen der demenziellen Erkrankungen. In: Dutzi I, Gogulla S, Hauer K, et al., eds. Therapie bei Demenz-Körperliches Training bei Menschen mit Demenz. Stuttgart. (Schriftenreihe der Baden-Württemberg Stiftung Nr. 74).

WHO (2010). Global recommendations on physical activity for health. Geneva, Switzerland: World Health Organization.

Wittink H, Carr DB (2008). Outcomes and Effective Pain Treatment. Pain Clinical Updates;Volume XVI;(Januar):1–4.

Wollesen B, Voelcker-Rehage C (2014). Training effects on motor–cognitive dual-task performance in older adults. Eur Rev Aging Phys Act;11;(1):5–24.

Wollmerstedt N, Faller H, Ackermann H, et al. (2006). Evaluation of the Extra Short Musculoskeletal Function Assessment questionnaire XSMFA-D in patients with musculoskeletal disorders and surgical or medical in-patient treatment (Evaluierung des XSMFA-D an Patienten mit Erkrankungen des Bewegungsapparates und operativer oder konservativer stationarer Therapie). Die Rehabilitation;45;(2):78–87.

Wübbeler M, Thyrian JR, Michalowsky B, et al. (2015). Nonpharmacological therapies and provision of aids in outpatient dementia networks in Germany: utilization rates and associated factors. Journal of multidisciplinary healthcare;8:229–36.

Wynne CF, Ling SM, Remsburg R (2000). Comparison of pain assessment instruments in cognitively intact and cognitively impaired nursing home residents. Geriatric Nursing;21;(1):20–3.

Peter Mattenklodt

14 Schmerzpsychotherapie

14.1 Einleitung

Die Therapie chronischer Schmerzen bei älteren Menschen stellt Patient und Behandler vor besondere Herausforderungen, die in der spezifischen körperlichen, psychischen und sozialen Situation älterer Menschen begründet sind. Aufgrund der erhöhten Vulnerabilität und der reduzierten Kompensationsmöglichkeiten führen chronische Schmerzen bei älteren Menschen eher als bei Jüngeren zu erheblichen Einbußen der Funktionsfähigkeit und gefährden die Selbständigkeit und die Teilnahme am gesellschaftlichen Leben. Wenn die Unabhängigkeit in Gefahr ist, nimmt die psychische Belastung älterer Menschen zu (Reich 1989). Nach Basler et al. (Basler 2001a) zeichnet sich der geriatrische Schmerzpatient geradezu dadurch aus, dass in Diagnostik und Therapie ein starker somatopsychischer und psychosozialer Handlungsbedarf besteht, um die unerwünschten Folgen der Schmerzkrankheit zu vermeiden. Psychosoziale Aspekte sind daher unbedingt in der Diagnostik und Therapie älterer Menschen mit chronischen Schmerzen zu berücksichtigen.

Ältere Menschen haben ein höheres Risiko für degenerative Erkrankungen und Multimorbidität, weswegen in der Regel eine Verbesserung der Lebensqualität gegenüber dem Ziel der Schmerzfreiheit im Vordergrund steht (Basler 2011). Gleichzeitig sind die Möglichkeiten der medikamentösen Therapie im Alter aufgrund der häufig gegebenen Polymedikation und einer erhöhten Wahrscheinlichkeit unerwünschter Medikamentenwirkungen eingeschränkt (Budnitz 2011). Psychologische Verfahren sollten deswegen in der Therapie älterer Menschen mit chronischen Schmerzen ein integraler Bestandteil des Therapiekonzepts sein (AGS 2002).

14.2 Patienten-Edukation

Die Bedeutung der Patienten-Edukation kann gar nicht hoch genug eingeschätzt werden: Zahlreiche Studien belegen, dass sich selbst durch die alleinige Durchführung eines Edukationsprogramms das Schmerzmanagement älterer Patienten signifikant verbessern lässt (AGS 2002). Dies gilt insbesondere, wenn die vermittelten Selbsthilfestrategien praktisch geübt werden. Inhalte der Edukationsprogramme sind in der Regel die Themen Schmerzentstehung und Schmerzmessung, der Gebrauch von Schmerzmedikamenten sowie nicht-pharmakologische Methoden der Schmerztherapie.

Auch im Rahmen der Schmerzpsychotherapie kommt der Patienten-Edukation hohe Bedeutung zu. Die Vermittlung einer ganzheitlichen Sicht auf den Schmerz auf dem Boden eines bio-psycho-sozialen Schmerzmodells sowie von Informationen über die zentralen Bestandteile der Therapie führt den Patienten erst an eine auf psychologischen Prinzipien beruhende Schmerzbehandlung heran (Nobis 2013).

Die Tabelle 14.1 stellt häufige Krankheitsvorstellungen von Schmerzpatienten sowie korrigierende Botschaften der Schmerz-Edukation dar.

Tab. 14.1: Krankheitsvorstellungen älterer Patienten mit chronischen Schmerzen und Botschaften der Schmerz-Edukation.

Krankheitsvorstellung	Edukationsbotschaft
Schmerz ist ein lokales Geschehen.	Schmerz betrifft den ganzen Menschen und entsteht im Gehirn.
Schmerz weist immer auf einen körperlichen Defekt hin.	Schmerz ist ein bio-psycho-soziales Geschehen und kann auch ohne körperliche Schädigung stark sein.
Psychosoziale Faktoren sind nur bei Vorliegen psychischer Störungen am Schmerz beteiligt.	(Gesunde) psychosoziale Faktoren sind bei jedem Schmerz beteiligt.
Mir hilft nur gründlichste Diagnostik und Ursachensuche.	Diagnostik und fortgesetzte Ursachensuche kann die Chronifizierung verstärken.
Schmerz ist ein körperliches Problem und kann nur rein medizinisch behandelt werden.	Chronische Schmerzen lassen sich am besten interdisziplinär behandeln.
Mir kann nur der Arzt helfen.	Die wesentlichen Teile der Schmerztherapie liegen in meiner Verantwortung. Meine Behandler können mich dabei unterstützen.
Im Alter sind Schmerzen ganz normal.	Auch im höheren Lebensalter lassen sich Schmerzen oft wirkungsvoll behandeln.

Wichtig ist, dass die Edukation an die Bedürfnisse und kognitiven Fähigkeiten des Patienten angepasst wird. Geeignete, gut lesbare schriftliche Zusammenfassungen und positive Verstärkung der Selbsthilfe-Bemühungen erhöhen die Erfolgsaussichten (AGS 2002).

14.2.1 Vermittlung der Schmerzverarbeitung

Die Abbildung 14.1 zeigt ein mögliches Modell zur Erklärung der Schmerzverarbeitung. Hieran lassen sich in stark vereinfachter Form alle für das Selbstmanagement chronischer Schmerzen relevanten Prozesse patientengerecht vermitteln: Neben den unterschiedlichen Ebenen der Schmerzverarbeitung (periphere Schmerzverarbeitung am Schmerzort, zentrale Mechanismen in Rückenmark und Gehirn) lässt sich vor allem auch die Beteiligung psychologischer Prozesse an der Schmerzverarbeitung anschaulich verdeutlichen. Durch die Wahl eines eindeutig somatischen Schmerzreizes und eines alltäglichen Schmerzereignis (Bienenstich) wird der Befürchtung entgegen gewirkt, dass es sich bei den an der Schmerzverarbeitung beteiligten psychischen Prozessen um pathologische Prozesse im Sinne einer psychischen Störung handelt. Stattdessen wird die Botschaft transportiert, dass kognitive Bewertungen und emotionale Stimmung sowie ihre Rückwirkung auf die Schmerzverarbeitung („Schmerzpforte") normalpsychologische Phänomene sind, die regelhaft an der Verarbeitung von Schmerzen beteiligt sind (Eccleston 2011).

Bei den Patienten entsteht so eine erste Idee davon, dass die Schmerzwahrnehmung über eine Beeinflussung der kognitiven und emotionalen Prozesse beeinflussbar ist. Dies ist besonders bei älteren Patienten, die häufiger unter therapeutisch nicht veränderbaren physiologischen Veränderungen leiden, ein wichtiger Schritt zur Vermittlung des Therapierationals, das trotz therapierefraktärer somatischer Veränderungen Hoffnung auf eine Veränderung des schmerzbedingten Leidens macht.

Dies wird für die Patienten besonders offensichtlich, wenn man gemeinsam die Schmerzverarbeitung eines Bienenstichs anhand zweier unterschiedlicher Personen durchspielt: Den Patienten ist meist intuitiv klar, dass ein Imker, der sich mit viel Liebe um seine Bienen kümmert, den Schmerzreiz eines Bienenstichs anders verarbeitet (und möglicherweise eine geringere Schmerzstärke bei gleichem somatischen Schmerzreiz erlebt) als ein Großstadtbewohner, der am Vorabend im Fernsehen einen Bericht über einen anaphylaktischen Schock nach einem Bienenstich gesehen hat.

Zentrale Botschaften dieser Edukationseinheit sind:

- An der Schmerzwahrnehmung sind immer körperliche und (gesunde) psychische Prozesse beteiligt.
- Es ist eher der Normalfall, dass somatischer Schmerzreiz und subjektives Schmerzempfinden in keinem proportionalen Verhältnis zueinander stehen.
- Die Schmerzwahrnehmung entsteht im Gehirn und ist (wie jede andere Wahrnehmung auch) das Ergebnis einer komplexen Verarbeitung des ursprünglichen Schmerzreizes.
- An dieser Verarbeitung sind wesentlich auch kognitive Bewertungsprozesse und emotionale Reaktionen beteiligt.
- Neben der aufsteigenden Schmerzleitung ins Gehirn gibt es auch eine absteigende Schmerzhemmung, die (beispielsweise auf Höhe des Rückenmarks) die Weiterleitung von Schmerzimpulsen hemmen kann (Metapher der „Schmerzpforte“ gemäß der Gate-control-Theorie nach Melzack und Wall (Melzack 1962)).

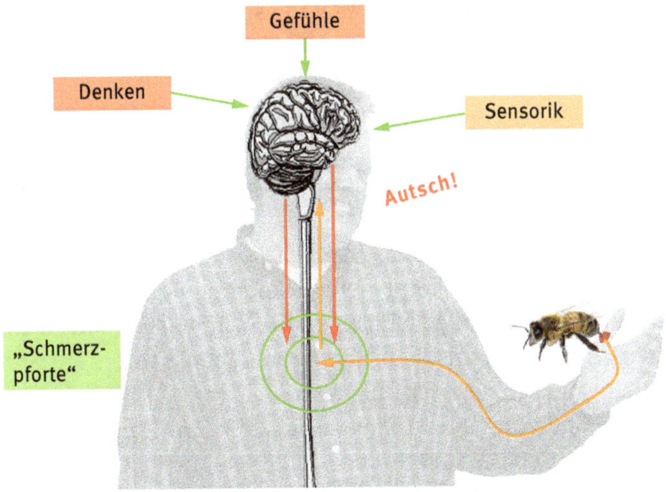

Abb. 14.1: Modell zur Erklärung der Schmerz-Physiologie.

14.2.2 Das Teufelskreismodell chronischer Schmerzen

Auf dem Verständnis der Schmerzphysiologie aufbauend sollte im nächsten Schritt ein Verständnis für die Chronifizierung von Schmerzen vermittelt werden. Um Chronifizierung als Entwicklungsprozess von einem akuten hin zu einem chronischen Schmerz zu verdeutlichen, bietet sich gerade bei älteren Patienten als vereinfachtes Erklärungsmodell das Teufelskreismodell chronischer Schmerzen an (Abb. 14.2).

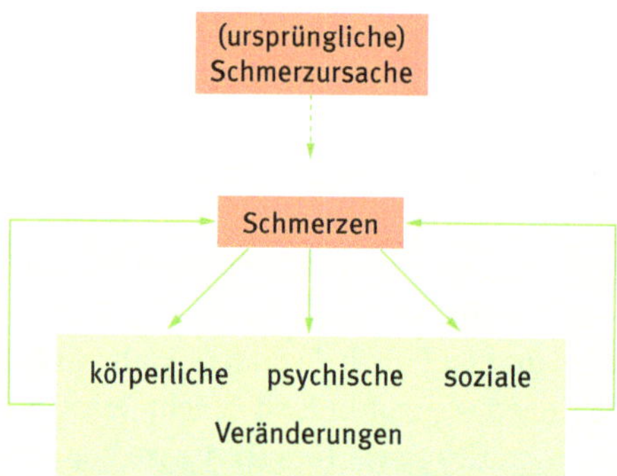

Abb. 14.2: Modell zur Erklärung der Chronifizierung von Schmerzen (Teufelskreis chronischer Schmerzen).

Das Teufelskreismodell macht den Patienten verständlich, wie aus einem ursprünglichen akuten Schmerzereignis ein chronischer Schmerz wird, der in immer mehr Lebensbereiche eingreift. Beim gemeinsamen Sammeln der schmerzbedingten Veränderungen auf der körperlichen, seelischen und sozialen Ebene entsteht bei den Patienten oft das Gefühl, zum ersten Mal das eigene Schmerzproblem in seiner Gesamtheit zu erkennen. Das verstärkt das Bewusstsein, nicht ausschließlich unter Schmerzen zu leiden, sondern ebenso unter den zahlreichen Veränderungen, die sich in Folge der Schmerzproblematik ergeben haben. Damit öffnet sich der Blick über den Schmerz hinaus für andere Aspekte der eigenen belastenden Lebenssituation, die der Therapie vielleicht eher zugänglich sind als die Schmerzstärke. Es entsteht ein Verständnis dafür, dass viele der schmerzbedingten Veränderungen auf der körperlichen, seelischen und sozialen Ebene einerseits (meist verständliche) Versuche sind, sich an eine schwierige Situation anzupassen und sich kurzfristige Erleichterungen zu verschaffen (zum Beispiel durch die Vermeidung körperlicher Aktivität, die intensive Suche nach einer noch unentdeckten Schmerzursache oder sozialen Rückzug). Gleichzeitig wird deutlich, dass diese Veränderungen und Anpassungsversuche andererseits jedoch auch auf die Schmerzen zurückwirken (durch weitere körperliche Dekonditionierung, Aufmerksamkeitslenkung auf den Schmerz, Verlust von angenehmen und sinnstiftenden Aktivitäten) und trotz kurzfristig entlastender Wirkung langfristig im Sinne eines Teufelskreises zur Aufrechterhaltung oder gar Verstärkung der Schmerzen beitragen.

Während Patienten für eine Veränderung ihres Schmerzleidens in der Regel vor allem auf eine erfolgreiche Behandlung der Schmerzursache oder eine direkte Reduktion ihrer Schmerzen hoffen (und in dieser Hoffnung meist immer wieder enttäuscht werden), kann das Teufelskreismodell helfen, neue therapeutische Ansatzpunkte zu entdecken: es entsteht die Möglichkeit, sich von der Ursachensuche und der Fixierung auf eine Schmerzreduktion zu lösen und stattdessen einer Veränderung der eigenen „Schmerzteufelskreise“ (der aufrechterhaltenden Faktoren) zuzuwenden. Für ältere Menschen mit chronische Schmerzen, die angesichts der oft therapieresistenten somatischen Befunde häufig von Behandlern vermittelt bekommen, „austherapiert“ zu sein („Damit müssen Sie leben.“), kann sich damit ein neuer therapeutischer Weg öffnen und Zuversicht bezüglich eines Therapieerfolgs entstehen. Zudem lassen sich auch neurophysiologische Prozesse der Schmerzchronifizierung wie eine Verstärkung der zentralen Schmerzverarbeitung, eine Störung der deszendierenden Schmerzhemmung und Prozesse der kortikalen Reorganisation (Flor 2011) als schmerzbedingte körperliche Veränderungen in dieses Modell integrieren.

14.2.3 Einbeziehung von Angehörigen

Bei vielen älteren Patienten ist auch die Schulung von Bezugspersonen sinnvoll und kann die Selbstwirksamkeit und die Bewältigungsfertigkeiten zusätzlich erhöhen (Keefe 2004). Die Partner sind einerseits von den Schmerzen der Patienten und den schmerzbedingten Beeinträchtigungen der Lebensführung mit betroffen. Andererseits stellen sie eine der wichtigsten Einfluss- und Verstärkerquellen für die Patienten dar. So reagieren Rückenschmerzpatienten mit einem schmerzzugewandtem Partner deutlich empfindlicher auf experimentelle Schmerzreize und weisen auch eine im Schmerzgebiet niedrigere Schmerzschwelle auf, insbesondere in Anwesenheit des Partners (Turk 2006). Dieser Einfluss ist möglicherweise ausgeprägter, wenn Partner im Ruhestand wieder mehr Zeit miteinander verbringen und durch die häufige Verkleinerung des Felds der sozialen Bezugspersonen die Beziehung zum Partner an Bedeutung gewinnt. In der Praxis lassen sich verschiedene dysfunktionale Interaktionsmuster im Umgang mit Schmerzen beobachten (Tab. 14.2).

Tab. 14.2: Dysfunktionale Interaktionsmuster im Umgang mit Schmerzen bei älteren Schmerzpatienten und ihren Partnern.

übermäßige Entlastung des Partners
schmerzkontingente Zuwendung von Aufmerksamkeit
Verringerung der Zuversicht in den Therapieerfolg aufgrund des Alters („Das bringt doch in Deinem Alters nichts mehr.“)
Abwertung einzelner Therapieelemente (z. B. Bewegungstherapie als gefährlich, psychologische Therapie als unsinnig)
Antreiben zu weiterer, übermäßiger Diagnostik und Ursachensuche
Unterstützung unrealistischer Ansprüche an die eigene Leistungsfähigkeit und Durchhaltetendenzen (z. B. durch Anspruchshaltung bezüglich Haushaltsführung)
Abwertung des Partners aufgrund seiner Schmerzen („Mit dir ist auch nichts mehr anzufangen.“)
Belastung des Partners durch eigenes „Mitleiden“, v. a. bei Schmerzverstärkungen

Bereits im Rahmen der Schmerzanamnese sollte das vom Patienten wahrgenommene Verhalten seines wichtigsten Interaktionspartner (neben dem Partner möglicherweise auch die Kinder) erfragt werden. Um die Unterstützung des Partners für die Therapieprinzipien zu gewinnen sowie gegebenenfalls zur Veränderung dysfunktionaler Interaktionsmuster ist die Einbeziehung wichtiger Bezugspersonen in die Therapie in Form eines Angehörigengesprächs, einer Angehörigen-Gruppenstunde oder (v.a. bei einer multimodalen Schmerztherapie) eines Angehörigentages meist sinnvoll und manchmal unverzichtbar. Um den Transfer der erlernten Therapiestrategien in den Alltag zu unterstützen, kann dabei vermittelt werden, welche Verhaltensweisen des Betroffenen im Umgang den Schmerzen sinnvoll sind und Unterstützung verdienen und welche Strategien eher dysfunktional sind. Dabei ist allerdings unbedingt zu verhindern, dass der Angehörige ungebeten die Rolle der „Schmerzpolizei" übernimmt und den Betroffenen im Alltag bezüglich seines Umgangs mit Schmerzen maßregelt. Auch für den konkreten Umgang mit Schmerzverstärkungen können Absprachen zwischen dem Patienten und seinem Partner getroffen werden, was oft für beide Seiten entlastend ist: Wenn beide Partner wissen, was der jeweils andere in dieser Situation erwartet (und was nicht), kann dies Schuldgefühle des Patienten und das Gefühl von Hilflosigkeit des Angehörigen verringern.

Es gibt Hinweise darauf, dass es unter Umständen sogar effektiv sein kann, die gesamte Therapie auf Patienten und Partner gemeinsam auszurichten. Martire und Kollegen (Martire 2010) kommen in einer Meta-Analyse zu paarorientierten Interventionen bei chronischen Krankheiten zu dem Schluss, dass derartige Verfahren sich in allen untersuchten Krankheitsgruppen (u. a. auch Arthroseschmerz) signifikant positiv auf die Schmerzstärke und die Depressivität der Patienten und die Funktion der Partnerschaft auswirken. Diese Effekte waren am stärksten bei Paaren mit ausgeprägter Neigung zu krankheitsbezogenen Konflikten, geringer gegenseitiger Unterstützung und geringer allgemeiner Beziehungsqualität ausgeprägt.

14.3 Kognitiv-behaviorales Schmerzbewältigungstraining

Das Erlernen kognitiver und behavioraler Strategien zum Umgang mit chronischen Schmerzen ist ein grundlegendes Element der Behandlung älterer Menschen mit chronischen Schmerzen (Waters 2005). Während behaviorale Strategien auf die Veränderung kurz- oder langfristig maladaptiver Verhaltensweisen und die Vermittlung schmerzreduzierender Strategien abzielen (z.B. Balancierung von Ruhe und Aktivität, Aufbau angenehmer Aktivitäten und sozialer Kontakte, Einsatz von Entspannungsverfahren), ermöglichen kognitive Verfahren die Ablenkung vom Schmerz und die Veränderung gedanklicher Muster, die Schmerz und Leiden verstärken. In der Regel werden diese Verfahren im Rahmen eines kognitiv-verhaltenstherapeutischen Schmerzbewältigungstrainings kombiniert eingesetzt. Ein solches Training kann individuell oder in Gruppen durchgeführt werden. Der Therapieerfolg lässt sich verbessern, wenn Familienangehörige einbezogen werden (Keefe 2004).

Das Metamodell des erfolgreichen Alterns (Baltes 1996) postuliert, dass Menschen umso zufriedener altern, je mehr es ihnen gelingt, sich an die mit dem Älterwerden verbundenen

Veränderungen anzupassen. Die drei zentralen psychologischen Anpassungsprozesse sind dabei die Selektion, die Optimierung und die Kompensation.

- Selektion bezieht sich dabei auf das Beschränken auf Ziele und Verhaltensbereiche, die mit den eingeschränkten Ressourcen realistischer Weise erreicht werden können. Das beinhaltet auch die Anpassung von Erwartungen, Gewohnheiten und Ansprüchen. Dies ist zum Beispiel dann der Fall, wenn ein älterer Patient, der aufgrund seiner Rückenschmerzen nicht mehr lange stehen kann, auf das Singen im Chor verzichtet und sich stattdessen auf das Klavierspielen konzentriert. Eine solche Anpassung an schmerzbedingte Einschränkungen erfordert dabei immer auch ein gewisses Maß an Schmerzakzeptanz.
- Optimierung meint die Nutzung und Stärkung der vorhandenen Verhaltensmöglichkeiten, Stärken und Reserven, die für das Erreichen der persönlichen Ziele zur Verfügung stehen. Beispiel hierfür sind ein Training der körperlichen Fitness oder auch ein gezieltes Aktivtätsmanagement (Kap. 3.2).
- Kompensation bedeutet, neue Fertigkeiten zu schaffen und zu trainieren. Das beinhaltet auch die Nutzung von Hilfsmitteln oder Dienstleistungen, wie zum Beispiel einer Stehhilfe in der Küche oder von Nordic Walking-Stöcken beim Spazierengehen. Das Erlernen von Schmerzbewältigungsstrategien und Entspannungsverfahren oder auch der Aufbau neuer sozialer Kontakte sind ebenfalls kompensatorische Interventionen.

Dieses sogenannte SOK-Modell lässt sich auch in der Schmerztherapie älterer Menschen gewinnbringend zur Identifikation sinnvoller therapeutischer Ansatzpunkte einsetzen.

Während die Wirksamkeit kognitiv-behavioraler Therapie auch bei älteren Menschen mit chronischen Schmerzen vielfach belegt ist (Lunde 2009), lassen sich keine empirisch begründeten Aussagen zu den für einen Therapierfolg erforderlichen Inhalten dieser Therapie treffen (Williams 2012). Aufgrund der besonderen Lebenssituation Älterer und der vorhergehenden Überlegungen kommt unserer Erfahrung nach in dieser Altersgruppe neben den traditionellen Inhalten eines Schmerzbewältigungstrainings (z. B. Basler 2001a) zusätzlich den Themen Akzeptanz von Schmerzen und Älterwerden (Selektion), Balancierung von Ruhe und Aktivität (Optimierung) und Verbesserung der soziale Integration (Kompensation) spezielle Bedeutung zu.

14.3.1 Stärkung der Akzeptanz von Schmerz und Älterwerden

Durch die Schmerzen fühlen sich ältere Menschen häufig existentiell mit dem Älterwerden konfrontiert: Wie unter einem Brennglas führen die Schmerzen den Betroffenen das mit dem Altern akuter werdende Risiko vor Augen, die eigene Gesundheit und Belastbarkeit zu verlieren und mit enger werdenden körperlichen Grenzen leben zu müssen. Auf diese Weise aktualisieren chronische Schmerzen oft bestehende Ängste vor dem Älterwerden und verstärken diese. Die Ängste vor dem Älterwerden können ihrerseits wiederum die subjektive Bedrohlichkeit der Schmerzen und damit das Schmerzempfinden verstärken. Die Schmerzen werden so oft zu einem Symbol für einen im Alter befürchteten körperlichen Verfall.

Um die affektive Belastung durch die Schmerzen zu verringern und die Schmerzakzeptanz zu erhöhen, ist daher oft eine Auseinandersetzung mit dem Älterwerden sinnvoll. Das Ziel dabei ist es, sich mit den Veränderungen, die das Älterwerden mit sich bringt, auseinanderzusetzen und eine positive, akzeptierende Einstellungen zum Alter zu entwickeln. Dazu ist es hilfreich, sich neben den Nachteilen auch mit den Vorteilen des Älterwerdens zu beschäftigen. So ist das Alter beispielsweise eine Lebensphase, in der viele Menschen mehr Zeit und weniger Verpflichtungen haben. Mit der Lebenserfahrung ist meist auch die Fähigkeit gewachsen, sich auf das Wesentliche zu konzentrieren. Auch blicken ältere Menschen meist auf viele Erfahrungen im Umgang mit Krisen und Belastungen zurück, die sie für sich nutzen und an andere weitergeben können.

Um „Lernen am Modell“ zu ermöglichen, kann die Suche nach positiven Vorbildern für Altern helfen, die zeigen, dass Menschen auch im höheren Alter und trotz bestehender Einschränkungen offen und neugierig am Leben teilnehmen und sich persönlich weiter entwickeln können.

Eine wesentliche Rolle kommt der Identifikation und Bearbeitung möglicher dysfunktionaler Kognitionen und Einstellungen bezüglich des Alters zu (zum Beispiel: „Mein Leben ist gelaufen.“ oder „Ab jetzt wird es nur noch schlechter.“). Hautzinger stellt hierzu in seinem Therapiemanual „Depression im Alter“ (Hautzinger 2000) konkrete Strategien vor, um negative Gedanken zu unterbrechen und zunehmend durch positivere, aufbauende Gedanken zu ersetzen. Interessante Möglichkeiten zur Erhöhung der Akzeptanz der eigenen, im Alter veränderten Lebensumstände bieten auch Interventionen aus dem Bereich der Positiven Psychologie (Tab. 14.3). Eine jüngere Metaanalyse über 39 Studien mit über 6.000 Probanden belegt die Wirksamkeit dieser Interventionen bezüglich der Verbesserung des Wohlbefindens und einer Reduktion depressiver Symptome (Bolier 2013). In einer placebokontrollierten Online-Untersuchung an 163 Frauen zwischen 50 und 79 Jahren konnte gezeigt werden, dass der antidepressive Effekt dieser Interventionen genauso auch bei älteren Menschen erzielt werden kann (Proyer 2014).

Tab. 14.3: Dankbarkeits-Intervetionen aus der Positiven Psychologie (nach Seligman 2005).

Dankbarkeits-Interventionen	
„Drei gute Dinge“	Eine Woche lang jeden Abend drei Dinge aufschreiben, für die man heute dankbar ist und warum sich diese Dinge ereignet haben.
Dankbarkeitsbrief	Brief an eine Person schreiben, die einem irgendwann im Leben etwas Gutes getan hat, für das man sich nie angemessen bedankt hat.
Dankbarkeitsbesuch	Person besuchen und ihr den Dankbarkeitsbrief vorlesen
„Meine beste Zeit“	Episode aus „meinen besten Jahre“ aufschreiben. Eine Woche lang jeden Abend darüber nachdenken, welche persönlichen Stärken sich in diesen Geschichten zeigen.
meine Stärken neu nutzen	Eine Woche lang jeden Tag eine dieser Stärken bewusst nutzen.

Dabei darf es selbstverständlich nicht darum gehen, die Schwierigkeiten und Nachteile des Alterns „schönzureden". Die mit dem Alter verbundenen Verluste sollten ebenfalls beleuchtet werden. Das bewusste Trauern um Verlorenes schafft oft erst die Voraussetzung dafür, das Älterwerden anzunehmen und die vorhandenen Handlungsspielräume wahrzunehmen und zu nutzen.

14.3.2 Aktivitätsmanagement („Activity Pacing")

Menschen mit chronischen Schmerzen erleben bei der Durchführung von Aktivitäten häufig Schmerzverstärkungen. Ein Teil der Patienten entwickelt dabei die Neigung, Aktivitäten erst dann zu unterbrechen, wenn massive Schmerzen sie dazu zwingen. Die Durchführung der Aktivitäten verknüpft sich dabei zunehmend mit starken Schmerzen, es etabliert sich ein Teufelskreis aus Überaktivität, starken Schmerzen und verlängerter Schonung (Keefe 2002). In der Folge kommt es unter Umständen im Zeitverlauf neben einer Zunahme der Schmerzen auch zu verstärkten Ängsten vor körperlicher Aktivität sowie zu Erschöpfung, Muskelverspannungen und einer zunehmenden Aktivitätseinschränkung bis hin zur vollständigen Vermeidung von Aktivitäten.

Interventionen zum Aktivitätsmanagement (engl.: „Activity Pacing") sind daher ein Bestandteil verschiedener kognitiv-verhaltenstherapeutischer Behandlungsprogramme für Menschen mit chronischen Schmerzen. Eine einheitliche Definition dieses Konzeptes fehlt jedoch bisher, es existieren in der Literatur unterschiedliche Konzepte zu diesem Thema (Jamieson-Lega 2013). Da Pacing-Interventionen bisher fast ausschließlich als Element von komplexeren Gesamtbehandlungsprogrammen untersucht worden sind, lässt sich auch keine sichere Aussage zu ihrem Beitrag zum Therapieergebnis treffen (Nielson 2013). Da es im höheren Lebensalter zu einem Nachlassen der flüssigen Intelligenz kommt, haben ältere Patienten häufiger Schwierigkeiten in Situationen, in denen flexible Umstellungen und Anpassungen erforderlich sind (Rupprecht 2015). Die Übertragung vorhandener Lösungsstrategien auf neue Anforderungen kann erschwert sein, so dass ältere Menschen bei der Lösung neuer Probleme oft weniger systematisch und effizient vorgehen (Bach 1996). Aufgrund der Verhaltensnähe und des sehr strukturierten Vorgehens erscheint Activity Pacings daher gerade für ältere Menschen mit chronischen Schmerzen, sofern sie eine Neigung zur Überaktivität als Auslöser für Schmerzverstärkungen aufweisen, sehr geeignet.

Beim Aktivitätsmanagement geht es darum, die Intensität und die Dauer einer körperlichen Aktivität gezielt zu regulieren, um das Erreichen adaptiver Ziele zu begünstigen (Nielson 2013). Nicht die Schmerzverstärkung soll das Signal zum Unterbrechen oder Beenden einer Aktivität sein (schmerzkontingent). Stattdessen erfolgen die Pausen in vorab definierten Zeitabständen (zeitkontingent, z.B. „10 Minuten Spazierengehen") oder bei Erreichen bestimmter Verhaltensziele (zielkontingent, z.B. „bis zur nächsten Parkbank gehen") (Fordyce 1976). Dem liegt die lerntheoretische Überlegung zugrunde, dass es beim Einlegen schmerzabhängiger Pausen zu einer Abnahme des Schmerzes bei Beendigung der Aktivität kommt. Die Verringerung der aversiv erlebten Schmerzwahrnehmung verstärkt das Schmerzverhalten negativ (Flor 2011). Das Verhalten gerät so zunehmend unter die Kontrolle des Schmerzes.

Stattdessen können Patienten lernen, Aktivitäten zu unterbrechen, „bevor der Schmerz mich zwingt". Die Unterbrechung der Aktivität muss dabei nicht zwangsläufig in völliger körperlicher Inaktivität bestehen. Oft reicht schon ein Wechsel hin zu einer anderen, körperlich geeigneten Aktivität aus (z.B. Gartenarbeit unterbrechen durch Erledigen von Schreibarbeiten). Dies kann dem Patienten helfen, Schmerzverstärkungen zu vermeiden und auf Dauer auch seine körperliche Belastbarkeit zu verbessern. Da beim Aktivitätsmanagement die Pausen als selbstbestimmt und nicht als vom Schmerz erzwungen erlebt werden, gehen damit oft auch eine Zunahme der Selbstwirksamkeit und eine Verringerung der schmerzbedingten Hilflosigkeit einher. Das frühzeitige Unterbrechen von Aktivitäten vor dem Einsetzen massiver Schmerzen erlaubt es den Betroffenen zudem meist, die Aktivität schneller wieder aufzunehmen und so insgesamt aktiver zu sein und „mehr zu schaffen". Die praktische Durchführung stellen Keefe und Kollegen (Keefe 2002) anschaulich dar (Tab. 14.4).

Tab. 14.4: Schritte des Aktivitätsmanagements (nach Keefe 2002).

Schritte des Aktivitätsmanagements (nach Keefe)
1. Identifizieren einer Aktivität, die sich zum Üben des Aktivitätsmanagements eignet (z.B. alltägliche Aktivität, die regelmäßig zu Schmerzverstärkungen führt)
2. Durchführen der Aktivität (mehrfach) und Protokollieren der Zeit bis zu signifikanter Schmerzverstärkung (Baseline)
3. Dauer körperlicher Aktivität festlegen (Baseline – 20–30%)
4. Dauer für Pausen festlegen (Baseline +20%)
5. Bei schwer beeinträchtigten Patienten, die überwiegend in Schonhaltung sind: Rhythmus den Tag über möglichst konsequent durchhalten (mindestens 70% der Wachzeit)!
6. Aktivitätszeit langsam und kontinuierlich steigern, Pausenzeiten langsam und kontinuierlich verringern
7. Bei Schmerzverstärkungen: Aktivitätszeit halbieren und in den folgenden 3 Tagen schrittweise wieder steigern

Dabei sollten die spezifischen biografischen Prägungen einer Alterskohorte Berücksichtigung finden. Die Kohorte der heutigen Senioren-Generation, die in den Kriegsjahren sozialisiert wurde, wurde oft durch eine frühe Verantwortungsübernahme geprägt: Die Mütter mussten arbeiten (da der Vater abwesend war oder aus Geldmangel) und die Kinder waren sich selbst überlassen oder mussten zusätzlich Verantwortung für jüngere Geschwister übernehmen. In den Nachkriegsjahren war dann ein eher traditionelles Rollenbild prägend, das bei den Frauen der Erledigung familiärer und häuslicher Pflichten einen hohen Stellenwert gab. (Immerhin bis 1977 erlaubte das Bürgerliche Gesetzbuch BGB einer Frau eine Erwerbstätigkeit nur, soweit dies mit ihren Pflichten in Ehe und Familie vereinbar war.) Diese gesellschaftliche Festlegung auf die Hausfrauen- und Mutterrolle dürfte ein Grund dafür sein, warum gerade Frauen im höheren Lebensalter häufig dazu neigen, eigene Bedürfnisse zurückzustellen, ein hohes Maß an Verantwortung für das Wohlergehen anderer zu übernehmen und der Erledigung häuslicher Pflichten große Wichtigkeit beizumessen – auch um den Preis von Schmerzverstärkungen aufgrund körperlicher Überlastung. (Eine differenzierte Beschreibung der biographischen Einflüsse der verschiedenen Alterskohorten heutiger Senioren findet sich bei Reulecke (Reulecke 2011).) Eingebettet werden sollten Interventionen zum Aktivitätsmanagement daher in eine Reflektion der dem Überaktivätsmuster zugrunde liegenden Werte, Normen und kognitiven Schemata und die Identifizierung und Bearbeitung dysfunktionaler Ansprüche an die eigene Leistungsfähigkeit.

14.3.3 Stärkung des sozialen Netzwerks

Soziale Erfahrungen und Schmerzen beeinflussen sich auf vielfältige Weise wechselseitig. Insbesondere chronische Schmerzen können ein Hindernis für die soziale Teilhabe darstellen und so Einsamkeit und das Gefühl, ausgeschlossen zu sein, hervorrufen oder verstärken. Die Erfahrung von sozialer Ablehnung und Schmerzen aktivieren die gleichen zentralnervösen Strukturen (Eisenberger 2003). Zwar nimmt die emotionale Belastung durch sozialen Ausschluss mit dem Alter ab, stellt jedoch auch bei Menschen im hohen Alter eine relevante psychologische Einflussgröße dar (Hawkley 2011). Soziale Nähe und Bindung hingegen lindern Schmerzen: Das Betrachten eines Fotos des eigenen Partners oder das Halten seiner Hand reduziert die Stärke experimentell zugefügter Schmerzen (Master 2009).

Mit steigendem Alter sind Menschen meist in zunehmendem Maße von sozialen Verlusterlebnissen betroffen. Schon der Austritt aus dem Berufsleben geht mit einem Verlust von Kollegenkontakten einher. In der Berliner Altersstudie war ca. die Hälfte der über 70-Jährigen verwitwet. Nur 10% der Frauen in dieser Altersgruppe sind noch verheiratet (Wagner 2010). Auch der Tod von Verwandten, Freunden oder gar der eigenen Kinder sind mögliche schwere Einschnitte in das soziale Netz. Insbesondere verwitwete Männer scheinen häufig Schwierigkeiten zu haben, eine zufriedenstellende soziale Einbindung zu erreichen (Maercker 2015). Das sekundäre Netzwerk aus Freunden, Bekannten, Nachbarn und professionellen Bezugspersonen schafft zwar meist nicht die gleiche Zufriedenheit, kann aber bei einem Teil der älteren Menschen das Schrumpfen des primären Netzwerks (Familienangehörige) im Alter kompensieren (Bährer 2001). Auch Arztkontakte stellen eine Möglichkeit dar, soziale Unterstützung und Zuwendung zu erleben. Diese Funktion der medizinischen Inanspruchnahme sollten bei der Analyse und Modifikation des Krankheitsverhaltens berücksichtigt werden (Maercker 2015).

Die Förderung der sozialen Aktivitäten mit dem Ziel der Stärkung des sozialen Netzwerks ist daher gerade in der Therapie älterer Menschen mit chronischen Schmerzen wesentlich. Dazu bietet ein gruppentherapeutisches Setting verschiedene Vorteile: Patienten erleben unmittelbar die emotional entlastende Wirkung sozialer Unterstützung und üben bereits durch die Teilnahme an der Therapie den Umgang mit möglicherweise ungewohnten sozialen Situationen (z.B. Kontaktaufnahme- und pflege, Regulieren von Nähe und Distanz). Der Kontakt zu anderen Betroffenen ermöglicht unter Umständen auch die motivierende Erfahrung einer Schmerzreduktion durch soziale Kontakte, bietet die Möglichkeit am Modell erfolgreicher Patienten zu lernen und kann das eigene Leiden relativieren. Nicht selten entstehen dabei Kontakte, die über das Therapieende hinaus weitergeführt werden.

Hilfreich ist es, wenn die Therapeuten Kenntnis von wohnortnah verfügbaren sozialen Angeboten haben und den Patienten aktiv bei der Suche nach geeigneten Veranstaltungen oder Tätigkeiten unterstützen können. Neben dem Besuch von Seniorenaktivitäten (Kirchengemeinden, Sozialträger, Volksschulen) kann man gerade bei weniger eingeschränkten

Patienten auch an eine Kontaktanbahnung zum örtlichen Freiwilligenbüro denken. Eine ehrenamtliche Tätigkeit kann neben sozialen Kontakten auch das sinnstiftende Erleben des Gebraucht-werdens ermöglichen. In Deutschland nutzen 30% der 70–74-Jährigen und 20% der über 75-Jährgen diese Möglichkeit (Gensicke 2010). Auch das Internet bietet einer zunehmenden Zahl älterer Menschen Möglichkeiten des sozialen Austauschs und der Kontaktpflege. So lag der Anteil der Internetnutzer bei den über 60jährigen im April 2015 bereits bei über 40% (AGOF 2015).

Eine Quelle positiver sozialer Erlebnisse stellt für viele Patienten die Beziehung zu ihren Enkelkindern dar, die häufig von beiden Seiten positiv bewertet wird (Höpflinger 2006). Gerade bei heranwachsenden Enkeln tritt dabei jedoch häufig das Problem auf, das Patienten sich den zunehmenden körperlichen Anforderungen gemeinsamer Aktivitäten nicht mehr gewachsen fühlen. Gemäß dem Prinzip der Selektion besteht hier oft die Notwendigkeit, sich bewusst auf die körperlich machbaren Aktivtäten zu beschränken und diese Möglichkeiten engagiert auszuschöpfen.

Abhängig von den jeweiligen Ressourcen und Defiziten des Patienten stehen zudem das übliche Spektrum kognitiv-verhaltenstherapeutischer Interventionen zur Verfügung, um soziale Fertigkeiten zu trainieren, die Selbstsicherheit zu stärken und mögliche, die sozialen Kontakte erschwerende Kognitionen zu bearbeiten (z.B. selbstabwertende Gedanken). Praktische Anregungen hierzu bietet das Therapiemanual „Depression im Alter“ von Hautzinger (Hautzinger 2000), das eigene Therapieeinheiten zu den Themen Selbstsicherheit und soziale Kompetenz enthält. Gemeinsam ist diesen Interventionen, dass aufbauend auf einer Verhaltens- und Problemanalyse konkrete Strategien eingeführt und geplant werden, die dann konsequent praktisch und verhaltensnah geübt und umgesetzt werden. Übergeordnetes Prinzip ist dabei die Hilfe zur Selbsthilfe (Margraf 2011).

Gerade bei älteren Menschen mit chronischen Schmerzen sind zudem unbedingt auch rein praktische Hindernisse bei der Pflege des sozialen Netzwerks zu berücksichtigen. So können beispielsweise begrenzte finanzielle Möglichkeiten im Alter oder eine eingeschränkte Mobilität den sozialen Rückzug des Patienten mitbedingen.

14.4 Abbau von Angst-Vermeidungsüberzeugungen

Das Modell der Angst-Vermeidungsüberzeugungen (Fear Avoidance Model (Vlayen 2000, Linton 2011)) hat in den letzten Jahren zunehmende Bedeutung zur Erklärung psychologischer Einflussfaktoren auf die Wahrnehmung und Chronifizierung von Rückenschmerzen erlangt. Dabei wird davon ausgegangen, dass bei einigen Menschen mit unspezifischen Rückenschmerzen negative Einstellungen zum Schmerz und/oder negative Krankheitsinformationen katastrophisierende Gedanken über schlimmstmögliche Auswirkungen des Schmerzes auslösen. Die so ausgelöste Angst vor Bewegung führt zu einer Vermeidung von Aktivitäten. Dadurch kommt es in der Folge zu einer körperlichen Entübung und psychischem Disstress, was das Auftreten von Schmerzen und negativen Bewertungen des Schmerzes im Sinne eines Teufelskreises weiter begünstigt. Es wird angenommen, dass Menschen mit gering ausgeprägten Angst-Vermeidungsüberzeugungen der Konfrontation mit Schmerzen nicht ausweichen, weiter körperlich aktiv bleiben und die Schmerzen so adaptiv bewältigen.

Gerade bezüglich Rückenschmerzen ist die protektive Wirkung regelmäßiger körperlicher Bewegung belegt (Hartvigsen 2007). Ein systematischer Review, der 17 randomisierte kontrollierte Interventionsstudien in die Analyse einschloss, zeigt, dass Angst-Vermeidungsüberzeugungen insbesondere bei subakuten Rückenschmerzen (< 6 Monate Schmerzdauer) bei Patienten im erwerbsfähigen Alter ein schlechteres Therapieergebnis prognostizieren und ihre Verringerung mit einem besseren Outcome verbunden ist (Wertli 2014). Bezüglich chronischer Schmerzen (> 6 Monate Schmerzdauer) waren die Ergebnisse uneinheitlich, was unter anderem auch an der geringen Zahl methodisch hochwertiger Studien bei dieser Patientengruppe liegen dürfte. Zudem wurden in den Review nur Studien eingeschlossen, die zur Messung der Angst-Vermeidungsüberzeugungen entweder den Fear Avoidance Belief Questionnaire (FABQ) oder die Tampa Scale of Kinesiophobia (TSK) verwendet hatten. Insbesondere der FABQ hat jedoch in einigen Studien keine gute Prädiktionskraft gezeigt (Leonhardt 2010). Zale et al. (Zale 2013) hingegen fanden in ihrer breiter angelegten Meta-Analyse von 41 Studien einen robusten mittleren bis starken Zusammenhang zwischen schmerzbezogenen Ängsten und schmerzbedingten Beeinträchtigungen. Dieser Zusammenhang wurde nicht durch die Schmerzdauer moderiert. Diese Meta-Analyse enthielt lediglich eine Studie mit älteren Schmerzpatienten.

Bisher haben nur wenige Studien die Rolle von Angst-Vermeidungsüberzeugungen speziell bei älteren Schmerzpatienten untersucht. Angst-Vermeidungsüberzeugungen scheinen bei älteren Rückenschmerzpatienten mit einer geringeren Ganggeschwindigkeit und ausgeprägteren körperlichen Einschränkungen (Camacho-Sato 2012, Sions 2011) und einer schlechteren allgemeinen Gesundheit (Sions 2011) verbunden zu sein. In einer Untersuchung an spanischen Altenheimbewohnern konnte kein Einfluss von Angst-Vermeidungsüberzeugungen gezeigt werden (Kovacs 2007). Allerdings wurde auch in dieser Studie der FABQ eingesetzt, dessen prognostische Qualität speziell für ältere Schmerzpatienten auch aufgrund der hohen Anzahl arbeitsbezogener Items kritisch zu bewerten ist. In der Women's Health and Aging Study I, einer prospektiven Beobachtungsstudie über drei Jahre, an der 1002 funktional eingeschränkte Frauen über 65 Jahren teilnahmen, zeigte sich, dass Ängstlichkeit allgemein ein zentrales Hindernis für die Aufrechterhaltung von Alltagsaktivitäten darstellt (Brenes 2005). Neben der Angst vor Schmerzen kann auch die Angst vor Stürzen zu einer Vermeidung körperlicher Aktivitäten führen (Hadjistavropoulos 2007). Bei Menschen mit Demenz kann schon die Angst der Betreuungspersonen vor Schmerz oder Stürzen eine Bewegungsvermeidung begünstigen (Fitzgerald 2009).

Zur Erfassung von Angst-Vermeidungsüberzeugungen bei älteren Patienten mit chronischem Rückenschmerz existiert ein ökonomisches, altersangepasstes Instrument: Die KVS-D-65+ ist eine verkürzte und altersadaptierte Form der PASS (Patient Anxiety Symptom Scale) (Quint 2011). Sie besteht aus zwei Subskalen „Katastrophisierung" und „Vermeidung". Die Patienten berichten auf Sechs-Punkte-Likert-Skalen von 0 („nie") bis 5 („immer"), wie häufig sie die beschriebenen Gedanken haben oder wie oft sie die genannten Aktivitäten unterlassen. Für die Skala konnte eine befriedigende Messgenauigkeit und Validität nachgewiesen werden. Ein definierter, psychometrisch abgesicherter Cut-off-Wert existiert bisher nicht. Nach eigenen Erfahrungen halten wir Skalenmittelwerte von über 2,5 für einen deutlichen Hinweis, dass von bedeutsamen Aktivitätsängsten/Vermeidungsverhalten bei Bewegungen ausgegangen werden muss. In diesem Fall kann eine genauere Diagnostik mithilfe der AMIKA (s. u.) erwogen werden, um differenziert zu ermitteln, welche Bewegungen angstbesetzt sind. Darüber hinaus eignet sich die KVS-D-65+ auch zur Therapieevaluation (Mattenklodt 2015).

AMIKA („Ältere Menschen in körperlicher Aktion") ist ein altersspezifisches, fotobasiertes Instrument, das zur Planung und Durchführung einer Konfrontationstherapie bei klinisch relevanten Angst-Vermeidungsüberzeugungen oder Bewegungsvermeidungen eingesetzt werden kann (Quint 2007). Es besteht aus einem Satz von 50 Fotografien mit älteren Menschen, die häufig durchgeführte tägliche Tätigkeiten zeigen, wie z. B. Staubsaugen, Treppensteigen oder Anziehen von Socken (Abb. 14.3 und 14.4). Die auf den Fotos dargestellten Aktivitäten werden vom Patienten auf einer Tafel einer Ratingskala zugeordnet (0 = „gar nicht gesundheitsschädlich für meinen Rücken", 10 = „sehr gesundheitsschädlich für meine Rücken"). Die so entstehende Angst-Hierarchie stellt die Grundlage für die expositionsbasierte aktivierende Therapie dar. Dazu werden die Aktivitäten der Hierarchie sukzessive durchgeführt und die Bedrohlichkeit anhand der Realität überprüft (Konfrontation). Die Bildbasierung des Instrumentes und die einfache Instruktion sind auch für geriatrische Patienten geeignet. AMIKA lässt sich sowohl zum Ermitteln von Bewegungs- als auch Sturzängsten nutzen. Die psychometrischen Eigenschaften sind gut (Quint 2007, Basler 2008).

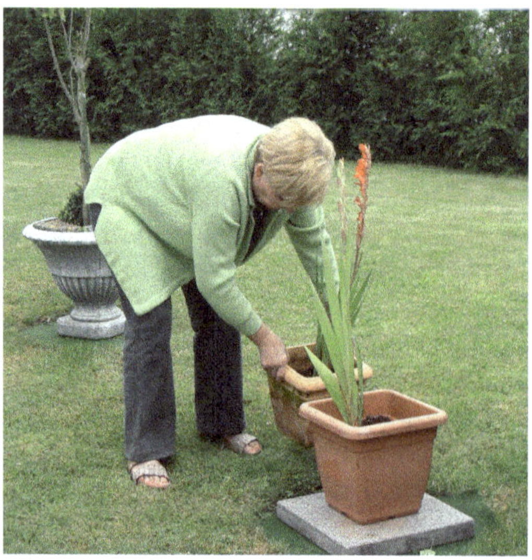

Abb. 14.3: Bild aus der AMIKA-Fotoserie (Beispiel 1).

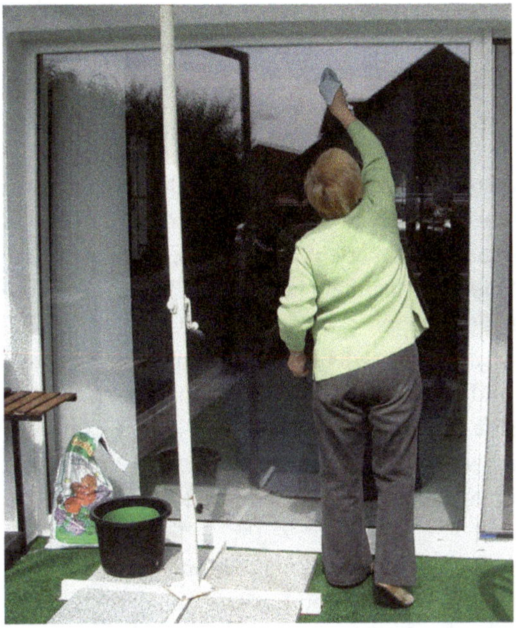

Abb. 14.4: Bild aus der AMIKA-Fotoserie (Beispiel 2).

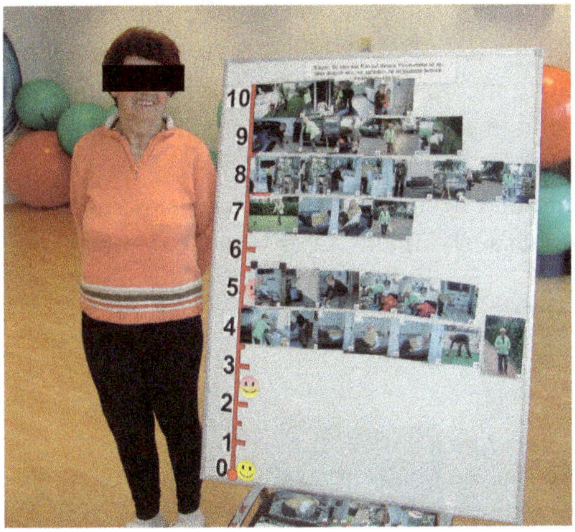

Abb. 14.5: AMIKA-Tafel zur Erstellung einer Hierarchie angstbesetzter oder vermiedener Alltagsbewegungen.

14.5 Entspannungsverfahren

Aufgrund ihres breiten Indikationsspektrums, der umfassenden Wirksamkeit und der geringen Nebenwirkungen werden Entspannungsverfahren oft als ein »Basispsychotherapeutikum« bezeichnet. Als Entspannungsverfahren bezeichnet man eine Gruppe von Techniken, mit denen man eine physiologische Entspannungsreaktion auslösen kann. Die somatischen Veränderungen (u. a. Abnahme des Muskeltonus, periphere Vasodilatation, Abnahme der

Hautleitfähigkeit, Verlangsamung des Herzschlags, zentralnervöse Veränderungen) sind dabei nur ein Teil der Entspannungsreaktion. Für die Schmerztherapie mindestens genauso wichtig sind die psychotropen Wirkungen: innere Ruhe, Distanzierung und Abschirmung von Außenreizen, Verringerung der Schmerzwahrnehmung und ein Gefühl von Wohlbefinden.

Ein tiefer Entspannungszustand ähnelt dem Zustand kurz vor dem Einschlafen und weist eine vergleichbare kortikale Aktivität auf. In diesem Übergang von Wachheit zum Schlaf (und nicht im Tiefschlaf) werden Bewusstseinsveränderungen erlebt (Vaitl 2009). Damit sind Entspannungsverfahren deutlich mehr, als nur „die Seele baumeln lassen" und haben auch eine andere Wirkung als „ein Schläfchen" – eine Tatsache, die Patienten im Rahmen der Edukation oft erst vermittelt werden muss. Die Kunst ist, sich aus dem Zustand aktivierter Wachheit zu lösen, dabei jedoch nicht einzuschlafen und so einen veränderten Bewusstseinszustand zu erreichen. Die Zeitdauer, die ein Patient sich in dieser Übergangsphase halten kann, verlängert sich durch langfristiges Training. Das beharrliche, systematische Üben führt zu einer Bahnung und Stabilisierung der Entspannungsreaktion, die dadurch mit der Zeit leichter und schneller auslösbar wird (Vaitl 2009).

Auch in der psychologischen Schmerztherapie gehören Entspannungstechniken seit vielen Jahren (meist als einer von mehreren Bausteinen) zu den Basiselementen und gelten als empirisch gut abgesichert (Lüking 2011). Am häufigsten kommt in der Schmerztherapie die Progressive Muskelrelaxation nach Jacobson (PMR) zum Einsatz. Das autogene Training, das in Deutschland wohl bekannteste Entspannungsverfahren, spielt in der Therapie chronischer Schmerzen nur eine untergeordnete Rolle (Lüking 2011). Stattdessen finden in den letzten Jahren zunehmend bewegungsgestützte meditative Entspannungsverfahren sowie Achtsamkeitsmeditationen (die keine Entspannungsverfahren im eigentlichen Sinne sind) Eingang in die Therapie chronischer Schmerzen.

Aufgrund der geringen körperlichen Anforderungen und der standardisierten Art der Anwendung sind Entspannungsverfahren gerade auch für ältere Menschen in der Regel problemlos durchführbar.

14.5.1 PMR und Imagination

Die heute gebräuchlichen Versionen der Progressiven Muskelrelaxation (PMR) stellen Weiterentwicklungen der ursprünglichen, in den 1930 er Jahren vom amerikanischen Arzt und Physiologen Edmund Jacobson publizierten Fassung dar. Grundidee dieses Verfahrens ist es, durch die Reduktion des Muskeltonus die Aktivität des Nervensystems zu verringern und eine allgemeine Entspannungsreaktion auszulösen. Gleichzeitig zielt die PMR – übrigens schon in der Originalversion – auch auf eine Verbesserung der Körperwahrnehmung ab (Lüking 2011). Nachdem gezeigt werden konnte, dass Menschen mit chronischen Rückenschmerzen verglichen mit Menschen ohne chronische Schmerzen eine schlechtere Wahrnehmung für die Anspannung ihrer Rückenmuskulatur haben (Flor 1997), macht dies die PMR für die Behandlung chronischer Schmerzen besonders interessant.

Bei der praktischen Durchführung werden die verschiedenen Muskeln des Körpers nacheinander für einige Sekunden angespannt und die begleitenden Körpersensationen gezielt beobachtet. Anschließend werden die Muskeln bewusst und so intensiv wie möglich gelockert und wiederum die damit verbundenen Veränderungen der Körperempfindungen fokussiert. Im Trainingsverlauf werden die Muskeln schließlich nicht mehr einzeln, sondern in Muskelgruppen zusammengefasst angespannt (z.B. beide Arme, das ganze Gesicht etc.). Bei intensiver Übung kann auf die Anspannung der Muskulatur schließlich ganz verzichtet werden und die Entspannungsreaktion schon durch eine bewusste Konzentration auf das gewünschte Gefühl der Lockerheit und inneren Ruhe ausgelöst werden. Zusätzlich kann die Entspannungsreaktion an ein Ruhewort oder -bild gekoppelt werden.

Die PMR ist ein übendes Verfahren. Der Therapierfolg hängt also wesentlich vom systematischen Einüben ab. Während es sich zu Beginn des Trainings empfiehlt, die Entspannungsübungen in einer geschützten, reizabgeschirmten und stressarmen Situation durchzuführen, kann die PMR im weiteren Verlauf gezielt in Alltags- und Stresssituationen geübt werden, um den Transfer in den Alltag zu gewährleisten.

In der Schmerztherapie findet die PMR breite Anwendung. Abgesehen von der Kopfschmerztherapie (Lüking 2011) gibt es jedoch überraschend wenig Evidenz für ihre isolierte Wirksamkeit. Bei Rückenschmerzen beispielsweise werden Entspannungsverfahren meist im Rahmen multimodaler Behandlungsprogramme untersucht, bei denen der differentielle Effekt der einzelnen Therapieelemente unklar bleibt (Williams 2012). In einem systematischen Cochrane-Review zu behavioralen Therapien konnten ausschließlich randomisierte kontrollierte Studien (RCT) mit schwacher methodischer Qualität identifiziert werden (Henschke 2010). Alle Studien wurden an Patienten zwischen 18 und 65 Jahren mit unspezifischen Rückenschmerzen durchgeführt. Es konnte nur eine wenig gesicherte Evidenz für eine Überlegenheit der PMR gegenüber Warteliste bezüglich Schmerzreduktion und Funktionsverbesserung nachgewiesen werden.

Morone und Kollegen (Morone 2007) fanden bei der Literatursuche für ihren Review zu „mind-body Interventionen" bei älteren Menschen mit chronischen Schmerzen lediglich zwei kontrollierte Studien, die gezielt Menschen über 64 Jahren untersucht haben, und 18 weitere Untersuchungen, die ältere Schmerzpatienten miteinbezogen hatten. Diese Studien sprechen für die Wirksamkeit des kombinierten Einsatzes von PMR und Imaginationen (*guided imagery*) bei älteren Arthrosepatienten bezüglich Schmerzreduktion und verbesserter Mobilität.

Unter einer Imagination wird „ein dynamischer psychophysiologischer Prozess verstanden, während dessen sich eine Person eine innere Realität in der Abwesenheit eines äußeren Reizes vorstellt" (Lüking 2011). In der Schmerztherapie kommen meist vom Schmerz ablenkende oder den Schmerz transformierende Imaginationen (z.B. Fantasiereise, Ruheort) zum Einsatz, bei denen mit Hilfe innerer Vorstellungen entweder Gefühle (z.B. Ruhe und Gelassenheit) oder sensorische Wahrnehmungen (z.B. Kühle) imaginiert werden, die mit dem individuellen Schmerz inkompatibel sind. In der Praxis werden Imaginationen meist in Ergänzung zu einer Entspannungsübung durchgeführt (z.B. Kurzform der PMR, Atemübung), um durch eine vorhergehende Kurzentspannung eine Fokussierung der Aufmerksamkeit und eine Verringerung der inneren Anspannung die Imagination zu unterstützen.

Auffällig ist die hohe Adhärenz der Patienten bei der häuslichen Anwendung dieser Verfahren (Baird 2004). Dies bestätigen auch eigene Erfahrungen im Rahmen einer multimodalen Seniorenschmerzgruppe (Mattenklodt 2008): Entspannungsverfahren hatten die höchste

Beliebtheit aller Therapieelemente und wurden von der großen Mehrheit der Patienten in das alltägliche Schmerzmanagement übernommen. Dafür ist vermutlich hilfreich, dass Entspannungsverfahren sich im Alltag gut auf standardisierte Art anwenden und als Routine in den Alltag integrieren lassen, ohne jeweils flexible Anpassungen zu erfordern. So können Entspannungsverfahren als „ärztlich verordnete“ Unterbrechung von körperlicher Aktivität auch die Etablierung regelmäßiger Pausen im Rahmen des Aktivitätsmanagements im Alltag erleichtern.

Bei der anfänglichen Vermittlung des Trainings ist es sinnvoll, einen kurzen Probedurchgang durchzuführen, um die Unsicherheit der Teilnehmer zu reduzieren und das durch die ungewohnte Situation erhöhte psychophysiologische Aktivierungsniveau zu senken. Die Durchführung in einer möglichst angenehmen Körperposition, z.B. zurückgelehnt in einem bequemen Sessel, unterstützt das Erlernen. Gerade wenn sich ein älterer Patient für eine Durchführung der Entspannung im Sitzen oder im Liegen auf einer Matte entscheidet, sind unter Umständen Lagerungshilfen (Kissen, Handtuchrolle im Nacken oder unter den Knien etc.) hilfreich.

Die standardisierte Anwendung als Erholungspause in einer möglichst entlastenden Körperhaltung im häuslichen Bereich steht bei älteren Patienten unserer Erfahrung nach gegenüber einem Transfer in eine im Alltag vielseitiger einsetzbare (z.B. sitzende) Position im Vordergrund. Um ein Einschlafen während der Entspannung zu verhindern, sollte die Entspannung jedoch nicht in einer Position durchgeführt werden, die üblicherweise zum Einschlafen genutzt wird. Um bei der Entspannungsübung wach zu bleiben, ist es außerdem gerade bei älteren Patienten sinnvoll, die Entspannung nicht zu Tageszeiten zu üben, zu denen der Patient ohnehin erschöpft und müde ist. Es ist auch möglich, die Augen bei der Entspannung zunächst offen zu lassen, um nicht einzuschlafen. Darüber hinaus kann es helfen, die Dauer der einzelnen Entspannungssitzung sowie auch die Pausen zwischen den Instruktionen anfangs eher kurz zu halten. Beides kann mit zunehmender Übung verlängert werden.

Da somatischen Faktoren bei älteren Schmerzpatienten eine größere Rolle zukommt, ist es besonders wichtig, das richtige Maß der Anspannung der verschiedenen Körperpartien zu finden. Es ist zu betonen, dass die Muskelanspannung keineswegs maximal sein sollte, sondern „gerade so stark, dass Sie den Unterschied zwischen Spannung und Entspannung deutlich wahrnehmen können“. Das kann so weit gehen, dass bestimmte Muskeln gar nicht angespannt werden, sondern die Anspannung lediglich vorgestellt wird.

Gerade zu Beginn des Trainings ist es hilfreich, wenn sich die Patienten Übungssituationen mit mittlerer Schwierigkeit suchen. Das Anwenden der PMR bei starken Schmerzen durch einen wenig geübten Patienten kann zu Misserfolgserlebnissen und einem Verlust des Vertrauens in die Entspannungstechnik führen.

Gerade ältere Schmerzpatienten reagieren bei der Vermittlung eines Entspanungsverfahrens oft mit großer Dankbarkeit angesichts der (oft ungewohnten) intensiven Zuwendung. Für pflichtbewusste Patienten, die gewohnt sind ihre eigenen Bedürfnisse zurückzustellen, ist diese ungewohnte Zuwendung nicht selten mit Gefühlen der Geborgenheit und des Umsorgt-werdens verknüpft. Eine Übungs-CD, möglichst identisch mit der in der Therapie durchgeführten Übung und aufgenommen mit der Stimme des Therapeuten, kann diese

Emotionen unter Umständen auch beim selbständigen Üben außerhalb des therapeutischen Settings wachrufen und so die Entspannung erleichtern.

Mit wachsender Trainingserfahrung kann der Versuch unternommen werden, die Trainingssituationen stärker zu variieren (andere Körperhaltungen, ohne CD, bei stärkeren Schmerzen oder mehr Außenreizen).

14.5.2 Yoga, Tai Chi und Qi Gong

Neben diesen klassischen Entspannungsverfahren kommen zunehmend auch bewegungsgestützte Entspannungsverfahren wie Tai Chi, Qi Gong und Yoga in der Schmerztherapie älterer Menschen zur Anwendung. Bei Tai Chi und Qi Gong handelt es sich um Gesundheitspraktiken, die seit tausenden von Jahren in China praktiziert werden. In der westlichen Welt finden diese Techniken ebenso wie Yoga in den letzten Jahren zunehmende Verbreitung als sanfte Form körperlicher Aktivität sowie zur Stressbewältigung (Morone 2007). Tai Chi und Qi Gong, die sich beide aus chinesischen Kampfsportarten entwickelt haben, sind die langsam-fließenden, kontrollierten Bewegungen mit bewusster Atmung gemeinsam. Insbesondere Tai Chi wird in China gerade von älteren Menschen praktiziert.

Zwar konnten Rogers et al. (Rogers 2009) zeigen, dass Tai Chi und Qi Gong bei älteren Menschen zu zahlreichen gesundheitlichen Verbesserungen führen (Verbesserung der körperliche Funktion, Senkung von Sturzrisiko und Blutdruck). Auch belegen zahlreiche Studien mit hoher methodischer Qualität für verschiedene Krankheitsbilder die gute Eignung und Sicherheit von Tai Chi und Qi Gong für ältere Menschen (Morone 2007). Eine positive Wirkung bei älteren Schmerzpatienten konnte bisher überraschenderweise jedoch nicht nachgewiesen werden (Holmberg 2014). Möglicherweise hängt dies auch damit zusammen, dass die bisher in Studien gewählten Outcome-Parameter (Schmerzstärke, körperliche Leistungsfähigkeit, Lebensqualität gemessen mit dem SF-36) nicht geeignet sind, die für ältere Menschen relevanten Veränderungen (Angst vor Verlust der Unabhängigkeit, Selbstwirksamkeit, Freude an alltäglichen Aktivitäten) abzubilden (Holmberg 2014).

Yoga stammt aus dem indischen Kulturraum und hat ebenfalls eine mehrere tausend Jahre alte Geschichte. Bei der in der westlichen Gesellschaft gebräulichen Form des Hatha Yoga werden nacheinander für eine bestimmte Zeit verschiedene Körperpositionen eingenommen, um Kraft und Beweglichkeit zu steigern. Die begleitenden Meditationen und Atemübungen sollen den Geist beruhigen und fokussieren und eine größere Bewusstheit ermöglichen (Riley 2004).

Büssing et al. (Büssing 2012) finden in ihrer Meta-Analyse für Yoga zwar mittlere Effektstärken bezüglich Schmerz und schmerzbedingten Beeinträchtigungen. Studien mit älteren Schmerzpatienten liegen jedoch nicht vor. Aus theoretischer Sicht erscheinen diese Verfahren mit ihren sanften, fließenden Bewegungen, der mentalen Konzentration und dem bewussten Atmen jedoch speziell für ältere Patienten mit chronischen Schmerzen sehr passend.

14.6 Achtsamkeit/Mindfulness Based Stress Reduction (MBSR)

Eine der jüngeren Entwicklungen in der Schmerzpsychotherapie ist der Einsatz von Achtsamkeitsmeditationen, bei denen der Fokus nicht auf dem Kampf gegen den Schmerz, sondern auf einer verbesserten Schmerzakzeptanz liegt. Bei der Achtsamkeitsmeditation, die aus der Tradition des Buddhismus stammt, üben die Patienten, ihre Aufmerksamkeit vollständig auf die Wahrnehmung des Augenblicks zu richten. Wesentlich ist dabei, die aktuellen Wahrnehmungen (Atem, Gedanken, Gefühle, Körperwahrnehmungen, Geräusche, visuelle Eindrücke etc.) mit einer wohlwollenden, nicht bewertenden Haltung zu betrachten. Beide Elemente, das Verweilen im Augenblick und die Akzeptanz von dem, was im Augenblick ist, machen achtsamkeitsbasierte Methoden für die Schmerztherapie interessant (Lüking 2011).

Im MBSR-Training (MBSR: Mindfulness-Based Stress Reduction) werden Achtsamkeitsmeditationen sowie Yoga-Übungen im Rahmen eines strukturierten und manualisierten Gruppentrainings und losgelöst von spirituellen Bezügen vermittelt und geübt. Das Training besteht aus 8 wöchentlichen Sitzungen von jeweils 2,5 Stunden Dauer, einem „Tag der Achtsamkeit“ sowie individuellem täglichen Üben von 45 Minuten an mindestens 6 Tagen der Woche (Kabat-Zinn 1990).

Veehof und Kollegen (Veehof 2011) fanden in ihrer Meta-Analyse von 22 Studien mit chronischen Schmerzpatienten einen schwachen Effekt eines MBSR-Trainings bezüglich Schmerzstärke (Effektstärke 0.37) und Depressivität (Effektstärke 0.32). Die beiden RCTs speziell mit älteren Schmerzpatienten mit chronischen Rückenschmerzen, die die Wirksamkeit eines MBSR-Trainings mit einer aktiven Kontrollgruppe (Morone 2009) bzw. einer Warteliste (Morone 2008) verglichen, fanden jedoch keine Überlegenheit des Verfahrens bezüglich Schmerz, schmerzbedingten Beeinträchtigungen und Wohlbefinden. Allerdings: Die Schmerzakzeptanz, auf deren Verbesserung MBSR stärker abzielt als auf eine Schmerzreduktion, verbesserte sich gegenüber der Wartelisten-Gruppe signifikant (Morone 2008). In beiden Studien wurde auf die im MBSR normalerweise enthaltene Yoga-Komponente und den Achtsamkeitstag verzichtet, was den Erfolg beeinträchtigt haben könnte. Möglicherweise ist bei dieser Patientengruppe (Durchschnittsalter 78 Jahre, durchschnittliche Schmerzdauer 9,4 Jahre) der achtwöchige Trainingszeitraum auch zu kurz, um gesundheitsrelevante Verbesserungen zu erzielen. Aufgrund der Betonung der Schmerzakzeptanz gegenüber einer Schmerzreduktion erscheinen diese Verfahren jedoch gerade für die Gruppe der älteren Schmerzpatienten interessant. Die weitere Forschung wird zeigen, in wie fern diese Verfahren tatsächlich eine wirksame Unterstützung darstellen.

14.7 Interdisziplinäre multimodale Therapieprogramme

Als interdisziplinäre multimodale Schmerztherapie wird die gleichzeitige, inhaltlich, zeitlich und in der Vorgehensweise aufeinander abgestimmte, umfassende Behandlung von chronischen Schmerzpatienten bezeichnet, in die verschiedene somatische, körperlich übende, psychologisch übende und psychotherapeutische Verfahren nach vorgegebenem Behandlungsplan mit identischem, unter den Therapeuten abgesprochenem Therapieziel eingebunden sind und gleichberechtigt nebeneinanderstehen (Arnold 2009). In der Behandlung chronischer Rückenschmerzen haben sich derartige Konzepte in zahlreichen Studien als anhaltend wirksam erwiesen (u. a. Kamper 2014). Studienteilnehmer waren dabei jedoch meist Patienten im mittleren Lebensalter.

Mittlerweile liegen jedoch mehrere kontrollierte klinische Studien mit älteren Patienten mit chronischen Schmerzen vor (Basler 2011, Darchuk 2010, Mattenklodt 2008, Middaugh 2002). Auch wenn die Aussagekraft dieser Studien teilweise aus methodischen Gründen begrenzt ist, hat sich doch gezeigt, dass ältere Patienten durchaus motiviert und fähig sind, von einer aktiven psychologisch-fundierten Therapie zu profitieren. Dabei ist möglicherweise eine bestimmte Intensität der Behandlung erforderlich: Während (nicht randomisierte) Studien mit > 120 Stunden eines verhaltenstherapeutisch-basierten Schmerztherapieprogramms signifikante Verbesserungen der Schmerzintensität, Depressivität, schmerzbedingten Beeinträchtigungen und körperlichen Leistungsfähigkeit zeigten (Mattenklodt 2008, Darchuk 2010), erbrachte ein Therapieprogramm mit 7 neunzigminütigen Sitzungen kognitiver Verhaltenstherapie ebenso wenig Effekt (Ersek 2008) wie eine Kombination aus Physiotherapie und motivierender Gesprächsführung (Basler 2007).

Das Schmerzzentrum am Universitätsklinikum Erlangen bietet seit 2005 ein tagesklinisches multimodales Gruppenprogramm an, das sich speziell an über 70-Jährige, ggf. mit Hilfsmitteln gehfähige chronische Schmerzpatienten richtet (Mattenklodt 2008). In das Programm aufgenommen werden Patienten, bei denen vielfältige vorhergehende medikamentöse und nichtmedikamentöse Therapieverfahren nicht zu einem ausreichenden Erfolg geführt haben. Zweimal wöchentlich wird eine Gruppe von 8 Patienten über eine Dauer von 10 Wochen behandelt. Vor der Aufnahme in das Gruppenprogramm erfolgen eine umfassende ärztliche und psychologische Untersuchung sowie eine sport-/physiotherapeutische Diagnostik, die die besonderen Bedürfnisse älterer Patienten berücksichtigt (Hadjistavropoulus 2007). Das Behandlungsteam setzt sich aus wenigen, erfahrenen Therapeuten zusammen, die kontinuierlich präsent sind. Das Therapiekonzept beinhaltet körperlich aktivierende Maßnahmen sowohl in der Gruppe (Gleichgewichtstraining, funktionelle Gymnastik) als auch einzeln (medizinische Trainingstherapie, Krankengymnastik) sowie ein Schmerzbewältigungstraining, progressive Muskelrelaxation nach Jacobson, Patientenschulungen sowie ärztliche und psychologische Einzelgespräche (Tab. 14.5). Auch ein Angehörigentag gehört zur Therapie. Die Methodik der Therapieelemente berücksichtigt die spezifischen Bedürfnisse dieser Patientengruppe im Sinne kürzerer Einheiten, einer langsameren Lerngeschwindigkeit, häufiger Wiederholungen und Pausen. Bei Therapieende hatten sich die Schmerzintensität und die psychischen Beeinträchtigungen durch die Schmerzen signifikant verringert. Die Lebensqualität der Patienten war deutlich weniger durch emotionale Probleme belastet. Und auch die körperliche Leistungsfähigkeit verbesserte sich im Therapieverlauf signifikant (Handkraft, Beweglichkeit der oberen Extremitäten, koordinative Leistung). Dies drückte sich auch in den im Vergleich zu einer Wartelisten-Kontrollgruppe errechneten Effektstärken aus, die überwiegend im mittleren ($d = 0{,}5–0{,}8$) bis hohen Bereich ($d > 0{,}8$) lagen. Diese Verbesserungen zeigten sich auch 6 Monate nach Therapieende stabil (abgesehen von den körperlichen Parametern, die aus methodischen Gründen zur 6 Monats-Katamnese nicht erhoben wurden) (Mattenklodt 2009).

Tab. 14.5: Stundenplan der beiden wöchentlichen Therapietage der multimodalen Senioren-Schmerzgruppe am Schmerzzentrum des Universitätsklinikum Erlangen.

08.30–09.15 Uhr	Bewegungsgruppe
09.15–09.30 Uhr	(Trink-)pause
09.30–10.30 Uhr	Entspannungstraining
10.30–11:45 Uhr	medizinische Trainingstherapie Krankengymnastik einmal pro Woche
12.15–13.00 Uhr	gemeinsames Mittagessen
13.00–13.15 Uhr	aktive Pause (z.B. Singen oder Bewegung zu Musik)
13.15–14.15 Uhr	Schmerzbewältigungstraining oder ärztliche Edukation
14.30–16.00 Uhr	Einzelgespräche (Arzt/Psychologe)

Während bei jüngeren Schmerzpatienten eine blockweise Durchführung der Therapie in 4–5-wöchigen Curricula (5 Tage pro Woche) üblich ist (Arnold 2009), hat bei Älteren, die nicht mehr im Erwerbsleben stehen, zumindest im tagesklinischen Setting ein intermittierendes Vorgehen (2 Tage pro Woche) Vorteile (Mattenklodt 2008). Dieses Setting reduziert die Gesamtbelastung durch Therapie und Alltagspflichten (Haushalt, Garten etc.), erleichtert die Aufrechterhaltung vorhandener sozialer Aktivitäten während der Behandlung und ermöglicht Alltagserprobungen neu erlernter Verhaltensweisen bereits während der Therapie.

Grundsätzlich scheint der Outcome einer multimodalen Therapie besser zu sein, wenn die Therapie von erfahrenem und qualifiziertem Personal durchgeführt wird und interdisziplinär aufgebaut ist (Nicholas 2013). Dies ist prinzipiell in einem interdisziplinären Schmerzzentrum genauso denkbar wie in einer geriatrischen Einrichtung, da in beiden Fällen die erforderlichen Berufsgruppen (Arzt, Psychologe, Physiotherapeut) in der Regel vorhanden und eine interdisziplinäre Teamarbeitsweise geübte Praxis sein sollte. Eine Umfrage in geriatrischen und schmerztherapeutischen Einrichtungen in Deutschland zeigte wie erwartet, dass geriatrische Einrichtungen aufgrund größerer Kapazitäten deutlich mehr ältere Menschen mit chronischen Schmerzen behandeln als schmerztherapeutische Einrichtungen. Überraschend war allerdings, dass dort auch ein erheblicher Anteil von kognitiv kompetenten und funktionell nur wenig beeinträchtigten Patienten mit Schmerzen therapiert wird, der ungefähr der Anzahl vergleichbarer Patienten in schmerztherapeutischen Einrichtungen entspricht (Schuler 2015). Gleichzeitig wiesen Mitarbeiter geriatrischer Einrichtungen nur selten schmerztherapeutische Qualifikationen auf.

In der Praxis werden multimodale Schmerztherapieprogramme bei älteren Menschen offenbar mittlerweile zwar eingesetzt, jedoch noch immer zu wenig: Obwohl einer repräsentativen Bevölkerungsstudie zufolge 46 % der Menschen mit beeinträchtigenden chronischen, nichttumorbedingten Schmerzen über 65 Jahre alt sind (Häuser 2014), wurden laut DRG-Statistik 2013 nur 37 % der multimodalen Schmerztherapien bei Patienten dieser Altersgruppe abgerechnet (Statistisches Bundesamt 2014). Wie viele dieser Patienten dabei eine speziell auf die Bedürfnisse älterer Menschen abgestimmte multimodale Schmerztherapie erhielten, ist nicht bekannt. Die Ergebnisse einer Umfrage unter geriatrischen und schmerztherapeutischen voll- und teilstationären Einrichtungen in Deutschland lassen vermuten, dass ein solches Angebot in Deutschland aktuell eher die Ausnahme darstellt (Schuler 2015).

14.8 Akzeptanzbasierte Therapieprogramme

Der Fokus der kognitiv-verhaltenstherapeutischen Therapieprogramme liegt hauptsächlich darauf, mehr Kontrolle über die belastende Schmerzsymptomatik, negative Gedanken und andere unangenehme Erfahrungen zu erlangen. Gerade Schmerzpatienten sind jedoch oft damit konfrontiert, dass sich unangenehme Erfahrungen nicht vollständig vermeiden lassen. Der fortgesetzte Versuch, Schmerzen zu vermeiden und „loszuwerden", kann den Kampf gegen den Schmerz eskalieren lassen. Die Folge ist unter Umständen eine immer stärkere Einengung des Lebens auf den Schmerz, wodurch sich das Schmerzproblem und das Leiden am Schmerz weiter intensivieren (Kaiser 2015). Vor diesem Hintergrund zielen Verfahren wie die Akzeptanz- und Commitmenttherapie (ACT) darauf ab, durch eine vermehrte Akzeptanz der Schmerzen weniger Energie in einem aussichtslosen Kampf gegen den Schmerz zu verlieren und sich stattdessen wieder verstärkt den wertvollen und sinngebenden Seiten des eigenen Lebens zuzuwenden (McCracken 2013). Neben der Schmerzakzeptanz (*pain acceptance*) steht dabei die Aktivitätsbereitschaft (*activity engagement*) als die Bereitschaft, persönlich bedeutsame Aktivitäten trotz Schmerzen auszuführen, im Mittelpunkt der Therapie (McCracken 2003). Da gerade ältere Menschen in besonderer Weise mit der Unvermeidbarkeit unangenehmer Erfahrungen und Veränderungen konfrontiert sind, könnte dieser Therapieansatz für sie besonders geeignet sein. „Alternativ zu Durchhaltestrategien oder Vermeidungsverhalten ist Akzeptanz eine Möglichkeit, auf diese Einschränkungen zu reagieren, die nicht unmittelbar kontrollierbar sind." (Kaiser 2015).

Zunächst müssen die Patienten behutsam und motivierend für die Idee gewonnen werden, dass es in der Therapie nicht darum geht, den „Schmerz weg zu machen". Dies entspricht oft bereits der Erwartung älterer Schmerzpatienten. Stattdessen wird der mögliche Gewinn betont: Nämlich neue, flexiblere Fähigkeiten zu lernen, damit die Schmerzen weniger ein Hindernis sind für das, was die Patienten mit ihrem Leben anfangen wollen (Eifert 2011).

Im ersten Teil der Therapie geht es darum, zu lernen Dinge zu akzeptieren, deren Veränderung nicht in der eigenen Macht steht. Dazu ist es beispielsweise oft hilfreich, wenn Patienten sich bewusst machen, welche Anstrengungen sie bei dem Versuch unternehmen, den Schmerz zu besiegen, welchen Preis sie dafür bezahlen (z.B. fortschreitende Einengung des Denken, Fühlen und Handelns auf den Schmerz) und was sie bisher tatsächlich langfristig damit erreicht haben. Wenn Patienten sich darauf einlassen, den fortgesetzten, ergebnislosen Kampf gegen den Schmerz aufzugeben, entsteht Raum, sich wieder verstärkt den persönlich bedeutsamen Bereichen des eigenen Lebens zuzuwenden, die beim Kampf gegen den Schmerz oft in den Hintergrund geraten sind. Deswegen ist neben dem Lernen von Akzeptanz und Achtsamkeit auch die Klärung von Lebenswerten und -zielen ein wichtiger Baustein der Therapie. Gerade bei älteren Patienten ist es dabei oft erforderlich, neue Ziele zu finden, um die persönlichen Werte trotz fortbestehender Schmerzen wieder stärker auszuleben. Unterstützend lernen die Patienten außerdem einen veränderten Umgang mit Gedanken (kognitive Defusion). Anders als in der kognitiven Verhaltenstherapie geht es dabei nicht darum, die Gedanken inhaltlich zu verändern. Stattdessen üben Patienten, Gedanken mit Distanz zu betrachten und das eigene Verhalten weniger von nicht hilfreichen Gedanken beeinflussen zu lassen („Das eine denken und das andere tun."). Alle Therapiebausteine münden schließlich in engagiertem, wertorientiertem Handeln (Eifert 2011). Zur konkreten Durchführung liegen verschiedene Therapie-Manuale allgemeiner Art (Wengenroth 2012) und speziell für die Therapie chronischer Schmerzen (Dahl 2006) vor.

Während die Effektivität akzeptanzbasierter Therapien bei chronischen Schmerzen allgemein mittlerweile gut belegt ist (Veehof 2011), gibt es bisher keine Studie, die die Anwendung dieser Therapien speziell bei älteren Menschen mit chronischen Schmerzen untersucht. McCracken und Jones (McCracken 2012) konnten jedoch bei einer nachträglichen Subgruppenanalyse von 40 über 60jährigen Menschen mit chronischen Schmerzen zeigen, dass eine 3–4 wöchige stationäre interdisziplinäre Schmerztherapie nach den Prinzipien der ACT zu einer signifikanten Verbesserung der körperlichen und psychosozialen Beeinträchtigungen sowie der Depressivität führte. Diese Effekte verbesserten sich teilweise sogar über die folgenden drei Monate und korrelierten mit einer Erhöhung der psychischen Flexibilität. Interessanterweise kam es (anders als meist bei klassischen kognitiv-behavioralen Therapieprogrammen) zu einer deutlichen Schmerzreduktion, obwohl dies kein Ziel der ACT-basierten Therapie war. Aufgrund der insbesondere zum Follow-up geringen Fallzahl (N = 22) und der Beschränkung auf „junge Alte" (Durchschnittsalter 64 Jahre) sind die Ergebnisse dieser Vorstudie zurückhaltend zu interpretieren.

14.9 Religiosität

Gerade bei älteren Menschen können Spiritualität (als grundlegende menschliche Suche nach Bedeutung, Sinn und Transzendenz) und Religiosität (als Teilnahme an institutionalisierten Aktivitäten einer Glaubensgruppe) auf verschiedene Weise das seelische Wohlbefinden fördern (Bucher 2007): So bedeutet ein Mehr an Spiritualität oft auch ein mehr an Sinngewissheit, während andere Sinnressourcen (Familie, Freunde) im Alter unter Umständen schwächer werden. Da Religionen in der Regel soziale Gebilde sind, können gemeinschaftliche religiöse Praktiken (z.B. Gottesdienstbesuch, Besuch von kirchlichen Gruppen) Einsamkeit vorbeugen und soziale Unterstützungsmöglichkeiten erschließen. Religiöse Praktiken wie Beten können als Ablenkung von Schmerzen dienen und Entspannungsgefühle induzieren, die die Schmerzen direkt beeinflussen können (Wachholtz 2006). Spiritualität kann Trauerprozesse beschleunigen (Walsh 2002). Bei hohem spirituellem Wohlbefinden kamen Patienten mit rheumatoider Arthritis besser mit ihren Schmerzen zurecht und fühlten sich weniger einsam (Miller 1985). Auch negatives religiöses Coping ist möglich (z.B. Schmerz als Strafe Gottes), scheint jedoch eher selten zu sein (Bucher 2007).

Auch beim Umgang mit chronischen Schmerzen stellen religiöse Praktiken und Einstellungen für viele ältere Patienten eine wichtige Ressource dar. In einer Befragung von 240 älteren Menschen mit chronischen Schmerzen (Alter: 65–90 Jahre) gab jeder 5. Patient an, im Verlauf des vergangenen Monats auf religiöse Praktiken zur Schmerzbewältigung zurückgegriffen zu haben. 46 % dieser Betroffenen bewerteten dies als „ziemlich wirksame“ oder „extrem wirksame“ Bewältigungsstrategie (Barry 2004). Beten war dabei in einer belgischen Studie an 202 Menschen mit chronischen Schmerzen mit einer verbesserten Schmerztoleranz, nicht jedoch mit einer geringeren Schmerzintensität verbunden. Dieser Effekt war nur bei den religiös gebundenen Teilnehmern zu beobachten. Der zugrundeliegende Mechanismus des Zusammenhangs zwischen Beten und Schmerztoleranz ist möglicherweise die kognitive Neubewertung (Dezutter 2011). In einer kanadischen Befragung von 37.000 Menschen über 15 Jahren war ein regelmäßiger Gottesdienstbesuch bei Menschen mit chronischen Schmerzen mit geringerer Schmerzintensität, besserem seelischen Wohlbefinden und positiveren Bewältigungsstrategien assoziiert (Baetz 2008). Dies steht im Einklang mit einer stetig wachsenden Zahl an Untersuchungen, die positive gesundheitliche Auswirkungen von Religiosität und Spiritualität belegen (Koenig 2012). Religiöse Praktiken (z. B. Beten um Gesundheit) scheinen gerade bei älteren Menschen besonders verbreitet zu sein. Zum einen scheint die Spiritualität im Alter zuzunehmen, zum anderen wurden die heutigen Senioren in ihrer Kindheit möglicherweise stärker religiös erzogen (Kohorteneffekt) (Bucher 2007). Auch das weibliche Geschlecht und der Bildungsstand sind neben dem Alter wichtige Einflussfaktoren (McCaffrey 2004).

Nur ein geringer Anteil der Menschen, die im Umgang mit ihren Schmerzen auf ihren Glauben zurückgreifen, spricht darüber jedoch mit seinem Arzt (McCaffrey 2004). Möglicherweise werden spirituelle Themen gerade in einer säkularisierten Gesellschaft als etwas sehr Privates erlebt. Dies dürfte dazu beitragen, dass religiöse Überzeugungen in der Therapie chronischer Schmerzen selten berücksichtigt werden. Dabei beeinflussen die religiösen/ spirituellen Einstellungen und Verhaltensweisen einer Person wesentlich ihren Umgang mit chronischen Schmerzen: Religiosität und Spiritualität gehen bei chronischen Schmerzpatienten oft mit einer positiveren Bewertung der Schmerzerkrankung einher (z. B. „Krankheit als Chance“), während die Bewertung der Schmerzkrankheit als „unwiederbringlicher Verlust“ bei nicht-religiösen Menschen am stärksten ausgeprägt war (Büssing 2009). Andererseits sind negative religiöse Überzeugungen (z. B. Schmerz als Strafe Gottes) mit einer höheren Schmerzsensitivität verbunden (Ribbentrop 2005).

Dies spricht dafür, in der Therapie chronischer Schmerzen gerade bei älteren Menschen von einem bio-psycho-sozial-spirituellem Schmerzmodell auszugehen (Lysne 2011). Dazu kann den religiösen und spirituellen Erfahrungen und Überzeugungen der Patienten bezüglich ihrer Schmerzen Raum gegeben werden. Funktionale und dysfunktionale religiöse Überzeugungen ebenso wie religiös-begründete Umgangsweisen mit Schmerzen (wie Beten, in die Kirche gehen, in der Bibel oder anderen religiösen Schriften lesen) sollten aktiv exploriert und therapeutisch genutzt bzw. bearbeitet werden.

14.10 Anpassung der Therapie an die spezifischen Bedürfnisse älterer Menschen

Grundsätzlich dürfte der Therapieerfolg psychologischer Therapieverfahren wesentlich davon abhängen, dass die therapeutischen Strategien an die Bedürfnisse älterer Patienten angepasst werden (Basler 2011, Mattenklodt 2008, Waters 2005):

- sensorische und kognitive Defizite erfassen
- einfache, verständliche Instruktionen verwenden (tiefe Stimme statt hoher Lautstärke)
- angenehme, angstfreie Lernatmosphäre schaffen, Störungen vermeiden
- schriftliche Informationen zusätzlich geben (ausreichend große Schrift, kontrastreich)
- intensiven Kontakt zwischen Behandler und Patient ermöglichen (deutliche Sprechweise, geringer räumlicher Abstand, längerfristiger und kontinuierlicher Kontakt zum Aufbau einer vertrauensvollen Beziehung)
- kürzere, aber häufigere Sitzungen, geringeres Tempo und mehr Wiederholungen einplanen
- auf das Wesentliche und für den Patienten Relevante konzentrieren
- Patienten die besprochenen Inhalte zusammenfassen lassen
- konkrete, praktische Unterstützung bei Therapiedurchführung anbieten
- soziale Interaktion innerhalb der Patientengruppe stärken (Spiele, Singen, Austausch in Kleingruppen)
- Bezugspersonen einbeziehen
- besonderen Fokus auf die Verbesserung der sozialen Integration legen
- körperliche Aktivität in sehr kleinen Abstufungen steigern, körperliche Leistungsfähigkeit engmaschig beobachten
- psychologische Therapie wenn möglich in eine interdisziplinäre (medizinische und physiotherapeutische) Behandlung einbinden

14.11 Psychologische Diagnostik als Grundlage der Therapieplanung

Grundlage einer psychotherapeutischen Behandlung ist immer eine umfassende und zuverlässige psychologische Diagnostik. Sie ermöglicht es, die Therapie auf die spezifischen Bedürfnisse des Patienten zuzuschneiden. Neben dem Anamnesegespräch stellen dabei u. a. psychometrische Tests eine effiziente und objektive Möglichkeit zur Informationsgewinnung dar. Auch für ältere Menschen mit chronischen Schmerzen liegen verschiedene schmerzspezifische Selbstberichtsinstrumente vor (Mattenklodt 2015), von denen einige wichtige in Tabelle 14.6 überblicksartig dargestellt sind.

Tab. 14.6: Psychometrische Testverfahren für die Schmerzpsychotherapie mit älteren Menschen (Mattenklodt 2015).

psycho-soziales Konstrukt	Verfahren/Test	entwickelt für ältere Patienten	erprobt bei älteren Patienten	Anmerkungen/Besonderheiten
kognitive Fähigkeiten	Mini-Mental-State-Examination nach Folstein (Folstein 1975)	ja	ja	sehr verbreitet
	DemTect (Kalbe 2004)	ja	ja	sensitiver/geeigneter bei leichter kognitiver Störung bzw. akademisch vorgebildeten Älteren
	Test zur Früherkennung von Demenzen mit Depressionsabgrenzung (TFDD) (Ihl 2000)	ja	ja	Im Internet verfügbar: http://www.kcgeriatrie.de/instrumente/tfdd.pdf Achtung: keine altersbezogene Normierung
schmerz-spezifische Einstellungen	Katastrophisierungs-Vermeidungs-Skala D-65+(Quint 2011)	ja	ja	
	AMIKA (Ältere Menschen in körperlicher Aktion (Quint 2007))	ja	ja	erfasst Bewegungsängste/Vermeidungsverhalten; Foto-basiertes Instrument zur Planung einer expositions-basierten körperlich aktivierenden Therapie
Depressions-screening	15-Item Kurzform der GDS (Geriatric Depression Scale (Gauggel 1999))	ja	ja	bei kritischem Wert von 6 beste Sensitivität (84.0%) und Spezifität (88.9%); nicht bei stärkerer kognitiver Einschränkung und zur Schweregrad-Beurteilung einer Depression
Sturzängste	FES-I (Falls Efficacy Scale International; deutsche Fassung (Dias 2006))	ja	ja	erfasst, wie groß die Angst zu stürzen bei bestimmten Handlungen ist; gut für Interventionsplanung und Veränderungsmessung einsetzbar

Tab. 14.6: (fortgesetzt)

psycho-soziales Konstrukt	Verfahren/Test	entwickelt für ältere Patienten	erprobt bei älteren Patienten	Anmerkungen/Besonderheiten
interpersonale Prozesse und soziale Aktivitäten	Verhaltensweisen von Bezugspersonen: MPI-D (Multidimensional Pain Inventory; in deutscher Sprache (Flor 1990))	nein	ja (nicht in D)	bisher wenig verbreitet
	soziale Aktivität Selbstbeurteilungs-Skala (SASS) (Duschek 2003)	nein	ja	zur Erfassung sozialer Beziehungen bei noch selbstständig lebenden Älteren
	Fragebogen zur Erfassung der sozialen Situation (SoS) (Nikolaus 1994)	ja	ja	nützlich für die Erfassung sozialer Situation Hochaltriger; < 17 von max. 25 Punkten: dringender Anlass zur Klärung der sozialen Gesamtsituation im Internet frei verfügbar: http://www.kcgeriatrie.de/downloads/instrumente/sos.pdf
Schmerz-bewältigung, Schmerz-akzeptanz und Ressourcen	Fragebogen zur Erfassung der Schmerzverarbeitung (FESV (Geissner 2001))	nein	ja	geprüftes Altersspektrum von 18 bis 80 Jahre; manche Fragen kognitiv anspruchsvoll
	Schmerzakzeptanz „Chronic Pain Acceptance Questionnaire" (CPAQ D) (Nilges 2007)	nein	ja	keine Validierung an >65jährigen Patienten
	Fragebogen zur schmerz-spezifischen Selbstwirksamkeit (FESS) (Mangels 2009)	nein	ja	gute Verständlichkeit der Items
Funktions-fähigkeit	Funktionsfragebogen Hannover (FFbH-R (Kohlmann 1996))	nein	ja	klinisch relevante Veränderung bei 12%; gute Itemverständlichkeit
	PDI (Pain Disability Index) (Dillmann 1994)	nein	ja	frei verfügbar im Internet: http://www.drk-schmerz-zentrum.de.drktg.de/mz/pdf/downloads/PDI.PDF Akzeptanz der Frage zur Sexualität bei Älteren reduziert

Tab. 14.6: (fortgesetzt)

psychosoziales Konstrukt	Verfahren/Test	entwickelt für ältere Patienten	erprobt bei älteren Patienten	Anmerkungen/Besonderheiten
Lebensqualität	SF-12 (Short Form Health Survey) (z. B. (Willman 2013))	nein	ja	für Ältere Nutzung in Interviewform günstiger, da wechselndes Antwortformat; Referenznormwerte vorhanden
	WHOQOL-BREF (World Health Organisation Quality of Life)-Kurzfragebogen (Angermeyer 2000)	nein	ja	auch Vergleichswerte für Menschen über 85 Jahre vorhanden; Zusätzlich neu entwickelt: „WHOQOL-OLD-Ergänzungsmodul" (Winkler 2006)
psychosoziale Diagnostik bei eingeschränkter kognitiver Funktion	„Strukturiertes Schmerzinterview für geriatrische Patienten" (Basler 2001b)	ja	ja	MMSE-Score ≥ 10 notwendig für Durchführung des Interviews Verfügbar unter: http://www.dgss.org/fileadmin/pdf/Schmerzinterview_Geriatrie.pdf

Beim Hausarzt oder niedergelassenen Facharzt wird es vielfach nicht möglich sein, umfangreiche Fragebögen einzusetzen.

Empfehlenswert wäre bei funktionell einschränkenden Schmerzen der Einsatz des „Strukturierten Schmerzinterviews für geriatrische Patienten", zumindest bei der Erstvorstellung (Basler 2001b). Nach Schulung wäre dies durch eine Medizinische Fachangestellte in ca. 15 Minuten durchführbar.

Sollte auch dies nicht machbar erscheinen, empfehlen Mattenklodt u. Leonhardt (Mattenklodt 2015) aus psychologischer Sicht ein Minimum an anamnestischen Fragen, um (neben Fragen zur Schmerzintensität und -lokalisation) Stimmung, psychosoziale Funktion und schmerz- oder aktivitätsbezogene Ängste bei älteren Schmerzpatienten zu erheben. Folgende Aspekte sollten enthalten sein:

- Depressionsscreening: „Haben Sie sich im letzten Monat oft niedergeschlagen, traurig, bedrückt oder hoffnungslos gefühlt?" sowie „Hatten Sie im letzten Monat deutlich weniger Interesse und Lust an Dingen, die Sie sonst gerne tun?" (Arroll 2003)
- Soziale Situation: „Versorgen Sie sich selbstständig?", „Haben Sie Personen, auf die Sie sich verlassen und die Ihnen zu Hause regelmäßig helfen können?", „Fühlen Sie sich manchmal einsam?"
- Schmerzbewältigung: „Können Sie selbst etwas tun, um Ihre Schmerzen zu verringern?"
- Umfang der Alltagsbewältigung: „Können Sie sich selbst anziehen?", „Können Sie Ihren Haushalt selbstständig versorgen?"
- Schmerzangst/Vermeidungsverhalten: „Halten Sie bestimmte körperliche Aktivitäten in Ihrem Zustand für gefährlich?" (Wenn ja: Welche?), „Vermeiden Sie Aktivitäten, die Schmerzen hervorrufen könnten?"
- Sturzangst: „Haben Sie Sorge, bei bestimmten Aktivitäten zu stürzen?"

14.12 Fazit für die Praxis

Ältere Menschen mit chronischen Schmerzen haben aufgrund ihrer spezifischen körperlichen, psychischen und sozialen Situation ein erhöhtes Risiko, durch chronische Schmerzen in ihrer selbständigen Lebensführung und der Teilnahme am sozialen und gesellschaftlichen Leben beeinträchtigt zu werden. Eine genaue Schmerzursachenfindung sowie kausale Therapieansätze sind aufgrund der vorhandenen Multimorbidität im höheren Lebensalter meist nicht möglich. Um die unerwünschten Folgen der Schmerzkrankheit zu vermeiden, sind psychosoziale Aspekte daher unbedingt in der Diagnostik und Therapie älterer Menschen mit einzubeziehen.

Für die Diagnostik liegen auch im deutschen Sprachraum validierte Messinstrumente mit guten psychometrischen Kennwerten vor. Stößt die Anwendung von selbst auszufüllenden Fragebögen bei geriatrischen Patienten an Grenzen, kann sie durch eine Interviewform ersetzt werden.

Therapeutisch kann bereits eine sorgfältige Edukation das Schmerzmanagement verbessern. Die Vermittlung einer ganzheitlichen Sicht auf den Schmerz (bio-psycho-soziales Schmerzmodell, Teufelskreismodell chronischer Schmerzen) führt den Patienten erst an eine auf psychologischen Prinzipien beruhende Schmerztherapie heran. Dabei ist auch die Einbeziehung von Angehörigen zu erwägen. Darüber hinaus stehen verschiedene psychologische Verfahren zur Verfügung, die oft im Rahmen eines kognitiv-verhaltenstherapeutischen Schmerzbewältigungstrainings kombiniert angewandt werden. Besonders wirkungsvoll auch bei älteren Schmerzpatienten ist ein multimodales Vorgehen. Multimodale Therapien sind am erfolgreichsten bei Durchführung durch ein multiprofessionelles Team und dort, wo interdisziplinäre Teamarbeitsweise geübte Praxis ist. Akzeptanz von Schmerz und Alter, Balancierung von Ruhe und Aktivität und Stärkung der sozialen Integration sind dabei wichtige Themen für die Schmerzpsychotherapie. In neueren, akzeptanzbasierten Therapieprogrammen, wird der Fokus darauf gelegt, die Schmerzakzeptanz und die Bereitschaft, bedeutsame Aktivitäten trotz fortbestehender Schmerzen auszuführen, zu fördern. Das Erlernen eines Entspannungsverfahrens mit CD-Unterstützung, eventuell ergänzt durch Imaginationen, könnte auch für ältere Menschen in der Primärversorgung ein hilfreicher psychologischer Therapiebaustein sein. Yoga, Tai Chi und Qi Gong können Alternativen hierzu sein.

Spiritualität und religiöse Praktiken scheinen gerade bei älteren Menschen besonders verbreitet zu sein. Da religiöse Einstellungen und Praktiken den Umgang mit dem Schmerz beeinflussen, sollte bei älteren Menschen von einem bio-psycho-sozial-spirituellen Schmerzmodell ausgegangen werden und religiöse Überzeugungen sowie religiös-begründete Umgangsweisen mit Schmerzen aktiv exploriert und in die Therapie einbezogen werden.

14.13 Literatur

AGOF. Anteil der Internetnutzer und Nicht-Internetnutzer in den unterschiedlichen Altersgruppen in Deutschland im April 2015. In Statista – Das Statistik-Portal. Zugriff am 17. Juli 2015, von http://de.statista.com/statistik/daten/studie/72312/umfrage/altersverteilung-der-internetnutzer-in-deutschland/.

AGS Panel on Persistent Pain in Older Persons. The management of persistent pain in older patients. JAGS 2002, 50, S205–224.

Angermeyer M, Kilian R, Matschinger H. WHOQOL-100 und WHOQOL-BREF. Handbuch für die deutschsprachige Version der WHO Instrumente zur Erfassung von Lebensqualität. Göttingen, Hogrefe, 2000.

Arnold B, Brinkschmidt T, Casser HR, Gralow I, Irnich D, Klimczyk K, Müller G, Nagel B, Pfingsten M, Schiltenwolf M, Sittl R, Söllner W. Multimodale Schmerztherapie. Konzepte und Indikation. Schmerz 2009, 23, 112–120.

Arroll B, Khin N, Kerse N. Screening for depression in primary care with two verbally asked questions: cross sectional study. BMJ 2003, 15, 327(7424), 1144–1146.

Bach D. Die psychischen Veränderungen. In: Zapotoczky HG, Fischhof PK, eds. Handbuch der Gerontopsychiatrie. Wien, Springer, 1996, 54–73.

Baetz M, Bowen R. Chronic pain and fatigue: Associations with religion and spirituality. Pain Res Manag 2008, 13, 5, 383–8.

Bährer S, Krebs-Roubicek E, Hemmeter U. Das präventive soziale Netzwerk alterspsychiatrischer Patienten. Zeitschrift für Gerontopsychologie und - psychiatrie, 2001, 14(2), 57–74.

Baird CL, Sands L. A pilot study of the effectiveness of guided imagery with progressive musclerelaxation to reduce chronic pain and mobility difficulties of osteoarthritis. Pain Manag Nurs 2004, 5: 97–104.

Baltes M, Carstensen LL. Gutes Leben im Alter: Überlegungen zu einem prozessorientiertem Metamodell des Alterns. Psychologische Rundschau 1996, 47, 199–215.

Barry CB, Kerns RD, Guo Z, Duong BD, Iannone LP, Reid MC. Identification of strategies used to cope with chronic pain in older persons receiving primary care from a veterans affairs medical center. JAGS 2004, 52, 950–956.

Basler HD. Chronische Kopf- und Rückenschmerzen. Psychologisches Trainingsprogramm. Göttingen, Vandenhoeck u. Rupprecht, 2001a.

Basler HD, Bloem R, Casser HR, Gerbershagen HU, Grießinger N, Hankemeier U, Hesselbarth S, Lautenbacher S, Nikolaus T, Richter W, Schröter C, Weiß L. Ein strukturiertes Schmerzinterview für geriatrische Patienten. Schmerz 2001b, 15, 64–171.

Basler HD, Bertalanffy H, Quint S, Wilke A, Wolf U. TTM-based counselling in physiotherapy does not contribute to an increase of adherence to activity recommendations in older adults with chronic low back pain – a randomised controlled trial. Eur J Pain 2007, 11, 1, 31–37.

Basler HD, Luckmann J, Wolf U, Quint S. Fear-avoidance beliefs, physical activity and disability in elderly individuals with chronic low back pain and healthy controls. Clinical Journal of Pain 2008, 24, 7, 604–610.

Basler HD. Schmerz und Alter. In: Kröner-Herwig B, Frettlöh J, Klinger R, Nilges P, eds. Schmerzpsychotherapie, 7. Auflage, Springer, Berlin, 2011, 209–223.

Bolier L, Haverman M, Westerhof G, Riper H, Smit F, Bohlmeijer E. Positive Psychology interventions: a meta-analysis of randomized controlled studies. BMC Public Health 2013, 13, 119.

Brenes GA, Guralnik JM, Williamson JD, Fried LP, Simpson C, Simonsick EM, Penninx BW. The influence of anxiety on the progression of disability. J Am Geriatr Soc 2005, 53, 34–39.

Budnitz D, Lovegrove M, Shehab N, Richards CL. Emergency hospitalization for adverse drug events in older Americans. N Engl J Med 365 2011, 21, 2002–2012.

Bucher A. Psychologie der Spiritualität. Basel, Beltz-Verlag, 2007.

Büssing A, Ostermann T, Lüdtke R, Machalsen A. Effects of yoga interventions in pain and pain-associated disability: a meta-analysis. J Pain 2012, 13, 1, 1–9.

Camacho-Soto A, Sowa GA, Perera S, Weiner DK. Fear avoidance beliefs predict disability in older adults with chronic low back pain. PMu.R 2012, 4, 7, 493–7.

Dahl J, Lundgren T. Living beyond your pain. Using acceptance and commitment therapy to ease chronic pain. Oakland, New Harbinger Publications, 2006.

Darchuk KM, Townsend CO, Rome JD, Bruce BK, Hooten WM. Longitudinal treatment outcomes for geriatric patients with chronic non-cancer pain at an interdisciplinary pain rehabilitation program. Pain Med 2010, 11, 1352–1364.

Dezutter J, Wachholtz A, Corveleyn J. Prayer and pain: the mediating role of positive re-appraisal. Journal of Behavioral Medicine 2011, 34, 6, 542–9.
Dias N, Kempen GI, Todd CJ, Beyer N, Freiberger E, Piot-Ziegler C. Die Deutsche Version der Falls Efficacy Scale-International Version (FES-I). Z Gerontol Geriatr 2006, 39, 4,297–300.
Dillmann, U, Nilges, P, Saile, H u. Gerbershagen, H.U. Behinderungseinschätzung bei chronischen Schmerzpatienten. Schmerz 1994, 8, 100–10
Duschek S, Schandry R, Hege B. Soziale Aktivität Selbstbeurteilungs-Skala (SASS). Diagnostik sozialer Funktionsfähigkeit bei depressiven Störungen. Manual. Göttingen, Beltz Test, 2003.
Eccleston C. A normal psychology of chronic pain. Psychologist 2011, 24, 6, 422–5.
Eifert G. Akzeptanz- und Commitment-Therapie (ACT). Fortschritte der Psychotherapie 45. Göttingen, Hogrefe, 2011.
Eisenberger NI, Lieberman MD, Williams KD. Does rejection hurt? An FMRI study of social exclusion. Science 2003, 302, 5643, 290–2.
Ersek M, Turner JA, Cain KC, Kemp CA. Results of a randomized controlled trial to examine the efficacy of a chronic pain self-management group for older adults. Pain 2008, 138, 29–40.
Fitzgerald TG, Hadjistavropoulos T, MAcNab YC. Caregiver fear of falling and functional ability among seniors residing in long-term care facilities. Gerontology 2009, 55(4), 460–7.
Flor H, Rudy TE, Birbaumer N, Streit B, Schugens MM. Zur Anwendbarkeit des West-Haven-Yale Multidimensional Pain Inventory im deutschen Sprachraum. Schmerz 1990, 4, 2, 82–7.
Flor H, Braun C, Elbert T, Birbaumer N. Extensive reorganisation of primary somatosensory cortex in chronic back pain patients. Neurosci Lett 1997, 241, 5–8.
Flor H. Neurobiologische und psychobiologische Faktoren der Chronifizierung und Plastizität. In: Kröner-Herwig B, Frettlöh J, Klinger R, Nilges P, eds. Schmerzpsychotherapie, 7th ed. Berlin, Springer, 2011, 89–104.
Folstein MF, Folstein SE, McMugh PR. „Mini-mental state“: a practical method for grading the cognitive state of patients for the clinician. J Psychiatr Res 1975, 12, 189–98.
Fordyce WE. Behavioural methods for chronic pain and illness. St. Louis, Mosby, 1976.
Gauggel S, Birkner B. Validität und Reliabilität einer deutschen Version der Geriatrischen Depressionsskala (GDS). Zeitschrift für Klinische Psychologie 1999, 28, 1, 18–27.
Geissner E. Fragebogen zur Erfassung der Schmerzverarbeitung FESV. Göttingen, Hogrefe, 2001.
Gensicke T, Geiss S. Hauptbericht des Freiwilligensurveys 2009: Zivilgesellschaft, soziales Kapital und freiwilliges Engagement in Deutschland 1999–2004–2009. München, TNS Infratest Sozialforschung, 2010.
Hadjistavropoulos T, Martin RR, Sharpe D, Lints AC, McCreary DR, Asmundson GJ. A longitudinal investigation of fear of falling, fear of pain, and activity avoidance in community-dwelling older adults. J Aging Health 2007, 19, 6, 965–84.
Hartvigsen J, Christensen K. Active lifestyle protects against incident low back pain in seniors: a population-based 2-year prospective study of 1387 Danish twins aged 70–100 years. Spine 2007, 32, 1, 76–81.
Häuser W, Schmutzer G, Henningsen P, Brähler E. Chronische Schmerzen, Schmerzkrankheit und Zufriedenheit der Betroffenen mit der Schmerzbehandlung in Deutschland. Ergebnisse einer repräsentativen Bevölkerungsstichprobe. Schmerz 2014, 28, 483–92.
Hautzinger M. Depression im Alter, Weinheim, Beltz-Verlag, 2000.
Hawkley L, Williams K, Cacioppo J. Responses to ostracism across adulthood. Soc Cogn Affect Neurosci 2011, 6, 234–43.
Henschke N,Ostelo RW, van Tulder MW, Vlaeyen JW, Morley SJ, Assendelft WJ, Main CJ. Behavioural treatment for chronic low-back pain. Cochrane Database Syst Rev. 2010, 7, 7, CD002014.
Holmberg C, Rappenecker J, Karner JJ, Witt CM. The perspective of older women with chronic neck pain on perceived effects of qigong and exercise therapy on aging: a qualitative interview study. Clin Interv Aging 2014, 9, 403–10.
Höpflinger F, Hummel C, Hugentobler V. Enkelkinder und ihre Großeltern. Intergenerationelle Beziehungen im Wandel, Zürich, Seismo, 2006.

Ihl R, Grass-Kapanke B, Lahrem P, Brinkmeyer J, Fischer S, Gaab N, Kaupmannsennecke C. Entwicklung und Validierung eines Tests zur Früherkennung der Demenz mit Depressionsabgrenzung (TFDD). Fortschr Neurol Psychiatr 2000, 68, 9, 413–22.

Jamieson-Lega K, Berry R, Brown CA. Pacing. A concept analysis of a chronic pain intervention. Pain Res Manag 2013, 18, 4, 207–13.

Kabat-Zinn. Full catastrophe living: using the wisdom of your body and mind to face stress, pain and illness. New York, Delacorte, 1990.

Kaiser U, Nilges P. Verhaltenstherapeutische Konzepte in der Therapie chronischer Schmerzen.Schmerz 2015, 29, 179–85.

Kalbe E, Kessler J, Calabrese P, Smith R, Passmore AP, Brand M, Bullock R. DemTect: a new, sensitive cognitive screening test to support the diagnosis of mild cognitive impairment and early dementia. Int J Geriatr Psychiat 2004, 19, 136–43.

Kamper SJ, Apeldoorn AT, Chiarotto A, Smeets RJ, Ostelo RW, Guzmán J, van Tulder MW. Multidisciplinary bio-psycho-social rehabilitation for chronic low back pain. Cochrane Database Syst Rev 2014, 9, CD000963.

Keefe FJ, Beaupre PM, Gil KM, Rumble ME, Aspnes AK. Group therapy for patients with chonic pain. In:Turk DC, Gatchel RJ., eds. Psychological approaches to pain management. A practitioner's handbook. 2nd ed.Nwe York, The Guilford Press, 2002, 234–55.

Keefe FJ, Blumenthal J, Baucom D, Affleck G, Waugh R, Caldwell DS, Beaupre P, Kashikar-Zuck S, Wright K, Egert J, Lefebvre J. Effects of spouse-assisted coping skills training and exercise training in patients with osteoarthritic knee pain: a randomized controlled study. Pain 2004, 110, 519–49.

Koenig H, King D, Carson V. Handbook of religion and health 2nd edition. New York, Oxford University Press, 2012.

Kohlmann T, Raspe H. Der Funktionsfragebogen Hannover zur alltagsnahen Diagnostik der Funktionsbeeinträchtigung durch Rückenschmerzen (FFbH-R). Rehabilitation 1996, 35, I–VIII.

Kovacs F, Abraira V, Cano A, Royuela A, Gil del Real MT, Gestoso M, Mufraggi N, Muriel A, Zamora J. Fear avoidance beliefs do not influence disability and quality of life in Spanish elderly subjects with low back pain. Spine 2007, 2133–8.

Leonhardt C, Laekeman M. Schmerz und Bewegungsangst im Alter. Notwendigkeit zur interdisziplinären Herangehensweise. Schmerz 2010, 24, 6, 561–8.

Linton SJ, Shaw WS. Impact of psychological factors in the experience of pain. Phys Ther 2011, 91, 700–11.

Lüking M, Martin A. Entspannung, Imagination, Biofeedback und Meditation. In: Kröner-Herwig B, Frettlöh J, Klinger R, Nilges P, eds. Schmerzpsychotherapie, 7. Auflage, Berlin, Springer, 2011, 565–84.

Lunde L, Nordhus I, Pallesen S. The Effectiveness of cognitive and behavioural treatment of chronic pain in the elderly: A quantitative review. J Clin Psychol Med Settings 2009, 16, 3, 254–62.

Lynse CJ, Wachholtz AB. Pain, spirituality, and meaning making: What can we learn from the literature? Religions 2011, 2, 1–16.

Maercker A. Psychologie des höheren Lebensalters. In: Maercker A., ed. Alterspsychotherapie und klinische Gerontopsychologie, 2nd ed. Berlin, Springer-Verlag, 2015, 3–42.

Mangels M, Schwarz S, Sohr G, Holme M, Rief W. Der Fragebogen zur Erfassung der schmerzbezogenen Selbstwirksamkeit (FESS): Eine Adaptation des Pain Self-Efficacy Questionnaire für den deutschen Sprachraum. Diagnostica 2009, 55, 84–93.

Margraf J. Verhaltenstherapiemanual, Berlin, Springer-Verlag, 2011.

Martire L, Schulz, R, Helgeson V, Small B, Sghafi E. Review and meta-analysis of couple-oriented interventions for chronic illness. Ann Behav Med 2010, 40, 325–42.

Master S, Eisenberger N, Taylor S, Naliboff B, Shirinyan D. Lieberman M. A picture's worth: partner photographs reduce experimentally induced pain. Psychol. Sci. 2009, 20, 1316–8.

Mattenklodt P, Ingenhorst A, Wille C, Flatau B, Hafner C, Geiss C, Sittl R, Ulrich K, Griessinger N. Multimodale Gruppentherapie bei Senioren mit chronischen Schmerzen. Der Schmerz 2008, 22, 5, 551–61.

Mattenklodt P, Ingenhorst A, Flatau B, Wille C, Hafner C, Maihöfner C, Sittl R, Griessinger N. Multidisciplinary treatment program for elderly patients with chronic pain: 6 months follow-up. Eur J Pain 2009, 13, S1, S31.

Mattenklodt P, Leonhardt C. Psychologische Diagnostik und Psychotherapie bei chronischen Schmerzen im Alter. Der Schmerz 2015, DOI 10.1007/s00482–015–0007–3.

McCaffrey AM, Eisenberg DM, Legedza AT, Davis RB, Phillips RS. Prayer for health concerns: results of a national survey on prevalence and patterns of use. Arch Intern Med 2004, 164, 8, 858–62.

McCracken L, Eccleston C. Coping or acceptance: What to do about chronic pain? Pain 2003, 105, 197–204.

McCracken L, Jones R. Treatment for chronic pain for adults in the seventh and eighths decades of life: A preliminary study of Acceptance and Commitment Therapy (ACT). Pain Medicine 2012, 13, 861–7.

McCracken LM, Sato A, Taylor GJ. A trial of a brief group-based form of Acceptance and Commitment Therapy (ACT) for chronic pain in general practice: pilot outcome and process results. J Pain 2013, 14, 11, 1398–406.

Melzack R, Wall P. On the nature of cutaneous sensory mechanisms, Brain 1962, 85, 331–56.

Middaugh SJ, Pawlick K. Biofeedbacktreatment of persistent pain in the older adults: A review and a study. Appl Psychophysiol Biofeedback 2002, 27, 3, 185–202.

Miller J. Assessment of loneliness and spiritual well-being in chronically ill and healthy adults. Journal of Professional Nursing 1985, 12, 79–85.

Morone NE, Greco CM. Mind-body interventions for chronic pain in older adults: a structured review. Pain Medicine 2007, 8, 4, 359–75.

Morone NE, Greco CM, Weiner DK. Mindfulness meditation for the treatment of chronic low back pain in older adults: A randomized controlled pilot study. Pain 2008, 134, 310–9.

Morone NE, Rollman BL, Moore CG, Li Q, Weiner DK. A mind-body program for older adults with chronic low back pain: results of a pilot study. Pain medicine 2009, 10, 8, 1395–407.

Nicholas MK, Asghari A, Blyth FM, Wood BM, Murray R, McCabe R, Brnabic A, Beeston L, Corbett M, Sherrington C, Overton S. Self-management intervention for chronic pain in older adults. A randomized controlled trial. Pain 2013, 154, 824–35.

Nielson WR, Jensen MP, Karsdorp PA, Vlayen JWS. Activity pacing in chronic pain. Concepts, evidence, and future direction. Clin J Pain 2013, 29, 5, 461–8.

Nikolaus T, Specht-Leible N, Bach M, Oster P, Schlierf G. Soziale Aspekte bei Diagnostik und Therapie hochbetagter Patienten. Erste Erfahrungen mit einem neu entwickelten Fragebogen im Rahmen des geriatrischen Assessments. Z Gerontol 1994, 27, 240–5.

Nobis H, Pielsticker A. Ärztliche Edukation und Kommunikation in der primären Schmerzbehandlung. Schmerz 2013, 27, 317–24.

Proyer RT, Gander F, Wellenzohn S, Ruch W. Positive psychology interventions in people aged 50–79 years: long-term effects of placebo-controlled online interventions on well-being and depression. Aging ment health 2014, 18, 8, 997–1005.

Quint S, Luckmann J, Wolf U, Basler HD. AMIKA: Ältere Menschen in körperlicher Aktion. Schmerz 2007, 21,453–61.

Quint S, Raich M, Luckmann J. Evaluation einer zweidimensionalen Skala zur Erfassung von Angst-Vermeidungs-Überzeugungen an älteren Patienten mit chronischem Rückenschmerz. Schmerz 2011, 25, 3, 315–21.

Reich J, Zautra A, Guarnaccia C. Effects of disability and bereavement on the mental health and recovery of older adults. Psychol Aging 1989, 4, 1, 57–65.

Reulecke J. Die Alterskohorten. In: Lieberz K, Franz M, Schepank H., eds. Seelische Gesundheit im Langzeitverlauf – Die Mannheimer Kohortenstudie. Ein 25-Jahres-Follow up. Berlin, Springer-Verlag, 2011, 13–25.

Riley D. Hatha yoga and the treatment of illness. Altern Ther Health Med 2004,10, 20–1.

Rippentrop EA, Altmaier EM, Chen JJ, Found EM, Keffala VJ. The relationship between religion/spirituality and physical health, mental health, and pain in a chronic pain population. Pain 2005, 116, 3, 311–21.

Rogers CE, Larkey LK, Keller C. A review of clinical trials of tai chi and qigong in older adults. West J Nurs Res 2009, 31, 2, 245–79 .

Rupprecht R, Gunzelmann T, Oswald HD. Gerontopsychologische Diagnostik. In: Maercker A, ed. Alterspsychotherapie und klinische Gerontopsychologie. 2nd ed. Berlin, Springer-Verlag, 2015, 89–105.
Schuler M, Hesselbarth S, Becker A, Lindena G, Mattenklodt P. Therapie chronischer Schmerzen bei Älteren: schmerztherapeutische und geriatrische stationäre Versorgung in Deutschland. Der Schmerz. 2015/4: 422–430.
Seligman M, Steen T, Park N, Peterson C. Positive psychology progress. Empirical validation of interventions. American Psychologist 2005, 60, 5, 410–21.
Sions JM, Hicks GE. Fear-avoidance beliefs are associated with disability in older american adults with low back pain. Phys Ther 2011, 91,4, 525–34.
Statistisches Bundesamt. Fallpauschalenbezogene Krankenhausstatistik (DRG-Statistik). Artikelnummer 5231401137014. Wiesbaden, Statistisches Bundesamt, 2014.
Turk DC, Flor H. The cognitive-behavioural approach to pain management. In: McMahon S, Koltzenburg M, eds. Wall u. Melzack's textbook of pain. 5th ed. London, Elsevier, 2006, 339–48.
Veehof M, Oskam MJ, Schreurs KM, Bohlmeijer ET. Acceptance-based interventions for the treatment of chronic pain: a systematic review and meta-analysis. Pain 2011, 152, 533–42.
Veitl D. Neurobiologische Grundlagen der Entspannungsverfahren. In: Vaitl D, Petermann F, ed. Entspannungsverfahren – Das Praxishandbuch. Weinheim, Beltz Psychologische Verlags-Union, 2009, 18–35.
Vlaeyen JW, Linton SJ. Fear-avoidance and its consequences in chronic musculoskeletal pain: a state of the art. Pain 2000, 85, 317–32.
Wachholtz A, Keefe FJ. What physicians should know about spirituality and chronic pain. SouthMed J 2006, 99, 10, 1174–5.
Wagner G, Schutze Y, Lang FR. Soziale Beziehungen alter Menschen. In: Lindenberger U, Smith J, Mayer KU, Baltes PB, eds. Die Berliner Altersstudie. Akademie Verlag, Berlin, 2010, 325–44.
Walsh K, King M, Jones L, Tookman A, Blizard R. Spiritual beliefs may affect outcome of bereavement: prospective study. BMJ 2002, 324, 7353, 1551.
Waters S, Woodward J, Keefe F. Cognitive-behavioral therapy for pain in older adults. In: Gibson SJ, Weiner DK, eds. Pain in older persons, Seattle, IASP Press, 2005, 239–61.
Wengenroth M. Therapie-Tools Akzeptanz- und Commitmenttherapie. Weinheim, Beltz-Verlag, 2012.
Wertli MM, Rasmussen-Barr E, Held U, Weiser S, Bachmann LM, Brunner F. Fear – avoidance beliefs – a moderator of treatment efficacy in patients with low back pain: a systematic review. Spine J 2014,14, 11, 2658–78.
Williams A, Eccleston C, Morley S. Psychological therapies for the management of chronic pain (excluding headache) in adults (Review). Cochrane Database Syst Rev 2011, 11, CD007407.
Willman A, Petzäll K, Östberg AL, Hall-Lord ML. The psycho-social dimension of pain and health-related quality of life in the oldest old. Scand J Caring Sci 2013, 27, 3, 534–40.
Winkler I, Matschinger H, Angermeyer MC; WHOQOL-OLD Group. Der WHOQOL-OLD. Psychother Psychosom Med Psychol 2006, 56, 2, 63–9.
Zale EL, Lange KL, Fields SA, Ditre JW. The relation between pain-related fear and disability: a meta-analysis. J Pain 2013, 14, 10, 1019–30.

Thomas Frietsch und Matthias Schuler

15 Perioperatives Schmerzmanagement

15.1 Einführung

Die postoperative Schmerztherapie ist die Behandlung akuter Schmerzzustände, die auf das Operationstrauma zurückzuführen sind. Ältere Patienten werden viermal häufiger als Patienten anderer Altersgruppen operiert. Der postoperative Akutschmerz hat generell physiologisch sinnvollen, weil immobilisierenden und schützenden Charakter, während der Degenerationsschmerz oftmals auch schmerzhafte Schonhaltungen generiert. Für chronische Schmerzpatienten, z.B. Endoprothetik-Patienten mit Schmerzen durch Kniegelenksarthrose, bedeutet der Akutschmerz nach Operationen eine Verstärkung der bisherigen Schmerzerfahrung.

Die Empfehlungen zur postoperativen Schmerztherapie sind zunehmend evidenzbasiert für den jeweiligen Eingriff (PROSPECT 2015). Für die postoperative Therapie der älteren und besonders geriatrischen Patienten sind jedoch viele Pharmaka nur mangelhaft untersucht, da diese Patienten häufig von Studien ausgeschlossen werden. Bei geriatrischen Patienten ist der Schmerztherapeut gut beraten, die Existenz von Organdysfunktionen anzunehmen und wegen veränderten pharmakokinetischen Eigenschaften Analgetika vorsichtig zu dosieren. Ebenso muss eine erhöhte Empfindlichkeit gegen Sedativa und Analgetika im fortgeschrittenen Alter berücksichtigt werden.

Trotz der genannten Einschränkungen der Evidenz sind die modernen Konzepte zur perioperativen Schmerztherapie auch für Ältere multimodal orientiert, um die Maximaldosierungen zu vermeiden und die damit verbundenen unerwünschten Wirkungen der Analgetika zu reduzieren. Dieses Konzept ist für Patienten im mittleren Lebensalter schon vielfach belegt (Tan 2015).

Im Folgenden werden auf der Basis der in Überarbeitung befindlichen AWMF-S3-Leitlinie von 2009 die Besonderheiten bei der Behandlung Älterer und geriatrischer Patienten dargestellt, geeignete Organisationsformen, Pharmaka-Applikationen und Analgesie-Techniken für die Schmerztherapie beim geriatrischen Patienten in verschiedenen operativen Bereichen dargestellt.

15.2 Besonderheiten des Akutschmerzes im Alter

15.2.1 Klinische Präsentation und Pathophysiologie

Postoperative Schmerzen gelten als gemischte Schmerzen, inflammatorisch/nozizeptiv mit einem neuropathischen Anteil.

Nozizeptive Schmerzen sind gut lokalisierbar, von scharfem, stechendem bis dumpf-drückendem Charakter im Bereich der Haut, des Bindegewebes und der Muskulatur. Sie entstehen sowohl durch direkte Aktivierung der inflammatorischen Nozizeptoren (z.B. TRPV-Rezeptoren) bei mechanischen, thermischen oder chemischen Noxen als auch durch indirekte Sensibilisierung bei Entzündungsreaktionen. Afferente Meldungen von Gewebsschaden, modifiziert durch hohe Laktatspiegel, Gewebsazidose und Ischämie werden zentral im spinalen Hinterhorn verschaltet und verursachen dort eine gesteigerte Eigenaktivität (Wu 2011). In diesen Amplifikationsprozess gehen bereits früh modifizierende pro-nozizeptive Verschaltungen ein, die zum Beispiel über Angst oder kultureller Schmerzbewertung die schmerzhemmenden Effekte der Opioidrezeptoren beeinträchtigen ähnlich wie die verminderte Erregbarkeit der anti-nozizeptiven Bahnen bei der opioidinduzierten Hyperalgesie (OIH). Modulierend scheinen postoperativ ebenfalls Einflüsse des Glutamin- und n-Methyl-D-Aspartat (NMDA)-Systems zu wirken. Aktuelle Vorstellungen gehen davon aus, dass über exzitatorische Amino-3-Hydroxy-5-Methyl-4-Isoxazol-Propionat (AMPA)/Kainate Rezeptoren und die entsprechenden spinalen Verschaltungen der spezifische Charakter des chirurgischen Wundschmerzes hervorgerufen wird (Wu 2011).

Zusätzlich zum nozizeptiven Schmerz tragen neuropathische Schmerzen zum postoperativen Akutschmerz bei. Neuropathische Schmerzen entstehen durch eine primäre Läsion oder Dysfunktion peripherer oder zentraler Neurone, z.B. beim Durchtrennen von sensorischen Nerven beim Hautschnitt. Neuropathische Schmerzen besitzen brennenden, bohrenden, elektrisierenden und einschießenden Schmerzcharakter. In diesem Zusammenhang treten klinische Phänome wie Allodynie (ein gewöhnlich nicht schmerzhafter Reiz löst eine Schmerzempfindung aus), Dysästhesie (abnorme *unangenehme* Empfindung spontan oder auf einen Berührungsreiz hin) und Hyperalgesie (übermäßig starke Schmerzempfindung auf einen Schmerzreiz) auf.

Das postoperative Delir kann ebenfalls als klinische Präsentation einer ungenügenden Schmerztherapie verstanden werden. Allerdings kann eine „überschießende" Analgetikatherapie auch zum Delir führen. Hier gilt es, auf dem schmalen Grat zwischen Über- und Unterdosierung zu wandeln (s. auch Kap. 12).

15.2.2 Prävalenz

Noch in den 90er-Jahren litten bis zu 80% aller Patienten postoperativ an starken bis stärksten Schmerzen (Wiebalck 1995, Apfelbaum 2003, Dolin 2002, Gerbershagen 2013). Dieser Anteil hat sich im Laufe der Jahre und nach Einführung der Akutschmerzdienste an deutschen Krankenhäusern lediglich auf 45% halbieren lassen (Rawal 2007). Im geriatrischen Kollektiv ist ein unverändert hoher Anteil anzunehmen. Neben den oben erwähnten Kommunikationsproblemen kommt vermutlich die nicht unbegründete Angst der medizinischen Berufe und der Patienten vor Atemdepression und Organschädigung als Grund hinzu. Beispielsweise ist die Empfindlichkeit des zentralen Nervensystems (ZNS) gegen atemdepressive Opioide im Alter erhöht und wegen interindividuellen genetischen Unterschieden in der Opioidrezeptorstruktur nicht sicher vorauszusagen (Ren 2015).

15.2.3 Kommunikation

Die Kommunikation über mögliche Schmerzen kann durch Hyp-/Presbyakusis, nicht angeschaltete Hörgeräte, reduziertes Erinnerungs- und Konzentrationsvermögen, Medikamenteneinwirkung, Schmerzen selbst, schlecht sitzende Zahnprothesen, Dysarthrie, Dys- oder Aphasie und Erkrankungen des Laryngopharynx, die Demenz, die Depression, schwere Herz- und Lungeninsuffizienz beeinträchtigt sein. Altersbedingte neuronale, hormonelle und endorphinbedingte Veränderungen spielen auch bei der postoperativen Schmerzverarbeitung und -wahrnehmung eine Rolle (s. Kap. 2). Diese Probleme machen es vielfach schwer, Schmerzen zu erkennen und zweifelsfrei als behandlungsbedürftig zu identifizieren (Rantala 2014) (s. Kap. 9). Im klinischen Alltag ist es deshalb klug, in der postoperativen Phase von einer verzögerten oder fehlenden Schmerzäußerung beim alten Patienten auszugehen.

15.2.4 Komplikationen

Die potentiell unerwünschten Wirkungen einer Schmerztherapie sind gegen die negativen Folgen akuter postoperativer Schmerzen, die in Tabelle 15.1 zusammengefasst sind, abzuwägen. Der perioperative Stress, verstärkt durch ungenügend behandelte Schmerzen, wirkt sich gerade im höheren Alter mit der zunehmenden Anzahl und Schwere der Komorbiditäten und geringer Organreserven negativ aus.

Tab. 15.1: Komplikationen durch akute Schmerzen.

Organsystem	Komplikationen
Lunge	Verminderung des Atemzugvolumens, der funktionellen Residual- und Vitalkapazität; abgeschwächter Hustenstoß, Sekretverhalt, Infektionen, Atelektasen, Hypovolämie
kardiovaskuläres System	Tachykardie, Hypertension, erhöhter peripherer Gefäßwiderstand und erhöhte Herzarbeit mit hohem Sauerstoffverbrauch, Myokardischämie, Thrombosen, Embolien
Darm	verringerte Mobilität und Durchblutung
Niere	Harnverhalt, verminderte glomeruläre Filtrationsrate
ZNS	Angst, Schlafentzug, Prägung für zukünftige Operationen, Chronifizierung, Delir
Endokrinium	erhöhte Aldosteron-, Katecholamin- Cortisol- und ADH-Spiegel
Immunsystem	Suppression durch mediatorbedingten Autoaggressionsstoffwechsel

Effektive Schmerztherapie kann helfen, die postoperative Komplikationsrate zu senken, den Krankenhausaufenthalt zu verkürzen (Capdevila 1999), die Entwicklung chronischer Schmerzsyndrome zu verringern (Perkins 2000) und so die Kosten zu reduzieren (Carr 2005).

Besonders für gebrechliche und multimorbide Patienten ist wesentlich, die kardiovaskuläre, gastrointestinale und pulmonale Morbidität durch effektive schmerztherapeutische Techniken zu senken (Wu 2004, Wu 2011). Dies führt beispielsweise auch zu früherer Rückverlegung in eine Pflegeeinrichtung (Brodner 2000, Brodner 2007, Schwenk 2008).

Die verbesserte Analgesie und die damit verbundene, erhöhte Patientenzufriedenheit beeinflusst zudem die Krankenhauswahl. So wählten 75% der Patienten (mittleres Alter 41 Jahre, maximal 91 Jahre) gezielt bei elektiven Eingriffen eine chirurgische Abteilung mit guter postoperativer Schmerztherapie aus (Simanski 2006).

15.3 Präoperativ

15.3.1 Grundsätzliche Überlegungen

Präoperativ müssen beim geriatrischen Patienten chronische und akute (als Operationsursache zugrunde liegende) Erkrankungen und Organfunktionen beachtet werden. Folgende Fragen sind von Bedeutung:

- Sind die orale Medikamenteneinnahme, die enterale Resorption, der Abbau und die Elimination beeinträchtigt?
- Gibt es häusliche Medikamente, die die perioperative Schmerztherapie beeinflussen können?
- Liegen bereits präoperativ Überdosierungen oder Intoxikationen mit Pharmaka und besonders von Schmerzmitteln vor?
- Liegt ein verringertes Verteilungsvolumen für hydrophile Medikamente im Sinne einer Exsikkose vor?
- Erlauben Kreislauf und Durchblutung eine subkutane oder transdermale Medikamentenapplikation?
- Kann Schmerz aufgrund einer Demenz adäquat mitgeteilt werden?

Die aktuelle Liste der Dauer-Medikation sollte vorliegen. Die Medikation von alten Patienten beinhaltet häufig Antihypertensiva, Statine, Antiarrhythmika, Antidementiva, Antidepressiva, Sedativa und Neuroleptika.

15.3.2 Prämedikation

Ist eine präoperative Anxiolyse mit Benzodiazepinen (z.B. Lorazepam 1 mg) aufgrund vorhandener Unverträglichkeiten, zu befürchtender Sedierung oder fehlender Überwachungsmöglichkeit nicht möglich, kann alternativ mit Clonidin prämediziert werden (Dahmani, Brasher 2010). In dieser der Empfehlung zugrundeliegenden Meta-Analyse wurden 2–4 µg/kg Körpergewicht (KG) oral oder 5 µg/kg KG rektal 30–120 min vor dem Eingriff verabreicht.

Der gewünschte Sedierungseffekt präoperativ war mit deutlich besserer Analgesie als mit Midazolam postoperativ vergesellschaftet. Wird ein postoperatives Delir befürchtet, kann ebenfalls auf Clonidin oder auch Dexmedetomidin ausgewichen werden (Serafim 2015). Allerdings scheint nur die dauerhafte oder wiederholte Benzodiazepineinnahme und nicht die einmalige, niedrigdosierte, kurzwirksame Benzodiazepingabe wie Midazolam und Lorazepam die Delirinzidenz zu erhöhen (Zaal 2015).

15.3.3 Kognitives Screening

Da bereits präoperativ vorhandene kognitive Beeinträchtigung ein erhöhtes Risiko für ein postoperatives, kognitives Defizit (POCD), ein Delir und weitere Komplikationen darstellt, kann ein präoperatives Screening bei Älteren (ab 65–70 Jahren) sinnvoll sein, um das perioperative Management daraufhin zu modifizieren (Frietsch 2014). Der Uhren-Zeichen-Test nach Shulmann prüft Visuokonstruktionsfähigkeit (Parietalhirn) und das Problemlösen (Frontalhirn) (Abb. 15.1). Er ist in aller Regel schnell durchgeführt. Hilfen über die Aufgabenstellung hinaus, sind nicht gestattet. Wird dabei ein Scorewert von 3 und mehr erzielt, ist eine kognitive Beeinträchtigung sehr wahrscheinlich. Eine Spezifizierung der Schweregrads kann dann beispielsweise mittels Mini-Mental State Examination Score (MMSE) erfolgen. Er ist in 5–15 Minuten durchführbar. In einer Skala von 0–30 beziffern Testergebnisse unter 23 einen leichten, unter 10 einen schweren Grad der kognitiven Beeinträchtigung. Alternativ kann ein validierter computergestützter Test (MAT®, Dynamicos GmbH, Mannheim, Deutschland) benutzt werden (Adler 2012). Der adaptive Test erlaubt eine genauere Differenzierung als im MMSE von Störungen im Arbeits- und Kurzzeitgedächtnis für verbale, figurale und episodische Aufgaben, Störungen der visuellen, wie akustischen Aufnahme- und Verarbeitungsgabe, der Konzentrationsfähigkeit, insbesondere der Aufmerksamkeitsleistung im Sinne selektiver Daueraufmerksamkeit. Durch drei gleichartige Testversionen kann er zur Verlaufsbeurteilung und auch im prä- und postoperativ Vergleich herangezogen werden (Adler 2012). Er wird zurzeit für den perioperativen Einsatz im deutschen Krankenhaus geprüft.

Aktuell werden verschiedene Maßnahmen zur Vermeidung eines Delirs empfohlen (Frietsch 2014, Trogrlic 2015) (s. Abschnitt Delir in diesem Kapitel).

Da die spezifischen Grundsätze des präoperativen Schmerzmanagements denen der postoperativen Schmerztherapie gleichen, wird an dieser Stelle nicht besonders detailliert darauf eingegangen.

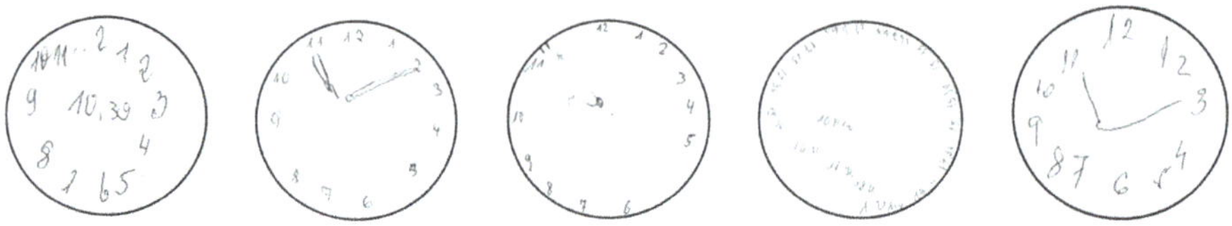

	Verkäuferin	Hausfrau	Landwirt	Verkäuferin	Buchhalter
MMSE	19	29	27	16	26
Bewertung nach Shulman	4	2	3	5	2

Abb. 15.1: Beispiele für einen Uhrentest.

Bewertung: 1: Uhr ist perfekt inklusive der Uhrzeit 10 nach 11; 2: leichte visuell-räumliche Fehler, aber Uhrzeit einigermaßen korrekt eingezeichnet; 3: fehlerhafte Uhr, korrekte visuell-räumliche Darstellung, aber Uhrzeit fehlerhaft; 4: mittelgradige Desorganisation; 5: schwergradige visuell-räumliche Desorganisation, Uhr gerade noch erkennbar; 6: keine Darstellung einer Uhr. Weiterführende kognitive Diagnostik ist ab 3 angezeigt.

15.4 Postoperativ

15.4.1 Grundsätzliche Überlegungen

Bei älteren Patienten und besonders mit eingeschränktem Allgemein- oder Ernährungszustand müssen folgende Besonderheiten berücksichtigt werden (Aubrun 2007, Ellinger 2009):

- Die aktive Resorption von oralen Medikamenten ist gerade im perioperativen Zeitraum extrem unzuverlässig, da stress- und fasteninduzierte Vasokonstriktion und Hypovolämie die normale Durchblutung des Gastrointestinaltrakts bei einem zudem bis zu 40 % reduzierten Herz-Zeit-Volumen im Alter beeinträchtigt (Freye 2004).
- Intramuskuläre Injektionen gelten unabhängig vom Alter wegen unzuverlässiger Resorption, schmerzhafter Applikation, erhöhtem Infektionsrisikos und möglicher Nervenverletzung als obsolet.
- Die perioperativ herabgesetzte Lebermetabolisation und die herabgesetzte Affinität des Lungengewebes bei intravenösen Medikamenten vermindert den First-Pass-Effekt und die Verstoffwechslung beispielsweise von Opioiden, was in aller Regel die wirksamen Plasmaspiegel dauerhaft erhöht und zur Kumulation führen kann (Freye 2004, Güttler 2000, Heck 2004a).
- Viele lipophile Anästhetika, Sedativa und Analgetika treffen im Alter auf einen erhöhten fetthaltigen Verteilungsraum, hydrophile Medikamente wie Morphin auf eine verringerten wasserhaltigen Verteilungsraum (Guay 2003). Die Phase des Pharmakons am Rezeptor kann durch die Eliminationsverzögerung verlängert und ohne Dosisanpassung durch höhere Plasmaspiegel verstärkt sein.

- Schmerzbedingte, postoperative Schonatmung erhöht das Risiko für pulmonale Komplikationen erheblich, was zur erhöhten Morbidität und Mortalität führt (Gropper, 2013). Physiologischerweise nimmt mit zunehmendem Alter die Elastizität der Lunge, die Kontraktionskraft von Diaphragma und Atemhilfsmuskulatur ab und erschwert somit die Bronchialtoilette. Die Atemarbeit im Alter ist erhöht, die Atemmuskulatur schneller ermüdet und die oberen Atemwege kollabieren schneller als beim jungen Patienten. Die Empfindlichkeit der Chemo-Rezeptoren für Hypoxie und Hyperkapnie läßt im Alter nach (Qaseem 2006). Zudem kann durch die erhöhte Empfindlichkeit des ZNS für Sedativa, Anästhetika und Analgetika die Atemmechanik bei nicht angepasster Dosis beeinträchtigt werden (Sasaki 2013).
- Analgetika können mit der Dauermedikation und den Narkosemitteln interferieren (s. Tab. 15.2).
- Wegen erhöhtem Risiko wird häufig generell eine perioperative gastrointestinale Ulcusprophylaxe angeraten. Emotionaler Stress (Operation, Lärm, beängstigende Umgebung etc.), Schmerz, Immobilität aktivieren den Sympathikus mit der Folge der Vasokonstriktion, Hypovolämie und Aktivierung von Zytokinen. Im Alter unterstützt die nachlassende VEGF-Expression die vermehrte Apoptose der Magenschleimhaut (Cheng 2015). Für obere gastrointestinale Blutungen konnte in klinischen Studien bisher das Alter per se nicht als Risikofaktor identifiziert werden, sondern Komorbiditäten und Komedikation wie u.a. Nieren- und Leberinsuffizienz, arterielle Hypotonie, Beatmung von mehr als 48 Stunden, Thrombozytopenie < 50.000/INR > 1,5, Kopf und Rückenmarksverletzungen, Sepsis, Verbrennungen von mehr als 35 % Körperoberfläche, bereits anamnestisch gastrointestinale Blutungen, Hochdosis Kortikosteroide oder Antikoagulation (Kim 2009). In der perioperativen prophylaktischen Wirksamkeit unterscheiden sich Protonenpumpenhemmer, H^2-Blocker oder Sucralfat in ihrer Wirksamkeit nicht. Studien konnten einen Zusammenhang zwischen Säuresuppression mit einer Zunahme gastrointestinaler Enteritiden (vor allem Clostridien difficile) und nosokomialer Infektionen (vor allem Pneumonie) und bei Langzeitanwendung mit Osteoporose, Frakturen und Eisendefizit (Thaler 2013) zeigen. So ist eine individuelle Risiko-Nutzen-Abwägung notwendig. Das Vermeiden von NSAR reduziert das Ulcus-Risiko ebenfalls.
- Wegen der genannten Gründe soll die initiale Opioiddosis nicht reduziert werden, die nachfolgenden Titrationen sind allerdings mit geringerer Dosis vorzunehmen (s. Kapitel 12). Weiterhin wird die Häufigkeit der Repetitionsdosen verringert sein.
- Regionalanästhesie und Kombinationen von Analgetika können genutzt werden, die „Opioidlast“ zu verringern (Ballantyne 1998).
- Für die Auswahl des geeigneten postoperativen oder dauerhaften Opioids auch bezüglich Nieren- und Leberfunktion sei auf das Kapitel 12 in diesem Buch verwiesen.
- Für die unmittelbare postoperative Schmerztherapie sind vor allem Medikamente geeignet, die unter Titration sofort ihre Wirksamkeit entfalten können. Bei den meisten Koanalgetika (Antidepressiva, Antiepileptika) muss nicht nur eine einschleichende Dosierung, sondern auch ein Wirkeintritt erst nach Tagen bedacht werden.
- Erhebungen von Schmerzstatus und -dokumentation sowie die neurologische Beurteilung von Nervenleitungsblockaden können aufgrund von reduzierten sensorischen wie kognitiven Fähigkeiten erheblich erschwert sein.

- Postoperativer Schmerz erhöht die Wahrscheinlichkeit für ein Delir (Vaurio 2006) (s. Abschnitt Delir in diesem Kapitel).
- Für die unmittelbar postoperative Phase erwächst aus diesen Besonderheiten eine verlängerte Überwachungsphase der älteren Patienten.

Tab. 15.2: (Co-)Analgetika, die für das perioperative Schmerzmanagement häufig eingesetzt werden (keine Gewähr/keine Haftung für die Richtigkeit der Dosisangaben, s. u.).

Stoffgruppe	Pharmakon	Potenz im Vergleich zu Morphin	Applikationswege	Einzeldosis in mg bei opioid-naiven Patienten	Tageshöchstdosis (mg/kg bzw. mg/24h)	Halbwertszeit (h)	Wirkeintritt (min)	Wirkdauer* (h)	verlängerte/ verstärkte Wirkung bei …	Bemerkungen (+ bedeutet gemeinsame Verabreichung mit …)
Opioide	Tramadol	0,1	oral, i. m.	50–100	200–500	6	20 (Tropfen) – 60	2–4	terminaler Niereninsuffizienz durch aktiven Metabolit O-Desmethyltramadol, Leberinsuffizienz wegen Verlängerung der HWZ (2-fach)	+Carbamazepin: Wirkabschwächung +Amphetamine: (schwache Wiederaufnahmehemmung von Noradrenalin und Serotonin aus dem synaptischen Spalt +trizyklische und serotonerge Antidepressiva → Serotonin-Syndrom!
			oral retardiert	100–200	200–500		30–90	8–12		
	Pethidin, Meperidin*	0,1	oral,	50–100	0,5–1,5 500	6	10–30	2–4	Leberinsuffizienz Niereninsuffizienz (Dosisintervall verlängern) terminaler Niereninsuffizienz (kontraindiziert)	+Alkohol, +Phenothiazine, +MAO-Hemmer → Hypotension, Unruhe, Serotoninsyndrom, Epilepsie aktiver Metabolit Normeperidin Repetitionen vermeiden
			rektal	100	0,5–1,5 500	6	10–30	2–4		
			i. v.,i. m., s. c.	12,5–50	0,25–0,5 300	6	2–10	2–4		

Tab. 15.2: (fortgesetzt)

Stoffgruppe	Pharmakon	Potenz im Vergleich zu Morphin	Applikationswege	Einzeldosis in mg bei opioid-naiven Patienten	Tageshöchstdosis (mg/kg bzw. mg/24h)	Halbwertszeit (h)	Wirkeintritt (min)	Wirkdauer* (h)	verlängerte/ verstärkte Wirkung bei …	Bemerkungen (+ bedeutet gemeinsame Verabreichung mit …)
Opioide	Nalbuphin	0,6	i.v,	0,12–0,3		3	2–3	3–6	aktiver Metabolit Noroxymorphin	µ partiellagonistisch, k vollagonistisch, +Phenothiazine und +Penicillin → emetisch, sedierend
			i.m, s. c.	0,6–2,2		3	5–10	3–6		
	Tilidin	0,2	oral	10–100	400	3-5	10 – 30	2–6		Niereninsuffizienz: keine Akkumulation Leberinsuffizienz: Wirkung abgeschwächt (Tilidin = unwirksames Prodrug)
			retardiert	50–200	600	3–5	30–45	8–13		
	Tapentadol	0,3-0,5	oral	25–50	500			3	Leberinsuffizienz (bei starker Nieren- und Leberinsuffizienz keine Daten)	+MAO-Hemmer → Hypertension, Suizid, +Enzyminduktoren (z. B. Rifampicin, Phenobarbital, Johanniskraut) → Wirkungsverstärkung, +Antidepressiva (Serotoninaufnahmehemmern) → Serotonin-Syndrom beim Absetzen → Entzugssyndrome
			oral retardiert	50–200		4–5	120–300	9		

Stoffgruppe	Pharmakon	Potenz im Vergleich zu Morphin	Applikationswege	Einzeldosis in mg bei opioid-naiven Patienten	Tageshöchstdosis (mg/kg bzw. mg/24h)	Halbwertszeit (h)	Wirkeintritt (min)	Wirkdauer* (h)	verlängerte/ verstärkte Wirkung bei ...	Bemerkungen (+ bedeutet gemeinsame Verabreichung mit ...)
	Piritramid	0,7	i. v.,	3,75–7,5	0,05–0,1	4–10	10 s– 6 min	4–6	Leber-insuffizienz Nieren-insuffizienz	+Pancuronium, +Vecuronium: Muskel-relaxanzienwirkung bei Überhang verstärkt Bei gleichzeitiger Gabe von CYP3A4 Hemmern ungefähr 4-facher Anstieg der Piritramid Konzentration
			s. c.		0,2–0,4					
			nasal		0,25–0,5					
	Morphin	1	oral	10–20	0,1–0,4, 120				Nieren-insuffizienz verlängert sich die HWZ auf bis zu 30 h Leberinsuffizienz Dosisreduktion v.a. bei oraler Applikation	aktive Metaboliten Morphin-6-Glucuronid und Morphin-6-Sulfat, Kumulationsrisiko
			retardiert	10–90	0,2–1,6, **					
			i. v.	0,025–0,1	0,5					
	Oxycodon	1,5-2	oral	10–20 (0,04– 0,1 mg)	0,06–0,3, 200, **	2,3–3,9	15–30	8–12	terminaler Nieren-insuffizienz Dosisreduktion um 50% Leberinsuffizienz Dosisreduktion und – Intervall-verlängerung	aktiver Metabolit Oxymorphon mit einer HWZ von 8,8h – bei Niereninsuffizienz, Verlängerung der HWZ bis zu 4-fach bei Leberinsuffizienz
			oral retardiert	0,1–0,25	0,15–0,35 200 **	4–6	30–90	11–14		

Tab. 15.2: (fortgesetzt)

Stoff-gruppe	Pharma-kon	Potenz im Vergleich zu Morphin	Applika-tions-wege	Einzeldosis in mg bei opioid-naiven Patienten	Tageshöchst-dosis (mg/kg bzw. mg/24h)	Halbwerts-zeit (h)	Wirk-eintritt (min)	Wirk-dauer* (h)	verlängerte/ verstärkte Wirkung bei ...	Bemerkungen (+ bedeutet gemeinsame Verabreichung mit ...)
			i. v.	0,02–0,05	0,04–0,15**	2–7	15 sec–10 min			
	Hydro-morphon	6–7,5	retardiert oral	2–4	0,05–0,12	1,9–2,6	30–60	11–14	Niereninsuffizienz: Dosisreduktion und Dosisintervall verlängern Leberinsuffizienz: Dosisreduktion	Kreatinin-Clearance < 30 ml/min lag die Hydromorphon AUC etwa 4-mal höher, die Halbwertszeit war 3-mal länger
			i. v.	0,2–0,45	0,01–0,015	1,9–2,6	20 sec–10 min	3–5		
	Buprenor-phion	30–60	sublin-gual	0,2–1,2	0,002–0,005 4–5	3		6–8	Leberinsuffizienz: Dosisreduktion wegen gehemmtem CP450-Abbau	antagonistische kappa-Bindung und partiellagonistische hochaffiner µ-Bindung schwach aktiver Metabolit, Norbuprenorphin, Ceiling-Effekt, Naloxon nur bedingt wirksam
		70	transder-mal	0,004–0,012	35–52,5–70 µg/h	20–25		72		
			i. v.	0,002–0,005	0,004–0,01	3		4–6		
	Fentanyl	100	nasal, buccal	0,025–0,3	**	3–12		0,5–1	terminale Niereninsuffizienz: Dosisreduktion, Dialysepatienten keine Dosisreduktion	+Antibiotika, +Barbiturate, +Nafcillin inhibieren CYP450-3A4-Metabolismus → Wirkungsverstärkung, -verlängerung
			transder-mal	0,025–0,3	**	3–17		70–100		

Stoff-gruppe	Pharma-kon	Potenz im Vergleich zu Morphin	Applika-tions-wege	Einzeldosis in mg bei opioid-naiven Patienten	Tageshöchst-dosis (mg/kg bzw. mg/24h)	Halbwerts-zeit (h)	Wirk-eintritt (min)	Wirk-dauer* (h)	verlängerte/ verstärkte Wirkung bei …	Bemerkungen (+ bedeutet gemeinsame Verabreichung mit …)
			i. v.	0,01–0,025	**	3–12	10 s–5 min	0,5–1		
NSAR-Anilinderivate	Paraceta-mol		oral	500–1000	4000	6	30–60	6–8	Leber-insuffizienz Dosisreduktion bzw. kontraindiziert	+Zidovudin →Neutropenie, +Rifampicin, +Phenobarbitall, +Phenytoin, +Carbamazepin → Toxischer Metabolit N-Acety-p-Benzochinonimin → Urothel-Ca. bei chron. Anwendung
			Supp	500–1000	4000		120–240			
			i. v.	500–1000	4000					
NSAR-Pyrazolone	Metamizol		oral, i.v	1000–2000	4000–6000	6–7		4–6		kontrainduziert bei Porphyrie und Glucose-6-phophat-Dehydrogenase-Mangel, Schock und Blutdruckabfall bei schneller Infusion, Agranulozytose selten
NSAR-Arylessig-säuren	Diclofenac		oral Supp i. m.	50–100	150	2		8–12	Leber- und Nieren-insuffizienz	+ACE Hemmer und Dehydratation → AKI Phototoxizität, Gastrointestinale UW, Schwindel
	Indometa-cin		oral	50–100		2–3		4–6		
NSAR-Profene	Ibuprofen		oral, s. c., Supp	200–800	2400	4–		6–12		+Lithium, +Methotrexat→Retention

Tab. 15.2: (fortgesetzt)

Stoffgruppe	Pharmakon	Potenz im Vergleich zu Morphin	Applikationswege	Einzeldosis in mg bei opioid-naiven Patienten	Tageshöchstdosis (mg/kg bzw. mg/24h)	Halbwertszeit (h)	Wirkeintritt (min)	Wirkdauer* (h)	verlängerte/ verstärkte Wirkung bei …	Bemerkungen (+ bedeutet gemeinsame Verabreichung mit …)
NSAR – Coxibe	Etoricoxib		oral i. v.	60–120	120 (60 im Alter)	22	25	>24	Leberinsuffizienz, schwerer Niereninsuffizienz < 30 ml/min kontraindiziert, Alter > 65J → Dosis halbieren	+ Fluconazol, +Hypovolämie, + Renin-Angiotensin-Hemmer → Nierenversagen
	Parecoxib			20–40	80 (40 im Alter)		7–13	6–12		
Pyrazolonderivate	Flupirtin		oral	100–200	600	6–8		6–8	Niereninsuffizienz, kontraindiziert bei vorbestehenden Lebererkrankungen oder Alkoholmissbrauch, sowie bei gleichzeitiger Anwendung mit anderen Medikamenten mit bekannter, klinisch relevanter Hepatotoxizität (Paracetamol, Carbamazepin)	Lebertoxisch (bis Leberversagen), nur für akute Schmerzen bei Erwachsenen zugelassen, nur anzuwenden, wenn eine Behandlung mit anderen Analgetika (z. B. nichtsteroidale Antirheumatika, schwache Opioide) kontraindiziert ist. Die Dauer der Behandlung für orale Darreichungsformen und Zäpfchen darf zwei Wochen nicht überschreiten. Wöchentlich Leberwertkontrolle sedierend, grüne Urinverfärbung (Biliverdin), Mundtrockenheit
			oral retardiert	400	600 (200–300 im Alter)	6–8		4–8		

Stoffgruppe	Pharmakon	Potenz im Vergleich zu Morphin	Applikationswege	Einzeldosis in mg bei opioid-naiven Patienten	Tageshöchstdosis (mg/kg bzw. mg/24h)	Halbwertszeit (h)	Wirkeintritt (min)	Wirkdauer* (h)	verlängerte/ verstärkte Wirkung bei ...	Bemerkungen (+ bedeutet gemeinsame Verabreichung mit ...)
			i. m.							Einzeldosis zur Anwendung bei Erwachsenen mit postoperativen Schmerzen
Spasmolytika	Butylscopolamin		oral	10–20	100	5		2–5		kaum resorbiert (< 0,1%)
			i. v.	10–20	100	5	1–2	2–5	Niereninsuffizienz	Anticholinerge Nebenwirkungen
Antiepileptika	Gabapentin		oral	100–300	1800–(3600)	6	10–30 Tage		Niereninsuffizienz vorsichtig titrieren	Somnolenz, periphere Ödeme und Asthenie bei Alter >65J
	Pregabalin		oral	15–75	300–600		4 Tage		Niereninsuffizienz Dosisreduktion	Erhebliches Suchtpotenzial! Ausschleichendes Absetzen wegen Enzephalopathie und Entzug
	Carbamazepin		oral	100–200	1400	10–36	48–90			erniedrigt die Plasmaspiegel anderer Pharmaka durch Enzyminduktion
	Lamotrigin		oral	25	400	30	14–48 Tage			gute Verträglichkeit, extrem langsame Aufdosierung, Off-Label bei neuropathischem Schmerz, gut wirksam bei PNP durch HIV und Apoplex

* Einsatz vor allem postoperatives Shivering (Gefahr des Myokardinfarkts steigt), muss unter Überwachung verabreicht werden.

** Höchstdosis bestimmt durch unerwünschte Arzneimittelwirkung

15.4.2 Besondere Arzneimittelinteraktionen perioperativ

Menschen mit Demenz

Die Dauermedikation mit Cholinergika (Antidementiva) kann eine Resistenz gegenüber intraoperativ angewandten depolarisierenden und nicht-depolarisierenden Muskelrelaxanzien und postoperativ notwendigen Betablockern hervorrufen. Tachykarde Herzrhythmusstörungen und Überdosierungen der Analgetika als auch der cholinergen Dauermedikation durch die Konkurrenz mit der Cytochrom P 450 abhängigen hepatischen Metabolisierung sind möglich. Die regelmäßige Kontrolle von Vigilanz und Atemfrequenz ist empfohlen (s. Monitoring).

Depressive Patienten

Die Medikamenteninteraktionen bei antidepressiv eingestellten Patienten mit Analgetika bedingen eine Vielzahl von beachtenswerten möglichen unerwünschten Wirkungen (UW)- Sedierung, Schwindel, Bluthochdruck, Rhythmusstörungen, Antriebssteigerung, Unwohlsein, Unruhe bis zum Delir, Serotonin-Syndrom, zentrales anticholinerges Syndrom, malignes Neuroleptika-Syndrom.

Chronische Schmerzpatienten

Patienten mit chronischen Schmerzen benötigen über ihre gewohnte medikamentöse Schmerztherapie hinaus perioperativ zusätzlich starke Analgetika (Brodner 1998, Brill 2006). Gründe dafür sind die zusätzlichen Schmerzen durch das operative Trauma und die verstärkte Schmerzempfindung als neuronaler Bahnungseffekt und affektive Verstärkung bei chronischen Schmerzpatienten.

Die übliche Schmerzmedikation wird am Morgen des operativen Eingriffs unverändert weitergegeben. Dies gilt auch für die Koanalgetika wie Neuroleptika oder Antidepressiva.

In aller Regel sind intraoperativ hochpotente Opioide zu bevorzugen. Dabei besteht bei der Addition der chronischen mit der akuten Opioidtherapie theoretisch die Gefahr der erhöhten Frequenz und Schwere der unerwünschten Wirkungen. Bei Patienten mit transdermalen Systemen (Fentanyl, Burpenorphin) sind folgende Aspekte zu beachten:

a. Die Wirkung kann wegen verminderter kapillärer Durchblutung der Haut bis auf die Hälfte reduziert sein. Dennoch ist es im Allgemeinen nicht sinnvoll, die Patienten perioperativ auf orale oder intravenöse Therapie umzustellen, da die Wirkung der Pflaster nach Absetzen über 12 Stunden nur langsam abklingt.
b. Patienten mit einem transdermalen System bedürfen zusätzlich oraler oder intravenöser Opioide. Dabei können durchaus zwei unterschiedliche Opioide, z. B. Fentanyl transdermal und Morphin intravenös oder Buprenorphin transdermal und Dipidolor intravenös eingesetzt werden. Diese „Mischungen“ sollten jedoch nur kurzzeitig eingesetzt werden. Besser wäre beispielsweise Buprenorphin transdermal und sublingual als Bedarfsmedikation. Auch die PCA ist additiv zur bisherigen Dauertherapie einsetzbar.

Nicht-Opioide, Antidepressiva und Antikonvulsiva werden im Rahmen der postoperativen Schmerztherapie weitergeführt bzw. wegen des additiven Wirkmechanismus kombiniert (Güttler 2000). Werden Anlagetika und Coanalgetika kombiniert, kann zwar die Dosis beispielsweise von Opioiden reduziert werden, man muss aber auch mit einem Anstieg von UAW rechnen gerade bei der Kombination von verschiedenen Nicht-Opioiden (Langford 2006).

Bevorzugt sollten perioperative Verfahren der Regionalanästhesie eingesetzt werden. Aber auch eine gut funktionierende Regionalanästhesie ersetzt nicht vollständig die systemische Gabe der Opioide, die die Patienten im Rahmen ihrer chronischen Schmerztherapie bisher erhalten haben. Möglicherweise muss die Dosis der Dauertherapie postoperativ neu eingestellt werden, was die Gefahr von Opioidentzugssymptomen birgt. Opioid-einsparende Konzepte oder Resensibiliserungsversuche mit NMDA-Antagonisten sind im Folgenden beschrieben, bleiben aber dem Spezialisten vorbehalten (Mahathanaruk 2014, Shah 2015).

15.4.3 Akutschmerzdienst

Mit der Einrichtung eines Akutschmerzdienstes (ASD) bzw. der Ausweitung der Qualifikation des bestehenden ASD auf geriatrische Patienten sind neben besonders qualifizierten ärztlichen Mitarbeitern auch speziell geschulte Pflegekräfte notwendig, die über besondere Kenntnisse in Bezug auf schmerztherapeutische Maßnahmen bei diesem Klientel verfügen müssen. Der professionelle Umgang mit älteren, dementen und deliranten Patienten nach chirurgischen Eingriffen ist für das Operationsergebnis mitunter entscheidend. Mitarbeiter des ASD müssen auch beim aphasischen und schwerhörigen Patienten die Indikation zur Schmerzbehandlung stellen, eine Behandlung einleiten, die Effektivität beurteilen, die unerwünschten Wirkungen und die Komplikationen der Schmerztherapie erkennen und dokumentieren können (Perkins 2000, Gerbershagen 2013).

Die Organisation der perioperativen Schmerztherapie hängt von den vorhandenen medizinischen Disziplinen, den Ressourcen und den Qualifikationen ab.

Aktuell entstehen vielerorts Alterstraumatologische Zentren meist mit Unfallchirurgen und Geriatern. Hier sind folgende Organisationsmodelle der stationären Akutschmerztherapie denkbar:

Konsiliarischer Akutschmerzdienst

Ein Grundkonzept der geriatrischen Akutschmerztherapeuten wird gemeinsam vom Traumatologen und Geriater festgelegt. Im problematischen Einzelfall, der nicht zufriedenstellend mit dem Basisschema behandelt werden kann, wird der Akutschmerzdienst, der Anästhesist oder Schmerztherapeut konsiliarisch hinzugezogen oder um Unterstützung bei vorher definierten, klar umschriebenen Maßnahmen (z.B. Anlage eines peripheren Schmerzkatheters bei einem bestimmten Patienten in der Mobilisationsphase) gebeten.

Mitbehandlung durch den Anästhesisten/Schmerztherapeuten

Nach vorheriger interdisziplinärer Absprache werden spezielle, aber begrenzte schmerztherapeutische Leistungen bzw. Durchführung eines indikationsbezogenen Programms, z.B. die Anlage von Schmerzkathetern bei allen Patienten in der Mobilisationsphase durchgeführt. Der Schmerztherapeut/Anästhesist bietet sein Instrumentarium präoperativ an, der Chirurg weist auf das Therapieangebot hin. Der Schmerztherapeut kann aus eigenem Antrieb tätig werden.

Übertragung der gesamten postoperativen Schmerztherapie

Der Akutschmerztherapeut oder Anästhesist übernimmt eigenverantwortlich und autonom die Entscheidung über die Indikation und den Inhalt der Schmerztherapie. Es erfolgt keine Begrenzung auf einen Katalog. Dem leitenden Schmerztherapeuten/Anästhesisten obliegt allein die Durchführung und Verantwortlichkeit von Maßnahmen. Er kann die Tätigkeiten auf ihm persönlich nachgeordnete Mitarbeiter übertragen.

Gemeinsamer, fachübergreifender Schmerzdienst

Chirurgen, Geriater, Anästhesisten und bei Bedarf Vertreter anderer Fachbereiche bilden einen gemeinsamen fachübergreifenden (Akut-)Schmerzdienst, der speziell auch für das geriatrische Kollektiv qualifiziert ist. Die Leitung erfolgt durch einen schmerztherapeutisch qualifizierten Facharzt. Im Rahmen aller schmerztherapeutischen Tätigkeiten ist dieser Dienst fachübergreifend gegenüber anderen Berufsgruppen (Pflege, Therapeuten, andere Ärzte, Stationsärzte) weisungsbefugt. Dieses Modell stellt die höchsten Ansprüche an kollegiale Zusammenarbeit und interdisziplinäre Schmerztherapie.

15.4.4 Aufklärung

Die präoperative Aufklärung des Patienten ist ein wesentlicher Bestandteil des Erfolgs einer perioperativen Schmerztherapie- unabhängig davon, ob aufklärungspflichtige invasive Verfahren wie Nervenblockaden geplant sind oder nicht. Beim informierten Patienten entfallen die schmerzverstärkenden Faktoren Angst und Sorge, weil er weiß, welche Schmerzen ihn nach einer Operation erwarten und welche therapeutischen Möglichkeiten bestehen (O'Donnell 2015). Ist beim Schwerhörigen oder Gestressten diese Informationsvermittlung schwierig, wird dieser Patient mehr Schmerzen erleiden als der gut Informierte (Meissner 2015). Er selbst wird insgesamt weniger kooperationsfähig sein und damit weniger zur erfolgreichen Schmerztherapie beitragen können. Wie sich das beim Dementen verhält, ist unklar.

Den Fähigkeiten des älteren Patienten angemessen sollte die voraussichtliche Dauer des schmerztherapeutischen Verfahrens, die verwendeten Medikamente, die Sicherheit des Verfahrens (etwa die Sperrzeiten von PCA-Pumpen (intravenöse oder regionale patientenkontrollierten Analgesie; patient controlled analgesia, PCA), die Nebenwirkungen wie Übelkeit und Müdigkeit so erläutert werden, dass er Vertrauen in das perioperative Schmerzmanagement findet.

Alle verfügbaren Alternativen sollten mit ihren Vorzügen und Nachteilen erläutert werden. U.a. ist dies deshalb von Bedeutung, weil ein Verfahren, das ein Patient im Vorfeld der Operation abgelehnt hat, bei Meinungsänderung postoperativ dann ohne Einhaltung der Frist zur Bedenkzeit durchgeführt werden kann (OLG Frankfurt, VersR 1984, 289). Die Dokumentation der Zustimmung des Patienten zu einzelnen Verfahren kann entweder im Rahmen der Anästhesievisite oder mit Hilfe eines zusätzlichen Aufklärungsbogens erfolgen.

15.4.5 Schmerzmessung

Bereits präoperativ und vor der Einleitung einer Schmerzbehandlung sollte eine Intensität des Schmerzes in Ruhe- und unter einer Aktivität (sofern möglich) erfasst werden, damit die Veränderungen durch Operation und Schmerztherapie in der Folge beurteilt werden können. Nach AWMF Leitlinie sind Schmerzintensität, -dauer, -beginn, -frequenz, -lokalisation, -qualität und -auslöser zu erfragen, ergänzt durch Informationen zu psychischen Verstärkern wie Ängste, Ärger, Erwartungen, präoperative Analgetikatherapie und bisherige Schmerzkarriere. Postoperativ soll in den ersten 24 h alle 2 h, in den ersten Tagen alle 4–6 Stunden eine Messung der Schmerzintensität durchgeführt werden, bei Verabreichung von Analgetika mit dem Eintritt des potentiellen Wirkmaximums. Bei intravenöser Schmerzmittelgabe ist das nach ca. 15 Minuten nach Gabe, nach oraler Gabe 30–45 Minuten. Die Befragung sollte durch geschultes Personal erfolgen, das auf die mögliche physische, psychische und kognitive Beeinträchtigung eingehen kann. Für die geeigneten Instrumente sei auf das Kapitel 4 verwiesen.

15.4.6 Monitoring

Geriatrische Patienten sind in der perioperativen Phase durch Dyspnoe/Apnoe, Blutdruckentgleisungen, Herzrhythmusstörungen oder Vigilanzveränderungen, auch ausgelöst durch Schmerzbehandlung, bedroht. Üblicherweise wird eine engmaschige Überwachung mittels Pulsoximetrie, automatischen Blutdruckmessungen, EKG und Atemfrequenz zum raschen Erkennen dieser Komplikationen empfohlen. Bei vorhandener Intermediate Care Station (IMC) sollten die Patienten dort überwacht werden. Ist eine solche nicht verfügbar, sollten einige Überwachungsplätze auf den Krankenhausstationen vorhanden sein.

Inzwischen gibt es etliche kritische Stimmen, die eine automatengestützte Überwachung für problematisch ansehen. Kabel, automatische Druckmessungen, (grelles) Licht ohne erkennbaren Tag/Nachtrhythmus, viele Schläuche der invasiven Therapie können zu Verwirrung gerade der besonders vulnerablen geriatrischen Patienten beitragen. Ein Vermeiden dieser intensiven Überwachung kann möglicherweise zur Mortalitätssenkung im geriatrischen Kollektiv führen (Grund 2015). Um dies zu erreichen bedarf es auch in der perioperativen Schmerzmanagement einer ausgezeichneten und abgestimmten Behandlung innerhalb des interdisziplinären und multiprofessionellen Teams (Grund 2015).

Wegen Interaktionen und Überdosierungsgefahr der Medikamente in der perioperativen Phase ist die enge Überwachung von Nieren- (Urinausscheidung, glomeruläre Filtrationsrate) und Leberfunktion (Child-Klassifikation [s. Tab. 12.6], GOT, GPT, INR) notwendig.

Die Kontrolle von Orientierung und Wahrnehmung, kognitiven Leistungen und Antrieb erfordert die Einschätzung durch geübtes Personal. Sie detektiert postoperativ auftretende, kognitive Defizite (POCD), dementielle Zustände (POD) und Delir. Einige systematische, meist Fremdeinschätzungsinstrumente können bei der Überwachung hilfreich sein.

Sedierungs- und Delirscores

Für das Erkennen eines möglichen Delirs stehen Instrumente wie die Nursing Delirium Screening Scale (Nu-DESC) (s. Abb. 15.2), die Confusion Assessment Method (CAM), der Delirium Detection Score (DDS) oder die Intensive Care Delirium Screening Checklist (ICDSC) gemäß der S3 Leitlinie (AWMF 001/012) für die postoperative Behandlungsphase zur Verfügung. Sie basiert auf den Diagnosekriterien der ICD 10 (Lawlor 2014). Die leitliniengerechte Diagnose und Therapie ist jedoch derzeit noch nicht mal bei der Hälfte aller (Intensiv-) Stationen praktiziert (Luetz 2014). Die ersten beiden Scores haben den Vorteil, dass sie für die postoperative Phase als auch für die Intensivstation validiert sind.

	Symptome	Symptom Bewertung	
1	**Desorientierung** Manifestierung einer Desorientierung zu Zeit oder Ort durch Worte oder Verhalten oder Nicht-Erkennen der umgebenden Personen.	☐0 ☐1 ☐2	
2	**unangemessenes Verhalten** Unangemessenes Verhalten zu Ort und/oder Person: z.B. Ziehen an Kathetern oder Verbänden, Versuch aus dem Bett zu steigen, wenn es kontraindiziert ist und so weiter.	☐0 ☐1 ☐2	
3	**unangemessene Kommunikation** Unpassende Kommunikation zu Ort und/oder Person, z.B. zusammenhanglose oder gar keine Kommunikation; unsinnige oder unverständliche sprachliche Äußerungen.	☐0 ☐1 ☐2	
4	**Illusionen/Halluzinationen** Sehen oder Hören nicht vorhandener Dinge, Verzerrung optischer Eindrücke	☐0 ☐1 ☐2	
5	**psychomotorische Retardierung:** Verlangsamte Ansprechbarkeit, wenige oder keine spontane Aktivität/Äußerung, z.B. wenn der Patient angestupst wird, ist die Reaktion verzögert und/oder der Patient ist nicht richtig erweckbar.	☐0 ☐1 ☐2	
	Summe		
	Delir	2 ☐ja	<2 ☐nein

Abb. 15.2: Nu-DESC als Screening-Instrument für das postoperative Delir; 0: nicht vorhanden, 1: vorhanden, 2: vorhanden mit starker Ausprägung.

15.4.7 Dokumentation

Die Dokumentation umfasst die Schmerzstärke, Schmerzqualität, Therapie und UAW in zeitlich angemessener Häufigkeit. Die Dokumentation der Schmerzstärke, wie bereits erwähnt, sollte den Ruheschmerz und Belastungsschmerz differenzieren und ähnlich sichtbar wie die Dokumentation der Vitalparameter erfolgen.

Eventuell auftretende Nebenwirkungen wie Kreislaufdepression, Sedierung, mentale oder neurologische Beschwerden müssen ebenfalls dokumentiert und dem verantwortlichen Arzt gemeldet werden.

Das klinikinterne Krankenhausinformationssystem (KIS), eigene elektronische oder herkömmliche Dokumentationsbögen können benutzt werden.

15.5 Akutschmerzbehandlung auf peripherer Station

15.5.1 Grundsätzliche Überlegungen

Das auf einer peripheren (geriatrischen) Station übliche postoperative Analgesieschema sollte jedem Mitarbeiter bekannt und zugänglich sein. Idealerweise ist ein Algorithmus, eine Arbeitsanweisung oder SOP (Standard Operating Procedure) vorliegend, der die Applikation und Dosierung von Schmerzmitteln speziell beim geriatrischen Patienten regelt.

Das postoperative Schema entspricht dabei dem umgekehrten WHO-Schema. Die Kombination aus Opioiden und Nicht-Opioiden wird über die Zeit reduziert und schließlich abgesetzt (Frietsch 2009).

Bei der Umsetzung des oralen Stufenplans (s. Tab. 15.3) sind die folgenden Aspekte zu berücksichtigen:

1. die unterschiedliche Schmerzhaftigkeit des operativen Eingriffs. Eine operationsspezifische, evidenzbasierte Empfehlung kann von der PROSPECT-Gruppe (Procedure specific Postoperative Pain Management) der European Society of Anaesthesia ESA eingesehen werden (Bonnet 2015). Die Anpassung an Ältere muss anhand der in diesem Kapitel genannten Grundsätze allerdings noch erfolgen;
2. etablierte Behandlungskonzepte wie regionalanästhesiologischen Verfahren, Katheterverfahren (Plexuskatheter oder Periduralkatheter), ASD;
3. eine für die Analgesie relevante Komedikation (Opioide, NSAR, Antidepressiva, etc.);
4. Leber- und Nierenfunktion, Allergien und Unverträglichkeiten.

Tab. 15.3: Analgesie-Basis-Schema in Abhängigkeit von der erwarteten Schmerzintensität.

Stufe	I	II	III	IV
erwartete/angegebene Schmerzstärke	VDS leicht NRS ≤3	VDS mittel NRS 3–5	VDS stark NRS >5	VDS stark* NRS >5
Basisanalgesie	Nichtopioid	Nichtopioid + niedrigpotentes Opioid, retardiert	Nichtopioid + hochpotentes Opioid, retardiert	Analgesie durch Periduralkatheter, Femoraliskatheter, Plexuskatheter
Bedarfsanalgesie bei NRS>3	niedrigpotentes Opioid nicht retardiert	hochpotentes Opioid nicht retardiert	hochpotentes Opioid nicht retardiert	über Katheter
Eskalation falls unzureichend	2×NRS >3 in 8 Std → Stufe II	2×NRS >3 in 8 Std → Stufe III	2×NRS >3 in 8 Std → Basisopioid steigern	2×NRS >3 in 8 Std → Anästhesie/ASD verständigen
Beispieleingriff	Arthroskopie, ME, Mamma-PE	Cholezystektomie, Osteosynthese	Laparotomie, Thorakoskopie	Oberbauchlaparotomie, Thorakotomie, Knieprothese

* = zusätzlich erhöhtes operatives oder kardiovaskuläres Risiko

Stufenschema anhand der erwarteten und dann angegebenen Schmerzstärke (aus der Arbeitsanweisung Akutschmerztherapie am Diakonissenkrankenhaus Mannheim von P. Becker und T. Frietsch) NRS Numerische Rating Skala; ASD Akutschmerztherapie; VDS Verbale Descriptoren Skala

15.5.2 Systemische Analgetikatherapie

Bezüglich allgemeiner Wirkungen und UAW unter Berücksichtigung von Alter und Multimorbidität wird auf die entsprechenden Kapitel in diesem Buch verwiesen (Nicht Opioide und Opioid). Hier werden nur die spezifischen Aspekte bei der postoperativen und akuten Schmerztherapie diskutiert.

Paracetamol

Paracetamol ist nur schwach antiinflammatorisch und antiphlogistisch, aber gut analgetisch und antipyretisch wirksam. Paracetamol ist als gebrauchsfertige Infusionslösung (z. B. 1 g in 100 ml) erhältlich. Die Dosierungsempfehlung liegt bei über 50 kg Körpergewicht bei 4×1 g/d mit einem Mindestabstand von 4 Stunden, unter 50 kg 15 mg/kg KG, (s. Tab. 15.4). Die intravenöse Verabreichung postoperativ bietet gegenüber der oralen (30–60 min bis Wirkeintritt) und rektalen (2–4 h bis Wirkeintritt) einen schnellen Wirkungseintritt. Paracetamol besitzt keine kardiovaskulären und respiratorischen Nebenwirkungen, eine gute gastrointestinale Verträglichkeit, keine Beeinflussung der Blutgerinnung (nur schwache Wirkung auf Thrombozyten), ist für alle operativen Eingriffe geeignet und bei richtiger Dosierung das sicherste perioperative Nichtopioid. Die intravenöse Gabe besitzt die gleiche Effektivität wie die sich perioperativ verbietende oraler Gabe (Jibril 2015). In der Kombination mit Opioiden wird wahrscheinlich der Opioidbedarf verringert bei besserer Schmerzeinstellung (Lange 2007). Die Studien wurden allerdings überwiegend mit Jüngeren, oralen Operationen und mit Opioid Gabe über PCA-Anwendung (s. Kap. 15.5.3) durchgeführt. Gerade letzteres ist bei geriatrischen Patienten aufgrund von Umsetzungsproblemen häufig nicht möglich.

Alkoholiker oder Patienten mit verringerter Ausscheidung von Paracetamol können schon bei geringer Dosis (ab 4 g) Leberschäden erleiden. Bei Alkoholabusus, Hepatitis, erhöhten Leberwerten muss demnach eine Dosisreduktion erfolgen, oder besser, ein anderes Nicht-Opioid gewählt werden.

Metamizol

Metamizol besitzt gute analgetische und antipyretische, zusätzlich spasmolytische, aber wenig antiphlogistische Wirkung. Es ist das Medikament der Wahl bei viszeralen Schmerzen (s. Tab. 15.4). Die intravenöse Gabe sollte wegen Kreislaufdepression bei zu schneller Applikation nur als Kurzinfusion über mindestens 15 min gegeben werden. Übliche Dosis ist 1000 mg als Kurzinfusion in 100 ml NaCl. Gelegentlich können auch psychische Störungen wie Angst, Delirium, Depression, Erregtheit, Halluzinationen, Konzentrationsschwäche, Sedierung, Somnolenz und Sprachstörungen bereits bei üblicher Dosierung über viele Stunden andauern (Ärzteschaft 2006). Vergleichende Studien mit Metamizol, bei weltweit nur eingeschränkter Zulassung, liegen kaum vor (Lange 2007).

NSAR und Coxibe

In der Traumatologie bei Jüngeren haben sich besonders Diclofenac und Ibuprofen bewährt (s. Tab. 15.4), sind aber wegen der möglichen Nierentoxizität, ulzerogenen Wirkung vorsichtig beim älteren Patienten einzusetzen und bei geriatrischen Patienten in aller Regel kontraindiziert. Allerdings sind die NSAR im Vergleich zu Paracetamol in der postoperativen Therapie wirksamer und reduzieren den Opioidverbrauch bei Kombination deutlicher (Lange 2007).

Ob die genannten unerwünschten Wirkungen bereits nach kurzer Anwendung in der postoperativen Phase relevant sind, ist insgesamt nur unzureichend untersucht. Selbst bei kurzer Therapiedauer sind Magen-Darm-Ulzera, schwere Blutungen durch gehemmte Thrombozytenfunktion, Zellschäden in Leber und Nieren (besonders Phenylbutazon) und periphere Ödeme möglich (Benrath 2015). So konnte gezeigt werden, dass nach 7-tägiger Gabe von NSAR bei jüngeren Probanden 7% endoskopisch gesicherte Ulcera auftraten, bei älteren sogar 23% (Laine 2001).

So ist bei Älteren auch der nur kurze Einsatz der NSAR zu meiden und auf andere Analgetika auszuweichen (Abdulla 2013). Wenn trotzdem die Notwendigkeit der Therapie mit NSAR besteht, sollte die geringste, wirksame Dosis und die Kombination mit Protonenpumpenhemmer oder Misoprostol gewählt werden und die selektiven NSAR bevorzugt werden (Laine 2006). Allerdings scheint die Säureblockade bei Älteren nicht ganz so effektiv Ulcera zu vermeiden wie bei Jüngeren (Laine 2012).

Auch die Gabe von selektiven COX-2-Hemmern (Coxibe) verbietet sich meist aufgrund erhöhtem vaskulären Risiko in dieser Patientengruppe (koronar, vaskulär oder zerebral). (s. Kap. 11).

Tab. 15.4: Übersicht über den postoperativen Einsatz von Nicht-Opioiden (s. auch Tab. 15.2).

Präparat	Paracetamol	Metamizol	Diclofenac	Ibuprofen
Zubereitungsbeispiele	Saft 40 mg/ml Supp. 125, 250, 500 mg Infusionslösung 10 mg/ml	Lösung 500 mg/20 Tr. Supp. 300 mg Ampulle 1000 mg/2ml	Tbl. 25 mg Supp. 25 mg	Saft 20 mg/ml und 40 mg/ml Tabl 200 mg, 400 mg, Infusionslösung 800 mg
Dosis	oral: 10–20 mg/kg KG Rektal: initial 40 mg/kg KG, Dosis weiterer Gaben: 20 mg/kg KG i. v.: 15 mg/kg KG	oral: 15 mg/kg KG Rektal: 15–20 mg/kg KG I. v.: 10–(20) mg/kg KG Kurzinfusion	oral: 0,5–1 mg/kg KG Rektal: 1–2 mg/kg KG	oral: 10 mg/kg KG
max. Tagesdosis bei Älteren	4000 mg, (bei Jüngeren 100 mg/kg KG, nicht länger als 3 aufeinander folgende Tage)	4000 – 6000 mg 60–75 mg/kg KG	3 mg/kg KG	30–40 mg/kg KG
Dosisintervall	4 h	4–6 h	8 h	6–8 h

Da die Häufigkeit von UAW beim geriatrischen Patienten sicherlich hoch ist und die UAW bei Kombinationen noch viel schlechter untersucht sind als die Wirksamkeit, ist die Gabe von mehreren Nicht-Opioiden nach aktuellem Wissensstand bei geriatrischen Patienten nicht zu empfehlen.

Hydromorphon

Die orale Bioverfügbarkeit ist von der Nahrungsaufnahme unabhängig. Durch geringe Plasmaeiweißbindung besteht bei Kachexie oder Malnutrition kein wesentliches Risiko der Überdosierung. keine relevanten aktiven Metabolite; die kurze Eliminationszeit von nicht retardierten Präparationen von 2,5 h stellt kein Akkumulationsrisiko dar; die Wirkdauer der retardierten Präparate von 12 h ist nicht zu kurz und nicht zu lang, niedrigstes orales, retardiertes Hydromorphon ist 2 mg. Als Basistherapie bei opoid naiven, geriatrischen Patienten gelten postoperativ 2 × 2 mg täglich. Bei Bedarf kann postoperativ zusätzlich oral nicht retardiertes Hydromorphon (z. B. 1,3 mg) gegeben werden.

Piritramid

Die intravenöse Piritramid-Kurzinfusion von 3,75 mg in 100 bis 250 ml NaCl 0,9% ist bei älteren Patienten alle 4–6 h üblich, muss aber mit Vorsicht empfohlen werden. Das Risiko für postoperative Atemdepression erfordert eine Überwachung von Atemfrequenz und Sauerstoffsättigung. Repetitionsdosen sollen nicht vor dem Einsetzen einer maximalen Wirkung nach 10- 15 min erfolgen. Dann ist eine erneute Gabe von bis zu 3,75 mg i. v. als Titrationsdosis vertretbar.

Die beispielsweise im Aufwachraum ermittelte individuelle Gesamtdosis kann als Richtlinie für die weitere Schmerztherapie dienen. Allerdings ist keine orale Applikation verfügbar.

- Niedriger Bedarf (bis 6 mg/h Piritramid): Evtl. regelmäßige Gabe von Nicht-Opioiden ausreichend.
- Mittlerer Bedarf (6–15 mg/h): Nicht-Opioide und z.B. Hydromorphon oder Oxycodon oral i. v.
- Hoher Bedarf (ab 15 mg/h): evtl. Patienten kontrollierte Analgesie (s. Kap. 1.5.3).

Oxycodon

Oxycodon ist intravenös (10 mg/1 ml oder 20 mg/2 ml, Dosierung: 0,03 mg kg KG als Bolusgaben im Abstand von je mindestens 5 Minuten), oral und in oraler Kombination mit Naloxon zur Prophylaxe der Opioid induzierten spastischen Obstipation verfügbar. Titrationsschritte bis zur Schmerzfreiheit sind ca. 2,5-mg-Einzelgaben. Oxycodon ist auch als orale Retardtablette in den Stärken 5 mg, 10 mg, 20 mg, 40 mg und 80 mg verfügbar. Zusätzlich gibt es Oxycodon auch als 5 mg Kapsel, die nach 20–30 min wirkt und nach 1 Stunde ihr Wirkmaximum entfaltet (s. Tab. 15.2).

Oxycodon ist auch in der Kombination mit dem Opioidrezeptor-Antagonisten Naloxon verfügbar. Naloxon soll der Therapie und/oder Prophylaxe einer opioidinduzierten Obstipation dienen. Da gerade bei Älteren auch unabhängig von Opioiden ein Obstipationsproblem anderer Ätiologie besteht, erspart die Kombination in diesem Kollektiv meist nicht das Laxans.

Tramadol

Besonders beim älteren Patienten ist die extrem seltene Atemdepression im Vergleich zu starken Opioiden von Vorteil. Orale Tropfen mit schnellem Wirkeintritt ist als Bedarfsmedikation gut geeignet (s. Tab. 15.2). Die bei jüngeren Patienten nachteilige postoperative hohe Inzidenz von Übelkeit und Erbrechen nach Tramadol (bis zu 50%) ist beim älteren Menschen seltener (7–12%) jedoch immer noch häufiger als beispielsweise unter Tilidin (Cossmann 1997, Scott 2000, Schuler 2009).

Ketamin, Ketamin S

Die präoperative Verabreichung von Ketamin hat einen opioidsparenden Effekt für einige schmerzhafte Eingriffe und die Reduktion von Phantomschmerzen gezeigt. Gerade wenn beim älteren Patienten mit Organdysfunktionen opioidbedingte UAW vermieden werden sollen, ist Ketamin zur Prämedikation durch fehlende Sedierungseffekte deutlich besser geeignet als Pregabalin oder Gabapentin. Fördernde Effekte auf die Atemmechanik und die Vermeidung von postoperativen pulmonalen Komplikationen können mit Ketamin besser als mit anderen Analgetika erreicht werden (Sasaki 2013). Gängige Dosen sind 1 mg/kg KG Razemat oder 0,5 mg/kg KG beim Stereoisomer Ketamin S, die intravenös 5 min vor Hautschnitt (Fiorelli 2015) oder als Beimengung zur PCIA (s. Kap. 15.5.3) verabreicht werden können (Urban 2008). Nachteilig sind mögliche Albträume, Halluzination, Angst, Schwindel und Übelkeit. Eine niedrigere Dosis von Ketamin („Low-dose“ Gabe) blieb allerdings ohne Einfluss auf Schmerz und postoperative Hirnfunktion (Aubrun 2008).

Dexamethason

Dexamethason wirkt analgetisch über die Verringerung der präsynaptischen Ausschüttung von Neurotransmittern und der Induktion von Kynurensäure, einem NMDA-Antagonisten (Marek 1991, Hong 1993). In präoperativen Dosierungen über 0,1 mg/kg KG ist es laut Meta-Analyse deutlich wirksamer zur Verringerung des Opioidbedarfs als die intraoperative Gabe (De Oliveira 2011). Durch die langjährige Anwendung als intraoperatives Antiemetikum in diesen Dosen besteht die Gewissheit, dass die Befürchtung vor perioperativen Infektionen und Hyperglykämien in diesen Einmalgaben unbegründet ist (Corcoran 2010, Bolac 2013).

Gabapentin, Pregabalin

Die einmalige oder mehrmalige präoperative orale Verabreichung beider Antiepileptika in niedriger und mittlerer Dosierung (600–1200 mg Gabapentin, 75–150 mg Pregabalin) reduziert den Opioidbedarf deutlich (Hurley 2006, Buvanendran 2010, Mahathanaruk 2014). Die Entwicklung postoperativer chronischer Schmerzen nach einem chirurgischen Eingriff (Treede 2015) wird durch die Gabe von Antikonvulsiva wirksam reduziert (Clarke 2012). Soll noch ein Anxiolytikum zusätzlich präoperativ verabreicht werden, ist die additive Sedierung durch die Antiepileptika zu bedenken. Vor allem bei sehr schmerzhaften Eingriffen, Amputationen und Thorakotomien ohne Regionalanästhesie und chronischen Schmerzpatienten ist der Einsatz auch beim älteren Patienten angeraten.

Clonidin

Der intravenöse, intrathekale (Engelman 2013), periphere (Popping 2009), epidurale (Congedo 2009) und intraartikuläre (Sun 2014) Lokalanästhetikazusatz von 0,5–1 µg/kg KG Clonidin reduziert den Opioidbedarf, verstärkt die analgetischen Effekte des Lokalanästhetikums und verlängert den Effekt ohne paralytische Wirkung auf die Muskulatur (Chan 2010). Gerade bei Single-shot-Leitungsblockaden oder repetitiven Epidural/Regionalanästhetika-Applikationen ist diese Dosis nur selten mit Sedierung, Bradykardie und Blutdruckabfall vergesellschaftet. Beim älteren, oftmals tachykarden und opioidsensitiven Patienten scheint die Anwendung von Vorteil (Chan 2010). Die Kosteneffizienz und Wirkung von Dexmedetomidin, einem anderen zentralen Alpha-2-Agonisten, in der postoperativen Betreuung muss insbesondere für ältere Patienten derzeit noch kritisch bewertet werden. Allerdings gibt es Evidenz für den protektiven Effekt eines Delir (Liu 2015).

Lidocain

Die kontinuierliche postoperative intravenöse Infusion mit Lidocain in der Viszeralchirurgie (Kranke 2015) kann den postoperativen Schmerz im Vergleich zu Placebo oder keiner anderen Behandlung in einem Zeitraum von 4–24 h reduzieren. Lidocain hat eine sehr kurze Halbwertszeit (2h). Die aktiven Metabolite Monoethylglycinxylidid und Glycinxylidid können bei Niereninsuffizienz in beschränktem Umfang kumulieren. Allerdings sind lediglich niedrige Plasmaspiegel effektiv: Empfohlene Dosierungen sind 2–3 mg/kg KG/h intraoperativ oder einen Bolus von 2 mg/kg 15 min vor Einleitung, und 1–2 mg/kg KG/h für 4–24 h postoperativ. Die positiven Effekte gelten für alle Altersgruppen, aber sind beschränkt auf die offene und laparoskopische Bauchchirurgie. Das Verfahren ist in der Unfallchirurgie oder bei anderen Eingriffen nicht wirksam. Die postoperative Ileusinzidenz ist bei abdominellen Operationen reduziert und die Darmmotilität (gemessen an der Zeit bis zur ersten postoperativen Stuhlentleerung) verbessert. Sie verringert den Opioidbedarf intra- und postoperativ sowie das postoperative Übelkeits- und Erbrechensyndrom. Sie verkürzt die Krankenhausverweildauer um 1 Tag. Die Datenlage zur Sicherheit bezüglich ZNS-Toxizität, arrhythmogenen Wirkungen oder Kreislaufdepression ist unzureichend, aber bisher gibt es auch keine ernsthaften Hinweise auf relevante Nebenwirkungen. Im Vergleich zur epiduralen Analgesietechnik gibt es keine Vorteile durch die kontinuierliche intravenöse Lidocaininfusion (Kranke 2015).

15.5.3 Patientenkontrollierte Analgesie (patient controlled analgesia, PCA)

Die patientenkontrollierte Analgesie ist die bedarfsorientierte Selbstapplikation von Analgetika durch den Patienten. Die wesentlichen Vorteile dieser Methode sind, dass die Patienten individuell und bedarfsgerecht sich die Menge eines Analgetikums selbst applizieren können und dadurch unabhängig von Fremdhilfe sind, ihre Schmerzen zu mindern. Folgende Applikationsarten sind möglich:

1. PCIA: Patientenkontrollierte intravenöse Analgesie, meist von stark wirksamen Opioiden wie Morphin oder Piritramid, über batteriegetriebene oder Elastomer-Pumpen.
2. PCEA: Patientenkontrollierte epidurale Analgesie von Lokalanästhetikum evtl. in Kombination mit Opioid, über batteriegetriebene oder Elastomer-Reservoirpumpen bei liegendem Periduralkatheter.
3. RA-PCA: Patientenkontrollierte Analgesie über regionalanästhetische periphere Plexuskatheter mit Lokalanästhetikum evtl. in Kombination mit Opioid.

Bei Patienten mit kognitiven oder funktionellen Beeinträchtigung kann diese Technik auch durch die Pflege, durch Angehörige oder betreuende Sitzwachen anstatt des Patienten bedient werden. Die Bedienung der PCA durch Pflegepersonen und geschulte Angehörigen hat sich als zuverlässig erwiesen (Santangelo 1991). Die Sicherheit der Methode ist durch

Sperrzeiten gegeben, indem die Pumpe die Anforderung eines Bolus zwar registriert, aber den Bolus nur nach einem festgelegten Sicherheitszeitinterval abgibt.

Methodik

Mikroprozessorgesteuerte Pumpen fördern nach zuvor programmierten Einstellungen Medikamente aus einem fest angebrachten Reservoir oder durch ein Infusionssystem aus einem Durchstechbeutel. Bei den modernen Pumpen können folgende Funktionen individuell eingestellt werden (Beispiele s. Tab. 15.6).

- Bolus: Menge der Einzeldosis in ml oder mg (siehe auch Tab. 15.5).
- Bolusrate: Infusionsgeschwindigkeit eines Einzelbolus, z.B. 0,5–2 ml/Min.
- Sperrzeit: Blockadezeit der Pumpe zwischen zwei Einzelboli.
- Dosislimit: Höchstmenge von Einzelboli pro Stunde.

Kontinuierliche Gabe: Infusion einer festgelegten Menge pro Stunde. Sinnvoll bei PCEA und PCA bei peripheren Plexuskathetern, nicht bei intravenöser PCIA, weil hierdurch das Risiko einer Atemdepression erheblich ansteigt.

Das Medikamentenreservoir und das Programmierfeld sind in der Regel durch Codes vor dem Zugriff durch den Patienten geschützt.

Als Ansprechpartner und Verantwortlicher für die PCA-Pumpen sollte ein Akutschmerzdienst oder ein ständiger Ansprechpartner zur Verfügung stehen.

Indikationen

Indikationen einer PCA sind Patienten mit zu erwartenden starken postoperativen Schmerzen, die mit einem festen Analgetikaschema erwartungsgemäß nicht ausreichend zu therapieren sein werden. Das Prinzip der PCA kann auch bei Patienten zur Dosisfindung mit akuten (Tumor-) Schmerz eingesetzt werden, bevor diese auf eine Therapie mit retardierten Opioiden umgestellt werden.

Praktisches Vorgehen

Die präoperative schriftliche Aufklärung über die Möglichkeit einer postoperativen PCA ist notwendig.

Gabe des geplanten Opioids bereits im Aufwachraum als Boli bis zur Schmerzfreiheit (s. Tab. 15.5 und 15.6) ermittelt die Titrationsdosis.

Programmierung der Pumpeneinstellungen: Bolusgröße richtet sich nach der Titrationsmenge:

- Bolus zu gering: Keine deutliche Schmerzminderung bei einmaligem Abrufen.
- Bolus zu groß: Starke Müdigkeit oder Übelkeit.

Sofern die PCA Pumpe mit Opioiden befüllt ist, sollte eine orale Gabe von Opioiden nicht erfolgen. Allerdings kann die Verabreichung von Nicht-Opioiden oral durchaus sinnvoll sein.

Die Pumpe ist direkt und ohne 3-Wege-Hahn an einen Venenzugang anschließen, damit keine Infusion angeschlossen werden kann. Bei Anschluss über einen 3-Wege-Hahn an die laufende Infusion ist ein Rückschlagventil zwischen 3-Wege-Hahn und Schwerkraftinfusion obligat. Dadurch wird der Rückstrom des geförderten Analgetikums in eine Schwerkraftinfusion bei verlegtem Venenzugang und anschließende rasche Tropfinfusion mit der Gefahr der Überdosierung vermieden.

Tab. 15.5: Beispiele für Einstellungen von PCIA-Pumpen bei Älteren nach Operation; PCIA controlled intravenous analgesia; AWR Aufwachraum; KG Körpergewicht.

Medikament	Piritramid	Morphin	Hydromorphon
Titration im AWR	0,03–0,06 mg/kg KG alle 3–5 min	0,02–0,05 mg/kg KG alle 3–5 min	0,001–0,004 mg/kg KG alle 3–5 min
Konzentration	60 mg/50 ml = 1,2 mg/ml	50 mg/50 ml = 1 mg/ml	10 mg/50 ml = 0,2 mg/ml
Bolus	1–3 mg	2–3(–5) mg	0,1–0,3 (–0,5) mg
Basalrate	keine	keine	keine
Sperrzeit	5–10 Min.	5 (–10) Min.	6–10 Min.
Dosislimit in 1/4/12 h	12/30/60mg	15/30/60 mg	1,2/6/12mg

Bei den opioidbefüllten PCIA Techniken ist es gerade beim Älteren wichtig, dass eine Basalrate als Standard zur Vermeidung der Atemdepression bei Kumulation nicht eingestellt wird.

Tab. 15.6: Standard-Einstellungen der Pumpen bei PCIA, PDA und RegPCA; PCIA, Patient controlled intravenous analgesia; PDA, Peridural-Analgesie; regPCA, Patient controlled Analgesia über einen Katheter zur regionalen Leitungsanalgesie.

Modus	Dauerinfusion (ml/h)	Bolus (ml)	Sperrzeit (min)	Infusionsvolumen (ml)
PCIA	0	5	15	100 (NaCl) +2 ml pro Ampulle (Piritramid)
PDA periop thorakal	3–6	0	30	200 (Ropivacain 0,2%)
Plexus/Nervenkatheter	10	0	30	200 (Ropivacain 0,2%) oder 250 (Ropivacain 0,26%)

Meist ist die Anzahl der angeforderten Boli nach dem 3.–5. postoperativen Tag deutlich rückläufig, die PCA ist dann nicht mehr notwendig und kann auf eine orale Analgetikatherapie umgestellt werden. Die zuletzt verbrauchten Analgetikamengen über die PCA kann als Orientierung für das zu verwendende Analgetikum und deren Dosierung gelten (s. Umrechnungstabelle im Kap. 12).

15.6 Regionalanästhesie

15.6.1 Grundsätzliche Überlegungen

Die Empfehlung, psycho- und neurotrope Pharmaka zu vermeiden, der benefizielle Effekt kurzer Krankenhausaufenthalte und unsichere Algometrieverfahren bei Menschen mit Demenz legt die Anwendung von regionalanästhesiologischen Techniken nahe. Allerdings können unkooperative Patienten bei Anlage und im postoperativen Verlauf eine relative Kontraindikation darstellen. Das Risiko für pulmonale, thromboembolische und kardivaskuläre Komplikationen scheint durch eine reine Regionalanästhesie unter Verzicht auf starke Begleitsedierung geringer zu sein (Luger 2014). Hingegen haben Studien beim Einsatz von Regionalanästhesie keine kognitiven Vorteile über die erste postoperative Woche gezeigt, bis auf eine Studie mit hüftgelenksnahen Frakturen mit einer geringeren Delirinzidenz (Siddiqi 2007, Parker 2004). Kombinationstechniken, die regionale Analgesieverfahren mit einer Allgemeinnarkose im Rahmen eines „Fast-Track- oder ERAS- (Enhanced Recovery after Surgery) Konzeptes verbinden, werden nicht nur beim Älteren empfohlen (Tan 2015). In der Hand des Erfahrenen gestaltet sich die jeweilige Anlagetechnik beim Großteil der kooperativen geriatrischen und auch dementen Patienten unproblematisch.

Durch die effektivere und durch den Einsatz von Kathetertechniken besser steuer- und dosierbare postoperative Analgesie ohne Sedierung lassen sich in Alterstraumatologie, Viszeral- oder Malignomchirurgie Delir und Opioidnebenwirkungen vermeiden (Perrier 2010) (Beaussier 2007). Deshalb sind die Verfahren der Regionalanästhesie Grundlage einer effektiven perioperativen Schmerztherapie in der Alterstraumatologie, wenn sie anwendbar sind. Ein präoperativ gelegter Katheter kann zur mehrtägigen postoperativen Schmerztherapie verwendet werden (s. Tab. 15.7). Häufig werden Lokalanästhetika mit geringen Opioidosen kombiniert, um die Analgesiequalität zu verbessern und die Menge an Lokalanästhetika und damit ihre potentiellen Nebenwirkungen zu reduzieren. Bei der rückenmarksnahen Opioidtherapie kommt es zur besseren Hemmung der Übertragung nozizeptiver Information ohne motorische Blockade. Generell können hohe Opioidplasmaspiegel und opioidbedingte Komplikationen durch diese Analgesie reduziert oder sogar vermieden werden. Deshalb sollte auf eine orale Opioidtherapie verzichtet werden. Bei Fehllagen und Katheterversagen muss allerdings eine Bedarfstherapie inklusive des Monitoringverfahren auch auf peripherer Station verfügbar sein, da eine akut oder protrahiert auftretende Atemdepression bei der Anwendung von neuraxialen oder infiltrierten Opioiden möglich ist.

15.6.2 Komplikationen

Alle im Folgenden aufgeführten Kathetertechniken haben prinzipiell die gleichen Nebenwirkungen und Gefahren, die jedoch je nach betroffener Körperregion eine Gefährdung wechselnden Ausmaßes darstellen. So ist eine Gerinnungsstörung bei allen neuraxialen Verfahren mit der erhöhten Gefahr des unerkannten Hämatoms und des resultierenden Schadens des Rückenmarks verbunden. Periphere einseitige Leitungsblockaden stellen in Regionen mit guter Kompressibilität der Gefäße eine wertvolle Alternative dar. Es obliegt dem anlegenden Facharzt, die Risiken einer systemischen Schmerztherapie im Rahmen einer Allgemeinanästhesie und der postoperativen Schmerztherapie mit den Risiken einer unbeabsichtigten Gefäßpunktion bei der peripheren Leitungsblockade abzuwägen. Die Verwendung der Sonographie zur Vermeidung dieser Komplikation ist hier besonders wertvoll.

Allen Kathetertechniken gemein ist ebenso, dass eine neurologische Untersuchung fachgerecht täglich dokumentiert und interpretiert werden sollte. Der gewünschte Effekt der Nervenblockade unterscheidet sich meist, jedoch nur diskret von den Symptomen einer eventuell noch reversiblen Nervenschädigung. Eine sofortige konsiliarische fachärztlich-neurologische Differenzierung der eingeschränkten Nervenfunktion liefert, Dokumentation, Befund und Möglichkeit zur rechtzeitigen Therapie.

Tab. 15.7: Zeitintervalle vor und nach rückenmarknaher Punktion (modifiziert nach S1-Leitlinie der DGAI); h, Stunde; $, CAVE; Halbwertszeit wesentlich von der Nierenfunktion abhängig ($) = mäßig, $ = deutlich; $$ = stark, * nur bei Monotherapie, nicht bei zusätzlicher Gabe von Thrombozytenaggregationshemmern, ** unter Aspirin-Gabe sollten zusätzliche Antikoagulanzien 4–5 HWZ vor Punktion/Katheterentfernung pausiert werden, während Aspirin weitergegeben werden kann, § verlängertes Zeitintervall bei eingeschränkter Leberfunktion, # individuelle Risiko-Nutzenabwägung.

Substanz	vor Punktion/ vor Katheterentfernung	nach Punktion/ nach Katheterentfernung
unfraktionierte Heparine (Prophylaxe) unfraktionierte Heparine (Therapie)	4 h i. v. 4–6 h s. c. 8–12 h	1 h 1 h
niedermolekulare Heparin (Prophylaxe) $ niedermolekulare Heparine (Therapie) $	12 h 24 h	4 h 4 h
Fondaparinux (1×2,5 mg/d) Danaparoid (2×750 I.E./d)	36–42 h 48 h	6–12 h 3–4 h
Natriumpentosanpolysulfat (max. 2×50 mg)	48 h	8 h
Desirudin $$ Bivalirudin*, $$	8–10 h 4 h	6 h 8 h
Argatroban (Prophylaxe) §	4 h	5–7 h
Dabigatran $ (max. 1×150–220 mg/d) Dabigatran $, # (max. 2×150 mg/d)	28–34 h 56–85 h	6 h 6 h
Rivaroxaban (1x10 mg/d) ($) Rivaroxaban ($), # (2×15 mg/d, 1×20 mg/d)	22–26 h 44–65 h	4–5,5 h 4–5,5h
Apixaban (2×2,5 mg/d) ($) Apixaban (2×5 mg/d), ($),#	26–30 h 40–75 h	5–7 h 5–7 h

Tab. 15.7: (fortgesetzt)

Substanz	vor Punktion/ vor Katheterentfernung	nach Punktion/ nach Katheterentfernung
Vitamin-K-Antagonisten	INR < 1,4	nach Entfernung
Acetylsalicylsäure (100 mg/d)**	keine	keine
Clopidogrel	7–10 Tage	nach Entfernung
Ticlopidin	7–10 Tage	nach Entfernung
Prasugrel	7–10 Tage	6 h nach Entfernung
Ticagrelor	5 Tage	6 h nach Entfernung
Abciximab	kontraindiziert vor Anlage, 48 h vor Katheterentfernung	8 h nach Entfernung
Eptifibatid/Tirofiban	kontraindiziert vor Anlage, 8–10 h vor Katheterentfernung	8 h nach Entfernung
Dipyridamol	kontraindiziert vor Anlage und Katheterentfernung	5–6 h nach Entfernung
Cilostazol	42 h	5 h
Iloprost	2 h	8 h
Epoprostenol	min. 10 min	8 h

15.6.3 Rückenmarknahe Nervenblockaden

Perioperative Peridural-Katheteranästhesie bezeichnet eine meist über mehrere Tage andauernde Gabe von Lokalanästhetika, Opioiden oder Gemischen über einen rückenmarknahen Katheter. Die Applikation erfolgt kontinuierlich über Spritzen- oder PCA-Pumpen oder auch als wiederholte Einmalgaben. Die Vorteile bestehen in einer besseren Analgesie als bei systemischer Schmerztherapie mit einer geringeren Rate zentraler Nebenwirkungen. Die begleitende Sympathikolyse kann in der Extremitätenchirurgie zur Verbesserung der Durchblutung und damit der Wundheilung beitragen.

Indikationen für eine rückenmarksnahe Nervenblockade sind die perioperative Analgesie bei Thoraxwandeingriffen, die Deckung ausgedehnter Dekubiti, beidseitige Eingriffe, z. B. Knie-Endoprothetik oder wenn mehrfache Revisionen wahrscheinlich sind, z. B. Traumata der unteren Extremitäten. Bei Amputationen der unteren Extremität beugt eine rückenmarksnahe Anästhesie und Analgesie mit einem Periduralkatheter Phantomschmerzen vor. Bei Thoraxtrauma und Rippenserienfraktur soll ein Periduralkatheter zur posttraumatischen Schmerztherapie eingesetzt werden, um pulmonale wie kardiale Komplikationen und das Postthorakotomiesyndrom zu vermeiden.

Kontraindiziert ist ein Periduralkatheter bei Infektionen im Bereich der Punktionsstelle. Bei Gerinnungsstörungen ist ein besondere Nutzen-Risiko-Abwägung notwendig. Der Sicherheitsabstand zur Low-dose-Gabe von unfraktioniertem Heparin sollte 4 Stunden, zu niedermolekularem Heparin 12 Stunden betragen (sowohl für Anlage, als auch für Entfernung von rückenmarksnahen Kathetern). Das Risiko für eine epidurale Hämatombildung beträgt je nach Quelle von ca. 1 : 5000 bis 1: 150 000 (Waurick 2014).

15.6.4 Richtlinien zur perioperativen Anwendung von Periduralkathetern

Die Überwachung und Dokumentation von Schmerzniveau, Kreislauf, Vigilanz, Motorik und sensiblem Ausbreitungsniveau eines Periduralkathers kann auf einer peripheren Station gut über einen Akutschmerzdienst ermöglicht werden. Nach einer Bolusinjektion sollte über mindestens 30 Min. überwacht werden, bei kontinuierlicher Gabe ist mindestens zweimal täglich eine Visite erforderlich. Eine Bolusinjektion ist normalerweise dem Arzt bzw. dem ASD vorbehalten. Das Verwechslungsrisiko mit dem zentralen Venenkatheter soll durch eindeutige Kennzeichnung des PDK verringert werden. Ein Aspirationsversuch zum Ausschluss einer intravasalen oder intrathekalen Fehllage ist notwendig. Die empfohlene Höchstdosierungen von Bupivacain beträgt für den epiduralen Bolus 2 mg/kg KG, kontinuierliche Infusion: 0,4 mg/kg KG/h, von Sufenta epi: 30 µg/d (1 µg/ml). Bei Verwendung üblicher Dosen von Ropivacain 2 mg/dl (0,2%) treten selbst bei versehentlicher intravasaler Injektion keine gefährlichen Plasmaspiegel auf (s. Tab. 15.8).

Täglich muss eine neurologische Untersuchung und die Inspektion der Punktionsstelle erfolgen. Eine Entfernung des Katheters ist bei starker Rötung oder Eiterbildung an der Punktionsstelle notwendig (s. Komplikationen). Nach steriler Anlage sind Liegedauern von 4–7 Tagen relativ problemlos. Bei Hinweisen auf ein epidurales Hämatom wie persistierende sensorische oder motorische Ausfälle, neu aufgetretene radikuläre Rückenschmerzen und Blasenentleerungsstörungen ist eine sofortige Abklärung (Neurologie, MRT, alternativ CT, Myelographie) und ggf. Laminektomie innerhalb von spätestens 6h nach Beginn der Symptome notwendig, um bleibende neurologische Schäden zu verhindern.

Tab. 15.8: Dosierungsbeispiele für kontinuierliche epidurale Katheterinfusionen.

Applikationsort	Substanz	Volumen/h	Dosis/h
Thorakal	Bupivacain 0,25%	2–4 ml/h	5–10 mg
	Bupivacain 0,175% mit 1 mg/ml Sufentanil	5 ml/h	8,75 mg
	Ropivacain 0,2%	4–8 ml/h	8–16 mg
Lumbal	Bupivacain 0,25%	5–10 ml/h	12,5–25 mg
	Bupivacain 0,25% mit 1 mg/ml Sufentanil	3–5 ml/h	
	Bupivacain 0,125% mit 1 mg/ml Sufentanil	5–15ml/h	6,25–18,75 mg
	Ropivacain 0,2%	5–10 ml/h	10–20 mg
bei Schmerzdurchbruch	5–10 ml Lidocain 1% (Wirkungseintritt nach 2–3 Min.) 5–10 ml Bupivacain 0,25% (Wirkungseintritt nach 5–10 Min.)		

15.6.5 Periphere Nervenblockaden

Periphere Nervenblockaden sind effektiv und nebenwirkungsarm. Die kontinuierliche Gabe von Medikamenten über Katheter mit Perfusorspritzen oder PCA-Pumpen ist für die Technik der perioperativen Nervenblockaden meist das Verfahren der Wahl, bei in Ruhe nicht schmerzhaft eingesteiften Gelenken empfiehlt sich eher die Bolusapplikation.

Die Vorteile von peripheren im Vergleich zu rückenmarknahen Nervenblockaden mit Kathetertechniken sind die Anlagemöglichkeit auch bei antikoagulierten Patienten und die geringere Gefahr einer Rückenmarksverletzung. Die Ultraschalltechnik zur Katheteranlage bietet zusätzliche Sicherheit vor Nervenverletzung und die Möglichkeit der Dosisreduktion des Lokalanästhetikums. Die Tabelle 15.9 gibt einen beispielhaften Überblick über die möglichen Anwendungen.

Tab. 15.9: Mögliche regionalanästhesiologische schmerztherapeutische Verfahren für geriatrische Patienten und bei häufigen operativen Eingriffen im Alter; X, primäre Methodenempfehlung; (X), als alleiniges Analgesieschema nicht primär empfohlen, supplementäres Verfahren; NSAR, nichtsteroidales Antirheumatikum; i. v. intravenös, PCA, patientenkontrollierte Analgesie; TEP, Totalendoprothetik; CSE, kombinierte Spinalanästhesie und Periduralanalgesie.

Eingriff	Nicht-Opoid + Opioid	i. v. PCA	Periduralkatheter	sonstige Verfahren
Frakturversorgung an Ellenbogen, Radius, Hand	(X)	(X)		infraklavikulärer Katheter
größere Gelenkeingriffe Schulter (offene Synovektomie, Kapsulotomie, Arthrolyse)	(X)	(X)	(X)	interskalenärer Plexuskatheter
Mobilisation frozen shoulder	(X)			supraskapulärer oder interskalenärer Plexuskatheter
Schulter-TEP, Schulter-TEP-Wechsel	(X)	(X)		interskalenärer Plexuskatheter
Knie-TEP, Knie-TEP-Wechsel, Tibiakopffraktur, Knie-Arthrodese	(X)	(X)	X	Femoralis-Katheter Kombiniert mit Ischiadicus-Block (single shot oder ggf. ebenfalls Katheter)
Weber-C-Fraktur, Sprunggelekprothese, OSG-Arthrodese, größere Traumata am Unterschenkel mit wahrscheinlich mehrfachen Revisionen	(X)	(X)		Ischiadicus-Katheter
Pertrochantäre Femurfraktur, Schenkelhalsfraktur, Hüft-TEP	(X)		X	Kompartment-Katheter (Psoas oder Fascia iliaca Kompartment)
Hüft-TEP-Wechsel	(X)	(X)	X (nach CSE)	

Tab. 15.9: (fortgesetzt)

Eingriff	Nicht-Opoid + Opioid	i. v. PCA	Peridural-katheter	sonstige Verfahren
Thoraxtrauma	(X)	(X)	X	Interkostalblockade, Pleurakatheter
Amputationen Zehen, Vorfuß bis über Sprunggelenkniveau	(X)			Ischiadikus-Singleshot
Vaccusealwechsel, Wunddebridements, Kompartmentsyndrome Unterschenkel	(X)			Ischiadikuskatheter evtl. mit Saphenus-Single Shot
große Abdominalchirurgie, nicht laparoskopisch	(X)	(X)	X	
radikale Zystektomie, offen	(X)	(X)	X	
radikale Prostatektomie, offen	(X)	(X)	X	
Operation nach Wertheim-Meigs	(X)	(X)	X	

Für endoskopische, minimal-invasive, perineale oder transluminale(-vaginale oder-intestinale) und kleinere Eingriffe ist eine kategorische Empfehlung nicht zu geben, aber meist ist eine systemische Analgesie mit oder ohne Opioidzusatz ausreichend.

Der Fascia Iliaca Compartment Block kann ohne Ultraschall- oder Nervenstimulator-Kontrolle bei allen hüftnahen Frakturen wie dem Schenkelhalsbruch oder pertrochantären Femurfraktur bereits in der Notaufnahme oder prähospital durchgeführt werden (Reavley 2014; McRae 2015). Die sichere Durchführung von nicht-anästhesiologischem oder nichtärztlichem Personal ist beschrieben. Nur an sicher und einfach zu identifizierenden anatomischen Landmarken kann die Injektion abseits von Gefäßen und Nerven in das Muskelkompartment vorgenommen werden, in dem die Äste des N. Ischiadikus sicher von Lokalanästhestikum erreicht werden. Nach 15 min tritt die Wirkung ein und erreicht ihre langanhaltende maximale Schmerzfreiheit nach spätestens 45 min. Im Gegensatz zur langen präoperativen Phase auf Transport, Notaufnahme und peripherer Station bis zur meist sehr schmerzhaften Einschleusung und Lagerung auf dem OP-Tisch unter einer systemischen Opioidanalgesie ist die regionalanästhesiologische Technik einfach, elegant und sicher. Da viele der geriatrischen Patienten aber extrem untergewichtig sind, sollte eine Dosisbegrenzung des Lokalanästhetikums (idealerweise Naropin 0,5% 20–40 ml) entsprechend den gängigen Dosierungsempfehlungen beachtet werden (3,5 mg/kg).

15.6.6 Infiltrationstechniken

Single shot oder kontinuierliche katheterbasierte Verfahren zur Wund- oder Nerveninfiltration zum Beispiel bei größeren Abdominal- oder Thoraxeingriffen sind vielversprechende Techniken, die geeignet sind, den Opioid- und Nicht-Opioid-Bedarf des älteren Patienten zu senken (Loizides 2014, Gebhardt 2013, Soliz 2013, Ventham 2013). Die postoperative Wundinfiltration selbst nach orthopädischen Eingriffen ist gängige Praxis (Marques 2014). Eine immer öfter angewandte chirurgische Technik ist der Transversus-Abdominus-Flächenblock (Yu 2014), der auch ohne eine kontinuierliche Kathetertechnik Vorteile gegenüber der einfachen Wundinfiltation besitzt. Besonders wertvoll sind Perivertebral- und Intercostalkatheter nach Thoraxeingriffen, wenn auch weniger effektiv im Vergleich zum Periduralkatheter (Kotze 2009, Joshi 2008, Mann 2011). Die Plasmaspiegel der Infiltrationsanästhetika sind noch vertretbar hoch, wird die Höchstdosierungsempfehlung eingehalten. Die Katheter existieren von mehreren Anbietern in variabler Länge bis 40 cm und sind über eine größere Strecke perforiert, um einen gleichmäßigen Austritt des Lokalanästhetikums zu gewährleisten. Batterie- oder elastomergetriebene Pumpen können analog zur PCIA oder PCEA verwendet werden (Abb. 15.3). Sind aufgrund der Risikoabwägung Bedenken gegen intravenöse und neuraxiale Verfahren und leitungs- oder plexusblockierende Verfahren nicht möglich, sind Infiltrations-Katheteranlagen ein wertvolles Instrumentarium zur postoperativen Schmerztherapie des gealterten Patienten.

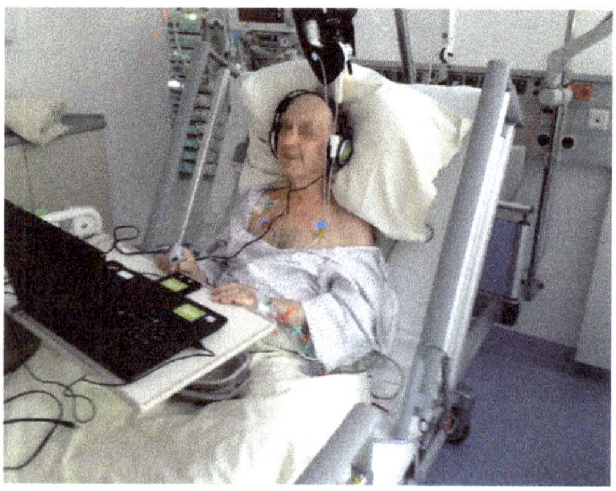

Abb. 15.3: 75-jähriger Patient auf der Intensivstation nach Cystektomie mit Neoblase mit thorakalem PDK und PCEA-Pumpe am 1. postoperativen Tag morgens. Dank einer opioid- und sedativ-reduzierten Narkoseführung und Schmerztherapie ist der Patient schmerzfrei, wach, ohne Überhänge und fähig, am Laptop-Computer zu arbeiten.

15.7 Nichtmedikamentöse schmerztherapeutische Verfahren

Es gibt eine Reihe von nichtmedikamentösen Verfahren in der postoperativen Schmerztherapie, die eine sinnvolle Ergänzung zu den Maßnahmen der medikamentösen Schmerztherapie darstellen. Gerade Ältere profitieren davon, weil sie in kompetenter Hand nebenwirkungsarm sind. Allerdings sind sie meist zeitaufwändig und bedürfen teilweise Hilfsmittel und Fremdunterstützung. Erfahrungen bei Menschen mit Demenz liegen kaum vor.

15.7.1 Ruhigstellung

Einfache Maßnahmen wie die Lagerung der Extremität sind antiödematös und analgetisch wirksam. Vor allem nach Frakturen oder Osteosynthesen haben ruhigstellende Verbände wie Extensionen, Schienen, fixierende Verbände und Gipse wesentlichen Einfluss auf den postoperativen Schmerzmittelbedarf. Für Patienten insbesondere im höheren Lebensalter kann die Ruhigstellung auch Nachteile bedeuten, sofern sie mit Einschränkung der Mobilität einhergehen, z.B. Flachlagerung nach Wirbelsäuleneingriffen.

15.7.2 Kälteanwendung

Das wiederholte, kurze Auflegen von gekühlten „Cool-packs“ auf Wunden alle 2–3 Stunden, vor allem nach Herniotomien, Kopf/Hals/Racheneingriffen, Extremitätenchirurgie und Gelenkersatz reduziert die Schmerzintensität, Nachblutungen und Schwellung (Konrath 1996, Cina-Tschumi 2007, Fischer 2008, Kasten 2008, Simanski 2008). Spezielle Kühlungstechniken z.B. nach Knie-Endoprothesen verbessern die Patientenzufriedenheit, nicht aber den analgetischen Effekt von einfachen und kostengünstigen Eisanwendungen. Das Einschlagen von Eispackungen in eine Stoff-Umhüllung ist notwendig, da gerade in Kombination mit einem regionalanästhetischen Verfahren Gewebeschädigung möglich ist.

15.7.3 Physiotherapie

Die Frühmobilisation ist ein wesentlicher Therapiebaustein, der viele postoperative Komplikationen reduziert. Es konnte auch gezeigt werden, dass die Physiotherapie einen Beitrag zur Schmerzreduktion leistet (Sabate 2014). Physiotherapie leistet prä- und postoperativ einen Beitrag zur Schmerzprävention, was für die Atemtherapie (Snowdon 2014), die Thromboseprophylaxe und bei der Förderung der Darmmotilität (Valkenet 2011) belegt ist. Zur Durchführung entsprechender Trainingsprogramme sei auf das Kapitel 12.5 verwiesen (Capdevila 2011, Chudyk 2009). Die Schmerzspitzen bei der postoperativen Physiotherapie erfordern flexible und kurzwirksame Analgetika (z.B. mit PCA-Boli, schnellwirksame orale Opioide). Auch kontinuierliche Regionalanästhesie liefert gute Bedingungen für die physiotherapeutische Behandlungen.

Zu beachten ist die erhöhte Sturzrate bei Patienten mit kurzwirksamen Opioiden und mit einem Femoralisschmerzkatheter, wenn die Mobilisation die initiale Muskelschwäche unzureichend berücksichtigt. Eine Mobilisation aus dem Bett am Operationstag nach Knieprothese soll nur unter Begleitung erfolgen.

15.7.4 Akupunktur

Akupunktur kann auch postoperativ eingesetzt werden (Fleckenstein 2014). Es fehlt allerdings in der frühen Krankenhaus- und Rehabilitationsphase noch die notwendige Evidenz (Heck, 2004b). Für den Einsatz sprechen die nebenwirkungsarme und sichere Technik, die wahrscheinlich gute Akzeptanz auch bei älteren Patienten und die persönliche Zuwendung während der meist 20–30-minütigen Anwendung 2–3×/Woche. Allerdings ist die Überwachung durch Personalanwesenheit bei liegenden Akupunkturnadeln gerade bei Älteren vor allem bei den ersten Behandlungen wohl notwendig, um Verletzungen durch Nadeln zu verhindern und Unruhe der Patienten auf die Nadelbehandlung rechtzeitig zu erkennen. Die Blutungsgefahr ist allerdings selbst bei vorhandener oraler Antikoagulation unter Akupunktur im Vergleich zu Pseudo-TENS bei geriatrischen Patienten nicht erhöht (Schuler 2005).

15.7.5 Transkutane elektrische Nervenstimulation (TENS)

Unter TENS-Anwendung konnte eine schnellere Rekonvaleszenz nach Hüft- und Knieendoprothetik erreicht werden (Peter 2011). Insbesondere bei präoperativen Versteifungen, Kontraktionen oder narbigen Bewegungseinschränkungen oder Analgetikaresistenz ist TENS als effektiv empfohlen (Zhang 2008). Die Erfahrungen des Autors bestätigen dies unter synchronisierter Verwendung niederfrequenter, biphasischer Stimulation (< 15–20 Hz, Impulsdauer 150 ms, Rampe 2 Sekunden, Kontraktionsdauer 3 Sekunden, Pause 5 Sekunden) der entsprechenden Muskelbereiche mit Stromstärken knapp unter der Schmerzgrenze des Patienten. Bei Hüftschmerzen, am Quadrizeps und Gastrognemius sind Impulsdauern über 200 ms notwendig. Die Anwendung sollte ca. 30 Minuten dauern und maximal 4–8-mal/24 h in der ersten Woche erfolgen. Bei präoperativ starken Schmerzen und vorhandenen Kontrakturen sollte bereits mindestens eine Woche vor der Operation postoperativ allerdings nicht vor dem 3. postoperativen Tag wieder begonnen werden.

Bei der TENS-Anwendung scheint der Personalaufwand geringer zu sein als bei der Akupunktur.

15.7.6 Selbstkontrolltechniken von Schmerzen

Kognitiv-behaviorale Techniken wie Ablenkungstechniken, Vorstellungstechniken, Entspannungsübungen setzen eine gewisse kognitive Fähigkeit voraus und sind am besten dann auch postoperativ anzuwenden, wenn sie bereits präoperativ eingeübt worden sind.

Neurophysiologisch konnten bei Meditation, Hypnose und Biofeedback positive Wirkungen auf Akutschmerzen gezeigt werden (Flor 2014). Sie bieten eine effektive und kostengünstige Möglichkeit der akuten wie chronischen Schmerztherapie (Erlenwein 2012). Beispielsweise sind nur 60 min (3-mal 20 min/Tag) Meditationstraining zur Schmerzreduktion ausreichend (Zeidan 2011). Psychologische Interventionen zur Therapie des Akutschmerzes nach herzchirurgischen Eingriffen verringern gemäß der derzeitigen (spärlichen) Datenlage einer Cochrane Metaanalyse das postoperativen Schmerzempfinden nicht wesentlich und verbessern die Mobilität nicht zuverlässig, aber reduzieren den perioperativen Stress (Koranyi 2014). Bei den Entspannungsverfahren ist aus eigener Erfahrung am ehesten die progressive Muskelrelakation nach Jacobsen bei geriatrischen Patienten einsetzbar. Ablenkungstechniken wie Hypnose (Iserson 2014) oder virtuelle Verfahren (Wiederhold 2014) sind bei starkem Akutschmerz und in der unmittelbaren postoperativen Phase wohl kaum umsetzbar. Verfahren, die ein präoperatives Training wie Achtsamkeitsmeditation (Williams 2015) oder Biofeedback (Kubik 2013) zwingend erfordern, sind bei elektiven Eingriffen zwar anwendbar, aber trotz vielversprechender Wirkung auch auf den Akutschmerz nicht einfach präoperativ zu organisieren.

15.7.7 Musik/Kunst/Ergotherapie

Die Anwendung von Musik reduziert den Bewegungsschmerz, fördert die Mobilisation, vermindert den Sedativa- und Analgetikabedarf (Bellieni 2013, Gooding 2012, Matsota 2013), reduziert aber nicht den perioperativen Stress. In einigen Studien wird auch die Angst reduziert. Aufgrund der kostengünstigen und unproblematischen Musikanwendung und den fehlenden Nebenwirkungen, sofern die Musik nach Patientenwunsch ausgewählt ist, erscheint gerade die Musiktherapie als gute Ergänzung zur medikamentösen, postoperativen Schmerztherapie auch bei Älteren. Kunsttherapie und Ergotherapie haben bislang keinen nachgewiesenen Effekt auf Angst und Schmerzniveau.

15.8 Komplikationen der Akutschmerztherapie

Die Inzidenz für Komplikationen durch die Chirurgie, der Schmerztherapie und der akuten Dekompensation von chronischen Erkrankungen ist im fortgeschrittenen Alter generell erhöht. Im Folgenden werden spezifische Probleme besprochen, die mit dem postoperativen Schmerzmanagement zusammenhängen können.

15.8.1 Zentral anticholinerges Syndrom (ZAS)

Die Blut-Hirnschranken-Passage neurotroper Pharmaka verändern das Gleichgewicht des cholinergen Transmittersystems im ZNS mit Folgen hauptsächlich für die Bewusstseinslage und der vegetativen Symptomatik. Die klinische Erscheinungsform des ZAS ist entweder agitiert und erregt, unruhig, halluzinativ oder schläfrig-komatös mit verminderter Vigilanz, reduzierter Erweckbarkeit und Somnolenz.

Interaktionen mit der häuslichen Medikation, veränderter Metabolismus, Retention und Überdosierungen sind die häufigsten Ursachen eines ZAS. Eine Vielzahl von perioperativ eingesetzten Pharmaka können ein ZAS bewirken (s. Tab. 15.10). Die Medikamenteneinnahme steht in zeitlichem Zusammenhang mit dem Auftreten des ZAS. Das Risiko ist auch abhängig von der Applikation und steigt von oral, rektal nach intravenös.

Tab. 15.10: Pharmaka mit erhöhtem Risiko für ein zentral anticholinerges Syndrom (modifiziert aus (Haase and Rundshagen, 2007)).

Stoffgruppe	Beispiel
Analgetika, Opioide	Dipidolor, Fentanyl, Tramal, etc.
Anticholinergika	Atropin, Scopolamin
Antihistaminika	Dimenhydrinat, Diphenhydramin
Antiparkinsonmedikamente	Akineton, Seligilin, Memantin
Barbiturate, Anästhetika	Thiopental, Ketamin, Propofol, Inhalations-, Injektionsanästhetika insbesondere N_2O, zentral applizierte Lokalanästhetika

Tab. 15.10: (fortgesetzt)

Stoffgruppe	Beispiel
Benzodiazepine	Diazepam, Lorazepam, Midazolam
H_2-Rezeptor-Blocker	Ranitidin, Cimetidin
Mydriatika	Cyclopentolat, Homatropin, Tropicamid
Neuroleptika	Haloperidol, Clozapin, Promethazin, Olonzapin
Spasmolytika	Oxybutynin, Tolterondin
Tri- und tetrazyklische Antidepressiva	Amitryptilin, Imipramin, Doxepin, Desipramin

Die Diagnosestellung bzw. die Kenntnis der Symptomatik (s. Tab. 15.11) ist der wesentliche Punkt, um diese vermutlich viel häufigere perioperative Störung beim älteren Schmerzpatienten als 5–10 % beim geriatrischen Patienten nicht zu übersehen. Die Therapie mit dem intravenösen reversiblen Cholinesterasehemmer Physiostigmin bestätigt den Verdacht. Innerhalb von 15 min. nach Verabreichung tritt eine deutliche Bewusstseinsänderung und Normalisierung ein und hält in üblicher Dosierung (0,04/mg kg KG) zwischen 20 und 120 min an. Eventuell kann die Verabreichung wiederholt werden oder kontinuierlich erfolgen. Die Therapiekontrolle anhand der Mydriasis des nicht operierten Auges erlaubt eine verlässliche Steuerung und Dosierung. Zur Not kann Physiostigmin auch subcutan oder intramuskulär verabreicht werden. Bis zur Reversion der Symptomatik besteht zudem die Therapie aus symptomatischen Maßnahmen wie antiarrhythmischer und kreislaufstützender Therapie.

Tab. 15.11: Symptomatik des Zentral anticholinerges Syndrom (modifiziert aus (Suetterlin, 2011)).

zentrale Symptomatik	periphere, vegetative Symptome
Schläfrigkeit, Somnolenz, Koma	Tachykardie, Arrhythmien, Hypertension, QT-Verlängerung, AV-Block
emotionale Instabilität, Erregung	Mydriasis, Akkomodationsstörungen
Schwindel	trockene Schleimhäute, Mundtrockenheit
räumliche und zeitliche Desorientierung, Verwirrtheit	
Atemdepression	verminderte Schweißsektretion, überwärmte, erythematöse Haut
zentrale Temperaturregulation gestört, Hyperpyrexie	Durst
Amnesie	Harnretention
Halluzinationen	verringerte Peristaltik, Gastroparese
gesteigerte Erregbarkeit, epileptische Krampfanfälle	Myoklonien
Koordinationsstörungen	

15.8.2 Serotonin-Syndrom

Hervorgerufen wird das Serotonin-Syndrom durch erhöhte zerebrale Serotoninspiegel. Am häufigsten tritt es bei Neueinstellung von Antidepressiva (Selektive Serotonin-Wiederaufnahmehemmer SSRI, Serotonin-Noradrenalin-Wiederaufnahmehemmer und trizyklische Antidepressiva) oder bei Medikamenten- Kombinationen von Antidepressiva, Neuroleptika und Medikamenten, die auch in der postoperativen Schmerztherapie eingesetzt werden. Tramadol, Fentanyl, Ondansetron, Granisetron (Pethidin, L-Polamidon sollten nicht bei Älteren eingesetzt werden, s. Kap. 12) wirken additiv ebenfalls über eine Serotonin-Wiederaufnahmehemmung und/oder direkten Agonismus, Migränemedikamente (Triptane und Ergotalkaloide) über direkten Serotoninagonismus (Abadie 2015). Antiepileptika (Valproat), Antiparkinson-Medikamente / MAO-Hemmer (Levodopa, Seligilin, Rasigilin) und Antidepressiva (Mirtazepin, Moclobemid, Trancyclopromin) verstärken die Serotoninfreisetzung oder hemmen den Serotoninabbau. Eine Lithiumtherapie erhöht die Rezeptorempfindlichkeit. Konkurrenz im Cytochrom P450-2D6 Stoffwechsel bzw. Hemmung des Enzyms durch die Begleitmedikation, höheres Patientenalter und hohe Dosierungen sind bekannte Risikofaktoren. Antibiotika wie Linezolid hemmen ebenfalls den Abbau des Serotonins und können potenziell ein Serotoninsyndrom auslösen.

Die Symptomtrias besteht aus:

1. autonom vegetative Symptomen: Pulsanstieg, Blutdruckanstieg, Schwitzen, „Grippegefühl“, Übelkeit, (akutes) Erbrechen, Durchfall, Kopfschmerzen;
2. Symptomen einer zentralnervösen Erregung: Unruhe, Akathisie, Halluzinationen, Hypomanie, Störungen des Bewusstseins, Koordinationsstörungen;
3. neuromuskulären Symptomen: Tremor, gesteigerte Reflexe, Myoklonien, pathologische Reflexe, Krämpfe, Anfälle.

Einige dieser Symptome treten auf, nie alle zusammen. Immer aber ist ein zeitlicher Zusammenhang mit der Applikation oder mit einer Dosissteigerung gegeben.

Lebensbedrohlich sind Komplikationen wie Hyperthermie durch eine gesteigerte Muskelaktivität, disseminierter intravasaler Koagulopathie, Rhabdomyolyse, akutes Nierenversagen und Aspiration, Entgleisungen von Blutdruck und Herzfrequenz.

Die Therapie besteht in der Regel in der symptomatischen Behandlung, Überwachung und Absetzen der ursächlichen Arzneimittel bzw. Umstieg auf Alternativen. In milden Fällen können Diazepine (kurzwirksame bevorzugt wie Lorazepam) eingesetzt werden, in schwereren Fällen können die Serotinineffekte durch den off-label Einsatz von Cyproheptadin (Peritol®) gehemmt werden.

Treten die o.g. lebensbedrohenden Komplikationen innerhalb der ersten 24 Stunden nicht auf, ist die Prognose meist gut. War die Symptomatik von MAO-Hemmern hervorgerufen, stellt sich eine Besserung erst nach 3–4 Tagen ein. Ein Serotonin-Syndrom kann auch noch auftreten, wenn das Antidepressivum schon nicht mehr eingenommen wird – z. B. nach Einnahme von Fluoxetin aufgrund der langen HWZ von 2,5 Wochen des Metaboliten Norfluoxetin. Entsprechend lange kann die Symptomatik andauern.

Da das Antidepressivum Mirtazapin über eine verstärkte Serotoninfreisetzung wirkt, die Serotonin-Wiederaufnahme aber nicht blockiert (sondern über eine 5-HT1-Rezeptor Stimulation und eine Blockade von 5-HT2 und 5-HT3 wirkt) und bei der kurzzeitigen Anwendung seltener serotonerge Nebenwirkungen hervorruft, könnte versuchsweise nach Sistieren der serotoninergen Symptome bei dringender Notwendigkeit einer antidepressiven Therapie auf dieses Pharmakon umgestiegen werden.

15.8.3 Malignes neuroleptisches Syndrom (MNS)

Das MNS tritt nach der Applikation von Neuroleptika aufgrund von Dopaminmangel durch postsynaptische D2-Blockade auf, Minuten nach intravenöser Gabe, 1 bis 3 Tage nach oraler Verabreichung oder im ersten Monat nach Dosissteigerung (Gupta 2004). Besonders bei hohen Dosierungen hoch potenter Neuroleptika, beim MNS in der früheren Anamnese, bestehenden Hirnschäden und hohem Alter kann es zu diesem Syndrom kommen. Auslöser sind niedrig und hoch potente Neuroleptika (Chlorpromazin (nicht bei Älteren zu verwenden), Perazin, Pipamperon, Triflupromazin, Risperidon, Zotepin, Pimozid, Tiaprid), Phenothiazine (Fluphenazin, Perphenazin), Butyrophenone (Haloperidol, Benperidol, Melperon), Antiepileptika (Carbamazepin), Thioxanthene (Chlorprothixen, Flupentixol)), trizyklische Antidepressiva (Desipramin, Trimipramin), Serotonin-Wiederaufnahmehemmer (Sertralin, Escitalopram), Serotonin-Noradrenalin-Wiederaufnahmehemmer (Venlafaxin), Benzamide (Sulpirid, Amisulprid), Lithium und Prokinetika mit Wirkung auf das Dopamin-Transmittersystem (Domperidon, Metoclopramid) (Strobach 2012).
Symptome sind

1. extrapyramidal-motorische Störungen wie Akinese, Rigor, extreme Muskelsteife (Rigidität) (ähnlich dem Befund bei maligner Hyperthermie), nur gelegentlich Tremor, Hyporeflexie, Opisthotonus, Trismus oder Blickkrämpfe;
2. vegetative Entgleisung wie zum Beispiel Fieber, starkes Schwitzen, Tachykardie, Tachypnoe, Blutdruckänderungen, Inkontinenz oder Harnverhalt;
3. psychische Störungen wie Verwirrtheit, Stupor, Mutismus, Eintrübung bis Koma, Katatonie.

Der Verlauf ist immer hoch akut, plötzlich und fulminant innerhalb weniger Stunden eventuell auch bis zur vitalen Bedrohung und Multiorganversagen. Die Letalität beträgt bis zu 20 %. Der Patient ist sicher intensivpflichtig. Die kausale Therapie des MNS besteht in der Unterbrechung der auslösenden Pharmakotherapie. Symptomatisch beinhaltet die Intensivtherapie über 2–5 Tage unter anderem die Thrombose- und Embolie-Prophylaxe, Muskelrelaxanzien wie Dantrolen zur Beherrschung der Muskelrigidität, Amantadin oder Bromocriptin zur Behebung des Parkinsonismus und eventuell kurzwirksame Benzodiazepine zur Muskelrelaxation.

15.8.4 Delir

Definition und Symptome

Das postoperative Delir ist ein neuropsychiatrisches Krankheitsbild mit vielfältiger Symptomatik (früher Durchgangssyndrom oder hirnorganisches Psychosyndrom) genannt, die von leichten Einschränkungen der geistigen Leistungsfähigkeit bis zum schweren hyper- oder hypoaktiven Delir reichen. Es kann in Prädelir, leichtes, mittleres und schweres Delir eingeteilt werden.

Symptome des postoperativen Delirs sind

1. plötzlich einsetzende Vigilanzstörung,
2. kognitive Störungen im Sinne eines postoperativen kognitiven Defizits (POCD, ICD) (eingeschränkte Aufnahme neuer Informationen, Unaufmerksamkeit)
3. psychomotorische Hypo- oder Hyperaktivität (Gedächtnisstörungen, inkohärentes Denken, verminderte Kommunikationsfähigkeit, motorische Hypo- oder Hyperaktivität, Aggressivität), veränderter Schlaf-Wach-Rhythmus.

Das POCD tritt bei einem Drittel aller Patienten mit kurzem Delir auf, und bei 55% mit längerer Delirdauer. Typisch ist der undulierende Tagesverlauf der Symptomatik, postoperativ nach 1–3 Tagen beginnend. Daneben können affektive Störungen, Wahrnehmungsstörungen (Illusionen und Halluzinationen) und flüchtige Wahnideen auftreten (Dasgupta 2006; Theuerkauf 2014).

Eine Sonderform des Delirs ist das Entzugsdelir nach chronischem Alkoholkonsum oder Benzodiazepineinnahme, die auch bei Älteren unabhängig von einem akuten Narkose- oder Krankheitstrigger auftreten können.

Vom Patienten selbst wird das Delir als plötzliche, dramatische Veränderungen der Realität wahrgenommen, die mit starken Gefühlen der Angst, mit Panik und Wut verbunden sind (Duppils 2007).

Prävalenz

Das postoperative Delir ist bei herzchirurgischen und orthopädisch-unfallchirurgischen Patienten besonders häufig (Androsova 2015). Bei Schenkelhalsfrakturen tritt es bei bis zu 75% der Patienten auf. Es erhöht die postoperative Morbidität, die Krankenhausverweildauer und die Mortalität erheblich (Dasgupta 2006). Auch in Abwesenheit einer vorherigen Demenz tritt das postoperative Delir bei einem Viertel aller älteren Patienten auf (Saczynski 2014).

Für die Zeit nach dem Krankenhausaufenthalt hat ein postoperatives Delir Bedeutung. Bei Entlassung besteht es noch bei 39% der betroffenen Patienten, nach 6 Monaten bei 6%. Ein Teil der Patienten bleibt dauerhaft auf Hilfe angewiesen (Marcantonio 2001).

Risikofaktoren

Präoperative Risikofaktoren für das Auftreten eines postoperativen Delirs für nicht-kardiochirugische Eingriffe sind nach einer Meta-Analyse in Tabelle 15.12 dargestellt (Dasgupta 2006, Theuerkauf 2014).

Tab. 15.12: Präoperative Risikofaktoren für postoperatives Delir bei nicht-kardiochirurgischen Eingriffen.

präoperative Risikofaktoren	Zusammenhang mit postoperativen Verwirrtheitszuständen
Alter	gesichert
Schmerz	gesichert
Wahrnehmungsstörungen, Demenz	gesichert
körperliche Behinderung	gesichert
Einschränkungen des Sehens oder Hörens	gesichert
häufiger Wechsel des Patientenzimmers, Zuweisung auf die Intensivstation,	gesichert
Emotionaler Stress und Schlafentzug	gesichert
Schockzustände	gesichert
Störungen des Flüssigkeits- und Elektrolythaushalts (Dehydratation, Hyper-/Hyponatriämie)	gesichert
Infektionen	gesichert
metabolische Störungen (Urämie, Leberversagen)	gesichert
Hyper-oder Hypothermie	geslchert
Anämie, Hypoxämie	gesichert
Alkoholkosum	gesichert
psychopathologische incl. psychiatrische Erkrankungen, verminderte semantische Gedächtnisleistung	gesichert
pathologische Laboranalytik	gesichert nur für Hypoglykämie, Hyperkalzämie, Hypalbuminämie
mehrere medizinische Begleiterkrankungen	gesichert, aber schwach
Therapie mit psychotropen Medikamenten, Medikamententoxizität,	gesichert, aber schwach
Heimunterbringung	gesichert, aber schwach
Depression	wahrscheinlich
Geschlecht	nicht gesichert
schwere ASA-Risikogruppe	nicht gesichert
Nikotinkonsum	kein Zusammenhang
Body Mass Index	kein Zusammenhang

Intra- und postoperativ kommen zusätzlich folgende Risiken hinzu. Generell besteht ein Zusammenhang zwischen dem Ausmaß des Traumas oder Eingriffes und dem Auftreten eines postoperativen Delirs. Gefäßeingriffe (Balasundaram 2007), Eingriffe und Traumen an der unteren Extremität, bei denen der Markraum verletzt oder aufgebohrt wird (Bruce 2007) führen in bis zu einem Drittel aller Patienten zum postoperativen Delir. Dies wird u. a. durch Mikroembolien durch arteriosklerotischer Plaques oder Fett aus dem Markraum erklärt („Palakos-Syndrom“, Fett- und Luftembolien, Komplikationen durch Knochenzement). Besonders gefährdet sind Patienten mit Schenkelhalsfrakturen, bei denen ein Delir nicht selten bereits vor der Operation auftritt (Bruce 2007).

Die meisten Untersuchungen finden keinen Unterschied zwischen Allgemein- und Regionalanästhesie. Dies gilt insbesondere für Untersuchungen, bei denen während der Regionalanästhesie Sedativa verabreicht wurden. Bei den unterschiedlichen Verfahren zur Allgemeinanästhesie ergaben sich keine Unterschiede der psychomotorischen Funktion, allerdings scheinen kurzwirksame Anästhetika vorteilhaft zu sein. Langwirksame Benzodiazepine wie Schlafmittel sollten zurückhaltend eingesetzt werden, das Gleiche gilt für Atropin und Droperidol wegen ihrer zentralen anticholinergen Wirkung. Ein Narkosentiefenmonitoring scheint die Inzidenz des postoperativen Delirs und POCD zu verringern (Chan 2013).

Wichtig ist eine wirksame postoperative Schmerztherapie. Bei insuffizienter Analgesie oder Opioidüberdosierungen kann die Inzidenz des Delirs um bis zum 9-Fachen gesteigert sein (Morrison 2003, Fong 2006, Theuerkauf 2014). Hierbei sollten Nicht-Opioide als Basistherapie eingesetzt werden, um die Opioidgabe zu begrenzen (Aubrun 2007).

Weitere potentiell delirogene Medikamente (Marcantonio 1994, Moore 1999, Clegg 2011) sind in Tabelle 15.13 zusammengestellt.

Tab. 15.13: Evidenz zu Delir auslösenden Pharmaka.

Stoffgruppe: Medikamente	**Evidenz (OR, 95 % Konfidenzinterval (CI))**
Analgetika: Opioide	gesichert (OR 2,5, 95 % CI 1,2–5,2
Benzodiazepine	gesichert (OR 3,0, 95 % CI 1,3–6,8)
Antihypertensiva: Dihydroperidin (Kalziumkanalblocker: Nifedipin, Nimodipin, Nitrendipin, Felodipin, Amlodipin)	gesichert (OR 2,4, 95 % CI 1,0–5,8)
Anticholinergika: Atropin, Scopolamin	wahrscheinlich
Antihistaminika: Dimenhydrinat, Promethazin, Diphenhydramin	möglich (OR 1,8, 95 % CI 0,7–4,5)
Trizyklische Antidepressiva: Amitriptylin, Clomipramin, Imipramin, Doxepin	nicht gesichert
Niedrig-/mittelpotente Neuroleptika: Levomepromazin, Promethazin, Perazin, Thioridazin, Chlorprothixen, Clozapin	unklar bis nicht gesichert (OR 0,9, 95 % CI 0,6–1,3)
Lithium	nicht gesichert

Tab. 15.13: (fortgesetzt)

Stoffgruppe: Medikamente	Evidenz (OR, 95 % Konfidenzinterval (CI))
Anti-Parkinson-Medikamente: Amantadin, *Biperiden, Trihexyphenidyl*, Bromocriptin, L-Dopa	nicht gesichert
Antibiotika/Chemotherapeutika: Gyrasehemmer, Sulfonamide, Penicillin, Nitrofurantoin, Aciclovir, Chloroquin, Isoniazid, Cycloserin, Amphotericin B	nicht gesichert
verschiedene: Theophyllin, Aminophyllin, Kortikosteroide, Kodein, Lidocain	nicht gesichert
Digitalispräparate	nicht gesichert (OR 0,5, 95 % CI 0,3–0,9)

Die Hypoxie und Hypokapnie begünstigen ein Delir, die Hypoxie direkt, die Hypokapnie durch eine zerebrale Vasokonstriktion mit verminderter Hirndurchblutung und durch eine Linksverschiebung der O_2-Bindungskurve mit einer verminderten O_2-Abgabe an das Gewebe. Bei Patienten mit einer Schenkelhalsfraktur besteht bereits präoperativ in rund einem Drittel eine Hypoxie, postoperativ bei mehr als der Hälfte. Auch in der elektiven Hüftgelenkendoprothetik besteht bei einem erheblichen Anteil der Patienten innerhalb der ersten postoperativen Tage eine Hypoxie (Clayer 2000).

Postoperative Anämie: Konsistent in älteren und neueren Studien über größere elektive Eingriffen trat bei einer postoperativen Hämoglobinkonzentration < 10–12 g/dl ein postoperatives Delir häufiger auf als bei Patienten mit höheren Konzentrationen (Murakawa 2004, Kazmierski 2010, Greer 2011, Postler 2011, Vochteloo 2011, Wagner 2012, Bilotta 2013, Fineberg 2013).

Metabolische Störungen: Dehydratation, Hypo- und Hypernatriämie (< 130 mmol/l, > 150 mmol/l), endokrinologische Erkrankungen (insbesondere ein entgleister Diabetes mellitus (Radtke 2013)), sowie Funktionseinschränkungen der Niere und der Leber können ebenfalls ursächlich sein.

Kardiovaskuläre Ursachen: Eine Herzinsuffizienz, Herzrhythmusstörungen oder eine Karotisstenose können durch eine verminderte Hirndurchblutung zu zerebralen Funktionsstörungen führen. Auch kleine apoplektische Insulte können sich als Delir ohne weitere neurologische Symptome präsentieren.

Infektionen können bei älteren Patienten sich nur durch ein Delir manifestieren. Postoperativ handelt es sich meist um Harnwegsinfekte (vor allem unter Katheterableitung) oder Infekte der Atemwege, deren spezifische Symptome verzögert auftreten können.

Psychologische Faktoren: Der Verlust der vertrauten Umgebung und vertrauter Bezugspersonen, sowie ein hohes Angstniveau begünstigen Verwirrtheitszustände bei älteren Menschen.

Therapie

Die Maßnahmen, die prophylaktisch ergriffen werden können, bestehen im Wesentlichen in der Vermeidung der o.g Risiken. Sie sind in der folgenden Übersicht zusammengefasst (Tab. 15.14).

Tab. 15.14: Prophylaktische Maßnahmen eines Delirs beim alten Patienten (modifiziert nach Flynn 2013, Moyce 2014, Trabold 2014, Hempenius 2015, Kratz 2015).

- adäquate Prämedikation zur Reduzierung des präoperativen Angstniveaus
- Einstellung eines entgleisten Blutdrucks- und Blutzuckers
- Aufrechterhaltung der prä-, intra- und postoperativen Homöostase
- Verwendung kurzwirksamer Anästhetika und deren bedarfsgerechte Titrierung
- Vermeidung zu tiefer Narkose
- Vermeidung einer perioperativen Hypoxie
- Vermeidung einer ausgeprägten Anämie
- Vermeidung auslösender Medikamente (s. Tab. 15.13)
- Ausreichende postoperative Analgesie
- Kontakt zu vertrauten Personen
- Vermeiden von Verlegungen

Pharmakologisch kommt bei Wahnvorstellungen und Halluzinationen das Neuroleptikum Haloperidol infrage, das ein günstiges kardiopulmonales Nebenwirkungsprofil besitzt und selbst eine nur geringe delirauslösende Potenz hat (Schrader 2008, Fok 2015). Die QT Zeit muss dabei überwacht werden, insbesondere bei intravenöser Applikation. Extrapyramidale Symptome können als malignes neuroleptisches Syndrom (MNS) bei alten Patienten bereits bei mittleren Dosen auftreten (s. oben Kap. 15.8.3). Die Haloperidol -Therapie sollte deshalb mit 0,5–1 mg per os begonnen werden, evtl. auftitriert werden und die Zieldosis nach 12 h wiederholt werden unter Beachtung der unerwünschten Wirkungen. Eine Dosis von 10 mg/d in 2–4 Einzeldosen sollte nicht überschritten werden, eine solche Hochdosistherapie erfordert immer eine intensivmedizische Behandlung. Stehen Angst und Unruhe im Vordergrund kommt auch der Einsatz von kurzwirksamen Benzodiazepinen wie Midazolam oder Lorazepam in Betracht (Gallinat 1999), wenn keine anderen Maßnahmen hilfreich waren.

Die Prävention und Therapie eines postoperativen Delirs mit einem multifaktoriellen Interventionsprogramm (Tab. 15.15) durch ein spezialisiertes Team kann außerordentlich erfolgreich sein (Trogrlic 2015). Bei der operativen Versorgung von Hüftgelenkfrakturen halbierte sich die Zahl der Tage mit Delir gegenüber der Kontrollgruppe, andere Komplikationen lagen deutlich niedriger und die Krankenhausverweildauer verringerte sich um ein Viertel (Stenvall 2007). Dies ist nicht nur für den individuellen Krankheitsverlauf relevant, sondern auch für die gesamten Kosten der Krankenhausbehandlung.

Tab. 15.15: Delir vermeidendes Interventionsprogramm.

- Team besteht aus Pflegekräften (1,07 pro Bett vs. 1,01 in der Kontrollgruppe), Physiotherapeuten, Beschäftigungstherapeuten, Diätassistent und Geriater
- besondere Ausbildung des Pflegeteams
- enge Kooperation zwischen Operateur und Pflegeteam
- Team erstellt und modifiziert individuellen Behandlungsplan
- Erfassung von Risikofaktoren, aktive Prävention, sorgfältige Überwachung in Bezug auf Symptome und aktive Behandlung eines Delirs
- Vorbeugung und Behandlung von Komplikationen: u.a. systematisches Screening auf Harnwegsinfekte
- Transfusion bei Hb < 8 g/dl, bei bestehendem Delir bei Hb < 9 g/dl
- falls Blasenkatheter intraoperativ, Entfernung spätestens 24 h postoperativ

Eine Geräuschabschirmung und eine Regulation des Lichteinflusses im Sinne der Tag-Nacht-Circadianität gehören zudem zu den wichtigsten therapeutischen und prophylaktischen Maßnahmen.

15.8.5 Neuraxiale Raumforderung: Spinales Hämatom bzw. Epiduralabszess

Diese Symptome können nicht nur bei liegendem Epiduralkatheter, sondern auch nach Spinalanästhesie auftreten. Der Beginn dieser Symptome kann noch viele Tage nach der Punktion und nach Entfernen des Katheters auftreten.

Das Erkennen von Komplikationen und die unverzügliche Behandlung sind wichtige Aufgaben aller behandelnden Personen, inklusive des Pflegeteams auf der peripheren Station und natürlich des Teams des ASD. Bei unerwarteten Symptomen und Paralysen muss unverzüglich der Anästhesist benachrichtigt werden (s. Tab. 15.16). Das rechtzeitige Erkennen muss regelmäßig geschult werden!

Tab. 15.16: Symptomatik eines spinalen Hämatoms oder Abszesses.

- isolierte Muskelschwäche (z. B. Fußheberschwäche)
- starke Nacken- und Rückenschmerzen
- sensorische Defizite (z. B. im Gesäß-und Oberschenkelbereich)
- neurologische Defizite
- motorische Blockade bei thorakaler Epiduralanalgesie
- Konus- oder Cauda-equina-Syndrom bei lumbaler Epiduralanalgesie
- radikuläre Symptome wie z. B. Rückenschmerzen, die bis über das Knie in einen oder beide Unterschenkel ausstrahlen
- Blasen-und Mastdarmstörungen (z. B. unkontrollierter Stuhlabgang)

Prädisponierende Faktoren für neuraxiale Infektion oder Abszessbildung sind Immunsuppression z. B. bei Diabetes mellitus oder Schwierigkeiten bei der Anlage des Periduralkatheters, häufige Punktionen und eine Liegedauer des Katheters von mehr als vier Tagen.

Um festzustellen, ob motorische/sensorische Ausfälle Zeichen eines beginnenden epiduralen Hämatoms sind oder möglicherweise durch die reversible Wirkung des epidural verabreichten Lokalanästhetikums hervorgerufen werden, ist das Vorgehen gemäß Algorithmus zu empfehlen (Abb. 15.4) (Frietsch 2009).

Die ersten Symptome eines epiduralen Abszesses sind unspezifisch. Die klassischen Symptome in Form von Rückenschmerzen, Fieber (> 50%) und neurologischen Ausfallerscheinungen treten meist ab dem 4.–5. Tag nach Anlage des Epiduralkatheters auf.

Die Therapie des Epiduralabszesses besteht in einer frühen kalkulierten Antibiotikatherapie (Vancomycin plus Cephalosporin der III. Generation), die nach Keimbestimmung durch eine gezielte Therapie über 6–12 Wochen weitergeführt werden sollte. Parallel sollte, insbesondere bei neurologischen Symptomen, ein neurochirurgisches Vorgehen frühzeitig in Erwägung gezogen werden. Entscheidend für das neurologische Outcome und die Rekonvaleszenz des Patienten sind die schnelle und zielgerichtete Diagnostik und Therapie des epiduralen Abszesses.

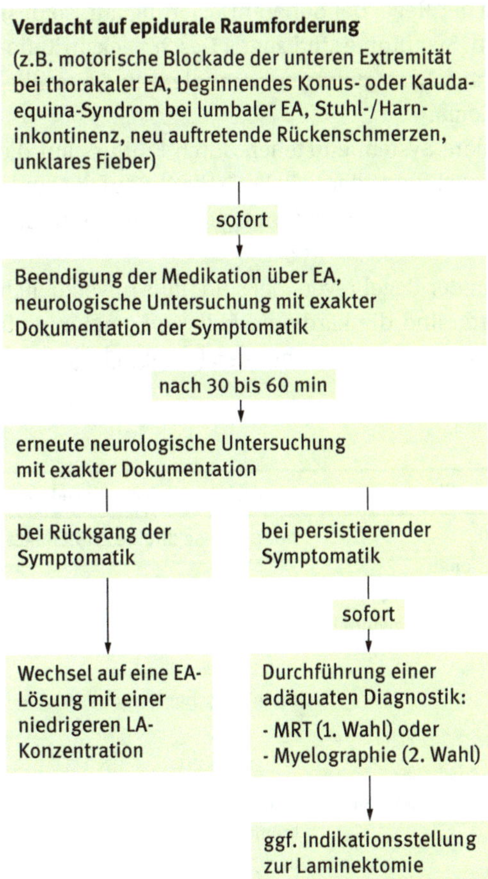

Abb. 15.4: Algorithmus bei Verdacht auf neuraxiales Komressionssyndrom (nach Frietsch 2009).

15.8.6 Nervenschäden

Isolierte einseitige Nervenschäden können entweder durch eine punktionsbedingte Verletzung oder durch die Operation bzw. Lagerungsschäden verursacht sein. Auch hier sollte zum Ausschluss einer Nebenwirkung von Lokalanästhetika insbesondere bei peripheren Nervenblockaden die Infusion unterbrochen und auf Rückläufigkeit der Symptome geachtet werden. Anders als bei einem Verdacht auf ein spinales epidurales Hämatom wird in diesen Fällen nach Rücksprache mit Anästhesisten möglicherweise der Neurologe hinzugezogen.

15.8.7 Lokalanästhetika-Intoxikation

Hohe Konzentrationen an Lokalanästhetika führen an ZNS und am Herzen zu erheblichen Problemen. Toxische Konzentrationen entstehen durch Verwendung zu hoher LA-Mengen oder durch (immer unbeabsichtigte) intravasale Injektionen. Außerdem kann der Periduralkatheter die Hirnhäute perforieren und zu einer hohen Spinalanästhesie führen mit Lähmung der Atemmuskulatur und Bewusstlosigkeit.

Zeichen einer kardialen Toxizität treten in der Regel bei höherer Dosierung auf, so dass Symptome einer ZNS-Intoxikation vorausgehen. Symptome sind zuerst Geschmacksirritationen oder periorale Taubheit, später folgen Tremor, Nystagmus und Somnolenz und anschließend tonisch-klonische Krampfanfällen und Koma.

Toxische Wirkungen auf das kardiovaskuläre System entstehen durch Einfluss auf die sympathische Steuerung des Herzens und direkte Effekte der Lokalanästhetika auf die Funktion des Herzmuskels und des Reizleitungssystem (= negative Chronotropie und Inotropie) bis hin zur Asystolie.

Während die zentralnervösen Symptome in der Regel reversibel sind, falls unverzüglich eine symptomatische Therapie eingeleitet wird, sind dic kardio-vaskulären Symptome oft therapieresistent und mit einem möglichen letalem Ausgang verbunden (s. Tab. 15.17).

Tab. 15.17: Symptomatik der Lokalanästhetika-Intoxikation.

Stadium		klinische Symptomatik	neurophysiologische Korrelate
I	Prodromalstadium	periorale Taubheit Geschmacksirritationen Übelkeit, Müdigkeit, Unruhe, Doppelbildersehen und Schwindel	nur teilweise direkte ZNS-Effekte
II	präkonvulsives Stadium	Tremor Tinnitus Nystagmus Somnolenz	Blockade kortikaler inhibitorischer Neurone
III	konvulsives Stadium	generalisierte, tonisch-klonische Krampfanfälle	Krampfpotenziale: I. Amygdala II. Hippocampus

Tab. 15.17: (fortgesetzt)

Stadium		klinische Symptomatik	neurophysiologische Korrelate
IV	Stadium der ZNS-Depression	Koma Apnoe Kreislaufkollaps	Blockade exzitatorischer Zentren

15.9 Besonderheiten bei älteren Schmerzpatienten

15.9.1 Demente Patienten

Mittel bis schwer demente Patienten (s. Kap. 4.2.2) sind nur begrenzt bis nicht fähig, prä- und postoperative Schmerzen zu kommunizieren und erleiden aufgrund ihrer eingeschränkten Kooperationsfähigkeit deutlich mehr Komplikationen. So erhöht sich bei Menschen mit Demenz die postoperative Delirinzidenz um 17–20%.

Bereits bei der Prämedikation sollten Angehörige anwesend sein und über die Besonderheiten des postoperativen Schmerzmanagement bei diesen Patienten informiert werden.

Bei der Schmerztherapie von Dementen werden Opioide um 2/3 unter-, periphere Analgetika im Gegensatz dazu oftmals überdosiert. Deshalb sollte die initiale Opioiddosis nicht reduziert oder aufgrund des geringeren Verteilungsraums beim älteren Patienten titrierend administriert werden. Die Häufigkeit der Repetitionsdosen in Anbetracht der verzögerten Elimination ist verringert, mit dem Ziel, eine opioidbedingte postoperative Sedierung zu vermeiden. Die Besonderheiten beim perioperativen Management wurde kürzlich ausführlich dargestellt (Frietsch 2014).

Die postoperative Schmerzevaluation stellt ein relevantes Problem dar.

Wenn eine leichte Demenz die Schmerzevaluation mittels numerischer Rating Skala (NRS) noch zulässt (s. Kap. 4.9), kann die Schmerztherapie entsprechend gesteuert werden.

Falls diese von Menschen mit Demenz nicht beantwortet werden kann (bei geriatrischen Patienten immerhin ca. 50%), wird der Einsatz einer verbalen Skala mit vier Schmerzstärken (keine = 0, schwache = 1, mäßige = 2, starke = 3 Schmerzen) mit Hilfe einer schriftlichen Vorlage empfohlen.

Bei fortgeschrittener Demenz empfiehlt sich die Fremdbeurteilung unter Verwendung von Verhaltensbeobachtungsinstrumenten wie die BeSD (Beurteilung von Schmerzen bei Demenz) (s. Kap. 9.8.1). (Manfredi 2003, Pesonen 2009, Hadjistavropoulos 2002).

Die Anzeige der Schmerzen durch Hypertension und Schwitzen durch die Interaktion der Demenzerkrankung selbst und die Wechselwirkungen der perioperativ verabreichten Pharmaka mit der Dauermedikation bleibt oft aus. Die Begleitmedikation von Menschen mit Demenz kann Anticholinergika, Memantine, GABA-Derivate (Piracetam, Aniracetam, Oxiracetam, Pramiracetam), der MAO-Hemmer Selegilin umfassen, deren Wechselwirkungen zu beachten sind.

Postoperativ sollte vor der pharmakologischen Therapie von Agitation oder Aggression die analgetische Therapie geprüft und gegebenenfalls modifiziert werden. Schmerzschwellen und Plazebowirksamkeit können bei den verschiedenen Demenzformen und Schweregraden deutlich unterschiedlich sein (s. Kapitel 3). Es können deshalb sogar teilweise höhere Dosierungen der Analgetika notwendig sein (Achterberg 2013). NSAR scheinen bei der erblichen Form von Demenz vom Alzheimer Typ unwirksam zu sein. Zumindest gibt es glaubhafte Hinweise einer zellulär bedingten Resistenz auf NSAR (Mertens 2013).

15.9.2 Der opioidgewohnte Patient

Bei opioidgewohnten Patienten ist die perioperative Schmerztherapie anspruchsvoll. Der chronische Opioidbedarf von Malignompatienten/opioidgewohnten Patienten im höheren Alter ist zum Teil so hoch, dass eher die Gefahr der perioperativen Unterdosierung besteht. Der Desensibilisierungsprozess der Opioidrezeptoren scheint im Alter schneller zu erfolgen. Opioidtherapierte Patienten brauchen perioperativ hohe Opioid-Dosen. Vor Planung der postoperativen Schmerztherapie sollten gängige Umrechnungstabellen zu Rate gezogen werden. Der Einsatz von Ketamin als NMDA-Rezeptorantagonist ist auch perioperativ zur Wiederherstellung der Rezeptorsensibilität wirksam, benötigt aber viel Erfahrung im Umgang mit der Substanz. Andere Pharmaka zur Reduktion des Opioidbedarfs sind großzügig einzusetzen. Die Verwendung von partiellen Antagonisten (Nalbuphin) oder Agonist/Antagonisten (Buprenorphin) empfiehlt sich allerdings nicht, da theoretisch ein Opioidentzug möglich ist.

15.9.3 Patienten mit schweren arthrotischen und rheumatischen Vorerkrankungen

Spezielle Risiken sind bei der Behandlung der rheumatoiden Arthritis, des M. Bechterew und der Gichtarthritis unter Phenylbutazonbehandlung zu erwarten, da iatrogene oder krankheitsimmanente Zellschäden im Knochenmark, Magen, Niere und Leber die perioperative Behandlung komplizieren können (Frick 2009). Auch der primär symptomatische Bewegungsapparat ist präoperativ schmerzhaft erkrankt und in die postoperative Schmerztherapie und Mobilisierung einzuplanen. Adisson-Krisen sind bei kortikosteroidbehandelten Patienten möglich, die meisten Antirheumatika außer Methotrexat und Chloroquin sind wenn möglich perioperativ zu pausieren, um die Wundheilung zu erleichtern. Wundinfekte sind bei Patienten mit rheumatoider Arthritis unter TNF alpha und Kortikosteroiden doppelt so häufig (Danoff 2013). Auch sollten die ebenfalls häufigeren opportunistischen Infektionen als Schmerzursache postoperativ in Betracht gezogen werden. Der intensivierte, evtl. synchrone präoperative Beginn von analgetischen und physiotherapeutischen Maßnahmen ist für dieses Kollektiv wesentlich, um langfristige Bewegungseinschränkungen zu vermeiden (Bade 2012). Die möglicherweise eingeschränkte Funktion der Organe sollte effektive und pharmakonsparende Verfahren nahelegen (Howe 2006) beispielsweise regionalanästhetische Kathetertechniken unter Beachtung der empfohlenen Höchstdosen.

15.9.4 Patienten mit Schlaf-Apnoe-Syndrom

Eine obstruktive Schlaf-Apnoe-Symptomatik ist eine häufig nicht diagnostizierte chronische Erkrankung mit gehäuftem Auftreten in höherem Lebensalter, die erst perioperativ über respiratorische, refluxbedingte, kardiozirkulatorische, thromboembolische oder arrhythmische Komplikationen bei bis zu einem Drittel der Patienten auffällt (Chung 2009, Vasu 2012, Sasaki 2013). Bei Männern ist sie vermutlich häufiger als 7%, bei Frauen als 5% aller älteren Patienten. Adipositas, Alter über 55 J, Übermüdung, Bluthochdruck und eine Atemwegserkrankung sind Hinweise auf das Vorliegen eines obstruktiven Schlaf-Apnoe-Syndroms. Es verlängert den Krankenhausaufenthalt und erhöht die Sterblichkeit der betroffenen Patienten (Vasu 2012). Anamnestisch gibt der Patient an, dass er tagsüber ständig müde ist und den Sekundenschlaf bemerkt. Der Partner beobachtet nächtliche Atempausen oder starkes Schnarchen. Bei längerem Bestehen sind Rechtsherzinsuffizienz-Symptome zu erkennen. Verdächtige Patienten sollten einer Polysomnographie in einem Schlaflabor oder telemedizinisch zu Hause zugeführt werden, sofern das vom Patienten akzeptiert wird. Leider korreliert der Hypoxie/Apnoe-Index > 5/h nicht mit dem Risiko für perioperative Komplikationen. Ist die Erkrankung bekannt, ist eine Fortführung der häuslichen Therapie (z.B. CPAP-Atemtherapie) mit dem eigenen Überdruck-Beatmungs-Gerät perioperativ notwendig (Sasaki 2013).

Der prä- und postoperative Einsatz von Sedativa und Analgetika erfordert wegen der Verstärkung der Apnoe und Hypoxiegefahr ein Monitoring von kontinuierlichem EKG, SpO_2 und Atemfrequenz. Die benzodiazepinbasierte Schlaftablette präoperativ erfordert dies ebenso. Alle Möglichkeiten, Opioide und Sedativa zu vermeiden bzw. zu reduzieren sollten umgesetzt werden, Infiltrations- und regionalanästhesiologische schmerztherapeutische Techniken sind hier auch als alleinige Verfahren primär empfohlen. Unmittelbar postoperativ sollte ein eventueller Relaxansüberhang großzügig antagonisiert werden und die Aufwachraumzeit auf ca. 3 h verlängert werden (Lyons 2014). Die postoperative intensivere Überwachung ist für die ersten 24 h angeraten (Adesanya 2010, Auckley 2012, Vasu 2012)

15.9.5 Qualitätskontrolle und Benchmarking

Die Akutschmerztherapie erfordert wie jedes Verfahren, das in einem zertifizierten Krankenhaus angeboten wird, eine wirksame Qualitätskontrolle nach den Grundsätzen des jeweils verwendeten Systems des Qualitätsmanagements. Die zu kontrollierenden Inhalte der Akutschmerztherapie nach dem „Plan-Do-Check-Act“ gliedern sich in Inhalte der Struktur-, Prozess- und Ergebnisqualität (s. Tab. 15.18).

Tab. 15.18: Qualitätsmanagement der perioperativen Schmerztherapie (modifiziert für Ältere nach AWMF-Leitlinie).

Dimension	Qualitätskriterien
Strukturqualität	Klinikleitbild zum Umgang mit Schmerzen schriftliche Rahmenvereinbarungen zwischen den am Schmerzmanagement beteiligten Berufsgruppen Qualitätszirkel Organisationskonzept (Akutschmerzdienst oder andere spezifische Regelungen) Vorliegen von Dokumentations- und Schmerzmessinstrumenten schriftlich festgelegte Schmerztherapiekonzepte regelmäßige Schulungen
Prozessqualität	Patienteninformation/Schmerzspezifische Aufklärung bei zu erwartende Schmerzen und Therapiemöglichkeiten Schmerzmessung und Dokumentation aller Medikamente Schmerzprophylaxe vor schmerzauslösenden medizinischen Maßnahmen (z. B. Physiotherapie, Verbandswechsel) unerwünschte Wirkungen werden überwacht, dokumentiert und nach Interventionsalgorithmus behandelt
Ergebnisqualität	aktuelle Schmerzintensität (AWMF-Empfehlung: „maximale Schmerzen in den letzten 24 h bei Bewegung" (als retrospektiver Zeitraum meist bei Älteren nicht umsetzbar, s. Kap. 4) Schmerzen in den letzten 24h in Ruhe (sofern retrospektiv erfasst, bei Älteren meist nicht valide, s. Kap. 4) Schmerzbedingte Beeinträchtigung der Mobilität, Husten und Schlaf Befragung zu unerwünschte Arzneimittelwirkungen (Müdigkeit, Übelkeit, Erbrechen), s. Kap. 12 Zufriedenheit mit Schmerztherapie in der Klinik Zufriedenheit mit Aufklärung

Benchmarking erlaubt das Aufdecken von Qualitäts-, Leistungssteigerungs- und Rationierungspotenzialen auch im postoperativen Schmerzmanagement.

Im Bereich des ASD bietet die Deutsche Gesellschaft für Anästhesiologie und Intensivmedizin eine einfache Methode an, die unter dem Namen QUIPS mit wenig Aufwand ein Benchmarking von verschiedener Intensität erlaubt (DGAI 2015).

15.10 Fazit für die Praxis

Akute perioperative Schmerzen sind im Alter noch weniger effizient therapiert als bei jüngeren Patienten. Gründe sind Furcht vor Nebenwirkungen der Behandlung, Unkenntnis der besonderen Physiologie der Schmerzverarbeitung und Pharmakologie im Alter, schwierige Schmerzerfassung, häufig gemeinsames Auftreten von akutem und chronischem Schmerz und Unterschätzung der klinischen Bedeutung.

Eine Sozial- und Schmerzanamnese, die aktuelle Pharmakotherapie (incl. bisher bekannter Unverträglichkeiten), Komorbiditäten und Organfunktionen (Herz/Kreislauf, Leber, Niere) sollten präoperativ bekannt sein. Physische, psychische und kognitive Funktionen können auch mit Hilfe von validierten Assessments (z. B. Uhrzeichentest) erfasst werden. Der Patient muss über die Möglichkeiten der postoperativen Schmerztherapie aufgeklärt werden. Präoperativ spielen Angst und Stress eine große Rolle.

Als Nicht-Opioide werden in der Altersmedizin häufig Paracetamol oder Metamizol verwendet. COX-Hemmer (zentrale/periphere, unselektive/selektive) sind nur unter strenger Berücksichtigung der UAW und Kontraindikationen anzuwenden. Sind Opioide unmittelbar postoperativ notwendig, eignen sich beispielsweise die Kombinationen von retardiertem mit nicht retardiertem Hydromorphon oder Oxycodon/Naloxon für ein bis zwei Tage. Die Bedarfsmedikation sollte bei opioid-naiven Älteren 20–30 % der retardierten Tagesdosis zunächst nicht übersteigen.

Die Obstipation ist bei Älteren ein häufiges Problem und wird unter zusätzlicher Gabe von Opioiden noch verstärkt. Perioperativ sind NSAR und Benzodiazepine bei Älteren mit einer erhöhten Nebenwirkungs- und insbesondere Delirinzidenz vergesellschaftet.

Eine intra- und postoperative gewissenhafte Titration der Analgetika und Narkotika verringert die Rate an Komplikationen postoperativ. Regionalanästhesieverfahren und nichtmedikamentöse Therapien (Kälte, TENS, Mobilisation, Musiktherapie) können gerade bei Älteren sehr hilfreich sein, die postoperativen Komplikationen und UAW einer systemischen Analgetikatherapie zu reduzieren. Clonidin und Dexmedetomidin sind analgetisch wirksam und protektiv bezüglich des postoperativen Delirs. Lidocaindauerinfusion für 24 h ist nur in der Viszeralchirurgie wirksam und scheinbar gut verträglich. Intravenöse wie regionalanästhesiologische PCA-Techniken sind sicher und für periphere Station geeignet, sofern der ältere Patient dies versteht und akzeptiert und die professionelle Betreuung sichergestellt ist. Zu bedenken ist, dass die Evidenz für geriatrische Patienten (also > 80 Jahre, multimorbide und multimedikamentiert) bis heute insgesamt sehr mangelhaft ist.

Zu den beachtenswerten perioperativen Komplikationen gehört das Delir, das zentralanticholinerge Syndrom, das Serotonin-Syndrom, das maligne neuroleptische Syndrom, die neuraxiale Raumforderung nach neuraxialer Analgetikatherapie, die Lokalanästhetika-Intoxikation. Demente und chronische opioidgewohnte oder Rheuma- Schmerzpatienten, Patienten mit Schlaf-Apnoe-Syndrom bedürfen einer Anpassung der Standard-Schmerztherapie. Die Qualitätssicherung und Zertifizierung ist auch in der postoperativen Schmerztherapie sinnvoll und notwendig.

15.11 Literatur

Abadie, D., V. Rousseau, et al. (2015). Serotonin Syndrome: Analysis of Cases Registered in the French Pharmacovigilance Database. *J Clin Psychopharmacol.*

Abdulla, A., N. Adams, et al. (2013). Guidance on the management of pain in older people. *Age Ageing* **42 Suppl 1**, i1–57.

Achterberg, W.P., M.J. Pieper, et al. (2013). Pain management in patients with dementia. *Clin Interv Aging* **8**, 1471–1482.

Adesanya, A.O., W. Lee, et al. (2010). Perioperative management of obstructive sleep apnea. *Chest* **138**, 1489–1498.

Adler, G., M. Bektas, et al. (2012). Computer-Based Assessment of Memory and Attention: Evaluation of the Memory and Attention Test (MAT). *Psychiatrische Praxis* **39**, 79–83.

Androsova, G., R. Krause, et al. (2015). Biomarkers of postoperative delirium and cognitive dysfunction. *Front Aging Neurosci* **7**, 112.
Apfelbaum, J.L., C. Chen, et al. (2003). Postoperative pain experience: results from a national survey suggest postoperative pain continues to be undermanaged. *Anesth Analg* **97**, 534–540, table of contents.
Ärzteschaft, B.A.d.d. (2006). UAW-News – International": Psychiatrische Störungen unter Metamizol. *Deutsches Ärzteblatt* **103**, A-499/B-431/C-411.
Aubrun, F., C. Gaillat, et al. (2008). Effect of a low-dose ketamine regimen on pain, mood, cognitive function and memory after major gynaecological surgery: a randomized, double-blind, placebo-controlled trial. *Eur J Anaesthesiol* **25**, 97–105.
Aubrun, F. and F. Marmion (2007). The elderly patient and postoperative pain treatment. *Best Pract Res Clin Anaesthesiol* **21**, 109–127.
Aubrun, F., A. Marsac, et al. (2007). (Prevention and relief of pain induced by otolaryngological and cervicofacial surgery). *Ann Otolaryngol Chir Cervicofac* **124 Suppl 1**, S28–33.
Auckley, D. and N. Bolden (2012). Preoperative screening and perioperative care of the patient with sleep-disordered breathing. *Curr Opin Pulm Med* **18**, 588–595.
AWMF (2009). S3-LL 001/025: Behandlung akuter perioperativer und posttraumatischer Schmerzen. http://www.AWMF.org.
AWMF (2010). S3-LL 001-012l-Analgesie, Sedierung und Delirmanagement in der Intensivmedizin. http://www.AWMF.org.
Bade, M.J. and J.E. Stevens-Lapsley (2012). Restoration of physical function in patients following total knee arthroplasty: an update on rehabilitation practices. *Curr Opin Rheumatol* **24**, 208–214.
Balasundaram, B. and J. Holmes (2007). Delirium in vascular surgery. *Eur J Vasc Endovasc Surg* **34**, 131–134.
Ballantyne, J.C., D.B. Carr, et al. (1998). The comparative effects of postoperative analgesic therapies on pulmonary outcome: cumulative meta-analyses of randomized, controlled trials. *Anesth Analg* **86**, 598–612.
Beaussier, M., H. El'Ayoubi, et al. (2007). Continuous preperitoneal infusion of ropivacaine provides effective analgesia and accelerates recovery after colorectal surgery: a randomized, double-blind, placebo-controlled study. *Anesthesiology* **107**, 461–468.
Bellieni, C.V., D. Cioncoloni, et al. (2013). Music provided through a portable media player (iPod) blunts pain during physical therapy. *Pain Manag Nurs* **14**, e151–155.
Benrath, J. (2015). Kap.3 Opioide bei Nieren und Leberinsuffizienz. In: *Repetitorium Schmerztherapie*. (eds. Benrath, J., Hatzenbühler, M., Heck, M. and Fresenius, M.), **1**, 47–49. Springer Heidelberg.
Bilotta F, M.P. Lauretta, et al. (2013). Postoperative delirium: risk factors, diagnosis and perioperative care. *Minerva Anestesiol* **79**, 1066–1076.
Bolac C, Wallace AH et al (2013). The impact of postoperative nausea and vomiting prophylaxis with dexamethasone on postoperative wound complications in patients undergoing laparotomy for endometrial cancer. *Anesth Analg* **116**, 1041–1047.
Bonnet, F (2015) PROSPECT: Procedure Specific Postoperative Pain Management. http://www.prospect.org.
Brill, S., Y. Ginosar, et al. (2006). Perioperative management of chronic pain patients with opioid dependency. *Curr Opin Anaesthesiol* **19**, 325–331.
Brodner, G., H. Buerkle, et al. (2007). Postoperative analgesia after knee surgery: a comparison of three different concentrations of ropivacaine for continuous femoral nerve blockade. *Anesth Analg* **105**, 256–262.
Brodner, G., N. Mertes, et al. (2000). Acute pain management: analysis, implications and consequences after prospective experience with 6349 surgical patients. *Eur J Anaesthesiol* **17**, 566–575.
Brodner, G., E. Pogatzki, et al. (1998). A multimodal approach to control postoperative pathophysiology and rehabilitation in patients undergoing abdominothoracic esophagectomy. *Anesth Analg* **86**, 228–234.
Bruce, A.J., C.W. Ritchie, et al. (2007). The incidence of delirium associated with orthopedic surgery: a meta-analytic review. *Int Psychogeriatr* **19**, 197–214.
Buvanendran, A., J.S. Kroin, et al. (2010). Perioperative oral pregabalin reduces chronic pain after total knee arthroplasty: a prospective, randomized, controlled trial. *Anesth Analg* **110**, 199–207.

Capdevila, X., Y. Barthelet, et al. (1999). Effects of perioperative analgesic technique on the surgical outcome and duration of rehabilitation after major knee surgery. *Anesthesiology* **91**, 8–15.

Capdevila, X., P. Biboulet, et al. (2011) Strategy of postoperative rehabilitation after femoral neck fracture in elderly patients. *Ann Fr Anesth Reanim* **30**, e55–59.

Carr, D.B., H.D. Reines, et al. (2005). The impact of technology on the analgesic gap and quality of acute pain management. *Reg Anesth Pain Med* **30**, 286–291.

Chan, A.K., C.W. Cheung, et al. (2010). Alpha-2 agonists in acute pain management. *Expert Opin Pharmacother* **11**, 2849–2868.

Chan, M.T., B.C. Cheng, et al. (2013). BIS-guided anesthesia decreases postoperative delirium and cognitive decline. *J Neurosurg Anesthesiol* **25**, 33–42.

Cheng, Y., J. Lin, et al. (2015). Decreased vascular endothelial growth factor expression is associated with cell apoptosis in low-dose aspirin-induced gastric mucosal injury. *Am J Med Sci* **349**, 110–116.

Chudyk, A.M., J.W. Jutai, et al. (2009) Systematic review of hip fracture rehabilitation practices in the elderly. *Arch Phys Med Rehabil* **90**, 246–262.

Chung, F. and H. Elsaid (2009). Screening for obstructive sleep apnea before surgery: why is it important? *Curr Opin Anaesthesiol* **22**, 405–411.

Cina-Tschumi, B. (2007). (Evidence-based impact of cryotherapy on postoperative pain, swelling, drainage and tolerance after orthopedic surgery). *Pflege* **20**, 258–267.

Clarke, H., R.P. Bonin, et al. (2012). The prevention of chronic postsurgical pain using gabapentin and pregabalin: a combined systematic review and meta-analysis. *Anesth Analg* **115**, 428–442.

Clayer, M. and J. Bruckner (2000). Occult hypoxia after femoral neck fracture and elective hip surgery. *Clin Orthop Relat Res*, 265–271.

Clegg, A. and J.B. Young (2011). Which medications to avoid in people at risk of delirium: a systematic review. *Age Ageing* **40**, 23–29.

Congedo, E., M. Sgreccia, et al. (2009). New drugs for epidural analgesia. *Curr Drug Targets* **10**, 696–706.

Corcoran, T.B., E.B. Truyens, et al. (2010). Anti-emetic dexamethasone and postoperative infection risk: a retrospective cohort study. *Anaesth Intensive Care* **38**, 654–660.

Cossmann, M., C. Kohnen, et al. (1997). (Tolerance and safety of tramadol use. Results of international studies and data from drug surveillance). *Drugs* **53 Suppl 2**, 50–62.

Dahmani, S., C. Brasher, et al. (2010). Premedication with clonidine is superior to benzodiazepines. A meta analysis of published studies. *Acta Anaesthesiol Scand* **54**, 397–402.

Danoff, J.R., G. Moss, et al. (2013). Total knee arthroplasty considerations in rheumatoid arthritis. *Autoimmune Dis* **2013**, 185340.

Dasgupta, M. and A.C. Dumbrell (2006). Preoperative risk assessment for delirium after noncardiac surgery: a systematic review. *J Am Geriatr Soc* **54**, 1578–1589.

De Oliveira, G.S., Jr., M.D. Almeida, et al. (2011). Perioperative single dose systemic dexamethasone for postoperative pain: a meta-analysis of randomized controlled trials. *Anesthesiology* **115**, 575–588.

DGAI (2015). QUIPS

Dolin, S.J., J.N. Cashman, et al. (2002). Effectiveness of acute postoperative pain management: I. Evidence from published data. *Br J Anaesth* **89**, 409–423.

Duppils, G.S. and K. Wikblad (2007). Patients' experiences of being delirious. *J Clin Nurs* **16**, 810–818.

Ellinger, K. (2009). Kap. 3.2 Geriatrische Patienten. In: *Anästhesie in der Traumatologie und Orthopädie.* (eds. Frietsch, T. and Weiler-Lorentz, A.), 274–276. Elsevier, München.

Engelman, E. and C. Marsala (2013). Efficacy of adding clonidine to intrathecal morphine in acute postoperative pain: meta-analysis. *Br J Anaesth* **110**, 21–27.

Erlenwein, J., J. Schlink, et al. (2012). (Clinical pain consultation. Profiles of clinical pain consultation and requirements for management of complex pain patients in inpatient care). *Schmerz* **26**, 692–698.

Fineberg, S.J., S.V. Nandyala, et al. (2013). Incidence and risk factors for postoperative delirium after lumbar spine surgery. *Spine (Phila Pa 1976)* **38**, 1790–1796.

Fiorelli, A., A. Mazzella, et al. (2015). Is pre-emptive administration of ketamine a significant adjunction to intravenous morphine analgesia for controlling postoperative pain? A randomized, double-blind, placebo-controlled clinical trial. *Interact Cardiovasc Thorac Surg*.

Fischer, H.B., C.J. Simanski, et al. (2008). A procedure-specific systematic review and consensus recommendations for postoperative analgesia following total knee arthroplasty. *Anaesthesia* **63**, 1105–1123.

Fleckenstein, J., P.I. Baeumler, et al. (2014). Acupuncture for post anaesthetic recovery and postoperative pain: study protocol for a randomised controlled trial. *Trials* **15**, 292.

Flor, H. (2014). Psychological pain interventions and neurophysiology: implications for a mechanism-based approach. *Am Psychol* **69**, 188–196.

Flynn Makic, M.B. (2013). Preventing delirium in postoperative patients. *J Perianesth Nurs* **28**, 404–408.

Fok, M.C., A.A. Sepehry, et al. (2015). Do antipsychotics prevent postoperative delirium? A systematic review and meta-analysis. *Int J Geriatr Psychiatry* **30**, 333–344.

Fong, H.K., L.P. Sands, et al. (2006). The role of postoperative analgesia in delirium and cognitive decline in elderly patients: a systematic review. *Anesth Analg* **102**, 1255–1266.

Freye, E. and J.V. Levy (2004). (Use of opioids in the elderly – pharmacokinetic and pharmacodynamic considerations). *Anasthesiol Intensivmed Notfallmed Schmerzther* **39**, 527–537.

Frick, C., M. Hensel, et al. (2009). Kap. 3.3.6 Vorerkrankungen des bindegewebigen Bewegunsapparats In: *Anästhesie in der Traumatologie und Orthopädie*. (eds. Frietsch, T. and Weiler-Lorentz, A.), 305–314. Elsevier, München.

Frietsch, T. and J. Benrath (2009). Perioperative Akutschmerztherapie In: *Anästhesie in der Traumatologie und Orthopädie*. (eds. Frietsch, T. and Weiler-Lorentz, A.), 351–371. Elsevier, München.

Frietsch, T., M. Schuler, et al. (2014). (Anaesthesiological management of patients with dementia). *Anasthesiol Intensivmed Notfallmed Schmerzther* **49**, 220–229.

Gallinat, J., H. Moller, et al. (1999). (Postoperative delirium: risk factors, prophylaxis and treatment). *Anaesthesist* **48**, 507–518.

Gebhardt, R., R.J. Mehran, et al. (2013). Epidural versus ON-Q local anesthetic-infiltrating catheter for post-thoracotomy pain control. *J Cardiothorac Vasc Anesth* **27**, 423–426.

Gerbershagen, H.J. (2013). (Transition from acute to chronic postsurgical pain. Physiology, risk factors and prevention). *Schmerz* **27**, 81–93; quiz 94–85.

Gerbershagen, H.J., S. Aduckathil, et al. (2013). Pain intensity on the first day after surgery: a prospective cohort study comparing 179 surgical procedures. *Anesthesiology* **118**, 934–944.

Gooding, L., S. Swezey, et al. (2012). Using music interventions in perioperative care. *South Med J* **105**, 486–490.

Greer, N., R. Rossom, et al. (2011). VA Evidence-based Synthesis Program Reports. In: *Delirium: Screening, Prevention, and Diagnosis - A Systematic Review of the Evidence*. Department of Veterans Affairs (US), Washington (DC).

Gropper, M.A. (2013). Postoperative Respiratory Muscle Dysfunction: Only the Strong Survive. *Anesthesiology* **118**, 783–784.

Grund, S., M. Roos, et al. (2015a). Evaluation eines Versorgungskonzepts für die Alterstraumatologie: Bestimmung der Krankenhausverweildauer und Mortalität in einer prospektiven Fallserie mit historischen Kontrollen *Dtsch Arztebl Int* **112**, 113–119.

Guay, D.R.P., M.B. Artz, et al. (2003). The pharmacology of aging In: *Brocklehursts textbool of geriatric medicine and gerontology*. (eds. Tallis, R.C. and Fillit, H.M.), 155–161. Churchill Livingston Elsevier Science, London.

Gupta, S. and N.D. Nihalani (2004). Neuroleptic Malignant Syndrome: A Primary Care Perspective. *Prim Care Companion J Clin Psychiatry* **6**, 191–194.

Güttler, K. (2000). Medikamentöse Schmerztherapie: Grundlagen und internistische Anwendungen. In: *Differenzierte medikamentöse Schmerztherapie*. (ed. Wörz, R.), 105–213. Urban & Fischer, München.

Haase, U. and I. Rundshagen (2007). Pharmakotherapie – Physostigmin post OP. *Anasthesiol Intensivmed Notfallmed Schmerzther* **42**, 188–189.

Hadjistavropoulos, T., D.L. LaChapelle, et al. (2002). Using facial expressions to assess musculoskeletal pain in older persons. *European Journal of Pain* **6**, 179–187.

Heck, M. (2004a). Opioidtherapie bei Nieren- und Leberinsuffizienz. In: *Repetitorium Schmerztherapie*. (eds. Fresenius, M., Hatzenbühler, M. and Heck, M.), 83–84. Springer, Berlin, Heidelberg.

Heck, M. (2004b). TENS. In: *Repetitorium Schmerztherapie*. (eds. Fresenius, M., Hatzenbühler, M. and Heck, M.), 85–87. Springer, Berlin, Heidelberg.

Hempenius, L., J.P. Slaets, et al. (2015). Interventions to prevent postoperative delirium in elderly cancer patients should be targeted at those undergoing nonsuperficial surgery with special attention to the cognitive impaired patients. *Eur J Surg Oncol* **41**, 28–33.

Hong, D., M.R. Byers, et al. (1993). Dexamethasone treatment reduces sensory neuropeptides and nerve sprouting reactions in injured teeth. *Pain* **55**, 171–181.

Howe, C.R., G.C. Gardner, et al. (2006). Perioperative medication management for the patient with rheumatoid arthritis. *J Am Acad Orthop Surg* **14**, 544–551.

Hurley, R.W., S.P. Cohen, et al. (2006). The analgesic effects of perioperative gabapentin on postoperative pain: a meta-analysis. *Reg Anesth Pain Med* **31**, 237–247.

Iserson, K.V. (2014). An hypnotic suggestion: review of hypnosis for clinical emergency care. *J Emerg Med* **46**, 588–596.

Jibril, F., S. Sharaby, et al. (2015). Intravenous versus Oral Acetaminophen for Pain: Systematic Review of Current Evidence to Support Clinical Decision-Making. *Can J Hosp Pharm* **68**, 238–247.

Joshi, G.P. (2013). Procedure-specific Pain Management: The Road to Improve Postsurgical Pain Management? *Anesthesiology* **118**, 780–782.

Joshi, G.P., D.E. Beck, et al. (2014). Defining new directions for more effective management of surgical pain in the United States: highlights of the inaugural Surgical Pain Congress. *Am Surg* **80**, 219–228.

Joshi, G.P., F. Bonnet, et al. (2008). A systematic review of randomized trials evaluating regional techniques for postthoracotomy analgesia. *Anesth Analg* **107**, 1026–1040.

Kasten, P., C.J. Simanski, et al. (2008). (Analgesia in shoulder, elbow and hand surgery). *Orthopade* **37**, 970, 972–976.

Kazmierski, J., M. Kowman, et al. (2010). Incidence and predictors of delirium after cardiac surgery: Results from The IPDACS Study. *J Psychosom Res* **69**, 179–185.

Kim BJ, Park MK, Kim S et al (2009) Comparison of Scoring Systems for the Prediction of Outcomes in Patients with Nonvariceal Upper Gastrointestinal Bleeding: A Prospective Study. Dig Dis Sci 54:2523–2529

Konrath, G.A., T. Lock, et al. (1996). The use of cold therapy after anterior cruciate ligament reconstruction. A prospective, randomized study and literature review. *Am J Sports Med* **24**, 629–633.

Koranyi, S., J. Barth, et al. (2014). Psychological interventions for acute pain after open heart surgery. *Cochrane Database Syst Rev* **5**, Cd009984.

Kotze, A., A. Scally, et al. (2009). Efficacy and safety of different techniques of paravertebral block for analgesia after thoracotomy: a systematic review and metaregression. *Br J Anaesth* **103**, 626–636.

Kranke, P., J. Jokinen, et al. (2015). Continuous intravenous perioperative lidocaine infusion for postoperative pain and recovery. *Cochrane Database Syst Rev* **7**, Cd009642.

Kratz, T., M. Heinrich, et al. (2015). Preventing postoperative delirium. *Dtsch Arztebl Int* **112**, 289–296.

Kubik, A. and A. Biedron (2013). Neurofeedback therapy in patients with acute and chronic pain syndromes-literature review and own experience. *Przegl Lek* **70**, 440–442.

Kuhn-Thiel, A., C. Weiß, et al. (2012). Die F O R T A- Liste "Fit for The Aged": Expert Consensus Validation 2012. University Medicine Mannheim, http://www.umm.uni-heidelberg.de/ag/forta/FORTA_liste_deutsch.pdf.

Laine L (2001) Approaches to nonsteroidal anti-inflammatory drug use in the high-risk patient. Gastroenterology 120: 594–606

Laine L (2006) GI risk and risk factors of NSAIDs. J Cardiovasc Pharmacol 47 Suppl 1: S60–66

Laine , Kivitz AJ, Bello AE et al (2012) Double-Blind Randomized Trials of Single-Tablet Ibuprofen/High-Dose Famotidine vs. Ibuprofen Alone for Reduction of Gastric and Duodenal Ulcers. Am J Gastroenterol 107:379–386

Lange, H., P. Kranke, et al. (2007) Combined analgesics for postoperative pain therapy. Review of effectivity and side-effects. *Anaesthesist* **56**, 1001–1016.

Langford, R.M. (2006). Pain management today – what have we learned? *Clin Rheumatol* **25 Suppl 1**, S2–8.

Lawlor, P.G. and S.H. Bush (2014). Delirium diagnosis, screening and management. *Curr Opin Support Palliat Care* **8**, 286–295.

Liu, Y., L. Ma, et al. (2015). Dexmedetomidine reduces postoperative delirium after joint replacement in elderly patients with mild cognitive impairment. *Aging Clin Exp Res*.

Loizides, S., K.S. Gurusamy, et al. (2014). Wound infiltration with local anaesthetic agents for laparoscopic cholecystectomy. *Cochrane Database Syst Rev* **3**, Cd007049.

Luetz, A., F. Balzer, et al. (2014). Delirium, sedation and analgesia in the intensive care unit: a multinational, two-part survey among intensivists. *PLoS One* **9**, e110935.

Luger, T.J., C. Kammerlander, et al. (2014). Mode of anesthesia, mortality and outcome in geriatric patients. *Z Gerontol Geriatr* **47**, 110–124.

Lyons, P.G. and B. Mokhlesi (2014). Diagnosis and management of obstructive sleep apnea in the perioperative setting. *Semin Respir Crit Care Med* **35**, 571–581.

Mahathanaruk, M., J. Hitt, et al. (2014). Perioperative management of the opioid tolerant patient for orthopedic surgery. *Anesthesiol Clin* **32**, 923–932.

Manfredi, P.L., B. Breuer, et al. (2003). Pain assessment in elderly patients with severe dementia. *Journal of Pain and Symptom Management* **25**, 48–52.

Mann, V., S. Mann, et al. (2011). (Continuous local wound infusion with local anesthetics : For thoracotomy and major abdominal interventions). *Chirurg* **82**, 906–912.

Marcantonio, E.R., J.M. Flacker, et al. (2001). Reducing delirium after hip fracture: a randomized trial. *J Am Geriatr Soc* **49**, 516–522.

Marcantonio, E.R., G. Juarez, et al. (1994). The relationship of postoperative delirium with psychoactive medications. *Jama* **272**, 1518–1522.

Marek, P., S. Ben-Eliyahu, et al. (1991). Delayed application of MK-801 attenuates development of morphine tolerance in rats. *Brain Res* **558**, 163–165.

Marques, E.M., H.E. Jones, et al. (2014). Local anaesthetic infiltration for peri-operative pain control in total hip and knee replacement: systematic review and meta-analyses of short- and long-term effectiveness. *BMC Musculoskelet Disord* **15**, 220.

Matsota, P., T. Christodoulopoulou, et al. (2013). Music's use for anesthesia and analgesia. *J Altern Complement Med* **19**, 298–307.

McRae, P.J., J.C. Bendall, et al. (2015). Paramedic-performed Fascia Iliaca Compartment Block for Femoral Fractures: A Controlled Trial. *J Emerg Med* **48**, 581–589.

Meissner, W., F. Coluzzi, et al. (2015). Improving the management of post-operative acute pain: priorities for change. *Curr Med Res Opin* **31**, 2131–2143.

Mertens, J., K. Stuber, et al. (2013). APP Processing in Human Pluripotent Stem Cell-Derived Neurons Is Resistant to NSAID-Based gamma-Secretase Modulation. *Stem Cell Reports* **1**, 491–498.

Moore, A.R. and S.T. O'Keeffe (1999). Drug-induced cognitive impairment in the elderly. *Drugs Aging* **15**, 15–28.

Morrison, R.S., J. Magaziner, et al. (2003). Relationship between pain and opioid analgesics on the development of delirium following hip fracture. *J Gerontol A Biol Sci Med Sci* **58**, 76–81.

Moyce, Z., R.N. Rodseth, et al. (2014). The efficacy of peri-operative interventions to decrease postoperative delirium in non-cardiac surgery: a systematic review and meta-analysis. *Anaesthesia* **69**, 259–269.

Murakawa, T., N. Anzawa, et al. (2004). (Anesthetic management of elderly patients aged 90 years or older). *Masui* **53**, 167–172.

O'Donnell, K.F. (2015). Preoperative pain management education: a quality improvement project. *J Perianesth Nurs* **30**, 221–227.

Parker, M.J., H.H. Handoll, et al. (2004). Anaesthesia for hip fracture surgery in adults. *Cochrane Database Syst Rev*, Cd000521.

Perkins, F.M. and H. Kehlet (2000). Chronic pain as an outcome of surgery. A review of predictive factors. *Anesthesiology* **93**, 1123–1133.

Perrier, V., B. Julliac, et al. (2010). (Influence of the fascia iliaca compartment block on postoperative cognitive status in the elderly). *Ann Fr Anesth Reanim* **29**, 283–288.

Pesonen, A., T. Kauppila, et al. (2009). Evaluation of easily applicable pain measurement tools for the assessment of pain in demented patients. *Acta Anaesthesiol Scand* **53**, 657–664.

Peter, W.F., M.J. Jansen, et al. (2011). Physiotherapy in hip and knee osteoarthritis: development of a practice guideline concerning initial assessment, treatment and evaluation. *Acta Reumatol Port* **36**, 268–281.

Popping, D.M., N. Elia, et al. (2009). Clonidine as an adjuvant to local anesthetics for peripheral nerve and plexus blocks: a meta-analysis of randomized trials. *Anesthesiology* **111**, 406–415.

Postler, A., J. Neidel, et al. (2011). Incidence of early postoperative cognitive dysfunction and other adverse events in elderly patients undergoing elective total hip replacement (THR). *Arch Gerontol Geriatr* **53**, 328–333.

Qaseem, A., V. Snow, et al. (2006). Risk assessment for and strategies to reduce perioperative pulmonary complications for patients undergoing noncardiothoracic surgery: a guideline from the American College of Physicians. *Ann Intern Med* **144**, 575–580.

Radtke, F.M., M. Franck, et al. (2013). Monitoring depth of anaesthesia in a randomized trial decreases the rate of postoperative delirium but not postoperative cognitive dysfunction. *Br J Anaesth* **110 Suppl 1**, i98–105.

Rantala, M., P. Kankkunen, et al. (2014). Barriers to postoperative pain management in hip fracture patients with dementia as evaluated by nursing staff. *Pain Manag Nurs* **15**, 208–219.

Rawal, N. and R.M. Langford (2007). Current practices for postoperative pain management in Europe and the potential role of the fentanyl HCl iontophoretic transdermal system. *Eur J Anaesthesiol* **24**, 299–308.

Reavley, P., A.A. Montgomery, et al. (2014). Randomised trial of the fascia iliaca block versus the '3-in-1' block for femoral neck fractures in the emergency department. *Emerg Med J*.

Ren, Z.Y., X.Q. Xu, et al. (2015). The impact of genetic variation on sensitivity to opioid analgesics in patients with postoperative pain: a systematic review and meta-analysis. *Pain Physician* **18**, 131–152.

Sabate, S., V. Mazo, et al. (2014). Predicting postoperative pulmonary complications: implications for outcomes and costs. *Curr Opin Anaesthesiol* **27**, 201–209.

Saczynski, J.S., S.K. Inouye, et al. (2014). Cognitive and Brain Reserve and the Risk of Postoperative Delirium in Older Patients. *Lancet Psychiatry* **1**, 437–443.

Santangelo, E., G. Savoia, et al. (1991) Safety of patient controlled analgesia in the geriatric patient. *Minerva Anestesiol* **57**, 1080–1081.

Sasaki, M., M.J. Meyer, et al. (2013). Postoperative Respiratory Muscle Dysfunction: Pathophysiology and Preventive Strategies. *Anesthesiology* **118**, 961–978.

Schrader, S.L., K.E. Wellik, et al. (2008). Adjunctive haloperidol prophylaxis reduces postoperative delirium severity and duration in at-risk elderly patients. *Neurologist* **14**, 134–137.

Schuler M, Razus D, Oster P (2009) Complaints under analgesics: the difficult interpretation by older patients. Schmerz 23(2):121–33

Schuler MS, Durdak C, Höl NM et al (2005) Acupuncture treatment of geriatric patients with ischemic stroke: a randomized, double-controlled, single-blind study. J Am Geriatr Soc 53(3):549–50

Schwenk, W., G. Brodner, et al. (2008) Organisation of postoperative acute pain therapy in Germany compared to other European nations - results of a postoperative analgetic therapy observational survey (PATHOS) *Zentralbl Chir* **133**, 297–305.

Scott, L.J. and C.M. Perry (2000). Tramadol: a review of its use in perioperative pain. *Drugs* **60**, 139–176.

Serafim, R.B., F.A. Bozza, et al. (2015). Pharmacologic prevention and treatment of delirium in intensive care patients: A systematic review. *J Crit Care* **30**, 799–807.

Shah, S., S. Kapoor, et al. (2015). Analgesic management of acute pain in the opioid-tolerant patient. *Curr Opin Anaesthesiol* **28**, 398–402.

Siddiqi, N., R. Stockdale, et al. (2007). Interventions for preventing delirium in hospitalised patients. *Cochrane Database Syst Rev*, Cd005563.

Simanski, C., R. Lefering, et al. (2006). (Postoperative pain relief is an important factor for the patients' selection of a clinic. Results of an anonymous survey). *Schmerz* **20**, 327–333.

Simanski, C.J. (2008). (Pain therapy for the lower extremities). *Orthopade* **37**, 959–960, 962–959.

Snowdon, D., T.P. Haines, et al. (2014). Preoperative intervention reduces postoperative pulmonary complications but not length of stay in cardiac surgical patients: a systematic review. *J Physiother* **60**, 66–77.

Soliz, J.M., R. Gebhardt, et al. (2013). Comparing epidural analgesia and ON-Q infiltrating catheters for pain management after hepatic resection. *Open J Anesthesiol* **3**, 3–7.

Stenvall, M., B. Olofsson, et al. (2007). A multidisciplinary, multifactorial intervention program reduces postoperative falls and injuries after femoral neck fracture. *Osteoporos Int* **18**, 167–175.

Strobach, D. (2012). (Clinically significant drug-drug interactions between analgesics and psychotopics). *Med Monatsschr Pharm* **35**, 245–254; quiz 255–246.

Suetterlin, I. (2011) *<Zentral-anticholinerges-Syndrom.pdf>*. Basel.

Sun, R., W. Zhao, et al. (2014). Intra-articular clonidine for post-operative analgesia following arthroscopic knee surgery: a systematic review and meta-analysis. *Knee Surg Sports Traumatol Arthrosc* **22**, 2076–2084.

Tan, M., L.S. Law, et al. (2015). Optimizing pain management to facilitate Enhanced Recovery After Surgery pathways. *Can J Anaesth* **62**, 203–218.

Thaler H, Dovjak P, Iglseder B et al (2013) Stress ulcer prophylaxis, thromboprophylaxis and coagulation management in patients with hip fractures. Wien Med Wochenschr 163:442–447

Theuerkauf, N. and U. Guenther (2014). (Delirium on the ICU: clinical impact, diagnostic workup, and therapy). *Med Klin Intensivmed Notfmed* **109**, 129–136.

Trabold, B. and T. Metterlein (2014). Postoperative delirium: risk factors, prevention, and treatment. *J Cardiothorac Vasc Anesth* **28**, 1352–1360.

Treede, R.D., W. Rief, et al. (2015). A classification of chronic pain for ICD-11. *Pain* **156**, 1003–1007.

Trogrlic, Z., M. van der Jagt, et al. (2015). A systematic review of implementation strategies for assessment, prevention, and management of ICU delirium and their effect on clinical outcomes. *Crit Care* **19**, 157.

Urban, M.K., J.T. Ya Deau, et al. (2008). Ketamine as an adjunct to postoperative pain management in opioid tolerant patients after spinal fusions: a prospective randomized trial. *Hss j* **4**, 62–65.

Valkenet, K., I.G. van de Port, et al. (2011). The effects of preoperative exercise therapy on postoperative outcome: a systematic review. *Clin Rehabil* **25**, 99–111.

Vasu, T.S., R. Grewal, et al. (2012). Obstructive sleep apnea syndrome and perioperative complications: a systematic review of the literature. *J Clin Sleep Med* **8**, 199–207.

Vaurio, L.E., L.P. Sands, et al. (2006). Postoperative delirium: the importance of pain and pain management. *Anesth Analg* **102**, 1267–1273.

Ventham, N.T., M. Hughes, et al. (2013). Systematic review and meta-analysis of continuous local anaesthetic wound infiltration versus epidural analgesia for postoperative pain following abdominal surgery. *Br J Surg* **100**, 1280–1289.

Vochteloo, A.J., B.L. Borger van der Burg, et al. (2011). Outcome in hip fracture patients related to anemia at admission and allogeneic blood transfusion: an analysis of 1262 surgically treated patients. *BMC Musculoskelet Disord* **12**, 262.

Wagner, P., P. Fuentes, et al. (2012). Comparison of complications and length of hospital stay between orthopedic and orthogeriatric treatment in elderly patients with a hip fracture. *Geriatr Orthop Surg Rehabil* **3**, 55–58.

Waurick, K., H. Riess, et al. (2014). S1-LL Rückenmarksnahe Regionalanaesthesie und Thromboembolieprophylaxe. *Anästh Intensivmed* **55**, 464–492.

Wiebalck, A., E. Vandermeulen, et al. (1995). (A concept for the improvement of postoperative pain management). *Anaesthesist* **44**, 831–842.

Wiederhold, B.K., A. Soomro, et al. (2014). Future directions: advances and implications of virtual environments designed for pain management. *Cyberpsychol Behav Soc Netw* **17**, 414–422.

Williams, H., L.A. Simmons, et al. (2015). Mindfulness-Based Stress Reduction in Advanced Nursing Practice: A Nonpharmacologic Approach to Health Promotion, Chronic Disease Management, and Symptom Control. *J Holist Nurs* **33**, 247–259.

Wu, C.L., W. Hsu, et al. (2004). Postoperative cognitive function as an outcome of regional anesthesia and analgesia. *Reg Anesth Pain Med* **29**, 257–268.

Wu, C.L. and S.N. Raja (2011). Treatment of acute postoperative pain. *The Lancet* **377**, 2215–2225.

Wu, Y., Z. Shi, et al. (2015). Different MMSE Score Is Associated with Postoperative Delirium in Young-Old and Old-Old Adults. *PLoS One* **10**, e0139879.

Yu, N., X. Long, et al. (2014). Transversus abdominis-plane block versus local anesthetic wound infiltration in lower abdominal surgery: a systematic review and meta-analysis of randomized controlled trials. *BMC Anesthesiol* **14**, 121.

Zaal, I.J., J.W. Devlin, et al. (2015). Benzodiazepine-associated delirium in critically ill adults. *Intensive Care Med* **41**, 2130–2137.

Zeidan, F., K.T. Martucci, et al. (2011). Brain mechanisms supporting the modulation of pain by mindfulness meditation. *J Neurosci* **31**, 5540–5548.

Zhang, W., R.W. Moskowitz, et al. (2008). OARSI recommendations for the management of hip and knee osteoarthritis, Part II: OARSI evidence-based, expert consensus guidelines. *Osteoarthritis Cartilage* **16**, 137–162.

Stefan Wirz

16 Minimal-invasive Verfahren: Nutzen und Grenzen

16.1 Einleitung

Oftmals gestaltet sich die Umsetzung einer medikamentösen Schmerztherapie bei geriatrischen Patienten problematisch. So beeinflussen altersphysiologische Veränderungen Effektivität und Sicherheit der Schmerztherapie nach dem WHO-Stufenschema (Vuyk 2003). Kontraindikationen und Interaktionsmöglichkeiten schränken bei alten, multimorbiden Schmerzpatienten die Anwendung von Nicht-Opioiden, schwach wirksamen Opioiden und Ko-Analgetika ein (Freye 2004, Zullo 2007, Kearney 2006). Die Anwendbarkeit des WHO-Stufenschemas ist bei geriatrischen Patienten begrenzt und erfordert ein multimodales Gesamtkonzept (American Geriatric Society 2002).

Innerhalb dieses Konzeptes stellen die sogenannten minimalinvasiven Verfahren eine Therapieoption dar, welche insbesondere bei stärksten Schmerzen, starken oder nur schwierig behandelbaren Nebenwirkungen einer systemischen Therapie ein günstiges Nutzen-Risiko-Profil aufweisen. Dies wird umso wichtiger, je multimorbider das Patientengut ist. Dem scheinbaren Nachteil der Invasivität steht der Vorteil geringerer systemischer Nebenwirkungen und fehlender kognitiver Beeinträchtigung gegenüber (Markman 2007). Trotz mangelhafter Studienlage sollte dieser Bestandteil der Schmerztherapie bei multimorbiden und geriatrischen Patienten häufiger und frühzeitiger erfolgen.

16.2 Nomenklatur

Unter minimalinvasiven bzw. interventionellen Verfahren versteht man Methoden (s. Tab. 16.1), bei denen gezielt Pharmaka in oder an definierte anatomische Strukturen appliziert werden oder eine Modulation bzw. Läsion neuraler Strukturen erfolgt.

Unterschieden werden nach anatomischem Korrelat periphere, rückenmarksnahe bzw. neuraxiale und sympathikusblockierende Verfahren. Es kann sich um die medikamentöse Applikation in Form einer kontinuierlichen „Infusion“ über ein Katheterverfahren oder Injektion von Opioiden, Kortikosteroiden oder anderen Substanzen oder die „Blockade“ von neuralen Strukturen durch Lokalanästhetika handeln (Markman 2007, Hayek 2014, Böttger 2011a, Böttger 2011). Als ablative Verfahren bezeichnet man läsionelle Veränderungen neuronaler Strukturen (Raslan 2011), als neuromodulative Verfahren werden gemeinhin elektrische Stimulationsmethoden als auch die o.g. Medikamentenapplikation bezeichnet (Gybels 1998, Dworkin 2013). Darüber hinaus finden weitere interventionelle Schmerztherapietechniken aus den Fachbereichen der Orthopädie und Neurochirurgie Anwendung (Fontaine 2009).

Außerdem unterscheidet man diagnostische Blockadetechniken von therapeutischen (Hildebrandt 2001). So werden diagnostische Sympathikusblockaden zur Differenzierung nozizeptiver-sympathikusunabhängiger-Schmerzen von sympathikusbedingten Schmerzen eingesetzt (Day 2008).

Tab. 16.1: Beispiele minimalinvasiver bzw. interventioneller Methoden zur Schmerztherapie.

Nomenklatur	Anatomische Struktur
Sensorische Blockaden	
Nervenblockaden	Subkutanes Gewebe Periphere Nerven Interkostalnervblockade Blockade facettengelenksversorgender Nerven Periradikuläre Therapie, „Wurzelblockade“
Leitungsanästhesien/Regionalanästhesien	Zervikaler Plexus Lumbaler Plexus Regionalanästhesiologische Verfahren
Neuraxiale Verfahren	Periduralanalgesie Epidurale Kathetermethode nach Racz Intrathekale Medikamentenapplikation – Spinalanästhesie
Sympathikusblockaden – Ganglienblockaden	Ganglion cervicale superius Ganglion stellatum (cervicothoracicum) Ganglion sphenopalatinum (pterygopalatinum) Blockaden am Grenzstrang Plexus coeliacus
weitere interventionelle Verfahren	Kyphoplastie Vertebroplastie
Elektrische Nervenstimulation/ Thermische Verfahren	Spinal cord stimulation Periphere Nervenstimulation Intradiskale elektrothermale Therapie (IDET) Perkutane Laser Diskus Dekompression (PLDD) Bandscheibenverkleinerung durch Radiofrequenzenergie (Nukleoplastie)
Neurochirurgische minimalinvasive Verfahren – Läsionelle neurolytische Methoden	Ganglion trigeminale Rhizotomie Chordotomie Läsion an der Hinterwurzeleintrittszone (Dorsal-Root-Entry-Zone, DREZ)

16.3 Pharmaka, neuromodulatorische bzw. neurolytische Techniken zur minimalinvasiven Schmerztherapie

16.3.1 Lokalanästhetika

Lokalanästhetika (LA) inhibieren Erregungsbildung und -weiterleitung zellulärer Strukturen. An der Axonmembran von Neuronen wirken LA über eine reversible Blockade der α-Untereinheiten spannungsabhängiger Natriumkanäle, wodurch der NA-Influx inhibiert wird, so dass die Depolarisation unterbleibt kein Aktionspotential gebildet werden kann, da der Schwellenwert nicht erreicht wird. Nach neuerer Nomenklatur werden verschiedene genetisch determinierte Natriumkanäle mit unterschiedlicher Ausprägung der α-Untereinheiten unterschieden und „Nav1.1" bis „Nav1.9" benannt. Bei den LA differenziert man zwischen Ester- und Amidtyp, was sich von der Beschaffenheit der Zwischenkette zwischen dem hydrophoben Molekülbestandteil und dem hydrophilen Aminbestandteil ableitet. Bei den Substanzen Tetracain, Procain und Benzocain handelt es sich um Ester-LA und bei Lidocain, Prilocain, Mepivacain und Bupivacain um Amid-LA. Die verschiedenen LA weisen unterschiedliche pharmakodynamische und pharmakokinetische Eigenschaften auf, wodurch sich ihre unterschiedliche Na-kanalblockierende Potenz, Anschlagszeit- und Wirkdauer, Metabolisierung und Elimination und systemische Toxizität erklärt. Alle LA außer Benzocain sind schwache Basen mit einem pKa-Wert zwischen 7,6 und 9,1. Unter dem pKa-Wert versteht man den pH-Wert, bei dem die Hälfte der Substanz in der kationisierten und die andere Hälfte in der ungeladenen, also basischen Form, vorliegt. Nur die ungeladene Form ist membranpermeabel, was die Abhängigkeit der Anschlagsdauer und Wirksamkeit der LA vom Gewebe-pH-Wert deutlich macht: Im sauren Milieu ist der Wirkeintritt der LA deutlich verzögert bzw. bleibt aus. Die Proteinbindung an die Proteine Albumin und α1-Glykoprotein bestimmt die Wirkdauer und Metabolisierungsrate eines LA und ist wiederum pH- und temperaturabhängig. LA vom Aminoestertyp werden im Plasma durch die Cholinesterase metabolisiert, während LA vom Aminoamidtyp hepatisch durch das Cytochrom-P450-System verstoffwechselt werden. Dies bedeutet beim geriatrischen Patienten mit einem herabgesetzten Allgemeinzustand, hepatischer Insuffizienz bzw. Defizienz der Cholinesterase oder des Cytochromsystem Akkumulationsgefahr. Zu beachten sind allergische, kardiozirkulatorische und zentrale Nebenwirkungen, wobei letzter im Rahmen einer toxischen Kumulation oder zu raschen Resorption, wie bei einer akzidentiellen intravasalen Injektion auftritt (Ahrens 2014, Dullenkopf 2003).

Bei minimalinvasiven Verfahren werden LA zur sensorischen Blockade oder Sympathikolyse eingesetzt (Tab. 16.2). Bei neuraxialer Applikation kann dosisabhängig eine motorische Blockade erzeugt werden. Die Gabe von LA kann sowohl zur Diagnostik und Analyse der schmerzerzeugenden Struktur, z.B. auch als „Testblockade" vor einer Stimulationstechnik oder Neuromodulation, erfolgen oder therapeutisch.

Tab. 16.2: Auswahl von Lokalanästhetika.

	Lidocain	Prilocain	Mepivacain	Bupivacain	Ropivacain
pK_s-Wert bei 25 °C	7,9	7,9	7,7	8,1	8,1
Fett/Wasser-Verteilungskoeffizient	2,9	0,9	0,8	27,5	6,7
Plasmaproteinbindungsrate	64%	55%	78%	96%	95%
Plasma-HWZ	1,6 h	1,6 h	1,9 h	2,7 h	1,8 h
Wirkungsdauer	1–2 h	1–3 h	1–3 h	2–8 h	2–6 h
maximale Dosen					
– bezogen auf kg KG	6 (7) mg	8 mg	6 (7) mg	2 mg	3,5 mg
– absolut (Erwachsene)	400 (500) mg	600 mg	400 (500) mg	150 mg	250 mg

16.3.2 Kortikosteroide

Kortikosteroide zur lokalen Applikation wirken an neuralen Strukturen antiinflammatorisch und abschwellend (Wilson-MacDonald 2005). Insbesondere bei Engpasssyndromen im Wirbelsäulenbereich oder akut-entzündlichen Veränderungen im Gelenkbereich werden Kortikosteroide häufig eingesetzt. Vorteilhaft ist dabei die geringere systemische Auswirkung insbesondere bei Multimorbidität oder Vorbefunden wie z. B. einer Osteoporose oder Immunsuppression. Jedoch bezweifeln einzelne Publikationen das Ausbleiben einer systemischen Auswirkung. Das Bundesinstitut für Arzneimittel und Medizinprodukte (BfArM) verdeutlichte 2013 die Indikation der Kortikosteroide Triamcinolon, Dexamethason und Betamethason ausschließlich für intraartikuläre Injektionen, Infiltrationen bei Bursitiden, Tendinitiden oder Tendovaginitiden. Es handelt sich um Kristallsuspensionen unterschiedlicher Partikelgröße, die nicht zum Einsatz an neuralen Strukturen zugelassen sind. Es existieren Fallberichte über Paraplegien nach der epiduralen Gabe von Kortikosteroiden in Form von Kristallsuspenionen (Kennedy 2009, Derby 2008, Gazelka 2012, Friedly 2014). Dies bedeutet, dass die häufige Praxis der Anwendung dieser Substanzen zur periradikulären, perineuralen oder epiduralen Applikation nicht zulässig und in Folge nicht erstattungsfähig ist, da es sich um einen Off-label-Gebrauch handelt (Bundesärztekammer 2010). Andererseits ist bei minimalinvasiver Applikationstechniken an „der Wirbelsäule“ nicht zwangsläufig eine neurale Struktur der Zielort, da eine intraartikuläre Injektion z. B. in die kleinen Wirbelgelenke bzw. Facettengelenke erfolgt. Beim minimalinvasiven Einsatz von Kortikosteroiden sollte die jeweilige Zulassung exakt beachtet werden.

16.3.3 Opioide bei minimalinvasiven Interventionen

Prinzipiell sind alle Opioide intrathekal oder epidural mit dem Vorteil einer geringeren Rate systemischer opioidtypischer Nebenwirkungen anwendbar (Duse 2009). Die Effektivität erklärt sich über die Wirkung an spinalen μ-, δ- oder κ-Rezeptoren (Koulousakis 2007, Saulino 2014). Durch die US-amerikanische *Food and Drug Administration* (FDA) und die Europäische Arzneimittelagentur (EMA) ist ausschließlich Morphin für die intrathekale Schmerztherapie zugelassen. In der Bundesrepublik Deutschland ist Sufentanil in Kombination mit Bupivacain nur zur Anwendung im Rahmen der geburtshilflichen Epiduralanästhesie zugelassen.

Bei Tumorschmerzen (Gehling 2014) oder chronischen Schmerzen kann z.B. eine intrathekale Medikamentengabe bei einer ineffektiven systemischen Therapie oder starken Nebenwirkung erwogen werden, z.B. über Spinalkatheter, Epiduralkatheter oder eine intrathekale Medikamentenpumpe (Stearns 2005, Ver Donck 2014). So sagt die S3-Leitlinie Palliativmedizin der AWMF (Leitlinienprogramm Onkologie 2014), deren Aussage auf den Nicht-Tumorschmerz durchaus übertragbar sind: „Bei Patienten, bei denen die Analgesie nicht ausreichend ist oder die trotz eines optimierten Einsatzes oraler* und parenteraler Opioide und Nicht-Opioid-Analgetika unter unerträglichen Nebenwirkungen leiden, können Opioide in Kombination mit Lokalanästhetika oder Clonidin rückenmarksnah (peridural oder intrathekal) verabreicht werden."

Intrathekal oder epidural applizierte Opioide mit einer im Vergleich zu Morphin höheren Lipophilie unterliegen einer stärkeren Umverteilung zu Gunsten der systemischen Zirkulation. Es handelt sich um Opioide wie z.B. Buprenorphin, aber auch Fentanyl und Sufentanil. Hydrophile Opioide wie Morphin, Hydromorphon oder Diamorphin („Heroin") verbleiben ausreichend lang und mit einer höheren selektiv-spinalen Wirkung im Liquor. Die Gefahr einer Atemdepression besteht insbesondere bei opioidnaiven Patienten bzw. zu Beginn einer neuraxialen Opioidapplikation (Turner 2007). Bei lipophilen Opioiden sieht man eher eine frühere Manifestation als unter hydrophilen Opioiden, bei denen eine Atemdepression auch noch nach 12 Stunden auftreten kann. Andere unerwünschte Wirkungen sind hämodynamische Beeinträchtigungen, wie Blutdruckabfall oder Bradykardie. Eine adäquate Überwachung mit ausgebildetem Personal und entsprechender Logistik ist hierbei unabdingbar (Bujedo 2012) (s. Kapitel 15). Andere opioidtypische Nebenwirkungen sind auch bei neuraxialer Applikation möglich; der opioidinduzierte Pruritus stellt hierbei einen relativ häufigen Befund dar. Bei der Blockade des Ganglion cervicale superius findet gemeinhin Buprenorphin Anwendung (Maier 2001).

16.3.4 Weitere Pharmaka – Baclofen, Ziconitid, Clonidin, Ketamin, Neostigmin, Hyaluronidase, neurolytisch wirksame Substanzen

Zur intrathekalen Injektion ist neben Morphin (vgl. oben) Ziconotid und Baclofen von FDA und EMA für die intrathekale Schmerztherapie zugelassen (Ver Donck 2014). Baclofen findet Anwendung zur Behandlung von Schmerzen durch zentral bedingte Spastiken (Baclofen Fachinformation 2015). Baclofen wirkt an GABA-B-Rezeptoren und führt über die Herabsetzung der exzitatorischen Aminosäuren Glutamat und Aspartat mit einer Modulation des Calciumeinstroms zu einer Verminderung der Aktivität von Motoneuronen. Ziconitid besitzt eine Zulassung zur Behandlung von starken, chronischen Schmerzen bei Erwachsenen mit der Notwendigkeit einer intrathekalen Analgesie. Bei der längerfristigen Anwendung von Ziconotid sollten interne intrathekale Systeme benutzt werden.

Ziconitid ist ein synthetisch hergestelltes Toxin der Meeresschnecke Conus magus, welches als N-Typ-Calciumkanalblocker (*neuronal calcium channel blocker*) den Calciumeinstrom im Hinterhorn des Rückenmarks hemmt, wodurch es zu einer Unterbrechung der Weiterleitung nozizeptiver Impulse kommt (Staats 2004).

Off-label ist die Anwendung der Substanzen Clonidin, Ketamin und Neostigmin. Der a-2-Agonist Clonidin verlängert die Wirkdauer von Lokalanästhetika bzw. Opioiden bei der peripheren Regionalanästhesie, der epiduralen und intrathekalen Applikation (Engelman 2005). Auf spinaler Ebene wirkt Clonidin analgetisch und kann zu einer Sympathikolyse führen. Außerdem gibt es Hinweise auf eine anti-inflammatorische Wirkung. Ketamin ist ein nichtkompetitiver NMDA-Rezeptorantagonist und wird bei neuropathischen Schmerzen auch intrathekal oder epidural eingesetzt. Allerdings gibt es Berichte über neurotoxische Effekte am Rückenmark bei einer Dauergabe (Karpinski 1997, Vranken 2005). Intrathekal applizierte Cholinesteradeinhibitoren wie Neostigmin wirken über muskarinische Rezeptoren in der Substanzia gelatinosa des Rückenmarks und führen zu einer cholinergen Analgesie über die Konzentrationserhöhung von Acetylcholin und Noradrenalin. Allerdings steht dieser Wirkung eine erhöhte Rate von unerwünschten Nebenwirkungen wie Übelkeit und Erbrechen entgegen. Hyaluronidase ist ebenso wie die letztgenannten Substanzen in Deutschland nicht zur neuraxialen Applikation zugelassen. Die epidurale Gabe von Hyaluronidase Hiatus sacralis zur Neurolyse und Adhäsiolyse spinaler Nerven mittels Kathetertechnik als Kombinationstherapie mit Bupivacain, Triamcinolon und einer 10 % NaCl-Lösung wurde in einer Analyse der Bundesärztekammer 2003 als experimentelle Methode eingestuft (Rheinberger 2003). Zur Neurolyse finden Ethanol in einer Konzentration von 50–95 % oder Phenol 5–10 % Anwendung (Hakanson 1981).

16.3.5 Elektrostimulation, Radiofrequenz, Laser-, Wärme-, Kälteapplikation

Als nicht-medikamentöse analgetische Verfahren zur Neuromodulation anatomisch-neuronaler Strukturen stehen unterschiedliche Techniken zur Verfügung (Deer 2014). Bei der elektrischen Stimulationstechnik handelt es sich um die Applikation elektrischer Impulse geringer Intensität. Schon in den späten 70er Jahren konnte in tierexperimentellen Studien gezeigt werden, dass die elektrische Stimulation am zentralen Nervensystem wie dem Hirnstamm analgetische Effekte erzeugt (Wiegand 1985, Cruccu 2007). Seitdem wurden verschiedene Stimulationsorte entlang den anatomischen Wegen der Weiterleitung von Schmerzen angewendet, z. B. als spinale Hinterstrangstimulation (dorsal column stimulation, DCS), spinal cord stimulation (SCS), periphere Nervenstimulation (PNS), deep brain stimulation (Hirnstamm oder Thalamus, DBS) oder Motorcortexstimulation (MCS) (orrsell 1998, Koulousakis 2007, Kumar 2007, AWMF 2010, Kuchta 2013).

Die thermische Radiofrequenztechnik (RF) bietet die Möglichkeit der Neurolyse bzw. Neurotomie als auch der Teilläsion von Nervenstrukturen (Leggett 2014). Es handelt sich um eine Hitzeapplikation über hochfrequenten Wechselstrom (Dieckmann 1984). Anwendung findet die RF bei der selektiven Facettendenervation, Thermokoagulation des Ganglion Gasseri, Thermokoagulation peripherer Nerven, Sympathikusblockaden und bei Diskusschädigungen. Als Radiofrequenzablation führt sie zur Zerstörung von schmerzvermittelnden Nervenstrukturen. Als gepulste Radiofrequenzläsion kann abhängig von der zugeführten Energie und über die Anwendung einer gepulsten Applikation auch eine Teilläsion erzielt werden (van Boxem 2008, Chua 2011). Auch die Kryoanalgesie führt zu einer anhaltenden und reversiblen Leitungsunterbrechung. Hierbei wird das physikalische Prinzip des Abkühlungseffektes expandierender Gase (Joule-Thompson-Effekt) angewendet. CO_2-Gas wird auf Temperaturen von –50 bis –70 °C abgekühlt und führt an der Zielstruktur zu einer Kryoläsion. Eine weitere Technik stellt die Anwendung von Lasern dar (NVL 2013).

16.4 Einzelne minimalinvasive Verfahren

16.4.1 Lokale LA-Applikation, periphere Nervenblockaden, Leitungsanästhesien, Regionalanästhesien

Die lokale LA-Applikation als subkutane oder Infiltrationstechnik kann zur Behandlung muskulär bedingter Schmerzen im Wirbelsäulenbereich eingesetzt werden (s. Abb. 16.3). Auch die Infiltration sogenannter Triggerpunkte bei myofaszialen Schmerzen ist in diesem Zusammenhang zu nennen (s. Tab. 16.3 und Abb. 16.1 und 16.2). Zur Applikation kommen pro Injektionsort 1–2 ml LA. Eine sorgfältige Desinfektion nach den Richtlinien des Robert-Koch-Institutes muss auch hierbei sichergestellt sein. Bei entzündlichen Schmerzen ist diese Technik wegen ihrer Wirkungslosigkeit bei pH-Veränderungen obsolet. Bei lokalisierten Schmerzen kann entsprechend der Dermatome peripherer Nerven bzw. Nervenplexus eine Blockade mit LA durchgeführt werden. Auch das Anlegen eines Katheters ist für einen begrenzten Zeitraum, in der Regel bis maximal fünf Tagen möglich. Die o. g. Techniken eignen sich nur zur kurzzeitigen Unterbrechung nozizeptiver Afferenzen und stellen keine nachhaltige Option dar. Die Gabe von LA bewirkt weist nicht nur sensorische und motorische Auswirkungen auf, sondern führt auch zu einer Sympathikolyse mit Verbesserung der Perfusion (Manchikanti 2015). Bei neuropathischen bzw. sympathikusunterhaltenen Schmerzen im Extremitätenbereich kann die Plexus- bzw. Leitungsanästhesie mittels dauerhafter LA-Applikation über einen Katheter entweder als Bolus- oder PCA-Technik durchgeführt werden und stellt eine Alternative zu grenzstrangnahen Sympathikusblockaden oder der Periduralanästhesie dar. So kann an der oberen Extremität eine Blockade des Plexus brachialis erfolgen, an der unteren die des N. femoralis oder ischidiacus (Böttger 2011a, Böttger 2011b, Hayek 2014). Ein ambulantes Vorgehen ist bei Sicherstellung einer engmaschigen Überwachung möglich.

Tab. 16.3: Indikationen für lokale LA-Applikation, periphere Nervenblockaden, Leitungsanästhesien, Regionalanästhesien.

lokaler bzw. dermatombezogener Schmerz
muskuläre Hypertonie, Schmerz bei muskulärer Dysbalance
chronischer neuropathischer Schmerz
sympathikusunterhaltener Schmerz
Unterbrechung der Schmerzafferenz während medikamentöser Aufsättigung

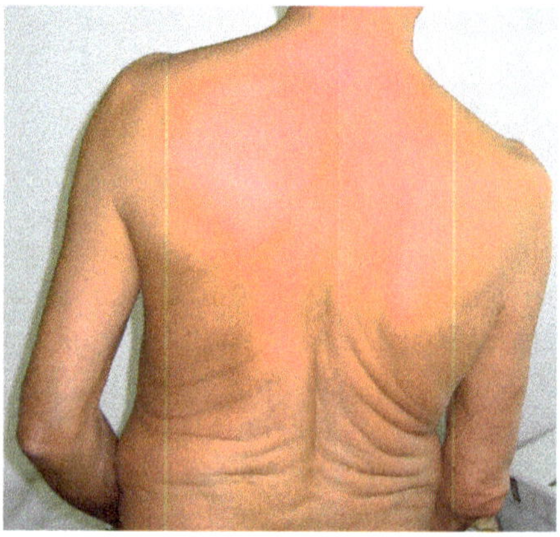

Abb. 16.1: „Tannenbaumphänomen“ bei Osteoporose und Höhenminderung der Zwischenwirbelräume mit nachfolgender Verspannung der paravertebralen Muskulatur (© S. Wirz).

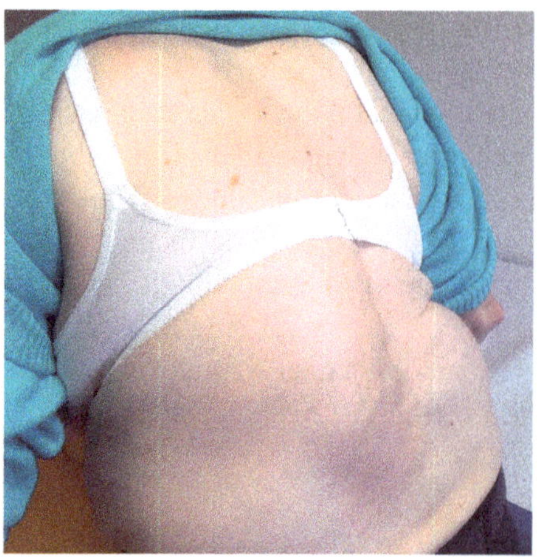

Abb. 16.2: Skoliotisch bedingte muskuläre Hypertonie (© S. Wirz).

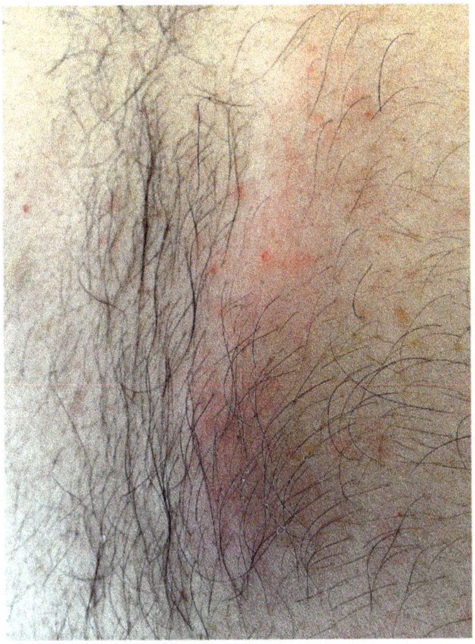

Abb. 16.3: Rötung durch Hyperämie nach subkutaner Lokalanästhetikagabe („Quaddelung“) bei Schmerzen durch muskuläre Verspannung der paravertebralen Muskulatur (© S. Wirz).

Bei chronischen sympathikusunterhaltenen oder anderen neuropathischen Schmerzen bietet sich in spezialisierten Zentren die periphere Nervenstimulationstechnik an, bei der über einen Impulsgenerator niederfrequente elektrische Impulse appliziert werden (s. Abb. 16.4–16.7).

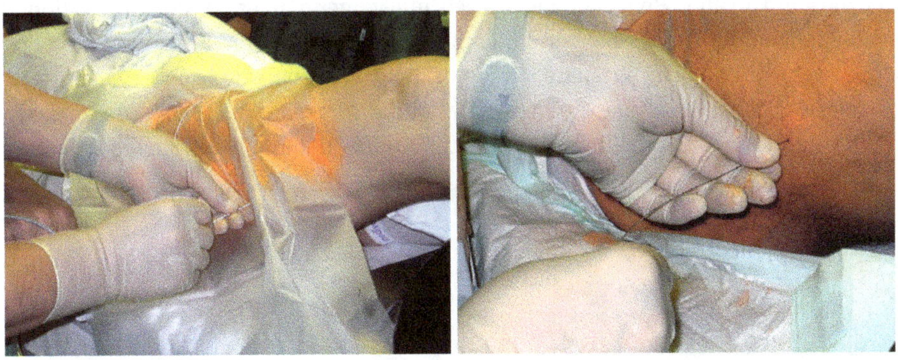

(a) (b)

Abb. 16.4: Blockade des N. ischiadicus, lateraler Zugang; Punktion (© S. Wirz).

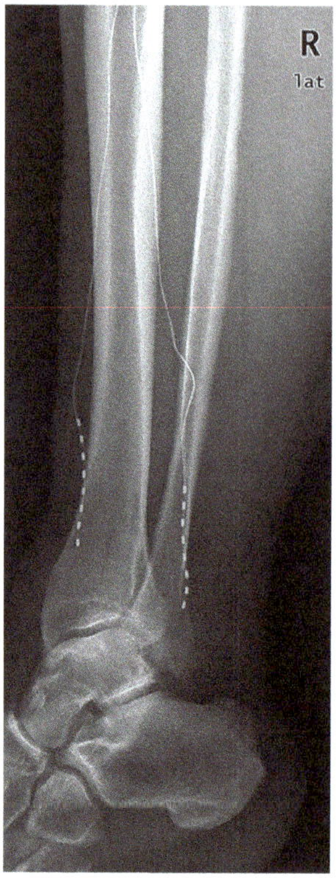

Abb. 16.5: Peripherer Stimulationskatheter bei chronischem neuropathischem Schmerz (Abdruck mit freundlicher Genehmigung von PD Dr. J. Kuchta).

16.4.2 Periradikuläre Therapie, „Wurzelblockade“

Bei der periradikulären Therapie (PRT) handelt es sich um die Applikation von LA an die Nervenwurzel. Sie kann an allen Bereichen der Wirbelsäule vorgenommen werden. Indikationen sind dementsprechend akute Schmerzen im Rahmen einer radikulären Schmerzsymptomatik, z.B. bei neuroforaminalem Engpass, Recessusstenose, Spinalkanalstenose, epiduraler Adhäsion oder Bandscheibenprolaps ohne Operationswürdigkeit (NVL 2013). Die Injektion von 1–2 ml LA sollte zur Sicherstellung der korrekten Applikation mit Hilfe bildgebender Ver-

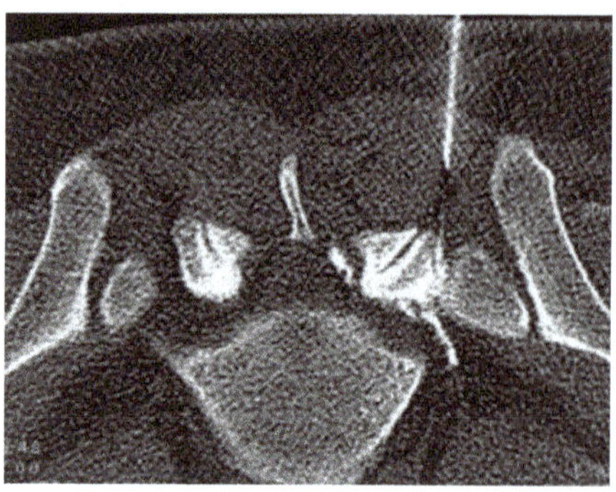

Abb. 16.6: Periradikuläre Therapie (© S. Wirz).

fahren, z.B. als CT oder Bildwandler, erfolgen, da die Möglichkeit der spinalen Applikation besteht (s. Abb. 16.6). Der Leistungskatalog der gesetzlichen Krankenkassen nahm die Gabe von Kortikosteroiden 2013 heraus; seit April 2014 ist diese Intervention lediglich auf Überweisung durch einen Schmerzmediziner erstattungsfähig.

16.4.3 Neuraxiale Verfahren

Zu den neuraxialen-„rückenmarksnahen"-Verfahren zählen die Periduralanästhesie, die Sakralanästhesie und die subarachnoidale „intrathekale" Medikamentenapplikation, welche eine Form der Spinalanästhesie darstellt. Bei diesen Formen werden LA oder andere Substanzen verwendet, welche entweder über den Periduralraum oder subarachnoidal an das Rückenmark bzw. die Spinalnerven diffundieren. Auch bei diesen Verfahren ist eine umfassende und rechtsgültige Patientenaufklärung über die Risiken, wie z.B. Blutung, Infektion, Nervenschaden bis zur Erzeugung eines Querschnittsyndroms, Fehllage und Kopfschmerzen, notwendig.

Neuraxiale Verfahren finden Anwendung bei wirbelsäulenbedingten Schmerzen, ohne selektiv nach der schmerzauslösenden Struktur, z.B. Facettengelenk oder Diskus intervertebralis, zu differenzieren. Dies kann Schmerzen bei Engpasssyndromen, radikuläre Schmerzen, Schmerzen nach nicht-operationswürdigen Bandscheibenprolaps, Schmerz bei Osteoporose, Schmerzen im Rahmen degenerativer Veränderungen der Wirbelsäule, „den Kreuzschmerz", aber auch Zosterschmerzen und sympathisch unterhaltener Schmerzen beinhalten.

Peridurale Einmalpunktionen oberhalb der Höhe der Lendenwirbelkörper L5 werden relativ selten durchgeführt. Die Sakralanästhesie oder „sacrale Überflutung" stellt ein epidurales Verfahren mit dem Zugangsweg über den Hiatus sacralis dar (s. Abb. 16.12). Sie ist bei Schmerzen der unteren Lendenwirbelsäule und des Kreuzbeins ambulant durchführbar. Erschwerend kann eine eingeschränkte Lagerungsfähigkeit älterer immobiler Patienten in die Bauchlage sein. Es empfiehlt sich eine Serie von fünf bis zehn Behandlungen, kombiniert mit anschließender übender Physiotherapie. Die Dosierung des LA sollte daher so gewählt werden, dass keine motorische Blockade resultiert, z.B. mit 10 ml 0,125 % Bupivacain. Die epidurale Kathetertechnik sollte wegen des obligaten Monitorings der stationären Behandlung vorbehalten sein. Hierbei kann z.B. über die PCA-Technik eine individuelle Dosis ermittelt werden. So kann z.B. eine Dauerrate mit dem LA Ropivacain von 8–12 mg/h, entsprechend 4–6 ml Ropivacain 2 %, mit einer Bolusdosis von 6–10 mg, entsprechend 3–5 ml Ropivacain 2 %, mit einem *Lock-out*-Interval von 20 Minuten gewählt werden (s. Abb. 16.10 und 16.11).

Die Applikation über einen epiduralen Verweilkatheter über den Hiatus sacralis mit Applikation von LA, Kortikosteroiden und Hyaluronsäure (Racz-Katheter) hat nach der Bundesärztekammerverlautbarung 2003 keinen gesicherten Stellenwert.

Als Ultima Ratio bei Tumorschmerzen kann die intrathekale Applikation neurolytischer Substanzen angesehen werden (Gehling 2014). Die intrathekale Opioidapplikation (Prager 2014) über eine implantierbare Pumpe kann indiziert sein bei dem sogenannten „Failed-back-Surgery-Syndrom", chronischem neuropathischen Schmerz, axialem spinalem Schmerz, Schmerz nach Rückenmarksverletzung, Arachnoiditis, zentralem Schmerz, Schmerz nach Apoplex, CRPS, misslungener SCS-Therapie und misslungener Therapie peripherer neuropathischer Schmerzen (Ver Donck 2014). Es handelt sich um einen kleinen operativen Eingriff, welcher vorzugsweise durch einen Neurochirurgen durchgeführt werden sollte. Vorteile sind die geringen systemischen Auswirkungen der intrathekalen Opioidgabe. Bei schwerer, chronischer Spastizitat bei Multipler Sklerose, nach Verletzungen des Rückenmarks oder zerebraler Genese, die mit einer medikamentösen Standardtherapie nicht erfolgreich behandelt werden kann, kann die Gabe von Baclofen erwogen werden. Weitere Substanzen wie z.B. Ziconitid, werden im vorangehenden Kapitel behandelt.

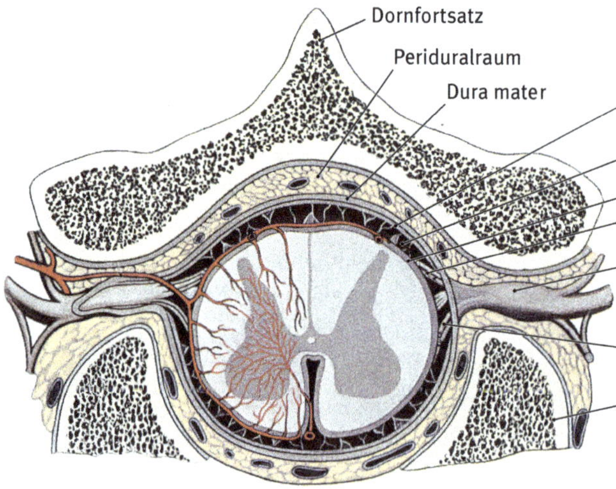

Abb. 16.7: Anatomie des Periduralraums und des Subarachnoidalraums („Spinalraum").

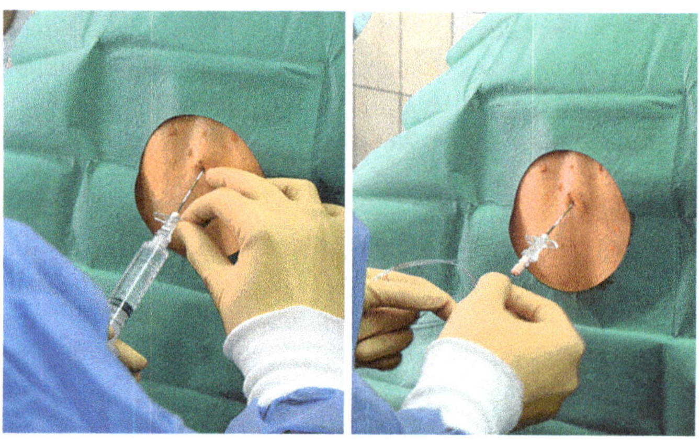

(a) (b)

Abb. 16.8: Peridurale Punktion mittels Tuohy-Nadel (a), Anlage des Katheters (b) (© S. Wirz).

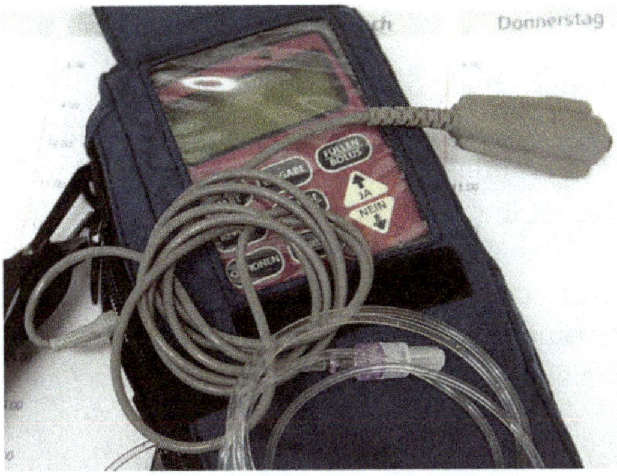

Abb. 16.9: Patientenkontrollierte epidurale Analgesie (PCEA), Beispiel für eine tragbare Spritzenpumpe (© S. Wirz).

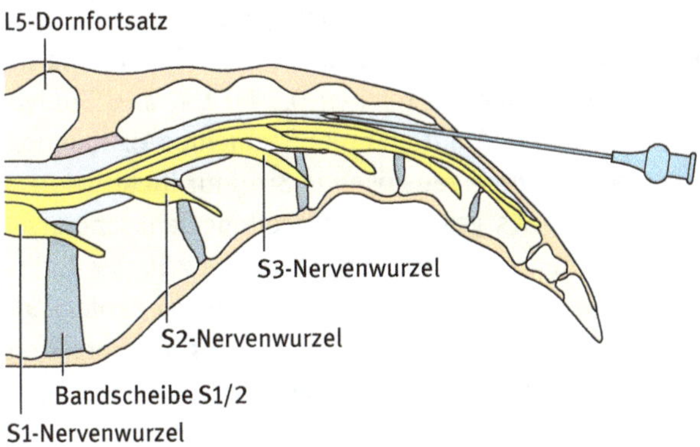

Abb. 16.10: Epidurale Analgesie mit Zugangsweg über den Hiatus sacralis („sakrale Überflutung").

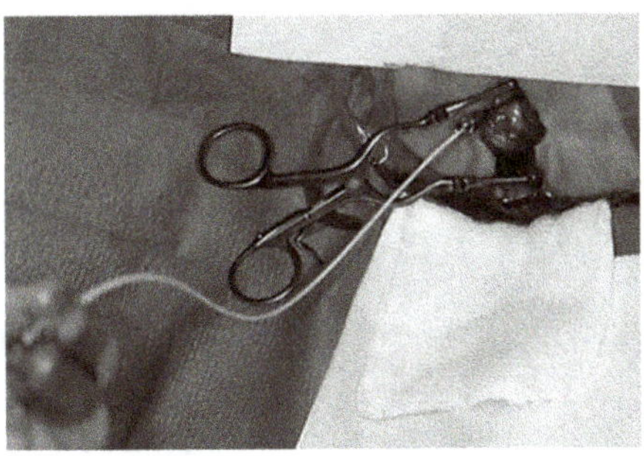

Abb. 16.11: Intrathekale Schmerzpumpe, Anlage des Katheters; aus: A. Koulousakis, J. Kuchta, A. Bayarassou, V. Sturm. Intrathecal opioids for intractable pain syndromes. Acta Neurochir Suppl (2007) 97(1): 43–48.

16.4.4 Interventionen am Facettengelenk

Schmerzen mit Ursache im Facettengelenk sind gerade bei älteren Patienten auf Grund degenerativer Veränderungen der Wirbelsäule oder Höhenminderung der Bandscheiben häufig. Die Innervation der Facettengelenke entspringt den Nervi spinales, die jeweils über den Ramus dorsalis außerhalb des Foramen intervertebrale im Ramus medialis oberhalb und unterhalb das Gelenk und einen Teil der Mm. multifidi versorgen. Es besteht ein Feedback-Mechanismus aus Gelenkafferenzen, dem Rückenmark mit Aktivierung von Motoneuronen und damit Modulation des Spannungszustandes der paravertebralen Muskulatur (Chambers 2013). Facettengelenkschmerzen stellen sich sowohl als Dauerschmerz oder als bewegungsabhängiger Schmerz bzw. einer Mischung aus beiden Zeitverläufen dar. Häufig handelt es sich um einen dumpf-drückenden Schmerz mit pseudoradikulärer Ausstrahlung in die untere Extremität. Die Symptomatik ist von der einer Spinalkanalstenose nicht immer unproblematisch zu unterscheiden. Zur Behandlung von Schmerzen mit der anatomischen Entsprechung des Facettengelenks ist sowohl die intraartikuläre Injektion von LA als auch die nervale Leitungsunterbrechung möglich (Santiago 2014). Eine Bildgebung als CT-gesteuerte oder bildwandlergestützte Blockade ist Grundbedingung für eine exakte Punktion (s. Abb. 16.14–16.16). Zur Injektion reichen 0,5 ml LA, z.B. Bupivacain 0,5%. Bei höheren Volumina verteilt sich das LA auf mehrere Segmente. Als diagnostische Blockade lässt sich das Facettgelenk als schmerzauslösende Struktur identifizieren, als therapeutische Blockade zur Behandlung eines gesicherten Facettengelenkschmerzes (Hancock 2007). Auch die Anwendung neuromodulierender Verfahren, wie z.B. der Radiofrequenzläsion, sind nach zweimaliger effektiver diagnostischer Facettengelenkblockade mit einer Schmerzreduktion von mindestens 50% des Ausgangsniveaus des Schmerzes als langanhaltendes Therapieverfahren möglich (Klessinger 2012, NVL 2013).

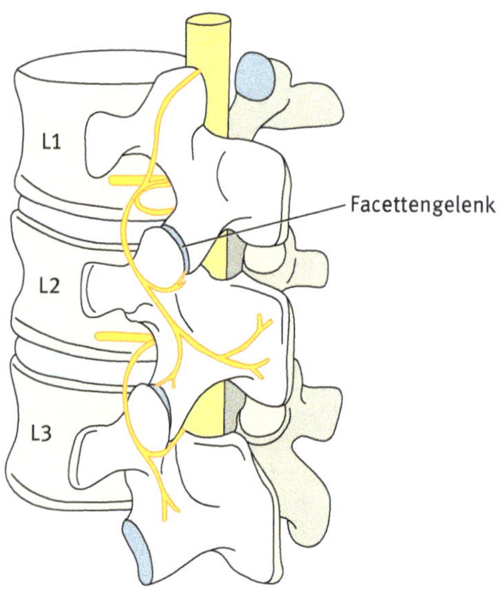

Abb. 16.12: Nervale Versorgung des Facettengelenkes.

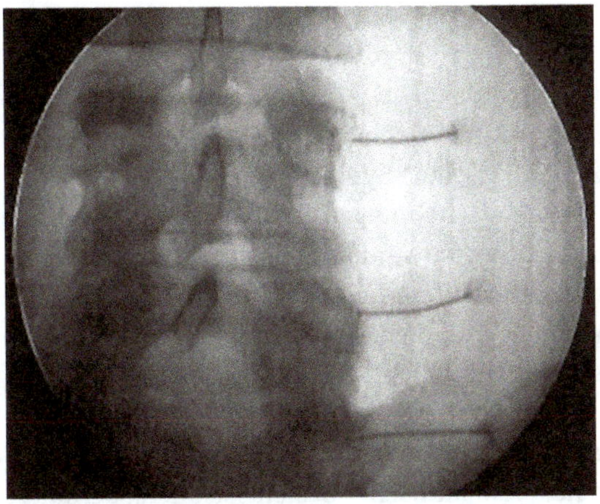

Abb. 16.13: Lumbale Facettgelenkblockade (© S. Wirz).

16.4.5 Injektion in das Ileosakralgelenk

Vom Ileosakralgelenkes (ISG) ausgehende Schmerzen können diagnostische Probleme verursachen, da häufig keine zielführenden Befunde in der Bildgebung gefunden werden können. Auch hierbei handelt es sich um dumpf-drückende Schmerzen, die sowohl in Ruhe als auch in Bewegung auftreten können. Eine Ausstrahlung nach distal ist, vergleichbar dem Facettengelenkschmerz, möglich. Bei einseitiger Manifestation ist die Diagnosestellung eher einfach (NVL 2013). Die diagnostische Blockade des ISG kann zur Differenzierung des anatomischen Substrates der Schmerzursache in der unteren Lendenwirbelsäule eingesetzt werden (Luukkainen 2002). Therapeutisch kommt die ISG-Injektion zum Einsatz bei entzündlich-arthrotischen Schmerzen oder bei Schmerzen durch Instabilität im ISG zum Einsatz. Die intraartikuläre Injektion kann mit LA, z.B. 3–5 ml Bupivacain 0,5%, erfolgen. Häufig wird LA in Kombination mit einem Kostikosteroid gegeben. Bildgebende Verfahren führen zu einer deutlich exakteren Injektion (s. Abb. 16.17) (Cohen 2005).

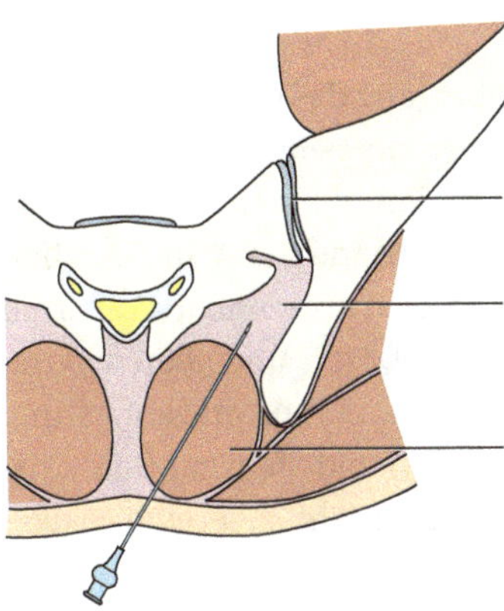

Abb. 16.14: Schema des Ileosakralgelenkes mit Punktionsort.

16.4.6 Sympathikusblockaden

Der Grenzstrang verläuft ventrolateral der Wirbelkörper. Sympathisch unterhaltene Schmerzen stellen sich häufig als brennende, einschießende Schmerzen dar, welche von einer Allodynie begleitet werden. Es finden sich häufig „gain"-Symptome im Sinne evozierbarer Schmerzen. Außerdem sind vegetative Begleiterscheinungen festzustellen, ebenso wie Schwellungszustände und trophische Störungen. Sie können über Blockaden verschiedener Grenzstrangganglien behandelt werden (Stude 2014). Diese reichen vom Ganglion cervicale superius, dem Ganglion stellatum (cervicothoracicum), dem thorakalem bis zum lumbalen Grenzstrang. Auch über eine niedrig dosierte peridurale LA-Gabe lässt sich eine Sympathikusblockade ohne selektive Ganglienblockade erzielen. Indikationen sind neben sympathikusunterhaltenen Schmerzen die Unterbrechung akuter Schmerzen bei Trigeminusneuralgie, Schmerzen im Gesichtsbereich, „atypischer" idiopathischer Gesichtsschmerz, periphere Gefäßerkrankungen der Extremitäten, chronische radikuläre Schmerzen, viszerale Schmerzen bei Pankreatitis oder Karzinomen, Herpes Zoster-Schmerz und akut auftretende arterielle Durchblutungsstörungen oder Erfrierungen. Außer am Ganglion cervicale superius (CGS) werden LA appliziert.

Ganglion cervicale superius (GCS)

Die Indikationen zur GCS sind der Tabelle 15.5 zu entnehmen. Wegen der engen anatomischen Beziehung zur A. carotis und V. jugularis mit der Gefahr der Fehlinjektion (Wirz S 2008) werden beim GCS, dem am meisten cranial gelegenen Sympathikusganglion, ausschließlich Opioide anstelle LA gegeben (Maier 1989, Maier 2001), traditionell Buprenorphin 0,03–0,06 mg ad 3 ml NaCl über eine 24-G-Spinalnadel. Der Zugangsweg ist durch das cavum ori die Pharynxhinterwand (Pejič 1965). Zur Vermeidung einer zu tiefen Punktion wird ein Abstandshalter eingesetzt. Nebenwirkung und Indiz für eine effektive Sympathikusblockade ist das Horner-Syndrom mit Miosis, Ptosis des Oberlids und Enophtalmus. Schluckstörungen können ebenso auftreten.

Ganglion stellatum (cervicothoracicum)

Das Ganglion stellatum befindet sich am cervicothorakalem Übergang des Grenzstrangbereiches und weist auf Grund seine anatomischen Beziehungen ein erhöhtes Risikopotential auf. Betroffen sind immer alle drei zervikalen Grenzstrangganglien. Bei gut lokalisierter Punktion reichen Volumina von 2–3 ml LA, z.B. Bupivacain 0,125%. Auch eine GLOA am Ganglion stellatum ist möglich. Die Radiofrequenzläsionstechnik ist prinzipiell anwendbar. Weiterhin kommt es zu einem Horner-Syndrom zur Gefäßerweiterung an Kopf, Hals und oberen Extremitäten, trockener, „verstopfter" Nase und trockener Haut. Die kutane Temperaturmessung im Seitenvergleich beider oberen Extremitäten ist zu dokumentieren und dient zur Qualitätskontrolle (Elias 2000, Jankovic 2007). Aus Sicherheitsgründen empfiehlt sich eine Bildgebung (Narouze 2014).

Thorakale und lumbale Sympathikusblockaden

Analog können entsprechend der segmentalen Schmerzlokalisation Sympathikusblockaden am thorakalen oder lumbalen Grenzstrang zur Behandlung neuropathischer Schmerzen, von Tumorschmerzen oder segmental sympathisch unterhaltenen Schmerzsyndromen eingesetzt werden. Bei Herpes zoster bzw. der postzosterischen Neuralgie sind diese Verfahren nicht zuletzt wegen der Einführung dermaler LA-Systeme und der dermalen Capsaicin-Applikation eher in den Hintergrund getreten. In Höhe der Mittellinie der 12. Rippe ist der 3. Lendenwirbelkörper gut erreichbar (Day 2008, Abramov 2014).

Durchführung

Die Durchführung von Sympathikusblockaden sollte unter einem vollständigen Kreislaufmonitoring mit entsprechender Logistik und der Möglichkeit der Komplikationskontrolle bis hin zur Reanimationsbereitschaft durchgeführt werden. Eine Bildgebung bei Blockaden am thorakalen oder lumbalen Grenzstrang ist unabdingbar (s. Tab. 16.4). Auch bei Blockaden des Ganglion stellatum wird von einigen Autoren Bildgebung, z. B. als Ultraschall oder Bildwandlerkontrolle, propagiert. Gerade bei der Herpes-zoster-Neuralgie stellen Sympathikusblockaden eine Option dar, da hierbei oftmals zentral wirksame Medikamente mit hohem Nebenwirkungspotential eingespart werden können. Es empfiehlt sich eine Serie von mehreren Blockaden.

Tab. 16.4: Voraussetzungen für Sympathikusblockaden am Grenzstrangbereich (Ganglion cervcale superius, thorakaler und lumbaler Grenzstrang), analog auch für Periduralanästhesie, Blockaden am Ganglion coeliacum.

Aufklärung der Patienten über das Verfahren und dessen Risiken mit rechtswirksamer Einwilligung
räumliche und apparative Ausstattung
Notfallmedikamente, Defibrillator, Beatmungs- und Intubationsmöglichkeiten
venöser Zugang, EKG, Blutdruckkontrolle, Sättigung
Ultraschall, Bildwandler-Röntgengerät, ggf. CT
kutane Temperaturmessung
standardisierte Dokumentation
ausreichend ausgebildetes Personal

Tab. 16.5: Indikationsbeispiele einzelner Sympathikusblockaden.

Ganglion cervicale superius (GCS)	Herpes zoster bzw. postzosterische Neuralgie Gesichts- und Schädelbereich Idiopathischer (atypischer) Gesichtsschmerz Atypische Odontalgie Trigeminusneuralgie
Ganglion stellatum	analog GCS Raynaud-Erkrankung sehr ausgeprägte Hyperhidrosis CRPS obere Extremität Phantomschmerz Durchblutungsstörungen der oberen Extremität
Thorakale oder lumbale Grenzstrangblockade	analog Ganglion stellatum Tumorschmerz Durchblutungsstörungen der unteren Extremität Herpes zoster bzw. postzosterische Neuralgie

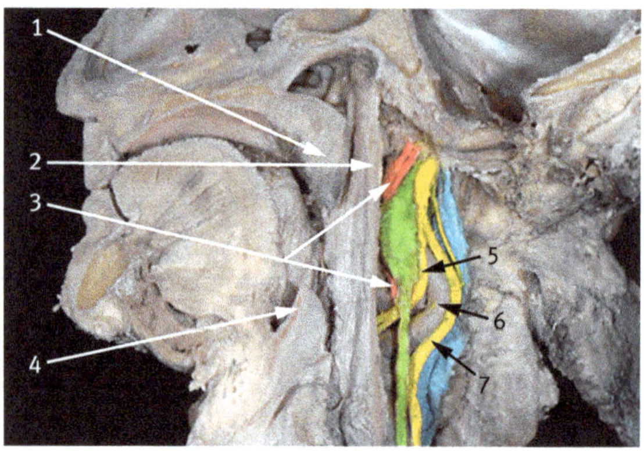

Abb. 16.15: Ganglion cervicale superius, aus: Wirz S, Wartenberg HC, Nadstawek J, Kinsky I. Ganglion cervicale superius: eine anatomische Besonderheit. Anaesthesist. 2008;57(7):689–92; 1 = Uvula, 2 = Pharynx, 3 = Acsending pharyngeal artery – arteria pharyngea, 4 = Epiglottis, 5 = Superior Laryngeal nerve – nervus laryngeus superior, 6 = Internal carotid artery – arteria carotis interna, 7 = Vagus nerve – nervus vagus.

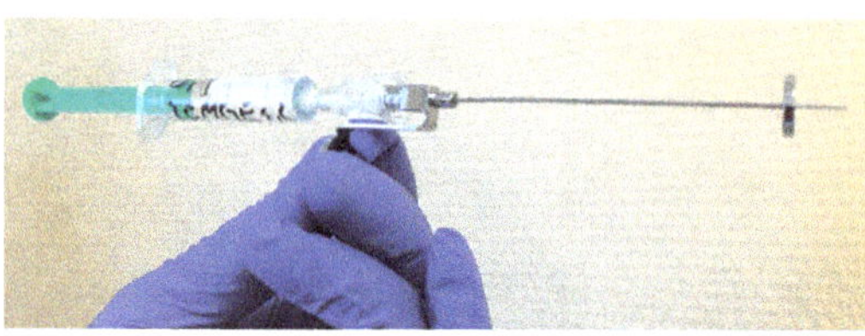

Abb. 16.16: Abstandshalter zur Vermeidung der zu tiefen Injektion (Gangion cervicale superius) (© S. Wirz).

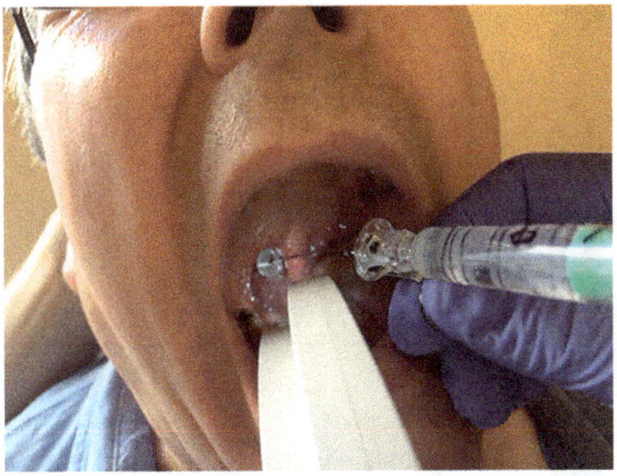

Abb. 16.17: Blockade des Ganglion cervicale superius, Lage der Punktionskanüle an der Pharynxhinterwand mit Einsatz des Abstandhalters und aufgesetzter Spritze (© S. Wirz).

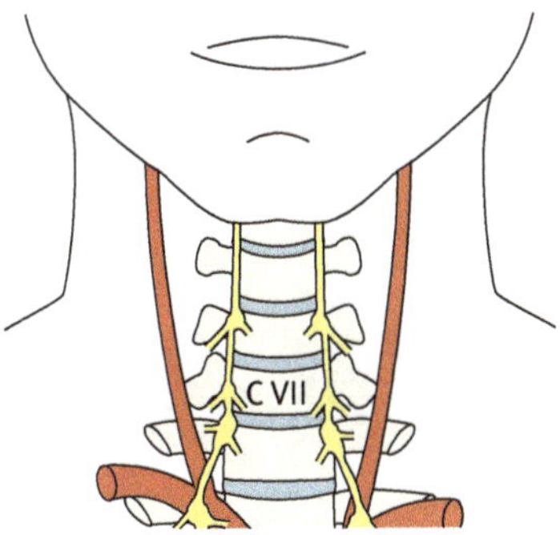

Abb. 16.18: Ganglion stellatum, anatomische Landmarken, A. carotis, 6. bzw. 7. Halswirbelkörper.

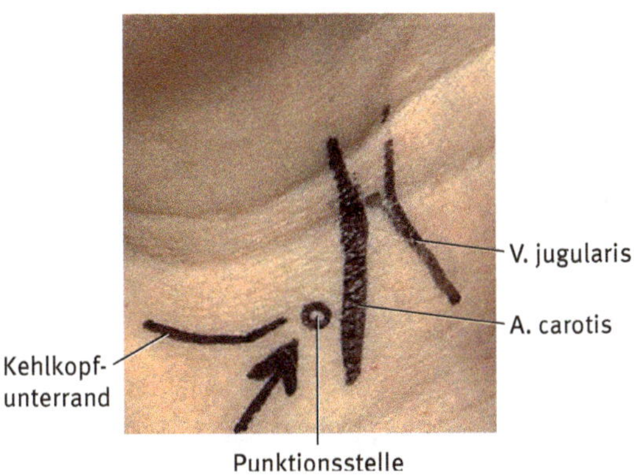

Abb. 16.19: Punktionsstelle des Ganglion stellatum medial der A. carotis (© S. Wirz).

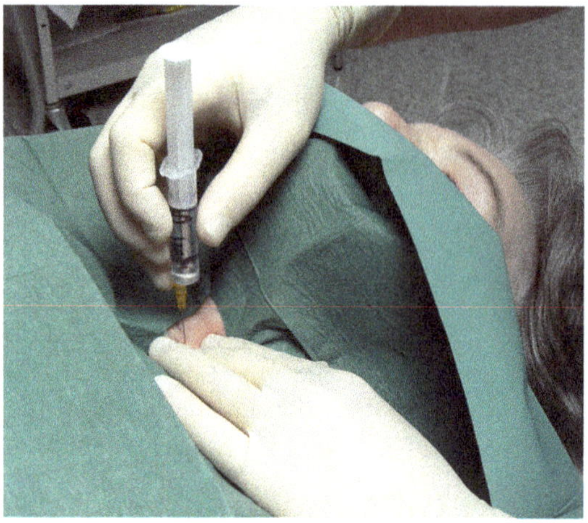

Abb. 16.20: Blockade des Ganglion stellatum, praktische Durchführung (© S. Wirz).

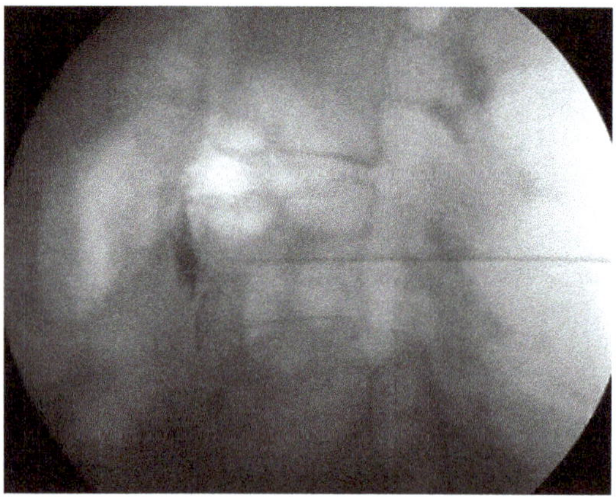

Abb. 16.21: Lumbale Sympathikusblockade, Einsatz von Kontrastmittel (© S. Wirz).

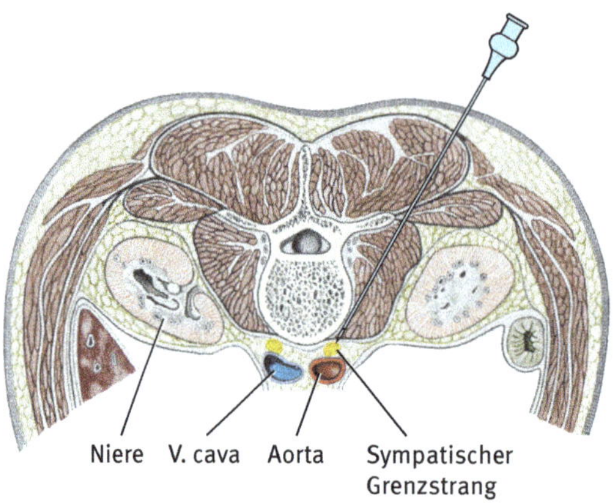

Abb. 16.22: Lumbale Sympathikusblockade, anatomische Beziehungen.

16.4.7 Injektion an das Ganglion sphenopalatinum (pterygopalatinum)

Es handelt sich um ein Ganglion in der Fossa pterygopalatina, bei dem ausschließlich parasympathische Fasern umgeschaltet werden, während postganglionäre sympathische aus dem Ganglion cervicale superius und sensorische Fasern dieses Ganglion lediglich passieren. Die Injektion an das Ganglion sphenopalatinum kann bei Schmerzen im Oberkieferbereich und periorbitalen Schmerzen erwogen werden (Klein 2001). Als neueres Indikationsgebiet kann der Einsatz beim Cluster-Kopfschmerz angesehen werden. Es ist die Injektion von LA, Opioiden in Form der ganglionären Opioidapplikation und die Neuromodulation als Radiofrequenzläsion möglich. Es sind zwei Zugangswege beschrieben mit einer Injektion unterhalb oder oberhalb des Jochbeinbogens (Jankovic 2007).

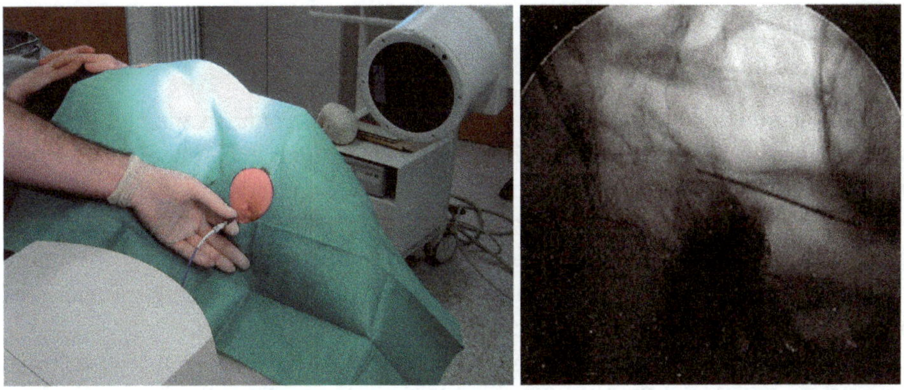

(a) (b)

Abb. 16.23: Radiofrequenzläsion am Ganglion sphenopalatinum, (a) lateraler Zugang, (b) Kontrolle unter Bildwandler (© S. Wirz).

16.4.8 Plexus coeliacus

Das Ganglion coelicum liegt ventral auf der Aorta in Höhe des ersten Lendenwirbels. Es enthält sowohl sympathische Afferenzen aus den Splanchicusnerven als auch vagale Anteile. Indikationen für eine Coelicusblockade sind Schmerzen bei Karzinomen im Oberbauch, „klassischerweise" des Pancreas, unter der Bedingung, dass keine tumoröse Infiltration um das Injektionsgebiet nachweisbar ist (Zenz 2001, Chamber 2003). Die Indikationen „Schmerzen bei akuter und chronischer Pankreatitis, als Ergänzung zu Interkostalblockaden, zusätzlich zu Epidural- oder Spinalanästhesien bei Oberbaucheingriffen" sind eher als historisch anzusehen. Bei begrenzter Lebenserwartung wird zumeist eine CT-gesteuerte Neurolyse mit Phenol oder Alkohol vorgenommen. Anscheinend kommt es in der Praxis nicht zu einer vollständigen Neurolyse bzw. zu einer „Erholung" des Ganglion, da die Wirkung häufig nicht vollständig und anhaltend ist (Gehling 2014).

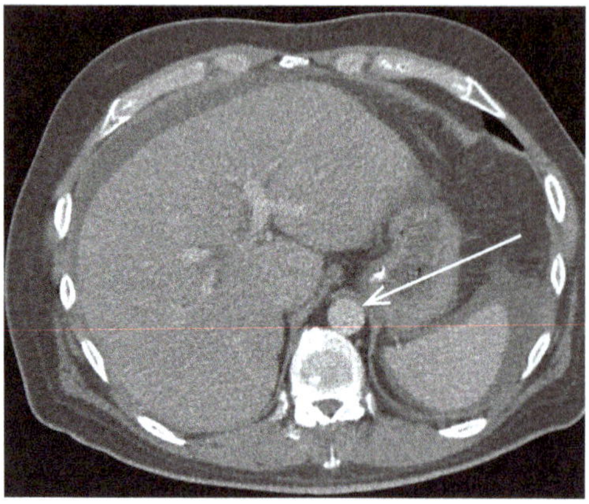

Abb. 16.24: Plexus coeliacus (s. Pfeil) mit möglichen Zugangswegen. Mit freundlicher Genehmigung von Privatdozent Hans-Christian Wartenberg, Amsterdam.

16.4.9 Spinal cord stimulation (SCS)

Bei der SCS scheint die Intaktheit der Rückenmarkhinterstränge Voraussetzung für die Effektivität zu sein. Die Wirkung wird vermutlich sowohl segmental als auch über inhibitorische Bahnen vermittelt. Insbesondere neuropathische, sympathisch vermittelte und ischämische Schmerzen stellen Indikationsgebiete dar. Gemischt nozizeptiv-neuropathische Schmerzen bei rückenmarksnahen Schmerzsyndromen, wie z. B. dem sogenannten Postnukleotomieschmerz, dem *Failed-Back Surgery Syndrom* (FBSS) oder bei Schmerz nach Spondylodese auftreten sind ebenso eine Indikation für die epidurale Rückenmarkstimulation (Turner 2005).

SCS inhibiert die sympathisch vermittelte Vasokonstriktion in der Peripherie, während häufig ein Wärmegefühl und Parästhesien ausgelöst werden, welche die Übertragung der Schmerzsignale nach zentral überlagern. Die prognostische Effektivität der SCS beträgt bis zu ca. 65 %, wobei als Responder Patienten bezeichnet werden, die eine 50 %ige Schmerzreduktion der NRS bzw. VAS-Skala berichten (Kuchta 2007). Komplikationen können Blutung, Infektion, Nervenschädigung, Elektrodenmigration und Dislokation sein.

Tab. 16.6: Indikationen für die epidurale spinal cord stimulation, modifiziert nach Kuchta J, Koulousakis A, Sturm V (2007) Neurosurgical pain therapy with epidural spinal cord stimulation (SCS). Acta Neurochir Suppl 97:65–70.

chronischer radikulärer Schmerz
chronische Ischialgie durch epidurale Fibrose oder adhäsive Arachnoditis
„failed back surgery Syndrom“ (FBSS), „Postnukleotomieschmerz“, Schmerz nach Sondylodese mit neuropathischem Charakter
Complex Regional Pain Syndrome (CRPS I)
Phantomschmerz
Periphere arterielle Verschlusskrankheit (paVK)
Therapierefraktär Angina pectoris bei KHK Grad III–IV der Canadian Cardiovascular Society (CCS)

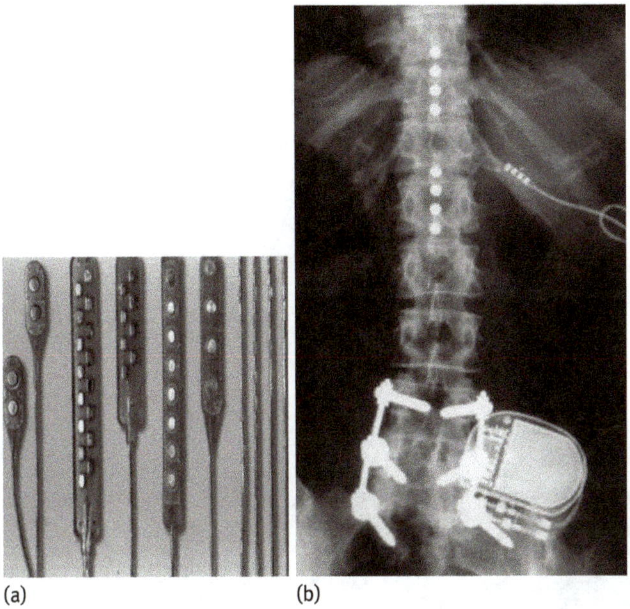

Abb. 16.25: (a) Epidurale Stimulationselektroden, (b) Spinal-Cord-Stimulation in situ bei Schmerz nach Spondylodese. Aus: Kuchta J, Koulousakis A, Sturm V (2007) Neurosurgical pain therapy with epidural spinal cord stimulation (SCS). Acta Neurochir Suppl 97:65–70.

16.4.10 Intradiskale elektrothermale Therapie (IDET), Nukleoplastie (Perkutane Diskus-Dekompression)

Verschiedene minimalinvasive Verfahren können zur diskalen Dekompressionstherapie eingesetzt werden (Eichen 2014). Bei der IDET sind chronische diskogene Schmerzen die Indikation (Freeman 2006, Freeman 2008). Indikation für die Nukleoplastie sind Schmerzen durch Bandscheibenvorfall mit intaktem Faserring und geringem Dislokationsgrad (Bandscheibenvorfall Grad I–III), insbesondere wenn eine operative Dekompression eine relative Indikation darstellt (Helm 2012, NVL 2013). Eine Diskographie zur Sicherung der anatomischen korrelierbaren Schmerzgenese verbessert die Indikationssicherheit. Typisch ist ein reproduzierbarer Schmerz bei geringem Injektionsdruck. Bei beiden Verfahren ist kommt es zu einer Verkleinerung des Nucleus pulposus bzw. Schrumpfung der Kollagenfasern des Anulus fibrosus mit Ablation von Nozizeptoren durch die Applikation einer Hitzeläsion mittels elektrischer Energie beider IDET oder LASER vorzugsweise bei der Nukleoplastie (Gerges 2010). Die Patientenaufklärung umfasst den Hinweis auf die Möglichkeit einer Diszitis, eines Cauda-equina-Sydroms und der Verletzung von Gefäßen, Nerven oder anderer Infektionen. Eine erhöhte Sicherheit ist unter dem Vorgehen beim wachen oder leicht sedierten Patienten gegeben. Die Studienlage zu diesen Verfahren ist bislang unzureichend, wenngleich es sich bei der korrekten Patientenauswahl um effektive schmerzreduzierende Verfahren als Alternative zu operativen Verfahren handelt.

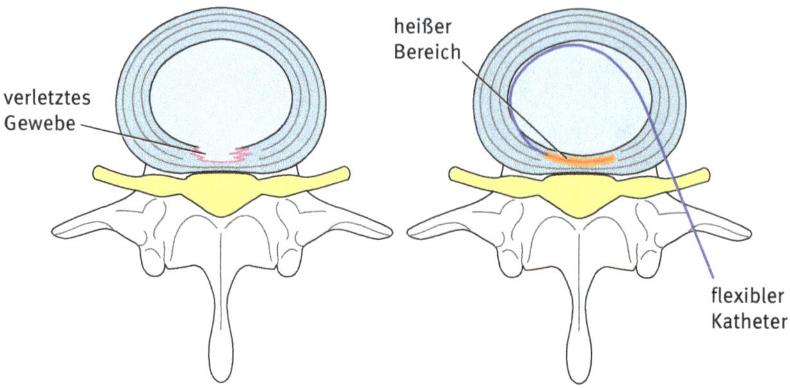

Abb. 16.26: Intradiskale elektrothermale Therapie (IDET).

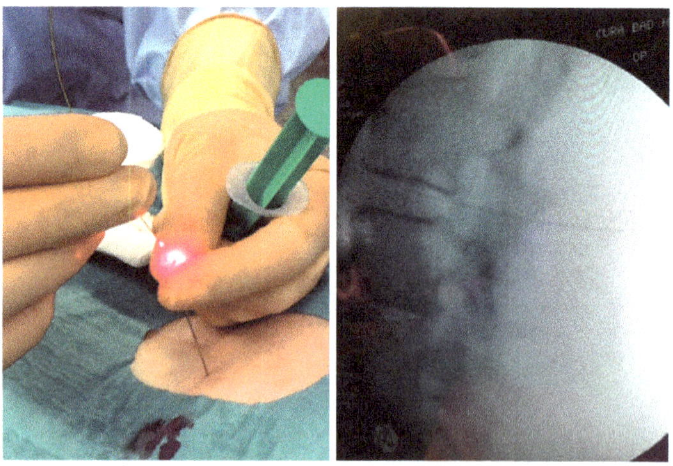

(a) (b)

Abb. 16.27: Nukleoplastie: (a) Punktion mit Einführung der Sonde, (b) Lage der Thermosonde (© S. Wirz).

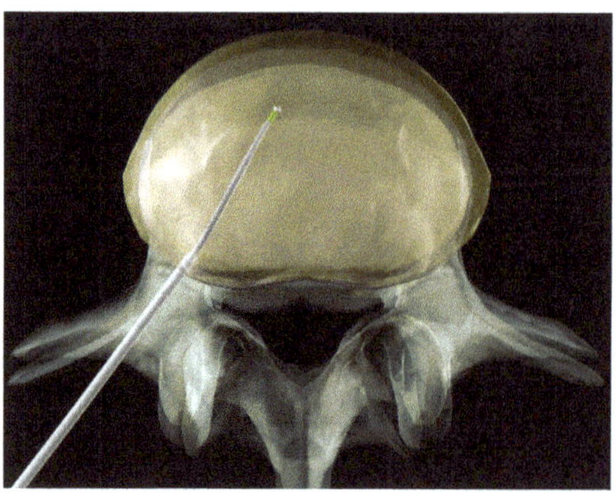

Abb. 16.28: Lage der Sonde (© S. Wirz).

16.4.11 Kyphoplastie, Vertebroplastie

Kyphoplastie und ihr Vorläufer Vertebroplastie haben ihre Indikation in der Stabilisierung von Wirbelkörperfrakturen, insbesondere bei osteoporotischen Frakturen. Dies führt zu einer Schmerzreduktion und schnelleren Remobilisierung (Wardlaw 2009). Auch bei Wirbelkörpermetastasen ist vor allem die Vertebroplastie einsetzbar. Bei beiden Verfahren handelt es sich um die Applikation von Knochenzement. Der Unterschied zwischen den Verfahren besteht darin, dass bei der Kyphoplastie die gesinterte Wirbelkörperfraktur z.B. über die Gabe von Kontrastmittel mittels der Ballontechnik wieder aufgerichtet wird, während bei der Vertebroplastie dies unterbleibt (Guo 2015). Vorteile des Verfahrens sind ein geringeres chirurgisches Trauma, eine geringere Infektionsrate, eine Reduktion der postoperativen Narbenbildung im Spinalkanal und Muskel und eine schnelle Rekonvaleszenz. Komplikationen können u.a. der Austritt von Knochenzement paravertebral, peridural oder in den Spinalraum sein. Außerdem kann es zu Folgefrakturen umgebender osteoporotischer Wirbelkörper kommen. Zunehmend finden hochviskösen Zemententwicklungen mit einer niedrigeren Komplikationsrate Anwendung. Der Vorteil dieser Verfahren ist die schnelle Remobilisation geriatrischer Patienten mit hohem Risikoprofil (Erkan 2009).

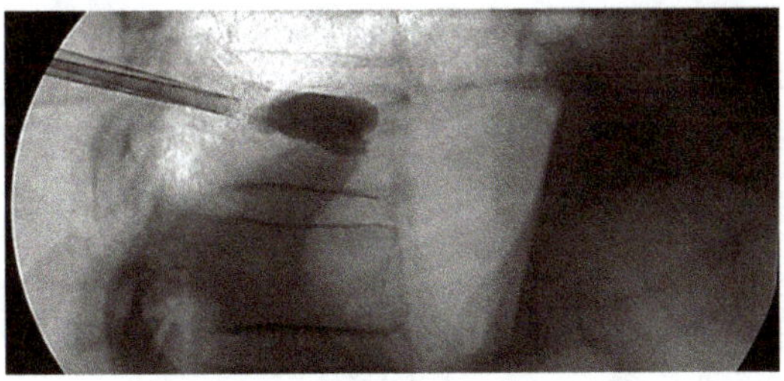

Abb. 16.29: Kyphoplastie (© S. Wirz).

16.4.12 Neurochirurgische läsionelle Verfahren

Neurolytische bzw. ablative Verfahren kommen nur bei spezialisierten bzw. therapierefraktären Indikationen in der Hand eines Neurochirurgen zur Anwendung. Bei der idiopathischen Trigeminusneuralgie kann, wenn die medikamentöse Therapie erfolglos ist oder wenn erhebliche medikamentöse Nebenwirkungen auftreten, ein minimalinvasives, operatives oder radiochirurgisches Verfahren in Betracht kommen (Sindou 2008). Wegen der intraduralen Lage des Ganglion trigeminale handelt es sich um eine neurochirurgische Domäne. Perkutane Verfahren umfassen u.a. die temperaturgesteuerte Koagulation modifiziert nach Sweet in Form einer Radiofrequenzläsion oder die Glycerinapplikation nach Hakanson (Sweet 1968, Hakanson 1981).

Im Bereich der Hinterwurzeleintrittzone des Rückenmarkes (DREZ, *dorsal root entry zone lesion*) zur Behandlung von Deafferenzierungsschmerzen eine Läsionsbehandlung vorgenommen werden (Gadgil 2012).

Bei einer Rhizotomie handelt es sich um die Durchtrennung von spinalen Nervenbahnen, z. B. der Hinterwurzel, bei der Chordotomie wird unilateral das Rückenmark durchtrennt (Nashold 1979, Konrad 2014). Es handelt sich um Ultima-ratio-Eingriffe, z. B. bei erheblichen therapierefaktären Schmerzen oder Tumorschmerzen, die nicht anders behandelt werden können (Gehling 2014).

16.5 Grenzen minimalinvasiver Verfahren bei geriatrischen und multimorbiden Patienten

Selbstverständlich kann die schmerzverursachende degenerative Erkrankung die Durchführbarkeit minimalinvasiver Verfahren erschweren oder auch unmöglich machen. Patienten mit einer Antikoagulation müssen ggf. ihre Therapie kurzzeitig auf niedermolekulare Heparine oder unfraktioniertes Heparin umstellen. Neuere orale Antikoagulantien bieten beim sog. „bridging" allerdings Vorteile.

16.6 Fazit für die Praxis

Konservative Analgetika haben gerade bei multimorbiden, älteren Patienten wegen ihren pharmakologischen Eigenschaften Grenzen. Organinsuffizienz mit Kumulationseffekten, zentrale unerwünschte Wirkungen, Adhärenzprobleme oder unübersehbare Interaktionen stellen Schmerzmediziner regelmäßig vor große Herausforderungen. Andererseits kommt es gerade bei alten Menschen zu Schmerzen auf Grund degenerativer Veränderungen des muskuloskelettalen Systems, neuronaler Engpasssyndrome, bei Tumorerkrankungen oder wegen „alterstypischer" Erkrankungen wie einer Herpes-zoster-Infektion.

Die Gefahr dieser Schmerzen für geriatrische Patienten liegt darin, dass diese Schmerzsyndrome häufig unmittelbar die Selbstfürsorge bedrohen oder vorbestehende Beeinträchtigungen der Mobilität erheblich verstärken mit der Folge der stärken Abhängigkeit. Insofern stellen die sogenannten minimalinvasiven Verfahren eine effektive Alternative dar. Dem scheinbaren Nachteil der Invasivität steht der Vorteil geringerer systemischer unerwünschter Wirkungen. Kognitive Beeinträchtigungen sind unter diesen Verfahren so gut wie ausgeschlossen, es sei denn, dass zentral wirksame Analgetika nach der Blockade nozizeptiver Afferenzen nicht in ihrer Dosis angepasst werden.

Physiotherapeutische, ergotherapeutische und medizintrainingstherapeutische Maßnahmen sollten die minimalinvasiven Maßnahmen flankieren, manchmal werden therapeutische Massnahmen erst durch diese Techniken möglich. In der geübten Hand von Schmerzmedizinern, Orthopäden und Neurochirurgen sind bestimmte Verfahren wie die ISG-Infiltration, die Facettengelenksblockade, die Blockade des Ganglion cervivale superius, die Stellatumblockade, die sakrale Überflutung oder bestimmte regionalanästhesiologische Techniken sogar ambulant durchführbar.

Leider werden minimalinvasive Verfahren oftmals zu selten benutzt, so dass vielen älteren Patienten wirksame Analgesieverfahren vorenthalten werden. Trotz aktuell mangelhafter Studienlage sollte die Kooperationen zwischen Geriatern und invasiv tätigen Schmerzmedizinern verstärkt werden.

In Deutschland sind invasive schmerztherapeutische Eingriffe deutlich seltener als im benachbarten europäischen Ausland.

16.7 Literatur

Abramov R. Lumbar sympathetic treatment in the management of lower limb pain. Curr Pain Headache Rep. 2014;18(4).

AGS Panel on Persistent Pain in Older Persons. The management of persistent pain in older persons. J Am Geriatr Soc. 2002;50(6 Suppl):S205–24.

Ahrens J, Leffler A. Update zu Pharmakologie und Wirkung von Lokalanästhetika. Anaesthesist 2014; 63:376–386.

Arbeitsgemeinschaft der Wissenschaftlichen Medizinischen Fachgesellschaften (AWMF) (2010) Leitlinie: Epidurale Rückenmarksstimulation zur Therapie chronischer Schmerzen 2013, Langversion. http://www.awmf.org/_uploads/tx_ szleitlinien/041-002l 01.pdf 3.

Bundesärztekammer (BÄK) (2010) Kassenärztliche Bundesvereinigung (KBV), Arbeitsgemeinschaft der Wissenschaftlichen Medizinischen Fachgesellschaften (AWMF). Nationale VersorgungsLeitlinie Kreuzschmerz (NVL)–Langfassung. Version 44, 2013 http://www.awmf.org/_uploads/tx_szleitlinien/nvl-007l S3 Kreuzschmerz lang.pdf

Baclofen Fachinformation; http://www.fachinfo.de/pdf/013107

Böttger E, Diehlmann K. Ausgewählte interventionelle Verfahren zur Behandlung chronischer Schmerzen Teil 1: periphere Nervenblockade und Sympathikusblockade. Anaesthesist. 2011;60(5):479–91.

Böttger E, Diehlmann K. Ausgewählte interventionelle Verfahren zur Behandlung chronischer Schmerzen Teil 2: Teil 2: rückenmarknahe und neuromodulative Verfahren. Anaesthesist. 2011;60(6):571–90.

Bundesärztekammer (BÄK) (2010) Kassenärztliche Bundesvereinigung (KBV)

Bujedo BM, Santos SG and Azpiazu AU. A review of epidural and intrathecal opioids used in the management of postoperative pain. J Opioid Manag. 2012; 8:177–92.

Chambers H. Physiotherapy and lumbar facet joint injections as a combination treatment for chronic low back pain. A narrative review of lumbar facet joint injections, lumbar spinal mobilizations, soft tissue massage and lower back mobility exercises. Musculoskeletal Care. 2013 Jun; 11(2):106–20.

Chua NH, Vissers KC, Sluijter ME. Pulsed radiofrequency treatment in interventional pain management: mechanisms and potential indications-a review. Acta Neurochir (Wien). 2011 Apr; 153(4):763–7.

Cohen SP. Sacroiliac joint pain: a comprehensive review of anatomy, diagnosis, and treatment. Anesth Analg. 2005 Nov;101(5):1440–53.

Cruccu G, Azizc T, Garcia-Larrea L, Hansson P, Jensena FTS, Lefaucheur J, et al. EFNS guidelines on neurostimulation therapy for neuropathic pain. Eur J Neurol 2007;14:952–70.

Day M (2008) Sympathetic blocks: the evidence. Pain Pract 8(2):98–109

Deer TR, Krames E, Mekhail N, Pope J, Leong M, Stanton-Hicks M, Golovac S, Kapural L, Alo K, Anderson J, Foreman RD, Caraway D, Narouze S, Linderoth B, Buvanendran A, Feler C, Poree L, Lynch P, McJunkin T, Swing T, Staats P, Liem L, Williams K; Neuromodulation Appropriateness Consensus Committee. The appropriate use of neurostimulation: new and evolving neurostimulation therapies and applicable treatment for chronic pain and selected disease states. Neuromodulation Appropriateness Consensus Committee. Neuromodulation. 2014 Aug;17(6):599–615; discussion 615.

Derby R, Lee SH, Date ES, Lee JH, Lee CH. Size and aggregation of corticosteroids used for epidural injections. Pain Med. 2008 Mar;9(2):227–34.

Dieckmann G, Veras G (1984) High frequency coagulation of dorsal root entry zone in patients with deafferentation pain. Acta Neurochir 33: 445–450.

Dullenkopf A, Borgeat A. Lokalanästhetika. Unterschiede und Gemeinsamkeiten der „-caine". Anaesthesist 2003, 52:329–340.
Duse G, Davià G, White PF (2009) Improvement in psychosocial outcomes in chronic pain patients receiving intrathecal morphine infusions. Anesth Analg 109(6):1981–1986
Dworkin RH, O'Connor AB, Kent J, Mackey SC, Raja SN, Stacey BR, Levy RM, Backonja M, Baron R,
Eichen PM, Achilles N, Konig V, Mosges R, Hellmich M, Himpe B, Kirchner R. Nucleoplasty, a Minimally Invasive Procedure for Disc Decompression: A Systematic Review and Meta-analysis of Published Clinical Studies. Pain Physician 2014; 17:E149–E173.
Elias M (2000) Cervicalsympathetic and stellate ganglion blocks. Pain Physician 3: 294–304
Engelman E, Marsala C. Efficacy of adding clonidine to intrathecal morphine in acute postoperative pain: meta-analysis. Br J Anaesth. 2013 Jan;110(1):21–7.
Erkan S, Ozalp TR, Yercan HS, Okcu G. Does timing matter in performing kyphoplasty? Acute versus chronic compression fractures. Acta Orthop Belg 2009;75(3):396–404.
Fontaine D, Hamani C, Lozano A. Efficacy and safety of motor cortex stimulation for chronic neuropathic pain: critical review of the literature. J Neurosurg 2009;110(2):251–6.
Freeman BJ. IDET: a critical appraisal of the evidence. Eur Spine J (2006) 15 (Suppl. 3):S448–S457.
Freeman BJ, Mehdian R. Intradiscal electrothermal therapy, percutaneous discectomy, and nucleoplasty: What is the current evidence? Curr Pain Headache Rep 2008; 12:14–21
Freye E, Levy JV: Einsatz der Opioide bei alten Patienten-Pharmakokinetische und pharmakodynamische Überlegungen. Anasthesiol Intensivmed Notfallmed Schmerzther 2004; 39: 527–37.
Gadgil N, Viswanathan A. DREZotomy in the treatment of cancer pain: a review. Stereotact Funct Neurosurg 2012;90:356–360
Gazelka HM, Burgher AH, Huntoon MA, Mantilla CB, Hoelzer BC. Determination of the particulate size and aggregation of clonidine and corticosteroids for epidural steroid injection. Pain Physician. 2012;15(1):87–93.
Gerges FJ, Lipsitz SR, Nedeljkovic SS. A Systematic Review on the Effectiveness of the Nucleoplasty Procedure for Discogenic Pain. Pain Physician. 2010 Mar – Apr;13(2):117–32
Gehling M. Interventionelle Verfahren in der Tumorschmerztherapie. Onkologe 2014,20,9,845–852
Guo JB, Zhu Y, Chen BL, Xie B, Zhang WY, Yang YJ, Yue YS, Wang XQ. Surgical versus non-surgical treatment for vertebral compression fracture with osteopenia: a systematic review and meta-analysis. PLoS One. 2015 28;10(5)
Gybels J, Erdine S, Maeyaert J, Meyerson B, Winkelmuller W, Augustinsson L, et al. Neuromodulation of pain. A consensus statement prepared in Brussels 16–18 January 1998 by the following task force of the European Federation of IASP Chapters (EFIC). Eur J Pain 1998;2:203–9.
Hakanson S. Trigeminal neuralgia treated by the injection of glycerol into the trigeminal cistern. Neurosurgery, 1981; 9: 638–646.
Hancock MJ, Maher CG, Latimer J, Spindler MF, McAuley JH, Laslett M, Bogduk N. Systematic review of tests to identify the disc, SIJ or facet joint as the source of low back pain. Eur Spine J 2007;16(10):1539–50.
Harke H, Loeser JD, Treede RD, Turk DC, Wells CD; International Association for the Study of Pain–Neuropathic Pain Special Interest Group. Interventional management of neuropathic pain: NeuPSIG recommendations. Pain. 2013 Nov;154(11):2249–61.
Hayek SM, Shah A. Nerve blocks for chronic pain. Neurosurg Clin N Am. 2014;25(4):809–17.
Helm Ii S, Deer TR, Manchikanti L, Datta S, Chopra P, Singh V, Hirsch JA. Effectiveness of thermal annular procedures in treating discogenic low back pain. Pain Physician. 2012 May-Jun;15(3):E279–304.
Hildebrandt J (2001) Relevanz von Nervenblockaden bei der Diagnose und Therapie von Rückenschmerzen. Schmerz 15:474–483.
Jankovic D. Regionalblockaden und Infiltrationstherapie: Lehrbuch und Atlas. ABW Wissenschaftsverlagsgesellschaft; Auflage: 4 2007.
Janna L. Friedly, et al.: A Randomized Trial of Epidural Glucocorticoid Injections for Spinal Stenosis. New England Journal of Medicine, 2014; 371 (1): 11.

Karpinski N, Dunn J, Hansen L, Masliah E. Subpial vacuolar myelopathy after intrathecal ketamine: report of a case. Pain 1997;73:103–5.

Kearney PM, Baigent C, Godwin J, Halls H, Emberson JR, Patrono C: Do selective cyclo-oxygenase-2 inhibitors and traditional non steroidal anti-inflamatory drugs increase the risk of atherothrombosis? Meta-analysis of randomized trials. Brit Med J 2006; 332:1302–1308.

Kennedy DJ, Dreyfuss P, Aprill CN, Bogduk N. Paraplegia following image-guided transforaminal lumbar spine epidural steroid injection: two case reports. Pain Med. 2009 Nov;10(8):1389–94.

Klessinger S: Radiofrequency neurotomy for treatment of low back pain in patients with minor degenerative spondylolisthesis. Pain Physician 15(1):E71–78, 2012.

Klein RN, Burk DT, Chase PF. Anatomically and physiologically based guidelines for use of thespheno-palatine ganglion block versus the stellate ganglion block to reduce atypical facial pain. Cranio. 2001 Jan;19(1):48–55.

Koulousakis A, Kuchta J, Bayarassou A, Sturm V. Intrathecal opioids for intractable pain syndromes. Acta Neurochir Suppl. 2007;97(Pt 1):43–8.

Konrad P. Dorsal root entry zone lesion, midline myelotomy and anterolateral cordotomy. Neurosurg Clin N Am. 2014;25(4):699–722

Kuchta J, Koulousakis A, SturmV (2007) Neurosurgical pain therapy with epidural spinal cord stimulation (SCS). Acta Neurochir Suppl 97:65–70

Kumar K, Taylor R, Jacques L, Eldabe S, Meglio M, Molet J, et al. Spinal cord stimulation versus conventional medical management for neuropathic pain: a multicentre randomised controlled trial in patients with failed back surgery syndrome. Pain 2007;132:179–88.

Leggett LE, Soril LJ, Lorenzetti DL, Noseworthy T, Steadman R, Tiwana S, Clement F. Radiofrequency ablation for chronic low back pain: a systematic review of randomized controlled trials. Pain Res Manag. 2014 Sep – Oct;19(5):e146–53

Leitlinienprogramm Onkologie (Deutsche Krebsgesellschaft, Deutsche Krebshilfe, AWMF): Palliativ-medizin für Patienten mit einer Krebserkrankung, Langversion- Konsultationsfassung 0.1, 2014, AWMF-Registernummer: 128/001OL, http://leitlinienprogramm-onkologie.de/Leitlinien.7.0.html

Luukkainen RK, Wennerstrand PV, Kautiainen HH, Sanila MT, Asikainen EL. Efficacy of periarticular cortico-steroid treatment of the sacroiliac joint in non-spondylarthropathic patients with chronic low back pain in the region of the sacroiliac joint. Clin Exp Rheumatol 2002;20(1):52–4.

Maier C (2001) Ganglionäre lokale Opioidanalgesie (GLOA). In: Zenz M, Jurna I (Hrsg) Lehrbuch der Schmerz-therapie.Wiss.-Ges, Stuttgart, 415–419.

Maier C, Hoffmeister B. Management and treatment of patients with atypical facial pain. Dtsch Zahnarztl Z. 1989 Dec;44(12):977–83.

Manchikanti L, Kaye AD, Manchikanti K, Boswell M, Pampati V, Hirsch J. Efficacy of Epidural Injections in the Treatment of Lumbar Central Spinal Stenosis: A Systematic Review. Anesth Pain Med. 2015 Feb 1;5(1).

Markman JD, Philip A. Interventional approaches to pain management. Anesthesiol Clin. 2007;25(4).

Narouze S. Ultrasound-guided stellate ganglion block: safety and efficacy. Curr Pain Headache Rep. 2014;18(6):424.

Nashold BS Jr, Ostdahl RH (1979) Dorsal root entry zone lesions for pain relief. J Neurosurg 51: 59–69.

Norrsell H, Eliasson T, Albertsson P, Augustinsson LE, Emanuelsson H, Eriksson P, Mannheimer C (1998) Effects of spinal cord stimulation on coronary blood flow velocity. Coron Artery Dis 14(4): 323–327.

North R, Kidd D, Farrokhi F, Plantadosi S. Spinal cord stimulation versus repeated lumbosacral spine surgery for chronic pain: a randomized controlled trial. Neurosurg 2005;56:98–106.

Pejič S (1965) Transoral block of the cervico-endocranialsympathetic system in otorhinolaryngology. Srp Arh Celok Lek 93: 719–730.

Prager J, Deer T, Levy R, Bruel B, Buchser E, Caraway D, Cousins M, Jacobs M, McGlothlen G, Rauck R, Staats P, Stearns L. Best practices for intrathecal drug delivery for pain. Neuromodulation. 2014 Jun;17(4):354–72; discussion 372.

Raslan AM, Cetas JS, McCartney S, Burchiel KJ. Destructive procedures for control of cancer pain: the case for cordotomy. J Neurosurg. 2011 Jan;114(1):155–70.

Rheinberger P. Stellenwert der minimalinvasiven Wirbelsäulenkathetertechnik nach Racz. Deutsches Ärzteblatt 100, 15 (2003).

Santiago FR, Kelekis A, Alvarez LG, Filippiadis DK. Interventional procedures of the spine. Semin Musculoskelet Radiol. 2014 Jul;18(3):309–17.

Saulino M, Kim PS, Shaw E. Practical considerations and patient selection for intrathecal drug delivery in the management of chronic pain. J Pain Res. 2014 10;7:627–38.

Sindou M, Leston J, Decullier E, Chapuis F. Microvascular decompression for trigeminal neuralgia: the importance of a non-compressive technique. Kaplan-Meirer analysis of a consecutive series of 330 patients. Neurosurgery 2008;63(4 Suppl. 2):341–50.

Staats PS, Yearwood T, Charapata SG, et al. Intrathecal ziconotide in the treatment of refractory pain in patients with cancer or AIDS: a randomized controlled trial. JAMA. 2004;291(1):63–70.

Stearns L, Boortz-Marx R, Du Pen S et al (2005) Intrathecal drug delivery for the management of cancer pain: a multidisciplinary consensus of best clinical practices. J Support Oncol 3:399–408

Stude P, Enax-Krumova EK, Lenz M, Lissek S, Nicolas V, Peters S, Westermann A, Tegenthoff M, Maier C. Local anesthetic sympathectomy restores fMRI cortical maps in CRPS I after upper extremity stellate blockade: a prospective case study. Pain Physician. 2014 Sep – Oct;17(5):E637–44.

Sweet W, Trigeminal neuralgias, Lea u. Felbinger, Philadelphia, 1968, 89–106 pp.

Turner J, Loeser J, Deyoe R, Sanders S. Spinal cord stimulation for patients with failed back surgery syndrome or complex regional pain syndrome: a systematic review of effectiveness and complications. Pain 2004;108:137–47.

Turner JA, Sears JM, Loeser JD. Programmable intrathecal opioid delivery systems for chronic noncancer pain: a systematic review of effectiveness and complications. Clin J Pain 2007;23:180–95.

van Boxem K, van Eerd M, Brinkhuize T, Patijn J, van Kleef M, van Zundert J. Radiofrequency and pulsed radiofrequency treatment of chronic pain syndromes: the available evidence. Pain Pract 2008;8(5):385–93.

Ver Donck A, Vranken JH, Puylaert M, Hayek S, Mekhail N, Van Zundert J. Intrathecal drug administration in chronic pain syndromes. Pain Pract. 2014 Jun;14(5):461–76.

Vranken JH, Troost D, Wegener JT et al (2005) Neuropathological findings after continuous intrathecal administration of S(+)-ketamine for the management of neuropathic cancer pain. Pain 117:231–235.

Vuyk J: Pharmacodynamics in the elderly. Best Pract Res Clin Anaesthesiol 2003; 17(2):207–18.

Wardlaw D, Cummings SR, Van Meirhaeghe J, Bastian L, Tillman JB, Ranstam J, et al. Efficacy and safety of balloon kyphoplasty compared with non-surgical care for vertebral compression fracture (FREE): a randomised controlled trial. Lancet. 2009; 373: 1016–1024.

Wiegand H, Winkelmüller W (1985) Behandlung des Deafferentierungsschmerzes durch Hochfrequenzläsion der Hinterwurzeleintrittszone. Dtsch Med Wochenschr 110: 216–220.

Wilson-MacDonald J, Burt G, Griffin D, Glynn C. Epidural steroid injection for nerve root compression. A randomised, controlled trial. J Bone Joint Surg Br 2005; 87: 352–355.

Wirz S, Wartenberg HC, Nadstawek J, Kinsky I. Ganglion cervicale superius: eine anatomische Besonderheit. Anaesthesist. 2008;57(7):689–92.

Zenz M, Jurna I (Hrsg) Lehrbuch der Schmerztherapie. Wiss.-Ges, Stuttgart 2001.

Zullo A, Hassan C, Campo SMA, Morini S: Bleeding peptic ulcer in the elderly. Risk factors and prevention strategies. Drugs Aging 2007; 24 (10):815–828.

Register

www.ingramcontent.com/pod-product-compliance
Lightning Source LLC
LaVergne TN
LVHW060618300926
849162LV00008B/1651